中医方证代谢组学研究进展

（2017 年卷）

王喜军　主编

科学出版社

北京

内 容 简 介

本书系统介绍了2016年以来中医方证代谢组学的研究成果,着重介绍了代谢组学技术在中医证候生物学本质、针灸穴位生物学、方剂有效性、肠道微生态及中药调控作用、中药效应成分作用机制、中药安全性、中药品种及质量等中医药领域中最新研究进展。书中例证翔实、图表充分,能够带领读者快速、全面地了解中医方证代谢组学及其相关应用的最新进展。

本书收集作者科研团队完成的中医方证代谢组学研究成果及国内外同行的相关研究工作,力图为国际上从事中药及天然药物或传统医药研究的科学家、研究人员及学生提供参考,期望促进传统医学研究手段的技术进步,尤其是中医学的学术进步及中药的国际发展。

图书在版编目(CIP)数据

中医方证代谢组学研究进展.2017年卷/王喜军主编.—北京:科学出版社,2017.9
ISBN 978-7-03-054491-9

I.①中… Ⅱ.①王… Ⅲ.①中药学-药物代谢动力学-研究进展 Ⅳ.①R28

中国版本图书馆 CIP 数据核字(2017)第 224558 号

责任编辑:鲍 燕/责任校对:王 瑞 彭珍珍
责任印制:肖 兴/封面设计:陈 敬

科学出版社 出版
北京东黄城根北街 16 号
邮政编码:100717
http://www.sciencep.com

北京利丰雅高长城印刷有限公司 印刷
科学出版社发行 各地新华书店经销

*

2017 年 9 月第 一 版 开本:787×1092 1/16
2017 年 9 月第一次印刷 印张:36 1/2
字数:857 000
定价:328.0 元
(如有印装质量问题,我社负责调换)

本书编委会

主　编　王喜军

副主编　闫广利　孙　晖　张爱华

编　委　（按姓氏笔画排序）

王　洋（上海中医药大学）　　　　　王伽伯（解放军 302 医院全军中医药研究所）

王喜军（黑龙江中医药大学）　　　　牛　明（解放军 302 医院全军中医药研究所）

方　衡（黑龙江中医药大学）　　　　卢盛文（黑龙江中医药大学）

田俊生（山西大学）　　　　　　　　邢　婕（山西大学）

任俊玲（黑龙江中医药大学）　　　　刘　畅（黑龙江中医药大学）

刘月涛（山西大学）　　　　　　　　刘彩春（山西大学）

闫广利（黑龙江中医药大学）　　　　关冰河（香港大学）

孙　晖（黑龙江中医药大学）　　　　孙淑军（上海交通大学）

杜巧辉（香港大学）　　　　　　　　李先娜（黑龙江中医药大学）

李昆珊（上海中医药大学）　　　　　肖小河（解放军 302 医院全军中医药研究所）

吴焕淦（上海中医药大学）　　　　　沈小丽（山西大学）

沈剑刚（香港大学）　　　　　　　　张卫东（第二军医大学）

张永煜（上海中医药大学）　　　　　张宏莲（黑龙江中医药大学）

张爱华（黑龙江中医药大学）　　　　陈汉森（香港大学）

林　璋（上海交通大学）　　　　　　周小航（黑龙江中医药大学）

庞晶瑶（解放军 302 医院全军中　　　郑寒丹（上海中医药大学）
　　　　医药研究所）

赵　磊（香港大学）　　　　　　　　柏兆方（解放军 302 医院全军中医药研究所）

郜　丹（解放军 302 医院全军中　　　秦雪梅（山西大学）
　　　　医药研究所）

夏小涛（山西大学）　　　　　　　　高　耀（山西大学）

黄　艳（上海中医药大学）　　　　　章从恩（解放军 302 医院全军中医药研究所）

董　辉（黑龙江中医药大学）　　　　戴建业（北京大学）

序

    中医方证代谢组学（Chinmedomics）是王喜军教授于 2011 年正式提出的解决中药有效性等相关科学问题的理论和研究策略。该理论是利用代谢组学技术发现中医证候生物标记物，对中医证候进行精准诊断并对方剂整体效应开展精准评价，利用中药血清药物化学分析鉴定方剂有效状态下的体内显效成分，将血清中外源性方剂显效成分与内源性证候生物标记物相关联，发现并确定中药药效物质基础，进而解决与药效物质基础相关的中药有效性及安全性等质量问题，以及基于临床有效性的中药创新药物发现问题。中医方证代谢组学研究体系已经被国内外广泛接受并引用，成为国际药物研究领域的热门科研方向之一。

    中医方证代谢组学是自上到下的系统生物学的一个完整的组成部分，它力图用现代分析技术解析方剂疗效及其协同作用机制，以促进对中医方剂的理解和创新发展。同时，中医方证代谢组学在基于传统药物的新药发现过程中也是一个强有力的研究策略。王教授的团队已经将中医方证代谢组学理论体系在十余个方剂及相关证候的现代研究中应用，对于整合传统和现代生物技术开发创新研究策略做出了重要贡献。回顾王教授团队近五年研究的特点，特别是利用系统生物学研究思维促进了中医药研究思维模式的转变，而中医方证代谢组学方法遵循系统生物学原则评价中医方剂有效性，这将有助于找到一种沟通中西医学的共同语言。王教授团队致力于完善中医方证代谢组学理论，开展了系统的研究并取得重要发现。其成果已经被国际杂志如 *Nature*，*Lancet* 等的 20 多篇论文高度评价，认为王教授应用中医方证代谢组学方法从传统药物中发现新药已经取得显著进展，并且应用科学、有效、可靠的中医方证代谢组学方法筛选药物先导化合物，促进了世界范围内对中药的利用。

    王教授团队的代表性成果是，应用高通量、高分辨率、高灵敏度的分析仪器，结合生物信息学和模式识别技术，建立了黄疸证及其亚型的特征代谢模式，解释其在代谢层面的科学内涵，开展了黄疸证、肾阴虚、肾阳虚、心阳虚、心气虚、失眠症、消渴证、肝郁脾虚证等生物标记物研究，及相关方剂茵陈蒿汤、茵陈四逆汤、六味地黄丸、知柏地黄丸、肾气丸、温心方、酸枣仁汤、生脉饮及天芪降糖胶囊等治疗上述相应病证的整体疗效及药效物质基础研究，阐明了其有效性及复方配伍的科学意义。同时，国内外学者也在相关领域进行了大量研究工作，取得了卓越的成绩，有力地促进了中医方证代谢组学理论体系的完善，并为搭建中医学与现代医学科学沟通的语言桥梁提供了方法。

王教授整理并主编了《中医方证代谢组学研究进展》年度研究成果。学习巨作初稿之后，我欣然写下此序以致祝贺。2016 年，王教授在 *Chinese Herbal Medicines*（CHM），英文学术期刊上较全面地论述了整合系统生物学和生物信息学的方法技术研究中医方证代谢组学，搭建了连接中医药传统和现代研究的桥梁。本人作为 CHM 主编，当时特意评述其研究成果，为之也将此述评原文附于本序之后，以感谢作者，以饷读者。

天津药物研究院研究员
中国工程院院士 刘昌孝

2017 年 9 月 2 日于天津

Chinmedomics Builds a Bridge from Traditional to Modern Research of Traditional Chinese Medicine

"Omics" is a new research field of integrative systems biology and bioinformatics. In the post genomic era, the core scientific problem is to study the relationship between different "omics" and functions based on bioinformatics. How to apply the omics method and technology to understand the complexity of traditional Chinese medicines (TCM) is one of the hot spots in the recent decade in China. Here, first of all, we congratulate to Prof. Xi – jun Wang's research to get gratifying progress which is a bridge linking the traditional theory and modern research for study of TCM, and also congratulate to the publication of Chinmedomics by Academic Press in 2015.

Prof. Wang's Chinmedomics is one of the outstanding achievements in the field of research. After reading the article titled "*Chinmedomics: Newer Theory and Application*" (CHM, 2016, 8 (4): 299 – 307), I delighted to recommend this text to the readers.

Chinmedomics is an integral part of top – down systems biology, which aims to improve understanding of TCM formulations and seeks to elucidate the therapeutic and synergistic properties and metabolism of the formulations using modern analytical techniques for leading to a revolution of TCM therapy in future perspectives of Chinese medicinal formulations. The integrated Chinmedomics is also a powerful challenge and strategy for new drug discovery process from traditional medicines. Prof. Wang's term introduced an innovative concept on Chinmedomics in a lot of modern researches of traditional medicines. The researchers have a value contribution to development innovative strategy with integrative traditional and modern biological techniques.

In 2015, *Nature* elaborated that Chinmedomics integrates metabolomics with serum pharmacochemistry to mine the chemical and biological characteristics of TCM syndromes and to evaluate the efficacy of TCM formulae (Wang, 2015). Chinmedomics provides a powerful approach to evaluate the efficacy of TCM formulae; Following the principles of systems biology, which has highlighted a paradigm shift in Western medicine, the Chinmedomics approach will contribute to finding a common language to bridge TCM and Western medicines. Using the scientific, effective, and reliable Chinmedomics method for screening lead compounds in drug discovery, the usage of TCM was expanded worldwide (Xu et al, 2016). Prof. Wang's group focused on the newer theory and application of Chinmedomics, and had carried out systematic research and achieved the important discoveries. Their work has been widely cited by the international journals, such as *Lancet* (Devuyst et al, 2014) and *Nature Reviews. Drug Discovery* (Wishart, 2016). More than 20 articles, such as *Hepatology*, *TrAC Trends in Analytical Chemistry*, and *TrAC Trends in Analytical Chemistry* (Wang et al, 2013; 2014; 2016), highly evaluated that the authors introduced a serum pharmacochemistry analyzing method called Chinmedomics, which is used for new drug discovery from traditional medicine.

Obviously, the author's group have achieved serial development based on this method. Devuyst et al (2014) elaborated in *Lancet*: The study of the urine metabolome is another emerging technology that can generate molecular fingerprints of diagnostic or prognostic value. Armitage et al (2013) reviewed that considering the fingerprint as a unique pattern characterizing a snapshot of the metabolism in a particular cell line or tissue is most useful in biomarker discovery and diagnostics.

Prof. Wang's team used high-throughput, high-resolution, high-sensitivity analytical instruments, combined with bioinformatics and pattern recognition technology, to establish the characteristic metabolic patterns of jaundice syndrome and sub-types, to interpret the scientific connotation at the metabolite level. In the aspect of the analysis, serum pharmacochemistry of TCM is critical to identify these potential bioactive constituents responsible for bioactivities of TCM formulations. The method is used widely for the clarification of the possible therapeutic basis and action mechanism of TCM, through the comparison of the chemical profile of a TCM and its metabolites profile. Simultaneous quantification has demonstrated that the multiple components and drug-drug interaction by pharmacokinetics combining multiple compounds could amplify, rather than reduce, the effects of each agent. Therefore, we suggest that the establishment and implementation of Chinmedomics had made the innovative achievements in solving key scientific problems. Innovative drug design based on clinical experience, enhances the academic level and clinical efficacy and safety of Chinese medicines.

References

Armitage E G, Rupérez F J, Barbas C, 2013. Metabolomics of diet-related diseases using mass spectrometry. *TrAC Trends Anal Chem*, 52: 61-73.

Devuyst O, Knoers N V A M, Remuzzi G, Schaefer F, 2014. Rare inherited kidney diseases: Challenges, opportunities, and perspectives. *Lancet*, 383 (9931): 1844-1859.

Wang X, 2015. Inside view. *Nature*, 528 (7582): 12-17.

Wang X, Zhang A, Sun H, 2013. Power of metabolomics in diagnosis and biomarker discovery of hepatocellular carcinoma. *Hepatology*, 57 (5): 2072-2077.

Wang X, Zhang A, Yan G, Han Y, Sun H, 2014. UHPLC-MS for the analytical characterization of traditional Chinese medicines. *TrAC Trends Anal Chem*, 63: 180-187.

Wang X, Zhang A, Sun H, Han Y, Yan G, 2016. Discovery and development of innovative drug from traditional medicine by integrated chinmedomics strategies in the post-genomic era. *TrAC Trends Anal Chem*, 76: 86-94.

Wishart DS, 2016. Emerging applications of metabolomics in drug discovery and precision medicine. *Nat Rev Drug Discov*, 15 (7): 473-484.

Xu H, Niu H, He B, Cui C, Li Q, Bi K, 2016. Comprehensive qualitative ingredient profiling of Chinese herbal formula Wu-Zhu-Yu Decoction via a mass defect and fragment filtering approach using high resolution mass spectrometry. *Molecules*, 21 (5): E664.

Liu CX. *Chinese Herbal Medicines*, 2016, 8 (4): 297-298

前　　言

　　中医药是中华民族在与疾病长期斗争的过程中积累的宝贵财富，其有效的临床经验和丰富的理论知识中蕴含着深厚的科学内涵，需要利用科学语言进行诠释，以促进中医药的继承和现代化发展。中药的有效性是中医发挥临床特色与优势的决定性基础；没有有效性，中医学就没有生存的基础。因此，如何诠释中药有效性的科学内涵是中医药发展的根本问题，是横在中医学和现代医学之间的鸿沟。

　　中医理法方药的整体性是中药有效性的前提，其中证候和方剂是与有效性直接关联的核心因素；辨证论治、方证相应，中药才能发挥良好的临床疗效。证候是中医临床治疗的对象，方剂是中医临床应用的药物形式；只有实现中医证候（病）的精准诊断，才能精准地评价方剂疗效，任何脱离了中医证候（病）及方剂而研究有效性的方法都将与中医临床疗效失之交臂。然而，经典的病理生理学及临床化学检验难以客观评价证候的变化，造成中药有效性在一定程度上被方法学局限所折扣。代谢组学以基因表达的最终产物——小分子代谢物为研究对象，通过整体代谢组轮廓变化的分析，表征机体的功能状态和发现机体新陈代谢特征的生物标记物，与中医临床通过望、闻、问、切四诊获得疾病过程中表现在整体层次上的机体反应状态的思维模式不谋而合，已被公认为是探索中医证候生物学本质的科学方法，并有望通过代谢生物标记物的精准分析，实现中医证候（病）的精准诊断和方剂疗效的精准评价。同时，中药作为复杂的化学巨系统，其有效性必有其物质基础，而且必存在于方剂对证治疗表达临床疗效的体内显效成分中，只有同时准确揭示中药表达临床疗效的物质基础，才能真正搭建中西医学沟通的桥梁，促进中医药的继承与现代化发展。

　　中医方证代谢组学是整合中药血清药物化学和代谢组学方法，解决中医证候本质和方剂疗效评价，发现中药药效物质基础，系统诠释中药有效性科学内涵的理论体系，即：利用代谢组学技术发现并鉴定证候生物标记物，以证候生物标记物为参数评价方剂整体疗效；在有效状态下，利用中药血清药物化学鉴定方剂体内直接作用物质的显效形式；进而将证候生物标记物与方剂体内显效成分相关联，发现与生物标记物高度关联的体内成分，从而鉴定表达方剂临床疗效的药效物质基础，阐明中药有效性机制。世界顶级学术刊物《自然》杂志称该理论"建立了一种沟通现代医学与中医药的语言"。

　　《中医方证代谢组学研究进展》力图使读者快速、系统、全面地了解中医方证代谢组学理论体系及其相关应用的最新发展，2016 年出版了首卷。2017 年卷梳理了 2016 年度的中医方证代谢组学研究实践及其在中医证候本质、方剂有效性、针灸作用机理与经穴特异性、肠道微生态与中药调控作用、中药成分生物效应与机制、有毒中药毒性与解毒机理、中药质量等中医药关键科学问题中的应用，展示了本年的代表性研究成果，能够使读者一览中医药代谢组学研究的前沿进展，以收高屋建瓴之效。

　　我们力求本年卷中所有数据翔实、客观，但鉴于所载内容涉及面广，数据量浩大，且专业性强，书中难免出现遗漏及一些翻译不妥之处，敬请读者及业内人士谅解，并提出宝贵意见，以便在今后编写下一卷《中医方证代谢组学研究进展》时予以修正。

黑龙江中医药大学

2017 年 5 月

目　录

序

前言

第一章　中医方证代谢组学研究 …………………………………………………………… 1

 第一节　中医方证代谢组学研究体系的历史发展 …………………………………………… 1

 第二节　基于中医方证代谢组学的六味地黄丸干预大鼠脑瘫模型的药效物质基础与作用

   机制研究 ……………………………………………………………………………… 3

 第三节　基于中医方证代谢组学的生脉散干预老年痴呆症大鼠的药效物质基础研究 … 11

 第四节　基于中医方证代谢组学的开心散干预老年痴呆症大鼠的药效物质基础研究 … 19

 第五节　基于中医方证代谢组学的中药复方制剂 AS1350 补肾阳药效物质基础及作用

   机制研究 ……………………………………………………………………………… 32

 第六节　基于中医方证代谢组学的中药复方制剂男仕口服液补肾阳药效物质基础及

   作用机制研究 ………………………………………………………………………… 50

 第七节　基于中医方证代谢组学的中药复方制剂男仕胶囊治疗肾阳虚证的药效物质基础

   及作用机制研究 ……………………………………………………………………… 59

 参考文献 …………………………………………………………………………………… 70

第二章　中医证候组学的理论与实践 …………………………………………………… 72

 第一节　"证候组学"理论 ………………………………………………………………… 72

 第二节　基于同病异证与异病同证的慢性乙型病毒肝炎组学研究 ……………………… 75

 第三节　基于异病同证的黄芩柴胡药对治疗湿热证的药效评价 ………………………… 84

 第四节　血瘀证的代谢组学及生物标记物研究 …………………………………………… 92

 第五节　痰热及痰湿证的代谢组学及生物标记物研究 …………………………………… 98

 第六节　虚实证的代谢组学及生物标记物研究 …………………………………………… 101

 第七节　脾胃湿热及脾胃不和证的代谢组学及生物标记物研究 ………………………… 107

 第八节　代谢组学在消渴证风险预测的研究 ……………………………………………… 113

 参考文献 …………………………………………………………………………………… 114

第三章　基于方证代谢组学方剂有效性评价 …………………………………………… 118

 第一节　研究概述 …………………………………………………………………………… 118

 第二节　清热剂药效评价及作用机制研究 ………………………………………………… 119

 第三节　理血剂药效评价及作用机制研究 ………………………………………………… 170

第四节 补益剂药效评价及作用机制研究 ··· 218

第五节 祛湿剂药效评价及作用机制研究 ··· 256

第六节 祛痰剂药效评价及作用机制研究 ··· 278

第七节 理气剂药效评价及作用机制研究 ··· 282

第八节 补肾益气活血方对脑卒中和骨质疏松症异病同治的药效观察及共同信号通路
的网络药理学探索 ·· 287

参考文献 ··· 306

第四章 基于代谢组学的针灸作用机制及经穴特异性研究 ······················ 311

第一节 艾灸生成物干预大鼠尿液代谢组学的研究 ··· 311

第二节 针灸对溃疡性结肠炎代谢组学的研究 ··· 316

第三节 艾灸疗法对"脾虚型"肠易激综合征代谢组学研究 ······························· 319

第四节 足阳明经穴特异性的代谢组学研究 ··· 324

第五节 针灸治疗原发性痛经的代谢组学研究 ··· 328

第六节 艾灸与针刺对血清代谢物调节作用的研究 ··· 334

参考文献 ··· 341

第五章 肠道微生态及中药方剂调控作用的代谢组学研究 ······················ 343

第一节 中医证候与肠道微生态的关系与研究进展 ··· 343

第二节 麦冬多糖 MDG-1 影响高脂饮食诱导肥胖小鼠肠道菌群的代谢组学研究 ····· 355

第三节 麦冬多糖 MDG-1 影响 2 型糖尿病模型小鼠肠道菌群的代谢组研究 ·········· 362

第四节 西洋参减弱结肠炎小鼠相关的结直肠癌变作用及其肠道菌群的代谢组学研究
··· 367

参考文献 ··· 376

第六章 基于代谢组学的中药成分生物效应及机制研究 ·························· 381

第一节 研究概述 ··· 381

第二节 小檗碱对 2 型糖尿病的治疗作用研究 ·· 382

第三节 灯盏乙素和灯盏乙素苷元对缺血性脑损伤神经保护作用研究 ··················· 386

第四节 6,7-二甲氧基香豆素对阳黄证的治疗作用研究 ······································· 391

第五节 6,7-二甲氧基香豆素对乙醇诱导的原代肝细胞损伤的保护作用研究 ············ 397

第六节 京尼平对糖尿病的治疗作用研究 ··· 402

第七节 穗花杉双黄酮对脂多糖诱导的人脐静脉内皮细胞损伤的保护作用研究 ········· 411

第八节 芍药苷抗 ANIT 诱导的胆汁淤积性肝损伤的保护作用研究 ······················ 414

参考文献 ··· 419

第七章 有毒中药毒性及其解毒机制的代谢组学研究 ···························· 423

第一节 研究进展 ··· 423

第二节 番荔枝毒性作用的代谢组学研究 ··· 425

第三节 狼毒大戟血中毒性生物标记物研究 ································· 430

第四节 雄黄诱导亚慢性肝脏毒性的代谢组学研究 ······················· 437

第五节 马兜铃酸诱导急性肾毒性的细胞代谢组学研究 ·················· 445

第六节 京大戟中 pekinenal 诱导人体 LO2 肝细胞毒性的生物标记物研究 ··· 451

第七节 生何首乌诱导大鼠肝毒性及炮制减毒的代谢组学研究 ············ 458

第八节 茯苓对制何首乌诱导大鼠特异性肝损伤减毒作用的代谢组学研究 ··· 463

第九节 半夏诱导心脏毒性及炮制减毒作用的代谢组学研究 ·············· 472

第十节 三七对雷公藤诱导大鼠肝毒性减毒作用的代谢组学研究 ·········· 480

第十一节 附子配伍甘草减毒作用的代谢组学研究 ······················ 484

参考文献 ··· 492

第八章 基于代谢组学的中药质量评价研究 ······························ 494

第一节 研究概述 ··· 494

第二节 柴胡药材质量评价研究——从药材资源到方剂药理 ·············· 495

第三节 不同栽培地及种质太子参根的差异化学成分研究 ················ 509

第四节 郁金物种鉴别化学标记物研究 ·································· 516

第五节 三种人参属植物挥发性化学标记物研究 ························· 521

第六节 人参五个不同部位化学标记物及验证研究 ······················ 526

第七节 药用麻黄物种鉴别研究 ··· 541

第八节 麻黄茎及根挥发油成分的分析与比较研究 ······················ 546

第九节 蔷薇红景天样品的真实性和质量研究 ·························· 550

第十节 蟾酥干燥过程中蟾酥毒素的变化分析 ·························· 553

第十一节 当归和欧当归补血药效差异的比较研究 ······················ 558

参考文献 ··· 567

第一章

中医方证代谢组学研究

第一节　中医方证代谢组学研究体系的历史发展

中药药效物质基础是揭示中药有效性的关键,是中药安全性和质量控制的核心问题[1],而中药方剂多组分、多靶点、整体调节的作用特点,致使药效物质基础研究成为中医药现代化进程中的瓶颈之一。中药有效性评价是挖掘和揭示中医药治疗优势的前提,证候和方剂是与中药有效性直接相关的关键科学问题[2]。证候的模糊性及方剂的复杂性极大地限制了证候的精准诊断和方剂有效性评价,以及药效物质基础的确认。由此,揭示证候生物标记物,建立方剂的药效生物评价体系,是研究中药的有效性及发现药效物质基础的必然要求,也是目前国际关注的热点问题[3]。而阐明中药药效物质基础,建立适于中药复杂体系的研究方法,一直是中药及中药方剂研究的难点。由于绝大多数药物只有通过血液循环才能发挥作用,因此研究其血中移行成分就显得尤为重要。基于上述思考,20世纪90年代初开始进行了一系列相关的理论及方法研究。王喜军教授首次提出了从口服中药方剂后的含药血清中分离鉴定中药药效物质基础的思路和研究设计,建立了中药血清药物化学的理论及方法体系。将该理论定义为:以经典的药物化学研究手段和方法为基础,运用现代分离技术及多维联用技术,分析鉴定或表征口服中药后血清中移行成分,阐明其活性与中药传统药效相关性,确定中药药效物质基础并研究其体内过程的应用科学。该理论设计超越了体外生物活性导向分离不能反映药物体内生物转化及方剂中药物成分在吸收过程中的相互作用的方法学障碍,重视了中药与机体间的相互作用关系,体现了中药的整体性,实现了中药有效成分研究方法学的进步,为发现中药药效物质基础,解决中药有效性及安全性等质量问题提供了方法学支撑,被国内外广泛应用[4]。

中药药效物质基础是关系到中药有效性及安全性等质量问题的关键因素[5],因此,揭示中药药效物质基础成为中药迈向国际市场至关重要的一步。而由于中药组方成分的复杂性、多样性,药理作用的多靶点、多途径、多效应等,致使中药组方物质基础研究困难重重。目前中药物质基础研究多集中在单味药研究上,并取得了一些成果,如青蒿素、石杉碱甲、五味子素、川芎嗪、银杏内酯、联苯双酯等。因此探索适合于中医药体系的药效物质基础研究方法,阐明药效物质基础及发挥其药效作用的本质,是当前中医药研究的关键问题。以往关于中药药效物质基础研究方法(如传统的植物化学模式、生物活性导向分离、成分敲出/敲入方法、中药血清药物化学方法等)尽管已取得了可喜的进步,但并不能使发现的所谓活性成分与临床疗效的有效性直接相关联,致使难以全面揭示中药整体药效的物质基础及作用机制。因此原有研究模式已不能满足深入地挖掘中医药精髓的需求,必须将研究方法与临床疗效评价紧密结合才能发现表达中药治疗效应的物质基础。中药血清药物化学经过 20 余年的发展,形成了系统的理论和方法,有效地解决了方剂体内直接作用物质确认及其体内过程等相关问题。然而,由于中医证候缺乏客观的诊断标准,致使方剂疗效难以正确评价,最终造成方剂体内成分与疗效关系难以有效揭示[6]。由于证候是一个非线性的复杂巨系统,只有采用与证候相适应的复杂性科学理论及思维方法对其进行研究,才能揭示其科学内涵[7,8]。由于机体需通过不断调整复杂的代谢网络来维持自身与外界的互动平衡,代谢组学技术是对生物体内所有代谢物进行定量分析,并寻找代谢物与生理病理变化的相对关系的研究方式,与中医学系统观和整体观念的核心思想不谋而合[9]。中医辨证论治的关键是对证候本质的认识,代谢组学既能够以代谢轮廓宏观诊断证候,以代谢指纹准确把握证候变化,又能以生物标记物的含量变化微观精准地表征证候各阶段的生物学特征,并以此反映证候实质及方剂的治疗效应[10-13]。在此方面,王喜军教授利用代谢组学阐释了黄疸证、肝郁脾虚证、肾阳虚证及相关动物模型的代谢生物标记物[14-16]。为建立一种能够科学阐释中药有效性及其作用机制的生物学语言,将研究方法与临床疗效评价紧密结合而发现表达方剂治疗效应的物质基础,发挥中医药在治疗复杂性疾病中的优势,21 世纪初将代谢组学技术引入中药研究,并将研究工作与中医临床研究、中医方剂研究相结合,在中医证候临床体征要素研究的基础上,将中药血清药物化学与代谢组学有机整合,利用代谢组学技术揭示证候的生物标记物,利用中药血清药物化学方法发现方剂的体内直接作用物质;在有效状态下将内源性证候的生物标记物与体内的外源性方剂成分相关联,挖掘与证候标记物轨迹变化高度关联的药物成分,阐明了方剂药效物质基础及有效性机制、方剂配伍规律及其科学内涵[17,18]。由此,在大量研究实践基础上,形成了中医方证代谢组学理论及方法创新体系,既能克服中医证候的模糊性和经验性的不足,又进一步探索了机体物质组学的整体变化,为中药有效性的阐明,临床证候的精准诊断及精准治疗,以及基于经方的创新药物设计提供有效的研究方法。

中医方证代谢组学创新体系其核心工作是从临床阳黄证患者切入,利用代谢组学鉴定阳黄证生物标记物 40 个,并揭示阳黄证相关的代谢路径及相关蛋白;在此基础上,构建阳黄证相关动物模型,建立了治疗阳黄证方剂的药效生物评价体系;在阐明治疗阳黄证代表方剂茵陈蒿汤有效性的前提下,分析鉴定显效状态下茵陈蒿汤体内成分 21 个;并将 21 个成分与 40 个黄疸证生物标记物相关联,发现能够调整标记物生物轨迹的蒿属香豆素等成分,并利用阳黄证动物模型及细胞模型,阐明相关体内成分与茵陈蒿汤临床疗效的相关性及生物学机制[19-21]。该项工作首次系统阐释了中医证候的生物标记物及经方的有效性、有效成分及作用机制。相继通过心阳虚证等 8 个中医证候标记物及温心方等 13 个方剂有效性研究,提出了基于代谢调控的'中药体内显效成分—生物标记物—药物靶标'发现的整合研究策略,使中医方证代谢组学理论和方法体系得到完善,为临床疗效的提升及创新药物的发现提供更有效方法。依据其研究策略融合了多项核心内容:基于代谢组学的证候生物标记物的发现、基于证候生物标记物的证候模型制备、基于中药血清药物化学的方剂体内显效形式的发现及鉴定、方剂体内成分与证候生物标记物关联度分析、以生物标记物为靶标的中药创新药物(先导结构)的发现、基于代谢调控(机制信号通路)的中药药靶筛选及功能研究等,形成了中医方证代谢组学核心理论及技术体系。其中,证候生物标记物发现及方剂体内显效成分与证候生物标记物关联度分析方法具有原创性[22,23]。中医方证代谢组学的英文定义为 Chinmedomics ,Chinmedomics 的学术思想、策略内涵及研究方法于 2011 年年底在 *Omics* 杂志发表[24];英文版专著 *Chinmedomics* 已由

Elsevier 出版[25]。该研究模式可以促进中药物质基础的阐明、基于中药活性成分的新药发现、完善质控标准等方面的研究工作。将其应用到药物研发和生产实际中,可有效提高新药创制水平,为我国中药行业提供强有力的技术支撑。例如,男仕胶囊、男仕口服液、AS1350 是无限极(中国)有限公司开发的具有抗疲劳、耐缺氧和调节免疫功能的保健食品,其中 AS1350 主打国外市场,目前还没有上市销售,为促进 AS1350 在国外上市后能够顺利打开市场以及从补肾阳方面扩大宣传,应用中医方证代谢组学研究策略对 AS1350 的补肾阳作用进行整体效应评价,并与已上市品种男仕胶囊、男仕口服液及中药经典名方金匮肾气丸进行比较,明确了 AS1350 的物质基础和作用机制及其治疗优势,发现了关键有效成分及效应生物标记物,提升了其质量标准。

第二节　基于中医方证代谢组学的六味地黄丸干预大鼠脑瘫模型的药效物质基础与作用机制研究

　　六味地黄丸首创于宋代钱乙所著的《小儿药证直诀》,用于治疗小儿先天肾阴不足所致的"五迟、五软"证,是滋补肾阴的经典名方。五迟、五软证表现为立迟、行迟、语迟、齿迟、发迟以及手软、足软、肌肉软、口软、头项软。小儿脑性瘫痪(cerebral palsy,CP)是出生前到生后 1 个月内由各种原因所引起的脑损伤或发育缺陷所致的运动障碍及姿势异常,同时伴有智力低下、癫痫、惊厥、语言和视觉、听觉障碍等并发症。中医将小儿脑瘫归属于"五迟、五软"证的范畴。本研究基于中医方证代谢组学的研究体系和方法,首先针对缺血缺氧脑瘫大鼠模型进行代谢组学分析,鉴定潜在生物标记物,然后进行六味地黄丸干预作用的代谢组学研究及有效状态下六味地黄丸的血清药物化学研究,分析六味地黄丸干预缺血缺氧模型大鼠的效应生物标记物与其体内显效成分的相关性,从而确定六味地黄丸干预缺血缺氧脑瘫大鼠模型的潜在药效物质基础[26]。

一、缺血缺氧诱导脑瘫大鼠模型的代谢组学研究

　　新生儿期脑组织缺氧缺血(即血氧量和血流量减少)是小儿脑性瘫痪症发生的重要原因。延迟剖宫产手术法能够高度模拟人类新生儿因宫内窘迫而致缺氧缺血的病理进程,符合"五迟、五软"证因先天胎禀不足的中医病机。采用延迟剖宫产手术法复制先天性缺血缺氧脑瘫大鼠模型,利用基于液-质联用技术的代谢组学方法,结合大鼠行为学、临床化学和组织病理学等检验,分析缺血缺氧脑瘫大鼠(HICP)模型尿液代谢轮廓的变化,挖掘和鉴定潜在生物标记物,建立药效生物学评价体系,用于六味地黄丸有效性评价。

　　(一) 实验分组与数据采集

　　取临产大鼠打开腹腔后用 4 个止血钳分别夹闭双侧子宫角血管,夹闭 10 min 时,立即从子宫取出新生大鼠,用棉签对新生大鼠进行术后抢救,成活的新生大鼠作为模型组和六味地黄丸给药组(备用)。取临产的大鼠仅进行剖宫产手术,不用止血钳夹闭子宫角血管进行延迟,成活的作为假手术对照组。另取临产大鼠,于上述剖腹产实验室前至少 1 天自然分娩,母鼠作

为代乳鼠用于饲养剖腹产新生大鼠。

每组新生大鼠 20 只,待 21 日龄离乳后,采集 21 日龄到 49 日龄的尿液,每隔 7 天收集一次尿液,利用 UPLC-Q-TOF-MS 技术(Waters SYNAPT HDMS)采集代谢轮廓数据,用于代谢组学分析。49 日龄时采集肝门静脉血,离心取血清;采血后的大鼠,打开颅骨,剥离大脑,前脑制成组织匀浆液,测定生化指标及进行蛋白质印迹分析,后脑进行组织病理及免疫组织化学分析(以下简称免疫组化分析)。

(二)模型评价

行为学结果发现,21~49 日龄内,模型组大鼠的整体行为能力较假手术对照组差,具体表现为在玻璃棒上悬吊的时间较短,在斜坡上完成调转头向上的时间较长,30s 内的活动较少,且很容易被抓取。临床生化指标结果显示,21~49 日龄内,模型组大鼠脑组织中 S100B 蛋白、谷氨酸(Glu)、γ-氨基丁酸(GABA)和血清中神经烯醇化酶(NSE)的含量均较假手术对照组高,说明宫内窘迫能够造成新生大鼠脑组织损伤,血脑屏障被破坏。组织病理学方面,21 日龄时,模型组大鼠脑白质的神经胶质细胞和皮层神经元细胞水肿,同时出现固缩坏死样改变,数量减少,排列紊乱,脑室扩张明显,49 日龄时各方面虽有改善,但病理状态依然存在。免疫组织化学结果显示,21 日龄和 49 日龄时,HICP 模型大鼠脑组织中髓鞘碱性蛋白(MBP)的表达水平较假手术对照组显著降低,提示延迟剖宫产手术可能在一定程度上阻碍或延迟新生大鼠脑组织中髓鞘的形成。蛋白免疫印迹法(Western-blot)结果显示,21~49 日龄内,HICP 模型组大鼠脑组织中 caspase-3 蛋白的表达水平较高,说明延迟剖宫产手术能够促进新生大鼠脑组织释放 caspase-3 蛋白,从而促进细胞凋亡。综合上述指标,说明模型组新生大鼠在 49 日龄内整体表现与人类缺氧缺血性脑瘫的病理特征相似,采用延迟剖宫产手术方法复制的缺血缺氧诱导脑瘫大鼠模型成功。

(三)生物标记物鉴定与代谢通路分析

将利用 UPLC-Q-TOF-HDMS 技术采集的尿液代谢轮廓数据导入 Waters Progenesis QI 软件,结合 EZinfo 2.0 软件对大鼠尿液代谢轮廓进行分析,再应用 Progenesis QI 软件中 Identify Compounds 鉴定成分模块,对脑瘫大鼠模型尿液潜在生物标记物在 Human Metabolome Database(HMDB)数据库进行相关检索,最终利用 Masslynx 4.1 软件 Massfragment 模块对圈定的生物标记物进行二级结构解析。

新生大鼠在 21 日龄时,对假手术对照组与模型组代谢轮廓进行分析,得到相应的得分图(图 1-1),图中两组数据聚类明显,进一步通过 S-plot 和 VIP-plot 图提取对聚类分离贡献度较大的变量离子,检索数据库和解析二级质谱数据进行鉴定,最终确定了脑瘫大鼠模型尿液中 20 个潜在生物标记物:肌酸酐、1,3-二甲基脲嘧啶、烟酰胺、尿酸、胞嘧啶、ADP-forming、3-甲基尿酸、甲基巴豆酰甘氨酸、N1-(alpha-D-ribosyl)-5,6-dimethyl-benzimidazole、5-L-谷酰基-牛磺酸、黄嘌呤核苷、N-乙酰神经氨酸、顺式乌头酸、柠檬酸、3-甲氧基-4-羟基苯乙二醇硫酸酯、5-胸腺嘧啶核苷酸、2,5-二羟基苯乙酸、3-甲氧基吲哚、5-羟基吲哚乙酸、雄甾烯二醇,其中尿酸在正负离子模式下相同保留时间内均可以被检测到。基于 MetaboAnalyst 的 Metabolomics Pathway Analysis(MetPA)分析平台,发现 8 个潜在靶标代谢通路:乙醛酸和二羧酸代谢、烟酸和烟酰胺代谢、柠檬酸循环、嘧啶代谢、酪氨酸代谢、甾类激素生物合成、嘌呤代谢、色氨酸代谢。主要涉及糖类代谢、氨基酸代谢、核苷酸代谢、烟酸和烟酰胺代谢、甾体激素类生物合成五大代谢途径。缺血缺氧诱导脑瘫大鼠模型尿液潜在生物标记物及其关联代谢通路见表1-1。

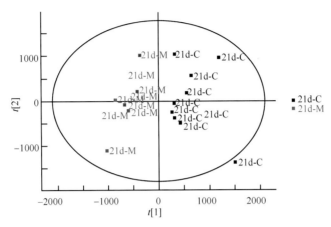

图1-1　新生大鼠21日龄时假手术对照组(21d-C)与脑瘫模型组(21d-M)
大鼠尿液 UPLC-Q-TOF-MS 代谢轮廓主成分分析的得分图[26]

表1-1　基于 UPLC-Q-TOF-MS 技术的缺血缺氧诱导脑瘫大鼠模型尿液生物标记物信息[26]

序号	保留时间/min	质荷比	分子式	生物标记物	关联代谢通路
1	0.43	114.9886	$C_4H_7N_3O$	肌酸酐	氨基酸代谢
2	0.83	141.0688	$C_6H_8N_2O_2$	1,3-二甲基脲嘧啶	嘌呤代谢
3	1.00	123.0560	$C_6H_6N_2O$	烟酰胺	烟碱代谢
4	1.05	169.0364	$C_5H_4N_4O_3$	尿酸	嘌呤代谢
5	1.48	112.0508	$C_4H_5N_3O$	胞嘧啶	嘧啶代谢
6	1.49	174.1255	$C_7H_{15}N_3O_2$	ADP-forming	生物素代谢
7	1.82	183.0516	$C_6H_6N_4O_3$	3-甲基尿酸	嘌呤代谢
8	2.22	158.0796	$C_7H_{11}NO_3$	甲基巴豆酰甘氨酸	脂肪酸代谢
9	4.15	279.1333	$C_{14}H_{18}N_2O_4$	N-1-(alpha-D-ribosyl)-5,6-dimethyl-benzimidazole	核黄素代谢
10	4.38	255.0670	$C_7H_{14}N_2O_6S$	5-L-谷酰基-牛磺酸	牛磺酸和亚牛磺酸代谢
11	4.44	285.0815	$C_{10}H_{12}N_4O_6$	黄嘌呤核苷	嘌呤代谢
12	4.67	310.1699	$C_{11}H_{19}NO_9$	N-乙酰神经氨酸	氨基糖类代谢
13	0.66	173.0085	$C_6H_6O_6$	顺式乌头酸	三羧酸
14	0.67	191.0187	$C_6H_8O_7$	柠檬酸	三羧酸
15	1.37	263.0231	$C_9H_{12}O_7S$	3-甲氧基-4-羟基苯乙二醇硫酸酯	酪氨酸代谢
16	2.01	321.0478	$C_{10}H_{15}N_2O_8P$	5-胸腺嘧啶核苷酸	嘧啶代谢
17	2.72	167.0343	$C_8H_8O_4$	2,5-二羟基苯乙酸	酪氨酸代谢
18	3.59	162.0549	$C_9H_9NO_2$	3-甲氧基吲哚	色氨酸代谢
19	4.27	190.0513	$C_{10}H_9NO_3$	5-羟基吲哚乙酸	色氨酸代谢
20	8.00	285.1893	$C_{19}H_{26}O_2$	雄甾烯二醇	花生烯酸代谢

二、六味地黄丸干预缺血缺氧脑瘫大鼠模型的有效性评价

基于缺血缺氧脑瘫大鼠模型的生物标记物,结合传统药效评价方法,评价六味地黄丸干预脑瘫大鼠模型发展的有效性及其机制。

(一) 实验分组与数据采集

1. 六味地黄丸给药样品的制备

按比例取六味地黄丸(LW)组方药材粉碎,10倍量甲醇中浸泡30 min后,超声提取40 min,重复3次,合并滤液,减压浓缩,得到LW提取液浓膏。向浓膏中加入事先配制好的0.5%的CMC-Na(羧甲基纤维素钠)溶液充分混悬,制备成含生药量0.81 g/mL混悬液,即为LW高剂量,并逐级稀释成0.405 g/mL,即为LW中剂量,以及0.081 g/mL,LW低剂量。按照大鼠剂量和人体剂量的折算关系,将成人口服LW的一日剂量折合成本实验中大鼠给药的低剂量,将成人口服LW一日剂量的5倍折合成本实验中大鼠给药的中剂量,将成人口服LW一日剂量的10倍折合成本实验中大鼠给药的高剂量。

2. 实验分组与给药

共分为5组,即仅行剖宫产手术得到的新生大鼠随机选取20只作为假手术对照组(control,C);行延迟剖宫产手术得到的新生大鼠随机选取80只,平均分成4组,即模型组(modle,M);六味地黄丸低剂量给药组(LWL);六味地黄丸中剂量给药组(LWM);六味地黄丸高剂量给药组(LWH)。每组雌雄比例1∶1。各给药组大鼠每天给予相应剂量六味地黄丸提取液灌胃,对照组与模型组给予蒸馏水灌胃。给药时间为从大鼠21日龄离乳到大鼠49日龄,共计28天,给药量为10 mL/kg。

3. 样品处理与数据采集

每组新生大鼠20只,待21日龄离乳后,采集21日龄到49日龄的尿液,每隔7天收集一次尿液,利用UPLC-Q-TOF-MS技术采集代谢轮廓数据,用于代谢组学分析。49日龄时采集肝门静脉血,离心取血清,采用甲醇沉淀法处理,利用UPLC-Q-TOF-MS技术采集血清指纹图谱,用于六味地黄丸血中移行成分分析;采血后的大鼠,打开颅骨,剥离大脑,前脑制成组织匀浆液,测定生化指标及进行蛋白印记分析,后脑进行组织病理和免疫组化分析。

(二) 六味地黄丸干预对脑瘫模型大鼠行为学、临床化学、组织病理及免疫组化学的影响

不同剂量六味地黄丸从22日龄开始给药干预脑瘫模型大鼠的,通过测定各组大鼠在给药28天内(即到大鼠49日龄时)的相关行为能力、临床化学指标、脑组织病理状态以及脑组织中MBP蛋白和caspase-3蛋白的含量等各项指标,评价六味地黄丸对脑瘫模型大鼠病理进程的干预作用。与脑瘫模型组大鼠相比,在行为能力方面,六味地黄丸给药组的整体行为能力得到一定程度

的改善;临床化学指标方面,六味地黄丸给药组脑组织中 S100B 蛋白、兴奋性氨基酸 Glu 及血清中 NSE 的含量均下降,抑制性氨基酸 GABA 的表达水平依然较高,从而有效改善脑瘫模型大鼠脑损伤程度;脑组织病理学结果显示,LW 给药组大鼠脑白质中胶质细胞和皮层神经元的水肿样改变得到缓解,大量固缩坏死细胞被机体吸收,脑室扩张状况得到改善;免疫组织化学方面,六味地黄丸给药组大鼠脑组织中 MBP 蛋白表达水平显著升高;蛋白质免疫印迹方面,六味地黄丸给药组大鼠脑组织中 caspase-3 蛋白的表达水平显著降低。上述结果表明,六味地黄丸能有效改善脑瘫模型大鼠的行为能力,调节各项生化指标,升高脑组织中 MBP 蛋白和降低 caspase-3 蛋白的表达。六味地黄丸高剂量组的干预效果最为明显,呈显著现量效关系。

（三）六味地黄丸干预对脑瘫模型大鼠代谢轮廓及生物标记物的影响

大鼠 21 日龄离乳后开始灌胃给予相应剂量六味地黄丸,给药时间共 28 天,对六味地黄丸给药第 28 天时五组大鼠代谢轮廓进行 PCA 及 PLS-DA 分析,得到相关尿液代谢轮廓得分图(图 1-2),结果表明六味地黄丸使得缺血缺氧脑瘫模型大鼠尿液代谢谱发生明显变化,六味地黄丸各给药组的代谢轮廓较模型组更接近假手术对照组;六味地黄丸回调脑瘫大鼠模型 20 个潜在生物标记物中的 13 个,涉及糖类代谢、氨基酸代谢、核苷酸代谢和甾体激素类生物合成四大类代谢途径(图 1-3)。

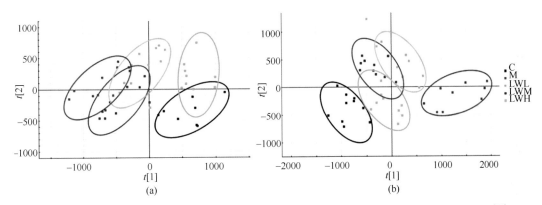

图 1-2　六味地黄丸干预脑瘫模型大鼠尿液 UPLC-Q-TOF-MS 代谢轮廓 PCA 处理的得分图[26]
(a)正离子检测模式;(b)负离子检测模式
C. 假手术对照组;M. 模型组;LWL. 六味地黄丸低剂量组;LWM. 六味地黄丸中剂量组;LWH. 六味地黄丸高剂量组

三、六味地黄丸干预脑瘫大鼠模型的血中移行成分分析

在六味地黄丸干预脑瘫大鼠模型有效状态下,在血中暴露的外源性药物原型成分及代谢产物,是六味地黄丸干预脑瘫大鼠模型的血中移行成分。利用 UPLC-Q-TOF-MS 技术进行定性鉴定和(半)定量分析,为发现与生物效应相关的潜在药效物质基础提供数据。

（一）六味地黄丸化学成分分析

按照六味地黄丸处方比例称取药材细粉,甲醇超声提取,制备供试品溶液。对 UPLC-Q-TOF-MS 分析条件进行优化,采集六味地黄丸化学成分 UPLC-Q-TOF-MS 指纹图谱,然后结合

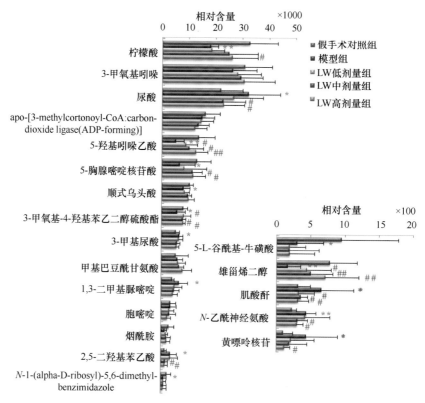

图 1-3 六味地黄丸干预脑瘫模型大鼠尿液中潜在生物标记物的相对含量变化图[26]

与对照组比较：*. $p<0.05$，**. $p<0.01$；与模型组比较：#. $p<0.05$，## $p<0.01$

Waters UNIFI 中药成分数据库对色谱图中各峰进行匹配和二级质谱解析，共鉴定了 55 个化合物峰，其中 14 个来自熟地，11 个来自山茱萸，1 个来自山药，7 个来自茯苓，9 个来自泽泻，16 个来自牡丹皮，其中两个同时来自于熟地与山茱萸，1 个同时来自于山茱萸与茯苓。

（二）六味地黄丸干预脑瘫大鼠模型的血中移行成分分析

采用六味地黄丸化学成分分析的色谱质谱条件，选取给药 28 天后各组大鼠的血清，应用 UPLC-Q-TOF-MS 技术结合 UNIFI 代谢物筛选解决方案辨识并表征缺血缺氧脑瘫大鼠口服六味地黄丸后血中移行成分。通过对比空白血清，确立了六味地黄丸 20 个血中移行成分，鉴定结果见表 1-2，其中原型入血成分 14 个，代谢产物 6 个，其中 8 个成分源自熟地，6 个成分源自山茱萸，1 个成分源自山药，2 个成分源自茯苓，3 个成分源自泽泻，2 个成分源自牡丹皮，其中 2 个同时源自熟地和山茱萸。

表 1-2 利用 UPLC-Q-TOF-MS 技术鉴定的六味地黄丸干预脑瘫大鼠模型的血中移行成分[26]

序号	化合物	保留时间/min	分子式
1[a]	梓醇	0.64	$C_{15}H_{22}O_{10}$
2[a]	6-O-甲基梓醇	1.00	$C_{16}H_{24}O_{10}$
3[b]	莫诺苷	1.24	$C_{17}H_{26}O_{11}$

续表

序号	化合物	保留时间/min	分子式
4[a]	丁香酚甲醚	1.64	$C_{11}H_{14}O_2$
5[f]	丹皮酚原苷	1.82	$C_{20}H_{28}O_{12}$
6[a]	毛蕊花苷	2.11	$C_{29}H_{36}O_{15}$
7[b]	脱水莫诺苷元	2.85	$C_{11}H_{14}O_5$
8[e]	泽泻醇A单乙酸酯	3.5	$C_{32}H_{52}O_6$
9[e]	16(R)-贝壳杉烷-2,12-二酮	3.96	$C_{20}H_{30}O_2$
10[d]	土莫酸	4.56	$C_{31}H_{50}O_4$
11[e]	泽泻醇F	5.27	$C_{30}H_{48}O_5$
12[a/b]	顺式-9-顺式-12-亚油酸	6.81	$C_{18}H_{32}O_2$
13[c]	十六(烷)酸	7.44	$C_{16}H_{32}O_2$
14[a/b]	豆甾醇	8.35	$C_{29}H_{48}O$
M1[b]	没食子酸硫酸化代谢产物	0.45	$C_7H_6O_8S$
M2[f]	去氧牡丹酮葡萄糖醛酸化代谢产物	1.08	$C_{10}H_{14}O_6S$
M3[b]	獐牙菜苷脱水代谢产物	1.71	$C_{16}H_{20}O_8$
M4[a]	1-乙基-β-D-半乳糖苷脱水代谢产物	2.80	$C_8H_{14}O_5$
M5[a]	二十二烷酸脱甲基硫酸化代谢产物	3.20	$C_{21}H_{42}O_5S$
M6[d]	麦角甾醇脱水代谢产物	7.37	$C_{28}H_{42}$

注:a. 熟地;b. 山茱萸;c. 山药;d. 茯苓;e. 泽泻;f. 牡丹皮。

四、六味地黄丸血中移行成分与脑瘫代谢生物标记物的关联分析

(一)关联度分析

记录六味地黄丸干预脑瘫大鼠模型血清UPLC-Q-TOF-MS色谱图中血中移行成分的峰面积信息,以及相应大鼠尿液潜在生物标记物的量变信息,数据经标准化后,利用本课题组建立的血清中外源性药物成分与内源性生物标记物关联度分析的计算软件PCMS,计算六味地黄丸干预脑瘫模型大鼠血中移行成分与生物标记物两组变量关联度。设置$0.7 \leqslant |r| \leqslant 1$为高度正(负)相关,六味地黄丸血中移行成分与生物标记物之间关联度值以热图形式呈现(图1-4)。

(二)药效物质基础的选择

PCMS软件处理后得到关联度分析热图(图1-4),图中给出了与每个药物成分高度关联的生物标记物,即该药物成分可能调控的代谢靶点,根据药物成分高度关联的代谢靶点数目,选择药物成分作用潜在的药效物质基础。六味地黄丸的血中移行成分中,6-*O*-甲基梓醇、莫诺苷、丹皮酚原苷、毛蕊花苷、獐牙菜苷脱水代谢产物等5个成分能够调控相对较多的生物标记物,其共同作用涉及了大部分生物标记物,作为六味地黄丸干预脑瘫大鼠模型的潜在药效物质基础。

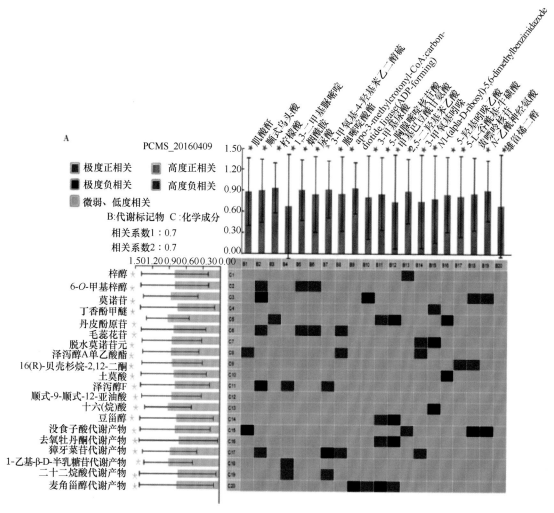

图 1-4　六味地黄丸血中移行成分与脑瘫大鼠模型尿液生物标记物关联度分析热图[26]

五、讨论与结论

本研究借助代谢组学技术平台,从分子水平描述了脑瘫大鼠模型的病理状态以及六味地黄丸的治疗作用,涉及四大类代谢途径包括:糖类代谢通路、氨基酸代谢通路、核苷酸代谢通路、甾体激素类合成。其中,糖类代谢通路又包括能量代谢和氨基糖苷类代谢,而氨基糖苷类代谢异常,N-乙酰神经氨酸经肾脏消除减少则会造成唾液酸堆积,从而引起小儿脑瘫症的发生。脑瘫模型大鼠给予六味地黄丸治疗后,体内过量的 N-乙酰神经氨酸减少,表明六味地黄丸可能通过提高肾脏对 N-乙酰神经氨酸的消除作用从而有效改善小儿脑瘫的症状。

氨基酸代谢又包括酪氨酸、色氨酸以及精氨酸和脯氨酸代谢。其中 MHPG-SO$_4$ 是脑中去甲肾上腺素(norepinephrine,NE)硫酸化的代谢物。NE 是中枢神经系统内重要的神经介质,它对体内许多生理活动具有调节作用。研究表明,精神抑郁症患者血清中 MHPG-SO$_4$ 的表达水平明显低于健康群体,这可能是造成本研究中脑瘫模型组较假手术对照组在旷场实验和拒俘反应实验中表现较差的原因,而脑瘫模型大鼠给予六味地黄丸后 MHPG-SO$_4$ 相对含量增加,空间适应能力和情感行为能力有所增强,表明六味地黄丸可能通过调节脑瘫模型大鼠体内 MHPG-SO$_4$ 的含量,从而有效改善脑瘫模型大鼠的行为能力。

核苷酸代谢中包括嘌呤核苷酸代谢和嘧啶核苷酸代谢,其中嘌呤核苷酸体内的终产物尿酸是临床上用于诊断肾脏功能的重要指标。同时,尿酸的甲基衍生物 3-甲基尿酸和 1,3-二甲基尿嘧啶可以作为嘌呤核苷酸代谢异常以及泌尿系统结石的标志。本研究结果中脑瘫模型大鼠尿液中尿酸、黄嘌呤核苷酸、3-甲基尿酸和 1,3-二甲基尿嘧啶的含量明显高于假手术对照组,而六味地黄丸各给药组大鼠尿液中以上各项指标含量明显低于脑瘫模型组,提示六味地黄丸可能通过增强体内嘌呤核苷酸分解代谢能力以及某些肾脏功能从而缓解脑瘫模型大鼠的病理状态。

甾体激素类合成代谢中雄烯二酮减低会导致男性发育迟缓造成侏儒。研究结果中脑瘫模型大鼠尿液中雄甾烯二酮的含量较假手术组偏低,这可能是造成模型组大鼠较对照组发育迟缓的原因。而六味地黄丸正是通过改善大鼠体内的甾体激素类合成从而促进脑瘫模型大鼠的生长发育。通过行为学和代谢组学结果阐明了六味地黄丸对脑瘫大鼠模型的干预作用,并利用中药血清药学化学的理论和方法,对六味地黄丸干预脑瘫大鼠模型有效状态下的血中移行成分进行分析,最终发现了 20 个入血成分,又通过 PCMS 软件,建立六味地黄丸血中移行成分"谱"对生物标记物"效"的关系,即提取与内源性生物标记物高度相关的外源性中药成分,并最终筛选出 6-O-甲基梓醇、莫诺苷、丹皮酚原苷、毛蕊花苷、獐牙菜苷脱水代谢产物为六味地黄丸干预脑瘫大鼠模型潜在药效物质基础。

综上所述,本研究借助中医方证代谢组学理论和技术,表明六味地黄丸通过调节机体的糖类代谢、氨基酸代谢、核苷酸代谢和甾体激素类生物合成四大类代谢途径,有效改善缺氧缺血的病理状态,从而干预小儿脑瘫发生发展的病理过程。利用 PCMS 关联度分析方法筛选与六味地黄丸效应生物标记物高度关联的血中移行成分,初步确定六味地黄丸干预脑瘫大鼠模型潜在药效物质基础为 6-O-甲基梓醇、莫诺苷、丹皮酚原苷、毛蕊花苷、獐牙菜苷脱水代谢产物。

第三节　基于中医方证代谢组学的生脉散干预
老年痴呆症大鼠的药效物质基础研究

生脉散为治疗气阴两虚的代表方剂,补肺中元气不足。五脏之中,肺主气,司宣降,朝百脉。肺主一身之气作用正常,则宗气充足,气血运行通畅;若肺气受损,宗气不足,机体气机升降出入功能失常,则体内容易产生一系列的病理产物,如淤血和痰浊,使肺不能贯心脉以助血气上达脑而荣神,以致脑失所养,神明失用,发生痴。中医临床应用生脉散防治痴呆,显示了良好的治疗效果,药理学研究也表明生脉散中的多种活性成分具有改善认知功能,保护脑组织的作用;然而哪些成分是生脉散防治老年痴呆症(阿尔茨海默病)的药效物质基础及其多靶点协同作用的机制如何仍不清楚。本节从代谢组学角度通过代谢标记物的变化分析生脉散对老年痴呆症大鼠模型代谢标记物的干预作用及其作用机制,并将生脉散的体内成分与这些标记物的变化相关联,为生脉散防止老年痴呆症的药效物质研究奠定基础[27]。

一、生脉散防治老年痴呆症大鼠模型的经典药效评价

本节采用相关经典的药效研究评价了生脉散干预老年痴呆症（AD）大鼠模型的作用。在大鼠老年痴呆症模型复制的同时，每天给予大鼠生脉散溶液，通过行为学、病理学、免疫组化检测手段评价生脉散对 AD 模型大鼠的干预作用。

（一）样品采集与处理

取 Wistar 大鼠，雄性，9 周龄，体重（260±20）g 共 40 只，由黑龙江中医药大学药物安全性评价中心提供。室温饲养，动物自由摄食饮水。适应环境 1 周后，将大鼠随机分为空白对照组 10 只，AD 模型组 10 只，生脉散干预组 10 只。模型组大鼠灌胃给予氯化铝（aluminum chloride，AlCl$_3$）[28mg/（kg·d）]，同时腹腔注射 D-半乳糖（D-galactose，D-gal）[63mg/（kg·d）]连续 90 天复制大鼠老年痴呆模型；空白对照组每天给予等量生理盐水；生脉散干预组（干预组）按生药量给予生脉散冻干粉溶液 5.3g/（kg·d）。各组大鼠于取材前一周进行行为学评价（Morris 水迷宫）。各组于实验第 91 天分别采集脑组织样本，浸泡在 10% 中性多聚甲醛中固定，进行免疫组化和苏木精-伊红（HE）染色法分析。

（二）生脉散干预老年痴呆症大鼠模型的经典药效评价

Morris 水迷宫定位航行实验通过 5 天的寻找平台训练，来评价大鼠的学习记忆能力。发现平台时间越长，即逃避潜伏期越长说明大鼠的学习记忆能力下降。实验结果发现，与空白对照组大鼠相比，AD 模型组逃避潜伏期时间延长；与 AD 模型组大鼠相比，生脉散干预组大鼠逃避潜伏期时间显著缩短，差异具有统计学意义（$p<0.05$，$p<0.01$）[图 1-5（a）]。

Morris 水迷宫空间搜索实验是通过大鼠寻找平台位置次数来评价其空间认知能力。结果发现与空白对照组相比，模型组穿越平台次数减少；与 AD 模型组相比，生脉散干预组穿越平台次数明显增加[图 1-5（b）]，差异具有统计学意义（$p<0.05$）。

HE 染色结果表明，与空白对照组相比，AD 模型组大鼠脑组织皮层及海马 CA3 区神经元细胞数量减少，排列松散，细胞间出现空隙；神经元细胞核逐渐呈现固缩状，胞浆深紫，核膜胞膜界限模糊，可见坏死神经元；干预组与 AD 模型组相比，大鼠脑组织皮层及海马 CA3 区神经元细胞排列紧密整齐，层次清晰，数量较多，细胞体大而饱满，核仁清楚[图 1-5（c）]。

脑组织 Aβ1-40 免疫组化结果显示，空白对照组大鼠脑组织皮层及海马 CA3 区 Aβ1-40 反应呈阴性，AD 模型大鼠脑组织中出现 Aβ1-40 阳性反应的棕黄色斑块[图 1-5（d）]。生脉散干预组与 AD 模型组相比 Aβ1-40 棕黄色阳性斑块面积明显减少，通过对 Aβ1-40 蛋白的相对含量进行统计学分析发现，其减少程度具有统计学意义[图 1-5（e）]。

综合上述指标，说明氯化铝联合腹腔注射 D-半乳糖诱导的大鼠老年痴呆模型，具有与老年痴呆相似的 Aβ1-40 阳性反应、海马组织神经元丢失和认知障碍等特征性表现。而生脉散对这些变化都具有一定的调节作用。

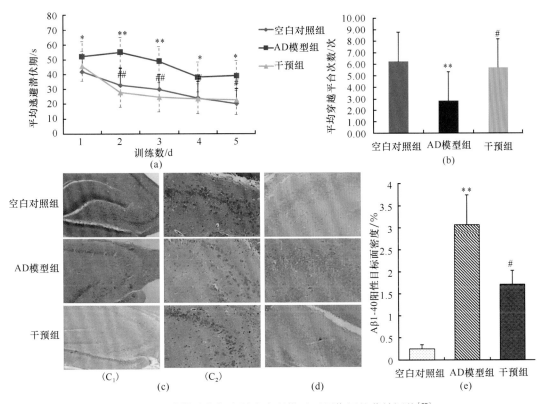

图 1-5　生脉散对老年痴呆症大鼠模型干预作用的药效评价[27]

（a）大鼠 Morris 水迷宫定位航行实验（与空白对照组比较：*.$p<0.05$，*.*.$p<0.01$；与 AD 模型组比较：#.$p<0.05$，##.$p<0.01$）；（b）大鼠 Morris 水迷宫空间搜索实验（与空白对照组比较：*.*.$p<0.01$；与 AD 模型组比较，#.$p<0.05$）；（c）大鼠海马 CA3 区 HE 染色结果 [（c1×40），（c2×100）]；（d）大鼠海马 CA3 区 Aβ1-40 免疫组化结果（×40）；（e）大鼠脑组织免疫组化测得 Aβ1-40 蛋白表达含量 与空白对照组比较：*.$p<0.05$，*.*.$p<0.01$；与模型组比较，#.$p<0.05$，##.$p<0.01$

二、生脉散防治老年痴呆症大鼠模型的代谢组学研究

本节在生脉散干预老年痴呆症大鼠模型的相关经典药效作用研究的基础上。采用代谢组学方法研究了生脉散干预老年痴呆症大鼠模型的代谢标记物变化为阐明生脉散干预老年痴呆的作用机制奠定基础。

（一）样品采集与处理

实验动物分组及造模给药方法同第一部分（一）项下。

实验第 90 天夜间将 AD 模型和给药组及空白组大鼠置于大鼠代谢笼中，至次日早 8：00 收集夜尿。收集得到的尿液样品于−4℃，13 000r/min 离心 15min 后取上层清液，蒸馏水稀释一倍，混悬振荡 30s 后，0.22μm 微孔滤膜过滤，滤液 2μL 进样分析。利用超高效液相飞行时间质谱联用技术（UPLC-Q-TOF-MS）进行数据采集。

（二）生脉散防治老年痴呆症大鼠模型的代谢轮廓及生物标记物的影响

采用正交偏最小二乘法 OPLS-DA 对第 90 天模型与空白组大鼠尿液数据进行分析[图 1-6(a)]，筛选并鉴定了 42 个具有显著差异($p < 0.05$)的离子作为 AD 大鼠模型的标记物(表 1-3)，并通过分类按 VIP 贡献值排布[图 1-6(b)]；利用非监督型主成分分析(PCA)得到了反映各组大鼠尿液代谢差异变化的 Score plot(S-plot)图[图 1-6(c)]。从图中可以看出，AD 模型组的代谢轮廓与空白对照组完全分离，同时干预组具有一定的回调趋势；在 42 个 AD 大鼠模型的标记物中生脉散能够回调 25 个异常代谢产物的水平，其中有两个具有显著性差异，7 个具有极显著性差异[图 1-6(d)]；将 AD 大鼠模型的标记物导入 KEGG、HMDB 等相关代谢产物数据库建立 AD 大鼠模型代谢网络，并以各标记物的 VIP 值来评价其贡献度[图 1-7(a)]，同时将生脉散能够回调的标记物的 VIP 值乘以生脉散的相对含量回调率来评价生脉散的干预作用[图 1-7(b)]，发现生脉散对氨基酸代谢、核酸代谢、脂类代谢、多巴胺代谢、碳水化合物代谢、能量代谢、有机酸代谢都有不同程度的调节作用。通过生脉散干预作用评价发现其最主要影响的是色氨酸代谢和脂类代谢。

表 1-3　老年痴呆模型大鼠尿液潜在生物标记物的鉴定信息表[27]

序号	保留时间/min	检测质荷比	扫描模式	分子式	代谢物
1	0.74	300.0400	ESI⁻	$C_8H_{15}NO_9S$	硫酸乙酰氨基半乳糖
2	0.82	117.0180	ESI⁻	$C_4H_6O_4$	苏糖酸-1,4-内酯
3	0.97	267.1082	ESI⁻	$C_{11}H_{16}N_4O_4$	羟脯氨酰组氨酸
4	0.98	174.0866	ESI⁺	$C_6H_{11}N_3O_3$	2-氧精氨酸
5	1.00	183.0651	ESI⁺	$C_9H_{10}O_4$	异高香草酸
6	1.11	312.1071	ESI⁺	$C_{14}H_{19}NO_7$	酪胺葡糖苷酸
7	2.38	151.0619	ESI⁺	$C_6H_6N_4O$	1-甲基黄嘌呤
8	3.19	191.0189	ESI-	$C_6H_8O_7$	异柠檬酸
9	3.41	154.0508	ESI⁺	$C_7H_7NO_3$	3-羟基-2-氨基苯甲酸
10	3.52	208.0979	ESI⁺	$C_{11}H_{13}NO_3$	苯丙酰甘氨酸
11	3.65	209.0928	ESI⁺	$C_{10}H_{12}N_2O_3$	甲酰基-5-羟犬尿素
12	3.71	192.1022	ESI⁺	$C_{11}H_{13}NO_2$	5-甲氧基色醇
13	3.88	205.0964	ESI⁺	$C_{11}H_{12}N_2O_2$	色氨酸
14	4.05	346.0550	ESI-	$C_{10}H_{14}N_5O_7P$	一磷酸腺苷
15	4.07	208.0590	ESI⁻	$C_{10}H_{11}NO_4$	羟基苯基乙酰甘氨酸
16	4.10	261.0061	ESI⁻	$C_9H_{10}O_7S$	硫酸高香草酸
17	4.19	191.0201	ESI⁻	$C_6H_8O_7$	柠檬酸
18	4.46	140.0710	ESI⁻	$C_7H_9NO_2$	3,4-二羟基苄胺
19	4.56	175.0604	ESI⁻	$C_7H_{12}O_5$	2-异丙基苹果酸
20	5.30	162.0557	ESI⁺	$C_9H_7NO_2$	4,6-二羟基喹啉
21	5.71	163.0384	ESI⁻	$C_9H_8O_3$	苯丙酮酸
22	5.77	229.1432	ESI⁻	$C_{12}H_{22}O_4$	十二烷二酸

续表

序号	保留时间/min	检测质荷比	扫描模式	分子式	代谢物
23	5.79	206.0811	ESI$^+$	$C_{11}H_{11}NO_3$	5-甲氧基吲哚乙酸
24	5.83	164.0712	ESI$^+$	$C_9H_9NO_2$	3-甲基二氧吲哚
25	5.85	217.1067	ESI$^-$	$C_{10}H_{18}O_5$	二羟基癸二酸
26	5.97	162.0556	ESI$^+$	$C_9H_7NO_2$	吲哚-3-甲酸
27	6.43	185.1177	ESI-	$C_{10}H_{18}O_3$	3-氧代癸酸
28	6.43	141.0914	ESI-	$C_8H_{14}O_2$	2-辛烯酸
29	6.66	204.0653	ESI$^+$	$C_{11}H_{11}NO_3$	吲哚-3-乳酸
30	6.83	251.1284	ESI$^+$	$C_{14}H_{18}O_4$	辅酶 Q
31	7.83	169.1219	ESI$^-$	$C_{10}H_{18}O_2$	顺-4-癸烯酸
32	8.16	251.1270	ESI$^-$	$C_{14}H_{20}O_4$	QH(2)
33	8.76	318.2997	ESI$^+$	$C_{18}H_{39}NO_3$	鞘氨醇
34	8.79	311.2205	ESI$^-$	$C_{18}H_{32}O_4$	9(S)-HPODE
35	9.03	330.2983	ESI$^-$	$C_{19}H_{39}NO_3$	二氢神经酰胺
36	9.16	297.2417	ESI$^-$	$C_{18}H_{34}O_3$	3-氧代硬脂酸
37	9.55	389.2516	ESI$^+$	$C_{20}H_{36}O_7$	5,6-二羟基前列腺素 F1a
38	9.60	295.2274	ESI-	$C_{18}H_{32}O_3$	13S-羟基亚油酸
39	10.32	297.2403	ESI$^-$	$C_{18}H_{32}O_3$	12,13-EpOME
40	10.59	376.3185	ESI$^+$	$C_{24}H_{41}NO_2$	脂肪酰基乙醇胺
41	10.62	282.2798	ESI$^+$	$C_{18}H_{35}NO$	油酰胺
42	10.67	337.2357	ESI$^+$	$C_{20}H_{32}O_4$	白三烯 B4

三、生脉散体内成分与老年痴呆症标记物的相关性分析

在阐明了生脉散干预老年痴呆症大鼠模型血中移行成分的基础上,结合老年痴呆症的血液潜在生物标记物,建立老年痴呆症大鼠模型动物血清中外源性生脉散成分与内源性标记物两组变量关联度分析,提取与内源性标记物高度关联的生脉散入血成分作为防治老年痴呆症的潜在药效物质基础,揭示生脉散防治老年痴呆症的多靶点作用机制,为筛选多靶点协同干预老年痴呆症发生发展的有效成分组合提供依据。

(一)样品采集与处理

实验动物分组及造模给药方法同第一部分(一)项下。

于实验第 91 天将各组大鼠腹腔注射 3% 戊巴比妥钠(2mL/kg)麻醉后,沿腹缝线剪开腹部,经肝门静脉抽取血液约 7mL,于 4℃,4000r/min 离心 10min,取血清 2mL,缓慢通过已活化的 Waters OASIS 固相萃取柱,先用纯净水 6mL 洗柱,然后用甲醇 6mL 洗脱,收集洗脱液氮气流吹干,残渣以 100μL 乙腈定容,混悬震荡 60s,离心(13 000r/min,4℃,10min)取上清液进样分析。利用超高效液相飞行时间质谱联用技术(UPLC-Q-TOF-MS)进行数据采集。

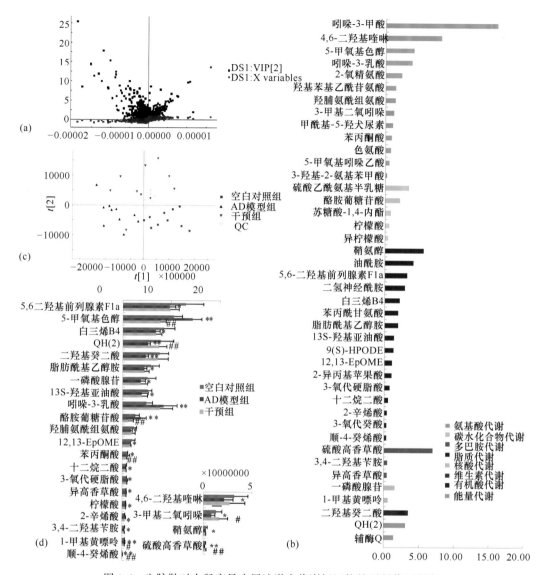

图 1-6　生脉散对大鼠痴呆症尿液潜在代谢标记物的干预作用研究

（a）正离子模式下 AD 模型组与空白对照组大鼠尿液代谢 VIP 图拟合 S-plot 图;（b）AD 模型组大鼠尿液中 42 个潜在标记物的 VIP 值分布图;（c）正离子模式下 PCA 处理所得各组大鼠尿液 Score plot 得分图;（d）老年痴呆大鼠尿液潜在生物标记物在各组中相对含量变化图[27]与空白对照组比较：*. $p<0.05$, * *. $p<0.01$;与 AD 模型组比较：#. $p<0.05$,##. $p<0.01$

（二）生脉散干预老年痴呆症体内直接作用物质与标记物相关性分析

采用 OPLS-DA 分析比较模型复制第 90 天 AD 模型组与生脉散干预组大鼠的血清数据[图 1-8（a）],得到了平均相对含量在 AD 模型组较低甚至没有,而在干预组中含量较高的离子[图 1-8（b）],共鉴定 30 个生脉散血中移行成分。采用 PCMS 分析方法,分别计算这 30 个血中移行成分与生脉散能够显著回调的老年痴呆潜在生物标记物效应的 Pearson 相关系数;本次实验设置 $0.9 \leqslant |r| \leqslant 1$ 为极度正（负）相关。生脉散干预组的关联性分析结果[图 1-8

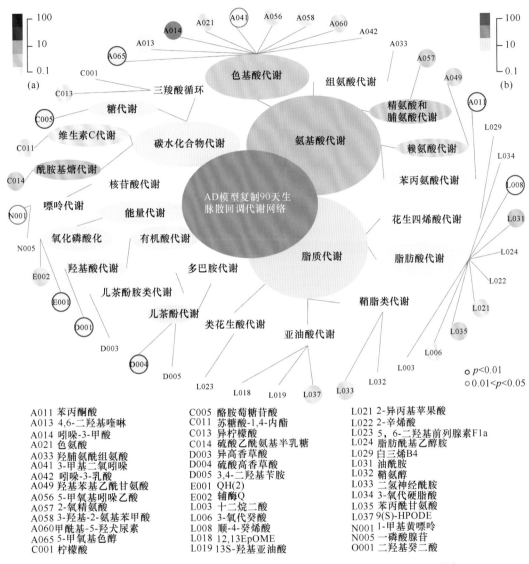

A011 苯丙酮酸
A013 4,6-二羟基喹啉
A014 吲哚-3-甲酸
A021 色氨酸
A033 羟脯氨酰组氨酸
A041 3-甲基二氧吲哚
A042 吲哚-3-乳酸
A049 羟基苯基乙酰甘氨酸
A056 5-甲氧基吲哚乙酸
A057 2-氧精氨酸
A058 3-羟基-2-氨基苯甲酸
A060 甲酰基-5-羟犬尿素
A065 5-甲氧基色醇
C001 柠檬酸

C005 酪胺葡萄糖苷酸
C011 苏糖酸-1,4-内酯
C013 异柠檬酸
C014 硫酸乙酰氨基半乳糖
D003 异高香草酸
D004 硫酸高香草酸
D005 3,4-二羟基苄胺
E001 QH(2)
E002 辅酶Q
L003 十二烷二酸
L006 3-氧代癸酸
L008 顺-4-癸烯酸
L018 12,13EpOME
L019 13S-羟基亚油酸

L021 2-异丙基苹果酸
L022 2-辛烯酸
L023 5，6-二羟基前列腺素F1a
L024 脂肪酰基乙醇胺
L029 白三烯B4
L031 油酰胺
L032 鞘氨醇
L033 二氢神经酰胺
L034 3-氧代硬脂酸
L035 苯丙酰甘氨酸
L037 9(S)-HPODE
N001 1-甲基黄嘌呤
N005 一磷酸腺苷
O001 二羟基癸二酸

图 1-7　生脉散干预老年痴呆尿液潜在生物标记物代谢网络影响评价图[27]
(a) 生脉散未调节的标记物 VIP 值；(b) 生脉散干预作用评价值

（c）]，其中 13 个血中移行成分与 9 个尿液代谢产物呈极度相关。色氨酸代谢和脂质代谢是老年痴呆模型的关键异常代谢网络,生脉散可以明显调节色氨酸异常代谢的 3 个标记物。其中 γ-五味子醇甲（γ-schisandrin）、五味子乙素（schisandrin B）和当归酰戈米辛 H（angeloylgomisin H）与 5-甲氧基色醇(5-methoxytryptophol)呈极度负相关；五味子醇甲(schisandrin)与 3-甲基二氧吲哚(3-methyldioxindole)呈极度正相关；人参皂苷 RK3（ginsenoside RK3）和戈米辛 D(gomisin D)与顺-4-癸烯酸(cis-4-decenoic acid)呈极度正相关。

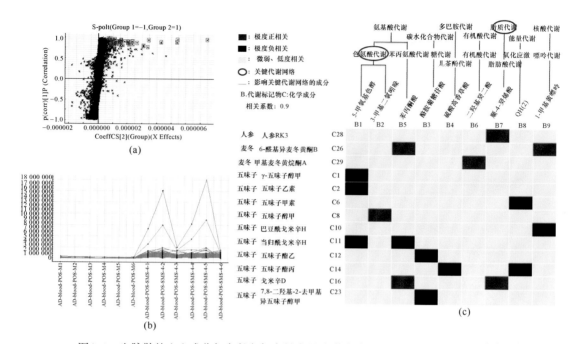

图 1-8   生脉散的入血成分与大鼠老年痴呆症尿液潜在代谢标记物的相关性研究[27]

（a）正离子模式下，OPLS-DA 处理所得 AD 模型组和干预组的 S-plot 图；（b）正离子模式下，生脉散组高表达的离子在 AD 模型组和干预组中的含量趋势图；（c）生脉散干预组血中移行成分与生物标记物极度关联性分析热图

四、讨论与结论

老年痴呆症主要在脑部发生神经病理改变，出现脑皮层弥漫性萎缩、神经元大量凋亡、老年斑或轴突斑、细胞内神经元纤维缠结和颗粒空泡变性，等等，严重影响患者的认知功能，表现为学习能力下降，记忆损伤尤其是空间记忆明显下降。本次实验在已建立的连续口服三氯化铝联合腹腔注射 D-半乳糖 90 天造成老年痴呆大鼠模型的基础上，采取生脉散连续灌胃 90 天的方法对该模型进行干预，并进行多方面的干预作用评价。首先利用经典的 Morris 水迷宫实验评价生脉散对老年痴呆大鼠学习能力下降及空间认知损伤的干预作用，研究发现通过 90 天的干预，生脉散能明显缩短逃避潜伏期提高大鼠学习能力，同时能增加大鼠穿越平台次数来改善其空间认知功能；病理研究选取和学习记忆有关的海马组织作为研究对象，评价了生脉散对神经元细胞的保护作用，发现生脉散可以阻止造模引起的海马 CA3 区神经元细胞凋亡，降低神经毒性物质淀粉样蛋白 Aβ1-40 的含量；在宏观评价了生脉散干预老年痴呆作用的背景下，本次实验又利用代谢组学技术深入研究生脉散的多靶点作用机制，发现生脉散对老年痴呆模型大鼠的色氨酸及脂质代谢异常具有明显的调节作用。从代谢组学角度阐明了生脉散的多靶点作用机理；同时利用血清药物化学技术分析了生脉散的体内入血成分，并将这些入血成分与生脉散明显回调的生物标记物进行了相关性分析，发现五味子木质素类成分和人参皂苷类成分与色氨酸代谢和脂质代谢异常极度相关，其中 γ-五味子醇甲、五味子乙素和当归酰戈米辛 H 与 5-甲氧基色醇呈极度负相关；五味子醇甲与 3-甲基二氧吲哚呈极度正相关；人参皂苷 RK3 和戈米辛 D 与顺-4-癸烯酸呈极度正相关。这些相关性成分将作为生脉散干预老年痴呆的药

效物质基础进行进一步验证研究。

综上所述,本次实验首先宏观评价了生脉散对老年痴呆大鼠模型的干预作用。在明确药效作用背景下,采用方证代谢组学技术,以老年痴呆症的生物标记物为基础,建立生脉散抗老年痴呆生物药效评价体系。同时与生脉散的体内入血成分相关联,发现了生脉散干预老年痴呆的药效物质基础。为中药方剂生脉散的预防老年痴呆药效评价,以及中药成分抗老年痴呆新药开发奠定基础。

第四节　基于中医方证代谢组学的开心散干预老年痴呆症大鼠的药效物质基础研究

开心散由远志、人参、茯苓和菖蒲组成,具有养心、益智、益气、安神定志和祛痰之功效,主要用于治疗心气不足,神志不宁,健忘失眠,心怯怔忡等证,是治疗老年痴呆症(AD)的经典方剂。现代药理研究结果证明,开心散四味药材均能在不同程度上起到益智的作用,开心散对AD的治疗有多成分、多靶点的优势,但开心散治疗 AD 的药效物质基础及作用机制仍然不清楚。因此,有必要对开心散干预 AD 的机制及药效物质基础进行评价及探讨。

本研究在中医方证代谢组学理论体系指导下,首先结合行为学、组织病理学、临床化学等传统评价方法,利用代谢组学技术揭示 AD 发展不同阶段的生物标记物,并评价开心散对 AD 发展过程的干预作用的整体生物效应及效应生物标记物;然后,应用 UPLC-MS 技术对开心散化学成分进行分析,并分析开心散干预 AD 发展过程中的血中移行成分及其动态变化;最后,将开心散的血中移行成分与调控的代谢标记物进行关联度分析,阐述开心散防治 AD 的有效性机制及关联的潜在药效物质基础[28]。

一、开心散干预老年痴呆症大鼠模型不同发展阶段的效应生物标记物研究

利用氯化铝联合 D-半乳糖复制老年痴呆大鼠模型,通过行为学、临床化学病理学及免疫组化学等多种方法进行评价,分析 AD 大鼠模型复制过程中不同发展时期病理变化特点,并利用代谢组学技术找到不同时期的特异性生物标记物,揭示开心散干预 AD 发展的效应生物标记物。

(一) 实验分组与数据采集

1. 开心散给药样品的制备

按原方比例,即人参∶茯苓∶远志∶石菖蒲为 3∶3∶2∶2,称取药材粗粉,混匀。用 6 倍量 70% 乙醇加热回流提取 2 次,每次 2 小时,合并滤液,浓缩,并用冷冻干燥法干燥,得冻干粉。取开心散冻干粉混悬于蒸馏水中,配制成生药浓度为 0.54 g/mL 的开心散灌胃溶液。

2. 实验分组与给药

将 Wistar 大鼠随机分为空白对照组 10 只,AD 模型组 1~4 组各 10 只,开心散干预组

(KXS组)1~4组各10只。AD模型组及KXS组大鼠每日灌胃给予氯化铝(AlCl₃)28 mg/kg,同时腹腔注射D-半乳糖(D-galactose,D-gal),每日注射剂量为63 mg/kg,共90天。KXS组以10 mL/kg的剂量灌胃给予开心散灌胃溶液,空白对照组和AD模型组每天给予等量生理盐水。空白对照组于实验第85天,AD模型1~4组、KXS组1~4组分别于实验第10天、第40天、第55天、第85天,进行6天的Morris水迷宫实验,并于行为学实验后进行尿液、血液的采集。

3. 样品处理与数据采集

尿液样品于4℃,13 000 r/min离心15 min后取上层清液,蒸馏水稀释1倍,振荡,过0.22μm的微孔滤膜,利用Waters UPLC-G2-Si-HDMS液质联用仪采集代谢指纹图谱数据,供代谢组学分析。

4. Morris水迷宫行为学评价

定位航行实验用于测量大鼠的学习能力,实验历时5天,从第1天起,每天于同一时间训练大鼠。首先将池水用奶粉搅拌成奶白色以便掩盖平台,训练时水面高出平台2cm;利用软件将水迷宫分成4个象限,每天分别在四个象限的固定位置将大鼠面向池壁放入水中,记录其寻找并爬上平台所需的时间(潜伏期),每次学习时限60s;若大鼠在60s内未找到平台,须利用标杆将其引至平台,此时潜伏期记为60s。

空间探索实验用于评价大鼠学会寻找平台后对平台空间位置记忆的能力,于定位航行实验后,在第6天撤除水下平台,于4个象限内随机选取一入水点,记录其在60s内跨过原平台相应位置的次数。

(二)开心散干预AD发展过程的Morris水迷宫行为学评价

1. 定位航行实验

结果显示(图1-9),在训练第5天,与空白对照组大鼠相比,AD模型第4组大鼠的逃避潜伏期时间显著延长($p<0.05$)。与AD模型第4组大鼠相比,KXS第4组大鼠逃避潜伏期时间显著缩短($p<0.05$)。

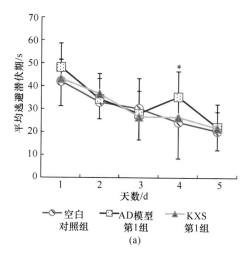

(a)

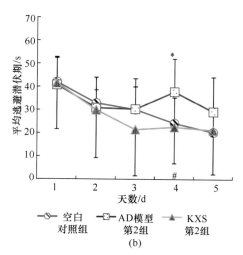

(b)

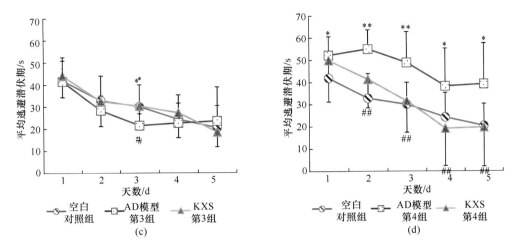

图 1-9　开心散对 AD 大鼠模型不同发展阶段 Morris 水迷宫定位航行的影响[28]

（a）第 1 组，第 10~14 天；（b）第 2 组，第 40~44 天；（c）第 3 组，第 55~59 天；（d）第 4 组，第 85~89 天

与空白对照组比较：*. $p<0.05$，* *. $p<0.01$；与 AD 模型组比较：#. $p<0.05$，##. $p<0.01$

2. 空间搜索实验

结果显示（图 1-10），与空白对照组大鼠相比，AD 模型第 4 组大鼠经过有效区域次数有显著差异（$p<0.05$）。与 AD 模型第 4 组大鼠相比，KXS 第 4 组大鼠穿越平台次数显著增加（$p<0.01$）。

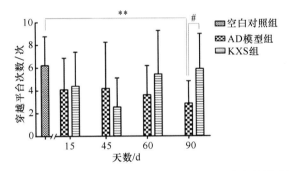

图 1-10　开心散对 AD 模型 Morris 水迷宫空间搜索的影响[28]

与空白对照组比较：*. $p<0.05$，* *. $p<0.01$；与 AD 模型组比较：#. $p<0.05$，##. $p<0.01$

（三）开心散干预 AD 大鼠模型不同发展阶段的效应生物标记物

将得到的尿液 UPLC-MS 数据输入 Waters Progenesis QI 软件进行数据提取和代谢物数据库匹配，利用 SIMCA-P 软件对各组不同时间点数据进行主成分（PCA）和正交偏最小二乘判别分析（OPLS-DA）。同时对各组所获得信息数据进行统计学分析，比较模型组和空白组各离子含量差别是否具有统计学意义，筛选出这些差异离子（$p<0.05$）作为潜在生物标记物集合。对潜在的标记物，将得到的保留时间和质荷比数据，结合软件中化合物鉴定功能与代谢产物数据库（HMDB）搜索，对这些差异离子进行初步确认。再通过 UPLC-MS/MS 技术对潜在的离子进

行二级数据扫描,通过碎片信息及其可能的裂解方式进行匹配,鉴定或表征各潜在生物标记物。

对第15天、第45天、第60天、第90天各组尿液样本数据分别进行PCA分析(图1-11),发现在复制模型的进程中,AD模型组数据轮廓开始逐渐远离空白对照组,而KXS组有向正常对照组回调的趋势;第90天AD模型组与空白对照组聚类分组最为明显,而与AD模型组相比,此时KXS组的矢量位置与空白对照组更为接近。从PCA分析整体趋势来看,开心散在AD进程的起始阶段已发挥疗效,对模型大鼠的病理进程起到了一定程度的延缓作用。

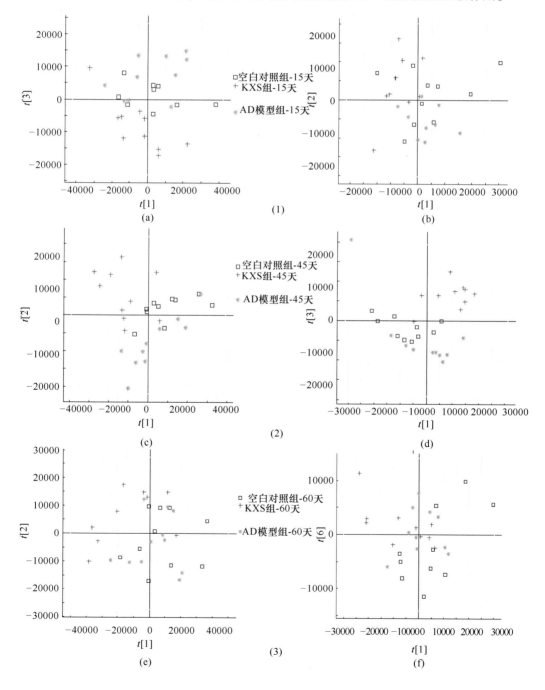

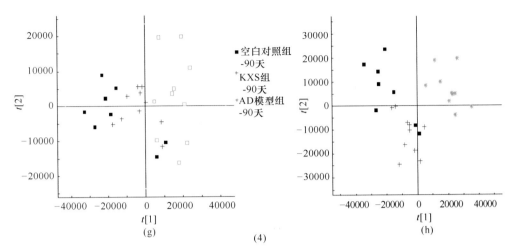

图 1-11　空白对照组、AD 模型组及 KXS 组大鼠尿液 UPLC-MS 数据 PCA 分析的得分图[28]
（1）第 15 天：（a）正离子模式，（b）负离子模式；（2）第 45 天：（c）正离子模式，（d）负离子模式；（3）第 60 天：
（e）正离子模式，（f）负离子模式；（4）第 90 天：（g）正离子模式，（h）负离子模式

　　AD 造模过程第 15 天尿液中共鉴定出 35 个潜在的生物标记物，与空白对照组比较，标记物含量显著上升的 20 个，含量显著下降的 15 个。开心散对其中 31 个具有调节作用，7 个具有统计学意义，包括 3-甲基二氧吲哚（3-methyldioxyindole）、苏氨脯氨酸（threoninyl-proline）、N-乙酰基-4-O-乙酰神经氨酸（N-Acetyl-4-O-acetylneuraminic acid）、咪唑丙酸（imidazolepropionic acid）、3-羟癸二酸（3-hydroxysebacic acid）、色氨酸（L-tryptophan）、甲硫蛋氨酸（Methionyl-Methionine），涉及的关键代谢通路主要有色氨酸代谢（tryptophan metabolism）、精氨酸和脯氨酸代谢（arginine and proline metabolism）、脂肪酸代谢（fatty acid metabolism）等通路。

　　AD 造模过程第 45 天尿液中共鉴定出 48 个潜在的生物标记物，与空白对照组比较，标记物含量显著上升的 21 个，含量显著下降的 27 个。开心散对其中 34 个具有调节作用，21 个具有统计学意义，包括甲酰邻氨基苯甲酸（formylanthranilic acid）、十二碳二元酸（dodecanedioic acid）、2-甲基马尿酸（2-methylhippuric acid）、异高香草酸（isohomovanillic acid）、5-甲氧色醇（5-methoxytryptophol）、褪黑素（melatonin）、香草丙酮酸（vanilpyruvic acid）、4-羟基-5-（苯基）-戊酸-O-葡萄糖苷酸（4-hydroxy-5-（phenyl）-valeric acid-O-glucuronide）、邻苯三酚-2-O-葡萄糖苷酸（pyrogallol-2-O-glucuronide）、高柠檬酸（homocitric acid）、二甲基精氨酸（dimethyl-L-arginine）、3,4-二羟基苯基乙醛（3,4-dihydroxyphenylacetaldehyde）、酪氨酸（L-tyrosine）、肉碱（L-carnitine）、酪氨酸胺（tyrosinamide）、5-羟色醇（5-hydroxytryptophol）、4-（2-氨基苯基）-2,4-二氧丁酸（4-（2-aminophenyl）-2,4-dioxobutanoic acid）、犬尿胺（kynuramine）、犬尿酸（kynurenic acid）、2-羟癸酸（2-hydroxydecanedioic acid）、色氨酸（L-tryptophan），涉及的关键代谢通路主要有色氨酸代谢（tryptophan metabolism）、酪氨酸代谢（tyrosine metabolism）、脂肪酸代谢（fatty acid metabolism）、赖氨酸代谢（lysine metabolism）等通路。

　　AD 造模过程第 60 天尿液中共鉴定出 40 个潜在的生物标记物，与空白对照组比较，标记物含量显著上升的 22 个，含量显著下降的 18 个。开心散对其中 29 个具有调节作用，9 个具有

统计学意义,包括 3,4-二羟苯基乙醛(3,4-dihydroxyphenylacetaldehyde)、4,6-二羟基喹啉(4,6-dihydroxyquinoline)、羟脯氨酰基-异亮氨酸(hydroxyprolyl-isoleucine)、2-辛烯酸(2-octenoic acid)、(9s,10s)-10-羟-9-(膦羧氧基)十八碳酯((9S,10S)-10-hydroxy-9-(phosphonooxy)octadecanoate)、二甲基精氨酸(dimethyl-L-arginine)、4-羧苯基甘氨酸(4-carboxyphenylglycine)、丙二酰肉碱(malonylcarnitine)、3-甲氧基酪氨酸(3-methoxytyrosine),涉及关键代谢通路主要有色氨酸代谢(tryptophan metabolism)、酪氨酸代谢(tyrosine metabolism)、脂肪酸代谢(fatty acid metabolism)等通路。

AD 造模过程第 90 天尿液中共鉴定出 42 个潜在的生物标记物,与空白对照组比较,标记物含量显著上升的 18 个,含量显著下降的 24 个。开心散对其中 22 个具有调节作用,7 个具有统计学意义,包括羟脯氨酰基组氨酸(hydroxyprolyl-histidine)、2-异丙基苹果酸(2-isopropylmalic acid)、4,6-二羟喹啉(4,6-dihydroxyquinoline)、十二烷二酸(dodecanedioic acid)、3-甲基二氧吲哚(3-methyldioxyindole)、2-辛烯酸(2-octenoic acid)、肾上腺乙醇酰胺(adrenoyl ethanolamide),涉及关键代谢通路主要有色氨酸代谢(tryptophan metabolism)、酪氨酸代谢(tyrosine metabolism)、赖氨酸代谢(lysine metabolism)、脂肪酸代谢(fatty acid metabolism)等通路。

二、开心散干预 AD 大鼠模型的血中移行成分分析

（一）样品处理与数据采集

取开心散冻干粉适量,加入 10 倍量 50% 甲醇超声提取物 10min,在 13 000 r/min、4℃ 条件下离心 10min,取上清液过 0.22μm 微孔滤膜,滤液进 UPLC 分析,采集 UPLC-Q-TOF-MSE 数据。

取空白血清和含药血清各 2mL,缓慢通过已活化的 Waters Oasis 固相萃取柱,用甲醇 3mL 洗脱,收集洗脱液氮气流吹干,残渣以 200μL 甲醇定容,混悬震荡 60s,在 13 000r/min、4℃ 条件下离心 10min,取上清液进 UPLC 分析,采集 UPLC-Q-TOF-MSE 数据。

（二）血中移行成分的鉴定

运用 UNIFI 天然产物整体解决方案,以 UPLC-MS 采集的 MSE 数据为基础,将高低碰撞能下获得的准分子离子和碎片离子与 UNIFI 中药数据库进行匹配,对药材来源及入血的开心散原型成分进行快速解析。运用 UNIFI 代谢物筛选整体解决方案对其入血后的代谢成分进行辨识和表征,通过对前体化合物和代谢产物的二级碎片解析,进行结构确认,并给出详细的化合物可能的生物代谢转化及化学元素组成。确认了 AD 大鼠口服开心散后血中移行 46 个成分原型成分(表 1-4),包括 14 个人参皂苷类成分,13 个茯苓三萜酸类成分,18 个远志寡糖酯类和咕吨酮类成分,1 个来源于石菖蒲;20 个代谢产物(表 1-5),包括 1 个来源于人参,14 个来源于远志,5 个来源于茯苓。

表 1-4　利用 UPLC-Q-TOF-MSE 检测的开心散干预 AD 大鼠模型的血中移行成分(原型成分) [28]

序号	保留时间/min	化合物	分子式	来源
1	2.04	西伯利亚远志糖 A3	$C_{19}H_{26}O_{13}$	c
2	2.05	乙酸苯酯	$C_8H_8O_2$	c
3	2.18	西伯利亚远志糖 A5	$C_{22}H_{30}O_{14}$	c
4	2.2	西伯利亚远志糖 A6	$C_{23}H_{32}O_{15}$	c
5	2.32	西伯利亚远志糖 A1	$C_{23}H_{32}O_{15}$	c
6	2.49	西伯利亚远志呫吨酮 A/B	$C_{24}H_{26}O_{14}$	c
7	2.61	远志讪酮Ⅲ	$C_{25}H_{28}O_{15}$	c
8	3.16	2,4,5-三甲氧基苯甲酸	$C_{10}H_{12}O_5$	d
9	3.6	3-羟基-2,8-二甲氧基讪酮	$C_{15}H_{12}O_5$	c
10	3.76	α-D-(6-O-芥子酰基)-吡喃葡萄糖基(1→2)-β-D-(3-O-芥子酰基)-呋喃果糖	$C_{34}H_{42}O_{19}$	c
11	5.02	远志苷 A	$C_{31}H_{38}O_{17}$	c
12	5.38	20-O-葡萄糖基人参皂苷 Rf	$C_{48}H_{82}O_{19}$	a
13	5.62	三七皂苷 R1	$C_{47}H_{80}O_{18}$	a
14	6.12	远志苷 C	$C_{35}H_{44}O_{19}$	c
15	7.3	6-羟基-1,2,3,7-四甲氧基讪酮	$C_{17}H_{16}O_7$	c
16	7.44	远志讪酮 I	$C_{16}H_{14}O_6$	c
17	8.42	人参皂苷 Rf	$C_{42}H_{72}O_{14}$	a
18	9.18	远志次皂苷	$C_{36}H_{56}O_{12}$	c
19	9.24	1,2,3,6,7-五甲氧基讪酮	$C_{18}H_{18}O_7$	c
20	9.8	人参皂苷 Ra1	$C_{58}H_{98}O_{26}$	a
21	9.97	人参皂苷 Rb1	$C_{54}H_{92}O_{23}$	a
22	10.23	丙二酰基人参皂苷 Rb1	$C_{57}H_{94}O_{26}$	a
23	10.39	人参皂苷 Ro	$C_{48}H_{76}O_{19}$	a
24	10.49	人参皂苷 Rb3	$C_{53}H_{90}O_{22}$	a
25	10.55	人参皂苷 Ra2	$C_{58}H_{98}O_{26}$	a
26	10.88	丙二酰基人参皂苷 Rc	$C_{57}H_{94}O_{26}$	a
27	11.02	人参皂苷 Rb2	$C_{53}H_{90}O_{22}$	a
28	11.16	1,7-二甲氧基-2,3-亚甲二氧基讪酮	$C_{16}H_{12}O_6$	c
29	11.16	人参皂苷 Rc	$C_{53}H_{90}O_{22}$	a
30	11.29	6,8-二羟基-1,2,3-三甲氧基讪酮	$C_{16}H_{14}O_7$	c
31	11.34	1,2,3,7-四甲氧基讪酮	$C_{17}H_{16}O_6$	c
32	11.94	人参皂苷 Rd	$C_{48}H_{82}O_{18}$	a
33	12.08	丙二酰基人参皂苷 Rd	$C_{51}H_{84}O_{21}$	a
34	13.6	茯苓新酸 G	$C_{30}H_{46}O_5$	b
35	14	3β,16α-二羟基羊毛甾-7,9(11),24-三烯-21-酸	$C_{30}H_{46}O_4$	b

续表

序号	保留时间/min	化合物	分子式	来源
36	14.08	25-羟基茯苓新酸 C	$C_{31}H_{46}O_5$	b
37	14.17	茯苓新酸 F	$C_{31}H_{46}O_5$	b
38	17.13	茯苓新酸 C	$C_{31}H_{46}O_4$	b
39	17.28	茯苓新酸 B	$C_{30}H_{44}O_5$	b
40	17.35	去氢土莫酸	$C_{31}H_{48}O_4$	b
41	17.45	土莫酸	$C_{31}H_{50}O_4$	b
42	17.5	16-脱氧茯苓新酸 B	$C_{30}H_{44}O_4$	b
43	17.52	茯苓新酸 A	$C_{31}H_{46}O_5$	b
44	17.62	茯苓新酸 AM	$C_{32}H_{48}O_5$	b
45	17.74	去氢齿孔酮酸	$C_{31}H_{46}O_3$	b
46	18.32	25-甲氧基茯苓新酸	$C_{32}H_{48}O_6$	b

注:a. 人参;b. 茯苓;c. 远志;d. 石菖蒲。

表 1-5　利用 UPLC-Q/TOF-MSE 检测的开心散干预 AD 大鼠模型的血中移行成分(代谢产物)[28]

序号	保留时间/min	化合物	分子式	来源
M1	2.13	远志𫘧酮 Ⅲ 葡萄糖醛酸化代谢产物	$C_{31}H_{36}O_{21}$	c
M2	2.41	去甲基 E-3,4,5-三甲氧基肉桂酸葡萄糖醛酸化代谢产物	$C_{17}H_{20}O_{11}$	c
M3	2.45	去甲基远志苷 C 葡萄糖醛酸化代谢产物	$C_{40}H_{50}O_{25}$	c
M4	2.56	去甲基远志苷 D 葡萄糖醛酸化代谢产物	$C_{23}H_{30}O_{15}$	c
M5	3.19	去甲基 E-3,4,5-三甲氧基肉桂酸	$C_{11}H_{12}O_5$	c
M6	3.41	E-3,4,5-三甲氧基肉桂酸葡萄糖醛酸化代谢产物	$C_{18}H_{22}O_{11}$	c
M7	3.72	1,6,7-三羟基-2,3-二甲氧基𫘧酮葡萄糖醛酸化代谢产物	$C_{21}H_{20}O_{13}$	c
M8	3.81	远志𫘧酮Ⅱ葡萄糖醛酸化代谢产物	$C_{21}H_{20}O_{13}$	c
M9	3.84	6-羟基-1,2,3,7-四甲氧基𫘧酮葡萄糖醛酸化代谢产物	$C_{23}H_{24}O_{13}$	c
M10	4.74	去甲基远志𫘧酮Ⅱ葡萄糖醛酸化代谢产物	$C_{21}H_{18}O_{12}$	c
M11	4.75	远志𫘧酮Ⅰ葡萄糖醛酸化代谢产物	$C_{22}H_{22}O_{12}$	c
M12	5.14	去甲基远志苷 D	$C_{17}H_{22}O_9$	c
M13	5.34	去甲基远志𫘧酮Ⅰ葡萄糖醛酸化代谢产物	$C_{21}H_{20}O_{12}$	c
M14	7.05	6,8-二羟基-1,2,3-三甲氧基𫘧酮葡萄糖醛酸化代谢产物	$C_{22}H_{22}O_{13}$	c
M15	9.75	去甲基茯苓新酸 E	$C_{29}H_{42}O_6$	b
M16	9.83	脱水人参皂苷 Rb1	$C_{54}H_{90}O_{22}$	a
M17	11.43	去甲基茯苓新酸 C	$C_{30}H_{44}O_4$	b
M18	14.03	去甲基土莫酸葡萄糖醛酸化代谢产物	$C_{36}H_{56}O_{10}$	b
M19	16.17	脱水茯苓新酸 F	$C_{31}H_{44}O_4$	b
M20	17.37	脱水茯苓新酸 D	$C_{31}H_{44}O_5$	b

注:a. 人参;b. 茯苓;c. 远志;d. 石菖蒲

三、开心散血中移行成分与 AD 不同发展阶段 生物标记物的关联分析

(一)关联度分析

对利用 UPLC-Q-TOF-MS 采集得到的开心散每个血中移行成分和 AD 大鼠模型代谢标记物在每只大鼠体液中的相对含量数据进行标准化,通过本课题组建立的血清中外源性药物成分与内源性代谢标记物两组变量之间关联度分析方法(PCMS),计算开心散血中移行成分与代谢标记物之间的关联度。利用相关系数 r 判断相关关系的密切程度,实验设置 $0.7 \leq |r| \leq 0.75$ 为高度正(负)相关,$0.75 \leq |r| \leq 1$ 为极度正(负)相关;入血成分与生物标记物相关的个数达到 6 个及以上,认为该入血成分为潜在效应物质。

(二)药效物质基础的选择

开心散干预的第 15 天尿液生物标记物与血中移行成分关联性分析结果显示(图 1-12)。开心散入血的 65 个化学成分中,18 个为高度相关成分,分别为乙酸苯酯(C1)、3-羟基-2,8-二

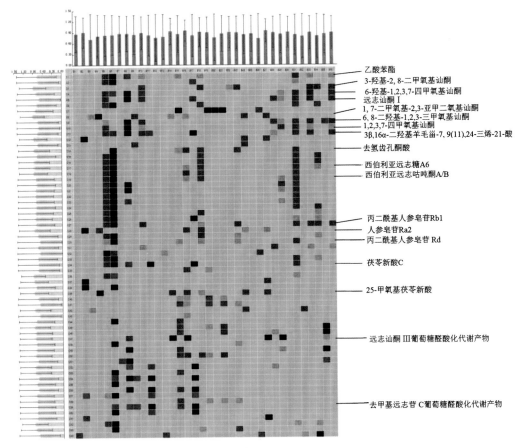

图 1-12 开心散干预 AD 大鼠模型第 15 天血中移行成分与生物标记物之间关联度分析热图[28]

■. 极度正相关;■. 极度负相关;■. 高度正相关;■. 高度负相关;■. 微弱、低度相关

C. 开心散血中移行成分;B. 代谢标记物

甲氧基讪酮(C3)、6-羟基-1,2,3,7-四甲氧基讪酮(C4)、远志讪酮Ⅰ(C5)、1,7-二甲氧基-2,3-亚甲二氧基讪酮(C8)、6,8-二羟基-1,2,3-三甲氧基讪酮(C9)、1,2,3,7-四甲氧基讪酮(C10)、3β,16α-二羟基羊毛甾-7,9(11),24-三烯-21-酸(C11)、去氢齿孔酮酸(C14)、西伯利亚远志糖A6(C17)、西伯利亚远志呫吨酮A/B(C19)、丙二酰基人参皂苷Rb1(C27)、人参皂苷Ra2(C28)、丙二酰基人参皂苷Rd(C30)、茯苓新酸C(C34)、25-甲氧基茯苓新酸(C39)、远志讪酮Ⅲ葡萄糖醛酸化代谢产物(C47)、去乙基远志讪酮Ⅰ葡萄糖醛酸化代谢产物(C59)。

开心散干预的第45天尿液生物标记物与血中移行成分关联性分析结果显示(图1-13)。开心散入血的67个化学成分中,22个为高度相关成分,分别为乙酸苯酯(C1)、6-羟基-1,2,3,7-四甲氧基讪酮(C4)、人参皂苷Rb2(C7)、6,8-二羟基-1,2,3-三甲氧基讪酮(C9)、茯苓新酸AM(C13)、人参皂苷Rb1(C26)、人参皂苷Ra2(C28)、丙二酰基人参皂苷Rd(C30)、茯苓新酸F(C33)、25-甲氧基茯苓新酸(C39)、三七皂苷R1(C40)、20-O-葡萄糖基人参皂苷Rf(C41)、人参皂苷Rf(C42)、人参皂苷Ro(C43)、E-3,4,5-三甲氧基肉桂酸脱水代谢产物(C48)、远志苷D脱水代谢产物(C50)、去乙基远志讪酮Ⅱ葡萄糖醛酸化代谢产物(C56)、去乙基茯苓新酸E代谢产物(C61)、人参皂苷Rb1脱水代谢产物(C62)、去乙基茯苓新酸C代谢产物(C63)、去乙基土莫酸葡萄糖醛酸化代谢产物(C64)、茯苓新酸F脱水代谢产物(C65)。

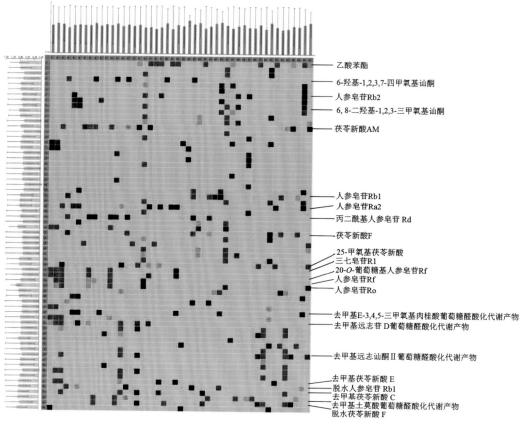

图1-13　开心散干预AD大鼠模型第45天血中移行成分与生物标记物之间关联度分析热图[28]

■. 极度正相关;■. 极度负相关;■. 高度正相关;■. 高度负相关;■. 微弱、低度相关

C. 开心散血中移行成分;B. 代谢标记物

开心散干预的第60天尿液生物标记物与血中移行成分关联性分析结果显示(图1-14)，开心散入血的67个化学成分中，27个为高度相关成分，分别为1,7-二甲氧基-2,3-亚甲二氧基山酮(C8)、西伯利亚远志糖A3(C15)、西伯利亚远志糖A5(C16)、西伯利亚远志糖A6(C17)、西伯利亚远志糖A1(C18)、西伯利亚远志呫吨酮A/B(C19)、远志山酮Ⅲ(C20)、α-D-(6-O-芥子酰基)-吡喃葡萄糖基(1→2)-β-D-(3-O-芥子酰基)-呋喃果糖(C21)、远志苷A(C22)、远志次皂苷(C24)、茯苓新酸G(C31)、25-羟基茯苓新酸C(C32)、茯苓新酸B(C35)、丙二酰基人参皂苷Rc(C44)、远志山酮Ⅲ葡萄糖醛酸化产物(C47)、去乙基-E-3,4,5-三甲氧基肉桂酸(C51)、6-羟基-1,2,3,7-四甲氧基山酮葡萄糖醛酸化代谢产物(C55)、远志山酮Ⅰ葡萄糖醛酸化代谢产物(C57)、茯苓新酸D脱水代谢产物(C66)、人参皂苷Ra2(C28)、丙二酰基人参皂苷Rd(C30)、25-甲氧基茯苓新酸(C39)、三七皂苷R1(C40)、去乙基E-3,4,5-三甲氧基肉桂酸葡萄糖醛酸化代谢产物(C48)、去乙基远志山酮Ⅱ葡萄糖醛酸化代谢产物(C56)、人参皂苷Rb1脱水代谢产物(C62)、去乙基茯苓新酸C代谢产物(C63)。

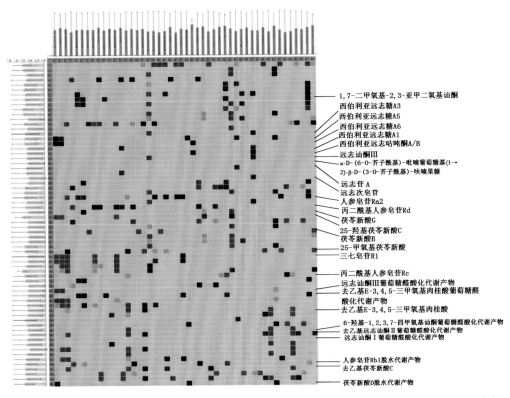

图1-14 开心散干预AD大鼠模型第60天血中移行成分与生物标记物之间关联度分析热图[28]

■.极度正相关;■.极度负相关;■.高度正相关;■.高度负相关;■.微弱、低度相关
C.开心散血中移行成分;B.代谢标记物

开心散干预的第90天尿液生物标记物与血中移行成分关联性分析结果显示(图1-15)，开心散入血的67个化学成分中，32个为高度相关成分，分别为远志山酮Ⅰ(C5)、茯苓新酸C(C34)、去乙基远志山酮Ⅰ葡萄糖醛酸化代谢产物(C59)、6,8-二羟基-1,2,3-三甲氧基山酮葡萄糖醛酸化代谢产物(C60)、人参皂苷Rf(C42)、去乙基远志苷D葡萄糖醛酸化代谢产物

（C50）、茯苓新酸 B（C35）、6-羟基-1,2,3,7-四甲氧基汕酮葡萄糖醛酸化代谢产物（C55）、远志汕酮Ⅰ葡萄糖醛酸化代谢产物（C57）、茯苓新酸 D 脱水代谢产物（C66）、去乙基 E-3,4,5-三甲氧基肉桂酸葡萄糖醛酸化代谢产物（C48）、去乙基远志汕酮Ⅱ葡萄糖醛酸化代谢产物（C56）、去乙基茯苓新酸 C（C63）、丙二酰基人参皂苷 Rb1（C27）、远志汕酮Ⅱ葡萄糖醛酸化代谢产物（C54）、人参皂苷 Rb2（C7）、人参皂苷 Rb1（C26）、去乙基土莫酸葡萄糖醛酸化代谢产物（C64）、人参皂苷 Rd（C29）、E-3,4,5-三甲氧基肉桂酸葡萄糖醛酸化的代谢产物（C52）、1,6,7-三羟基-2,3-二甲氧基汕酮葡萄糖醛酸化代谢产物（C53）、16-脱氧茯苓新酸 B（C12）、人参皂苷 Ra1（C25）、去氢土莫酸（C36）、土莫酸（C37）、人参皂苷 Ra2（C28）、25-甲氧基茯苓新酸（C39）、三七皂苷 R1（C40）、乙酸苯酯（C1）、丙二酰基人参皂苷 Rc（C44）、去乙基茯苓新酸 E（C61）、去乙基 E-3,4,5-三甲氧基肉桂酸（C51）。

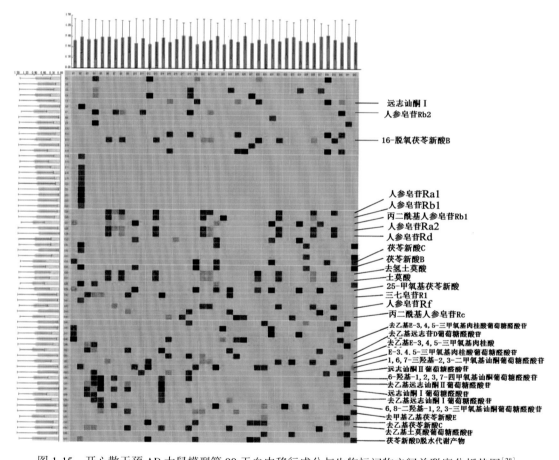

图 1-15　开心散干预 AD 大鼠模型第 90 天血中移行成分与生物标记物之间关联度分析热图[28]
■.极度正相关；.极度负相关；.高度正相关；.高度负相关；.微弱、低度相关
C.开心散血中移行成分；B.代谢标记物

对相关成分进行聚焦,确定 25 个成分为开心散干预 AD 模型大鼠的潜在药效物质基础,其中 8 个来源于人参(均为原型成分),8 个来源于茯苓(5 个原型成分,3 个代谢产物),9 个来源于远志(1 个原型成分,8 个代谢产物)。包括人参皂苷 Ra1（C25）、人参皂苷 Ra2（C28）、人参皂苷 Rb2（C7）、人参皂苷 Rb1（C26）、人参皂苷 Rd（C29）、去氢土莫酸（C36）、土莫酸

（C37）、茯苓新酸 C（C34）、16-脱氧茯苓新酸 B（C12）、25-甲氧基茯苓新酸（C39）、三七皂苷 R1
（C40）、丙二酰基人参皂苷 Rb1（C27）、丙二酰基人参皂苷 Rc（C44）、乙酸苯酯（C1）等原型成
分，以及去乙基-E-3,4,5-三甲氧基肉桂酸（C51）、E-3,4,5-三甲氧基肉桂酸葡萄糖醛酸化代谢
产物（C52）、去乙基 E-3,4,5-三甲氧基肉桂酸葡萄糖醛酸化代谢产物（C48）、去乙基远志苷 D
葡萄糖醛酸化代谢产物（C50）、1,6,7-三羟基-2,3-二甲氧基𧉘酮葡萄糖醛酸化代谢产物
（C53）、远志𧉘酮 I 葡萄糖醛酸化代谢产物（C57）、去乙基远志𧉘酮 I 葡萄糖醛酸化代谢产物
（C59）、去乙基茯苓新酸 E（C61）、去乙基茯苓新酸 C（C63）、去乙基土莫酸葡萄糖醛酸化代谢
产物（C64）、去乙基远志𧉘酮 II 葡萄糖醛酸化代谢产物（C56）。

四、讨论与结论

在开心散干预 AD 大鼠模型复制过程中，代谢物的异常表达得到回调，代谢通路的紊乱得
到改善，在代谢层面验证了开心散对 AD 模型疾病发展的减缓作用。现代药理研究结果证明，
开心散四味药材均能在不同程度上起到益智的作用，从而使开心散起到益智、抗氧化、抗自由
基损伤的效果。高度关联的入血成分中，来源于君药人参的人参皂苷原型成分最多，推测人参
皂苷在体内直接发挥其作用。人参皂苷 Rb1 对 AD 动物模型的学习记忆功能下降有明显的改
善，并且对大脑皮层神经元也有保护作用。活化的小胶质细胞可释放大量的神经毒素因子，导
致神经元细胞功能损伤甚至凋亡，而引发中枢神经系统炎症反应，最终导致 AD。研究发现人
参皂苷 Rb2 能够降低小胶质细胞活化对大鼠皮层神经元的损伤，保护神经元。三七皂苷 R1
对心血管系统、中枢神经系统、免疫系统等均具有保护作用，还有抗炎及抗癌等作用。而高度
相关的血中药物代谢产物中，多为远志中化学成分的代谢产物，推测远志中的成分多通过机体
代谢转化产生药效。远志自古以来就是治疗痴呆的常用药物。现代研究证明，远志中的活性
成分，如皂苷类、寡糖酯类、𧉘酮类化合物等可以通过改善胆碱能系统功能、抗氧化清除自由
基、保护神经元等不同途径对 AD 产生治疗作用。

综上所述，开心散可以改善 D-半乳糖联合三氯化铝引起的大鼠学习记忆能力下降，对大
鼠的氨基酸代谢以及脂类代谢径路异常进行了调节，提示其对造模引起的氧化应激损伤以及
炎症损伤的修复作用；初步确定人参皂苷 Ra1、人参皂苷 Ra2、人参皂苷 Rb2、人参皂苷 Rb1、人
参皂苷 Rd、去氢土莫酸、土莫酸、茯苓新酸 C、16-脱氧茯苓新酸 B、25-甲氧基茯苓新酸、三七皂
苷 R1、丙二酰基人参皂苷 Rb1、丙二酰基人参皂苷 Rc、乙酸苯酯等成分，以及去乙基 E-3,4,5-
三甲氧基肉桂酸、E-3,4,5-三甲氧基肉桂酸葡萄糖醛酸化代谢产物、去乙基 E-3,4,5-三甲氧基
肉桂酸葡萄糖醛酸化代谢产物、去乙基远志苷 D 葡萄糖醛酸化代谢产物、1,6,7-三羟基-2,3-
二甲氧基𧉘酮葡萄糖醛酸化代谢产物、远志𧉘酮 I 葡萄糖醛酸化代谢产物、去乙基远志𧉘酮 I
葡萄糖醛酸化代谢产物、去乙基茯苓新酸 E、去乙基茯苓新酸 C、去乙基土莫酸葡萄糖醛酸化
代谢产物、去乙基远志𧉘酮 II 葡萄糖醛酸化代谢产物为开心散干预老年痴呆症的主要药效物
质基础。本研究的成功实施，为从开心散体内成分中筛选用于 AD 早期多靶点干预的有效成
分组合奠定了基础。

第五节　基于中医方证代谢组学的中药复方制剂 AS1350 补肾阳药效物质基础及作用机制研究

AS1350 是由鹿茸、肉桂、熟地黄、五味子、枸杞子、核桃仁、龙眼肉、大枣等中药制成的中药复方制剂,具有补肾阳的功能。为提高产品的质量标准,指导临床应用,促进国际化发展,本研究在中医方证代谢组学理论体系指导下,进行了 AS1350 补肾阳作用的药效物质基础及作用机制研究,即:制备公认的皮质酮诱导的肾阳虚证大鼠模型,在临床生化检验及组织病理学观察基础上,采用代谢组学技术研究肾阳虚证发生、发展过程中整体代谢轮廓及标记物轨迹的动态变化,诠释肾阳虚证的生物标记物,进而评价 AS1350 对肾阳虚证大鼠模型治疗作用的整体效应;利用中药血清药物化学方法,分析鉴定 AS1350 治疗肾阳虚证有效状态下的血中移行成分及其体内动态变化;计算 AS1350 显效状态下血中移行成分与补肾阳效应生物标记物的相关性,发现与疗效相关的潜在药效物质基础[29]。

一、肾阳虚证大鼠模型的代谢组学研究

采取沈自尹院士建立的皮下注射皮质酮的方法制备肾阳虚证大鼠模型,结合临床化学指标检测及组织病理学观察,采用 UPLC-MS 技术检测实验大鼠的尿液和血液代谢指纹图谱,分析肾阳虚证大鼠模型发生、发展中整体代谢轮廓的动态变化及关联的生物标记物,为开展相关药物评价和药效物质基础研究奠定基础。

(一) 实验分组与数据采集

1. 实验分组与样品采集

雄性 Wistar 大鼠(体重 250g±10g),随机分成正常对照组和模型组,每组 8 只。正常对照组按 0.1mL/kg 体重皮下注射橄榄油溶液,模型组按 0.1mL/kg 体重皮下注射浓度为 10mg/mL 皮质酮橄榄油溶液,连续 21 天。第 22 天,每只大鼠均于腹主动脉采集血液,离心分离血清,−80℃冻存。从实验第 0 天到实验第 22 天,每间隔 7 天收集每只大鼠 12 小时的尿样,于−80℃储存。每只大鼠采集血样后,迅速取出肾上腺、胸腺、睾丸并用分析天平称重,计算各脏器的脏器指数;下丘脑、垂体在大鼠灌注 4% 多聚甲醛溶液后,与肾上腺、甲状腺和睾丸(均取左侧)共同置于 4% 多聚甲醛溶液固定。

2. 样品处理与数据采集

尿液样本室温解冻,分别用 4 倍体积的蒸馏水进行稀释,过 0.22μm 滤膜,滤液应用优化的 UPLC-Q-TOF-MS(美国 AB Sciex Triple TOF 5600⁺质谱仪)分析条件采集代谢指纹图谱数据。

血清样本室温解冻,取 200μL 血清加 800μL 甲醇沉淀蛋白,离心取上清液 850μL,于 40℃ 水浴下氮气吹干,残渣用 200μL 80% 甲醇复溶,过 0.22μm 滤膜,滤液应用优化的 UPLC-Q-TOF-MS(美国 AB Sciex Triple TOF 5600⁺质谱仪)分析条件采集代谢指纹图谱数据。

按试剂盒说明操作分别检测血清 CRH、CORT、ACTH、T3、T4、T、cAMP 和 cGMP,尿液检测

17-OHCS。其中血清 cAMP、cGMP 和尿 17-OHCS 采用酶联免疫法进行含量测定,其他指标采用放射免疫法进行检测。下丘脑、垂体、肾上腺、甲状腺和睾丸组织进行 HE 染色和免疫组化染色。

(二)模型评价

与正常对照组相比,模型组血清 CORT 显著升高,CRH、ACTH、T、T3、T4、17-OHCS、cAMP 和 cGMP 下降(图 1-16),表明模型组大鼠神经内分泌免疫系统处于抑制状态。组织病理学显示(图 1-17):下丘脑神经元细胞出现不同程度的萎缩,部分神经元细胞核固缩;垂体嗜碱细胞明显减少,部分细胞核固缩,间隙较大并存有大量红细胞,伴有充血现象;皮质增生明显,细胞密度增高,球状带增厚,束状条透明变,网状带变窄,细胞变小,颜色变深,且毛细管充血;甲状腺腺泡萎缩,上皮扁平,间质细胞纤维增生;睾丸组织与正常组比较无明显区别。从临床化学检验、组织病理及免疫组化角度进行评价,表明肾阳虚证大鼠模型制备成功。

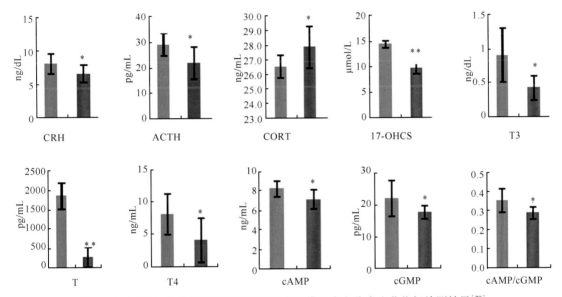

图 1-16 正常大鼠和皮质酮诱导的肾阳虚证模型大鼠临床生化指标检测结果[29]

CRH. 促肾上腺皮质激素释放激素;ACTH. 促肾上腺皮质激素;CORT. 皮质酮;17-OHCS. 17-羟基类固醇;
T3. 三碘甲状腺原氨酸;T4. 甲状腺素;T. 睾酮;cAMP. 环磷酸腺苷;cGMP. 环磷酸鸟苷

■. 正常对照组;■. 模型组

与正常对照组比较;*. $p<0.05$,**. $p<0.01$

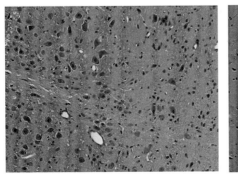

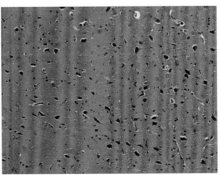

正常大鼠下丘脑   模型大鼠下丘脑

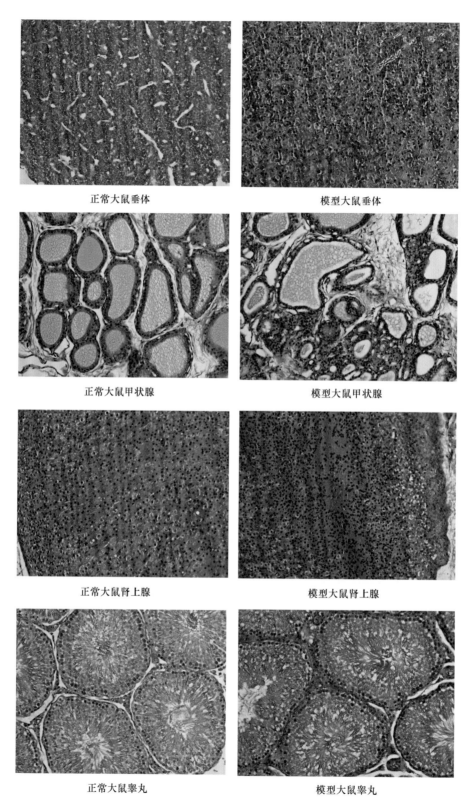

正常大鼠垂体　　　　　　　　　　　　模型大鼠垂体

正常大鼠甲状腺　　　　　　　　　　　模型大鼠甲状腺

正常大鼠肾上腺　　　　　　　　　　　模型大鼠肾上腺

正常大鼠睾丸　　　　　　　　　　　　模型大鼠睾丸

图 1-17　皮质酮诱导的肾阳虚证模型大鼠和正常大鼠组织 HE 染色形态观察(×200)[29]

（三）生物标记物鉴定与代谢通路分析

1. 皮质酮诱导的肾阳虚证大鼠模型生物标记物的鉴定

利用已建立的分析方法采集各组大鼠尿液和血清样品的正负离子模式 UPLC-MS 全扫描图谱,得到每只大鼠的代谢轮廓信息。将实验第 22 天大鼠代谢轮廓数据导入 Progenisis QI 软件进行峰匹配(alignment)、峰提取(peak picking)、标准化(normalization)、数据降维和质谱矩阵信息获取,进一步利用 EZinfo 软件对各组不同时间点数据进行主成分分析(principal components analysis,PCA),绘制正常对照组与模型组代谢轮廓 PCA 得分图,见图 1-18。

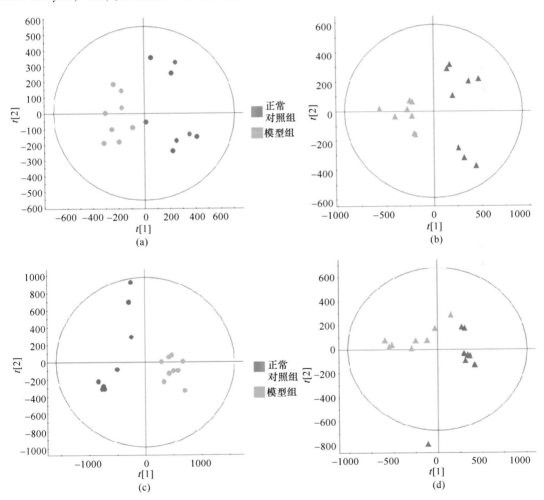

图 1-18 正常对照组和肾阳虚证模型组大鼠尿液和血清 UPLC-MS 代谢指纹数据 PCA 分析得分图[29]
（a）、（c）正离子模式;（b）、（d）负离子模式

在确认实验第 22 天 PCA 得分图显示两组完全分离后,对正常对照组与模型组的代谢数据矩阵进行正交偏最小二乘法分析(orthogonal partial Least squares analysis,OPLS-DA),建立 VIP 文件,设定 VIP>1 进行潜在生物标记物的初步筛查,且满足正常对照组与模型组组间各代

谢物具有显著性差异（$p<0.05$）的原则进行第二次潜在标记物筛选，获得肾阳虚证大鼠模型潜在生物标记物。将所得到的肾阳虚证潜在生物标记物保留时间和质荷比信息，导入 Progenisis QI 软件生成的代谢物鉴定模块下并设定成标签，进行代谢物库的匹配，同时结合 MSMS 数据进行鉴定。共鉴定尿液生物标记物 33 个，见表 1-6，各生物标记物在正常对照组大鼠和肾阳虚证模型组大鼠尿液中表达的相对含量见图 1-19。共鉴定血清生物标记物 17 个。各生物标记物在正常对照组大鼠和肾阳虚证模型组大鼠血清中的相对含量变化见图 1-20。

表 1-6　基于 UPLC-Q/TOF-MS 技术的肾阳虚证大鼠模型生物标记物鉴定结果[29]

编号	保留时间/min	分子式	代谢物	变化趋势	来源
B1	0.61	$C_5H_{11}NO_2$	L-缬氨酸（L-Valine）	↓	U
B2	0.64	$C_4H_7N_3O$	肌酐（Creatinine）	↑	U
B3	0.65	$C_{10}H_{14}N_2O_5$	胸苷（Thymidine）	↓	U
B4	0.95	$C_4H_5N_3O$	胞嘧啶（Cytosine）	↓	U
B5	0.98	$C_5H_4N_4O_3$	尿酸（Uric acid）	↑	U
B6	1.17	$C_8H_{16}N_4O_3$	N-乙酰-L-精氨酸（n-acetyl-l-arginine）	↑	U
B7	1.35	$C_6H_6N_2O$	烟酰胺（Niacinamide）	↑	U
B8	2.98	$C_9H_{17}NO_5$	泛酸（Pantothenic acid）	↓	U
B9	4.01	$C_{12}H_{14}N_2O_2$	乙酰血清素（N-Acetylseotonin）	↓	U
B10	4.23	$C_{10}H_7NO_4$	黄尿酸（Xanthurenic acid）	↓	U
B11	4.23	$C_{11}H_{13}NO_4$	N-乙酰-L-酪氨酸（N-Acetyl-L-tyrosine）	↓	U
B12	4.36	$C_9H_{10}O_2$	氢化肉桂酸（Hydrocinnamic acid）	↓	U
B13	5.1	$C_9H_9NO_3$	马尿酸（Hippuric acid）	↓	U
B14	7.15	$C_{21}H_{32}O_4$	11β,21-二羟基 5β 孕烷-3,20-二酮（11b,21-Dihydrox-5b-pregnane-3,20-dione）	↓	U
B15	10.34	$C_{18}H_{30}O_2$	α-亚麻酸（α-Linolenic acid）	↓	U
B16	0.63	$C_2H_7NO_3S$	牛磺酸（Taurine）	↑	U
B17	0.72	$C_4H_6N_4O_3$	尿囊素（Allantoin）	↓	U
B18	0.72	$C_{11}H_{19}NO_9$	N-乙酰神经氨酸（N-Acetylneuraminic acid）	↑	U
B19	1.02	$C_6H_8O_6$	葡萄糖醛酸内酯（D-glucurono-6,3-lactone）	↑	U
B20	1.13	$C_5H_6O_5$	酮戊二酸（Oxoglutaric acid）	↑	U
B21	1.62	$C_5H_7NO_3$	吡咯啉羧酸（Pyrroline hydroxycarboxylic acid）	↑	U
B22	2.01	$C_9H_{13}NO_6$	N-2-琥珀酰谷氨酸-5-半醛（N2-Succinyl-L-glutamic acid 5-semialdehyde）	↓	U
B23	2.79	$C_6H_{11}NO_3$	ε-醛基赖氨酸（Allysine）	↓	U
B24	3.25	$C_{10}H_{11}NO_4$	羟苯基甘氨酸（Hydroxyphenylacetylglycine）	↓	U
B25	4.66	C_9H_7NO	3-甲醛吲哚（Indole-3-carboxaldehyde）	↓	U
B26	4.66	$C_{10}H_7NO_3$	犬尿酸（Kynurenic acid）	↓	U
B27	4.98	$C_9H_7NO_2$	二碘羟基喹啉（4,6-Dihydroxyquinoline）	↓	U
B28	5.25	$C_9H_8O_3$	苯丙酮酸（Phenylpyruvic acid）	↓	U

续表

编号	保留时间/min	分子式	代谢物	变化趋势	来源
B29	6.11	$C_{10}H_{11}NO_3$	苯乙酰甘氨酸（Phenylacetylglycine）	↑	U
B30	7.31	$C_{10}H_{18}O_4$	癸二酸（Sebacic acid）	↓	U
B31	8.55	$C_{10}H_{15}NO_3$	L-3-甲氧基肾上腺素（L-Metanephrine）	↓	U
B32	8.71	$C_{12}H_{22}O_5$	3-羟基十二碳二酸（3-Hydroxydodecanedioic acid）	↓	U
B33	10.36	$C_{12}H_{24}O_3$	12-羟基十二烷酸（12-Hydroxydodecanoic acid）	↑	U
B34	2.42	$C_{11}H_{12}N_2O_2$	L-色氨酸（L-Tryptophan）	↑	S
B35	2.78	$C_{21}H_{30}O_4$	皮质酮（Corticosterone）	↑	S
B36	8.22	$C_{16}H_{33}NO$	棕榈酰胺（Palmitic amide）	↓	S
B37	9.58	$C_{18}H_{38}NO_5P$	1-磷酸-鞘氨醇（Sphingosine 1-phosphate）	↓	S
B38	9.87	$C_{24}H_{48}NO_7P$	溶血磷脂胆碱 LysoPC（16:1（9Z））	↑	S
B39	10.06	$C_{23}H_{48}NO_7P$	溶血磷脂胆碱 LysoPC（15:0）	↓	S
B40	10.21	$C_{28}H_{50}NO_7P$	溶血磷脂胆碱 LysoPC（20:4（5Z,8Z,11Z,14Z））	↓	S
B41	10.32	$C_{23}H_{45}NO_4$	棕榈酰肉碱（L-Palmitoylcarnitine）	↓	S
B42	10.57	$C_{24}H_{50}NO_7P$	磷脂酰乙醇胺 PE（19:0/0:0）	↓	S
B43	11.21	$C_{18}H_{33}NO$	亚麻酸（Linoleamide）	↓	S
B44	12.97	$C_{18}H_{30}O$	9,12,15-十八碳三烯酸甲酯（9,12,15-octadecatrienal）	↑	S
B45	1.03	$C_9H_{12}N_2O_6$	尿苷（Uridine）	↑	S
B46	4.13	$C_8H_7NO_4S$	硫酸吲哚酚（Indoxyl sulfate）	↓	S
B47	8.72	$C_{24}H_{40}O_5$	牛黄胆酸（Ursocholic acid）	↓	S
B48	9.93	$C_{24}H_{40}O_4$	表脱氧胆酸（3a,12b-Dihydroxy-5b-cholanoic acid）	↓	S
B49	10.91	$C_{25}H_{50}NO_7P$	磷脂酰胆碱 PC（17:1（9Z）/0:0）	↓	S
B50	11.68	$C_{23}H_{48}NO_7P$	溶血磷脂酰乙醇胺 LysoPE（18:0/0:0）	↓	S

注：U. 尿液；S. 血清。↑. 与正常对照组比较，模型组中相对含量升高；↓. 与正常对照组比较，模型组中相对含量降低。

2. 生物标记物关联代谢通路分析

将已鉴定的肾阳虚证大鼠模型生物标记物的英文名称、KEGG 或 HMDB 号导入代谢通路分析网站（http://www.metaboanalyst.ca）进行分析后，有 29 个代谢通路发生扰动，以 impact 大于 0 的通路为标准，得到与肾阳虚证密切相关的 16 个代谢通路，包括 α-亚麻酸的代谢（alpha-linolenic acid metabolism），甘油磷脂的代谢（glycerophospholipid metabolism），牛磺酸和牛磺酸代谢（taurine and hypotaurine metabolism），缬氨酸、亮氨酸和异亮氨酸的生物合成（valine, leucine and isoleucine biosynthesis），苯丙氨酸代谢（phenylalanine metabolism），烟酸和烟酰胺的代谢（nicotinate and nicotinamide metabolism），色氨酸代谢（tryptophan metabolism），泛酸和辅酶 A 的生物合成（pantothenate and CoA biosynthesis），嘧啶代谢（pyrimidine metabolism），柠檬酸循环（TCA 循环）（citrate cycle, TCA cycle），丙氨酸、天冬氨酸和谷氨酸代谢（alanine, aspartate and glutamate metabolism），原发性胆汁酸的生物合成（primary bile acid biosynthesis），类固醇激素的生物合成（steroid hormone biosynthesis），精氨酸和脯氨酸代谢（arginine and proline metabolism），嘌呤代谢（purine metabolism），鞘脂类代谢（sphingolipid metabolism）。

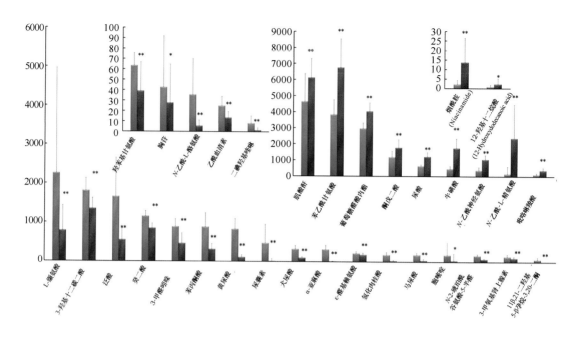

图 1-19　皮质酮诱导肾阳虚证模型大鼠及正常大鼠的尿液生物标记物表达的相对含量[29]

■. 正常对照组；■. 模型组

与正常对照组比较：*. $p<0.05$，**. $p<0.01$

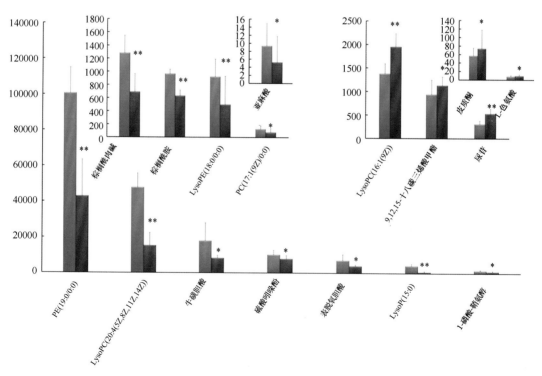

图 1-20　皮质酮诱导肾阳虚证模型大鼠及正常大鼠的血清生物标记物表达的相对含量[29]

■. 正常对照组；■. 模型组

与正常对照组比较：*. $p<0.05$，**. $p<0.01$

二、AS1350 治疗肾阳虚证大鼠模型的有效性评价

(一) 实验分组与数据采集

1. AS1350 给药样品的制备

将鹿茸、肉桂、熟地黄、五味子、枸杞子、核桃肉、龙眼肉和大枣等中药材水煎煮提取,适当浓缩,制得含生药 1620 mg/mL 的 AS1350 浓缩液。该浓缩液作为 AS1350 高剂量给药样品溶液,用水稀释 2 倍作为中剂量给药样品溶液,用水稀释 4 倍作为低剂量给药样品溶液。

2. 实验分组与样品采集

大鼠完全随机分成 5 组,即正常组、模型组、AS1350 低剂量组(ASL 组)、AS1350 中剂量组(ASM 组)、AS1350 高剂量组(ASH 组)。实验第 0 天至实验第 21 天,正常组大鼠按 0.1mL/kg 体重皮下注射橄榄油,其余各组大鼠按 0.1mL/kg 体重皮下注射 10mg/mL 皮质酮橄榄油液;实验第 22 天所有大鼠不做任何操作;从实验第 23 天到实验第 43 天,正常组和模型组大鼠按 1mL/100g 体重灌胃生理盐水,其余各给药组按 1mL/100g 体重灌胃相应浓度的药物,连续灌胃 21 天。从实验第 0 天到实验第 43 天,每间隔 7 天收集每只大鼠 12 小时的尿样,−80℃储存。实验第 43 天,每只大鼠均于腹主动脉采集血液,离心分离血清,−80℃冻存。采集血液后的大鼠,按常规方法采集下丘脑、垂体、甲状腺、肾上腺和睾丸组织,4% 多聚甲醛溶液固定。

3. 样品处理与数据采集

同上述模型代谢组学研究。

(二) AS1350 对肾阳虚证大鼠模型临床化学、组织病理学指标的影响

1. 对临床化学指标的影响

实验第 43 天,与正常组比较,模型组大鼠血清中 CORT、T4、T、cGMP 和尿中 17-OHCS 含量有明显降低趋势,具有显著性差异($p<0.05$);血清 cAMP 和 cAMP/GMP 的值也呈显著性低趋势,具有极显著性差异($p<0.01$);血清中 CRH、ACTH 和 T3 含量具有降低趋势,无显著性差异($p>0.05$)。AS1350 高剂量可极显著回调由皮质酮诱导的肾阳虚证大鼠血清中降低的 T4、cAMP 和尿 17-OHCS 含量($p<0.01$),可显著回调大鼠血清中降低的 CORT、cGMP 含量($p<0.05$);AS1350 中剂量可极显著回调由皮质酮诱导的肾阳虚证大鼠血清中降低的 cGMP、T4 含量和尿中降低的 17-OHCS 含量($p<0.01$),可显著回调大鼠血清中降低的 CORT($p<0.05$);AS1350 低剂量可极显著回调由皮质酮诱导的肾阳虚证大鼠血清中降低的 T、CORT、T4、cGMP 和尿中降低的 17-OHCS 含量,也可显著回调血清中降低的 cAMP 含量和 cAMP/cGMP 的值($p<0.05$),见图 1-21。该结果表明,AS1350 对下丘脑-垂体-靶腺体轴所分泌的多种激素水平具有回调作用,AS1350 对皮质酮诱导的肾阳虚证具有显著的治疗作用。

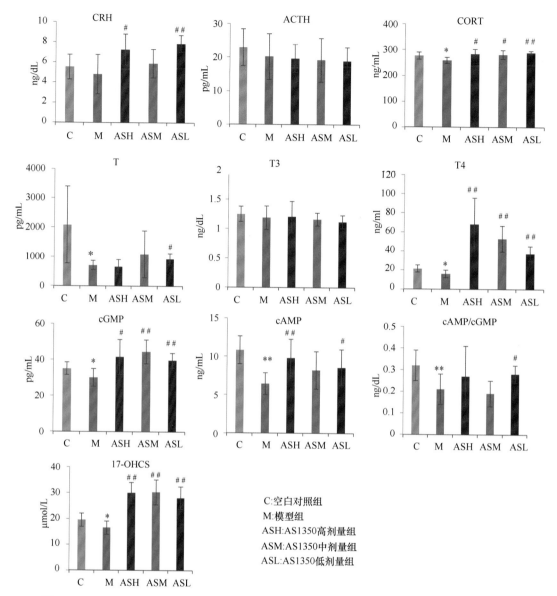

图 1-21　正常大鼠和皮质酮诱导的肾阳虚证模型及 AS1350 治疗后大鼠临床生化指标结果[29]

CRH. 促肾上腺皮质激素释放激素;ACTH. 促肾上腺皮质激素;CORT. 皮质酮;17-OHCS. 17-羟基类固醇;

T3. 三碘甲状腺原氨酸;T4. 甲状腺素;T. 睾酮;cAMP. 环磷酸腺苷;cGMP. 环磷酸鸟苷

与空白组比较: *. $p<0.05$, * *. $p<0.01$;与模型组比较:#. $p<0.05$,##. $p<0.01$

2. 对脏器组织病理学变化的影响

HE 染色下丘脑组织显微形态见图 1-22,图中可见正常组下丘脑神经元细胞胞浆饱满;模型组下丘脑神经元细胞出现不同程度的萎缩,部分神经元细胞发生空泡样变;AS1350 中剂量组、AS1350 高剂量组大鼠下丘脑神经元细胞体积增大,在一定程度上减缓神经元细胞的萎缩,AS1350 低剂量组大鼠下丘脑神经元细胞空泡样变不明显。

HE 染色垂体组织显微形态见图 1-23,图中可见正常组垂体细胞形态正常,嗜酸细胞、嗜碱细胞和中性粒细胞排列均匀,分界清晰;模型组垂体嗜碱细胞减少,部分细胞核固缩,嗜酸细胞比例增多,间隙较大,呈空泡状,存在红细胞;AS1350高剂量组、中剂量组和低剂量组垂体嗜碱细胞比例明显增多,规则排列。

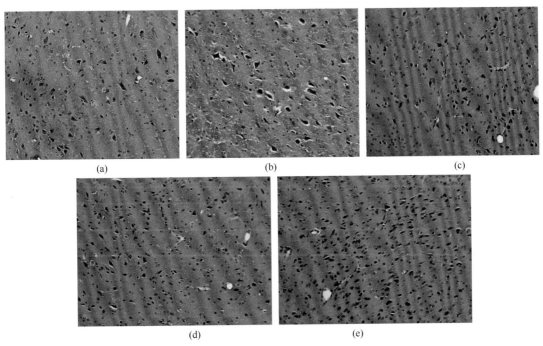

(a)   (b)   (c)

(d)   (e)

图 1-22 正常大鼠、肾阳虚证模型大鼠及 AS1350 治疗后下丘脑 HE 染色显微形态(×200)[29]

(a) 正常组;(b) 模型组;(c) AS1350 高剂量组;(d) AS1350 中剂量组;(e) AS1350 低剂量组

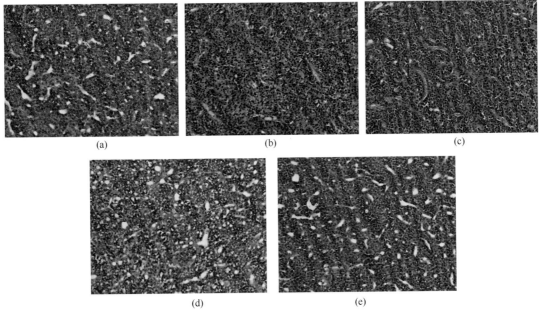

(a)   (b)   (c)

(d)   (e)

图 1-23 正常大鼠、肾阳虚证模型大鼠及 AS1350 治疗后垂体 HE 染色显微形态(×200)[29]

(a) 正常组;(b) 模型组;(c) AS1350 高剂量组;(d) AS1350 中剂量组;(e) AS1350 低剂量组

HE染色肾上腺组织显微形态见图1-24,图中可知正常组皮质、髓质界限清楚,球状带、束状带、网状带细胞排列均匀,髓质细胞排列成团、成索;模型组皮质增生明显,细胞密度增高,球状带增厚,束状条透明变,网状带变窄,细胞变小,颜色变深,且毛细管充血;AS1350高剂量组、中剂量组、低剂量组大鼠皮质髓质界限比较清晰,束状带呈规则索状排列,网状带清晰,均与正常大鼠肾上腺状态相近。

HE染色甲状腺组织显微形态见图1-25,图中可见正常组甲状腺腺泡饱满多呈立方形,间质清晰,上皮细胞呈柱形;模型组腺泡萎缩,上皮扁平,间质细胞纤维增生,伴有充血现象;AS1350高剂量组和AS1350低剂量组甲状腺腺泡呈立方形,上皮细胞呈柱形,高剂量组间质较低剂量组增生,且有充血现象;中剂量组间质增生明显,腺泡缩小。

HE染色睾丸组织显微形态见图1-26,图中可见模型组与正常组大鼠睾丸组织无明显区别,在模型组大鼠睾丸组织间质发现充血现象,生精小管横切面可见精原细胞及不同发育阶段的精母细胞、精子细胞和精子;AS1350高剂量、中剂量和低剂量对睾丸形态和精子质量无明显影响。

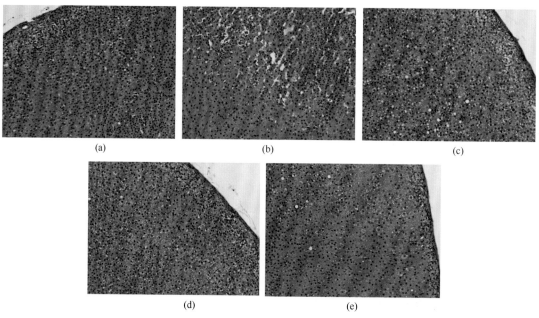

图1-24 正常大鼠、肾阳虚证模型大鼠及AS1350治疗后肾上腺HE染色显微形态(×200)[29]

(a)正常组;(b)模型组;(c)AS1350高剂量组;(d)AS1350中剂量组;(e)AS1350低剂量组

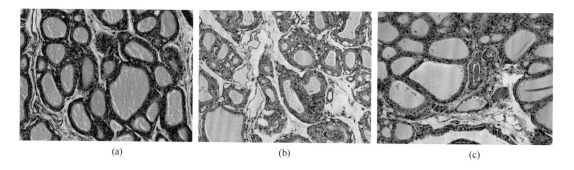

(a)　　　　　　　　　　(b)　　　　　　　　　　(c)

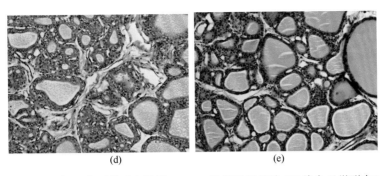

图 1-25　正常大鼠、肾阳虚证模型大鼠及 AS1350 治疗后甲状腺 HE 染色显微形态(×200)[29]

(a) 正常组；(b) 模型组；(c) AS1350 高剂量组；(d) AS1350 中剂量组；(e) AS1350 低剂量组

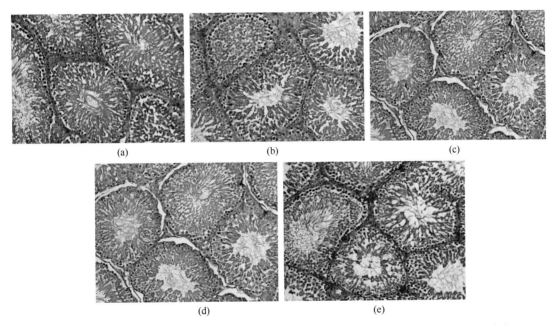

图 1-26　正常大鼠、肾阳虚证模型大鼠及 AS1350 治疗后睾丸 HE 染色显微形态(×200)[29]

(a) 正常组；(b) 模型组；(c) AS1350 高剂量组；(d) AS1350 中剂量组；(e) AS1350 低剂量

　　大鼠脏器组织病理变化表明,AS1350 可恢复肾阳虚证大鼠模型下丘脑神经元细胞、肾上腺皮质和甲状腺腺泡的生理状态,一定程度上促进了机体从肾阳虚证状态恢复至正常状态的过程,具有治疗肾阳虚证大鼠模型的作用。

(三) AS1350 治疗对肾阳虚证大鼠模型代谢轮廓及生物标记物的影响

1. 对整体代谢轮廓的影响

　　采集正常组、模型组、AS1350 高剂量组、AS1350 中剂量组和 AS1350 低剂量组在实验最后一天的尿液和血液样本 UPLC-Q-TOF-MS 代谢指纹图谱,在 PCA 分析的得分图中可见[图 1-27 (a),图 1-27(b)],模型组大鼠与正常组大鼠比较仍然处于两个空间项限,区分明显,表明肾阳虚证大鼠经过 21 天的自我调整仍未能达到正常大鼠的状态;经口服不同剂量 AS1350 后,从空间位置上可以发现,AS1350 各剂量组均远离模型组区域向着正常大鼠区域靠拢,表明 AS1350 对肾阳虚证代谢轮廓产生了回调的作用,具有一定的治疗效果。从空间距离可以得出其中 AS1350 高剂量组更靠近正常大鼠,干预效果最佳,其次为中剂量组和低剂量组。利用 EZinfo 软件模块的 Prediction set 功能将作用效果数据化,可以清晰的展现不同给药组的作用效果,由图 1-27(c)可见,AS1350 高剂量组的 Prediction set 值更接近"+1"(正常组),与 PCA 可视化结果一致,而对于难以区分效果的 AS1350 中剂量组和 AS1350 低剂量组的 Prediction Set 值可以很容易的区分,结果可知 AS1350 低剂量组要较 AS1350 中剂量组的稍接近正常组。

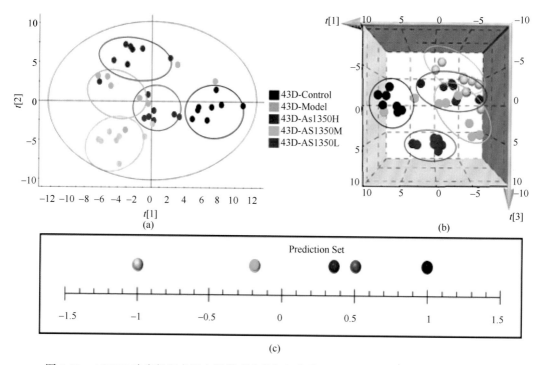

图 1-27　AS1350 治疗肾阳虚证大鼠模型生物标记物的 PCA 得分图和预测得分散点图[29]

(a) PCA 2D 得分图;(b) PCA 3D 得分图;(c) 预测得分图

■. 正常组;▨. 模型组;▨. AS1350 高剂量组;▨. AS1350 中剂量组;■. AS1350 低剂量组

2. 对生物标记物的影响

皮质酮诱导肾阳虚证大鼠模型 50 个生物标记物中,整体生物效应最好的 AS1350 高剂量组对其中 31 个具有显著调节作用,AS1350 中剂量组对其中 23 个具有调整显著作用,AS1350 低剂量组对其中 27 个具有调整作用,见图 1-28。

无论高剂量、中剂量还是低剂量的 AS1350,均可以显著回调的核心标记物为 α-亚麻酸、黄尿酸、苯乙酰甘氨酸、苯丙酮酸、N-乙酰神经氨酸和皮质酮。皮质酮是神经内分泌系统 HPA 轴的末端靶器官肾上腺分泌的激素,其水平可监控着整个系统的状态,代谢组学数据和临床化学数据显示结果一致:肾阳虚证大鼠经过 21 天的自然恢复后,模型组皮质酮含量仍低于正常水平,说明整个神经内分泌轴还处于抑制状态,而经 AS1350 干预后,体现出明显的回调效果,表明大鼠由肾阳虚证状态转向健康状态。这一状态的改变是受多个通路整体改变影响的,其中 *N*-乙酰神经氨酸是反映肾虚证背景的主要生物标记物,AS1350 可以有效改善 *N*-乙酰神经氨酸在尿中的堆积,进而使其分布在体液(血液和脑脊液)和组织(心脏和大脑)中,发挥其对细胞的保护作用,最终达到了保护和恢复神经细胞和器官组织的作用,在下丘脑 HE 染色切片中发现,萎缩的神经元细胞经 AS1350 干预后已经恢复饱满状态,可能与其入血成分参与到调节

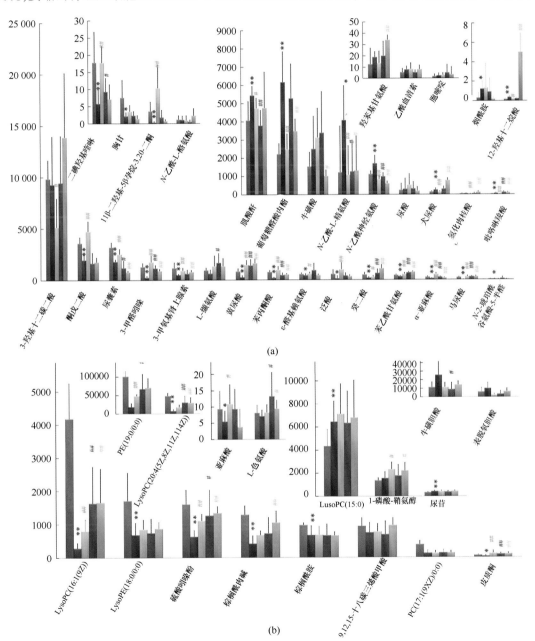

图 1-28　肾阳虚证模型大鼠、正常大鼠及 AS1350 治疗大鼠生物标记物相对含量水平[29]

(a)尿液生物标记物;(b)血液生物标记物

■ . 正常组;■ . 模型组;■ . AS1350 高剂量组;■ . AS1350 中剂量组;■ . AS1350 低剂量组

与正常组比较: * . *p*<0. 05, * * . *p*<0. 01;与模型组比较:#. *p*<0. 05,##. *p*<0. 01

N-乙酰神经氨酸堆积的环节有关。苯丙酮酸参与了苯丙氨酸代谢与苯丙氨酸、酪氨酸和色氨酸合成,是这三个代谢途径的核心代谢物(苯丙氨酸、酪氨酸和色氨酸)的前体,影响着甲状腺和肾上腺以及三羧酸循环的功能,经 AS1350 干预后,苯丙酮酸含量升高到正常水平,而肾阳虚证模型大鼠苯丙酮酸仍处于低水平,说明苯丙酮酸的回调需要药物的干预,而通过机体自身的调节难以恢复到正常水平,同时也验证了苯丙酮酸作为肾阳虚证的特有标记物的重要意义。对比观察由苯丙酮酸的降低所引起苯丙氨酸代谢与苯丙氨酸、酪氨酸和色氨酸合成中受到影响的代谢物水平发现,随着苯丙酮酸的回调,黄尿酸、二碘羟基喹啉、3-甲醛吲哚(色氨酸代谢)、3-甲氧基肾上腺素、羟苯基甘氨酸(酪氨酸代谢)、马尿酸(苯丙氨酸代谢)也回调到正常水平,意味着关键的核心肾阳虚证标记的恢复,带动着主要代谢通路的整体回调。AS1350 干预作用环节中涉及了神经细胞修复作用和增强肾功能的作用。

随着 AS1350 剂量的增加,可回调更多环节的标记物,加速机体的恢复进程。例如,AS1350 高剂量可以加强激素合成通路的功能,体现在对 11β,21-二羟基-5β 孕烷-3,20-二酮的强烈回调,弥补了神经内分泌系统紊乱所造成的低水平激素;同时对能量代谢的补充也是随着剂量增加而增强的,体现在 AS1350 高剂量快速提升大鼠体重效果。这些作用都将影响机体由肾阳虚证向健康状态的转变。

三、AS1350 治疗肾阳虚证大鼠模型的血中移行成分分析

(一) AS1350 化学成分分析

2mL AS1350 样品溶液置于 10mL 容量瓶中,加入 8mL 50% 甲醇溶液至刻度,混匀,超声,离心,取上清液,过 0.22μm 滤膜过滤,滤液应用 Waters UPLC-AB SCIEX TripleTOF MS 系统进行分析,采集化学指纹图谱。在正负离子模式下共鉴定了 79 个化合物,主要为鹿茸中的鞘氨醇、2-羟基腺嘌呤等;熟地黄中的毛蕊花糖苷、地黄苷(A、B、D)、尿苷、5-羟甲基糠醛等;五味子中的五味子醇甲、五味子甲素、五味子酯甲、戈米辛(A~H)等;大枣中的原阿片碱、β-谷甾醇、大枣新酸等;枸杞子中的甜菜碱、环木菠萝烷醇、香豆素、核黄素等;肉桂中的桂皮酸、乙酰桂皮酯、草木犀酸等;核桃肉中的腺嘌呤等。

(二) AS1350 治疗肾阳虚证大鼠模型的血中移行成分分析

取 AS1350 高剂量治疗组大鼠血清 0.5mL,应用固相萃取小柱进行处理,洗脱液挥干后残渣用 200μL 流动相复溶,采集 UPLC-Q-TOF-MS 图谱。采集得到的 MS 和 MS/MS 数据与体外样本采集得到的数据一同导入 Progenesis QI 软件以保留时间_质量数进行峰匹配、峰对齐、峰提取后得到一矩阵数据,分别为每个保留时间_质量数和对应的峰强度。对血中成分信息和体外成分信息进行匹配,以具有同一保留时间_质量数的二级信息进行匹配并且满足每组大鼠含药血清中均具有相应峰强度值的成分定为 AS1350 的血中移行成分。结果共鉴定 47 个 AS1350 血中移行成分,主要为木脂素类成分:五味子醇甲、五味子醇乙、五味子甲素、五味子酯甲、五味子酯乙、戈米辛(D、F、O、R、S)、当归酰戈米辛(P、H)和巴豆酰戈米辛 P 等;香豆素类成分:香豆素和滨蒿内酯;环烯醚萜苷类成分:马钱酸、梓醇和地黄苷 B;黄酮类成分:芦丁、二氢槲皮素和当药素;生物碱类成分:甜菜碱、光千金藤碱和东莨菪素;桂皮酸类衍生物:阿魏酸和乙酰桂皮酯;多酚类:儿茶

酸;多糖类;5-羟甲基糠醛;环己烯类;努特卡扁柏酮和 β-紫罗兰酮。AS1350 治疗肾阳虚证大鼠模型的典型血清 UPLC-MS 指纹图谱见图 1-29,各峰的鉴定结果见表 1-7。

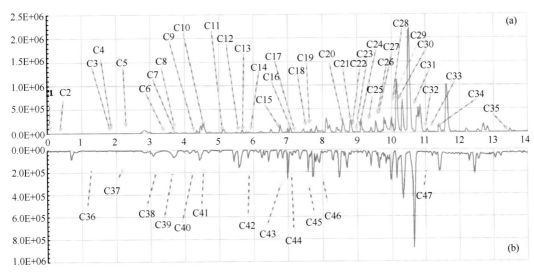

图 1-29　AS1350 治疗肾阳虚证大鼠模型典型血清 UPLC-MS 指纹图谱[29]

（a）正离子模式;（b）负离子模式

　　峰 C1～C47 鉴定结果见表 1-7。

表 1-7　基于 UPLC-Q-TOF-MS 技术的 AS1350 治疗肾阳虚证大鼠模型血中移行成分鉴定结果[29]

编号	化合物	保留时间/min	测定质荷比	分子式	来源
C1	甜菜碱	0.74	118.0858	$C_5H_{11}NO_2$	⑤
C2	儿茶酸	0.91	291.0841	$C_{15}H_{14}O_6$	⑥
C3	5-羟甲基糠醛	2.24	127.0388	$C_6H_6O_3$	①
C4	滨蒿内酯	2.24	224.0912	$C_{11}H_{10}O_4$	④
C5	丁香三环烯	2.84	227.1748	$C_{15}H_{24}$	④
C6	光千金藤碱	3.96	298.1437	$C_{18}H_{19}NO_3$	⑧
C7	去甲二氢愈创木酸	4.02	344.1855	$C_{18}H_{22}O_4$	④
C8	核黄素	4.04	377.1457	$C_{17}H_{20}N_4O_6$	⑤⑧
C9	芦丁	4.87	611.1656	$C_{27}H_{30}O_{16}$	⑧
C10	东莨菪素	4.98	193.0490	$C_{10}H_8O_4$	⑤
C11	β-紫罗兰酮	5.48	193.1581	$C_{13}H_{20}O$	③
C12	香豆素	5.99	147.0435	$C_9H_6O_2$	⑤
C13	乙酰桂皮酯	6.17	194.1171	$C_{11}H_{12}O_2$	②
C14	努特卡扁柏酮	7.06	219.1740	$C_{15}H_{22}O$	④
C15	长梗南五味子宁 C	7.48	507.2028	$C_{29}H_{30}O_8$	④
C16	五味子酯甲	7.48	537.2103	$C_{30}H_{32}O_9$	④
C17	南五味子素	7.75	373.1659	$C_{21}H_{24}O_6$	④

续表

编号	化合物	保留时间/min	测定质荷比	分子式	来源
C18	戈米辛 S	7.80	419.2076	$C_{23}H_{30}O_7$	④
C19	五味子醇甲	8.86	433.2231	$C_{24}H_{32}O_7$	④
C20	戈米辛 R	9.06	401.1619	$C_{22}H_{24}O_7$	④
C21	戈米辛 D	9.06	548.2489	$C_{28}H_{34}O_{10}$	④
C22	五味子醇乙	9.28	417.1936	$C_{23}H_{28}O_7$	④
C23	五味子酯丙	9.30	518.2392	$C_{27}H_{32}O_9$	④
C24	戈米辛 O	9.70	439.1731	$C_{23}H_{28}O_7$	④
C25	去氧高米辛 A	9.81	401.1969	$C_{23}H_{28}O_6$	④
C26	当归酰戈米辛 H	9.81	501.2504	$C_{28}H_{36}O_8$	④
C27	巴豆酰戈米辛 P	10.09	532.2551	$C_{28}H_{34}O_9$	④
C28	香紫苏内酯	10.12	251.2008	$C_{16}H_{26}O_2$	⑧
C29	当归酰戈米辛 P	10.36	532.2554	$C_{28}H_{34}O_9$	④
C30	戈米辛 F	10.74	515.2290	$C_{28}H_{34}O_9$	④
C31	2-氧基-4-甲基硫代丁酸	11.11	149.0224	$C_5H_8O_3S$	①
C32	五味子甲素	11.29	417.2284	$C_{24}H_{32}O_6$	④
C33	大枣新酸	11.33	453.3344	$C_{30}H_{44}O_3$	⑧
C34	环木菠萝烷醇	13.51	429.4051	$C_{30}H_{52}O$	⑤
C35	梓醇	1.89	407.1185	$C_{15}H_{22}O_{10}$	③
C36	3'-葡萄糖-2',4',6'-三羟基苯乙酮	2.51	329.0874	$C_{14}H_{18}O_9$	⑧
C37	地黄苷 B	3.61	523.1647	$C_{21}H_{32}O_{15}$	③
C38	马钱酸	4.03	375.13	$C_{16}H_{24}O_{10}$	③
C39	二氢槲皮素	4.69	403.1598	$C_{25}H_{24}O_5$	⑧
C40	阿魏酸	4.99	193.0507	$C_{10}H_{10}O_4$	②⑤
C41	巴婆碱	6.25	312.1236	$C_{17}H_{17}NO_2$	⑧
C42	植物生长激素 A	6.99	327.2177	$C18H32O5$	—
C43	当药素	7.49	491.1182	$C_{22}H_{22}O_{10}$	⑧
C44	狭叶五味子双内酯 B	7.86	557.201	$C_{29}H_{34}O_{11}$	④
C45	巴西酸乙二醇酯	8.32	243.1604	$C_{13}H_{24}O_4$	①
C46	披针叶南五味子内酯	11.22	507.2709	$C_{30}H_{38}O_4$	④
C47	蛇藤酸	11.33	469.3306	$C_{30}H_{46}O_4$	⑧

注:①鹿茸;②肉桂;③熟地黄;④五味子;⑤枸杞子;⑥核桃肉;⑦龙眼肉;⑧大枣。

四、AS1350 治疗肾阳虚证大鼠模型血中移行成分与生物标记物的关联分析

(一) 关联度分析

采用 PCMS 分析方法,分别计算利用 UPLC-MS 技术检测的 47 个 AS1350 血中移行成分色

谱峰的相对峰面积与其对应的 50 个肾阳虚证生物标记物峰的相对峰面积变化的 Pearson 相关系数,结果见 Heatmap 图(图 1-30)。图中可以得出横坐标为 50 个生物标记物(B1~B50),纵坐标为 47 个入血成分(C1~C47),其中黑色为入血成分与生物标记物呈极度负相关,蓝色为入血成分与生物标记物呈高度负相关,红色为入血成分与生物标记物呈极度正相关,粉色为入血成分与生物标记物呈高度正相关,绿色为入血从成分与生物标记物呈低度正相关和低度负相关。

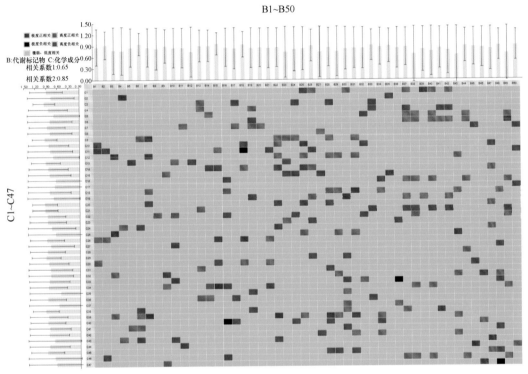

图 1-30　AS1350 治疗肾阳虚证大鼠模型的血中移行成分与生物标记物的 PCMS 分析热图[29]

■. 极度正相关;■. 极度负相关;▨. 高度正相关;▨. 高度负相关;□. 低度相关

C1~C47. AS1350 血中移行成分(表 1-7);B1~B50. 肾阳虚证大鼠模型生物标记物(表 1-6)

(二) 药效物质基础的选择

利用相关系数判断相关关系的密切程度,通常认为:$0.65 < |r| \leqslant 1$ 呈显著相关。AS1350 体内入血 47 个化学成分中有 17 个相关峰满足绝对相关系数值 $|r|$ 大于 0.65 且 impact 值大于 0.15 的筛选条件,最有可能作为 AS1350 干预肾阳虚证的潜在药效物质基础,分别为木脂素类(五味子醇甲、五味子酯甲、五味子醇乙、戈米辛 S、戈米辛 F、戈米辛 D)、香豆素类(香豆素、滨蒿内酯)、苯丙素类(去甲二氢愈创木脂酸)、环烯醚萜苷类(梓醇)、植物甾醇(环木菠萝烷醇)和生物碱类(巴婆碱、光千金藤碱、甜菜碱、东莨菪素)和环己烯类(努特卡扁柏酮、β-紫罗兰酮)成分。

第六节　基于中医方证代谢组学的中药复方制剂男仕口服液补肾阳药效物质基础及作用机制研究

男仕口服液是由何首乌、巴戟天、熟地黄、枸杞子、大枣、核桃和金樱子等组成的补肾阳的方剂,具有温补肾阳之效。其方剂组成已被证实对皮质酮诱导的肾阳虚证模型大鼠的神经内分泌系统紊乱、缓解虚寒之证具有改善作用,且明确了其可以有效回调黄尿酸、3-甲氧基肾上腺素等肾阳虚证生物标记物。其中,肾阳虚证模型采用糖皮质激素诱导大鼠出现神经内分泌系统紊乱的症状,模型稳定,可重复,并很好地模拟了肾阳虚证的临床表现,已经成为评价方剂的补肾阳作用的经典模型。

目前,男仕口服液治疗肾阳虚证的关键药效物质基础尚不明确。因此,本研究采用中医方证代谢组学技术,分析男仕口服液对肾阳虚证生物标记物的影响,探索与肾阳虚证本质密切相关的生物标记物、代谢通路及男仕口服液对这些标记物的调节作用,并在男仕口服液发挥治疗作用的基础上分析其入血成分群与肾阳虚证生物标记物的相关性,最终确定其发挥治疗作用的有效成分,为其创新药物发现的临床有效性研究提供方法学依据[11]。

一、男仕口服液治疗肾阳虚证大鼠模型的有效性评价

(一)实验分组与数据采集

1. 实验分组

清洁级雄性 Wistar 大鼠 24 只,体重(250±10)g,随机分为空白组、模型组和男仕口服液组,每组各 8 只。空白组大鼠每天按 0.01mL/kg 体重皮下注射橄榄油液 21 天,复制肾阳虚证大鼠模型,然后每天以 0.1mL/kg 体重灌胃蒸馏水,连续 14 天;模型组和男仕口服液组大鼠每天 0.01mL/kg 体重皮下注射皮质酮橄榄油液 21 天,复制肾阳虚证大鼠模型,之后模型组大鼠每天按 0.1mL/kg 体重灌胃蒸馏水,连续 14 天,男仕口服液组大鼠每天按 0.1mL/kg 体重灌胃男仕口服液,连续 14 天。

2. 样品处理与数据采集

各组大鼠于实验第 35 天收集累积 12 小时尿液样本,并经离心处理后冻存于−80℃冰箱。空白组和男仕口服液组大鼠在实验第 35 天药物灌胃后 30min 尾静脉采血 2mL 用于体内外成分分析;同时各组均于实验结束(第 35 天)时对每只大鼠进行腹主动脉采集血样,按照试验程序处理获取血清,在 4℃、3000r/min 条件下离心处理 10min 以获得血清;下丘脑、垂体、肾上腺和甲状腺在大鼠全身灌注 4% 多聚甲醛溶液后,取出固定备用。

按试剂盒说明操作检测血清 CRH、CORT、ACTH、T3、T4、T 血浆 cAMP 和 cGMP、尿 17-OHCS;按照 HE 染色方法步骤制备下丘脑、垂体、肾上腺和甲状腺的病理组织切片,并在 200 倍镜下采集照片。

将尿液样本水浴解冻后,加入蒸馏水稀释 5 倍后,在 13 000r/min、4℃ 条件下离心 10min,

上清液过 0.22μm 滤膜,按照优化的色谱质谱条件采集 UPLC-Q-TOF-MS 数据。

(二) 男仕口服液对肾阳虚证大鼠模型临床化学、组织病理学指标的影响

1. 对临床化学指标的影响

与空白组比较,模型组大鼠血清中 CORT、CRH、T3、T4、T 指标水平有极显著降低($p<$ 0.01),血清中 17-OHCS 含量显著降低($p<0.05$),对血清中 ACTH 含量、血浆 cAMP 和 cGMP 含量无显著影响($p>0.05$)。与模型组比较,男仕口服液可回调肾阳虚大鼠血清中降低的 CORT、CRH、17-OHCS($p<0.01$)、T3($p<0.05$)的含量,回调血浆中升高的 cAMP 和 cGMP 含量 ($p<0.01$),对血清 T、T4 、ACTH 含量变化无显著影响($p>0.05$),见图 1-31。

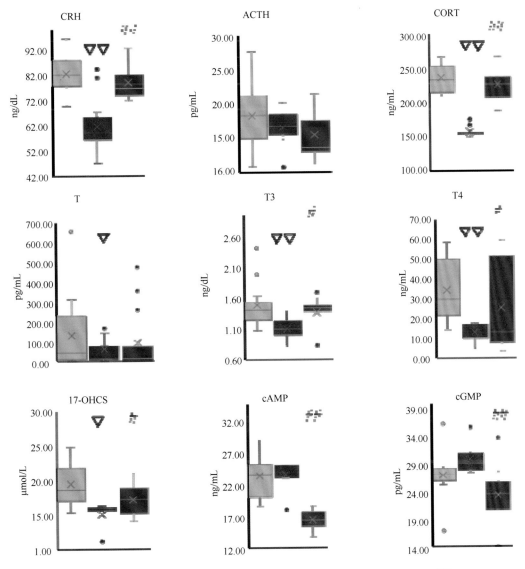

图 1-31　男仕口服液对肾阳虚证大鼠模型临床化学指标影响的箱形图[11]

■ . 空白组;■ . 模型组;■ . 男仕口服液组

与空白组比较:* . $p<0.05$,* * . $p<0.01$;与模型组比较:#. $p<0.05$,##. $p<0.01$

2. 对组织病理变化的影响

1）下丘脑神经元细胞：空白组大鼠下丘脑神经元细胞胞浆饱满；模型组大鼠下丘脑神经元细胞出现不同程度的萎缩，部分神经元细胞发生空泡样变；男仕口服液组大鼠下丘脑神经元细胞萎缩状态改善明显（图 1-32）。

2）垂体：空白组大鼠的垂体细胞形态正常，嗜酸细胞、嗜碱细胞和中性细胞排列均匀，分界清晰；模型组大鼠垂体嗜碱细胞减少，部分细胞核固缩，间隙较大，呈空泡状；男仕口服液组大鼠垂体空泡状间质改善，嗜碱细胞比例大于嗜酸细胞（图 1-32）。

3）肾上腺：空白组大鼠肾上腺的皮质和髓质界限清楚可见，球状带、束状带细胞排列均匀；模型组大鼠肾上腺皮质增生明显，细胞萎缩，密度增高，其中球状条增厚，束状条有透明变，网状带变窄，细胞变小，颜色变深，且出现了毛细管充血的现象；男仕口服液组大鼠肾上腺皮质和髓质界限清楚可见，其中皮质束状带细胞排列整齐，细胞萎缩状态明显改善（图 1-32）。

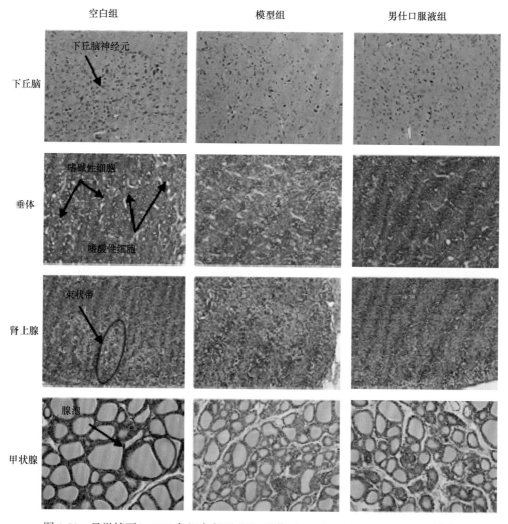

图 1-32　显微镜下（×200）各组大鼠下丘脑、垂体、肾上腺、甲状腺的 HE 染色图[11]

4) 甲状腺:空白组大鼠甲状腺腺泡饱满多呈立方形,上皮细胞呈柱形,间质清晰可见;模型组大鼠甲状腺腺泡出现萎缩现象,上皮扁平,间质细胞纤维增生并伴有充血现象;男仕口服液组大鼠甲状腺腺泡萎缩状态改善明显(图 1-32)。

(三) 男仕口服液对肾阳虚证大鼠模型代谢轮廓和代谢标记物的影响

1. 对代谢轮廓的影响

将所采集到的大鼠尿液 UPLC-Q-TOF-MS 代谢轮廓数据导入 Waters Progenisis QI 软件进行数据降维和获取离子信息矩阵信息,进一步利用 EZinfo2.0 软件模块对各组数据进行主成分(principal components analysis, PCA)分析,得到二维和三维 PCA 得分图,反映各组聚类程度,直观观察男仕口服液对整体代谢轮廓的影响。进一步对模型组与空白组大鼠的尿液代谢轮廓质谱数据进行正交偏最小二乘判别分析(orthonal partial leastsquare-discriminate analysis, OPLS-DA),利用 Prediction Set 模块可以将男仕口服液质谱数据引入差异分析结果中,最终得到了 PCA 得分评价分数,其中空白组评价分数以"+1"表示,模型组评价分数以"-1"表示,男仕口服液评价分数为-1 到+1 之间的数值,最终以得分分布情况量化男仕口服液对肾阳虚证大鼠整体尿液代谢轮廓的影响。在此基础上,分析男仕口服液对本课题组前期工作所明确的肾阳虚证尿液生物标记物的回调效果,用于阐明男仕口服液治疗肾阳虚证的作用机制。

空白组、模型组和男仕口服液组各样品代谢指纹数据经 PCA 分析的得分图见图 1-33,可见得分图二维空间上仍处于不同空间位置,而经口服男仕口服液治疗 14 天后,男仕口服液组

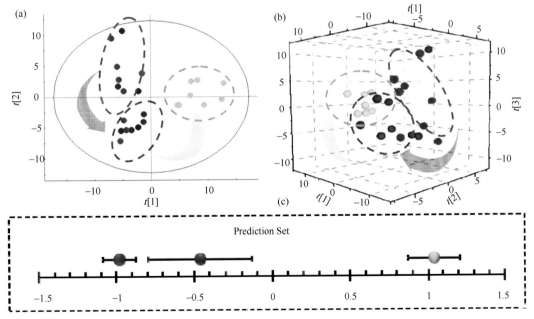

图 1-33　男仕口服液对肾阳虚证大鼠模型尿液代谢轮廓的影响及分组预测得分图[11]

(a) PCA 二维得分图;(b) PCA 三维得分图;(c) 分组预测得分图

■. 空白组;■. 模型组;■. 男仕口服液组

与空白组比较: *. $p<0.05$, * *. $p<0.01$;与模型组比较:#. $p<0.05$, ##. $p<0.01$

大鼠PCA得分图在空间上处于远离模型组而靠近空白组的位置,表明男仕口服液具有调节发生偏离的代谢轮廓向健康大鼠代谢轮廓的作用效果,从Prediction Set预测图(图1-33)可以发现男仕口服液组整体回调趋向于空白组得分,表明男仕口服液具有良好的治疗效果。

2. 对代谢标记物的影响

在皮质酮诱导肾阳虚模型大鼠尿液30个生物标记物中(图1-34),男仕口服液可回调其中12个标记物进行,分别为黄尿酸、3-亚甲二氧基吲哚、烟酰胺、3-甲氧基肾上腺素、胞嘧啶、胸苷、羟苯基乙酰甘氨酸、3β,17α,21-三羟基孕烯醇酮、酪胺、鸟嘌呤、11β,21-二羟基-5β-孕甾烷-3,20-二酮、氢化肉桂酸,由PCA分析得分图也可以发现,通过对生物标记物的有效调整,男仕口服液组大鼠向着远离模型组方向并转向空白组方向聚集,有效回调肾阳虚证模型大鼠的代谢轨迹发生发展的趋势。

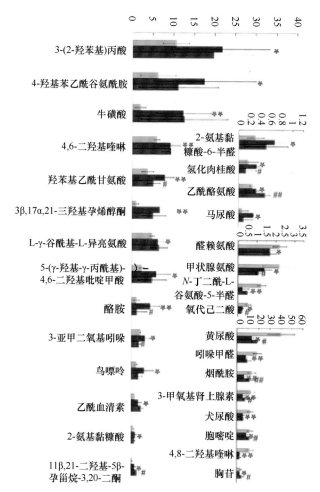

图1-34　男仕口服液对肾阳虚证大鼠模型生物标记物影响的柱形图[11]

■. 空白组;■. 模型组;■. 男仕口服液组

与空白组比较: *. $p<0.05$, * *. $p<0.01$;与模型组比较:#. $p<0.05$,##. $p<0.01$

表 1-8　基于 UPLC-Q-TOF-MS 技术的男仕口服液治疗肾阳虚证大鼠血中移行成分鉴定结果[11]

编号	保留时间/min	化合物	分子式	相对分子质量	来源
C1	0.7	苹果酸	$C_4H_6O_5$	134.0874	J/S
C2	0.72	葡糖二酸单内酯	$C_6H_8O_7$	192.1243	S
C3	1.08	水晶兰苷	$C_{16}H_{22}O_{11}$	390.3324	B
C4	1.43	柠檬酸	$C_6H_8O_7$	192.1235	J
C5	1.53	没食子酸	$C_7H_6O_5$	170.1195	S/H/HT
C6	1.59	鸡矢藤苷	$C_{16}H_{22}O_{11}$	390.3324	B
C7	2.01	羟基苯甲醛葡萄糖醛酸化产物	$C_{13}H_{14}O_8$	298.0689	H
C8	2.27	马钱子苷酸	$C_{16}H_{24}O_{10}$	376.2358	S
C9	2.29	对羟基肉桂酸	$C_9H_8O_3$	164.1580	G
C10	2.48	莫诺苷	$C_{17}H_{26}O_{11}$	406.0235	S
C11	2.52	咖啡酸	$C_9H_8O_4$	180.1431	S
C12	2.55	莫诺苷葡萄糖醛酸化产物	$C_{23}H_{34}O_{17}$	582.0559	S
C13	2.76	6-甲氧基-2-乙酰基-3-甲基-1,4-萘醌-8-O-β-D-葡萄糖苷甲基化产物	$C_{21}H_{24}O_{10}$	436.4172	H
C14	2.97	断氧化马钱子苷	$C_{17}H_{24}O_{11}$	404.2341	S
C15	3.16	pm-sg 葡萄糖醛酸化产物	$C_{23}H_{34}O_{17}$	582.0559	H
C16	3.38	2,3,5,4′-四羟基芪-2,3-葡萄糖苷	$C_{26}H_{32}O_{14}$	568.5431	H
C17	3.69	Pm-sg	$C_{20}H_{22}O_9$	406.2452	H
C18	3.77	阿魏酰酪胺葡萄糖醛酸化产物	$C_{24}H_{27}NO_{10}$	489.1635	H
C19	4.03	乙酰氨酸	$C_{13}H_{14}N_2O_3$	246.1812	G
C20	5.63	锈色洋地黄醌醇	$C_{15}H_{10}O_4$	254.2375	B
C21	6.31	23-羟基萎陵菜酸葡萄糖醛酸化物	$C_{36}H_{56}O_{12}$	680.3772	J
C22	7.8	1-甲氧基-2-羟基蒽醌	$C_{15}H_{10}O_4$	254.0500	H/B
C23	8.47	甜菊苷 A	$C_{44}H_{70}O_{23}$	967.0234	T
C24	8.52	甜菊苷 B	$C_{38}H_{60}O_{18}$	804.8813	T
C25	9.09	甜菊苷 C	$C_{44}H_{70}O_{22}$	951.0282	T
C26	10.27	甜菊苷	$C_{38}H_{60}O_{18}$	804.9153	T
C27	10.4	2,5-茨烷二醇	$C_{10}H_{18}O_2$	170.2487	B
C28	10.4	甜菊双糖苷	$C_{32}H_{50}O_{13}$	642.7475	T
C29	10.42	23-羟基萎陵菜酸	$C_{30}H_{48}O_6$	504.6900	J
C30	14.04	大黄酸	$C_{15}H_{10}O_4$	254.2300	B

注:H. 何首乌;B. 巴戟天;S. 熟地黄;G. 枸杞子;D. 大枣;H. 核桃;J. 金樱子;T. 甜味剂。

二、男仕口服液治疗肾阳虚证大鼠模型的血中移行成分分析

(一) 样品处理与数据采集

取男仕口服液 2 mL,加入蒸馏水 8 mL 进行稀释,离心取上清液过 0.22μm 滤膜,滤液供

UPLC-Q-TOF-MS 分析。取男仕口服液治疗 21 天的大鼠血清及模型组大鼠血清,分别取 1.0 mL,加入 4% 磷酸 50μL,混匀后应用固相萃取小柱(Waters Oasis HLB)处理,洗脱液氮气流吹干后用 200μL 80% 甲醇复溶,过 0.22μm 滤膜,滤液供 UPLC-Q-TOF-MS 分析。应用 Waters UPLC-SYNAPT HDMS 系统进行分析,分别采集正负离子模型的全扫描色谱图。

（二）男仕口服液治疗肾阳虚证大鼠模型的血中移行成分分析

利用 EZinfo 2.0 中模式识别方法,首先将男仕口服液体内外成分质谱数据(空白血清和含药血清)进行 PCA 分析,在正、负离子模式下可以获得由于外源药物引入在血液中产生的成分差异,使得未给药组即空白组与给药组的血清样品集合相互分离;再进行有监督的正交偏最小二乘法-判别分析,挖掘两组间差异数据,得到对分组贡献大小的离子相关 S-plot 及 VIP 图。收集对组间离散贡献较高的(VIP>2)目标离子,并且满足含药血清数据中存在(响应值不为 0)而空白血清中不存在(响应值为 0)的离子作为潜在男仕口服液入血成分,最终以男仕口服液体外样本质谱信息对这些离子进行二级质谱数据采集,结合网络化合物数据库(HMDB、KEGG、Pubchem 等)进行结构鉴定,获得入血成分信息。

共鉴定 30 个男仕口服液血中移行成分,全部在负离子条件下检出,详细信息见表 1-8 和图 1-35,其中 24 个为原型成分,6 个为代谢产物。其中,代谢产物源于何首乌的有 4-羟基苯甲醛、阿魏酰酪胺、二苯乙烯苷的葡萄糖醛酸化产物以及 6-甲氧基-2-乙酰基-3-甲基-1,4-萘醌-8-O-β-D 葡萄糖苷甲基化产物;源于山茱萸的有莫诺苷葡萄糖醛酸化产物;源于金樱子的有 23-羟基萎陵菜酸葡萄糖醛酸化产物。其中,原型成分有源于何首乌的 2,3,5,4′-四羟基芪-2,3-葡萄糖苷、二苯乙烯苷、2-羟基,1-甲氧基蒽醌;源于巴戟天的有水晶兰苷、锈色洋地黄醌醇、2,5-茨烷二醇、1-甲氧基-2-羟基蒽醌、鸡矢藤苷、大黄酸;源于山茱萸的有马钱子苷、莫诺忍冬苷、咖啡酸、断氧化马钱子苷、葡糖二酸单内酯、没食子酸、苹果酸;源于枸杞子的有羟基桂皮酸、色氨酸;源于金樱子的有柠檬酸、23-羟基萎陵菜酸;源于核桃的没食子酸。另外,还有甜味剂的甜叶菊苷 A、B、C、甜叶菊苷和甜叶菊双糖苷。

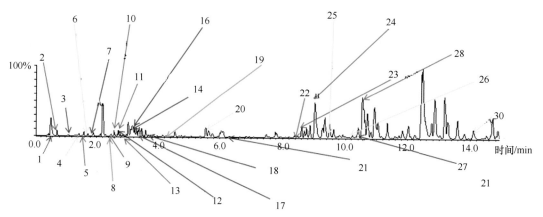

图 1-35　男仕口服液治疗肾阳虚证大鼠模型的血清 UPLC-MS 色谱图及峰的鉴定[11]

三、男仕口服液血中移行成分与效应生物标记物的关联分析

(一) 相关性分析

运用血清化学成分与代谢标记物相关性(plotting of correlation between marker metabolites and serum constituents,PCMS)分析软件,对男仕口服液入血成分谱与效应标记物进行关联,分析男仕口服液体内直接作用物质与其回调肾阳虚证生物标记物变量之间的相关性。通过将男仕口服液入血成分组(谱)矩阵与生物标记物含量变化(效)矩阵导入 PCMS 软件,设定相关系数参数:相关系数 1 为 0.65,相关系数 2 为 0.85,运算后导出相关分析 Heatmap 图。分别计算男仕口服液 30 个血中移行成分色谱峰的相对峰面积与其对应肾阳虚证大鼠模型生物标记物峰的相对峰面积变化的皮尔逊相关系数,结果见 Heatmap 图(图 1-36)。利用相关系数判断相关关系的密切程度,通常认为:0.65<|r|≤1 呈显著相关。横坐标为 30 个生物标记物,纵坐标为 30 个入血成分,其中黑色为入血成分与生物标记物呈极度负相关,蓝色为入血成分与生物标记物呈高度负相关,红色为入血成分与生物标记物呈极度正相关,粉色为入血成分与生物标记物呈高度正相关,绿色为入血成分与生物标记物呈低度正相关和低度负相关。

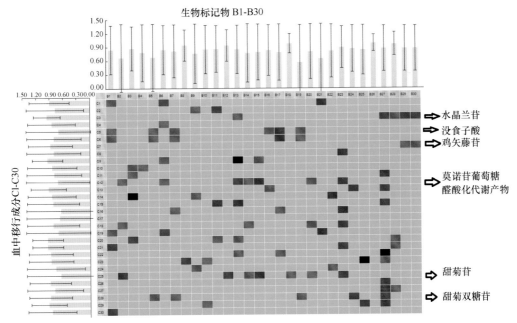

图 1-36　男仕口服液治疗肾阳虚证大鼠血中移行成分与生物标记物的 PCMS 分析 Heatmap 图[11]
■. 极度正相关;■. 极度负相关;■. 高度正相关;■. 高度负相关;■. 低度相关

(二) 潜在药效物质基础的选择

从图 1-36 可以得出,男仕口服液 30 个血中移行成分中有 6 个相关峰满足绝对相关系数值|r|大于 0.65 的筛选条件,为男仕口服液治疗肾阳虚证的关键潜在药效物质基础,分别为水

晶兰苷、没食子酸、鸡矢藤苷、莫诺苷葡萄糖醛酸化产物、甜菊苷 C、甜菊双糖苷,这些成分主要来源于方中何首乌、巴戟天和熟地黄。

四、讨论和结论

肾阳虚患者体内类固醇激素含量会出现异常,在本实验中皮质酮诱导的大鼠肾阳虚模型中类固醇含量较空白组均表现出不同程度的差异,类固醇合成途径发生紊乱。实验组大鼠类固醇代谢通路中的 3β,17α,21-三羟基-孕酮的回调现象表明,男仕口服液组对类固醇代谢有修复作用;激素水平恢复正常状态水平,提示着神经内分泌轴的靶器官的功能恢复正常;由肾上腺等 HE 染色切片观察到其分泌细胞形态基本恢复至正常状态,可验证激素水平的回调与其分泌细胞的完整性密不可分。

肾阳虚证患者在临床表现出精神萎靡等症状,这是神经系统抑制的表现,而色氨酸代谢与神经系统是密不可分的。犬尿氨酸是这个途径的中央化合物,既可以转化成神经保护剂犬尿酸,又可以转换成神经毒剂喹啉酸。在许多神经退行性疾病(帕金森综合征、亨廷顿舞蹈症和阿尔茨海默症)、癫痫、多发性硬化症、肌肉萎缩性侧索硬化症、抑郁症等均可观察到这些内源性化合物的平衡被打破。因此,维持正常的大脑功能需要足够量的犬尿氨酸代谢途径的代谢产物(犬尿酸、4,6-二羟基喹啉、黄尿酸、2-氨基黏糠酸-6-半醛等),而预防这个通路的损害可能会减弱一些神经紊乱性疾病的病理过程。由皮质酮诱导大鼠后发现,模型组大鼠色氨酸代谢通路中的黄尿酸、4,6-二羟基喹啉、2-氨基黏糠酸-6-半醛含量均较正常组大鼠降低,表明肾阳虚证大鼠色氨酸代谢已经明显发生紊乱,是造成肾阳虚证大鼠中枢神经系统抑制的直接原因,其中黄尿酸是代谢产物色氨酸代谢的终端产物,其含量的异常与肾损伤、肾毒性有关;而男仕口服液对色氨酸途径起修复作用主要体现在其可以回调黄尿酸、3-甲基二氢吲哚、5-(γ-羧基-γ-氧代丙基)-4,6-二羟基吡啶甲酸的水平。男仕口服液对于烟酰胺代谢也有显著的调节作用,其中烟尿酸是代谢综合征的潜在生物标记物,它是从代谢综合征进展为糖尿病和动脉粥样硬化性心血管疾病的重要致病机制,已有报道发现糖尿病人尿液中烟尿酸含量高于非糖尿病人,而本研究发现,模型组烟尿酸含量明显升高,表明肾阳虚模型大鼠的糖代谢和能量代谢发生紊乱,是导致模型大鼠出现身体蜷缩畏冷的主要原因之一,给予男仕口服液后烟尿酸的含量升高,表明其可以增强机体糖代谢进而恢复能量代谢途径。

进一步研究发现,酪氨酸是参与合成并分泌甲状腺素的主要原料之一,故其可以作为肾阳虚证标记物,直接影响甲状腺素由腺泡经过上皮细胞分泌到细胞外的过程;而且,酪氨酸通过脱羧反应生成一种痕量单胺-酪胺,可作为神经递质,具有促进儿茶酚胺类成分去甲肾上腺素和肾上腺素释放的作用,但酪胺并不直接激活肾上腺素受体,它可以作为肾上腺素摄取系统和单胺氧化酶的底物,延长肾上腺素能神经递质的传导行为,促进肾上腺素的分泌。因此,酪氨酸及其代谢物酪胺的体内代谢水平反映了甲状腺和肾上腺分泌细胞分泌激素的能力。本实验中酪氨酸代谢通路中,乙酰-L-酪氨酸、酪胺、4-羟基苯乙酰谷氨酸出现异常,表明酪氨酸代谢通路的平衡被打破,酪氨酸代谢通路出现异常。男仕口服液给药后,大鼠的酪胺和4-羟基苯乙酰谷氨酸有强烈的回调趋势,表明男仕口服液可调节酪氨酸代谢通路,进而改善甲状腺和肾上腺相应激素的合成与分泌。

嘧啶是 DNA 和 RNA 的基本组成部分,可以完成许多生物功能,特别是调节细胞代谢,储存和转移能量,形成辅酶并对磷脂及糖代谢进行调节。在嘧啶代谢循环的众多代谢物中,胞苷是由胞嘧啶经嘧啶核苷磷酸化酶作用代谢而来,并由胞苷脱氨酶催化代谢为尿苷。经过磷酸化作用,尿苷转化为尿嘧啶,接着生成脱氧尿苷,进而生成 dUMP、dTMP 和胸腺嘧啶核苷,胸腺嘧啶核苷又在胸腺嘧啶核苷磷酸化酶的作用下生成胸腺嘧啶。而一些研究报道称,当机体遭遇肾脏病变时,胸腺嘧啶核苷磷酸化酶的活性表达水平有明显差异,从而影响嘧啶代谢。本实验发现,肾阳虚证大鼠鸟嘌呤含量升高,表明鸟嘌呤发生堆积,经鸟嘌呤生成尿酸的途径发生改变会导致尿酸经肾脏排出量降低,表明由皮质酮诱导的肾阳虚证大鼠的肾脏系统发生病变是导致嘌呤代谢紊乱的原因之一。而从胞嘧啶到脱氧胞苷最终生成胸苷这一代谢通路的代谢物在肾阳虚证大鼠尿液中一致性降低,表明肾阳虚证大鼠的嘧啶代谢发生明显抑制,而男仕口服液可通过升高胞嘧啶水平进而提升胸苷含量,同时也促进了鸟嘌呤的代谢,减轻了肾脏的损伤程度。

因此,男仕口服液可通过显著回调黄尿酸、羟乙基苯乙酰甘氨酸、酪氨酸等内源性代谢物,进而调节类固醇激素的生物合成途径、色氨酸代谢通路中神经递质合成途径和酪氨酸代谢通路中的神经递质和激素的合成与分泌途径,使得肾阳虚证逆转并向正常状态转归,从代谢组学视角揭示了男仕口服液对肾阳虚证治疗的整体过程。

本研究从经典的临床化学、病理学和代谢组学层面明确男仕口服液治疗肾阳虚证的物质基础,利用中药血清药物化学方法分析口服男仕口服液后的体内直接作用物质,这些化学成分是参与其治疗肾阳虚证的关键成分群,因此,结合肾阳虚证内源性代谢生物标记物的变化规律,建立并完善血清中外源性中药成分与内源性标记物两组变量关联度 PCMS 分析方法,提取与内源性标记物高度关联的外源性中药化学成分信息,最终共寻得高度关联的 6 个成分,分别为水晶兰苷、没食子酸、鸡矢藤苷、莫诺苷葡萄糖醛酸化产物、甜菊苷 C、甜菊双糖苷,主要来源于方中何首乌、巴戟天和熟地黄三味中药,为男仕口服液治疗肾阳虚证的药效物质基础。

综上所述,男仕口服液通过调节类固醇激素合成途径、色氨酸代谢途径和神经递质合成途径治疗肾阳虚证,影响了黄尿酸、3-亚甲二氧基吲哚、烟酰胺、3-甲氧基肾上腺素、胞嘧啶、胸苷、羟苯基乙酰甘氨酸、3β,17α,21-三羟基孕烯醇酮、酪胺、鸟嘌呤、11β,21-二羟基-5β-孕甾烷-3,20-二酮、氢化肉桂酸等关键代谢标记物的指标水平,其治疗肾阳虚证的关键物质基础是水晶兰苷、没食子酸、鸡矢藤苷、莫诺苷葡萄糖醛酸化产物、甜菊苷 C、甜菊双糖苷。

第七节 基于中医方证代谢组学的中药复方制剂男仕胶囊治疗肾阳虚证的药效物质基础及作用机制研究

男仕胶囊是由黄芪、巴戟天、蒲公英、枸杞和桂枝组成的补肾阳的中药复方制剂,具有温补肾阳之效,可改善肾阳虚证患者神经内分泌系统紊乱、缓解虚寒之证。本研究采用中医方证代谢组学研究肾阳虚证的关键代谢标记物、代谢通路及男仕胶囊对代谢标记物的调节作用;同时在男仕胶囊发挥治疗作用基础上分析其入血成分群与肾阳虚证代谢生物标记物的相关性,发现并确定其发挥治疗作用的潜在物质基础[5]。

一、男仕胶囊治疗肾阳虚证大鼠模型的有效性评价

(一) 实验分组与数据采集

1. 实验分组与给药

雄性 Wistar 大鼠(清洁级)40 只,体重(250±10)g,按照体重完全随机分为空白对照 1 组、空白对照 2 组、模型 1 组、模型 2 组和男仕胶囊组,每组各 8 只。空白对照 1 组和空白对照 2 组大鼠每天按 0.001mL/g 皮下注射橄榄油液 21 天后,采集空白对照 1 组大鼠样本用于模型评价空白对照,空白对照 2 组大鼠每天以 0.01mL/g 灌胃蒸馏水,连续 14 天,用于治疗作用评价空白对照;模型 1 组、模型 2 组和男仕胶囊组大鼠每天 0.001mL/g 皮下注射皮质酮橄榄油液(含皮质酮 10g/L)21 天复制肾阳虚证大鼠模型,采集模型 1 组样本用于模型评价,而模型 2 组每天按 0.01 mL/g 灌胃蒸馏水,连续 14 天;男仕胶囊组大鼠每天按 0.01 mL/g 灌胃男仕胶囊水混悬液(含男仕胶囊内容为 0.097g/m),连续 14 天。

2. 样品采集

各组大鼠收集的尿样冻存于−80℃冰箱。空白对照 2 组和男仕胶囊组大鼠在实验第 35 天灌胃后 30min 尾静脉采血 1mL 用于体内成分分析;同时各组均于实验结束(第 21 天、第 35 天)时对每只大鼠进行腹主动脉采集血样,按照试验程序处理获取血浆,4℃,3000r/min 离心 10min 分离血浆;下丘脑、垂体、肾上腺、甲状腺和睾丸在大鼠全身灌注 4% 多聚甲醛溶液后,取出固定备用。

3. 样品处理与数据采集

尿液样本水浴解冻,蒸馏水稀释 5 倍后,在 4℃,1300r/min 离心 10min,过 0.22μm 滤膜,滤液进 UPLC 分析,采集 UPLC-Q-TOF-MS 代谢指纹图谱数据。血液样本水浴解冻,经 4 倍量甲醇沉淀后,4℃,13 000r/min 离心 10min,上清液氮气吹干,80% 甲醇水溶剂复溶,经 4℃,13 000 r/min。离心 10min,取上清液过 0.22μm 滤膜,滤液进 UPLC 分析,采集 UPLC-Q-TOF-MS 代谢指纹图谱数据。按试剂盒说明操作检测血清 CRH、CORT、ACTH、T3、T4、T 血浆 cAMP 和 cGMP,尿 17-OHCS;按照 HE 染色方法步骤制备下丘脑、垂体、肾上腺、甲状腺和睾丸的病理组织切片,并在 200 倍镜下采集照片。

(二) 男仕胶囊对肾阳虚证大鼠模型临床化学、组织病理学指标的影响

1. 对临床化学指标的影响

临床化学指标测定结果见图 1-37。与空白对照组比较,模型组大鼠尿 17-OHCS 和血中 T 含量明显降低,具有极显著性差异($p<0.01$);血清中 CRH、T3、T4、ACTH 含量降低,具有显著性差异($p<0.05$);其中 cAMP/cGMP 的值降低,具有显著性差异($p<0.05$)。血清中 CORT 含量有明显升高趋势,具有显著性差异($p<0.05$)。与模型组比较,男仕胶囊可回调肾阳虚大鼠

血清中降低的 CORT、CRH($p<0.01$)与 T、T3、T4($p<0.05$)含量;可回调血清中降低的 17-OHCS 含量,但无显著性差异;可回调血浆 cAMP/cGMP 含量($p<0.05$);对肾阳虚大鼠血清中 ACTH 无明显影响。

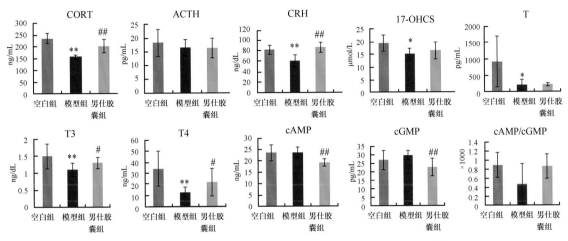

图 1-37　男仕胶囊对肾阳虚证大鼠模型临床生化指标的影响[5]

CRH. 促肾上腺皮质激素释放激素;ACTH. 促肾上腺皮质激素;CORT. 皮质酮;17-OHCS. 17-羟基类固醇;

T3. 三碘甲状腺原氨酸;T4. 甲状腺素;T. 睾酮;cAMP. 环磷酸腺苷;cGMP. 环磷酸鸟苷

■ 空白对照组;　■ 模型组;　■ 男仕胶囊组

与空白对照组比较:*. $p<0.05$,* *. $p<0.01$;与模型组比较:#. $p<0.05$,##. $p<0.01$

2. 对组织病理变化的影响

组织病理学结果见图 1-38~图 1-42。空白对照组下丘脑神经元细胞胞浆饱满,且数量较多;垂体细胞形态正常,嗜酸细胞、嗜碱细胞和中性细胞排列均匀,分界清晰;肾上腺皮质、髓质界限清楚,球状带、束状带、网状带细胞排列均匀,髓质细胞排列成团、成索;甲状腺腺泡饱满多呈立方形,间质清晰,上皮细胞呈柱形;而模型组下丘脑神经元细胞出现不同程度萎缩,部分神经元细胞发生空泡样变;垂体嗜碱细胞出现细胞核固缩,间隙较大,呈空泡状改变;肾上腺皮质增生明显,细胞密度增高,球状条增厚,束状条透明变,网状带变窄,细胞变小,颜色变深,且毛细管充血;甲状腺腺泡萎缩,上皮扁平,间质细胞纤维增生,伴有充血现象;经男仕胶囊治疗 14 天后,下丘脑神经元细胞萎缩状态改善,但空泡样变仍然存在,垂体嗜碱细胞明显增大,细胞排列较疏松,肾上腺皮质萎缩状态细胞减少,排列整齐,甲状腺腺泡排列规则,体积增大且饱满,间质增生较少。

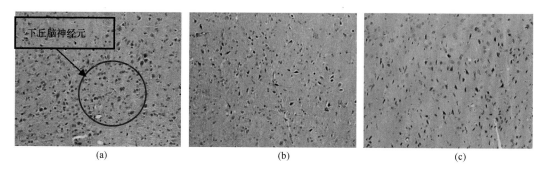

图 1-38　大鼠下丘脑组织 HE 染色形态观察(×200)[5]

(a) 空白对照组;(b) 皮质酮诱导的肾阳虚模型组;(c) 男仕胶囊组

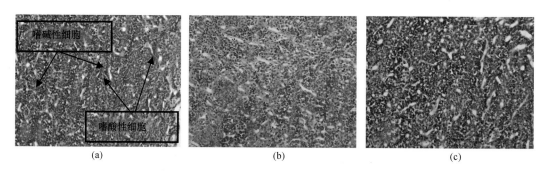

图 1-39　大鼠垂体组织 HE 染色形态观察(×200)[5]

(a) 空白对照组;(b) 皮质酮诱导的肾阳虚模型组;(c) 男仕胶囊组

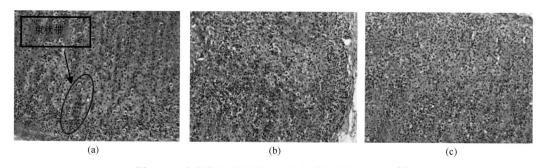

图 1-40　大鼠肾上腺组织 HE 染色形态观察(×200)[5]

(a) 空白对照组;(b) 皮质酮诱导的肾阳虚模型组;(c) 男仕胶囊组

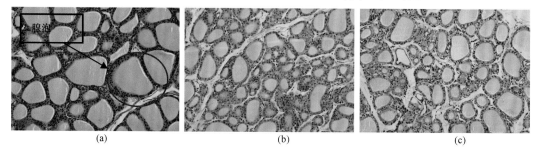

图 1-41　大鼠甲状腺组织 HE 染色形态观察(×200)[5]

(a) 空白对照组;(b) 皮质酮诱导的肾阳虚模型组;(c) 男仕胶囊组

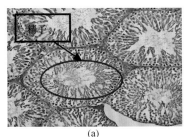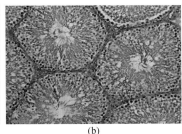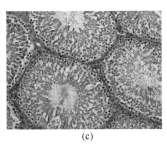

图 1-42　大鼠睾丸组织 HE 染色形态观察(×200)[5]

(a) 空白对照组;(b) 皮质酮诱导的肾阳虚模型组;(c) 男仕胶囊组

(三) 男仕胶囊治疗对肾阳虚证大鼠模型代谢轮廓和代谢标记物的影响

经过 21 天的皮下注射橄榄油和皮质酮橄榄油液后,空白对照 1 组和模型 1 组组内聚类良好,表明实验操作和外界因素等对实验动物的代谢轮廓无明显影响。进一步研究发现,这两组的所有组间样本在 PCA 得分图二维空间上均表现出完全分离状态,表明经皮质酮的诱导,大鼠的生理机能受到影响,进而反映在大鼠血液和尿液等代谢轮廓的改变上,这些代谢轮廓的变化映射了肾阳虚证(神经内分泌免疫系统紊乱)的发生与发展过程。通过对这两组样本的代谢轮廓进行 OPLS-DA 分析,得到用于评价代谢轮廓分组贡献率的 VIP 图和 S-plot 图,其中贡献率大于 2 且统计学分析 $p<0.05$ 的离子经 Metlin、HMDB 和 KEGG 等网络检索数据库进行检索和匹配,结合 MS/MS 二级质谱数据进行化学结构鉴定,共鉴定出 52 个差异代谢产物,这些代谢产物涉及 15 条代谢通路,包括亚麻酸代谢、色氨酸代谢、甘油磷脂代谢、牛磺酸和亚牛磺酸代谢、烟酸和烟酰胺代谢、类固醇激素生物合成、酪氨酸代谢、苯丙氨酸代谢、甘油酯代谢、赖氨酸降解、半胱氨酸和甲硫氨酸代谢、嘌呤代谢、嘧啶代谢、初级胆汁酸合成、不饱和脂肪酸合成。经文献支持与肾阳虚证密切相关的核心标记物为黄尿酸、马尿酸、氢化肉桂酸、$3\beta,17\alpha,21$-三羟基孕酮、肌酐、乙酰酪氨酸、羟苯基乙酰甘氨酸、磷脂、5-羟吲哚-3-乙酸、孕烯醇酮和去氢皮质酮乙酸,涉及肾脏系统损伤、类固醇激素合成途径的受阻,以及神经递质合成与释放的抑制。模型 2 组与空白对照 2 组在 PCA 得分图二维空间上仍处于不同空间位置,表明模型 2 组大鼠代谢轮廓经过 14 天的自身恢复并不能回归至正常大鼠水平,而经口服男仕胶囊 14 天治疗后,男仕胶囊组大鼠的 PCA 得分图空间上处于远离模型 2 组而靠近空白对照 2 组的位置,表明男仕胶囊对于发生偏离的代谢轮廓具有调节至健康状态的作用,从 Prediction Set 棒状图可以发现男仕胶囊组整体回调趋向于空白对照组得分,表明男仕胶囊具有良好的治疗效果,见图 1-43 和图 1-44。男仕胶囊可以明显回调的代谢标记物所涉及的代谢通路为:类固醇激素的生物合成途径、色氨酸代谢通路中神经递质合成途径和酪氨酸代谢通路中的神经递质和激素的合成与分泌途径;肌酐、黄尿酸、羟乙基苯乙酰甘氨酸、酪氨酸等内源性代谢物。

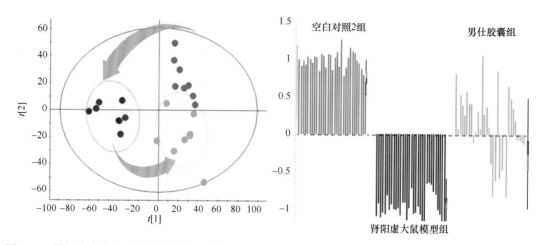

图1-43　男仕胶囊治疗皮质酮诱导肾阳虚大鼠模型的尿液代谢轮廓 PCA 得分图和治疗效果预测得分图[5]

■. 空白对照 2 组；■. 模型 2 组；■. 男仕胶囊组

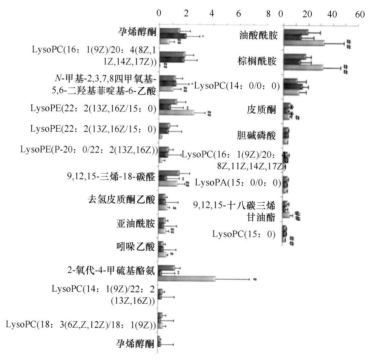

图1-44　男仕胶囊治疗皮质酮诱导肾阳虚大鼠模型后血液潜在生物标记物变化的柱形图[5]

■. 空白对照 2 组；■. 模型 2 组；■. 男仕胶囊组

与空白对照 1 组比较：*. $p<0.05$，**. $p<0.01$；与模型 2 组比较：#. $p<0.05$，##. $p<0.01$

二、男仕胶囊治疗肾阳虚证大鼠模型的血中移行成分分析

利用 Marker Lynx 模式识别方法，首先将男仕胶囊体内外成分质谱数据（空白对照血清和

给药血清)进行无监督模式的 PCA 分析,绘制反映组间离散程度的得分图。然后进行有监督的 OPLS-DA 分析,挖掘 2 组间差异数据,得到 S-plot 及 VIP 图。收集对组间离散贡献度较高的(正离子 VIP>1.5,负离子 VIP>0.75)目标离子,且满足含药血清数据中存在(值不为 0)而空白对照血清中不存在(值为 0)的离子作为潜在入血成分。再进行二级质谱数据采集,结合网络数据库进行结构鉴定,最终获得入血成分信息。用 OPLS-DA 模式识别方法对比分析了正常对照组大鼠血清样本与给药组的质谱数据。按照预设标准发现 26 个入血成分,详细信息见表 1-9,其中 20 个为原型成分,5 个为代谢产物。原型成分中源于蒲公英的成分有苯丙氨酸、原儿茶酸、咖啡酸、伞形花内酯、2,4-二羟基肉桂酸乙酯、二羟基木犀草苷、木犀草苷、3(2-羟基苯基)丙酸、香豆酸;源于巴戟天的成分有酰基车叶草苷酸、对羟基肉桂酸、水晶兰苷、鸡矢藤次苷、2-羟基-1-甲氧基蒽醌、1-羟基,2-甲氧基蒽醌、2,5-二羟基莰烷;来源于蒲公英和黄芪的为甜菜碱。代谢产物中源于蒲公英的有对羟基苯甲酸、2,4-二羟基肉桂酸乙酯、2,5-二羟基肉桂酸、阿魏酸的葡萄糖醛酸化产物,源于大黄的为 5 羟基-7,8-二甲氧基二氢黄酮的葡萄糖醛酸化产物,这些成分主要包含黄酮类、蒽醌类、有机酸类、环烯醚萜苷类、香豆素和内酯类。

表 1-9 基于 UPLC-Q-TOF-MS 技术的男仕胶囊灌胃给予大鼠后血中移行成分鉴定结果[5]

编号	保留时间/min	化合物	分子式	测定质荷比	来源
C1	1.97	原儿茶酸(protocatechuric acid)	$C_7H_6O_4$	153.0527	P
C2	1.66	苯丙氨酸(phenylalanine)	$C_9H_{11}NO_2$	164.0741	P
C3	7.43	3-(2-羟苯基)丙酸 (3-(2-hydroxyphenyl)propanoic acid)	$C_9H_{10}O_3$	165.0266	P
C4	9.27	2,5-bornanediol	$C_{10}H_{18}O_2$	169.1371	B
C5	2.76	2,4-二羟基肉桂酸乙酯 (2,4-dihydroxycinnamate)	$C_9H_8O_4$	179.0425	P
C6	2.35	咖啡酸(Caffeic acid)	$C_9H_8O_4$	179.0648	P
C7	6.26	2-羟基-1-甲氧基蒽醌 (2-hydroxy-1-methoxyanthraquinone)	$C_{15}H_{10}O_4$	253.0648	B
C8	8.75	1-羟基,2-甲氧基蒽醌 (1-hydroxy-2-methoxyanthraquinone)	$C_{15}H_{10}O_4$	253.0648	B
C9	12.99	菵蒿酸(coronaric acid)	$C_{18}H_{32}O_3$	295.2379	P
C10	12.09	1,5-dioxacycloicoSane-6,20-dione	$C_{18}H_{32}O_4$	311.3169	P
C11	2.08	对羟基苯甲酸葡萄糖醛酸代谢产物 (4-hydroxybenzoic acid + glucuronide conjugation)	$C_{13}H_{14}O_{19}$	313.0568	P
C12	3.05	双羟基木犀草苷(dihydromelilotoside)	$C_{15}H_{20}O_8$	327.1254	P
C13	7.96	5,6,7-trihydroxy-18-methyl-oxacyclooctadec-3-en-2-one	$C_{18}H_{32}O_5$	327.3100	P
C14	8.66	5,6,7-trihydroxy-18-methyl-oxacyclooctadecan-2-one	$C_{18}H_{34}O_5$	329.3321	P
C15	2.38	2,4-dihydroxycinnamate + glucuronide conjugation	$C_{15}H_{16}O_{10}$	355.0667	P
C16	2.69	2,5-dihydroxy-cinnamic acid + glucuronide conjugation	$C_{19}H_{16}O_7$	355.0694	P
C17	2.79	阿魏酸葡萄糖醛酸(ferulic acid + glucuronide conjugation)	$C_{16}H_{18}O_{10}$	369.0832	P

续表

编号	保留时间/min	化合物	分子式	测定质荷比	来源
C18	0.72	去乙酰基车叶草苷酸(deacetyl asperulosidic acid)	$C_{16}H_{22}O_{11}$	389.1084	B
C19	1.31	水晶兰苷(monotropeine)	$C_{16}H_{22}O_{11}$	389.1084	B
C20	1.51	鸡矢藤苷(Scandoside)	$C_{16}H_{22}O_{11}$	389.1213	B
C21	4.89	木犀草苷(cynaroside)	$C_{21}H_{20}O_{11}$	447.1143	P
C22	3.77	5-hydroxy-7,8-dimethoxyflavanone + glucuronide conjugation	$C_{23}H_{24}O_{11}$	475.1265	H
C23	0.71	甜菜碱(betaine)	$C_5H_{11}NO_2$	118.0563	P/H
C24	2.35	伞形花内酯(umbelliferone)	$C_9H_6O_3$	162.9974	P
C25	1.21	对羟基苯甲酸(hydroxy-cinnamic acid)	$C_9H_8O_3$	165.0258	B

注:H. 黄芪;B. 巴戟天;P. 蒲公英。

三、男仕胶囊治疗肾阳虚证大鼠模型血中移行成分与生物标记物的相关性分析

运用血清化学成分与代谢标记物相关性分析法(plotting of correlation between marker metabolites and serumconstituents,PCM)对男仕胶囊入血成分谱与效应标记物进行关联分析,计算男仕胶囊体内作用物质与治疗肾阳虚证代谢组学药效数据之间的相关性,将男仕胶囊入血成分群与生物标记物含量变化矩阵导入 PCMS 软件,设定相关系数 $r1$ 为 0.7,相关系数 $r2$ 为 0.85,运算后导出相关分析结果 Heatmap 图,以绝对相关系数值|r|大于 0.7 且 Impact 值大于 0.1 作为潜在药效物质基础筛选标准,获得治疗肾阳虚证的药效物质基础。

采用 PCMS 分析方法计算 25 个色谱峰与肾阳虚效应标记物的相关系数,结果见 Heatmap 图和相关系数绝对值散点图,见图 1-45。利用相关系数判断相关关系的密切程度,横坐标为 52 个生物标记物(B1~B52),纵坐标为 25 个入血成分(C1~C25),其中黑色为入血成分与生物标记物呈极度负相关,蓝色表示入血成分与生物标记物呈高度负相关,红色为入血成分与生物标记物呈极度正相关,粉色表示入血成分与生物标记物呈高度正相关,绿色为入血成分与生物标记物呈低度正相关和低度负相关。将每个成分相关的值绘制成散点图,其中蓝色区域为 0.65<|r|≤1 的区域,绿色区域为|r|<0.65 的区域;Impact 值越大表明该成分所影响生物标记物的程度越大。可以得出男仕胶囊体内入血的化学成分中有 8 个成分满足相关系数值|r|大于 0.65 且 Impact 值大于 0.1 的筛选条件,为男仕胶囊治疗肾阳虚证的潜在药效物质基础,分别为咖啡酸、2-羟基-1-甲氧基蒽醌、1-羟基、2-甲氧基蒽醌、阿魏酸葡萄糖醛酸、木犀草苷、甜菜碱、伞形花内酯和去乙酰基车叶草苷酸,主要来源于男仕胶囊中黄芪、巴戟天和蒲公英 3 味中药。

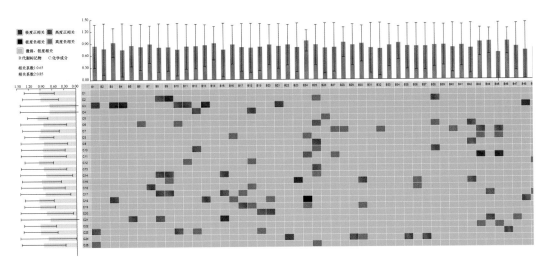

图1-45　男仕胶囊治疗有效状态下血清中化学成分与代谢标记物相关分析的Heatmap图[5]

■.极度正相关；■.极度负相关；■.高度正相关；■.高度负相关；■.低相关性

　　本实验初步鉴定了男仕口服液8个入血成分及代谢产物为其治疗肾阳虚证的潜在药效物质基础。将这8个化合物输入中药靶点预测数据库(http://lifecenter.sgst.cn/hit)，对其作用靶标进行预测。BTK(tyrosine-protein kinase，BTK)，α-肾上腺能受体(alpha-1a adrenergic receptor)，一氧化氮合酶蛋白(nitric oxide synthase)，生长激素(somatotropin)，激素敏感性脂解酶(hormone-sensitive lipase)等。这些关键蛋白通过KEGG通路分析，发现它们参与了神经营养蛋白信号通路、鞘脂类信号通路、甾类激素生物合成通路、醛固酮合成和分泌、花生四烯酸代谢等通路。

四、讨论和结论

　　肾阳虚证是中医临床的常见病证，是由多个病理生理变化共同导致的功能紊乱性疾病，常伴随着下丘脑-垂体-靶腺轴的功能低下，体现在相应肾上腺、甲状腺以及性腺内分泌的激素类生物学指标仍然是评价肾阳虚证的重要指标。本实验采用经典的皮下注射大剂量糖皮质激素造成下丘脑-垂体-靶腺轴功能紊乱的方法复制肾阳虚证大鼠模型。研究发现在HPA轴，模型组大鼠血清ACTH、CRH、17-OHCS含量均降低且具有统计学意义，但是血清中CORT含量升高，是由于外源性注射大量皮质酮所导致。结合病理形态学染色观察发现，模型组大鼠下丘脑中神经元及神经纤维的减少，且发生萎缩；垂体嗜碱性细胞与嗜酸性细胞比例下降；肾上腺皮质增生明显，细胞密度增高，球状带增厚，束状条透明变，网状带变窄，细胞变小，颜色变深，这些变化表明模型组大鼠HPA轴的相应器官已经出现一定程度的器质性变化。对T3和T4指标检测时发现，模型组大鼠血清T3和T4的含量显著降低且具有统计学意义，而T3和T4是由甲状腺腺泡分泌的激素，并且模型组甲状腺腺泡萎缩，上皮扁平、质细胞纤维增生，表明模型组大鼠伴有HPT轴的器质性变化。在对T浓度检测时发现，模型组大鼠血清T的含量显著降低且具有统计学意义，但未发现靶器官睾丸组织形态发生变化，表明HPG轴处于激素水平的抑制状态。CAMP和CGMP与中医证候阴阳虚证有密切关系，测量血浆CAMP和CGMP及其值发现,模型组大鼠血清 CAMP/CGMP 值也显著降低,体现了机体处于肾阳虚状态。在给予男仕胶囊治疗的大鼠血清中 CRM、CORT、17-OHCS 和 T3 含量均显著升高,T_4 和 T 具有升高趋势,同时 CAMP/CGMP 值也显著升高,说明男仕胶囊有调节下丘脑-垂体-肾上腺和甲状腺轴的作用,有效缓解肾阳虚证所造成的神经内分泌紊乱。

　　利用代谢组学技术方法对肾阳虚证模型大鼠尿液和血清进行分析,初步判定 52 个潜在生物标记物,其中经文献报道有 11 个生物标记物与肾阳虚证的发生发展密切相关,如牛磺酸、乙酰酪氨酸、肌酐、去氢皮质酮乙酸、3β,17α,21-三羟基孕酮、孕烯醇酮等,涉及类固醇激素的生物合成途径、色氨酸代谢途径和酪氨酸代谢途径等。3β,17α,21-三羟基孕酮在体外肾上腺实验中发现,此物质能调节人体肾上腺皮质类固醇的生成,可参与 21-羟基孕烯醇酮的生成,21-羟基孕烯醇酮的增加能竞争性抑制 17α-羟化孕烯醇酮对细胞色素 P450C7L(CYP17)的作用。脱氢表雄酮是由肾上腺皮质分泌的雄激素,也是睾酮生物合成过程的中间产物,可促进蛋白质合成、骨骼肌发育及毛发和第二性征的表现,这与中医肾主生殖和生长发育等生理功能相吻合。本研究中模型组大鼠尿中 3β,17α,21-三羟基孕酮较空白对照组含量增加,推测其在肾阳虚证模型大鼠肾上腺和性腺激素合成途径中产生抑制作用,与肾阳虚证的发生发展密切相关。

　　N-乙酰血清素是从血清素到褪黑素内源性合成的反应中间体,是一种神经递质,它具有神经保护和强劲的抗抑郁等效果,是由血清素在 N-乙酰基转移酶催化作用下与乙酰辅酶 A 反应而产生,然后 N-乙酰血清素再在乙酰血清素-O-甲基转移酶催化下被 S-腺苷甲硫氨酸甲基化为褪黑素。与褪黑素一样,N-乙酰血清素也是褪黑素受体的激动剂。而当神经递质的保护和营养神经元细胞作用受到干扰时,神经元细胞会因营养失调而发生萎缩进而影响其正常的生理功能。此外,犬尿氨酸途径是色氨酸代谢的主要途径。犬尿氨酸是这个途径的中间化合物,既可以转化成神经保护剂犬尿酸,又可以转换成神经毒剂喹啉酸。在神经退行性疾病(如帕金森综合征和阿尔茨海默症等)、癫痫、多发性硬化症和抑郁症等病症中均可观察到这些内源性化合物的平衡被干扰。因此维持大脑的正常功能需要足够量的犬尿氨酸代谢途径的代谢产物(犬尿酸、4,6-二羟基喹啉、黄尿酸等),而调节这个通路则会减弱神经紊乱性疾病的病理过程。由皮质酮诱导大鼠后发现,模型组大鼠色氨酸代谢通路中的 N-乙酰血清素、犬尿喹啉酸、黄尿酸、4,6-二羟基喹啉含量均较空白对照组大鼠降低,表明肾阳虚证大鼠色氨酸代谢已经明显发生紊乱,是造成肾阳虚证大鼠神经系统抑制的直接原因。

　　牛磺酸是大脑中最富裕的氨基酸之一,也分布在全身肌肉组织、视网膜和器官中,具有很强的生理活性,是仅次于 γ-氨基丁酸(GABA)的第二重要的神经抑制剂,具有抗焦虑和抗惊厥作用,同时在大脑的神经递质、细胞膜稳定性和钠、钾、锰等离子的传导中也起着重要的作用。牛磺酸的代谢紊乱会引起失眠、焦虑、体重下降等症状。模型组大鼠尿液中牛磺酸含量均较空白大鼠升高,表明机体对牛磺酸利用出现障碍,导致牛磺酸在尿中堆积,进而不能发挥出其抗焦虑和抗惊厥的作用,因此在大鼠接受皮质酮诱导造模时,其行为上出现了躁狂的表现,体重也明显下降,可能与牛磺酸代谢的紊乱有关。这两个代谢途径的代谢产物还具有其他生理作用的映射。例如,犬尿酸主要经肾脏排出,尿毒症和慢性肾衰竭患者体内的犬尿酸在血液中聚集而难以从尿液排出;黄尿酸是代谢产物色氨酸代谢的终端产物,其含量的异常与肾损伤、肾毒性有关;临床发现肾小管损害和肾脏不成熟的患者尿液中牛磺酸过度排泄;同时还有报道牛磺酸会对大鼠的生殖激素产生影响,这些生理作用的映射都验证了皮质酮诱导肾阳虚证的发生机制中存在着不同程度的肾脏功能和激素合成的异常。

酪氨酸的体内生物合成前体来源于苯丙氨酸中的一个重要代谢物——苯丙氨酸,苯丙氨酸由丙氨酸羟化酶催化作用后生成酪氨酸,之后在动物大脑多巴胺细胞中,被酶酪氨酸羟化酶转化成左旋多巴胺,多巴胺接着会被转换为儿茶酚胺类:去甲肾上腺素和肾上腺。同时,酪氨酸还可在体内生成多种具有生理作用的代谢产物,是合成甲状腺素及神经递质酪胺的前体之一。甲状腺素是下丘脑-垂体-甲状腺轴的末端靶器官甲状腺合成和分泌的激素,有促进细胞代谢,增加氧消耗,刺激组织生长、成熟和分化的功能,并且有助于肠道中葡萄糖的吸收,当甲状腺合成分泌甲状腺素功能低下时,会有以下生理特征:怕冷、疲倦、嗜睡、精神迟钝等症状。酪胺是一种痕量单胺,可作为神经递质,具有促进儿茶酚胺类成分去甲肾上腺素和肾上腺素释放的作用,但是酪胺并不直接激活肾上腺素受体,它可以作为肾上腺素摄取系统和单胺氧化酶的底物,延长肾上腺素神经递质的传导行为,促进肾上腺素的分泌。由皮质酮诱导大鼠造成肾阳虚证模型后,苯丙氨酸和酪氨酸代谢通路均出现抑制状态,马尿酸、苯乙酰甘氨酸和羟化肉桂酸是苯丙酸代谢途径的末端代谢产物,在模型组中可见这 3 个代谢产物含量均较空白组降低,这些被检测到的代谢物的水平降低表明苯丙氨酸的代谢已经严重紊乱。这也是导致酪氨酸代谢通路出现抑制状态的原因之一,N-乙酰酪氨酸是酪氨酸的衍生物,3-甲氧基肾上腺素为酪氨酸代谢的终端代谢产物,由肾上腺分泌,它们的含量在模型组中均明显降低。结合临床化学指标发现,T3 和 T4 的含量较空白组也明显降低,表明肾阳虚证大鼠酪氨酸代谢通路异常。因此,这两个通路所包含的代谢物及其生理活性的紊乱与肾阳虚证的临床化学评价结果相吻合。经男仕胶囊治疗后,可通过显著回调肌酐、黄尿酸、羟乙基苯乙酰甘氨酸、酪氨酸等内源性代谢物,进而调节类固醇激素的生物合成途径、色氨酸代谢通路中神经递质合成途径和酪氨酸代谢通路中的神经递质和激素的合成与分泌途径,使得肾阳虚证逆转并向正常状态转归,从代谢层面揭示了男仕胶囊对肾阳虚证治疗的整体性过程。

通过临床化学、组织病理学和代谢组学方法,明确男仕胶囊治疗肾阳虚证的治疗作用基础上,利用中药血清药物化学方法分析了口服男仕胶囊后的体内直接作用物质,包含黄酮类、蒽醌类、有机酸类、环烯醚萜苷类、香豆素类以及内酯类成分,这些成分是参与其治疗肾阳虚证的关键化学成分。结合内源性证/病的生物代谢标记物的变化,建立并完善血清中外源性中药成分与内源性标记物两组变量关联度 PCMS 分析方法,提取与内源性标记物高度关联的外源性中药成分,确定高度关联的化学成分为去乙酰基车叶草苷酸、伞形花内酯、阿魏酸葡萄糖醛酸、木犀草苷、咖啡酸、甜菜碱、2-羟基-甲氧基蒽醌和 1-羟基-2-甲氧基蒽醌,主要来源于方中黄芪、巴戟天和蒲公英 3 味中药,为男仕胶囊治疗肾阳虚证的药效物质。

综上所述,男仕胶囊通过影响 3β,14α,21-三羟基孕酮、N-乙酰神经氨酸、羟基酪氨酸、α-亚麻酸、牛磺酸和黄尿酸等关键代谢标记物,调节类固醇激素合成、犬尿氨酸、肌酐代谢和神经递质合成途径治疗肾阳虚证,其治疗肾阳虚证的药效物质基础是去乙酰基车叶草苷酸、伞形花内酯、阿魏酸葡萄糖醛酸、木犀草苷、咖啡酸、甜菜碱、2-羟基-1-甲氧基蒽醌和 1-羟基-2-甲氧基蒽醌。男仕胶囊通过解决神经内分泌激素和神经递质的合成与代谢功能的障碍,改善肾阳虚证中精神萎靡、畏寒肢冷和生殖功能减退的特征。

参 考 文 献

［1］ Zhang A, Sun H, Wang X. Potentiating therapeutic effects by enhancing synergism based on active constituents from traditional medicine. Phytother Res,2014,28(4):526-533.

［2］ 张爱华,孙晖,闫广利,等. 中药有效性评价与药效物质基础发现. 世界科学技术-中医药现代化,2016, 18(5):719-723.

［3］ 王喜军. 基于临床有效性的中药药效物质基础生物分析体系. 世界科学技术-中医药现代化,2013,15 (1):16-19.

［4］ 闫广利,孙晖,张爱华,等. 中药血清药物化学研究概况及其理论和方法拓展. 中国中药杂志,2015,40 (17):3406-3412.

［5］ 刘琦,赵宏伟,张爱华,等. 基于中医方证代谢组学的男仕胶囊治疗肾阳虚证的药效物质基础及作用机理 研究. 中国中药杂志,2016,41(15):2901-2914.

［6］ Sun H, Zhang A, Wang X. Potential role of metabolomic approaches for Chinese medicine syndromes and herbal medicine. Phytother Res,2012,26(10):1466-1471.

［7］ Qiu S, Zhang A H, Sun H, et al. Overview on metabolomics in traditional Chinese medicine. World J Pharmacol, 2014,3(3):33-38.

［8］ 张爱华,王喜军. 中医药的代谢组学研究. 世界科学技术-中医药现代化,2013,15(4):643-647.

［9］ Zhang A, Sun H, Wang Z, et al. Metabolomics:towards understanding traditional Chinese medicine. Planta Med, 2010,76(17):2026-2035.

［10］ Cao H, Zhang A, Zhang H, et al. The application of metabolomics in traditional Chinese medicine opens up a dialogue between Chinese and Western medicine. Phytother Res,2015,29(2):159-166.

［11］ Zhang A, Liu Q, Zhao H, et al. Phenotypic characterization of nanshi oral liquid alters metabolic signatures during disease prevention. Sci Rep,2016,6:19333.

［12］ Zhang A, Yan G, Zhou X, et al. High resolution metabolomics technology reveals widespread pathway changes of alcoholic liver disease. Mol Biosyst,2016,12(1):262-273.

［13］ Sun H, Zhang A, Yan G, et al. Metabolomic analysis of key regulatory metabolites in hepatitis C virus-infected tree shrews. Mol Cell Proteomics,2013,12(3):710-719.

［14］ Zhang A, Sun H, Han Y, et al. Exploratory urinary metabolic biomarkers and pathways using UPLC-Q-TOF-HDMS coupled with pattern recognition approach. Analyst,2012,137(18):4200-4208.

［15］ Wang X, Zhang A, Han Y, et al. Urine metabolomics analysis for biomarker discovery and detection of jaundice syndrome in patients with liver disease. Mol Cell Proteomics,2012,11(8):370-380.

［16］ Nan Y, Zhou X, Liu Q, et al. Serum metabolomics strategy for understanding pharmacological effects of ShenQi pill acting on kidney yang deficiency syndrome. J Chromatogr B Analyt Technol Biomed Life Sci,2016,1026: 217-226.

［17］ 张爱华,孙晖,闫广利,等. 中医方证代谢组学——中医药研究的新策略. 中国中药杂志,2015,40(4): 569-576.

［18］ Wang X, Zhang A, Zhou X, et al. An integrated chinmedomics strategy for discovery of effective constituents from traditional herbal medicine. Sci Rep,2016,(6):18997.

［19］ Wang X, Zhang A, Sun H, et al. Discovery and development of innovative drug from traditional medicine by integrated chinmedomics strategies in the post-genomic era. TrAC Trends in Analytical Chemistry,2016,76:86-94.

［20］ Wang X, Zhang A, Wang P, et al. Metabolomics coupled with proteomics advancing drug discovery toward more agile development of targeted combination therapies. Mol Cell Proteomics,2013,12(5):1226-1238.

［21］ Zhang A, Sun H, Qiu S, et al. Advancing drug discovery and development from active constituents of yinchenhao tang, a famous traditional chinese medicine formula. Evid Based Complement Alternat Med, 2013, 2013:257909.

［22］王喜军,张爱华.一种筛选茵陈蒿汤药效物质基础的方法,专利公开号 CN104101674A.

［23］王喜军,张爱华,孙晖.PCMS—中药血清中移行成分与病证生物标记物相关性研究软件,国家知识产权局登记号 2015SR164324.

［24］Wang X,Zhang A,Sun H. Future perspectives of Chinese medical formulae:chinmedomics as an effector. OMICS,2012,16(7-8):414-421.

［25］Wang X,Zhang A,Sun H. Chinmedomics:The integration of serum pharmacochemistry and metabolomics to eluci-date the scientific value of traditional Chinese medicine. San Diego,USA:Elsevier Press,2015.

［26］李秋菊,王萍,王美佳,等.基于中医方证代谢组学技术的六味地黄丸干预脑瘫大鼠模型研究.世界科学技术-中医药现代化,2016,18(10):1684-1696.

［27］卢盛文,孔玲,初航,等.基于中医方证代谢组学的生脉散干预老年痴呆症大鼠的药效物质基础研究.世界科学技术-中医药现代化,2016,18(10):1720-1729.

［28］初航,卢盛文,孔玲,等.基于中医方证代谢组学的开心散干预老年痴呆症大鼠的效应物质动态分析.世界科学技术-中医药现代化,2016,18(10):1653-1669.

［29］Qi L,Zhang A,Liang W,et al. High-throughput chinmedomics-based prediction of effective components and tar-gets from herbal medicine AS1350. Scientific Reports,2016,(6):38437.

（张爱华　方　衡　孙　晖）

第二章

中医证候组学的理论与实践

第一节 "证候组学"理论

证候是在致病因素作用下，机体内外环境及各系统之间相互关系发生紊乱所产生的综合反应，是反映疾病处于某一阶段病因、病性、病位、病势等病理要素的综合性诊断概念。证候是中医学对疾病认识、诊断治疗和疗效判定的核心基础。审病辨证、因证立法、依法施方、据方遣药的中医临床诊疗思维都围绕证候开展。辨证论治是中医学与现代医学最根本的区别之一，同时也是中医学的特色与优势。辨证论治过程中存在明确的层次，每个层次之间又有严密的逻辑统属关系，构筑成一个完整的体系，反映辨证论治规律[1]。其中，"异病同证""同病异证"都是对辨证论治过程中层次关系的表现，两者的"证"都是反映疾病的基本规律，体现最基本的发病病机，即"证候基础"。例如，"同病异证"更是强调在疾病基础上更细化的辨证，是对疾病的深层次挖掘分类。它们通过明确不同疾病的共同规律，从宏观角度为临床治疗提供有力理论支持。鉴于此，张永煜课题组等基于"同病异证""异病同证"理论基础运用系统生物学技术对不同证候的非酒精性脂肪肝和慢性乙型肝炎展开研究，探讨证候的物质基础，在大量研究结果基础上，提出"证候组学"概念[2]，即利用系统生物学技术挖掘证候的标记物群，该标记物群包括生物标记物和症状，阐明证候生物学基础，揭示证候的生物学物质基础，为证候客观化提供科学依据。

一、提 出 背 景

"辨证论治"是中医诊断治疗的核心原则，辨证是决定治疗方案的前提和依据。证候生物学基础的发现和阐明，不仅有助于深入理解中医证候，也有益于突破中医理论，搭建中西医结合的桥梁。20世纪50年代，我国便开始对辨证论治理论展开研究，研究人员利用病理生物技术[3]（如影像学变化、血液流变学指标）；分子生物学技术[4]（如内分泌指标、免疫系统指标）；舌苔成像技术[5]等相关技术探索证候的本质基础，力图通过其研究揭示中医学理论的奥秘，使中医证候诊断和辨证施治更加客观化。研究结果表明中医证候的物质基础是一组相关物质的组合，而非单一、特异性的物质，不同物质群的组合反映出疾病和证候发生发展的动态变化。因此单一指标无法全面而准确地概括中医证候内涵。目前，尚缺乏适宜的技术手段和评价方法，不能较好地处理与阐明证候所包含的大量生物学信息。此外，多数研究思路仍受到还原论的限制，想要实现突破，亟待需要新的研究思路与平台。

系统生物学是在细胞、组织、器官和生物体整体水平上研究其结构和功能各异的生物分子及其之间的相互作用,并通过生物信息学等来定性定量阐明和预测生物功能、表型和行为;是采用大通量的生物信息测定、生物信息学和生物统计学相结合的策略在不同水平层次进行的整体性研究,与中医证候的"系统性"和"整体性"特点保持一致,因此,运用系统生物学技术可以在整体论的研究思路中克服中医学的模糊性、不确定性和经验性的不足[6]。随着基因组学、转录组学、蛋白质组学和代谢组学等组学技术平台的出现,研究者们针对不同的证候采用不同系统生物学理论技术进行了不同层次的研究,探讨不同证候的物质内涵,如表 2-1 所示。

表 2-1　不同系统生物学技术在证候中的研究应用

证候	技术	研究结果	通路分析	参考文献
寒热证	基因组学;代谢组学	寒证患者和热证患者中有 42 个基因差异表达,其中 15 个基因为寒证高表达,27 个为寒证低表达,此外在其他疾病寒热证人群的其他生物样本中分别检测到 123 种和 258 种 OTUs。7 个代谢物与类风湿性关节炎寒热证有关:3-氧-丙酸、L-脯氨酸、尿素、5-氧-脯氨酸、核糖醇、纤维醇、L-亮氨酸。其中前 6 个标记物为热证上调,L-亮氨酸为寒证上调	寒热证与代谢-免疫失衡、激素状态、氨基酸代谢有关,其中 MAPK 信号通路、Wnt 信号通路、胰岛素通路与热证相关,而寒证相关基因主要介导神经组织刺激配体受体作用通路及能量代谢途径	[7~14]
肾阳虚、肾阴虚	基因芯片;双向电泳;代谢组学	肾阴虚证组和正常对照组间存在 79 条差异表达基因,肾阳虚证组和正常对照组间存在 75 条差异表达基因,肾阴虚证组和肾阳虚证组间存在 145 条基因表达谱存在明显的差异。33 种蛋白质的差异表达与肾阳虚证密切相关。此外,发现尿液中丙氨酸、氨基丙二酸二乙酯、脯氨酸、柠檬酸、马尿酸和组胺等物质存在明显差异	主要涉及免疫功能、新陈代谢、细胞周期、骨骼发育、DNA 修复、蛋白质的合成等方面的功能	[15~19]
血瘀证	基因芯片;蛋白组学;代谢组学	冠心病血瘀证患者与正常人之间存在 7 条差异基因,其中 2 条表达上调,5 条表达下调。蛋白中 Fibrinogen β chain、Fibrinogen γ chain、α-1-Antitrypsin、Haptoglobin β chain、Haptoglobin α-2-chain 5 种蛋白在血瘀证患者中高表达,ApoA-IV、ApoA-I、Transthyretin、ApoJ 4 种蛋白在血瘀证患者中低表达。血浆中柠檬酸、琥珀酸、葡萄糖、乙酰糖蛋白、低密度脂蛋白、极低密度脂蛋白、3-羟基丁酸、谷氨酸、脯氨酸、亮氨酸含量较高,高密度脂蛋白、不饱和脂肪酸、苏氨酸、组氨酸含量较低	差异基因表达主要涉及趋化因子、白介素细胞因子、补体系统、基质金属蛋白酶系、成纤维细胞生长因子、内皮细胞黏附因子等。同时存在心肌损伤、凝血因子异常、脂代谢紊乱、氨基酸代谢与氧运输障碍	[20~24]

续表

证候	技术	研究结果	通路分析	参考文献
脾虚证	DNA 芯片；代谢组学	脾虚证存在独特的代谢产物，以及差异表达基因，该证也是肠道菌群和宿主共同作用的结果，脾虚证患者体内脂类、蛋白质、糖类和核酸代谢水平明显降低，并且酶基因表达下调	差异基因的生物学过程包括脂代谢、蛋白质、核酸、糖代谢、微量元素和能量代谢等	[25~27]

除了以上几种证候研究外，研究者们还对慢性乙型肝炎的肝气郁结证[28]、湿热内蕴证及肝肾阴虚证[29]、黄疸型肝炎的阴黄证和阳黄证[30]、艾滋病的肺气虚证[31]及胃癌中的邪热内蕴和气滞血瘀证[32]等各种疾病中的常见证型展开探讨。基于此研究思路以及研究成果，张永煜课题组提出"ZHENG-Omics"概念，即证候组学，也就是充分利用系统生物学各组学技术探寻证候的生物标记物群，并通过生物信息学、信息统计学等方法阐明标记物之间生物学含义，揭示证候整体以及动态的生物学物质基础及通路等，同时结合其他技术如分子生物学进行进一步的验证，通过对不同疾病同一种证候以及同一种疾病不同证候各个部分的研究成果进行整合，从而为证候客观化提供科学依据。证候组学是将系统生物学与辨证论治有机结合，两者的联用可推进中医药物质基础的研究进展。首先，系统生物学与中医药的哲学理论在很多方面相似，特别是其系统论。其次，采用动态非/半破坏性样本可应用于长期大规模动态分类研究，可以全面了解证候内涵及其分类。最后，对不同疾病不同生物样本(血样、尿样、组织等)中的不同种类代谢物均可以展开检测，并进行数字化测量，测定结果可数字化、可定量、可重复；数据可以进行统计分析，建数据库、建立模型和预测结果。

二、研 究 内 容

西医主要以还原论为基础对疾病进行分类，利用具体生化、病理等指标，注重于探究"病"发生发展变化，发现致病的关键性物质，阐明疾病的病理机制。而中医则以整体论为基础对疾病进行证候划分，从整体出发，通过"望、闻、问、切"等传统的中医诊断方式，对患者自身的主观感受以及外在的表观信息进行分析归纳，掌握机体整体功能的反应状态。证候组学的提出便是将中西医两种不同思维方式的医学体系相融合，将辨病与辨证相融合，诊断与治疗密切结合，既重视微观局部辨病，重视宏观整体辨证，又因人、因时、因地制宜，采取适当的治疗措施，最终实现中西医优势的结合与互补[33]。所以，根据证候组学特点及优势可对以下几个方面展开研究应用。

(一) 同一种疾病根据中医辨证方法分为几种不同类型

即"同病异证"，运用组学技术探讨同种疾病不同类型之间 DNA、RNA、蛋白质、代谢物等水平之间的差异，排除疾病的共性物质内涵，寻找每个类型的生物标志物群。Wu 等[34]采用 GC-MS 的分析技术对糖尿病患者的尿液进行分析，发现糖尿病虚证与实证患者之间糖代谢不同，其中木糖等代谢物在两证候间存在明显差异，结果表明现有疾病分型可以更加细化。

（二）证候组学同样适用于"异病同证"

苏励等[35]对异病同证的患者进行代谢组学研究,对同为阴虚内热证的系统性红斑狼疮患者和干燥综合征患者的尿液采用 GC-MS 进行分析,发现系统性红斑狼疮和干燥综合征患者阴虚内热型"证"的形成均与糖原代谢、氨基酸代谢、苯基丙氨酸代谢等异常相关,而阴虚内热证系统性红斑狼疮"病"的发生与三羧酸循环、脂肪酸代谢、胆甾醇代谢等有关,阴虚内热型干燥综合征"病"的发生则与激素代谢、氨基酸次生代谢、氨基酸代谢等有关。

（三）建立疾病及证候的标记物群

对筛选出的差异基因、蛋白质、代谢物、症状以及其他因素运用生物信息学、免疫-神经-内分泌网络、统计学等工具进行网络系统分析,探索差异因素之间的相关性,建立疾病及证候的标志物群。通过不同学科的整合,可以实现更多层次更准确的个性化治疗。

（四）"方证相应"研究,提供个性化诊断及疗效评价,实现精准医疗目的

Sun 等[36]利用 GC-MS 法对肝硬化不同证候患者的尿液进行分析,发现 4 种证候的内源性代谢物有所不同。当患者服用扶正化瘀片治疗后,不同证候的患者疗效不同,其中脾虚湿盛证患者和肝肾阴虚证患者的疗效要优于肝胆湿热证患者和血瘀证患者,提示扶正化瘀方可能对虚证的治疗效果更好。此外,Lu 等[37]同样利用中医辨证论治的思想分析了应用双氯芬酸、甲氨蝶呤和柳氮磺胺吡啶联合治疗类风湿性关节炎的治疗效果,发现经过 12 周治疗,对于中医寒证与热证分类的患者,分别表现出了 51.67% 和 29.09% 的有效率,治疗 24 周有效率分别为 88.52% 和 57.40%。说明不同类型的患者对同一种治疗方式存在不同程度的应答,基于中医治疗体系的"个体化"诊疗可更高效的实现"精准医疗"。

第二节　基于同病异证与异病同证的慢性乙型病毒肝炎组学研究

病是机体在一定条件下,由病因与机体相互作用而产生的一个损伤与抗损伤斗争的有规律的过程,而证是疾病发生发展过程中,某一阶段病因、病位、疾病性质及正邪斗争消长变化的病理概括,是机体对体内外各种环境变化和致病因素做出反应的一种功能状态。但利用患者和健康志愿者样本中生物信息的差异筛选出来的差异标记物群,既涵盖疾病信息又涵盖证候信息,要得到证的生物标记物需要进一步的筛选。所以基于"同病异证"理论,通过排除疾病信息,即同种疾病两个或多个不同证候之间的交集,得出该疾病的一种证候的潜在生物标记物。然后,利用"异病同证"理论,进一步筛选上述标记物群,最终确定特定证候的潜在生物标记物。具体流程如图 2-1 所示。

慢性乙型病毒性肝炎（简称乙肝,CHB）是我国各种病毒性肝炎中发病率最高,严重危害人民健康的重大传染病。而中医药在我国乙肝等病毒性肝炎的临床防治中又起到了十分重要的作用。突破"证候生物学基础"瓶颈,可提高中医药防治乙肝的能力。因此,利用证候组学技术开展乙肝中医证候生物学研究,探索其研究方法,揭示乙肝不同证候的生物学基础及其特点,为其治疗提供一定的科学依据,进一步提高中医药防治乙肝的能力具有十分重要的意义[6]。

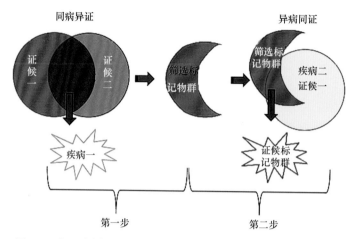

图 2-1   基于"同病异证"与"异病同证"理论筛选证候标记物群[38]

一、基于"同病异证"的慢性乙型肝炎实证与虚证临床组学研究

(一) 样品制备与数据采集

2009 年 11 月至 2010 年 7 月,在上海中医药大学附属曙光医院肝病科门诊和病房,纳入健康志愿者 20 例、乙型肝炎患者实证 23 例、虚证 30 例、隐证 30 例。诊断标准以及纳入标准、排除标准参照 2005 年 12 月中华医学会肝病学分会、感染病学分会制订的《慢性乙型肝炎防治指南》,证候诊断参照《中药新药临床研究指导原则》。通过体检,采集受试者血样、尿样。取 150μL 离心后的尿液上清液,加入 70μL 尿素酶,混悬,静置 15min 后加入 800μL 甲醇和 10μL 豆蔻酸,混匀,离心后取 200μL 上清液在 N_2 下浓缩至干。将 50μL 甲氧胺(15mg/mL 溶解在吡啶中)溶液加入干燥的样品中,涡旋振荡 1min,然后置于摇床中恒温 30℃,肟化羰基,90min 后取出,加入 50μL BSTFA(包含 1%TMCS),涡旋振荡 30s,静置于 70℃ 鼓风干燥箱中硅烷化反应 1 小时,加入 30μL 含肉豆蔻酸甲酯为外标的庚烷,注入 GC-MS 中进行分析[39]。血清离心后用 2 倍体积 U9 缓冲液稀释,充分混匀,冰浴振荡 30min;加入相应的结合缓冲液,使得血清的总稀释倍数达到 40 倍,混匀,在 SELDI 蛋白质阅读机上进行分析获得原始数据,再通过 Ciphergen ProteinChip Software 3.1.1 软件的校正处理,得到峰值(m/z) 数据,并进行后续数据分析。通过 SIMCA-P11.5 软件对数据进行多元统计分析[40,41]。

(二) 实验结果

1. 慢性乙型肝炎实证与虚证患者尿液代谢组学分析

首先对采集的中医症状进行 OPLS 分析,发现实证和虚证可以被区分,如图 2-2(a)所示。随后,我们基于 GC-MS 技术进行了尿液代谢物建模,发现两组同样可以完全区分,如图 2-2(b)所示。该结果提示我们症状的表现在尿液代谢物水平上也会有所反应。

为了排除与疾病相关的差异代谢物,对乙肝患者和健康人之间的代谢物进行比较分析,然后将实证与虚证分别与隐证进行比较分析,最终确定了实证和虚证之间的 39 种具有统计学差异的尿液代谢物,如图 2-3 所示。进一步考察了这些潜在差异物的特异性和灵敏度,对所有差异代谢物进行了 ROC 分析,其中发现吡喃木糖苷、核糖酸、尿酸、d-核糖、环己酮五种物质 ROC 面积达到 0.7~0.9,如图 2-4 所示。

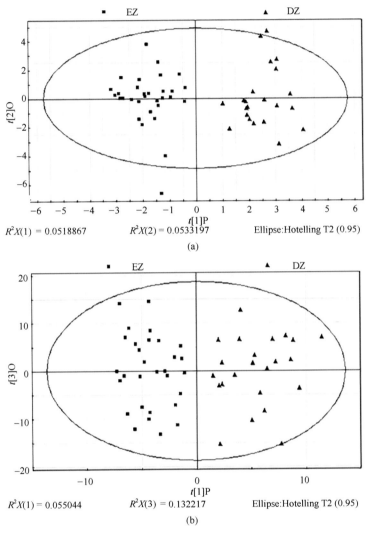

图 2-2　实证与虚证 OPLS 模式分析[39]

EZ. 虚证;DZ. 实证

2. 慢性乙型肝炎实证与虚证患者蛋白组学分析

采用 SELDI-TOF/MS 技术分析血样中的蛋白质谱图,共检测出质荷比为 2000~15 000 范围内 184 个蛋白峰,通过 PCA、OPLS 分析,同样发现虚实证之间存在分离趋势,说明虚实证之间蛋白水平存在一定差异性,其中 4 个蛋白峰在虚实证中存在统计学差异,如图 2-5 所示。这 4 种差异峰可能会成为虚实证的潜在标记物。随后将临床生化指标和 4 个差异蛋白进行了 logistics 回归分析,发现质荷比为 4187 和 5032 的蛋白可以分别对实证和虚证进行 88% 和

73.7%的预测。随后对这两个质荷比进行了灵敏度和特异性分析,实证和虚证 AUC 分别达到 0.887 和 0.700,如图 2-6 所示。但这两个质荷比分别为何种蛋白还需要进一步分析与验证。

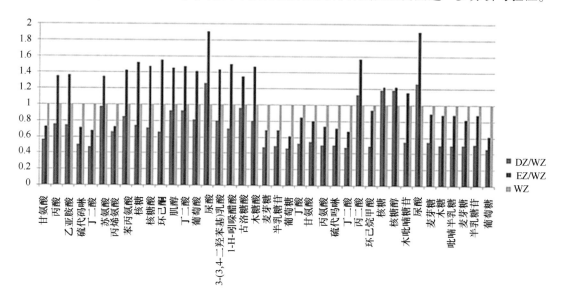

图 2-3　虚实证之间 39 种代谢差异物及其变化倍数[39]

DZ/ WZ. 实证组/隐证组;EZ / WZ. 虚证组/隐证组;>1 代表上调;<1 代表下调

DZ. 实证;EZ. 虚证;WZ. 隐证

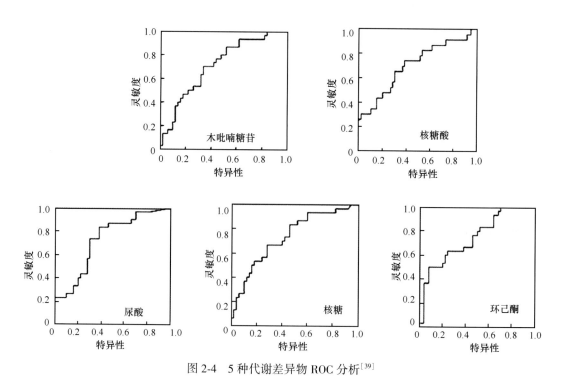

图 2-4　5 种代谢差异物 ROC 分析[39]

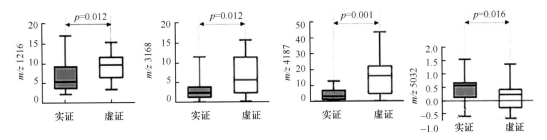

图 2-5　虚实证患者中 4 种差异表达蛋白[41]

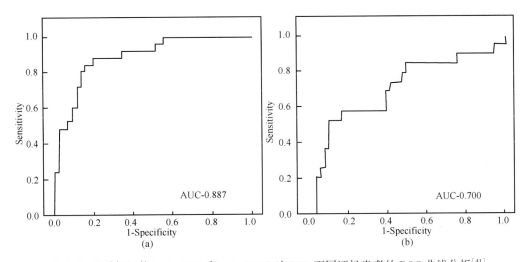

图 2-6　两种标记物（m/z 4187 和 m/z 5032）对 CHB 不同证候患者的 ROC 曲线分析[41]

（a）对实证与非实证患者进行的 ROC 曲线分析，AUC = 0.887；（b）对虚证与非虚证患者进行的 ROC 曲线分析，AUC = 0.700

二、基于"异病同证"的湿热证临床代谢组学研究

（一）样品制备与数据采集

于上海中医药大学附属曙光医院肝病研究所，共纳入 156 人，包括健康对照组 20 人、湿热证脂肪肝患者 20 人、非湿热证脂肪肝患者 20 人、湿热证慢性乙型肝炎患者 20 人、非湿热证慢性乙型肝炎患者 20 人以及验证样本 56 人。脂肪肝诊断标准参考中华医学会肝脏病学会脂肪肝和酒精性肝病学组制定的《非酒精性脂肪肝诊断标准》，慢性乙型肝炎诊断标准参考中华医学会肝病学分会、感染病学分会制定的《慢性乙型肝炎诊断标准》，中医辨证标准均参照中华人民共和国药品监督管理局制定的《中药新药临床研究指导原则》。通过体检，采集受试者血样、尿样。取 150μL 离心后的尿液上清液，加入 70μL 尿素酶，混悬，静置 15min 后加入 800μL 甲醇和 10μL 豆蔻酸，混匀，离心后取 200μL 上清液在 N_2 下浓缩至干。将 50μL 甲氧胺（15mg/mL 溶解在吡啶中）溶液加入干燥的样品中，涡旋振荡 1min，然后置于摇床中恒温 30℃，肟化羰基，90min 后取出，加入 50μL BSTFA（包含 1% TMCS），涡旋振荡 30s，静置于 70℃鼓风干燥箱中硅烷化反应 1 小时，加入 30μL 含肉豆蔻酸甲酯为外标的庚烷，注入 GC-MS 中进行分析[39]。

血清离心后用 2 倍体积 U9 缓冲液稀释,充分混匀,冰浴振荡 30min;加入相应的结合缓冲液,使得血清的总稀释倍数达到 40 倍,混匀,在 SELDI 蛋白质阅读机上进行分析获得原始数据,再通过 Ciphergen Protein Chip Software 3.1.1 软件的校正处理,得到峰值(m/z)数据,并进行后续数据分析。通过 SIMCA-P 11.5 软件对数据进行多元统计分析[38]。

(二)实验结果

1. 整体代谢轮廓分析

将湿热证脂肪肝(DHFL)、湿热证慢乙肝(DHHB)、非湿热证脂肪肝(NDHFL)、非湿热证慢乙肝(NDHHB)的整体尿、血代谢轮廓进行 PLS-DA 分析,见图 2-7。湿热证的脂肪肝及慢乙肝属于两种不同的疾病,无论在尿液还是血清代谢轮廓中都有明显的聚集及分离趋势,揭示二者之间存在生物学的相似性以及差异性,认为这种相似性或许就是证湿热证的生物学特征。

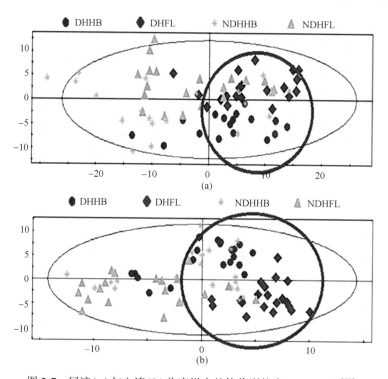

图 2-7 尿液(a)与血清(b)临床样本整体代谢轮廓 PLS-DA 图[38]

采用有监督的偏最小二乘判别分析(PLS-DA)进行比较,并且通过 HMDB、KEGG 等数据库检索,对两种疾病湿热证差异物进行统计,发现湿热证脂肪肝与湿热证慢乙肝分别有 12 种相同的尿液差异代谢物和 9 种尿液差异代谢物。基于"同病异证""异病同证"理论,排除疾病信息,湿热证在脂肪肝和慢性乙肝中的潜在生物标记物通过 KEGG 数据库进行通路分析得到湿热证的代谢通路,从分子层面上初步解释脂肪肝和慢乙肝的湿热证物质内涵如图 2-8~图 2-10所示。

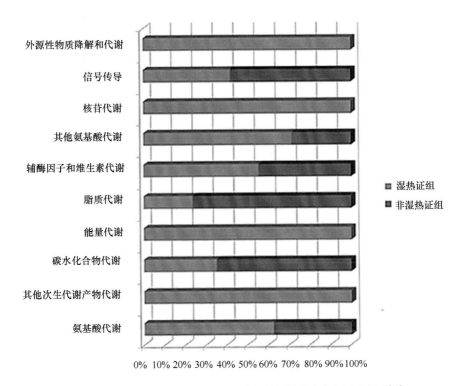

图 2-8　临床样本湿热证与非湿热证特异性代谢通路比例示意图[38]

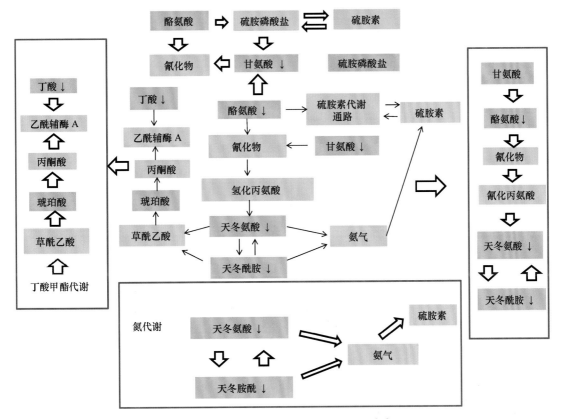

图 2-9　湿热证特异性代谢通路示意图[38]

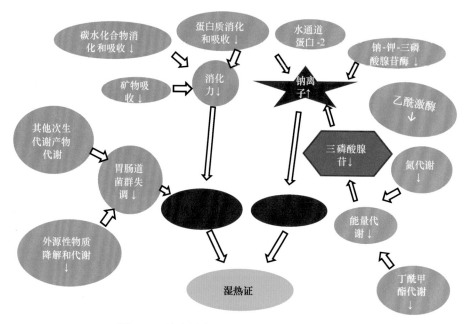

图 2-10　临床样本湿热证生物机制示意图[38]

2. 湿热证潜在证候标记物群的初步建立及验证

共采集了 115 个临床症状(如舌色、苔色等)以及 71 个临床生化指标(如 ALT、AST 等),并最终筛选出湿热证特有的症状及生化指标群,与代谢组学技术所得的血清及尿液代谢差异物相整合,得到湿热证潜在证候-代谢组学标记物群,见表 2-2。另外选取了既包括湿热证患者又包括非湿热证患者在内的 55 例盲测样本(慢性乙型肝炎患者),运用无监督的主成分分析法(PCA)进行建模分析。结果如图 2-11 所示,原本无法区分的两种证候患者,利用我们先前得到的证候-代谢组学标记物群进行分析时,却得到了较明显的区分效果。结果初步表明,该标记物群可以作为湿热证的潜在标记物群,但该结果还需要多中心大样本进一步验证。

表 2-2　湿热证证候-代谢组学潜在标志物群[38]

化合物名称	来源	变量权重	p [a]	倍数变化[b]
萘酚	血液	2.07	0.005	0.61
2-氨基异丁酸	血液	1.66	0.018	0.66
2-氧代琥珀酸	血液	2.01	0.005	0.57
葡萄糖	血液	1.23	0.032	1.24
甘氨酸	血液	1.94	0.003	0.53
天冬氨酸	血液	1.66	0.013	0.63
尿素	血液	1.63	0.015	1.80
(R)-扁桃酸	尿液	1.76	0.002	0.60
1H-吲哚-3-丁酸	尿液	1.68	0.004	0.63
5-氨基乙酰丙酸	尿液	1.54	0.001	0.56
乙酸	尿液	1.52	0.004	0.53

续表

化合物名称	来源	变量权重	p^{a}	倍数变化[b]
丁酸	尿液	1.54	0.006	0.59
肌酸酐	尿液	1.65	0.004	0.60
戊烯二酸	尿液	1.77	0.003	0.61
琥珀酸	尿液	1.90	0.001	0.58
天冬氨酸转氨酶	指标	1.70	0.000	2.30
苔色	症状	2.88	0.000	2.58
肤色	症状	2.17	0.000	0.53
苔厚	症状	1.87	0.000	1.69
舌色	症状	2.09	0.000	1.82

注:a. p 为模型组与有效部位高剂量组通过 Mann-Whitney 检验所获得的值;b. 倍数变化值为通过 Mann-Whitney 检验获得的平均秩和的倍数变化,即各疾病组/健康对照,大于 1 代表上调;小于 1 代表下调,此处为此前获得的湿热证脂肪肝与慢乙肝的平均值。

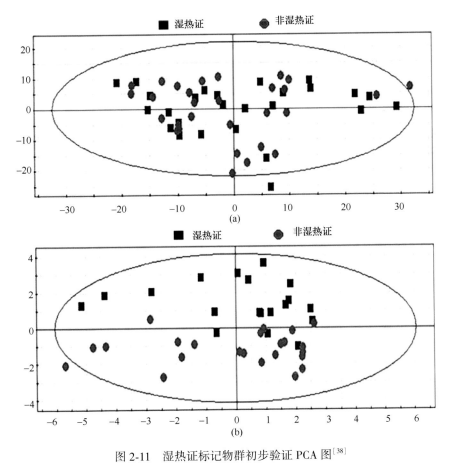

图 2-11　湿热证标记物群初步验证 PCA 图[38]
(a)不利用证候-组学标记物群进行区分的 PCA 图;(b) 利用证候-代谢组学标记物群进行区分的 PCA 图

第三节　基于异病同证的黄芩柴胡药对治疗湿热证的药效评价

一、湿热证动物模型的建立及验证

（一）实验方法

大鼠通过隔天灌服白酒和高脂饲料喂养,第 30 天湿热证脂肪肝大鼠模型建立成功[42,43]。大鼠按 Bertain 方法制作肾病综合征模型,14 天阿霉素肾病动物模型形成[44]。收集大鼠 24 小时的尿样,麻醉后,腹主动脉取血,离心取血清。

（二）实验结果

1. 湿热证脂肪肝大鼠模型验证

基于临床样本处理方法对湿热证与非湿热证脂肪肝大鼠血清及尿液样本进行处理,按照得到的代谢组学差异代谢物,分析得到的与大鼠相对应的代谢物。另外,观测大鼠舌色、苔色等症状特征及 AST 等生化指标。通过无监督的主成分分析法进行分析,得到如下结果,如图 2-12 所示。可见,证候-代谢组学标记物群可以将湿热证与非湿热证脂肪肝动物模型进行区分。

2. 湿热证阿霉素肾病大鼠模型验证

处理湿热证与非湿热证阿霉素肾病大鼠血清及尿液样本,按照先前得到的代谢组学差异代谢物,分析与大鼠相对应的代谢物。另外,观测大鼠舌色、苔色等症状特征及 AST 等生化指标。通过主成分分析法得到如下结果,如图 2-13 所示。可见先前得到的证候-代谢组学标记物群也可以区分湿热证阿霉素肾病动物模型。

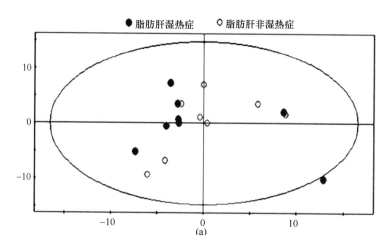

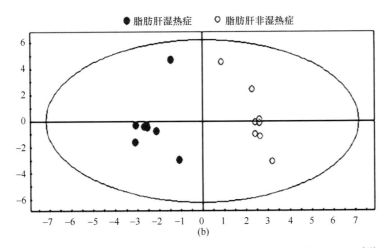

图 2-12　利用湿热证证候标记物群进行脂肪肝湿热证物模型 PCA 图[43]

（a）不利用证候-代谢组学标记物群进行区分的 PCA 图；（b）利用证候-代谢组学标记物群进行区分的 PCA 图

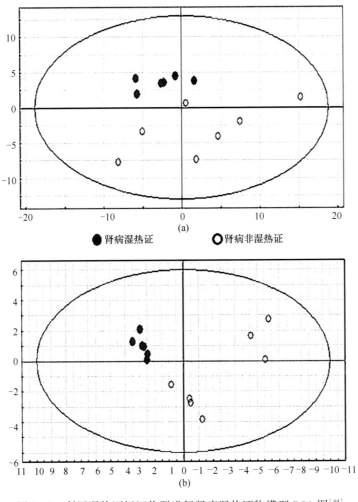

图 2-13　利用湿热证标记物群进行肾病湿热证物模型 PCA 图[44]

（a）不利用证候-代谢组学标记物群进行区分的 PCA 图；（b）利用证候-代谢组学标记物群进行区分的 PCA 图

二、基于"证候-代谢组学"黄芩柴胡药对对病证结合药效评价

(一)实验方法

将 80 只大鼠分为 10 组,对照组:包括健康对照组、湿热证组、湿热证脂肪肝组、湿热证阿霉素肾病组。给药组:按照疾病分为湿热证脂肪肝组、湿热证阿霉素肾病组两组,每组给药方式又分别为黄芩提取液、柴胡提取液、黄芩柴胡药对提取液。分别称取 600g 黄芩、600g 柴胡及 300g 黄芩加 300g 柴胡,分别加 8 倍量水,浸泡半小时后,回流煮沸 1 小时,将提取液倒出过滤,再加 6 倍量水,回流煮沸 1 小时,将提取液倒出过滤,合并滤液,然后浓缩至 1500mL。记录第 1 周、第 2 周、第 4 周、第 6 周、第 7 周体重及增量、粪便颜色、粪便干湿度、眼部出血、下肢浮肿、精神萎靡、毛色、舌色、苔色及耸毛情况等症状体征,收集大鼠 24 小时的尿样,麻醉后,腹主动脉取血,离心取血清。测定血清 ALT、AST、TP、ALB、GLO、TBIL、ALP、GGT、GLU、BUN、CREA、UA、CHOL、TG、CK、LDH、DBIL、尿液 TP、尿液 CREA 等理化指标。取部分肝脏、肾脏,进行 HE 染色。

(二)实验结果

1. 对脂肪肝大鼠的药效评价

湿热证脂肪肝模型组出现肝细胞肿胀、胞质疏松、不均一的脂滴浸润,局部炎性灶等轻中度特征。给予黄芩柴胡药对提取液后,湿热证组各项病理表现及其他指标均见好转。处理健康对照组、湿热证脂肪肝模型组、湿热证脂肪肝药对组 3 组的血清、尿液样本,按照先前得到的证候-代谢组学标记物,分析得到与大鼠相对应的代谢物。通过主成分分析法及偏最小二乘判别分析得到如下结果,见图 2-14。可见先前得到的证候-代谢组学标记物群也可以作为黄芩柴胡药对提取液对于湿热证脂肪肝动物模型的药效评价指标。结果显示黄芩柴胡药对提取液组可以使脂肪肝的湿热证模型有回归趋势。

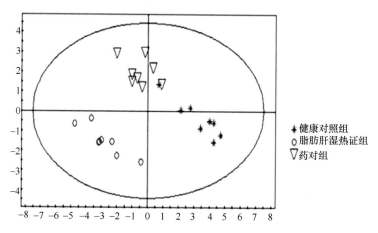

图 2-14　药对提取液对于湿热证脂肪肝大鼠药效评价 PLS-DA 图[43]

2. 对于肾病综合征大鼠的药效评价

湿热证阿霉素肾病模型组出现肾小球体积增大、囊壁增厚及球囊粘连,肾小管内管型明显,肾小管扩张,蛋白管型多见,灶性炎细胞浸润等症状。给予黄芩柴胡药对提取液后,湿热证组各项病理表现及其他指标均见好转。处理健康对照组、湿热证阿霉素肾病模型组、湿热证阿霉素肾病药对组 3 组的血清、尿液样本,按照先前得到的证候-代谢组学标记物,分析得到大鼠相对应的代谢物。通过主成分分析法及偏最小二乘判别分析得到如下结果,见图 2-15。可见先前得到的证候-代谢组学标记物群也可以作为黄芩柴胡药对提取液对于湿热证肾病动物模型的药效评价指标。结果显示黄芩柴胡药对提取液组可以使肾病湿热证模型有回归趋势。

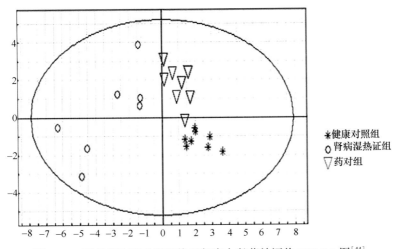

图 2-15　药对提取液对于湿热证肾病大鼠药效评价 PLS-DA 图[44]

3. 基于"证候-代谢组学"的黄芩柴胡药对药效机制

(1) 血清代谢差异物及通路分析

对于代谢物的分析,首先利用无监督的主成分分析法(PCA)进行分析,为了寻找各组与正常对照组的组间代谢差异,进而采用有监督的 PLS-DA 进行分析比较,并最终采用 OPLS 建模分析方法寻找各组的代谢差异物。现将获得的黄芩柴胡药对提取液对脂肪肝及阿霉素肾病湿热证鼠的血清差异物,整理如表 2-3 所示,基于筛选出的血清代谢差异物,通过 KEGG 及 MBrole 数据库分析,得到相应的代谢通路如表 2-4 所示。

表 2-3　黄芩柴胡药对提取液血清药效差异物[42,43]

化合物名称	组别[a]	变量权重	倍数变化[b]	p^{c}
葡萄糖	L-DH	1.91	1.96	0.021
十二碳五烯酸	L-DH	1.56	0.62	0.093
十二烯酸	L-DH	1.86	0.51	0.021
亚铁细胞色素	L-DH	2.10	2.16	0.009

续表

化合物名称	组别[a]	变量权重	倍数变化[b]	p[c]
N-甲内酰脲	L-DH	1.51	0.56	0.046
孕烯醇酮	L-DH	1.50	1.67	0.074
丝氨酸	L-DH	1.51	0.49	0.015
十四烷酸	L-DH	1.80	2.24	0.006
葡萄糖	N-DH	2.10	2.34	0.005
木糖	N-DH	1.74	0.39	0.013
十二烯酸	N-DH	1.58	2.04	0.019
棕榈酸	N-DH	1.70	0.42	0.019
肌醇	N-DH	1.67	0.54	0.079
萘	N-DH	1.70	0.48	0.04
油酸	N-DH	1.92	0.39	0.013
假尿苷	N-DH	1.46	1.71	0.079
十四烷酸	N-DH	1.52	1.87	0.04
尿素	N-DH	2.09	2.34	0.005

注:a. L-DH 为黄芩柴胡药对提取液治疗湿热证脂肪肝血清样本组;N-DH 为黄芩柴胡药对提取液治疗湿热证阿霉素肾病血清样本组;b. 倍数变化值为通过 Mann-Whitney 检验获得的平均秩和的倍数变化,即各组/正常对照组,大于 1 代表上调,小于 1 代表下调;c. p 为模型组与有效部位高剂量组通过 Mann-Whitney 检验所获得的值。

表 2-4 黄芩柴胡药对提取液血清药效代谢通路表[42,43]

代谢通路	组别[a]	分类[b]	p[c]
不饱和脂肪酸生物合成	L-DH	脂质代谢	0.00
饱和脂肪酸生物合成	L-DH	脂质代谢	0.03
丙氨酸,谷氨酸,天冬氨酸代谢	N-DH	氨基酸代谢	0.06
半乳糖代谢	N-DH	碳水化合物代谢	0.02
氮代谢	N-DH	能量代谢	0.06

注:a. L-DH 为黄芩柴胡药对提取液治疗湿热证脂肪肝血清样本组,N-DH 为黄芩柴胡药对提取液治疗湿热证阿霉素肾病血清样本组;b. 组别分类由 KEGG 得到;c. p 值由 MBRole 分析获得。

（2）粪便代谢差异物及通路分析

采用相同的分析方式对粪便样本中的代谢物进行统计分析,采用 OPLS 的分析方法寻找各组代谢差异物。获得的黄芩柴胡药对提取液对于脂肪肝及阿霉素肾病湿热证大鼠的粪便差异物整理如表 2-5 所示。通过 KEGG 及 MBRole 数据库对代谢物及其通路进行分析,见表 2-6。

表 2-5 黄芩柴胡药对提取液粪便药效差异物[42,43]

化合物名称	组别[a]	变量权重	变化倍数[b]	p[c]
肉桂酸酯	L-DH	1.20	0.58	0.059
1H-吲哚-2,3-二酮	L-DH	1.64	0.36	0.001
2-氨基吩嗪-3-酮	L-DH	1.78	2.78	0.001

续表

化合物名称	组别[a]	变量权重	变化倍数[b]	p[c]
2-丙烯酸	L-DH	1.54	2.09	0.012
6-氨基嘌呤	L-DH	1.45	0.49	0.016
天冬氨酸	L-DH	2.02	0.36	0.001
苯甲醛	L-DH	1.56	2.32	0.005
苯胺	L-DH	1.20	2.09	0.012
苯乙酸	L-DH	1.24	0.56	0.046
冰片	L-DH	2.23	0.36	0.001
丁酸	L-DH	1.80	0.39	0.002
尸胺	L-DH	1.82	0.40	0.002
环己酮	L-DH	1.64	2.16	0.009
阿洛糖	L-DH	1.05	1.83	0.036
果糖	L-DH	1.12	0.56	0.046
半乳糖酸	L-DH	1.56	0.48	0.012
古洛糖酸	L-DH	1.22	1.96	0.021
己酸	L-DH	1.80	0.37	0.001
吲哚乳糖	L-DH	1.38	1.78	0.046
亮氨酸	L-DH	1.16	1.96	0.021
蛋氨酸	L-DH	1.09	1.62	0.093
正亮氨酸	L-DH	1.56	2.02	0.016
缬氨酸	L-DH	1.25	1.72	0.059
麦芽糖	L-DH	1.37	1.89	0.027
甲硫醇	L-DH	1.52	0.46	0.009
鸟氨酸	L-DH	1.66	2.24	0.006
苯甲醇酯	L-DH	1.85	0.43	0.005
莽草酸	L-DH	1.62	1.89	0.027
肉桂酸酯	N-DH	1.55	0.51	0.057
2-氨基吩嗪-3-酮	N-DH	1.44	2.23	0.008
2-草酰乙酸	N-DH	1.28	1.71	0.079
2-戊酮酸	N-DH	1.32	1.71	0.079
4-羟基苯甲醛	N-DH	1.14	1.87	0.04
6-氨基嘌呤	N-DH	1.78	0.32	0.003
己酸	N-DH	1.19	1.87	0.04
半乳糖	N-DH	1.27	1.79	0.057
天冬氨酸	N-DH	1.80	0.32	0.003
尸胺	N-DH	1.79	0.32	0.003
果糖	N-DH	1.35	0.45	0.028

续表

化合物名称	组别[a]	变量权重	变化倍数[b]	p^c
月桂酸	N-DH	1.42	2.13	0.013
雌三醇	N-DH	1.27	0.51	0.057
吲哚	N-DH	1.31	0.48	0.04
半胱氨酸	N-DH	1.25	0.51	0.057
苯丙氨酸	N-DH	1.16	2.44	0.003
苏氨酸	N-DH	1.63	0.34	0.005
麦芽糖	N-DH	1.23	2.23	0.008
甲胺	N-DH	1.49	1.87	0.04
甲硫醇	N-DH	1.44	0.39	0.013
苯甲醇酯	N-DH	2.00	0.32	0.003
嘧啶	N-DH	1.84	0.37	0.008
异维 A 酸酯	N-DH	1.78	0.32	0.003
琥珀酸	N-DH	1.23	0.51	0.057

注:a.L-DH 为黄芩柴胡药对提取液治疗湿热证脂肪肝粪便样本组,N-DH 为黄芩柴胡药对提取液治疗湿热证阿霉素肾病粪便样本组;b. 倍数变化值为通过 Mann-Whitney 检验获得的平均秩和的倍数变化,即各组/健康对照组,大于 1 代表上调;小于 1 代表下调;c.p 为模型组与有效部位高剂量组通过 Mann-Whitney 检验所获得的值。

表 2-6   黄芩柴胡药对提取液粪便药效代谢通路表[42,43]

代谢通路	组别[a]	分类[b]	p^c
ABC 转运蛋白	L-DH	信号转导	0.03
氨酰基-tRNA 生物合成	L-DH	信号转导	0.04
半胱氨酸和蛋氨酸代谢	L-DH	氨基酸代谢	0.04
半乳糖代谢	L-DH	碳水化合物代谢	0.06
糖酵解/糖异生	L-DH	碳水化合物代谢	0.04
赖氨酸退化	L-DH	氨基酸代谢	0.07
苯丙氨酸、酪氨酸、色氨酸生物合成	L-DH	氨基酸代谢	0.04
含硫氨基酸代谢	L-DH	其他氨基酸代谢	0.04
淀粉和蔗糖代谢	L-DH	碳水化合物代谢	0.07
牛硫酸代谢	L-DH	其他氨基酸代谢	0.04
ABC 转运蛋白	N-DH	信号转导	0.00
丙氨酸代谢	N-DH	其他氨基酸代谢	0.07
糖酵解／糖异生	N-DH	碳水化合物代谢	0.01
泛酸盐和辅酶 A 生物合成	N-DH	辅酶因子和维生素代谢	0.06

注:a.L-DH 为黄芩柴胡药对提取液治疗湿热证脂肪肝粪便样本组,N-DH 为黄芩柴胡药对提取液治疗湿热证阿霉素肾病粪便样本组;b. 组别分类由 KEGG 得到;c.p 值由 MBRole 分析获得。

（3）局部代谢角度-肝脏、肾脏组织代谢组学的药效机制研究

脂肪肝疾病各组取肝脏进行代谢组学检测,阿霉素肾病各组取肾脏进行代谢组学研究,获

取的数据先进行无监督的主成分分析法（PCA）分析，以及 PLS-DA 分析。最终采用 OPLS 分析寻找各组的代谢差异物，如表 2-7 所示。利用数据库对代谢物生物学功能进行阐释以及通路分析，见表 2-8。

表 2-7　黄芩柴胡药对提取液肝肾组织药效差异物[42,43]

化合物名称	组别[a]	变量权重	变化倍数[b]	p^{c}
(2E)-十二烯二酸	L-DH	1.31	0.49	0.016
丙氨酸	L-DH	1.36	0.49	0.016
2-喹诺酮羧酸	L-DH	1.51	2.40	0.003
醋酸	L-DH	1.20	1.83	0.036
氨基丙二酸	L-DH	1.31	0.48	0.012
花生四烯酸	L-DH	1.19	0.53	0.027
丁酸	L-DH	1.06	0.56	0.046
甘露糖	L-DH	1.68	2.78	0.001
D-核酸	L-DH	1.04	1.72	0.059
谷氨酸	L-DH	1.53	0.46	0.009
棕榈酸	L-DH	1.19	0.45	0.006
脯氨酸	L-DH	1.35	0.53	0.027
缬氨酸	L-DH	1.43	0.49	0.016
甲基-β-D 半乳糖	L-DH	1.68	2.49	0.002
嘧啶	L-DH	1.55	0.43	0.005
尿素	L-DH	1.28	0.49	0.016
尿苷	L-DH	1.32	1.96	0.021
肉桂酸酯	N-DH	1.46	9.25	0.008
1H-吲哚-2,3-二酮	N-DH	1.41	9.00	0.019
2-氨基吩嗪-3-酮	N-DH	1.18	8.88	0.028
2-草酰乙酸	N-DH	1.41	9.25	0.008
2-喹诺酮羧酸	N-DH	1.61	9.50	0.003
葡萄糖酸	N-DH	1.03	5.50	0.079
葡萄糖	N-DH	1.12	8.63	0.057
氧芴	N-DH	1.44	9.13	0.013
大风子苷	N-DH	1.58	9.50	0.003
棕榈酸	N-DH	1.32	5.13	0.028
羟胺	N-DH	1.28	9.00	0.019
天冬酰胺	N-DH	1.36	5.13	0.028
亮氨酸	N-DH	1.02	8.63	0.057
缬氨酸	N-DH	1.07	8.50	0.079
磷酸	N-DH	1.05	5.50	0.079

续表

化合物名称	组别[a]	变量权重	变化倍数[b]	p^{c}
丙二酸	N-DH	1.34	9.13	0.013
假尿苷	N-DH	1.58	9.25	0.008
嘧啶	N-DH	1.37	4.88	0.013
尿苷	N-DH	1.64	9.50	0.003
鸟氯酸	N-DH	1.68	9.50	0.003

注:a. L-DH 为黄芩柴胡药对提取液治疗湿热证脂肪肝肝脏样本组,N-DH 为黄芩柴胡药对提取液治疗湿热证阿霉素肾病肾脏样本组;b. 倍数变化值是通过 Mann-Whitney 检验获得的平均秩和的倍数变化,即各组/健康对照组,大于 1 代表上调;小于 1 代表下调;c. p 为模型组与有效部位高剂量组通过 Mann-Whitney 检验所获得的值。

表 2-8　黄芩柴胡药对提取液肝组织药效代谢通路表[42,43]

代谢通路	组别[a]	分类[b]	p^{c}
ABC 转运蛋白	L-DH	信号转导	0.00
泛醇盐和辅酶 A 生物合成	L-DH	辅酶因子和维生素代谢	0.04
丙酸代谢	L-DH	碳水化合物代谢	0.05

注:a. L-DH 为黄芩柴胡药对提取液治疗湿热证脂肪肝肝脏样本组;b. 分类组别分类由 KEGG 得到;c. p 值由 MBRole 分析获得。

(4)黄芩柴胡药对的药效物质基础

在证候层次,我们通过分析湿热证组的代谢通路来探讨其物质基础。从整体、局部、菌群角度进行归纳整合,具体来说,黄芩柴胡药对对于湿热证的治疗主要是通过氨基酸代谢、碳水化合物代谢,以及能量代谢的角度进行的。

第四节　血瘀证的代谢组学及生物标记物研究

血瘀理论发源于《内经》,血瘀证主要是指在如气滞、痰凝、寒凝和外伤等各类致瘀因素作用下,导致血行不畅、脉道壅塞的病证,而使血瘀患者产生血液及血管的病理变化。临床表现为舌黯、有瘀点或瘀斑、舌下静脉曲张、唇痿色青、口燥但欲漱水不欲咽、痛处固定不移、脉涩等特征[46]。血瘀证计分诊断标准参照 1986 年中国中西医结合学会活血化瘀专业委员会制定的血瘀证诊断标准。自 20 世纪 70 年代以来,血瘀证的客观研究主要从血液生化、血液流体力学、血液黏稠度、血小板功能、微循环、自身免疫代谢等方面着手[47]。随着现代医学的进步、科学技术的发展,代谢组学、蛋白组学等系统生物学方法已应用于血瘀证的研究。目前,已利用代谢组学对慢性心力衰竭血瘀证患者和心肌梗死恢复期气虚血瘀证患者的血液进行分析,对乙肝肝硬化血瘀证患者的尿液进行分析,同时在以往冠心病血瘀证患者血浆代谢研究的基础上将其与冠心病痰浊证患者的血清代谢组学进行比较研究。

一、冠心病血瘀证和痰浊证血清代谢组学研究

(一)样品制备与数据采集

于北京中日友好医院及中国中医科学院西苑医院的门诊部和住院部,纳入 35~80 岁的健

康志愿者及经冠脉造影确诊为冠心病且符合西医诊断标准及中医辨证标准的稳定期患者 102 例,包括 52 例痰浊证患者及 50 例血瘀证患者,经医院伦理委员会批准,已签署知情同意书。所有受试者符合以下排除标准:急性心肌梗死、血液系统疾病、合并糖尿病和甲状腺功能亢进等内分泌疾病患者、肝肾功能不全或肺心病、恶性肿瘤病患者及参加其他临床试验者。受试者入组时均空腹抽取肘静脉血约 10mL,分离血清。精密移取 100μL 血清置于 1.5mL 离心管中,加入 20μL 十七酸和氯苯丙氨酸混合内标溶液后加入 300μL 甲醇,涡旋混合 30s,12 000r/min 离心 5min,将 300μL 上清液转移到带有内插管的样品瓶中,在真空离心浓缩干燥仪上浓缩至干。将 50μL 甲氧胺(15mg/mL 溶解在吡啶中)溶液加入干燥的样品中,涡旋振荡 30s,然后置于摇床中恒温 30℃,肟化羰基,90min 后取出,加入 50μL BSTFA(包含 1% TMCS),涡旋振荡 30s,静置于 70℃ 鼓风干燥箱中硅烷化反应 1 小时。样品以不分流模式注入 GC-TOF-MS 中进行分析。由 ChromaTOF 工作站软件以 NetCDF 格式导出质谱数据,通过 SIMCA-p 11.5 软件进行多元统计分析。数据首先经过中心化和 Parto 处理,然后进行主成分分析(PCA)或偏最小二乘判别分析(PLSDA)(图 2-16),独立样本 t 检验比较组间均值是否存在显著差异。代谢物的鉴定通过用 NIST MS Search 2.0 软件比较质谱碎片与 NIST 08 标准质谱库(相似度超过 70%),并最终用标准品进行验证[48]。

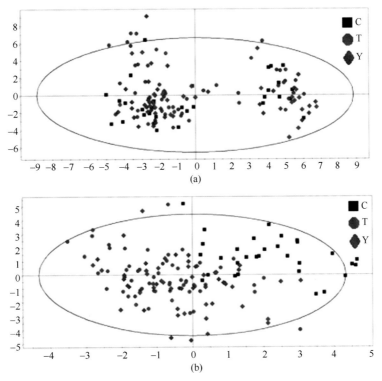

图 2-16 治疗前各组样本 GC-MS 数据主成分分析图(a)和偏最小二乘判别分析图(b)[48]

C. 健康对照组;T. 痰浊证组;Y. 血瘀证组

(二)实验结果

冠心病组有机酸、麦芽糖、多种氨基酸较健康对照组明显升高,而多种不饱和脂肪酸及衍生物、维生素 E、胆固醇等显著降低。胆固醇、维生素、小分子有机酸乳酸和琥珀酸、多元醇肌苷、甘油、麦芽糖等,多种氨基酸及多种长链脂肪酸及其甲基化物为痰浊组和血瘀组的共性代谢物。痰浊组和血瘀组的特性差异代谢物主要有 5-羟色胺、溶血卵磷脂、7,10-顺十六碳二烯酸、长链不饱和脂肪酸 DPA 和 PI(38∶3)、苹果酸和琥珀酸,果糖和葡萄糖,甘氨酸和丙氨酸以及棕榈苹果酸和琥珀酸,果糖和葡萄糖,甘氨酸和丙氨酸以及棕榈烯酸等,其中 7,10-顺十六碳二烯酸和 DPA 在痰浊组中降低,其余则在血瘀组中浓度升高。表明痰浊和血瘀异中有同、同中有异,对提高冠心病"痰""瘀"证的辨识有重要意义,为冠心病证候实质的研究提供了客观依据。

二、慢性心力衰竭血瘀证患者血浆代谢组学研究

(一)样品制备与数据采集

于 2013 年 3 月至 2014 年 8 月在中日友好医院,纳入 18~85 岁的慢性心衰患者 46 例,其中心功能Ⅱ级患者 13 例,Ⅲ级患者 26 例,Ⅳ级患者 7 例;血瘀证患者 22 例,非血瘀证患者 24 例。慢性心力衰竭诊断和心功能分级诊断标准参照《慢性心力衰竭诊断治疗指南》,血瘀证诊断参照 1986 年中国中西医结合学会活血化瘀专业委员会制定的《血瘀证诊断标准》。患者签署知情同意书并抽取空腹静脉血,离心后取 200μL 上清液加入 400μL D_2O,离心后,取 550μL 上清液待测。用超导傅里叶变化核磁共振波谱仪对患者血浆中的小分子代谢物和脂类代谢物进行观测。采用 SIMCA-P 11.0 软件包对各组患者血浆的代谢组分进行判别分析[49]。

(二)实验结果

应用 OPLS-DA 方法对血瘀证和非血瘀证患者血浆弛豫编辑实验(carr-pureell-meiboom-gill,CPMG)数据进行模式识别分析(图 2-17),结果表明,相对于非血瘀证患者组,组氨酸(His)、甘氨酸(Gly)、缬氨酸(Val)、葡萄糖(Glu)水平在血瘀证患者血浆中下降,乳酸(Lac)、

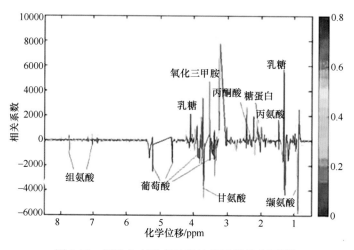

图 2-17　慢性心衰患者弛豫编辑图谱载荷图[49]

丙氨酸(Ala)、丙酮酸(Pyr)、糖蛋白(GlcNAc)、氧化三甲胺(TMAO)在血瘀证患者血浆中升高。应用 OPLS-DA 方法对血瘀证和非血瘀证患者血浆扩散编辑实验(lon-gitudinal-eddy-delay,LED)数据进行模式识别分析(图 2-18),在血瘀证患者血中高密度脂蛋白(HDL)水平下降,低密度脂蛋白(LDL)和极低密度脂蛋白(VLDL)的水平升高。这些代谢物水平的变化表明慢性心衰血瘀证患者的心肌供能障碍和脂质沉积更为明显。

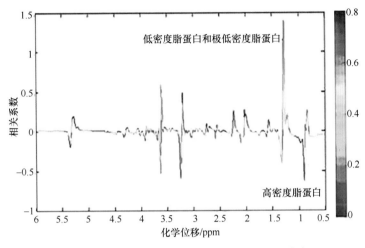

图 2-18　慢性心衰患者扩散编辑图谱载荷图[49]

三、心肌梗死恢复期气虚血瘀证的血浆代谢组学研究

(一) 样品制备与数据采集

于 2012 年 1 月至 2013 年 10 月在天津中医药大学第二附属医院心血管科,参照《中药新药治疗冠心病的临床研究指导原则》,经主任中医师辨证,征集 30 例 40~70 岁急性心肌梗死后 30 天至 6 个月入院的冠心病气虚血瘀患者,平均病程 6 年,具有胸痛或胸闷、气短、乏力、心悸、面色少华、自汗、舌体胖有齿痕、舌质暗或紫暗或有瘀斑、脉沉弦症状的患者即可诊断心肌梗死恢复期,所有纳入受试者签署知情同意书。排除标准如下:合并严重高血压、重度肺功能不全、重度心律失常、肝、肾、造血系统等严重原发性疾病、精神病患者、妊娠或哺乳期妇女、不能配合研究者、资料不全影响判定者。纳入受试者空腹采集血浆,离心后取 300μL 血浆,加入甲醇 1200μL,涡旋 2min,在 4℃ 条件下 13 000r/min 离心 15min,取 1200μL 上清液氮气吹干后,加入 150μL 50% 甲醇复溶,涡旋 2min 后,4℃ 条件下 13 000r/min 离心 15min,取上清液采用超高效液相色谱质谱四级杆飞行时间质谱进行分析。采用 Marker Lynx 软件及主成分分析法分析代谢组学数据[50]。

(二) 实验结果

通过对心肌梗死恢复期气虚血瘀证与健康对照组血浆生物标记物进行 PCA 聚类计算分析,得到典型的 BPI 图(图 2-19),有一些谱峰在健康人、心肌梗死恢复期气虚血瘀证患者之间存在着明显的差异。通过分析得到得分图和载荷图(图 2-20),对 PCA 聚类载荷图中找到的 10 个贡献显著的潜在生物标记物进行鉴定,结果显示心肌梗死恢复期气虚血瘀证较健康对照组溶血磷脂酰胆碱、亚油酸、花生四烯酸、鞘氨醇类物质的代谢水平均下调,说明 CHD 气虚血瘀证患者存在能量代谢、磷脂代谢、脂肪酸代谢紊乱。能量代谢、磷脂代谢、脂肪酸代谢紊乱可能是心肌梗死恢复期气虚血瘀证发病与治疗的重要机制。

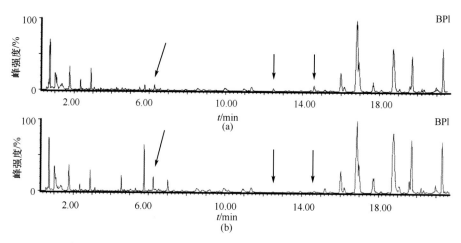

图 2-19 心肌梗死血瘀证患者与健康人血浆样品的 BPI 色谱图[50]

(a)气虚血瘀证组 BPI 色谱图;(b)健康对照组 BPI 色谱图

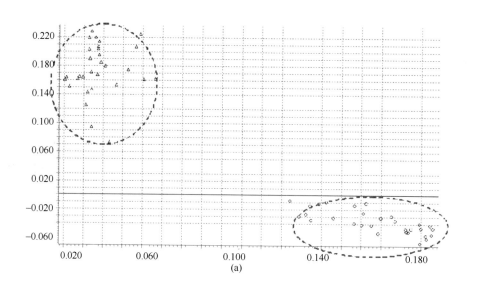

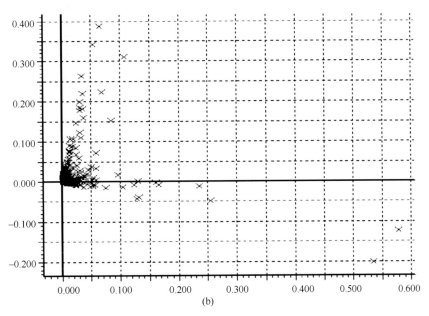

(b)

图 2-20　心肌梗死恢复期气虚血瘀证患者与健康人血浆样本 PCA 聚类二维得分图(a)和载荷图(b)[50]

四、乙肝肝硬化血瘀证患者的尿液代谢组学分析

(一)样品制备与数据采集

纳入本次研究的 22 例 18~68 岁的乙肝肝硬化血瘀证患者和 20 例非血瘀证患者,均来自于浙江省新华医院及杭州市第六人民医院住院部。西医诊断标准参照 2006 年中国中西医结合学会肝病专业委员会修订的诊断标准,中医诊断标准参照 2003 年重庆全国中西医结合消化疾病学术交流会上讨论制定的诊治方案确定肝硬化诊断标准和肝硬化血瘀证判定标准,所有受试者同意并签署知情同意书,入组者均需 24 小时内禁烟、酒、茶、咖啡等。受试者入院第二天留取晨尿 20mL,离心后取上清液,过 0.22μm 滤膜后经液相色谱-质谱(LC-MS/MS)联用技术进行尿液代谢数据采集(图 2-21),采用 Masslynx 软件和 SIMCA-P 12.0 软件进行多维统计分析,通过代谢产物数据库 METLIN、HMDB、KEGG 等进行检索,比对代谢物二级谱与标准品二级谱,通过 SPSS 16.0 软件进行 t 检验,最终确定潜在的生物标记物[51]。

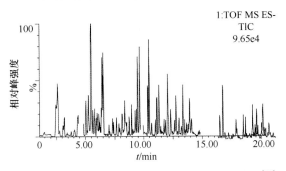

图 2-21　乙肝肝硬化血瘀证患者尿液 BPI 色谱图[51]

（二）实验结果

对乙肝病毒感染所致的肝硬化血瘀证患者和非血瘀证组的尿液进行代谢组学研究,经过标准品二级谱检测,最终确定了7个变量为潜在代谢标记物(表2-9),分别为丙氨酸、D-葡萄糖、甘氨酸脱氧胆酸、溶血磷脂酰乙醇胺、柠檬酸、脯氨酸、胆汁酸,为肝硬化血瘀证的潜在生物标记物,表明肝硬化患者的氨基酸类、胆汁酸类、磷脂类代谢出现异常。

表2-9　负离子模式下肝硬化血瘀证组与非血瘀证组鉴别的潜在生物标记物[51]

编号	保留时间/min	相对分子质量	代谢物	变化趋势	涉及代谢途径
1	3.87	179.57	丙氨酸	↑	氨基酸代谢
2	2.18	212.079	D-葡萄糖	↓	糖类代谢
3	3.95	531.76	甘氨鹅脱氧胆酸	↑	胆汁酸代谢
4	13.33	353.27	胆汁酸	↑	胆汁酸代谢
5	5.98	287.98	脯氨酸	↑	氨基酸代谢
6	11.41	539.271	柠檬酸	↑	能量代谢
7	11.47	448.705	溶血磷脂酰乙醇胺	↑	磷脂类代谢

第五节　痰热及痰湿证的代谢组学及生物标记物研究

中医有"怪病多属痰""百病多由痰作祟"之说。痰是水液代谢失常、停聚而成的病理产物,痰的形成多与热邪熏灼有关。痰热证是痰热交结而出现的证候,患者常出现口干、咽干、唇干、饮不解渴、皮肤干燥等症状[52]。痰与湿在病机上都为津液代谢异常产物,二者俱属阴邪,遏伤人体阳气,能随气升降,湿痰交互为患,病位主要在肺脾肾,分属三焦[53]。目前,已经应用代谢组学的理论与方法对小儿哮喘痰热阻肺证患儿的尿液代谢组学进行研究,对高血压痰湿壅盛证患者的血液和尿液进行了代谢轮廓分析,并以痰湿壅盛证为中心,与肝火亢盛证和阴虚阳亢证高血压的代谢轮廓进行了对比分析。

一、小儿哮喘痰热阻肺证的尿液代谢组学研究

（一）样品制备与数据采集

征集2015年3~8月在南京市儿童医院哮喘专科门诊、江苏省中医院儿科门诊由两名主治中医医师判定为支气管哮喘发作期的6~11岁24例哮喘痰热阻肺证与20例非痰热阻肺证患儿。西医诊断标准参照2014年全球哮喘防治创议(GINA)方案儿童哮喘内容、中华医学会儿科学分会呼吸学组2008年修订的《儿童支气管哮喘诊断与防治指南》。中医诊断标准参照《中医儿科常见病诊疗指南》。排除合并心脑血管、肝肾及造血系统等其他原发疾病及精神、神经疾病患儿、伴有呼吸道感染的患儿、有其他肺部疾病患儿、取标本前静脉滴注或口服过激素者。收集尿液,取180μL尿液加入N,N-二甲基-L-苯丙氨酸(160μg/mL)10μL作为内标,再

加 400μL 甲醇进行稀释,振荡,涡旋,离心后取 100μL 上清液,进行液相色谱-质谱(UPLC-LTQ-Orbitrap-MS)检测(图 2-22),运用 XCMS Online 和 MetaboAnalyst 分析平台,比对 Metlin、HMDB、MassBank、KEGG 等代谢物谱库,确定差异性代谢物及代谢通路[54]。

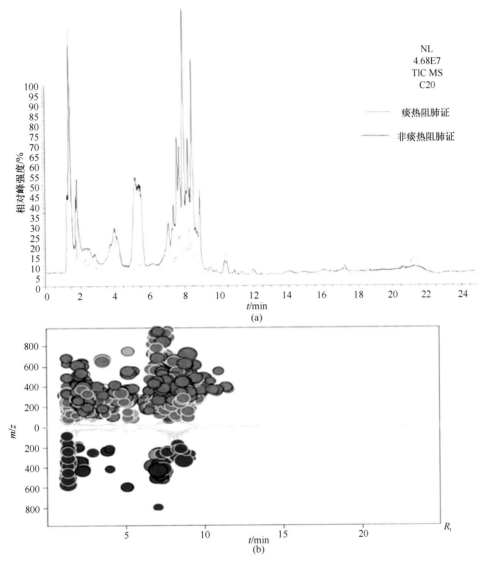

图 2-22　痰热阻肺证与非痰热阻肺证总离子流色谱图(a)及尿液代谢物互动云图(b)[54]

（二）实验结果

通过分析、比对,共确定 38 个痰热阻肺证与非痰热阻肺证的差异性代谢物。与痰热阻肺证相比,非痰热阻肺证组患儿尿中甲硫氨酸、琥珀酸、赖氨酸、肌酸、犬尿氨酸、环腺苷酸等多种有机酸、氨基酸,以及多种脂类、酮类化合物含量升高,仅有羟基吲哚乙醛含量降低,主要涉及生物素代谢、色氨酸代谢、赖氨酸降解、甾类激素生物合成和硫胺素新陈代谢 5 条差异性代谢通路(图 2-23)。小儿支气管哮喘不同证型间存在特征性代谢标记物与代谢通路基础,可能是中医不同证候区别的本质。

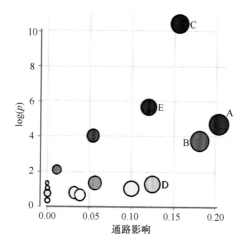

图 2-23 痰热阻肺证与非痰热阻肺证组
差异代谢通路分析图[54]

A. 生物素代谢;B. 赖氨酸降解;C. 甾类激素
生物合成;D. 硫胺素新陈代谢;E. 色氨酸代谢

二、高血压痰湿壅盛证患者的 代谢组学研究

(一) 样品制备与数据采集

于 2014 年 9 月至 2015 年 2 月,在福建医科大学附属第一医院征集 18~59 岁的 34 例高血压患者(包括肝火亢盛组 14 例、痰湿壅盛组 14 例和阴虚阳亢组 6 例)和 15 例健康志愿者为对照组。高血压病诊断标准参照中华人民共和国卫生部 2010 年颁布的《中国高血压防治指南》,中医证候诊断标准参照 2002 年版《中药新药临床指导原则》中《中药新药治疗高血压病的临床研究指导原则》。采集尿液,取 300μL 尿液加入 200μL 缓冲液及 100μL 含 TSP 的重水,离心取上清液待测。采集空腹静脉血,静置离心后,取 400μL 血清加入 100μL 缓冲液及 100μL 重水,离心后取 500μL 上清液待测。运用 ¹HNMR 结合 PLS-DA 的方法对中青年高血压病三种证型患者及健康志愿者的尿液和血液进行代谢组学分析,应用 SMICA-P 软件进行偏最小二乘判别分析(PLS-DA)(图 2-24),得出生物标

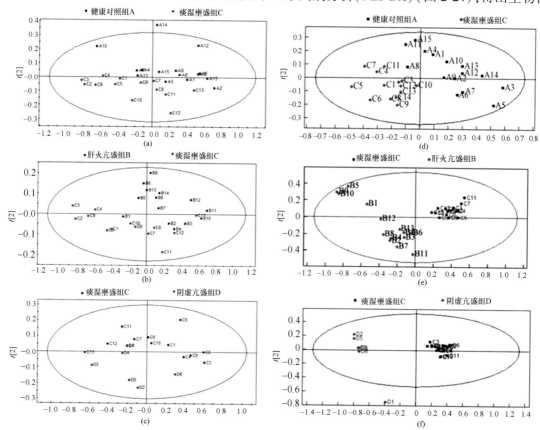

图 2-24 血液 PLS-DA 得分图[(a),(b),(c)]及尿液 PLS-DA 得分图[(d),(e),(f)][55,56]

记物群。并应用 SPSS 19.0 统计软件进行分析,组间比较采用 t 检验[55,56]。

（二）实验结果

1. 高血压痰湿壅盛证患者血液代谢组学分析

痰湿壅盛组血液中的丙蛋白、低密度脂蛋白水平较对照组升高,乳酸、丝氨酸、葡萄糖、甲硫氨酸、丙氨酸水平较对照组下降,提示痰湿壅盛组患者体内出现了脂蛋白、糖和氨基酸三大代谢异常。

痰湿壅盛组和肝火亢盛组的血液代谢差异体现为痰湿壅盛组的柠檬酸、丙氨酸、极低密度脂蛋白、低密度脂蛋白水平高于肝火亢盛组,葡萄糖、赖氨酸、谷氨酸、脯氨酸、乳酸水平低于肝火亢盛组。

痰湿壅盛组和阴虚阳亢组血液代谢的显著差异代谢物为肌酐,其水平在痰湿壅盛组中高于阴虚阳亢组。

2. 高血压痰湿壅盛证患者尿液代谢组学分析

痰湿壅盛组尿液中的尿素水平较对照组升高,柠檬酸盐、乙醇胺、谷氨酰胺和肌酸水平较对照组下降,提示痰湿壅盛组患者体内出现了氨基酸代谢、糖代谢、脂代谢和核酸代谢异常。

痰湿壅盛组和肝火亢盛组的尿液代谢差异体现为痰湿壅盛组的尿素水平高于肝火亢盛组,肌酐、乙醇胺、肌酸、马尿酸和苯丙氨酸水平低于肝火亢盛组,主要涉及氨基酸代谢、脂代谢、核酸代谢等代谢途径。

痰湿壅盛组和阴虚阳亢组的尿液代谢差异体现为痰湿壅盛组的尿素和氧化三甲基水平高于阴虚阳亢组,肌酐、乙醇胺、肌酸和谷氨酰胺水平低于阴虚阳亢组,主要涉及氨基酸、糖类、脂类三大代谢和嘌呤代谢等代谢途径。

第六节　虚实证的代谢组学及生物标记物研究

《内经》指出:"有者为实,无者为虚",即有邪为实证,无邪为虚证。凡无邪气,病在正气亏虚(如精气津液血、脏腑经络等物质基础),称为虚证。虚者,不足也,虚证的共同本质特征就是各种病因导致的损伤与再生修复的平衡失调,即再生不及时、不有序和不足以修复损伤和功能衰退、缺失[57]。凡是有邪,邪正俱盛,因此实证着眼于邪气(如痰湿、瘀血、滞气、水饮等),正气不虚者为纯实证,正气亏虚者为虚实夹杂证。虚实是相对的概念,正常人体处于平衡状态,只有在人体阴阳偏盛偏衰的同时出现了虚实。针对各脏器的虚证本质研究,分别对阴虚阳亢型高血压患者、阴虚型心理亚健康患者、肺卫气虚证患者的血浆代谢轮廓,以及脾虚证痛风患者的粪便代谢轮廓进行了分析,在以往研究的基础上对虚证、实证溃疡性结肠炎患者的血浆代谢组学进行了对比分析。

一、阴虚阳亢型高血压患者的血浆代谢组学研究

（一）样品制备与数据采集

本次研究征集 2015 年 1 月至 2016 年 1 月在大连市中医院心病科和脑病科就诊的 30~60 岁男性患者 25 例和本院健康体检者 28 例。西医诊断参照《中国高血压防治指南》，中医证候诊断参照《中药新药临床研究指导原则》中的《中药新药治疗高血压病的临床研究指导原则》。经知情同意，抽取空腹静脉血，静置离心后，将乙腈与血浆样本 3：1 混合涡旋，离心沉淀蛋白后，与乙腈、蒸馏水以 2：2：6 混合，涡旋待测。经 HPLC-MS 得到的代谢谱数据，采用 SIMCA-P 软件进行主成分分析（PCA）和偏最小二乘法（PLS）分析，采用 SPSS 17.0 进行统计处理[58]。

（二）实验结果

初步比对并推测出缬氨酸、苏氨酸、天冬氨酸、鸟氨酸、十六烷酸等 5 个物质作为高血压阴虚阳亢证的潜在证候标记物，其中缬氨酸、苏氨酸、天冬氨酸、鸟氨酸在疾病组中呈上升趋势，十六烷酸呈下降趋势。这些生物标记物均属于氨基酸类物质，表明高血压阴虚阳亢证患者存在氨基酸代谢紊乱。

二、阴虚型心理亚健康的血液代谢组学研究

（一）样品制备与数据采集

2015 年 5~8 月，从山西医科大学第一医院中医科门诊共征集符合阴虚型心理亚健康人群纳入及排除标准者 24 例，以上所有受试者均知情并同意参与该项研究。以症状自评量表（SCL-90）和中医诊断标准作为诊断依据。采集所有受试者的血液样本，采用 600M 核磁测试仪进行检测，应用 Simca-P13.0 软件进行多元统计分析。采用受试者工作特征曲线来评估所确定的代谢标记物对阴虚型心理亚健康状态的诊断能力，以曲线下面积 AUC 作为评价指标判断代谢标记物的诊断能力[59]。

（二）实验结果

如 PLS-DA 散点图所示（图 2-25），阴虚亚健康人群与健康人群在血液代谢水平上有差异。通过检索参考文献、人类代谢物数据库 HMDB，以及应用核磁图谱分析软件，鉴定了包括氨基酸、糖类、胆碱及其他物质在内的 32 个代谢物。与健康对照组相比，受试组干预前谷氨酰胺、柠檬酸、N-乙酰谷蛋白、氧化三甲胺、酪氨酸及苯丙氨酸的含量表现出显著性升高，而缬氨酸、异亮氨酸及葡萄糖的水平表现出显著性降低，这 9 个物质被确定为阴虚型心理亚健康状态血液潜在代谢标记物。

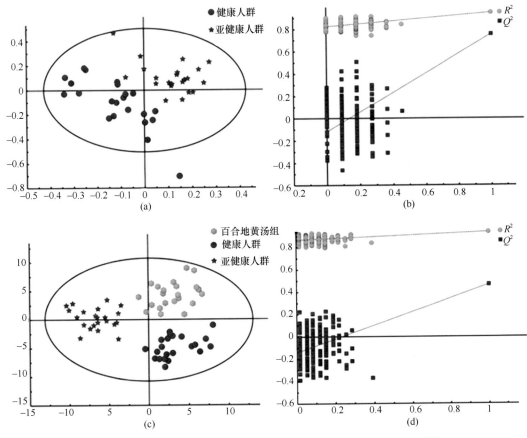

图 2-25 PLS-DA 散点图[(a)、(c)]及其模型验证图[(b)、(d)][59]

上述 9 个潜在标记物 ROC 曲线下面积(AUC)如表 2-10 所示,除缬氨酸、异亮氨酸和葡萄糖外的 6 个潜在标记物具有中等的诊断能力。

表 2-10 潜在差异物的曲线下面积[59]

生物标记物	面积	标准差	渐近 p 值	95% 置信区间	
				低范围	高范围
缬氨酸	0.233	0.072	0.002	0.092	0.375
异亮氨酸	0.318	0.081	0.039	0.160	0.476
谷氨酸	0.808	0.065	0.000	0.680	0.935
氧化三甲胺	0.746	0.079	0.005	0.591	0.900
葡萄糖	0.264	0.076	0.007	0.115	0.414
苯丙氨酸	0.762	0.071	0.003	0.623	0.902
酪氨酸	0.802	0.068	0.001	0.668	0.936
N-乙酰-糖蛋白	0.713	0.081	0.016	0.554	0.872
柠檬酸	0.814	0.068	0.000	0.680	0.948

三、肺卫气虚证的血浆代谢组学研究

（一）样品制备与数据采集

于 2012～2013 年在河北省中医院呼吸科、中医内科门诊分别征集立秋、立冬、立春和立夏四个节气的 15 例、30 例、23 例和 17 例 18～60 岁反复上呼吸道感染肺卫气虚证患者及对应的 18 例、31 例、26 例和 10 例健康受试者。参照中华人民共和国卫生部颁布的《中药新药临床指导原则》，纳入病程在 1 年以上，每年上感不少于 5 次的同意且配合治疗的肺卫气虚证患者。排除原发性免疫缺陷病患者，先天性呼吸道畸形患者，合并心、肝、肾和造血系统严重原发性疾病患者及妊娠或哺乳期妇女。所有受试者空腹静脉采血 2mL（EDTA 抗凝），静置离心后，乙腈与血浆 3∶1 混合涡旋，离心后，与乙腈、蒸馏水按照 2∶2∶6 稀释，涡旋后，经 HPLC-MS 得到代谢谱数据，采用 SIMCA-P 软件处理得到指纹图谱，利用主成分分析（图 2-26）、偏最小二乘法对检测到的数据进行统计分析[60]。

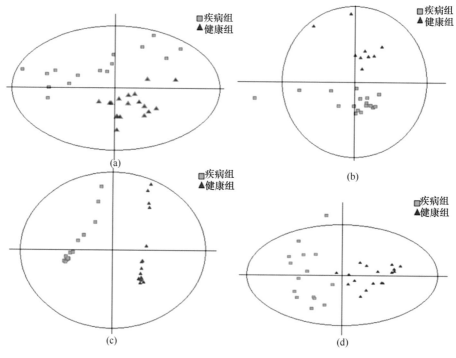

图 2-26　疾病组与健康组 PCA 图[60]
（a）春季；（b）夏季；（c）秋季；（d）冬季

（二）实验结果

四季出现不完全相同的潜在标记物，其中半胱氨酸、L-甲硫氨酸、苏氨酸、焦谷氨酸伴随肺卫气虚证全年，其中半胱氨酸、L-甲硫氨酸呈现春季夏季较高、秋季冬季较低的趋势，符合肺卫之气春夏强、秋冬弱的节律，从系统生物学角度推测并反证了这两个物质是伴随肺卫之气年节律的潜在标记物,揭示了肺卫之气年节律的内源性物质基础和调控机制。

四、溃疡性结肠炎虚证、实证的代谢组学研究

(一)样品制备与数据采集

于 2015 年 11 月至 2016 年 1 月,在北京中医药大学东直门医院消化科及肛肠科,征集18～80 岁 31 例溃疡性结肠炎(UC)患者(包括 17 例偏实证和 9 例偏虚证)及 40 例健康受试者,西医的诊断标准参照《亚太地区炎症性肠病处理共识意见(一)》、《对我国炎症性肠病诊断治疗规范的共识意见》和《溃疡性结肠炎临床诊断指南》;中医诊断标准参照《溃疡性结肠炎中医诊疗共识意见》、《中药新药临床研究指导原则(试行)》、《中医消化病诊疗指南》及《溃疡性结肠炎中西医结合诊治方案(草案)》。所有受试者同意并配合留取空腹静脉血和空腹晨尿液样本。用超导傅里叶变化核磁共振波谱仪分别对患者尿液和血浆进行检测,利用 SIMCA-P 软件包进行主成分分析和正交偏最小二乘法-判别分析(OPLS-DA)(图 2-27,图 2-28),找出特征差异代谢物[61]。

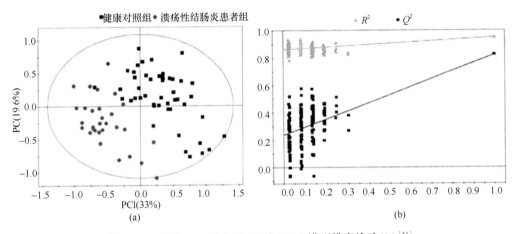

图 2-27　血浆 PCA 散点图(a)及 OPLS 模型排序检验(b)[61]

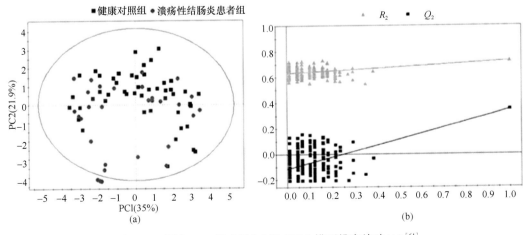

图 2-28　尿液 PCA 散点图(a)及 OPLS 模型排序检验(b)[61]

（二）实验结果

1. 慢性复发型溃疡性结肠炎患者代谢组学分析

与健康对照组对比,UC 患者血浆中乙酰乙酸、丙酮含量明显增加,乳酸、肌肽、丙氨酸、异亮氨酸含量明显下降。而尿液中肌酸酐、甘油酸酯、异柠檬酸含量明显增加,马尿酸含量下降。表明糖酵解途径、脂肪分解、氨基酸、三羧酸循环及尿素循环等通路发生紊乱。进一步说明慢性复发型溃疡性结肠炎的发生发展与糖、氨基酸、能量和脂质代谢紊乱有关。

2. 溃疡性结肠炎虚实证的血浆代谢组学分析

针对中医虚实证的血浆代谢组学研究发现:葡萄糖、苏氨酸、肌肽在偏实证中比偏虚证中含量高;而缬氨酸、丙氨酸、甘氨酸在偏实证中比偏虚证中的含量低。这些代谢物与糖、氨基酸、能量代谢紊乱有关,可能是区别溃疡性结肠炎虚实证的潜在标记物。

五、痛风脾虚证患者的粪便代谢组学研究

（一）样品制备与数据采集

在浙江中医药大学招募健康受试者,同时在浙江中医药大学附属第一、第二医院风湿免疫科征集 25～55 岁男性痛风患者(脾虚型 22 例,非脾虚型 31 例)。痛风诊断标准分别依据美国风湿病学会(ARA)1977 年制定的原发性痛风分类标准诊断以及中华医学会风湿病学分会 2003 年制定的《原发性痛风诊治指南》,中医诊断标准参照《中医病证诊断疗效标准》的脾虚型辨证诊断标准。所有受试者自愿并同意签署进入临床研究知情同意书。收集粪便样本,取 50mg 粪便置于 $750\mu L$ Na^+/K^+ 缓冲液中,涡旋振荡混匀,液氮冻融 3 次,冻融物超声后,离心提取上清液。残渣重复上述方法,合并上清液,取 $550\mu L$ 上清液用于 NOESY 谱采集(图 2-29)。利用 SIMCA-P 软件进行正交偏最小二乘-判别分析(OPLS-DA),找出特征差异代谢物[62]。

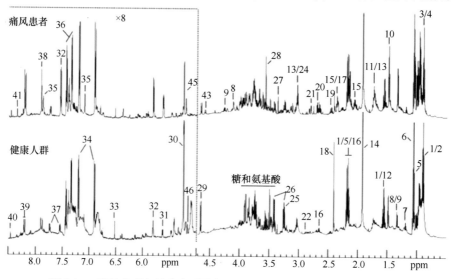

图 2-29　痛风患者与健康人群粪便上清液典型 600MHz ^{1}H NMR 谱[62]

（二）实验结果

1. 痛风患者代谢组学分析

与健康人群相比,痛风患者粪便上清液的生物标记物群涉及了 46 个代谢产物,包括糖类(葡萄糖、阿拉伯糖、木糖等)、氨基酸(苯丙氨酸、天冬氨酸、谷氨酰胺等)、有机酸(丙酸、丁酸、乳酸、牛磺酸等)、核苷及其代谢物(尿嘧啶,次黄嘌呤,吲哚)、胺类(三甲胺,二甲胺)等。说明肠道菌群的紊乱与痛风发病之间存在着密切关系。

2. 脾虚型痛风组与非脾虚型痛风代谢组学分析

采用正交信号校正-偏最小二乘法-判别分析(OSC-PLS-DA)对脾虚型痛风组与非脾虚型痛风组^{1}H NMR 谱图进行模式识别分析(图 2-30)。脾虚型与非脾虚型的粪便上清代谢物也存在一定差异,主要表现为氨基酸的代谢异常。脾虚型痛风患者粪便中异亮氨酸、亮氨酸较非脾虚型痛风患者增多;甘氨酸较非脾虚型痛风患者减少。

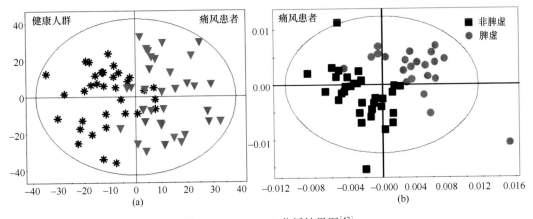

图 2-30　OPLS-DA 分析结果图[62]

本研究从粪便上清代谢物角度上整体阐述了痛风发病过程中的代谢紊乱过程,并指证了肠道菌群结构及功能相关的代谢紊乱是痛风发病可能的机制之一,为微生态制剂治疗痛风提供了一种理论支持。

第七节　脾胃湿热及脾胃不和证的代谢组学及生物标记物研究

脾胃同居中焦,一纳一化,一升一降,一燥一润,协同完成饮食的消化吸收及其精微的输布,从而滋养全身。脾胃湿热证是由于湿热蕴结脾胃,致脾失健运、胃失和降而形成的证候,是脾胃实证中的常见证型[63]。舌苔黄腻、胃脘闷胀、食欲不振、溏便是脾胃湿热证的主要症状。脾胃湿热证分布较为广泛,主要常见于慢性胃炎等消化系统疾病[64]。脾胃不和证是以食欲减退与食后腹胀为主要临床表现的一类病证,常见于胃脘痛、腹胀、呕吐、嗳气、泄泻、便秘等疾病,类似于西医学之慢性胃肠炎、胃十二指肠溃疡、慢性肝炎等[65]。目前,已应用代谢组学方法对脾胃湿热证萎缩性胃炎患者的尿液和血液代谢轮廓以及脾胃不和证胃癌患者的血清代谢轮廓进行了分析,此外针对大肠癌和肝癌术后肝肾阴虚证、脾虚证及湿热证的血液代谢轮廓进行"异病同证"的代谢组学分析,对脾胃湿热证和脾气虚证的浅表性胃炎患者尿液代谢进行"同病异证"的代谢差异分析。

一、萎缩性胃炎脾胃湿热证患者的代谢组学研究

(一) 样品制备与数据采集

于 2015 年 5 月至 2015 年 12 月,在北京中医药大学东直门医院门诊征集 65 例 25~70 岁的慢性萎缩性胃炎(CAG)患者(包括 28 例脾胃湿热证和 17 例脾胃虚寒证),在"中医体质辨识研究"中选出 40 例健康志愿者。慢性萎缩性胃炎的诊断及分级主要依据《2012 年上海中国慢性胃炎共识意见》及《慢性胃炎内镜分型分级标准及治疗的试行意见》(2004 年中华医学会消化内镜分会)所提出的内镜分型分级标准;中医诊断参照《慢性萎缩性胃炎中医诊疗共识意见(2009_深圳)》及《中医证候鉴别诊断学》、《中医诊断学》、《中药新药临床研究指导原则》。收集受试者空腹静脉血和晨尿,应用核磁共振波谱仪对人体血液样品和尿液样品进行检测,应用 SIMCA-P 软件通过主成分分析法(PCA)、偏最小二乘-判别分析法(PLS-DA)、响应序列检测(RFT)等手段分析代谢谱图[66],见图 2-31。

(二) 实验结果

1. 慢性萎缩性胃炎(CAG)患者代谢组学分析

结果表明,与健康受试者相比,CAG 患者血浆中葡萄糖、丙氨酸、缬氨酸呈上升趋势,谷氨酸、甘氨酸、乳酸及甜菜碱呈下降趋势;在 CAG 患者尿液中,黄嘌呤、柠檬酸、马尿酸呈上升趋势,肌酐、组氨酸、肌酸、鸟氨酸及磷酸肌酸呈下降趋势。这些物质与能量代谢、物质传递、信息传导通路和胃肠道菌群代谢等生化代谢通路紊乱有关,并参与了 CAG 的发生、发展,有可能成为 CAG 早期诊断的生物标记物。

2. 脾胃湿热证与脾胃虚寒证血液代谢组学分析

对比脾胃湿热证患者与脾胃虚寒证患者的血浆代谢谱,发现 CAG 脾胃湿热证中缬氨酸、乳果糖含量较脾胃虚寒证高,而异丁酸、甲酸、肌肽的含量较脾胃虚寒证低,且这些差异代谢物的含量均区别于健康对照组,可能为区别脾胃湿热证的潜在生物标记物。以上结果表明 CAG 患者的内源性代谢物水平发生变化,机体的代谢调节系统受到扰动。

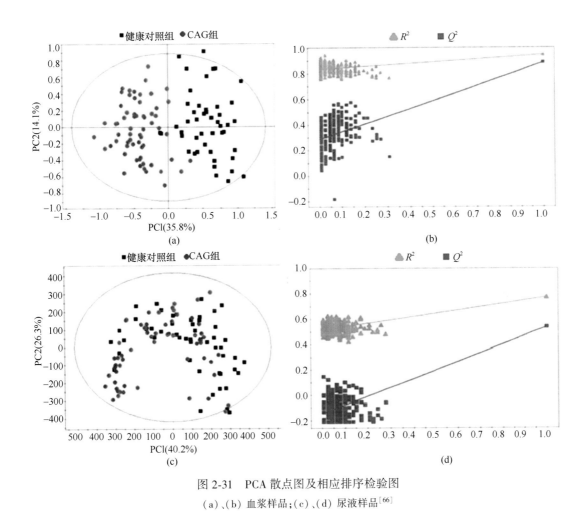

图 2-31　PCA 散点图及相应排序检验图

（a）、（b）血浆样品；（c）、（d）尿液样品[66]

二、大肠癌和肝癌术后肝肾阴虚证、脾虚证及湿热证的血液代谢组学研究

（一）样品制备与数据采集

于上海中医药大学中医附属曙光医院征集 18～75 岁的大肠癌手术后患者（肝肾阴虚证 9 例、脾虚证 10 例、湿热证 16 例、隐证 13 例）和肝癌手术后患者（肝肾阴虚证 15 例、脾虚证 11 例、湿热证 11 例、隐证 10 例），以及 50 例健康者。中医诊断参照《中药新药临床研究指导原则》，由两名副主任医师辨证。采集受试者的血样，离心，使用两步衍生化的方法，在吡啶和乙醇的催化作用下，血清经 ECF 的衍生，经氯仿萃取和无水硫酸钠干燥后，取出上清液。应用 GC-MS 分析大肠癌和肝癌术后肝肾阴虚证、脾虚证、湿热证和隐证的血浆代谢物，采用主成分分析（PCA）方法寻找其"异病同证"的共同代谢物（图 2-32），并通过 KEGG 数据库分析代谢通路[67]。

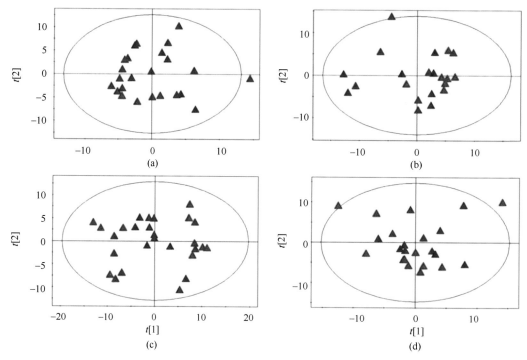

图 2-32　大肠癌术后和肝癌术后不同证候代谢模式的比较[67]

（a）肝肾阴虚证；（b）脾虚证；（c）湿热证；（d）隐证

红色三角形．大肠癌术后；蓝色三角形．肝癌术后

（二）实验结果

　　大肠癌和肝癌术后肝肾阴虚证共同的代谢物是甘氨酸、尿素、色氨酸和丙氨酸,其中甘氨酸、尿素和色氨酸在大肠癌和肝癌术后的水平高于隐证,其代谢调控以氨基酸的降解为主;脾虚证共同的代谢物是甘氨酸、尿素、色氨酸、葡萄糖、赖氨酸和肌醇,其中甘氨酸、尿素和肌醇的水平高于隐证,而色氨酸水平低于隐证,氨基酸的降解和糖类的分解功能受到影响;湿热证的共同代谢物是甘氨酸、尿素、色氨酸、葡萄糖、丙酸、甘露醇、山梨醇和赖氨酸,其中甘氨酸、尿素、葡萄糖、赖氨酸、山梨醇和甘露醇高于隐证,以影响糖类物质分解和供能过程为主要特征。隐证在大肠癌和肝癌术后的共同代谢物是甘氨酸、尿素、葡萄糖、甘露醇、山梨醇和赖氨酸,其中色氨酸、葡萄糖和山梨醇的水平低于健康者,其他 4 个物质均高于健康者,主要影响氨基酸的转化和糖类的分解。相关代谢通路见图 2-33。

三、浅表性胃炎脾气虚证与脾胃湿热证的尿液代谢组学研究

（一）样品制备与数据采集

　　于 2012 年 9 月至 2013 年 6 月,在广州中医药大学第一附属医院内科门诊和广州中医药大学分别收集 20~57 岁 CSG 脾气虚证、脾胃湿热证患者(各 10 例)和健康志愿者(10 名)。西

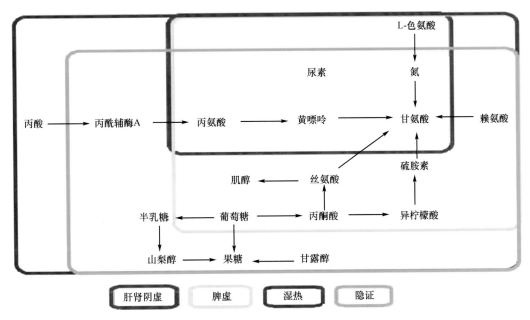

图 2-33　肝癌和大肠癌术后各证型的代谢通路[67]

无编号的实线箭头．某一物质进入下一代谢过程；有编号的实线箭头．上一物质经过 n 步代谢可以生成下一物质；
红色框．肝肾阴虚证的代谢区域；黄色框．脾虚证扰动区域；紫色框．湿热证扰动区域；绿色框．隐证可能的代谢通路

医诊断标准参照中华医学会消化病学分会 2000 年 5 月井冈山会议"全国慢性胃炎研讨会共识"的标准；中医脾胃湿热证和脾气虚证辨证分型标准参照《中药新药临床研究指导原则》（试行）标准。所有受试者均知情同意并留取尿样，离心后，取 $400\mu L$ 尿液加入 $200\mu L$ 磷酸缓冲液，静置离心，取 $500\mu L$ 上清液进行分析。应用核磁共振氢谱（^1H NMR）进行检测，综合采用多变量统计学方法中主成分分析（图 2-34）、偏最小二乘判别分析及单变量统计分析方法对数据进行分析[68]。

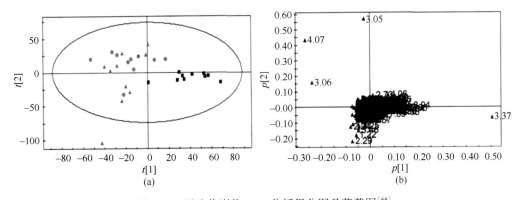

图 2-34　尿液代谢物 PCA 分析得分图及荷载图[68]

（a）得分图；（b）荷载图

●．正常对照组；■．CSG 脾气虚组；▲．CSG 脾胃湿热组

（二）实验结果

PLS-DA 显示（图 2-35），湿热证患者及健康志愿者尿液代谢状态可相互区分，在脾气虚证患者和健康志愿者尿液中共筛选得到 7 个差异代谢产物，在脾气虚证患者尿液中牛磺酸、葡萄糖含量升高，而谷氨酸、甲酸氨酸、二甲基甘氨酸、肌酐、α-酮戊二酸含量降低，提示脾气虚证患者存在氨基酸分解代谢异常、三羧酸循环抑制。

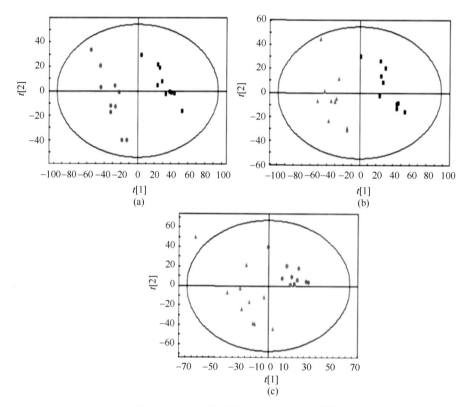

图 2-35　尿液代谢物 PLS-DA 得分图[68]

（a）CSG 脾气虚证患者（■）与正常对照组（●）得分图；（b）CSG 脾胃湿热证患者
（▲）与正常对照组（●）得分图；（c）CSG 脾气虚证患者（■）与 CSG 脾胃湿热证患者（▲）得分图

在脾胃湿热证患者和健康志愿者尿液中筛选得到 4 个差异代谢产物，在脾胃湿热证患者尿液中马尿酸含量升高，而氧化三甲胺、牛磺酸、2-羟基丁酸含量降低，提示脾胃湿热证患者存在脂类代谢异常，并伴随肠道环境改变。

在脾气虚证和脾胃湿热证患者中筛选得到 11 个差异代谢产物，在脾气虚证患者尿液中岩藻糖、葡萄糖、琥珀酸、乳酸、肌酐、β-羟基丁酸、丙氨酸、谷氨酸、甲硫氨酸含量明显较低，而柠檬酸、马尿酸含量明显较高，提示 CSG 脾气虚证与脾胃湿热证患者的代谢差异主要体现在糖代谢、脂类代谢和氨基酸分解代谢方面。不同证型间存在各自独特的代谢特点，提示代谢组学分析技术可运用于临床不同中医证型的分类研究，同时为科学辨证提供依据。

四、胃癌脾胃不和证患者的血清代谢组学研究

(一) 样品制备与数据采集

于 2013 年 4~6 月,在浙江大学医学院附属第一医院肿瘤外科征集 43~76 岁健康受试者 25 例,胃癌术前肝胃不和证患者 25 例。诊断标准参照中华人民共和国卫生部《胃癌诊疗规范》(2011 年版),中医辨证标准参照《中医临床诊疗术语证候部分国家标准》(GB/T16751.2—1997)。抽取空腹静脉血,静置离心后,取 50μL 血浆,加入 200μL 冷甲醇沉淀蛋白,离心后去上清液低温减压干燥。采用气相色谱-质谱联用技术(GS-MS)对血清代谢化合物进行检测,应用主成分分析法(PCA)和偏最小二乘判别分析法(PLS-DA)进行分析(图 2-36),寻找不同证候之间的差异性代谢化合物[69]。

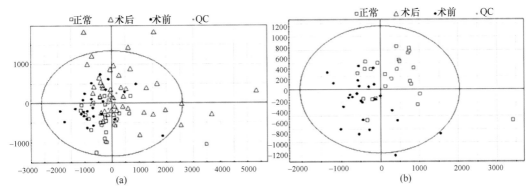

图 2-36　PCA 得分图(a)及 PLS-DA 得分图(b)[69]

(二) 实验结果

通过对比胃癌术前脾胃不和证组与健康对照组的血液代谢谱,共发现 13 个差异代谢化合物,其中 2-氨基丁酸、乳酸、亮氨酸、脯氨酸、乙醇胺在胃癌术前脾胃不和组的水平高于健康对照组,甘氨酸、葡萄糖、苯甲酸、棕榈酸、反式油酸甲酯、硬脂酸和花生四烯酸在胃癌术前脾胃不和组的水平低于健康对照组。

第八节　代谢组学在消渴证风险预测的研究

2 型糖尿病(T2DM)是以慢性高血糖为特征的代谢性异质性疾病,属于中医学消渴病范畴。早在 1991 年,全国中医糖尿病学会辨证标准协作组将糖尿病分为 5 型 5 期论治。之后,大多数专家根据糖尿病的病情和不同发展阶段,将糖尿病分为早中晚三个阶段。在以往的研究中,已经应用代谢组学技术对 2 型糖尿病发生、发展的代谢路径,以及反映早期代谢指标变化的生物标记物进行表征[70]。本次研究中,在以往的研究基础上,通过大样本的血液非靶向代谢组学研究,评估代谢物与 2 型糖尿病发病率和危险因素之间的联系。

一、样品制备与数据采集

于 1997~2006 年分别在上海共收集 40~74 岁的 976 例参与者,所有参与者均签署了知情同意书。参与者需要提供关于糖尿病的基本诊断并进行后续 2 至 3 年的家访。通过提供医生诊断及符合以下至少一项,则参与者确诊为糖尿病。诊断条件如下:①空腹血糖≥7mmol/L;②糖耐受实验≥11.1mmol/L;③服用抗糖尿病的药物。收集 10mL 血液样本,应用 UPLC-GC-MS 对血液样本进行非靶向代谢组学研究,多变量逻辑回归分析和 Cox 比例风险回归分析用于评估代谢物与 2 型糖尿病发病率和危险因素之间的联系[71]。

二、实 验 结 果

经鉴定,有 36 个已知代谢物及 10 个未知代谢物与 2 型糖尿病发病率和危险因素显著相关,涉及糖酵解/糖异生、支链氨基酸、其他氨基酸、脂肪酸、甘油磷脂、雄激素和缓激肽等代谢通路。其中 6 个代谢物包括 1,5-无水葡萄糖醇、甘露糖、缬氨酸、3-甲氧基酪氨酸、二十二碳五烯酸、缓激肽是 2 型糖尿病的独立风险因素。在已知 2 型糖尿病的风险因子(如肥胖和葡萄糖)中加入这些代谢物能显著提高其预测能力。结果表明己糖、支链氨基酸及未知的新血浆代谢物能提高中国人 2 型糖尿病的风险预测并有助于机制的阐明。

参 考 文 献

[1] 汤朝晖,鲁法庭,严石林. 从中医辨证论治的层次看"异病同证"和"同证异治". 辽宁中医药大学学报,2008,10(1):22-23.

[2] Dai J,Fang J,Sun S,et al. ZHENG-Omics Application in ZHENG Classification and Treatment:Chinese Personalized Medicine. Evid Based Complement Alternat Med. 2013,2013:235969. doi:10.1155/2013/235969.

[3] Yuan J L,Zhang H,Wang L,et al. Biochemical characteristics of traditional Chinese medicine syndromes and their elements in patients with hepatitis B cirrhosis. Zhong Xi Yi Jie He Xue Bao,2011,9(4):374-381.

[4] Xie Y Q,Wang H,Wu Y P,et al. Association of APOE polymorphisms and insulin resistance with TCM syndromes in type 2 diabetes patients with macroangiopathy. Mol Med Rep,2011,4(6):1219-1223.

[5] Yue X Q,Liu Q. Analysis of studies on pattern recognition of tongue image in traditional Chinese medicine by computer technology. Zhong Xi Yi Jie He Xue Bao,2004,2(5):326-329.

[6] 苏式兵,胡义扬,赵立平,等. 慢性乙型病毒性肝炎中医证候生物学基础的研究思路. 中国中西医结合杂志,2011,31(2):252-255.

[7] Lu C,Xiao C,Chen G,et al. Cold and heat pattern of rheumatoid arthritis in traditional Chinese medicine:distinct molecular signatures indentified by microarray expression profiles in CD4-positive T cell. Rheumatol Int,2012,32(1):61-68.

[8] Jiang M,Xiao C,Chen G,et al. Correlation between cold and hot pattern in traditional Chinese medicine and gene expression profiles in rheumatoid arthritis. Front Med,2011,5(2):219-228.

[9] Lu C,Niu X,Xiao C,et al. Network-based gene expression biomarkers for cold and heat patterns of rheumatoid arthritis in traditional chinese medicine. Evid Based Complement Alternat Med, 2012, 2012:203043. doi:10.1155/2012/203043.

[10] Gu Y,Lu C,Zha Q,et al. Plasma metabonomics study of rheumatoid arthritis and its Chinese medicine subtypes

by using liquid chromatography and gas chromatography coupled with mass spectrometry. Mol Biosyst, 2012, 8 (5):1535-1543.

[11] Guo H, Niu X, Gu Y, et al. Differential Amino Acid, Carbohydrate and Lipid Metabolism Perpetuations Involved in a Subtype of Rheumatoid Arthritis with Chinese Medicine Cold Pattern. Int J Mol Sci, 2016, 17 (10). pii:E1757.

[12] Jiang B, Liang X, Chen Y, et al. Integrating next-generation sequencing and traditional tongue diagnosis to determine tongue coating microbiome. Sci Rep, 2012, 2:936. doi:10. 1038/srep00936.

[13] Ma T, Tan C, Zhang H, et al. Bridging the gap between traditional Chinese medicine and systems biology: the connection of Cold Syndrome and NEI network. Mol Biosyst, 2010, 6(4):613-619.

[14] Li S, Zhang Z Q, Wu L J, et al. Understanding ZHENG in traditional Chinese medicine in the context of neuro-endocrine-immune network. IET Syst Biol, 2007, 1(1):51-60.

[15] 魏敏. 肾阴虚证和肾阳虚证基因表达谱的比较研究. 博士学位论文. 广东:南方医科大学. 2009.

[16] 魏敏, 赵晓山, 孙晓敏, 等. 亚健康状态肾阳虚证基因差异表达研究. 南方医科大学学报, 2011, 31(2): 248-251.

[17] 刘希成, 梁恒, 田真, 等. 肾阳虚证候的人血清比较蛋白质组学分析. 中国生物化学与分子生物学报, 2007, 23(7):592-599.

[18] 董飞侠, 黄迪, 何立群, 等. Ⅲ期慢性肾病肾阳虚证患者尿液代谢组学特征的研究. 中华中医药杂志, 2008, 23(12):1109-1113.

[19] 郑海生, 蒋健, 贾伟, 等. 慢性心力衰竭肾阳虚证患者代谢组学研究. 中华中医药杂志, 2010, 25(2): 198-201.

[20] 袁肇凯, 王丽萍, 黄献平, 等. 冠心病血瘀证遗传相关的差异基因筛选及其功能路径分析. 中国中西医结合杂志, 2012, 32(10):1313-1318.

[21] 赵慧辉, 杨帆, 王伟, 等. 无标记定量法研究冠心病不稳定性心绞痛血瘀证的差异蛋白质组. 高等学校化学学报, 2010, 31(2):285-292.

[22] 张红栓, 贾钰华, 华何与, 等. 冠心病心绞痛痰浊证、血瘀证的血浆代谢组学研究. 新中医, 2010, 42(6): 12-14, 7.

[23] 华何与, 贾钰华, 张红栓, 等. 冠心病心绞痛三种血瘀证的血浆代谢组学研究. 热带医学杂志, 2010, 10 (3):258-260, 279, 230.

[24] 赵慧辉, 王伟. 不稳定性心绞痛血瘀证的血浆蛋白质组学研究. 化学学报, 2009, 67(2):167-173.

[25] 杨泽民, 陈蔚文, 王颖芳. 慢性浅表性胃炎脾虚证患者与健康人物质能量代谢基因差异表达研究. 中国中西医结合杂志, 2013, 33(2):159-163.

[26] 杨泽民. 脾虚证物质能量代谢基因差异表达及其生物信息分析. 博士学位论文. 广东:广州中医药大学. 2012.

[27] 汪洋. 基于粪便上清代谢组学及基因组学探讨类风湿关节炎脾虚证的生物学特征. 硕士学位论文. 浙江:浙江中医药大学. 2013.

[28] 刘一博, 张玮, 张永煜, 等. 慢性乙型肝炎肝气郁结证患者血液代谢指纹图谱研究初探. 中西医结合肝病杂志, 2013, 23(1):7-10, 68.

[29] 郭孜, 王文玉, 戴建业, 等. 乙肝后肝硬化证候的尿代谢组学研究. 世界科学技术(中医药现代化), 2012, 14(1):1282-1287.

[30] Wang X, Zhang A, Han Y, et al. Urine metabolomics analysis for biomarker discovery and detection of jaundice syndrome in patients with liver disease. Mol Cell Proteomics, 2012, 11(8):370-380.

[31] 谢世平, 马素娜, 刘伟, 等. 基于液质联用技术艾滋病病毒携带者、艾滋病患者脾肺气虚证者尿液的代谢组学研究. 环球中医药, 2011, 4(6):429-433.

[32] 刘莺,李俊军,朱文锋,等. 胃癌中医证型相关基因的表达谱. 世界华人消化杂志,2003,11(9): 1318-1321.

[33] 宋雅楠,张永煜,苏式兵. 代谢组学在"病证效"结合研究中的应用. 世界科学技术(中医药现代化), 2013,15(4):628-633.

[34] Wu T,Yang M,Wei H F,et al. Application of metabolomics in traditional chinese medicine differentiation of deficiency and excess syndromes in patients with diabetes mellitus. Evid Based Complement Alternat Med,2012, 2012:968083. doi:10.1155/2012/968083.

[35] 苏励,姚重华,茅建春,等. 风湿病"同病异治"病证相关性的代谢组学研究. 中国中西医结合学会风湿病专业委员会. 全国第八届中西医结合风湿病学术会议论文汇编. 中国中西医结合学会风湿病专业委员会,2010,5.

[36] Sun S,Dai J,Wang W,et al. Metabonomic evaluation of zheng differentiationand treatment by fuzhenghuayu tablet in hepatitis-B-caused cirrhosis. Evid Based Complement Alternat Med. 2012,2012:453503. doi:10.1155/2012/453503.

[37] Lu C,Zha Q,Chang A,et al. Pattern differentiation in Traditional Chinese Medicine can help define specific indications for biomedical therapy in the treatment of rheumatoid arthritis. J Altern Complement Med,2009,15 (9):1021-1025.

[38] Dai J,Sun S,Peng J,et al. Exploration of macro-micro biomarkers for dampness-heat syndrome differentiation in different diseases. Evid Based Complement Alternat Med. 2013,2013:706762. doi:10.1155/2013/706762.

[39] Sun S,Dai J,Fang J,et al. Differences of excess and deficiency zheng in patients with chronic hepatitis B by urinary metabonomics. Evid Based Complement Alternat Med. 2013. 2013:738245. doi:10.1155/2013/738245.

[40] 宋雅楠,赵瑜,彭景华,等. 基于SELDI-TOF/MS技术的慢性乙型肝炎虚实证候研究. 中华中医药杂志, 2014,29(8):2575-2580.

[41] Song Y N,Zhang H,Guan Y,et al. Classification of traditional chinese medicine syndromes in patients with chronic hepatitis B by seldi-based proteinchip analysis. Evid Based Complement Alternat Med. 2012,2012: 626320. doi:10.1155/2012/626320.

[42] 杨坤,胡克章,黄正明,等. 高糖高脂肪饲料诱导大鼠非酒精性脂肪肝模型的动态研究. 解放军药学学报,2010,26(6):509-512.

[43] 胡克章,杨坤,黄正明. 高糖高脂肪饲料诱导大鼠非酒精性脂肪肝的实验研究. 解放军药学学报,2009, 25(2):136-138.

[44] 蔺建军,杨勇,高娜,等. 阿霉素注射次数及剂量对肾病综合征模型的影响. 中国中西医结合肾病杂志, 2011,12(8):676-678,755.

[45] Peter Sonksen. Insulin,growth hormone and sport. Journal of Endocrinology,2001,170(1):13-25.

[46] 郭强中,李云英. 血瘀证研究进展. 辽宁中医药大学学报,2012,14(8):45-50.

[47] 李果,左冠超,齐鸣,等. 中医血瘀证研究进展. 亚太传统医药,2016,12(5):71-73.

[48] 鹿小燕,顾焕,徐浩,等. 基于气相色谱质谱联用对冠心病"痰""瘀"证候血清代谢组学的研究. 中西医结合心脑血管病杂志,2016,14(9):929-932.

[49] 王娟,赵慧辉,陈建新,等. 慢性心力衰竭血瘀证患者血浆代谢物研究. 北京中医药大学学报,2016,39 (2):101-105.

[50] 朱明丹,杜武勋,姜民,等. 心肌梗死恢复期气虚血瘀证的代谢组学研究. 时珍国医国药,2016,27(6): 1527-1530.

[51] 罗小芳. 乙肝肝硬化血瘀证的尿液代谢组学轮廓分析. 硕士学位论文. 浙江:浙江中医药大学,2016.

[52] 王文萍. 从滋阴化痰法论治痰热证探析. 中国民族民间医药,2016,25(6):85.

[53] 张之文,郑秀丽. 以湿温理论指导痰湿证的治疗. 2016,22(3):320-322,335.

[54] 陶嘉磊,汪受传,田曼,等.基于 LC-MS 的小儿哮喘发作期痰热阻肺与非痰热阻肺证代谢标记物研究.世界中医药,2016,11(9):1674-1678.

[55] 吴天敏,陈金水,薛文娟,等.中青年高血压病痰湿壅盛证患者尿液代谢组学分析.光明中医,2016,31(17):2458-2461.

[56] 吴天敏,陈金水,薛文娟,等.中青年高血压病痰湿壅盛证患者血清样品代谢组学分析.中国中医药信息杂志,2016,23(10):21-25.

[57] 李瀚旻.虚证本质与生机学说.2011,29(10):2157-2160.

[58] 顾平,张明雪.镇肝熄风汤治疗阴虚阳亢型高血压的血浆代谢组学研究.辽宁中医杂志,2016,43(7):1353-1355.

[59] Tian J,Xia X,Wu Y,et al. Discovery,screening and evaluation of a plasma biomarker panel for subjects with psychological suboptimal health state using 1H-NMR-based metabolomics profile. Sci Rep,2016,doi:10.1038/srep33820.

[60] 林燕,王亚利,张明泉,等.肺卫之气年节律的血浆代谢组学研究.中国中医基础医学杂志,2016,22(10):1336-1353.

[61] 王佳婕.慢性复发型溃疡性结肠炎中医虚实证的代谢组学研究.硕士学位论文.北京:北京中医药大学,2016.

[62] 牛晓曼,汪梅姣,何志兴,等.基于粪代谢组学的痛风脾虚证实质研究.中华中医药杂志,2016,31(8):3071-3075.

[63] 劳绍贤,胡玲.脾胃湿热证研究概要.广州中医药大学学报,2008,25(1):5-8.

[64] 刘路路,吴秀艳,王天芳,等.基于现代文献的脾胃湿热证疾病分布及处方用药研究.北京中医药大学学报,2016,39(8):685-689.

[65] 张杰,唐林,葛倩,等.基于中医传承辅助平台分析脾胃不和证的处方用药规律.世界中医药,2016,11(1):159-162,168.

[66] 王亮.基于代谢组学"慢性萎缩性胃炎脾胃湿热证"生物学基础的临床研究.硕士学位论文.北京:北京中医药大学,2016.

[67] 魏滨,呼雪庆,宋雅楠,等.大肠癌和肝癌术后"异病同证"的代谢组学研究.世界科学技术-中医药现代化,2016,18(9):1500-1506.

[68] Shi X G,Zou Z J,Wu M Y,et al. Metabonomics Study on Urine 1H-NMR in chronic superficial gastritis patients with pi-qi deficiencysyndrome/pi-wei dampness-heatsyndrome. Zhongguo Zhong Xi Yi Jie He Za Zhi,2015,35(12):1427-1432.

[69] 谷建钟,郑贤炳,李妍,等.胃癌根治术前肝胃不和证患者中医证候的血清代谢组学研究.浙江中医杂志,2016,51(4):241-243.

[70] 郝明丽,徐敏.代谢组学在 2 型糖尿病研究中的应用及进展.内科理论与实践,2016,11(3):191-193.

[71] Yu D,Moore S C,Matthews,et al. Plasma metabolomic profiles in association with type 2 diabetes risk and prevalence in Chinese adults. Metabolomics,2016,12. pii:3.

（张永煜　刘　畅　孙　晖　秦雪梅　王　洋　孙淑军　戴建业）

第三章

基于方证代谢组学方剂有效性评价

第一节　研究概述

　　21世纪对于中医药行业充满了机遇与挑战。随着全球老龄化的到来,疾病谱发生了变化,慢性不可逆性疾病比例不断加重。合成药物的严重不良反应以及耐药性的不断增加,极大降低了患者的生活质量。中药方剂因其作用缓和,具有适应多样性的特点,更适合于慢性疾病、多器官功能的调节以及不可逆性疾病的预防。因此也引起了全世界对传统医学的重新认识和评价。国家中医药发展“十三五”规划中将中医药发展摆在了经济社会发展全局的重要位置。其注重整体观、追求天人合一、重视治未病、讲究辨证论治,符合当今医学发展的方向,适应疾病谱的变化和老龄化社会的到来,因此未来的中医药振兴前景广阔。此外在促进国内中医药发展的同时,规划鼓励“走出去”战略和推动“一带一路”建设,使中医药的国际交流与合作不断深入。这些都为中医药的发展带来了新的机遇。然而中药方剂的化学成分多样性、成分之间相互作用多样性、药理作用多样性,给中药方剂的作用评价和机制研究带来了困难。这使得中药方剂向全球化推广时既缺乏现代化的科学理论依据,又缺乏客观统一的评价标准。因此中药方剂的作用评价和机制的研究需要与其他学科不断融合,从挑战中发现机遇,探索出一条具有中医理论特色的中药方剂现代化发展道路。近年来以系统生物学为评价对象整合多层次生物因素(基因、mRNA、蛋白质、生物小分子等)综合评价药效研究,为解决中药方剂的客观整体性评价及多靶点协同作用机制的研究提供了新的思路。其中代谢组学能更直接的反映生理状态,如营养、胁迫或者疾病状态,比转录组或者蛋白质组反映更迅速。同时几乎无创性的样品获得方法,为以后的实际应用提供便利条件。因此方证代谢组学汲取代谢组学的优点,使得代谢组学被广泛而迅速的应用于中药方剂的评价和作用机制的研究中。

　　过去的一年,通过代谢组学方法研究的方剂种类十分广泛,涵盖了清热剂、理血剂、补益剂、祛湿剂、祛痰剂和理气剂多种方剂类型。其中清热剂、理血剂和补益剂研究较多:①清热剂具有清热、泻火、凉血、解毒、滋阴透热的作用。本章主要进行了清开灵注射液、黄芪散、辅助降糖片、三妙丸、黄连解毒汤、知母百合皂苷等清热剂对热证、2型糖尿病、高尿酸血症、缺血性脑中风和抑郁症的作用评价。②理血剂具有活血祛瘀、或止血的作用,适用于血瘀证、或出血证。本章主要进行了少腹逐瘀汤、芪参益气滴丸、心可舒、血塞通、脑得生和步长脑心通胶囊等理血剂对寒凝血瘀型原发性痛经、心肌缺血、心肌梗死、缺血再灌注引起的心肌损伤、缺血性脑卒中的作用评价。③补益剂具有补养人体气、血、阴、阳的作用,用于各种虚证。本章主要进行了金匮肾气丸、骨疏丹、驴胶补血颗粒、补肺益肾方和一贯煎等补益剂对肾阳虚症、骨质疏松、溶血性贫血、慢性阻塞性肺病和炎症的作用评价。④祛湿剂具有化湿利水、通淋泄浊的作用,用于水湿病证。本章主要进行了新风胶囊、虎杖-桂枝药对、祛浊痛痹汤和茵陈蒿汤等祛湿剂对关节炎、痛风高尿酸血症和肝纤维化的作用评价。⑤祛痰剂具有排除或消解痰涎,用于治疗各种痰病。本章主要进行了补肾化痰方对多囊卵巢综合征的作用评价研究。⑥理气剂具有行气或降气的作用,用于治疗气滞或气逆病症。本章研究了气滞胃痛颗粒对肠道功能紊乱引起的气滞胃痛的作用评价。所有方剂的剂型以汤剂研究为主,同时还增加了片剂、丸剂、胶囊、颗粒剂、注射液的研究。

第二节 清热剂药效评价及作用机制研究

凡用清热药组成,具有清热、泻火、凉血、解毒、滋阴透热的作用,治疗里热证的方剂,统称清热剂。以清热药为主组成的方剂的统称。有清热泻火、清热燥湿、清热解毒、清营凉血、清解暑热、清退虚热等作用,主治里热证。

一、黄连解毒汤药效评价及作用机制研究

黄连解毒汤,来源于《外台秘要》,由黄芩、黄连、栀子、黄柏组成,具有清热解毒之功效。主治三焦火毒证。大热烦躁,口燥咽干,错语不眠;或热病吐血、衄血;或热甚发斑,或身热下利,或湿热黄疸;或外科痈疡疔毒,小便黄赤,舌红苔黄,脉数有力。临床常用于治疗败血症、脓毒血症、痢疾、肺炎、泌尿系感染、流行性脑脊髓膜炎、乙型脑炎等属热毒为患者。本实验采用代谢组学方法研究了黄连解毒汤对脑中风治疗作用的相关机制[1]。

(一)黄连解毒汤传统药效研究

本实验采用颈动脉结扎法闭塞大脑中动脉而导致脑缺血,复制缺血性脑中风(MCAO)的大鼠模型。将大鼠随机分为9组(N≥20):假手术组(N)、MCAO模型组(M)、小檗碱组(A)、黄芩苷组(B)、栀子苷组(C)及其配伍组合(AB、AC、BC、ABC)组。MCAO组通过阻塞大脑中动脉法复制缺血性脑中风模型,假手术组接受相同的手术,但不阻塞动脉。各给药物按照黄连解毒汤中的比例组合:小檗碱5.05%,黄芩苷4.02%,栀子苷2.70%。给药组将药物溶于0.5%羧甲基纤维素钠(CMC)按照20mg/kg剂量灌胃给药,每天1次,连续7天,而假手术组和MCAO组则给予等量0.5%羧甲基纤维素钠连续1周。

神经功能评价:再灌注后24小时至死前,用Longa五级神经功能缺损程度评分测试大鼠的感觉表现。0级:无神经功能缺损;1级:无法将右前肢伸展;2级:旋转至对侧;3级:在休息状态下降至对侧;4级:无自发性运动。结果显示MCAO模型组评分高于对照组[图3-1(a)]。脑梗死体积的测量:由TTC染色法进行评价脑梗死大小。与对照组比较,MCAO模型组脑梗死体积增大[图3-1(b)]。生物化学指标测定:取大脑半球皮质层匀浆进行生化指标分析,包括超氧化物歧化酶(SOD)、谷胱甘肽过氧化物酶(GSH-PX)、谷胱甘肽(GSH)、氧化型谷胱甘肽(GSSG),谷胱甘肽还原酶(GR)、丙二醛(MDA)水平。结果显示,七种不同配伍的治疗组的各项指标均有所下降,其中ABC配伍的治疗组效果最好。超氧化物歧化酶脑水平的增加,谷胱甘肽、谷胱甘肽过氧化物酶和(GR)水平的降低,还有丙二醛和氧化型谷胱甘肽水平的下降证明了所有的治疗方法都改善了氧化应激状态[图3-1(c)]。组织病理学和免疫组织化学检

测:ABC 配伍治疗组比 A、B、C 分别配伍治疗效果更好,且 ABC 配伍治疗组的脑损伤程度最小〔图 3-1(d)〕。没有接受任何药物治疗的 MCAO 模型大鼠出现神经元损坏、神经元丢失、和空泡化等现象,而 ABC 配伍治疗组无以上现象。说明该药可使模型大鼠脑梗死体积减小,并对各项指标有一定的回调作用。

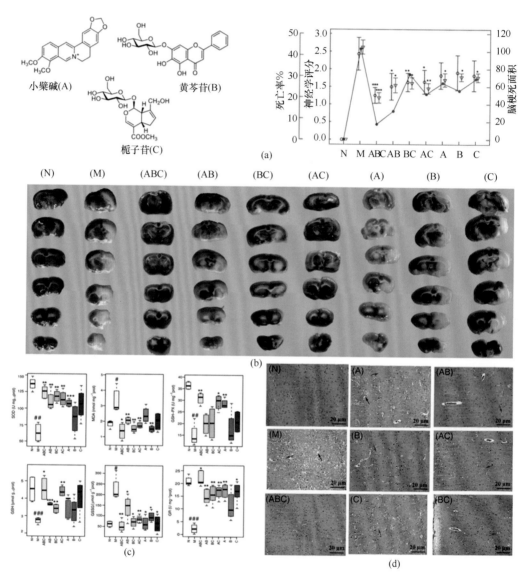

图 3-1　神经功能评价,脑梗死体积的测量和组织病理学评估[1]

(a 左)小檗碱、黄芩苷、栀子苷的化学结构;(a 右)死亡率、神经行为评分和梗死体积检查;(b)脑的 TTC 染色(n＝6);(c)各组脑组织 SOD、MDA、GSH、GSS、GSH-Px 和 GR 含量(n＝6);(d)各组脑组织 HE 染色(n＝6),神经元丢失和空泡(黑色箭头),神经元排列紊乱(红色箭头)

比例尺:20μm〔所有数据平均值±标准差(SD)表示(n>6)〕

模型组与假手术组比较:#. $p<0.05$,# #. $p<0.01$,# # #. $p<0.001$;药治疗组与模型组比较:*. $p<0.05$,* *. $p<0.01$,* * *. $p<0.001$

（二）黄连解毒汤代谢组学药效评价及作用机制的研究

采用核磁共振氢谱法（^{1}H NMR）获得各组大鼠脑提取物和血液的^{1}H NMR 数据进行代谢组学分析。通过偏最小二乘判别分析法研究 A、B、C 配伍组合效果。在脑提取物得分图中［图 3-2（Aa~Ag）］，ABC 共同配伍治疗的代谢轮廓与用其中一种或两种成分治疗的代谢轮廓完全分离。A 治疗组、B 治疗组、C 治疗组、AB 配伍治疗组在对照组和 MCAO 模型组间明显分离。AC、BC 配伍治疗组在对照组和 MCAO 模型组间也明显分离。ABC 配伍治疗组和假手术组相互重叠，并且都远离 MCAO 模型组［图 3-2（Ah）］。同样，在血清的 OSC-PLS-DA 得分图中，单独治疗组和配伍治疗组处于 MCAO 模型组和假手术组之间，而且 ABC 配伍治疗组与假手术组最为接近几乎重叠，因此表明 ABC 配伍治疗组在治疗缺血性脑中风效果最好可能是由于药物间产生了协同作用。

为了进一步探讨造成 MCAO 模型的代谢水平异常的原因，将 MCAO 模型组、假手术组和 ABC 配伍治疗组的数据进行 OPLS-DA 分析。假手术和 MCAO 模型组的大脑和血清的得分图［图 3-2（Ba）和图 3-3（Ba）］都显示出具有良好拟合度并且聚类明显［大脑 $R^2Y = 0.89$，$Q^2Y = 0.83 f$，图 2Bb；血清 $R^2Y = 0.96$，$Q^2Y = 0.86$，图 3-3（Bb）］，表明模型复制成功。根据每组每个变量的绝对相关系数对贡献组间分离的代谢物进行直观的颜色编码。红色比蓝色对组间分离的贡献大。同样，用 S-plot 得分图确定代谢物，分别位于远离原点的坐上和右下部分。在彩色编码荷载图［图 3-2（Bc）和图 3-3（Bc）］和 S-plot 得分图［图 3-2（Bd）和图 3-3（Bd）］中可以看出 MCAO 模型组和假手术组相比，亮氨酸、异亮氨酸、乳酸、丙氨酸、赖氨酸、牛磺酸、甜菜碱、乙酰乙酸乙酯、肌酐、γ-氨基丁酸、腺苷一磷酸、谷氨酸、谷氨酰胺水平明显增加，而葡萄糖、还原型辅酶 Ⅱ、乙酸、丙酮酸、柠檬酸、异柠檬酸、氧化三甲基铵、甘氨酸、甘油、天冬氨酸、抗坏血酸酸、肌醇、腺苷、肌苷、nicotinurate，谷胱甘肽、尿苷和尿嘧啶水平明显降低。大脑［图 3-2（Be）］和血清［图 3-3（Be）］的代谢轮廓图表明，MCAO 模型组和 ABC 配伍治疗组含量产生明显分离，在两种样品的 OPLS-DA 分析中 Q^2 值分别为 0.91 和 0.94［图 3-2（Bf）和图 3-3（Bf）］，OPLS-DA 得分图［图 3-2（Bg）和图 3-3（Bg）］和 S-plot 图［图 3-2（Bh）和图 3-3（Bh）］结果显示出 ABC 配伍治疗组改善了 MCAO 模型组大脑和血清的代谢水平异常的状态。

采用单变量分析方法分析代谢标记物的组间变化（图 3-4）。如图 3-4（a）所示，与假手术组不同，在单味药和两味药配伍组中仍然存在由 MCAO 模型引起的代谢异常。相反，ABC 配伍组与假手术组无明显差异。总体上，ABC 配伍组对代谢异常的调节作用好于其他组，从代谢组学角度说明了 ABC 配伍的综合调节能力［图 3-4（b）］。

氧化应激和炎症能够引起细胞凋亡和神经元的损伤。从生化指标和代谢组学数据上表明 ABC 配伍治疗显著改善了 MCAO 模型大鼠的氧化应激状态，并且调节了谷胱甘肽代谢的异常。随后本实验组又进行了 ABC 配伍对氧化应激影响相关途径的研究。与假手术组相比，MCAO 模型组的核红细胞 2 相关因子 2（Nrf2）和细胞质血红素加氧酶-1（HO-1）水平轻微上升但无统计学意义，而通过 ABC 治疗后的这两种物质均增加了。同样在胞浆中的 Nrf2 抑制剂和 Keap-1 的表达在 MCAO 模型组中略有降低，而通过 ABC 配伍治疗的则显著降低［图 3-5（a）］。几种氧化应激相关蛋白的表达激酶，如磷酸-p38 和磷酸-JNK 在 MCAO 模型组中增加，在 ABC 配伍治疗组减少［图 3-5（b）］。在 MCAO 模型组中也发现磷酸-ERK 表达的降低，而在 ABC 配伍治疗则增加。炎症标记（NF-κB-p65，PPAR-γ），凋亡（caspase 蛋白酶，Bcl-2，Bax），神经营养因子(VEGF,GFAP),烟酰胺腺嘌呤二核苷酸磷酸(NADPH)和谷胱甘肽合成酶(GSS)通过Western印迹[图 3-5(c)和5(d)],免疫组织化学(图 3-6)和 qRT-PCR[图 3-7(a)],在热图中可视化方法测量[图 3-7(b)]。与假手术大鼠相比,MCAO 模型大鼠具有增加 NF-κB-p65、

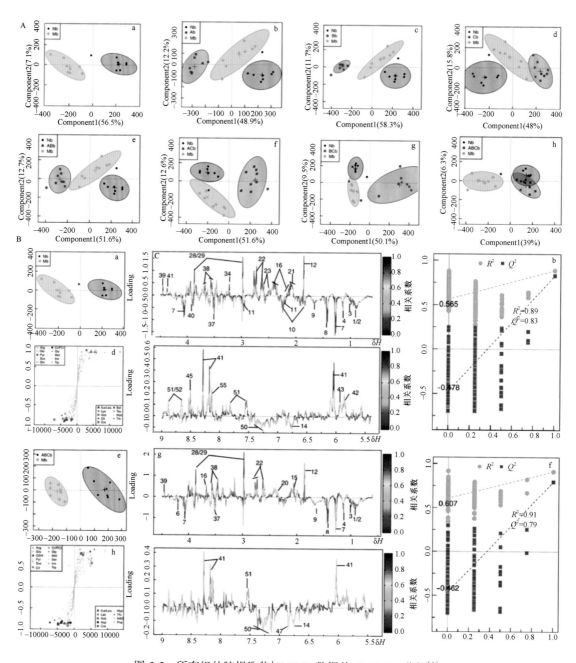

图 3-2 所有组的脑提取物¹H NMR 数据的 OPLS-DA 分析[1]

(A)脑提取物¹H NMR 数据 OSC-PLS-DA 分析的得分图;(B)脑中 OSC-PLS-DA 分析数据经 2000X 置换检验所得彩色载荷图,S-plot 图和散点图

a,b 和 c. 假手术组与模型组比较;d,e 和 f. ABC 治疗组与模型组比较

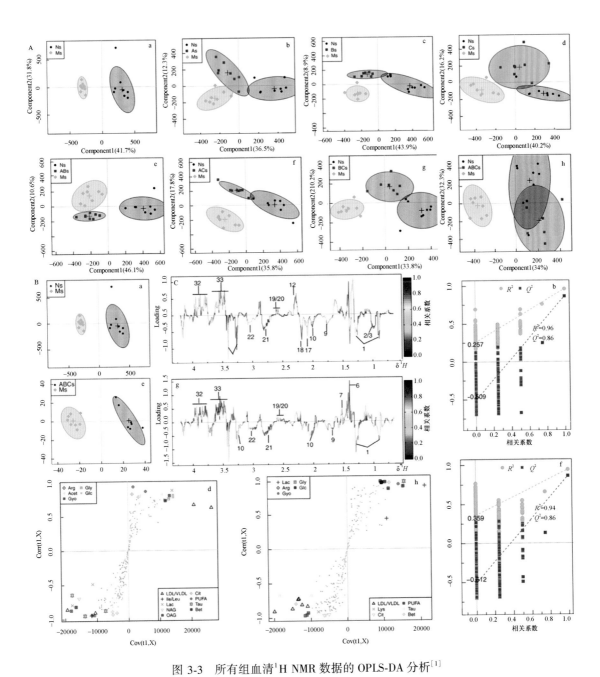

图 3-3　所有组血清^{1}H NMR 数据的 OPLS-DA 分析[1]

（A）血清^{1}H NMR 数据 OSC-PLS-DA 分析的得分图；（B）脑中 OSC-PLS-DA 分析数据经 2000X 置换检验所得彩色
载荷图、S-plot 图和散点图

a、b 和 c 假手术组与模型组比较；d、e 和 f ABC 治疗组与模型组比较

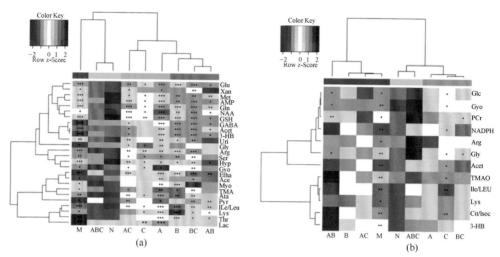

图 3-4　脑提取物和血清代谢物热图[1]

(a)脑提取物代谢产物 z 分数可视化热图;(b)血清代谢产物 z 分数可视化热图

横坐标为代谢产物,纵坐标为组别

所有组别与假手术组比较:*.$p<0.05$,**.$p<0.01$,***.$p<0.001$

白色.无显著性变化;深红色.水平升高;深蓝色.水平降低

cleaved-半胱天冬酶-3/7、cleaved PARP、Bax、血管内皮(细胞)生长因子、神经胶质酸性蛋白和 GSS 的表达,并降低过氧化物酶体增生物激活受体-γ、caspase-3/7、聚腺苷二磷酸-核糖聚合酶、Bcl-2 和还原型辅酶Ⅱ的表达。ABC 配伍治疗逆转了所有这些表达的变化,但单独使用 A、B 或 C,或它们双重组合仅调节其中的一部分。

　　基于 OPLS-DA 和 S-plot 选择生物标记物进行路径分析,并使用 MetPA(http://www.metaboanalyst.ca)和 KEGG(http://www.genome.jp/kegg)软件寻找生物学上有意义的代谢轮廓和相关途径[图 3-8(a)、(b)和(c)]。结果发现谷胱甘肽代谢占 I/R 诱导的途径改变的大部分。典型回归分析(sPLS),即用代谢物浓度作为 X 变量,其他参数作为 Y 变量,以评估基因表达,蛋白质表达,生化参数,免疫组织化学参数,死亡率,损伤体积和神经评分[图 3-8(d)]。在这些参数中,大多数都与氧化应激相关。超氧化物歧化酶位于网络中心,与谷胱甘肽和谷胱甘肽过氧物酶呈正相关,说明氧化应激可能是 MCAO 模型的主要机制。而 ABC 的配伍可以通过调节 Keap1 或 ERK 信号通路使 Nrf2 失活。同时 HO-1 在 Nrf2 活性信号转导途径的下游,因此黄连解毒汤治疗缺血性再灌注损伤的主要机制可能是抑制 ROS 的产生从而减弱氧化应激反应(图 3-9)。

　　研究结果表明,在缺血再灌注过程中、神经元严重损坏和神经性缺陷期间会产生大量的 ROS。在缺血性脑中风的治疗中,ABC 配伍治疗优于单独使用 A、B 或 C 或其中两种的配伍,这证明了黄连解毒汤的三种主要成分之间具有协同效应。整合代谢组学方法结合分子生物学为评价药物配伍治疗效果并研究其复杂机制提供了新途径。

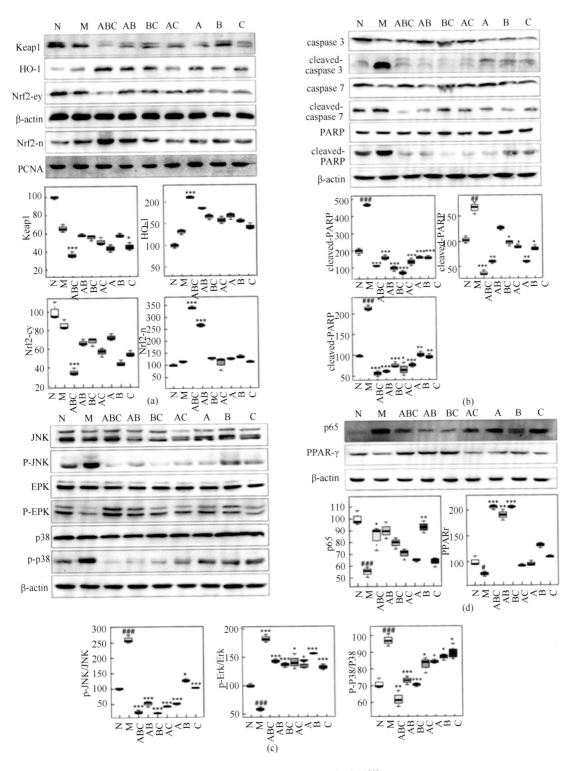

图 3-5 蛋白质印迹法测定结果[1]

（a）各配伍治疗组脑中（$n = 6$）胞质 Nrf2、HO-1、Keap 1 和细胞核 Nrf2 的表达（$n = 6$）；（b）半胱天冬酶-3、半胱天冬裂解酶-3、半胱天冬酶-7、半胱天冬裂解酶-7、PARP 和 PARP 裂解酶的表达；（c）各治疗组脑中 p38、photo-p38（p-p38）、ERK、磷酸-ERK（p-ERK）、JNK 和磷酸-JNK（p-JNK）的表达（$n = 6$）；（d）各治疗组脑中 p65 和 PPAR-γ 的表达（$n = 6$）

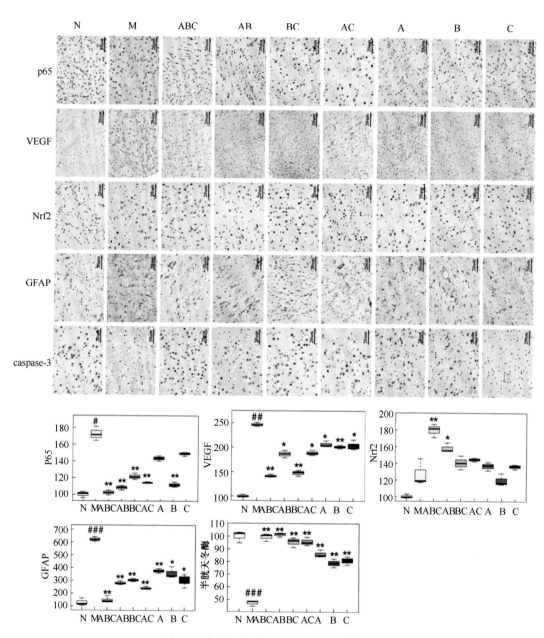

图 3-6 免疫组织化学染色测定结果[1]

各治疗组组织中的 p65、VEGF、Nrf2、GFAP 和 caspase-3 的表达

比例尺:20μm

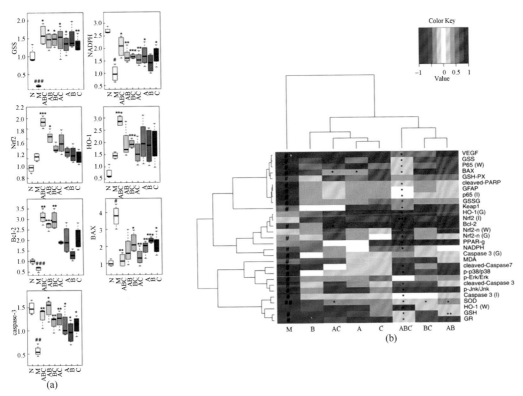

图 3-7　所有测定指标的 mRNA 表达和相关热图[1]

(a)RT-PCR 分析各组脑中 mRNA 表达柱形图($n = 6$);(b)生物化学、免疫组化(I)、实时荧光定量 PCR(G)和免疫印迹(W)相关热图

模型组与假手术组比较:#. $p < 0.05$,##. $p < 0.01$,###. $p < 0.001$;治疗组与模型组比较: *. $p < 0.05$,

. $p < 0.01$,*. $p < 0.001$

二、三妙丸药效评价及作用机制研究

三妙丸(SMW)是中医的经典方剂,由黄柏、苍术、牛膝组成。该方已正式载入《中华人民共和国药典》,具有燥湿清热,消肿止痛的功效。用于湿热下注引起的湿热痹证、湿疹痒痛、脚气肿痛、湿热带下等症。现代多用于治疗风湿性关节炎、重症肌无力、下肢进行性肌萎缩、阴囊湿疹、盆腔炎、宫颈炎等。本实验采用代谢组学方法研究了三妙丸治疗高尿酸血症的相关机制[2]。

(一) 三妙丸治疗高尿酸血症的研究

本实验首先进行了三妙丸抗小鼠高尿酸血症的药理作用研究。将小鼠随机分为三组:空白对照组、模型组和三妙丸治疗组($n = 8$)。模型组和三妙丸治疗组的每只动物连续 7 天腹腔注射 250mg/kg 草酰钾,造成高尿酸血症模型,空白对照组腹腔注射相同体积的生理盐水。7天后,治疗组连续 7 天灌胃给予三妙丸,剂量为 4.68g/(kg·d),空白对照组和模型组给予相

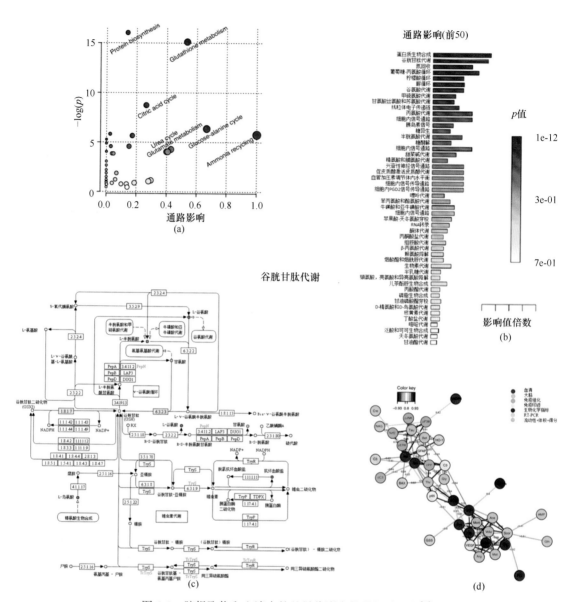

图 3-8　脑提取物和血清中的差异代谢产物的相关网络[1]

（a）圆点图；（b）模型组异常代谢途径集合图；（c）I/R 相关谷胱甘肽代谢途径可视图；（d）以代谢物浓度作为 X
变量和其他参数作为 Y 变量的标准 sPLS 分析建立的疾病相关网络
每个节点表示一个代谢物，其颜色表示其源于不同的分析，以相关系数小于 0.8 作为筛选条件进行相关性分析：
蓝色代表负相关，红色代表正相关

同体积的蒸馏水。在第 7 天末次给药后 1 小时收集全血，血液室温放置约 1 小时，然后
10 000r/min，离心 5min 获得血清。将血清储存在−20℃备用。使用市售试剂盒测定血清尿酸
和血清肌酐的含量，所有操作均要符合说明书要求。

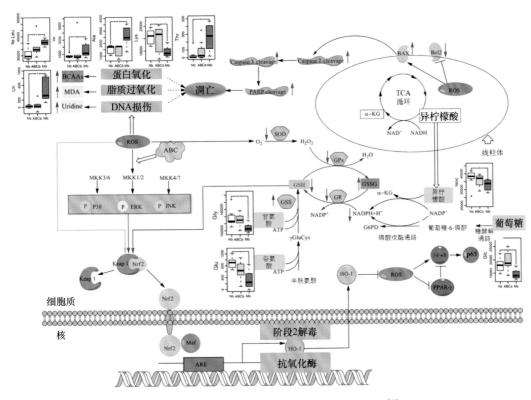

图 3-9　ABC 配伍调节引起的信号转导途径改变[1]

红色箭头．模型大鼠中水平升高的代谢产物；蓝色箭头．模型大鼠中水平降低的代谢产物；ABC 配伍治疗
增加了细胞抗氧化能力，以清除 I/R 过程中产生的 ROS

　　测量 7 天的血清尿酸浓度，如图 3-10 所示。模型组与空白对照组相比，尿酸明显升高，三妙丸治疗组与模型组相比，水平明显降低（$p < 0.05$）。结果表明，高尿酸血症模型造模成功，并且三妙丸可以降低高尿酸血症小鼠血清中尿酸的含量。如图 3-10 所示，模型组血清肌酐含量高于对照组。与模型组相比，三妙丸治疗组中血清肌酐的含量降低（$p < 0.05$）。结果表明，三妙丸可以治疗高尿酸血症小鼠的肾损伤。

（二）三妙丸代谢组学药效评价及机制研究

　　采用 UPLC-Q-TOF-MS 方法获得小鼠血清样本的代谢指纹图谱（图 3-11）。包含所有样品信息的 QC 样品，随机分布于正常样品之中。通过检测实验的稳定性发现，QC 样品的峰面积偏差符合检测标准（SD<0.2）（图 3-12）。此外 QC 样品色谱图中 0.02～0.05min 的代谢物为检测目标，该范围代谢物的峰面积的相对标准偏差在 5.2%～12.3%（表 3-1）。因此以上结果证明了实验方法的稳定性。为了证明模型复制成功，本实验采用主成分分析（PCA）模式和

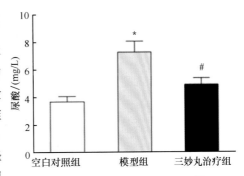

图 3-10　各组血清尿酸的浓度[2]

模型组与空白对照组比较：*．$p < 0.05$；三妙丸治疗
组和模型组比较：#．$p < 0.05$

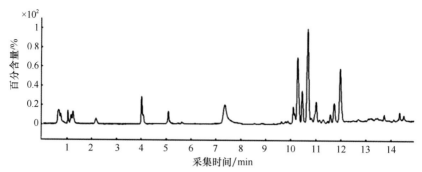

图 3-11 基于 UHPLC-Q-TOF-MS 的 ESI 正离子模式大鼠血清色谱图[2]

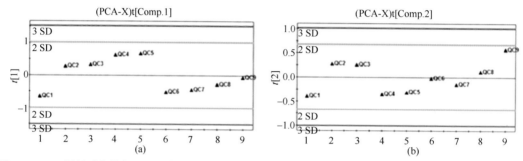

图 3-12 QC 样品采集数据($n=9$)使用主成分分析,求算峰面积偏差[2](x 轴为运行顺序;y 轴为标准偏差)
(a)来自 UHPLC-MS 数据的第一组分的 QC 图;(b)来自 UHPLC-MS 数据的第二组分的 QC 图

表 3-1 高尿酸血症相关的潜在生物标记物[2]

序号	保留时间/min	m/z	分子式	代谢物	VIP	模型组	三妙丸治疗组	相关通路	RSD/%
1	0.66	296.0656	$C_8H_{14}N_3O_7P$	5-氨基咪唑-4-甲酰胺	1.03	↓	↑	嘌呤代谢	12.3
2	0.72	114.0659	$C_4H_7N_3O$	肌酐	1.51	↑	↓	精氨酸和脯氨酸代谢	10.7
3	0.88	215.0156	$C_6H_8O_7$	柠檬酸	1.53	↓	↑	三羧酸循环	8.5
4	1.03	169.0379	$C_5H_4N_4O_3$	尿酸	3.45	↑	↓	嘌呤代谢	9.2
5	1.03	137.0451	$C_5H_4N_4O$	次黄嘌呤	1.76	↓	↑	嘌呤代谢	6.5
6	1.46	269.0867	$C_{10}H_{12}N_4O_5$	肌苷	1.5	↓	↑	嘌呤代谢	7.4
7	2.17	166.0861	$C_9H_{11}NO_2$	苯基丙氨酸	4.61	↑	↓	苯丙氨酸代谢	5.8
8	2.23	209.0902	$C_{10}H_{12}N_2O_3$	犬尿氨酸	1.01	↑	↑	色氨酸代谢	11.2
9	4.09	205.0969	$C_{11}H_{12}N_2O_2$	色氨酸	5.54	↓	↑	色氨酸代谢	5.2
10	4.84	180.0649	$C_9H_9NO_3$	马尿酸	1.93	↓	↑	苯丙氨酸代谢	6.8
11	6.02	206.0794	$C_{11}H_{11}NO_3$	吲哚乙酸	1.01	↑	↓	色氨酸代谢	7.3
12	9.88	494.3251	$C_{24}H_{48}NO_7P$	LysoPC(16:1)	4.88	↑	↓	甘油磷脂代谢	5.9
13	12.23	550.3871	$C_{28}H_{56}NO_7P$	LysoPC(20:1)	4.22	↑	↓	甘油磷脂代谢	5.4

正交偏最小二乘判别分析法(PLS-DA)分析各组之间的代谢物差异,比较了空白对照组和模型组的差异代谢物指纹图谱,并寻找三妙丸给药后的内源性物质变化。如图 3-13(a)所示,采用 PCA 模式分析模型组与空白对照组间的代谢轮廓的差异,可见空白对照组和模型组之间具有

明显的分离($R^2=0.64$)。为了寻找产生两组代谢轮廓差异的具体成分,将空白对照组和模型组进行了 PLS-DA 分析[图 3-13(b)]($R^2=0.99$,$Q^2=0.89$)。同时对该数据模型进行了验证,通过 99 重排测试结果 $R^2=0.879$,$Q^2=-0.331$ 表明该模型稳定性好,非过拟合[图 3-13(c)]。在此基础上进行化合物的筛选,通过协方差相关分析,从 S 图提取重要的原始变量,降低代谢物选择时假阳性的可能。如图 3-13(d)所示,在 S-plot 离子载荷图中离原点越远的离子对分组具有显著地贡献并且可以被认为是潜在的生物标记物[参见图 3-13(d)的两个阴影区域]。通过 VIP 筛选出 30 个分组贡献最大的变量,在此基础上经过 t 检验共筛选出 13 个离子并进行化合物鉴定($p<0.05$),其中有 10 个化合物进行了标准品的比对,具体信息见表 3-1。其中 5-氨基咪唑核糖酸、次黄嘌呤和肌苷是嘌呤代谢途径中的尿酸前体,其含量在高尿酸血症模型组有所降低,而尿酸水平有所增加。因此表明高尿酸血症可以引起嘌呤代谢过度。高尿酸血症模型中肌酐水平的升高表明精氨酸和脯氨酸代谢与高尿酸血症造成肾损伤有关。在高尿酸血症小鼠的马尿酸和苯丙氨酸含量降低,这与报道的临床和动物实验中高尿酸血症苯丙氨酸途径代谢物水平明显降低结果相一致。柠檬酸是柠檬酸循环的重要中间体,是能量代谢的核心,线粒体含有大多数柠檬酸循环酶。低水平的血清柠檬酸表明高尿酸血症小鼠的线粒体功能发生障碍。在高尿酸血症模型中,色氨酸含量的减少和犬尿氨酸含量的增加表明,色氨酸代谢中的犬尿酸途径与高尿酸血症相关。而模型组溶血磷脂酰胆碱类物质的含量明显增加,表明高尿酸血症中甘油磷脂代谢异常。

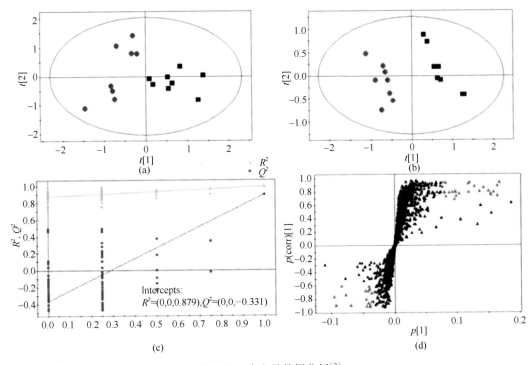

图 3-13 多变量数据分析[2]

(a)空白对照组大鼠(■)和高尿酸血症模型大鼠(●)主成分分析(PCA)得分图;(b)空白对照组大鼠(■)和高尿酸血症模型大鼠(●)偏最小二乘判别分析(PLS-DA)得分图;(c)从 99 个排列测试获得的验证图;(d)PLS-DA 模型的 S-plot 图

将已鉴定的 13 个化合物作为疾病相关的潜在生物标记物,并以此评价三妙丸的治疗作用。采用 PCA 模式分析($R^2 = 0.95$)如图 3-14 所示,三妙丸治疗组更接近空白组,表明三妙丸可以逆转高尿酸血症的发病过程。如图 3-15 所示,三妙丸可调节模型组中的 10 个代谢物:5-氨基咪唑核糖酸、肌酐、柠檬酸、尿酸、次黄嘌呤、肌苷、苯丙氨酸、色氨酸、马尿酸和吲哚乳酸,另外三个代谢物犬尿氨酸,LysoPC(16:1)和 LysoPC(20:1)也有不同程度的反转。如图 3-16 所示为 13 个生物标记物的代谢通路图。

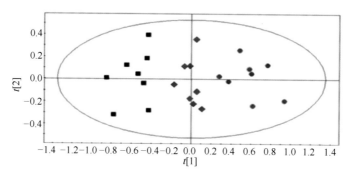

图 3-14　以 13 个代谢物的代谢水平差异评价空白对照组(■)、
高尿酸血症模型组(●)和三妙丸治疗组(◆)的得分图[2]

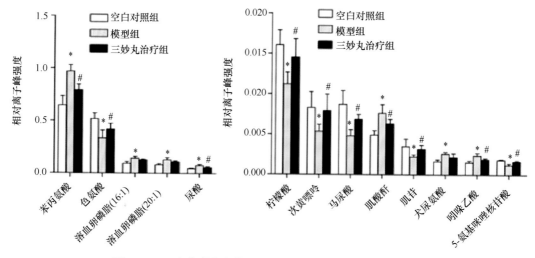

图 3-15　13 个代谢物在模型组和三妙丸治疗组的相对强度[2]

使用单因素方差分析:高血压模型组和空白对照组相比较;*.$p<0.05$,三妙丸治疗组和高尿酸血症模型组之间相比较;#.$p<0.05$
数据表示为平均值±SD

总之本实验通过代谢组学方法,在血清中找到了高尿酸血症的 13 个潜在生物标记物,主要涉及嘌呤代谢、精氨酸和脯氨酸代谢、柠檬酸循环、苯丙氨酸代谢、色氨酸代谢和甘油磷脂代谢。以高尿酸血症的潜在生物标记物作为指标评价了三妙丸治疗高尿酸血症的作用,结果发现三妙丸可通过改善嘌呤代谢、精氨酸和脯氨酸代谢、柠檬酸循环、苯丙氨酸代谢和色氨酸代谢起到疾病调节的作用。

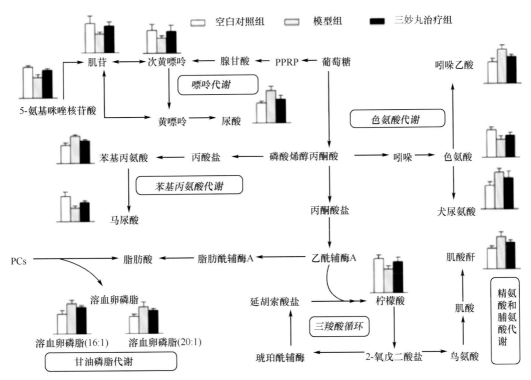

图 3-16　基于 KEGG 数据库的高尿酸血症相关生物标记物代谢网络及三妙丸调节作用图
与模型组相比,三妙丸治疗组中代谢物水平升高(红色)或(降低)蓝色;PRPP 表示磷酸核糖焦磷酸[2]

三、清开灵注射液药效评价及作用机制研究

　　清开灵注射液源于《温病条辨》中的安宫牛黄丸,由板蓝根、金银花、栀子、水牛角、珍珠母、黄芩苷胆酸、猪脱氧胆酸组成。为清热药。具有清热解毒,化痰通络,醒神开窍的功效。临床上用于热病神昏,中风偏瘫,神志不清,也可用于急、慢性肝炎,乙型肝炎,上呼吸道感染,肺炎,高烧,以及脑血栓形成、脑出血见上述证候者。本实验采用代谢组学方法研究了清开灵注射液对热证作用的相关机制[3]。

(一) 清开灵注射液对热证的作用研究

　　本实验首先评价了清开灵注射液对大鼠热证模型的作用。采用皮下注射 40% 酵母液的方法复制大鼠热证模型。将 96 只雄性 SD 大鼠随机分为 4 组:对照(NC)组、热证模型(MG)组、模型+清开灵注射液(QKLI)组、赖氨酸阿司匹林阳性对照(ALI)组。首先分别测量直肠温度,然后 MG 组、QKLI 组和 ALI 组皮下注射 40% 酵母液(7.5mL/kg),NG 组注射等体积生理盐水;5 小时后,再次测量直肠温度,QKLI 组腹腔内注射清开灵注射液(10 mL/kg),ALI 组腹腔内注射赖氨酸阿司匹林(3.2 mL/kg),NG 组和 MG 组注射等体积生理盐水。依次在注射后 1 小时、2 小时分别测量直肠温度并分别采集血液样本。结果见表 3-2,与 NG 组相比,MG 组温度升高了(2.30 ± 0.37)℃($p<0.01$),表明模型复制成功;注射后 1 小时,QKLI 组大鼠与 MG

组大鼠相比,体温下降了(1.20 ± 0.19)℃(p<0.05),表明清开灵注射液具有明显的退热作用。QKLI 组和 ALI 组大鼠体温并没有明显的差异,说明清开灵注射剂的退热作用和赖氨酸阿司匹林相似。

表 3-2　各组大鼠直肠温度[3]

时间点	NG/℃	MG/℃	QKLI/℃	ALI/℃
最初温度	34. 20 ± 0. 31	36. 50 ± 0. 39**	36. 70 ± 0. 49**	36. 50 ± 0. 51**
给药 1 小时后	34. 40 ± 0. 39	36. 70 ± 0. 47**	35. 50 ± 0. 60#	35. 10 ± 0. 64#
给药 2 小时后	34. 10 ± 0. 35	36. 20 ± 0. 48*	35. 60 ± 0. 29#	34. 70 ± 0. 91#

注:NG. 对照组;MG. 模型组;QKLI. 模型+清开灵注射剂组;ALI. 赖氨酸阿司匹林阳性对照组。

(二) 清开灵注射液的代谢组学药效评价及作用机制研究

在验证了清开灵注射液的退热作用后,本实验采用代谢组学方法深入研究其退热机制。应用 UPLC-Q-TOF-MS 技术的采集各组代谢数据,并通过应用 MarkerLynx 4.0 软件进行色谱峰识别和匹配,获得三维数据矩阵:保留时间、峰强度以及质荷比信息;将数据矩阵进行最小二乘判别分析(PLS-DA),如图 3-17 所示。表明造模处理后血浆代谢轮廓发生明显改变,而通过清

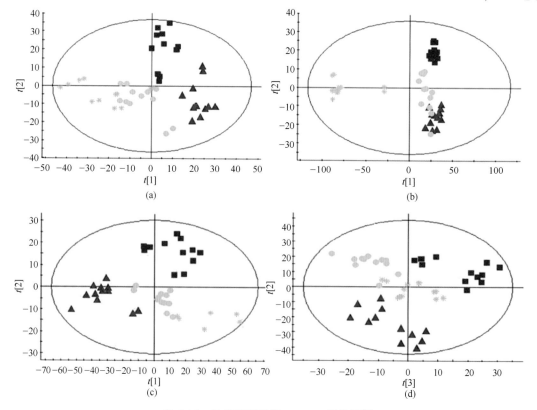

图 3-17　各组代谢组学 PLS-DA 得分图[3]

(a)正离子模式下给药 1 小时后 PLS-DA 得分图;(b)负离子模式下给药 1 小时后 PLS-DA 得分图;(c)正离子模式下给药 2 小时后 PLS-DA 得分图;(d)负离子模式下给药 2 小时后 PLS-DA 得分图

深蓝色. 空白对照组;红色. 模型组;浅蓝色. 清开灵注射液组;绿色. 赖氨酸阿司匹林组

开灵的治疗改善了部分代谢异常而使得代谢轮廓具有回调趋势;脂质组学分析中,四组大鼠的血浆代谢聚类特征不是很明显,如图 3-18 所示。进一步通过正交偏最小二乘判别分析(OPLS-DA)识别 NG 组和 MG 组在给药 1 小时,2 小时后具有明显差异的代谢物(VIP 大于 1,$p<0.05$)作为潜在生物标记物。结果在代谢组学分析中,在给药后 1 小时时,共鉴定了 11 个热证相关代谢物,而给药后 2 小时时共鉴定了 19 个热证相关代谢物;在脂质代谢分析中,在给药 1 小时后共鉴定了 13 个热证相关代谢物,在给药 2 小时后共鉴定了 17 个热证相关代谢物。通过对比最终确定了 8 个代谢物为发热模型在生物标记物,其中 5 个是通过代谢组学分析得出的,3 个是通过脂质组学分析得出的,四组中相同的代谢物的趋势如图 3-19 所示。为进一步揭示清开灵的退热机制,将 QKLI 组和 ALI 组代谢物基峰强度分别与 MG 组对比,其中在给药 1 小时后清开灵注射液能够调节 15 个代谢物,在给药 2 小时后能够回调 19 个代谢物。具体见表 3-3和表 3-4。

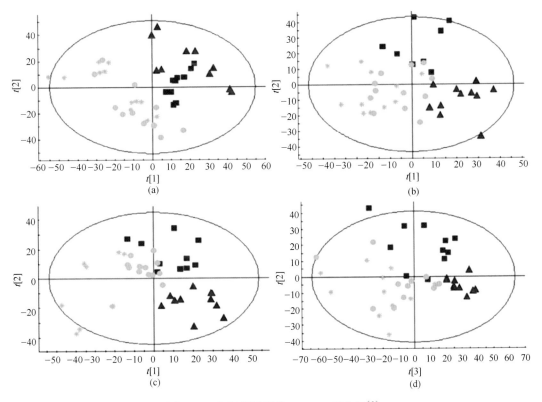

图 3-18 各组脂质组学 PLS-DA 得分图[3]

(a)正离子模式下给药 1 小时后 PLS-DA 得分图;(b)负离子模式下给药 1 小时后 PLS-DA 得分图;(c)正离子模式下给药 2 小时后 PLS-DA 得分图;(d)负离子模式下给药 2 小时后 PLS-DA 得分图

深蓝色. 空白对照组;红色. 模型组;浅蓝色. 清开灵注射液组;绿色. 赖氨酸阿司匹林组

为了研究生物标记物之间的相关性,利用 MetPA 分析潜在生物标记物的代谢相关代谢通路。结果发现清开灵注射液治疗后 1 小时的潜在生物标记物的代谢途径包括:苯丙氨酸、酪氨酸和色氨酸生物合成、苯丙氨酸代谢、色氨酸代谢、酪氨酸新陈代谢、甘油磷脂代谢等,具体见图 3-20(a)。清开灵注射液治疗后 2 小时的潜在生物标记物包括:苯丙氨酸、酪氨酸和色氨酸生物合成、苯丙氨酸代谢、色氨酸代谢、甘油磷脂代谢,鞘脂类代谢等,见图 3-20(b)。其中给

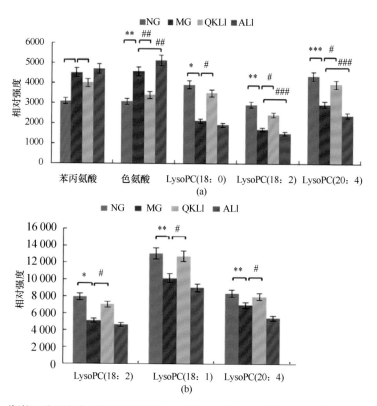

图 3-19 代谢组学研究中,潜在标记物在 NG 组、MG 组、QKLI 组、ALI 组相对强度中比较[3]
与 NG 组比较:*.$p<0.05$,**.$p<0.01$,***.$p<0.001$;与 MG 组比较:#.$p<0.05$,##.$p<0.01$,###.$p<0.001$
NG. 空白组;MG. 模型组;QKLI. 模型+清开灵注射液;ALI. 赖氨酸阿司匹林阳性对照组

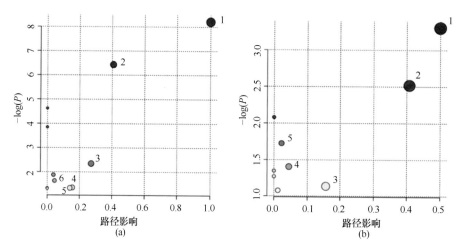

图 3-20 生物标记物的代谢途径分析[3]

(a)给药 1 小时后:1. 苯丙氨酸,酪氨酸和色氨酸生物合成;2. 苯丙氨酸代谢;3. 戊糖和葡糖醛
酸互变;4. 色氨酸代谢;5. 酪氨酸代谢;6. 甘油磷脂代谢;(b)给药 2 小时后:1. 苯丙氨酸,酪氨
酸和色氨酸生物合成;2. 苯丙氨酸代谢;3. 色氨酸代谢;4. 甘油磷脂代谢;5. 鞘脂代谢

药后 1 小时、2 小时共同涉及的有:苯丙氨酸、色氨酸、酪氨酸的生物合成、苯丙氨酸代谢、酪氨
酸代谢、甘油磷脂代谢,表明以上通路与清开灵注射液治疗发热机制具有直接相关性。

表 3-3　代谢产物信息及在各组中的水平趋势[3]

时间	序号	t_R	m/z	准分子离子	化合物	VIP	M/N	QKLI/M	ALI/M
1 小时	1	1.24	182.0817	[M+H]⁺	酪氨酸	1.43	↓ *	↑ *	↑ ***
	ª2	1.64	166.087	[M+H]⁺	苯丙氨酸	1.18	↑ **	↓ *	↑
	ª3	2.03	205.0972	[M+H]⁺	色氨酸	1.56	↑ *	↓ *	↑
	ª4	8.58	482.3234	[M+H]⁺	LysoPC(18:0)	2.12	↓ *	↑ *	↑
	5	3.76	587.3577	[M−H]⁻	25-羟基维生素 D 2-25-葡糖苷酸	3.10	↑ ***	↑ ***	↓ ***
	ª6	4.40	564.3294	[M+FA−H]⁻	LysoPC(18:2)	3.07	↓ **	↑ *	↓ *
	ª7	4.41	588.3295	[M+FA−H]⁻	LysoPC(20:4)	4.95	↓ ***	↑ *	↓ ***
2 小时	1	0.56	132.0777	[M+H]⁺	肌酸	1.78	↓ *	↑ *	↑
	ª2	1.64	166.087	[M+H]⁺	苯丙氨酸	3.11	↑ **	↓ *	↑
	ª3	2.03	205.0972	[M+H]⁺	色氨酸	3.40	↑ **	↓ **	↑ **
	3	6.84	382.2709	[M+H]⁺	鞘氨醇-1-磷酸	1.27	↓ *	↑ ***	↓ *
	4	7.65	496.3397	[M+H]⁺	LysoPC(16:0)	2.68	↑ *	↓ *	↓ *
	ª5	4.40	564.3294	[M+FA−H]⁻	LysoPC(18:2)	4.33	↓ **	↑ *	↓ ***
	ª6	4.41	588.3295	[M+FA−H]⁻	LysoPC(20:4)	6.61	↓ ***	↑ ***	↓ ***
	7	4.77	566.3445	[M+FA−H]⁻	LysoPC(18:1)	3.63	↓ **	↑ *	↓ **
	ª8	5.20	568.3592	[M−H]⁻	LysoPC(18:0)	1.44	↓ *	↑ *	

注：↑.代谢物产物上调；↓.代谢产物下调；*.$p<0.05$；**.$p<0.01$；***.$p<0.001$。

a. 在 1 小时和 2 小时同时出现的代谢产物。

表 3-4　脂质代谢产物信息及在各组中的水平趋势[3]

时间	序号	t_R	m/z	准分子离子	化合物	VIP	M/N	QKLI/M	ALI/M
1 小时	ª1	0.91	520.3396	[M+H]⁺	LysoPC(18:2)	3.00	↓ *	↑ *	↓
	ª2	1.1	522.3553	[M+H]⁺	LysoPC(18:1)	2.74	↓ **	↑ *	↓
	3	6.6	607.5672	[M+H−H₂O]⁺	DG(22:0/14:0/0:0)	1.63	↓ ***	↑ *	↑
	4	7.73	683.6002	[M+H]⁺	硫代二丙酸二硬脂醇酯	1.18	↓ *	↑ *	↑ **
	5	8.81	668.6332	[M+NH₄]⁺	CE(18:1)	4.09	↑ ***	↓ *	↓ *
	ª6	0.84	602.3465	[M+CH₃COO]⁻	LysoPC(20:4)	1.99	↓ ***	↑ *	↓
	7	2.03	283.2635	[M−H]⁻	硬脂酸	6.09	↑ ***	↓ **	↓
	8	3.85	840.5767	[M+CH₃COOH]⁻	PC(16:0/20:4)	1.83	↓ *	↑ *	↑
	9	4.45	794.5716	[M−CH₃]⁻	PC(18:0/20:4)	2.17	↓ **	↑ *	↑ **
	10	5.91	873.7056	[M+CH₃COOH]⁻	SM(d18:0/24:1)	1.98	↓ *	↑ *	↑
2 小时	ª1	1.1	522.3553	[M+H]⁺	LysoPC(18:1)	2.13	↓ **	↑ *	↓
	2	1.44	524.3709	[M+H]⁺	LysoPC(18:0)	4.37	↓ *	↑ *	↑
	3	5.31	721.5062	[M+H]⁺	PG(16:0/16:1)	2.27	↑ *	↓ *	↓
	4	8.16	848.7684	[M+NH₄]⁺	TG(22:2/16:0/12:0)	3.00	↑ *	↓ *	↓
	5	8.36	690.6179	[M+NH₄]⁺	CE(20:4)	5.88	↓ **	↑ *	↑
	6	8.62	718.6481	[M+NH₄]⁺	CE(22:4)	1.11	↓ *	↑ *	↑

续表

时间	序号	t_R	m/z	准分子离子	化合物	VIP	M/N	QKLI/M	ALI/M
	[a]7	0.84	602.3465	$[M+CH_3COO]^-$	LysoPC(20:4)	1.27	↓ ***	↑ *	↓
	[a]8	0.87	578.3473	$[M+CH_3COO]^-$	LysoPC(18:2)	1.49	↓ *	↑ *	↓
	9	5.45	857.673	$[M+FA-H]^-$	SM(d18:2/24:0)	2.94	↓ *	↑ *	↑

注:↑.代谢物产物上调;↓.代谢产物下调;*.$p<0.05$;**.$p<0.01$;***.$p<0.001$。

a. 在 1 小时和 2 小时同时出现的代谢产物。

本实验通过血浆代谢轮廓和脂质代谢组学轮廓分析,结合已有文献对代谢径路功能的相关报道,探讨了清开灵注射液退热作用机制(图 3-21)。图中色氨酸调控蛋白质的合成和代谢网络,能减少的单胺神经递质即 5-ht,它能调控人体内的温度。MG 组中较 NG 组,其色氨酸的含量提高了,而在清开灵注射液给药后 2 小时色氨酸含下降了,说明清开灵注射液能调节由热证引起的色氨酸代谢异常;酪氨酸能透过血脑屏障,是多巴胺,去甲肾上腺素和肾上腺素的前体,它们都参与人体的温度调节。与 NG 组相比,MG 组的酪氨酸含量有所下降,而清开灵给药 2 小时后其含量上升了;甘油磷酯是一种脂质化合物由甘油磷酸和脂肪酸组成,卵磷脂作为一种特殊的甘油磷酯,在发炎发病机制中起了主导作用。磷脂 Sn-2 酯化产生花生四烯酸,花生四烯酸生成的 PGE_2 与发热有关。它可以透过血脑屏障,渗透到下丘脑区域而产生发热。酵母诱导模型就是发炎的一种,而卵磷脂就是具有生物活性炎性介质的先导化合物。例如,本次研究发现的 PC(18:0/20:4) 和 LysoPC(20:4),都能够显著影响发热,但是注射清开灵注射液后,二者明显接近于正常值。

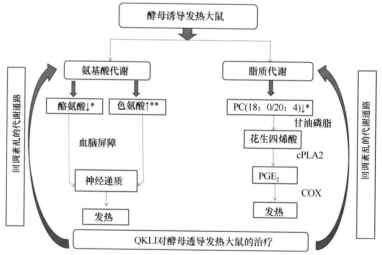

图 3-21　与清开灵注射液的解热作用密切相关的途径[3]

↓.与对照组比较,代谢物下调;↑.与对照组比较,代谢物上调

与对照组比较:*.$p<0.05$;**.$p<0.01$

应用 UPLC Q-TOF-MS 技术建立的血浆代谢组学联合脂质代谢组学轮廓分析的方法,加深了对清开灵注射液退热机制的理解。发现了清开灵注射液可以从苯丙氨酸、色氨酸、酪氨酸的生物合成、苯丙氨酸代谢、酪氨酸代谢、甘油磷脂代谢多个代谢途径来发挥退热作用。为理解清热药的退热功效提供依据。

四、黄芪散药效评价及作用机制研究

古方黄芪散源自北宋《圣济总录》，全方由葛根、黄芪、桑白皮三味中药组成，据原文记载主治"三消渴疾，肌肤瘦弱，饮水不休，小便不止"。三种药材组成分别为：黄芪、葛根、桑白皮（1：2：1），方中葛根其性甘、辛，凉。有解肌退热，透疹，生津止渴，升阳止泻之功。黄芪具有增强机体免疫功能、保肝、利尿、抗衰老、抗应激、降压和较广泛的抗菌作用。本实验采用代谢组学方法研究了黄芪散对 2 型糖尿病的作用的相关机制[4]。

（一）黄芪散对 2 型糖尿病的作用研究

本次实验首先通过多种指标评价了黄芪散对 2 型糖尿病的治疗作用。通过连续喂饲高脂饲料复制大鼠高脂血症模型，该模型可用于研究胰岛细胞受损和胰岛素耐受的机制和早期 2 型糖尿病的研究。采用雄性 SD 大鼠（7 周龄），将大鼠置于 SPF 级动物房和保持温度控制（22±2）℃和湿度控制在 50%～80% 以及 1 天 12 小时光照。经过 1 周的适应期后，大鼠随机分为四组：正常对照（NC）组，模型（MC）组，阳性药物对照（FLU）组和黄芪散（HQS）组。每组大鼠 8～10 只，通过高脂饮食连续给予 13 周复制高脂血症模型。FLU 组和 HQS 组分别给予 10mg/kg 的氟伐他汀和 0.8g/kg 的黄芪散。NC 组和 MC 组给予等量的 0.5% CMC-Na 水溶液。实验期间，每周两次测量体重和食物的摄入量。经过 12 周的饲养，大鼠禁食不禁水 18 小时，眼眶静脉丛穿刺取血、离心，根据改进的 Bligh-Dyer 方法提取血浆磷脂。在第 13 周结束的时候，各组大鼠通过脱颈处死，解剖并取出心、肝、肾附睾脂肪组织称重迅速冷冻在−80℃的冰箱中。结果显示，模型组大鼠的肝重、体重、附睾脂肪组织、空腹血糖比起空白对照组明显增加（$p<0.05～0.01$），提示高脂血症模型成功。研究表明 FLU 可以显著的降低肝脏重量、体重和附睾的脂肪组织重量（$p<0.05$）。HQS 明显降低附睾脂肪组织的重量和脂肪重量（$p<0.05$），但没有显著的降低肝脏重量和血糖（$p>0.05$）。MC 组空腹 TG 值和非空腹 TG 值均显著（$p<0.05～0.01$）高于 NC 组。模型组大鼠的 HDL-C 显著降低（$p<0.05$），也提示高脂血症模型的成功。FLU 显著降低空腹 TC 和肝脏 TG 水平（$p<0.05$）。HQS 显著降低空腹 TC 水平（$p<0.05$），但对肝脏 TG、TC 和 LDL-C 无明显作用（$p>0.05$）。

（二）黄芪散代谢组学药效评价及作用机制的研究

本次实验通过代谢组学的研究方法对黄芪散抗 2 型糖尿病的机制进行研究。利用超高效液相色谱与电喷雾电离/四极杆飞行时间质谱（UPLC-Q-TOF-MS）进行代谢数据的采集。利用 Marker Lynx 软件 4.1 版来处理数据和寻找潜在的生物标记物。使用 t 检验、主成分回归（PCR）、偏最小二乘法平方回归（PLS）和重要变量法（VIP）找出 2 型糖尿病动物模型的潜在的标记物并以此评价黄芪散的治疗作用和机制研究。通过 UPLC-Q-TOF-MS 采集正负离子模式下 NC、MC 和治疗组的血浆代谢物图谱（图 3-22，图 3-23）。然后使用 SIMCA-P 和 SIMCA-R 软件来分析不同组分含量的变化。首先除去对照组中的杂质信号。然后在正离子模式下不同组之间的分析（图 3-24）。NC 组与其他组在第一主成分方向发生分离，而实验组与 MC 组并无显著差异，因此在去除杂质信号的前后 PCA 模型组与各个给药组评分无明显差异。但是去除杂质信号后，样品在 PCA 得分图中表现出更多的集中。PCA 分数图（图 3-25）显示，与正离

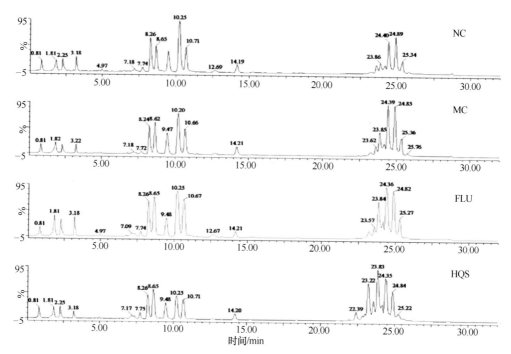

图 3-22　正离子模式下各组血液代谢组学质谱采集图[4]

NC. 正常对照组；MC. 模型组；FLU. 阳性药对照组；HQS. 黄芪散组

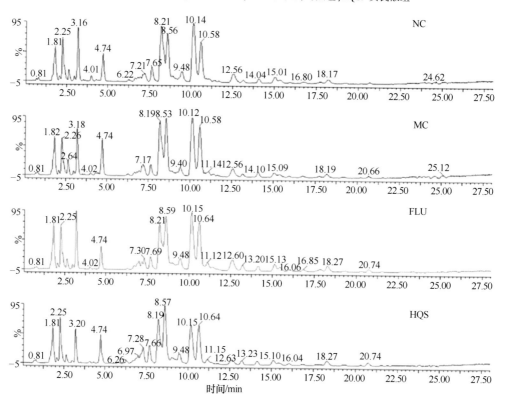

图 3-23　负离子模式下各组血液代谢组学质谱采集图[4]

NC. 正常对照组；MC. 模型组；FLU. 阳性药对照组；HQS. 黄芪散组

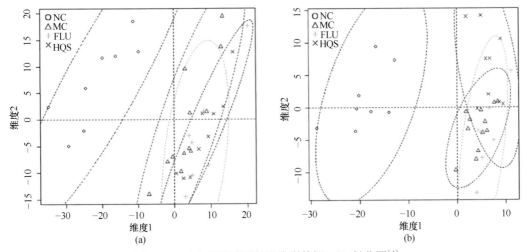

图 3-24　正离子模式下各组代谢数据 PCA 得分图[4]

（a）未降噪的主成分分析得分图；（b）降噪后的主成分分析得分图

NC. 正常对照组；MC. 模型组；FLU. 阳性药物对照组；HQS. 黄芪散组

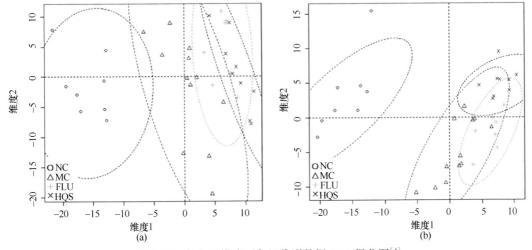

图 3-25　负离子模式下各组代谢数据 PCA 得分图[4]

（a）未降噪的主成分分析得分图；（b）降噪后的主成分分析得分图

NC. 正常对照组；MC. 模型组；FLU. 阳性药物对照组；HQS. 黄芪散组

子模式相比，负离子模式对 MC 组、Flu 组和 HQS 组更为明显区分，并且杂质信号在移除之后分数图更趋于集中数据。通过归一化方法对数据矩阵进行预处理后，变量通过单位权方差的缩放而被解读出来，正离子模式下 OPLS-DA 提供的 R^2X、R^2Y 和 Q^2 数据为 0.406、0.878 和 0.441。负离子模式下 OPLS-DA 的 R^2X、R^2Y 和 Q^2 O 获得值为 0.455、0.908 和 0.628。图 3-26 中，在缩放后变量的贡献率变为一个平均值，这样可以避免个人的高贡献值覆盖了其他变量的有用信息。然后，使用 PLS-DA 和 OPLS-DA 描述代谢特征。如图 3-27 所示，阳离子模式下 PLS-DA 得分图，FLU 组、HQS 组和 MG 组与 NG 组出现明显区分。这一结果说明使用药物改变了糖尿病大鼠血浆中的脂质代谢。然而，MG 组和 FLU 组没有明显分离，在负模式中，MG 组和 FLU 组出现分离，表明负离子模式优于正离子模式。OPLS-DA 得分图与 PLS-DA 整体状态是相似的,但各组在 OPLS-DA 图中聚类更为集中(图 3-28)。

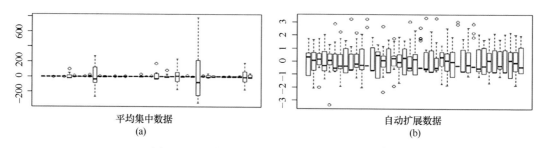

图 3-26　正离子模式下的 40 个变量的箱形图[4]

(a)变量数据集中化;(b)进行缩放的变量

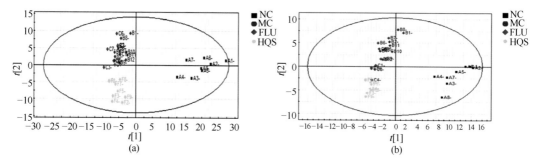

图 3-27　各组血液代谢数据 PLS-DA 得分图[4]

(a)正离子模式;(b)负离子模式

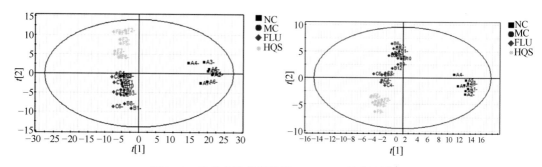

图 3-28　各组血液代谢数据 OPLS-DA 得分图[4]

(a)正离子模式;(b)负离子模式

　　NG 组与 MG 组生物标记物的筛选:利用 SIMCA-R 软件筛选变量见表 3-5。本实验主要通过两个主成分或三个主成分用来建模,将 16 个变量默认为真实标记物(真标记),并且通过 ROC 曲线验证不同的线性回归模型(图 3-29)。如图 3-24 和图 3-25 所示,主成分数量改变了模型的线性。结果模型选用三个主成分的更好,而在 PLS 中的模型包含两个主成分具有更高的精度。对于 VIP 的 ROC 面积而言主成分的数量不会产生太大影响。对比 NG 组与 MG 组共发现 38 个潜在生物标记物,主要是磷脂酰胆碱(PC)和 TG(甘油三酯),具体结果见表 3-6。HQS 所调节的生物标记物筛选:以生物标记物的参数作为新的变量重新进行 PCA 分析,组间出现了明显分离同时组内分布更集中(图 3-30),因此以生物标记物作为评价参数,可以有效地表征两组数据之间的差异。分析 MC 组与 HQS 组,见表 3-7。结果表明多不饱和键的磷脂水平增加,说明黄芪散可以调节模型大鼠血中高不饱和磷脂的水平。FLU 组和 HQS 组的共有生物标记物筛选:通过对比发现 FLU 组和 HQS 组能共同调节 9 种代谢标记物,其含量如图 3-31 所示。

表 3-5 不同统计方法所得变量值[4]

方法	t 检验	缩量	PCR		PLS		VIP	
			Com = 2	Com = 3	Com = 2	Com = 3	Com = 2	Com = 3
变量数	32	41	51	46	42	41	45	44

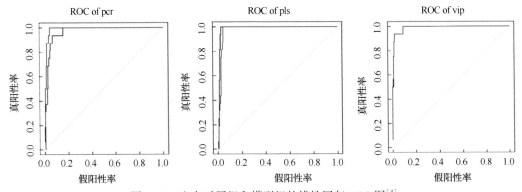

图 3-29 空白对照组和模型组的线性回归 ROC 图[4]

黑线包含 2 个主成分;红线包含 3 个主成分

表 3-6 模型潜在生物标记物信息表[4]

序号	保留时间/min	质谱(m/z)	加合离子	空白对照组强度(均值±SD)	模型组强度(均值±SD)	趋势	名称
1	1.63	612.3312	M+ FA-H	48.4±11.05	21.31±3.45	↓	溶血性磷脂酰胆碱(22:6)
2	1.84	526.3175	M-H	7.72 ± 0.84	2.86 ± 0.39	↓	磷脂酰胆碱(15:0/0:0)
3	2.72	554.3453	M+ FA-H	13.50 ±2.08	5.36 ± 2.85	↓	溶血性磷脂酰胆碱(17:0)a
4	2.74	510.355	M+H	4.63 ± 0.77	2.26 ± 0.31	↓	溶血性磷脂酰胆碱(17:0)a
5	3.54	538.3858	M+H	1.16 ± 0.21	0.11 ± 0.15	↓	溶血性磷脂酰乙醇胺(22:0)
6	4.01	551.3598	M-H	8.69 ± 1.89	0.00 ± 0.00	↓	环巴西酸 E
7	4.86	579.3890	M-H	52.12±12.36	0.00 ± 0.00	↓	3-羟基红黄质
8	5.83	607.4203	M-H	19.32 ±3.44	0.00 ± 0.00	↓	二酰甘油(18:4(6Z,9Z.12Z,15Z)/18:4(6Z,9Z.12Z,15Z)0:0)
9	6.28	898.5662	M+ FA-H	7.85 ± 1.86	1.93 ± 0.88	↓	磷脂酰胆碱(20:4/22:6)
10	6.28	898.5868	M+ FA-H	7.74 ± 2.11	1.98 ± 0.69	↓	磷脂酰丝氨酸(21:0/20:4)
11	6.46	881.5184	M-H	4.89 ± 1.41	1.21 ± 1.07	↓	磷脂酰肌醇(18:2/20:4)
12	6.98	792.5505	M+H	0.88±0.16	0.14 ± 0.14	↓	磷脂酰胆碱(37:6)
13	7.41	812.5434	M+ FA-H	9.89 ± 1.14	3.46 ± 1.33	↓	磷脂酰胆碱(15:0/20:4)a
14	7.42	768.5563	M+H	2.98 ± 0.38	1.13 ± 0.22	↓	磷脂酰胆碱(15:0/20:4)a
15	7.57	871.5356	M-H	4.80 ± 2.00	1.47 ± 1.16	↓	磷脂酰肌醇(15:0/22:4)
16	7.67	850.5651	M+ FA-H	223.0±30.71	134.8±17.15	↓	磷脂酰胆碱(16:2/22:4)
17	7.69	876.5829	M+ FA-H	15.13 ±3.94	3.80 ± 2.24	↓	磷脂酰胆碱(18:1/22:6)a

续表

序号	保留 时间/min	质谱(m/z)	加合离子	空白对照组 强度(均值±SD)	模型组 强度(均值±SD)	趋势	名称
18	7.73	832.5872	M+H	8.18 ± 2.18	0.56 ± 1.08	↓	磷脂酰胆碱(18:1/22:6)[a]
19	7.86	909.5545	M-H	13.39 ±1.47	3.65 ± 1.21	↓	磷脂酰肌醇(18:0/22:6)
20	7.94	858.5992	M+H	0.87 ± 0.21	0.05 ± 0.10	↓	磷脂酰胆碱(42:8)
21	8.42	826.5638	M+ FA-H	6.12±8.57	37.30±10.46	↓	磷脂酰胆碱(16:0/20:4)或 磷 脂酰胆碱(18:3/18:1)
22	8.42	878.6006	M+ FA-H	9.31 ± 4.54	2.43 ± 1.69	↓	磷脂酰胆碱(18:0/22:4)
23	8.79	746.5201	M-H	4.62 ± 0.63	2.25 ± 0.75	↓	磷脂酰乙醇胺(P-18:1/20:5)
24	9.12	840.5794	M+ FA-H	31.22 ±4.69	15.18 ±2.11	↓	磷脂酰胆碱(O18:0/20:4)
25	9.16	822.6016	M+Na	1.08 ± 0.18	0.28 ± 0.21	↓	磷脂酰胆碱(37:2)
26	9.54	816.5803	M+ FA-H	22.09 ±4.24	11.91 ±2.37	↓	磷脂酰胆碱(o-18:0/18:2)
27	10.28	775.5999	M+ FA-H	7.40 ± 1.69	20.98±3.27	↓	SM(d18:0/18:1(9Z))
28	11.46	840.6185	M+ FA-H	4.10 ± 0.73	7.03 ± 0.94	↓	磷脂酰胆碱(P-18:0/20:3)
29	12.58	832.6129	M+ FA-H	33.31 ±4.22	70.06±11.51	↓	磷脂酰胆碱(18:0/18:1)
30	21.84	968.7748	M+NH₄	2.68 ± 0.50	0.18 ± 0.12	↓	三酰甘油(60:12)
31	22.76	996.8027	M+NH₄	1.11 ± 0.17	0.06 ± 0.09	↓	三酰甘油(62:12)
32	22.83	970.7872	M+NH₄	6.04 ± 0.69	0.84 ± 0.35	↓	三酰甘油(60:11)
33	23.18	987.8045	—	1.92 ± 0.24	0.34 ± 0.31	↓	—
34	23.18	973.8022	—	5.05 ± 0.55	0.49 ± 0.80	↓	—
35	23.85	976.7521	M+NH₄	0.76 ± 0.08	0.02 ± 0.05	↓	三酰甘油(60:9)
36	24.39	976.7521	M+NH₄	1.08 ± 0.10	0.13 ± 0.13	↓	三酰甘油(60:8)
37	24.43	926.7396	M+NH₄	7.11 ± 3.03	1.80 ± 0.67	↓	三酰甘油(56:5)
38	25.31	864.7249	M+NH₄	0.97 ± 0.14	0.09 ± 0.17	↓	三酰甘油(51:1)

注:a 表示正负离子模式同时检测到的标记物。

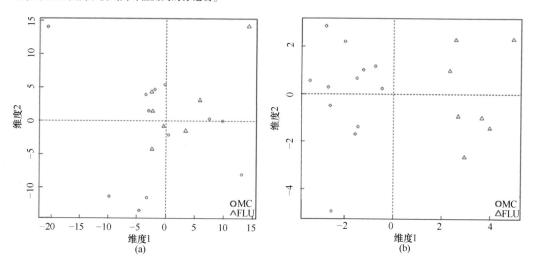

图 3-30　正离子模式下模型组和阳性药对照组的 PCA 得分图[4]

(a)原始数据的 PCA 得分图;(b)以生物标记物为变量的 PCA 得分图

表 3-7　黄芪散调节的潜在生物标记物[4]

序号	保留时间/min	质谱/(m/z)	加合离子	模型组强度(均值±SD)	HQS组强度(均值±SD)	趋势	名称
1	1.82	578.3547	M−H	3.70 ± 0.96	2.29 ± 0.62	↓	磷脂酰丝氨酸(22:1)
2	1.99	400.3377	M + NH₄	1.01 ± 0.51	0.00 ± 0.00	↓	MG(20:2)
3	2.36	428.3494	-(MS+)	1.15 ± 0.49	0.34 ± 0.68	↓	—
4	2.38	452.2785	M−H	9.09 ± 1.81	4.71 ± 2.12	↓	溶血性磷脂酰乙醇胺(16:0)
5	6.68	830.5721	M + H	6.78 ± 1.84	9.72 ± 2.73	↑	磷脂酰胆碱(40:8)
6	6.7	745.5525	M + FA−H	23.36 ± 3.36	17.54 ± 2.45	↓	SM(d16:1/18:1)
7	6.84	876.5627	M + NH₄	0.52 ± 0.14	0.24 ± 0.17	↓	PGP(36:0)
8	7.18	856.575	-(MS+)	0.27 ± 0.27	0.70 ± 0.35	↑	—
9	8.25	872.5442	M + NH₄	2.77 ± 0.54	3.55 ± 0.70	↑	PGP(36:2)
10	8.44	553.4978	-(MS−)	6.37 ± 2.04	0.61 ± 1.10	↓	
11	8.63	780.553	M + H	47.26 ± 8.05	35.36 ± 8.40	↓	磷脂酰胆碱(36:5)
12	8.63	865.5338	-(MS+)	0.97 ± 0.22	0.60 ± 0.29	↓	
13	8.64	802.6041	-(MS+)	1.74 ± 0.32	1.40 ± 0.36	↓	
14	8.64	757.6099	-(MS+)	1.15 ± 0.69	0.26 ± 0.49	↓	
15	8.64	1159.8151	M + H−H₂O	1.25 ± 0.55	0.32 ± 0.28	↓	神经节苷脂 GA2(d18:1/24:0)
16	9.01	714.5073	M−H	6.53 ± 1.60	4.02 ± 1.19	↓	磷脂酰乙醇胺(16:1/18:1)
17	9.1	716.5326	M + H	0.44 ± 0.17	0.19 ± 0.15	↓	磷脂酰乙醇胺(34:2)
18	9.5	856.5843	M + H	2.46 ± 0.61	3.19 ± 0.58	↑	磷脂酰胆碱(42:9)
19	10.19	832.5848	M + H	49.25 ± 8.20	67.02 ± 9.36	↑	磷脂酰胆碱(40:7)
20	10.19	900.5754	-(MS+)	3.87 ± 0.69	5.40 ± 0.72	↑	—
21	10.2	848.5622	M + Na	2.23 ± 0.32	3.08 ± 0.52	↑	磷脂酰胆碱(18:0/20:4)
22	10.21	868.6551	-(MS+)	4.06 ± 0.73	5.93 ± 0.76	↑	—
23	10.21	854.6433	M + H	2.11 ± 0.38	2.91 ± 0.37	↑	PS(O-20:0/22:4)
24	10.25	807.6225	-(MS+)	0.51 ± 0.56	1.29 ± 0.87	↑	—
25	10.93	880.6135	M + FA−H	13.65 ± 8.28	28.29 ± 5.14	↑	磷脂酰胆碱(18:1/22:4)
26	11.62	746.6081	M + H	2.90 ± 0.59	2.49 ± 0.53	↓	磷脂酰胆碱(p34:0)
27	11.69	882.6446	M + FA−H	8.40 ± 1.82	10.99 ± 1.67	↑	磷脂酰胆碱(20:0/20:4)
28	11.69	750.5592	M−H	5.71 ± 1.96	2.48 ± 2.39	↓	磷脂酰乙醇胺(P-18:0/20:4)
29	11.82	838.6335	M + H	3.03 ± 0.73	4.14 ± 0.89	↑	磷脂酰胆碱(40:4)
30	13.19	599.5358	-(MS−)	4.44 ± 2.13	0.55 ± 0.80	↓	—
31	13.2	609.5572	-(MS−)	29.61 ± 12.72	2.52 ± 4.21	↓	
32	13.26	623.6231	M + NH₄	0.88 ± 0.53	0.18 ± 0.17	↓	神经酰胺(d18:2/21:0)
33	14.19	685.4254	-(MS+)	0.25 ± 0.47	1.02 ± 0.43	↑	
34	19.33	829.7212	M + NH₄	1.15 ± 0.37	0.54 ± 0.46	↓	葡糖苷酰鞘氨醇(d18:1/24:0)
35	16.01	654.5793	-(MS−)	9.04 ± 4.76	1.11 ± 1.55	↓	—
36	16.02	637.5874	-(MS−)	12.27 ± 5.27	1.13 ± 2.12	↓	
37	16.03	751.563	-(MS−)	7.49 ± 2.81	0.00 ± 0.00	↓	
38	23.61	780.7075	M + NH₄	1.78 ± 1.24	3.30 ± 0.53	↑	三酰甘油(45:1)
39	25.54	932.7826	M + NH₄	2.79 ± 0.31	4.19 ± 0.82	↑	三酰甘油(56:2)

注:—. 未检测到明显的强或弱的信号;↑. 黄芪散组上调;↓. 黄芪散组下调。

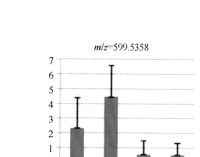
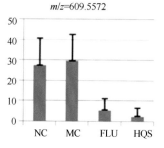
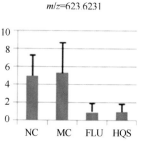
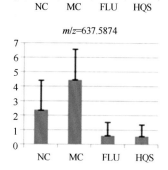
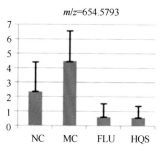
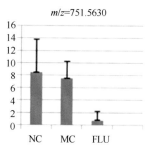

图 3-31　各组生物标记物的含量变化[4]

NC. 正常对照组;MC. 模型组;FLU. 阳性药对照组;HQS. 黄芪散组

　　常见生物标志物的生物学意义:在统计变量的相关性分析图(图 3-32)中,每个点的相关系数大于 0.95。用个点之间的相关性研究变量与通路上游与下游的内在关系。如图 3-32所示,第 16 号变量与第 380 号变量高度一致,通过鉴定分析发现二者同为 LysoPC (18:2)。同样第 220 号和 230 号离子是以[M + H]和[M + NH$_4$]形式的离子峰,二者同为 PI(38:4)。通过 HMDB 数据库,分别鉴定了第 208 号峰为 TG(53:5)和第 305 号峰为 TG (51:4),可以推测两种化合物的结构相似并且被相同的酶识别。因此它们在图 11 中具有相关性。类似地,通过相同方法分析 TG(54:7),TG(60:13)和 TG(62:13)具有相关性。313 号和 414 号的化合物属于相同类型的化合物,并且搜索 HMDB 数据库以获得用于 SM 系列的这种化合物。根据变量统计分析的相关图绘制化合物之间的关系如图 3-33 所示,实线框中表示长碳链化合物的高不饱和度特征;虚线框中的化合物具有较少的碳数和不饱和键,与化合物对应的变量见表 3-5。通过与以前筛选的生物标记物相比,NG 组和 MG 组之间的生物标记物主要集中在图 3-33 的实线盒(红色节点)上,并且生物标记物之间存在显着相关性。因此,我们可以推断出病理状态下酶的选择性使不饱和甘油三酯代谢升高,从而使游离不饱和脂肪酸的含量增加。研究报道血液中不饱和脂肪酸的含量与糖尿病的发生呈正相关,这进一步证明了本实验的假设。氟伐他汀主要影响甘油三酯(TG)的代谢,所以生物标记物的大部分是甘油三酯。黄芪散可以有效地增长多元不饱和磷脂的含量,如 PC (40:8),PC(40:7),PC(40:4)和 PC(42:9)等,另外间接降低游离不饱和脂肪酸的含量。多不饱和磷脂可以增加胰岛素诱导的糖转运、氧化、与脂质的合成,增加细胞膜的流动性和胰岛素受体的亲和力,并改善胰岛素受体抗性现象。

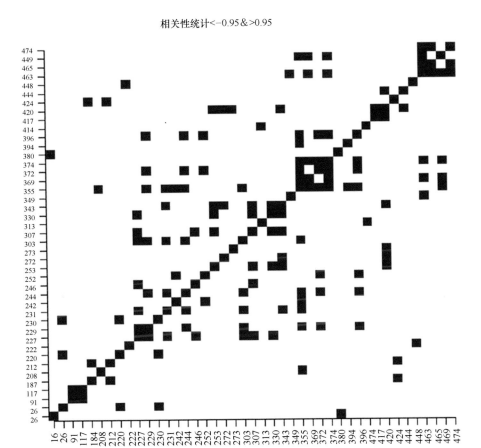

图 3-32 变量相关性统计分析图[4]

红点表示皮尔逊相关系数大于 0.95;坐标值表示变量的个数

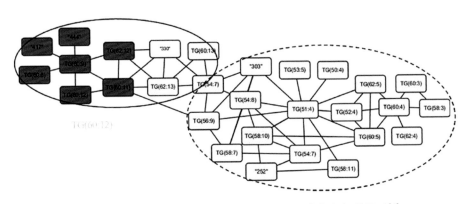

图 3-33 以皮尔逊相关系数大于 0.95 判断化合物之间的关系[4]

实线框显示长碳链和高不饱和化合物;虚线框含有少数量的碳不饱和键化合物

代谢途径的研究:通过比对 KEGG 数据库分析鉴定化合物的代谢途径,在相关系数(-1,-0.75)和(0.75,1)的范围判断化合物的相关性。从图 3-34 中可以观察数据的相关性,以便代谢途径的分类。已知磷脂的相关系数如图 3-35 所示,所有种类的化合物之间的关系被直观地描述出来。图 3-35(a)中的化合物含量在 NG 组中较高,在 MG 组和各药物组中含量较低。高度不饱和与高碳链的脂肪酸化合物在 NG 组和 MG 组中含量差异明显,说明这些化合物与疾病相关。结果表明病理条件下的代谢酶选择性地代谢高碳链和高不饱和的脂肪酸和磷脂。如图 3-35(b)所示,正常组中该成分的含量很低,而在疾病和药物组中则明显增加,说明了其在疾病过程中形成了累积,并使含有乙烯基醚键的磷脂水平显著增加。因此,这些化合物可能为疾病发病机制的潜在标记物。

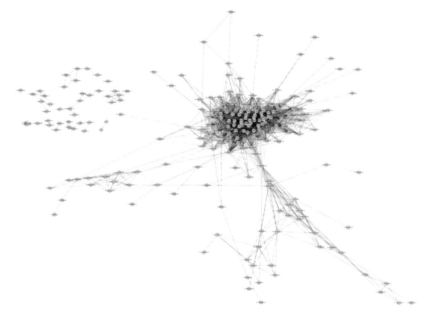

图 3-34　UPLC-Q-TOF-MS 的数据分析得到化合物之间的相关性[4]

绿色线代表相关系数小于-0.75;红色线代表相关系数大于-0.75;每个节点代表一个化合物

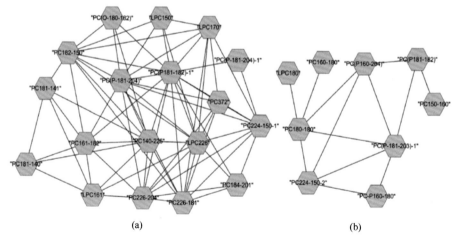

(a)　　　　　　　　　　　　　(b)

图 3-35　基于 UPLC-Q-TOF-MS 数据分析已知的磷脂相关系数图[4]

每个节点代表一个化合物

在本研究中,采用多种分类方法进行数据分析,同时用于将多种的化学计量学方法标记物的筛选;在 MG 组中共筛选了 38 个生物标记物(表 3-6);在 HQS 组中共筛选了 39 个生物标记物,其中 24 个生物标记物已被鉴定(表 3-7)。结果表明,黄芪散主要调节了 TG、PC 和多元不饱和磷脂的代谢水平。其药效机制可能与改善胰岛素抵抗和调节 TG 和 PC 的代谢紊乱有关。总之,本次实验首次使用相关系数来确定磷脂代谢物的结构并推断其代谢途径,为黄芪散干预治疗早期 2 型糖尿病代谢物的分子机制提供了新的方法学依据。同时结合 UPLC-Q-TOF-MS 技术从代谢组学角度完整的阐述了古方黄芪散是通过改善胰岛素抵抗和调节 TG 和 PC 的代谢水平来干预早期 2 型糖尿病的发展的。这将有助于更好的阐明中医药方剂的潜在机制。

五、辅助降糖片药效评价及作用机制研究

辅助降糖片(FZJT)片,是一种含六味中药制剂,由葛根(PL)、桑叶(MA)、三七(PN)、黄芪(AM)、苦瓜(MC)和枸杞(CL)六位中药组成。该药具有良好的糖脂代谢调节功能和改善胰岛素抵抗作用,在临床上对 2 型糖尿病患者有良好的作用。但目前缺乏深入的机制研究。本研究旨在优化制剂成分比例和探索辅助降糖片及其最优药物组合,利用 GC-MS 方法研究 2 型糖尿病大鼠血清的代谢特征。从代谢组学角度说明辅助降糖片的药效机制并筛选最有成分组合[5]。

(一) 辅助降糖片对 2 型糖尿病的作用研究

首先本实验评价了辅助降糖片对 2 型糖尿病大鼠模型的作用。采用高脂饮食联合链脲佐菌素(STZ)诱导的糖尿病大鼠模型。雄性 SD 大鼠(n = 84),体重(180 ± 20)g,将大鼠随机分为 13 组:①正常对照组(n = 6)　正常大鼠;②模型组(n = 6)　高脂饮食联合 STZ 诱导的糖尿病大鼠;③FZJT 片治疗组(n = 6)　高脂饮食联合 STZ(540mg/kg)诱导的糖尿病大鼠用 FZJT 原配伍方式治疗;④10 种不同组合的喂养组　高脂饮食联合 STZ(540mg/kg)诱导的糖尿病大鼠,用六味中药进行 10 种不同配伍比例组合,用得到的 10 种 FZJT 片进行治疗(表 3-8);⑤最优药物组合喂养组(n = 6)　高脂饮食联合 STZ(540mg/kg)诱导的糖尿病大鼠用六味中药材最佳最优药物组合进行治疗。

表 3-8　均匀试验设计对六种中药比例的优化[5]

序号	成分比例					
	苦瓜	葛根	枸杞	三七	桑叶	黄芪
1	1	2	3	5	7	10
2	2	4	6	10	3	9
3	3	6	9	4	10	8
4	4	8	1	9	6	7
5	5	10	4	3	2	6
6	6	1	7	8	9	5
7	7	3	10	2	5	4
8	8	5	2	7	1	3
9	9	7	5	1	8	2
10	10	9	8	6	4	1

所有组大鼠自由饮食和饮水。经过 4 周的高脂肪饮食,大鼠禁食 12 小时。对大鼠腹腔注射 STZ 溶液(柠檬酸缓冲液溶解制备,pH 为 4.5)诱导 2 型糖尿病,STZ 溶液按大鼠的体重进行注射(40 mg/kg),造模同时大鼠继续喂饲高脂的饮食 1 周。然后测定血糖水平,当空腹血糖水平超过 16.7mmol/L 时,认为已成为 2 型糖尿病模型大鼠,模型大鼠需要被治疗 8 周以上,在此期间,继续喂养高脂肪的饮食。

图 3-36 是实验的整体思路导图,通过 GC-MS 的非靶向血清代谢组学方法来对 FZJT 片及其最优药物组合治疗 2 型糖尿病大鼠进行特征性分析。运用生化测量结合病理组织学方法对 FZJT 片治疗糖尿病大鼠模型的作用效果进行评价。如图 3-37 所示,糖尿病大鼠空腹血糖值显著高于正常大鼠。即使口服葡萄糖剂量 2 小时后,2 型糖尿病大鼠血糖水平仍然较高。FZJT 片及其最优药物组合治疗后导致血糖水平显著降低,最优组合对 2 型糖尿病大鼠的药效几乎等于 FZJT 片。在糖尿病的情况下,2 型糖尿病大鼠相比于正常大鼠,其总胆固醇(TC)、低密度脂蛋白胆固醇(LDL)、甘油三酯(TG)、糖化血红蛋白(HbA1c)和胰岛素(insulin)水平均显著升高,而高密度脂蛋白胆固醇(HDL)显著下降(图 3-38)。相比于模型组大鼠,经 FZJT 片及其最优药物组合治疗后的大鼠,总胆固醇(TC)、低密度脂蛋白胆固醇(LDL)、甘油三酯(TG)、糖化血红蛋白和胰岛素水平均显著降低($p<0.05$),而高密度脂蛋白胆固醇(HDL)水平升高。此外,相比于 FZJT 片治疗组,最优组合组的 HDL 水平显著增加(图 3-38)。结果表明,最优组合组与 FZJT 片治疗组在降低血脂水平上几乎一致。经过 8 周的治疗后,对实验各组大鼠胰腺组织学进行了评估。图 3-41(a)显示的是正常组细胞的正常胰岛状态。图 3-41(b)显示的是糖尿病组的胰岛,其萎缩变性、出现了坏死变化。在图(b)中的黑色箭头表示炎症严重性的浸润。图 3-41(c)显示,FZJT 片治疗糖尿病大鼠,能恢复胰脏胰腺组织的细胞数目和面积,减轻炎性浸润程度。如图 3-41(d)所示,从最优组合组织喂养组可以说明,胰腺萎缩的和炎性浸润程度较轻。

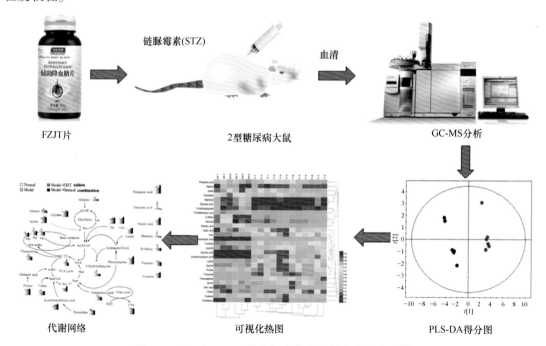

FZJT片   2型糖尿病大鼠   GC-MS分析

链脲霉素(STZ)   血清

代谢网络   可视化热图   PLS-DA得分图

图 3-36 基于 GC-MS 的非靶向代谢组学方法示意图[5]

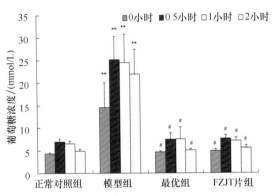

图 3-37 给药后不同时间点各组血中葡萄糖浓度值[5]

与正常对照组相比：＊＊.$p<0.01$；与模型组大鼠相比：#.$p<0.05$

　　在这项研究中，用均匀实验设计方法来优化 FZJT 片 6 种成分的比例。如表 3-9 所示，设计 6 种成分的 10 个组合进行动物实验。RBFANN(径向基函数神经网络)模型被应用于搜索的六部分的最佳比例。RBFANN 计算出 MC、PL、LC、PN、MA 和 AM 的最适比例为 1.443：1.986：0.186：2.671：1.414：2.300。用这个比例，对最佳葡萄糖浓度在 0.5 小时后进行计算，结果为 7.71，这与 7.45 的实际值符合。

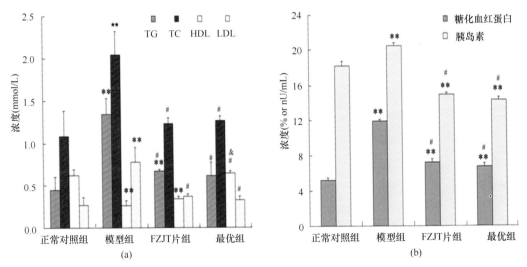

图 3-38 辅助降糖片及其成分配伍对糖尿病相关生化指标作用研究[5]

与正常组相比：＊＊.$p<0.01$；与模型组相比：#.$p<0.05$；与 FZJT 片治疗组相比：$p<0.05$

表 3-9 模型组血清中明显变化的内源性代谢产物(单因素方差分析)[5]

编号	保留时间/min	内源性代谢物	正常对照组	模型组	FZJT 片治疗组	最优组合喂养组
1	7.445	丙酸	4.355±0.729	5.130±0.822 ↑[a]	3.832±0.698 ↓[b]	5.619±0.681 ↑[a c]
2	8.363	丙氨酸	0.163±0.039	0.294±0.114 ↑[a]	0.173±0.049 ↓[b]	0.148±0.044 ↓[b]
3	9.36	草酸	0.999±0.115	1.214±0.192 ↑[a]	1.601±0.397 ↑[a b]	1.928±0.370 ↑[a b]
4	9.942	3-羟基丁酸酯	0.662±0.118	1.005±0.359 ↑[a]	0.312±0.050 ↓[a b]	0.352±0.053 ↓[a b]

编号	保留时间/min	内源性代谢物	正常对照组	模型组	FZJT 片治疗组	最优组合喂养组
5	11.769	缬氨酸	0.550±0.158	0.772±0.182 ↑a	0.484±0.117 ↓b	0.569±0.075 ↓b
6	12.587	嘧啶	0.323±0.070	0.323±0.047	0.274±0.015 ↓ab	0.260±0.033 ↓ab
7	13.224	尿素	3.480±0.297	3.063±0.101 ↓a	3.198±0.169 ↑a	3.118±0.661 ↑
8	14.609	亮氨酸	0.807±0.089	0.668±0.107 ↓a	0.765±0.108 ↑b	0.974±0.129 ↑abc
9	15.316	甘氨酸	0.370±0.051	0.312±0.036 ↓a	0.439±0.047 ↑ab	0.401±0.146 ↑b
10	15.544	丁二酸	0.032±0.015	0.026±0.004 ↓a	0.032±0.005	0.053±0.005 ↑abc
11	16.845	丝氨酸	0.212±0.084	0.241±0.036 ↑a	0.295±0.085 ↑ab	0.259±0.098 ↑
12	17.395	苏氨酸	0.206±0.064	0.250±0.022 ↑a	0.292±0.062 ↑ab	0.283±0.063 ↑a
13	18.815	β-氨基异丁酸	0.017±0.005	0.024±0.008 ↑a	0.024±0.008	0.030±0.007 ↑a
14	19.507	脯氨酸	0.543±0.041	0.444±0.056 ↓a	0.551±0.041 ↑b	0.551±0.100 ↑b
15	20.063	半胱氨酸	0.089±0.019	0.089±0.018	0.093±0.011 ↑	0.118±0.033 ↑abc
16	20.943	苯丙氨酸	0.111±0.018	0.102±0.014 ↓	0.112±0.013 ↑	0.144±0.028 ↑abc
17	21.822	果糖	0.142±0.020	0.155±0.035 ↑	0.127±0.014 ↓ab	0.112±0.016 ↓ab
18	23.369	柠檬酸	0.073±0.052	0.080±0.029 ↑	0.130±0.052 ↑b	0.068±0.037 ↓c
19	23.678	赖氨酸	0.225±0.037	0.152±0.026 ↓a	0.212±0.029 ↑b	0.249±0.059 ↑b
20	24.147	甘露糖	0.436±0.139	3.052±1.432 ↑a	0.560±0.390 ↓b	0.475±0.160 ↓b
21	24.279	阿洛糖	27.683±3.553	89.781±9.783 ↑a	38.431±3.764 ↓ab	37.684±8.709 ↓ab
22	24.45	葡萄糖	5.557±0.404	19.99±3.576 ↑a	7.459±0.799 ↓ab	7.460±1.792 ↓ab
23	25.05	葡萄糖酸	0.424±0.204	4.642±2.069 ↑a	0.633±0.607 ↓b	0.389±0.200 ↓b
24	25.375	棕榈酸	0.603±0.034	0.972±0.241 ↑a	0.532±0.026 ↓ab	0.543±0.038 ↓ab
25	26.937	9-十八碳烯酸	0.631±0.132	0.907±0.245 ↑a	0.496±0.064 ↓ab	0.494±0.077 ↓ab
26	27.158	油酸	0.576±0.176	0.622±0.154 ↑	0.428±0.020 ↓ab	0.522±0.223 ↓
27	28.247	花生四烯酸	0.147±0.061	0.148±0.055	0.108±0.016 ↓ab	0.094±0.007 ↓abc
28	33.081	胆固醇	0.543±0.112	0.907±0.334 ↑a	0.643±0.055 ↓ab	0.483±0.202 ↓bc

注:a.与正常对照组比较,$p<0.05$;b.与模型组比较,$p<0.05$;c.与 FZJT 片治疗组比较,$p<0.05$。

(二)辅助降糖片的代谢组学药效评价及作用机制研究

将不同组数据导入 SIMCA-P 11.5 软件,通过 GC-MS 数据对代谢谱的差异进行分析。如图 3-39 所示的 3D-PCA 得分图,揭示了 10 种药物组合(绿色点)分布在正常组(蓝色点)周围,而最药物佳组合组(黄金点)和正常组重叠,这表明最优药物组合在治疗时,内源性代谢物具有向正常状态调整的趋势。如图 3-40 所示的 3D-PCA 得分图,最优药物组合组(黄金点)和 FZJT 片治疗组(红色点)是重叠的,这意味着 FZJT 片治疗组和最佳药物组合组代谢状况相近。

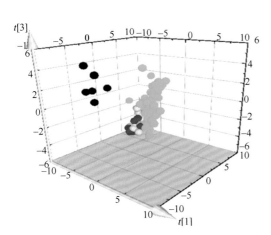

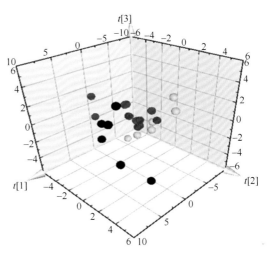

图 3-39　各组血清样本 PCA 分析 3D 得分图[5]
正常对照组(蓝色点);模型组(黑色点);10 种不同的
草药组合给药组(绿色点);最佳组合给药组(金色点)

图 3-40　各组血清样本 PCA 分析 3D 得分图[5]
正常对照组(蓝色点);模型组(黑色点);FZJT 片治疗
组(红色点);最佳组合给药组(金色点)

随后,应用 PLS-DAS 分析法,对于正常对照组、模型组、FZJT 片治疗组和各组药物合组进行分类。图 3-44 中的 PLS-DA 得分图显示,模型组(黑色点)与正常对照组(蓝色点)出现明显区分。如图 3-44(a)所示,FZJT 片治疗组(红色点)和模型组(黑色点)之间也有的明显差异。如图 3-44(b)的 PLS-DA 得分图显示,在最佳药物组合组(黄色点)和模型组(黑色点)之间的代谢有显著性差异。如图 3-45 所示,最优药物组合组(黄色点)和 FZJT 片治疗组(红色点)也被观察到代谢有显著性差异。采用 OPLS-DA 模式对正常组和模型组分组贡献的离子进行识别,以 VIP>0.75 且 T 检 $p<0.05$ 的筛选原则,获得相应离子,共发现了 19 个代谢产物。FZJT 片治疗后,23 个代谢产物中大多数均发生了显著的变化,包括各种糖类(葡萄糖、甘露糖、果糖、阿洛糖和葡萄糖酸)、不饱和脂肪酸(棕榈酸、油酸、油酸、花生烯酸)、丙氨酸、缬氨酸、丙酸、3-羟基丁酸酯,随着嘧啶和胆固醇发生变化,其中草酸、亮氨酸、甘氨酸、丝氨酸、苏氨酸、脯氨酸、赖氨酸和柠檬酸含量均显著增加。最优药物组合组与 FZJT 片治疗组比较,21 个代谢产物产生显著影响。有 18 个两组共同的代谢产物,包括各种糖类(葡萄糖、甘露糖、阿洛糖、果糖和葡萄糖酸),不饱和脂肪酸(棕榈酸、油酸、亚油酸和花生四烯酸),短链脂肪酸(草酸、3-羟基丁酸酯)、氨基酸(丙氨酸、缬氨酸、亮氨酸、甘氨酸、脯氨酸和赖氨酸),以及嘧啶。最优药物组合组中可调节有丁二酸、半胱氨酸、苯丙氨酸三种代谢产物水平,而 FZJT 片治疗组可调节丙酸、柠檬酸、丝氨酸和苏氨酸四种代谢产物水平。

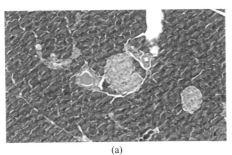

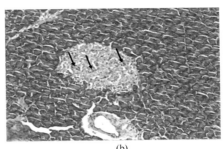

(a)　　　　　　　　　　　　　　　(b)

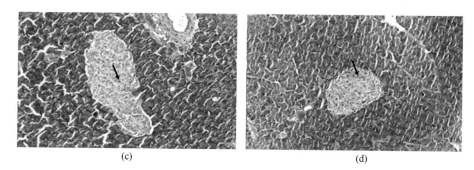

图 3-41　各组大鼠胰腺组织病理学切片[5]

（a）正常对照组；（b）模型组；（c）FZJT 片治疗组；（d）最佳组合给药组

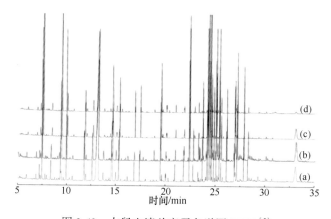

图 3-42　大鼠血清总离子色谱图（TIC）[5]

（a）正常对照组；（b）模型组；（c）FZJT 片治疗组；（d）最佳组合给药组；IS 内标

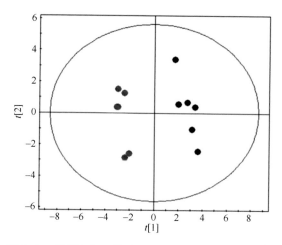

图 3-43　模型组与正常对照组比较 PLS-DA 得分图[5]

模型组（黑色点）；正常对照组（蓝色点）

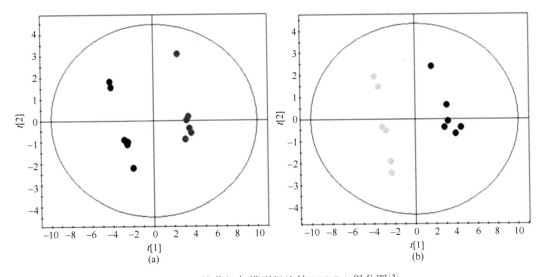

图 3-44　给药组与模型组比较 PLS-DA 得分图[5]

(a)FZJT 片治疗组(红色点)与模型组(黑色点);(b)最佳组合给药组(黄色点)与模型组(黑色点)

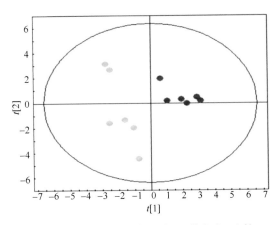

图 3-45　FZJT 片治疗组(红色点)与最佳组合给药组(黄色点)比较 PLS-DA 模型得分图[5]

对这些差异代谢物进行整体性分析,如图 3-46 所示,将四组的各个代谢产物的含量比率用可视化热图显示。同时,高相关的代谢物可以根据相关系数,利用 Cytoscape 3.3.1 软件进行更直观分析。高度正相关的代谢产物与一个蓝色的线连接,而高度负相关代谢产物连接一个红色虚线。总体而言,FZJT 片及其最优药物组合治疗 2 型糖尿病大鼠时,其内源性代谢物发生显著变化(图 3-47)。

相关代谢网络机制图如图 3-48 所示。

碳水化合物是新陈代谢的主要燃料和能量来源(葡萄糖是自然界中最重要的)。模型组的碳水化合物,如葡萄糖、果糖阿洛糖和甘露糖,与高脂饮食和 STZ 结合,能引起胰岛素抵抗造成糖尿病。通过 FZJT 片治疗组及最佳组合治疗后,血清中葡萄糖、果糖、阿洛糖和甘露糖含量显著降低,同时,胰岛素浓度也下降,这种现象可以解释为是为了增强外周组织的胰岛素敏感性。据报道,苦瓜通过减少胰腺和肠道葡萄糖的吸收,从而降低外周组织对葡萄糖的

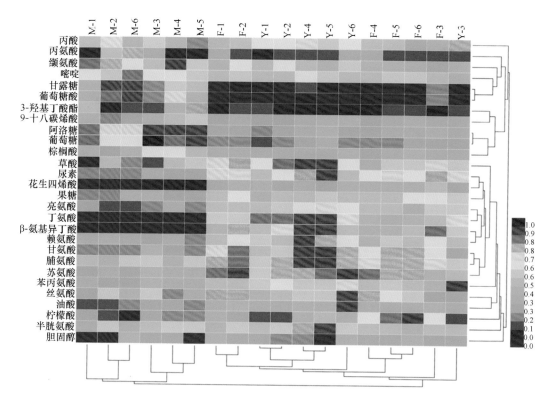

图 3-46　内源性代谢产物的可视化热图[5]

模型组(M1~M6);正常对照组(N1~N6);FZJT 片治疗组(F1~F6);最佳组合给药组(Y1~Y6)

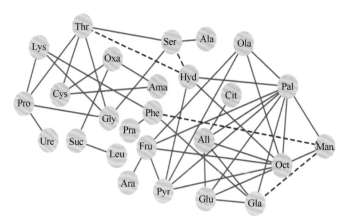

图 3-47　疾病相关代谢物网络图[5]

高度正相关(代谢物相关系数≥0.5)为蓝色线;高度负相关代谢物为红色虚线

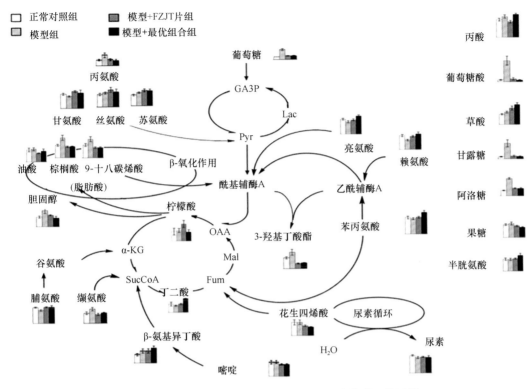

图 3-48 疾病相关代谢产物及药物作用评价代谢网络图[5]

吸收导致胰岛素分泌增加。在 FZJT 片及其最佳组合治疗后,同样也能降低碳水化合物的水平。葡萄糖通过 TCA 循环中的乙酰辅酶 A 进行醣酵解,最后可以被氧化成丙酮酸盐。在糖酵解途径中,草酸是乳酸脱氢酶的一种抑制剂,能催化丙酮酸转换为乳酸。在FZJT 片及药物最优组合中草酸的水平显著升高,从而导致了乳酸的含量减少。丙酸是一种三维碳分子,能够被氧化为琥珀酰辅酶 A 的前体丙酰辅酶 A,然后进入新产生的糖体。在模型组丙酸的水平升高,可以促进糖的异生。脂肪酸分子在线粒体进行 β-氧化分解生成乙酰 CoA,进入 TCA 循环。模型组中胆固醇、不饱和脂肪酸、棕榈酸、油酸显著升高。与正常对照组相比,低密度脂蛋白胆固醇(LDL)水平上调,而模型组的高密度脂蛋白胆固醇(HDL)水平下降。胰岛素的功能障碍会导致血脂、脂蛋白和脂肪酸显著异常。2 型糖尿病大鼠花生四烯酸水平是不变的;然而,FZJT 片及其最优药物组合治疗后它显著下调。在正常的代谢条件下,花生四烯酸不会引起炎症,除非与脂质过氧化产物混合。炎症反应中,花生四烯酸作为一个前体,被代谢为促炎和抗炎类花生酸类物质。胰腺的组织显示,通过 FZJT 片及其药物最优组合治疗,炎性细胞浸润程度缓解,这与炎症前体花生四烯酸协调密不可分。

动物体内,柠檬酸产生 ATP 是 TCA 循环的代谢途径中心。该反应发生在线粒体中。柠檬酸可以从线粒体进入细胞质,然后分解成乙酰-CoA,最后合成脂肪酸和草酰乙酸。本实验正常和模型组之间的柠檬酸水平无显著差异。然而,柠檬酸的水平在 FZJT 片治疗组明显升高,说明 FZJT 片治疗可以为 TCA 循环供应前体分子。琥珀酸是电子供体和 TCA 循环中间的一个电子传递链。通过琥珀酸脱氢酶,进而催化氧化琥珀酸盐变成延胡索酸盐。与正常对照组比较,模型组的琥珀酸含量降低,同时出现 TCA 循环受损的现象。然而,药物最优组合组的琥珀酸水平显著上调。琥珀酸激活了 TCA 循环,促进分解代谢水平。酮体包括乙酰乙酸乙酯、3-羟基丁酸、丙酮,通常在糖尿病大鼠体内过多产生。受损的敏感性胰岛素,恰当的结合高胰高血糖素的浓度,能够诱导肝增加生产葡萄糖的速度,使乙酰辅酶 A 脂肪酸,经 β-氧化作用转换成酮体。2 型糖尿病血酮体处于高水平状态并不受控制的状态称为酮症,当酮症酸中毒时,2 型糖尿病血酮体处于极难控制的状态。与正常对照组相比,模型组的 3-羟基丁酸水平显著升高。FZJT 片及其最优药物组合治疗后,3-羟基丁酸的水平显著降低,这是归因于胰岛素敏感性的改善和酮体降低作用。苯丙氨酸是富马酸辅酶 A 的直接前体,它可以转化为酮体,如 3-羟基丁酸酯。药物最佳组合组的中苯丙氨酸水平明显升高,但酮体作用降低,说明苯丙氨酸的积累,给 TCA 循环提供尽可能足够的富马酸前体。糖异生作用主要发生在肝脏,产生的葡萄糖进入血液供其他组织应用。丙氨酸是糖异生作用一种重要的前体,与葡萄糖-丙氨酸循环和肝脏组织之间起着关键的作用。模型组的丙氨酸水平显著升高,表示糖异生作用活动增强。FZJT 片及其最优药物组合治疗后,丙氨酸恢复到正常水平。甘氨酸、丝氨酸和苏氨酸是葡萄糖的前体,因为它们可以转化为丙酮酸,所以这三个氨基酸高度相关。在 FZJT 片及其最优药物组合治疗后三种氨基酸的含量升高,其可能为糖异生作用供应前体。缬氨酸可转化为琥珀酰辅酶 A,脯氨酸可转化为 α-酮戊二酸,无论是琥珀酰辅酶 A 和 α-酮戊二酸均是 TCA 循环的中间产物。模型组的缬氨酸水平上调,脯氨酸表达水平下调。FZJT 片及其最优药物组合治疗后,缬氨酸和脯氨酸含量恢复到正常水平。亮氨酸和赖氨酸或者完全被降解,或者成为乙酰辅酶 A 还原酶和乙酰辅酶 A 的一部分,同时亮氨酸和赖氨酸可以在肝脏产生酮体。这些是生酮氨基酸。非控制下的糖尿病中亮氨酸和赖氨酸形成酮体,且肝脏产生大量酮体脂肪酸和生酮氨基酸。与正常对照组比较,模型组的亮氨酸和赖氨酸水平均明显降低,说明它们都被转化成酮体,FZJT 片及其最优药物组合治疗后,亮氨酸和赖氨酸水平恢复到正常水平而导致酮活性降低。

尿素是含氮的化合物,在代谢中起着重要的作用,用来运输和排泄过量氮。在模型组血清中,尿素水平降低,可能是由于多尿症引起的,这是 2 型糖尿病的常规并发症之一。虽然被列为一种非必需的氨基酸,半胱氨酸常见于代谢性疾病。半胱氨酸具有抗氧化作用。与模型组比较,最优药物组合组的半胱氨酸水平明显升高。

以上研究表明,FZJT 片及其最优药物组合治疗时,可以调节碳水化合物、脂质、TCA 循环和生酮作用相关的代谢产物水平异常。与 FZJT 片治疗组相比,最优药物组合对丁二酸、丙酸、苯丙氨酸、亮氨酸和胱氨酸水平的上调作用和对果糖、花生酸和胆固醇水平的下调作用更明显。FZJT 片中 MC、PL、LC、PN、MA 和 AM 的最适比例为 1.443 : 1.986 : 0.186 : 2.671 : 1.414 : 2.300,与 FZJT 片最初的比例(约 3 : 3 : 1 : 1 : 1 : 1)不同。为确保抗糖尿病作用的最佳组合,本实验组还进行了验证实验。结果最优药物组合对葡萄糖导致的 0.5 小时血糖负荷作用效果最佳,与真正的计算值吻合。此外,与 FZJT 片治疗组比较,最优药物组合组生化指标如 TC、HDL、LDL、TG、血红蛋白和胰岛素水平,几乎无差别。这说明 FZJT 片治疗组和最优药物组合组在治疗 2 型糖尿病大鼠时改善血糖和血脂代谢的方式类似。

总之，基于 GC-MS 和多元统计技术的非靶向代谢组学方法，已成功地应用于 FZJT 片最佳药物组合对 2 型糖尿病大鼠模型的调控机制研究。PLS-DA 得分图显示，正常组、模型组、FZJT 片治疗组及最佳组合组完全区分开。此外，FZJT 片治疗组及最佳组合组治疗后，代谢产物如血糖、棕榈酸等均处于正常水平。发挥这样的效果主要是通过调节脂质代谢、碳水化合物的代谢、TCA 循环和生酮作用通来实现的路。同时最佳药物组合对代谢物的调节作用要比 FZJT 片强。因此代谢组学方法不仅能够帮助药物作用机制的研究，同时也有助于最佳药物比例组和的筛选。

六、知母百合皂苷药效评价及作用机制研究

知母百合汤始记载于《金匮要略》中，处方由百合 7 枚，知母 3 两组成；具有清热养阴、除烦润燥功效。是一种治疗"百合病"的重要传统方药。患有"百合病"的患者与抑郁症患者具有相似的症状，包括精神恍惚、神志不安、食欲不振、肢体运动紊乱、感觉障碍等。据报道知母或百合皂苷抑郁动物模型中已经展示出具有抗抑郁活性。本次研究在确认知母-百合皂苷对大鼠慢性不可预测温和应激导致抑郁症模型的干预作用基础上，采用代谢组学方法分析了其干预作用的机制[6]。

（一）知母百合汤的传统药效研究

本实验首先研究了知母-百合皂苷对大鼠慢性不可预测温和应激导致抑郁症（CUMS）模型的干预作用。大鼠在称重后随机分成六组：空白对照组没有接受任何 CUMS 刺激（Control 组，$n=9$）；模型组接受 CUMS 刺激（CUMS 组，$n=12$）；在造模的基础上分成四个治疗组：氟西汀组（FLU 组，10 mg/kg，$n=12$）；知母皂苷组（AS 组，48 mg/kg，$n=12$）；百合皂苷组（LS 组，48 mg/kg，$n=12$）；知母-百合皂苷组（AL 组，48 mg/kg，$n=12$）。所有药物均配置成相应浓度溶解在生理盐水中，每次在刺激之前 1 小时给药。除了空白对照组外，所有大鼠均接受昼夜颠倒、潮湿睡眠环境（300mL 水每个鼠笼）、禁食（24 小时）、禁水（24 小时）、在 4℃ 水中游泳 5min、45℃ 环境刺激 5min、夹尾（1min）、水平振动（30min）、足部电刺激（1mA，2min）等因素刺激。为了确保其不可预知性，大鼠接受随机选择刺激，相同顺序的刺激不能持续两天或两天以上。大鼠被随机刺激持续 6 周。

造模结束后第一天，进行强迫游泳测试和蔗糖消耗实验。在强迫游泳实验中[图 3-49（a）]，与空白对照组相比 CUMS 组显示了更长的不动时间（$p<0.001$）；在蔗糖溶液消耗实验中[图 3-49（b）]，与空白对照组相比 CUMS 组显示消耗更少的蔗糖溶液（$p<0.001$），说明造模刺激降低了大鼠的运动能力，同时交感神经系统抑制降低了其体内能量的代谢速度，这些与抑郁症患者表现相类似。然而由氟西汀、知母皂苷、百合皂苷、知母-百合皂苷等药物干预后，和模型组相比显著减少了不动时间（$p<0.001$，$p<0.05$，$p<0.01$，$p<0.01$），增加了蔗糖消耗百分比（$p<0.001$，$p<0.01$，$p<0.01$，$p<0.001$）。这些结果表明知母皂苷、百合皂苷、知母-百合皂苷具有潜在的抗抑郁作用。

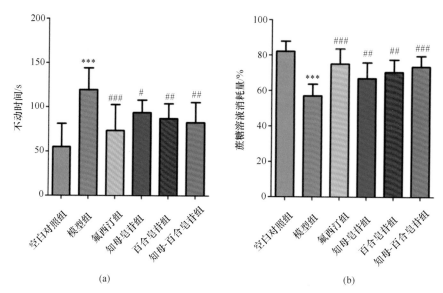

图 3-49　氟西汀、知母皂苷、百合皂苷、知母-百合皂苷对大鼠行为的影响[6]
(a)强迫游泳实验中氟西汀、知母皂苷、百合皂苷、知母-百合皂苷对不动持续时间的影响;(b)蔗糖
溶液消耗实验中氟西汀、知母皂苷、百合皂苷、知母-百合皂苷对蔗糖溶液消耗的影响
与对照组比较:***. $p<0.001$;与模型组比较:#. $p<0.05$,##. $p<0.01$,###. $p<0.001$

　　单胺类神经递质假说认为抑郁的产生主要是由于中枢神经系统中单胺类递质(包括多巴胺、5-羟色胺和去甲肾上腺素)水平减少所引起的。因此本实验利用高效液相色谱结合库仑阵列多电极检测器(HPLC-ECD)来检测海马组织中多巴胺(DA)、5-羟色胺(5-HT)和去甲肾上腺素(NE)水平。图 3-50 显示了氟西汀、知母皂苷、百合皂苷、知母-百合皂苷对大鼠海马组织中 DA、5-HT 和 NE 水平的影响。结果各个小组海马组织中 DA 水平相似。CUMS 模型组大鼠海马组织中 5-HT 水平有下降趋势,其他干预组均可增加 5-HT 水平,特别是 AL 干预组。本实验通过对比空白对照组和 CUMS 组发现大鼠海马组织中 NE 水平显著性降低,并且发现除了 FLU 组外,其他干预组均能显著增加鼠海马组织中 NE 水平。本实验结果显示知母-百合的抗抑郁活性是通过调节大鼠海马组织中单胺类神经递质实现的,尤其通过调节 NE 和 5-HT。

(二) 知母-百合皂苷代谢组学药效评价及作用机制的研究

　　在行为学实验、单胺类神经递质含量测定实验确定知母-百合皂苷对大鼠慢性不可预测温和应激导致的抑郁症模型具有干预作用的基础上。本实验通过代谢组学方法研究了知母-百合皂苷的抗抑郁机制。应用 UHPLC-Q-TOF-MS 采集了海马组织匀浆液的总离子流图(图 3-51)。并对 CUMS 组和空白对照组两组数据在正负离子模式下进行了 PCA 和 PLS-DA 判别分析[图 3-52(a)、(b)]。从 PCA 得分图中可以看出空白对照组和 CUMS 模型组被完全的分开,这表明由 CUMS 诱发的抑郁症模型和空白对照组相比代谢轮廓发生了显著性改变。为找出引起代谢轮廓改变的代谢产物,进一步通过 PLS-DA 判别模式[图 3-52(c)、(d)]获得 S-plot 载荷图[图 3-52(e)、(f)]。在 S-plot 中,离距离起源点越远的变量对两组数

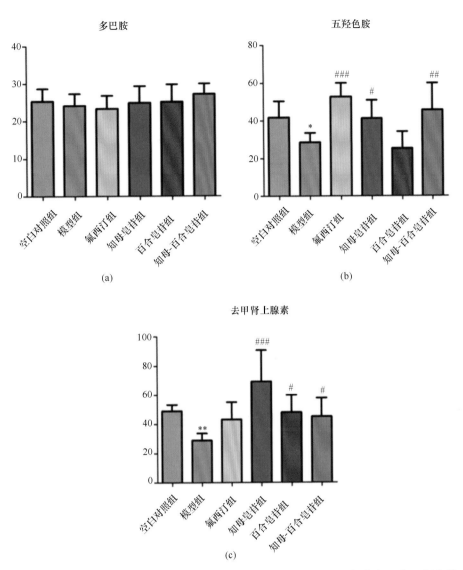

图 3-50　氟西汀、知母皂苷、百合皂苷、知母-百合皂苷对大鼠海马组织中多巴胺、5-羟色胺、去甲肾上腺素水平的影响[6]

与空白对照组比较：* $p<0.05$, *** . $p<0.001$；与模型组比较：#. $p<0.05$,##. $p<0.01$,###. $p<0.001$

据差异具有更大的贡献。以 VIP 大于 1 组间差异 $p<0.05$ 为标准筛选就有统计学意义的变量并进行鉴定。以正离子模式下荷质比为 166.086 的物质的鉴定过程为例（图 3-54）。通过这种方法共识别了在 CUMS 组中与空白对照组具有显著差异的 32 个代谢物，具体信息见表 3-10。其中 18 个代谢物水平显著上调，14 个代谢物水平显著下调。通过 KEGG 通路数据库将这些代谢产物建立抑郁症相关代谢网络（图 3-55），该网络清晰的展示了由 CUMS 诱导的抑郁症是和苯丙氨酸代谢、酪氨酸和色氨酸代谢、丙氨酸代谢、天冬氨酸和谷氨酸代谢、牛磺酸和亚牛磺酸代谢、磷酸戊糖途径、嘌呤、甘油磷脂代谢相关。

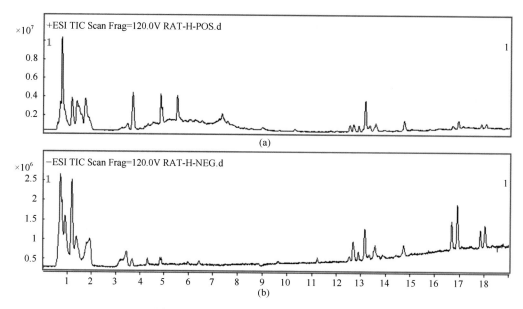

图 3-51 UHPLC-Q-TOF-MS 总离子流图[6]

(a)正离子模式下总离子流图;(b)负离子模式下总离子流图

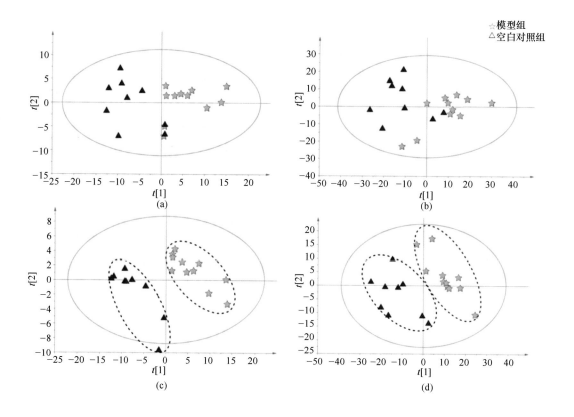

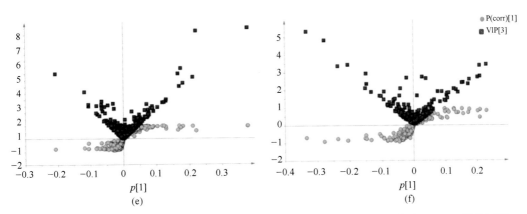

图 3-52 正负离子模式下空白对照组和模型组的 PCA 得分图、PLS-DA 得分图和 S-plot 得分图[6]
(a)正离子模式下的 PCA 得分图;(b)负离子模式下的 PCA 得分图;(c)正离子模式下的 PLS-DA 得分图;
(d)负离子模式下的 PLS-DA 得分图;(e)正离子模式下的 S-plot 图;(f)负离子模式下的 S-plot 图

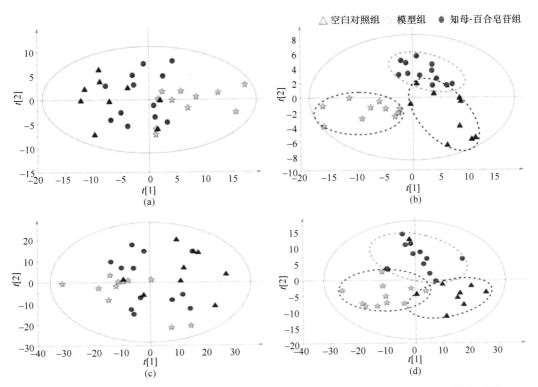

图 3-53 正负离子模式下空白对照组、模型组、知母-百合皂苷组的 PCA、PLS-DA 得分图[6]
(a)正离子模式下 PCA 得分图;(b)正离子模式下 PLS-DA 得分图;(c)负离子模式下 PCA 得分图;
(d)负离子模式下 PLS-DA 得分图

表 3-10 UHPLC-Q-TOF-MS 检测各组大鼠海马组织疾病相关生物标记物研究[6]

编号	质荷比	保留时间	VIF	离子模式	分子式	名称	FC (M/C)	FC (FLU/M)	FC (AS/M)	FC (LS/M)	FC (AL/M)
1	132.102	1.72	8.47	$[M+H]^+$	$C_6H_{13}NO_2$	L-亮氨酸[a]	1.74 ↑ ###	0.81 ↓ *	1.06 ↑	1.04 ↑	0.69 ↓ ***
2	166.086	3.67	8.47	$[M+H]^+$	$C_9H_{11}NO_2$	L-苯丙氨酸[a]	1.92 ↑ ###	0.76 ↓ **	1.07 ↑	1.02 ↑	0.62 ↓ ***
	164.072	3.66	2.74	$[M-H]^-$	$C_9H_{11}NO_2$	L-苯丙氨酸					
3	496.341	13.04	8.27	$[M+H]^+$	$C_{24}H_{50}NO_7P$	LysoPC(16:0)[c]	2.14 ↑ ###	0.7 ↓ *	1.07 ↑	1.18 ↑	1.06 ↑
4	308.091	0.81	2.52	$[M+H]^+$	$C_{10}H_{17}N_3O_6S$	谷胱甘肽[b]	0.54 ↓ ###	0.49 ↓ *	0.39 ↓ **	0.37 ↓ **	0.8 ↓
5	180.066	1.82	2.15	$[M-H]^-$	$C_9H_{11}NO_3$	酪氨酸[a]	1.96 ↑ ###	0.75 ↓ **	0.92 ↓	0.95 ↓	0.6 ↓ ***
	182.081	1.83	4.25	$[M+H]^+$	$C_9H_{11}NO_3$	酪氨酸					
6	203.082	4.89	2.17	$[M-H]^-$	$C_{11}H_{12}N_2O_2$	L-色氨酸[a]	1.88 ↑ ###	0.74 ↓ ***	1.01 ↑	0.97 ↓	0.62 ↓ ***
	205.097	4.89	4.02	$[M+H]^+$	$C_{11}H_{12}N_2O_2$	L-色氨酸					
7	526.294	12.6	3	$[M+H]^+$	$C_{27}H_{44}NO_7P$	LysoPE(0:0/22:6)[c]	1.56 ↑ ###	0.95 ↓	0.89 ↓	1.01 ↑	0.84 ↓
	524.278	12.69	3.58	$[M-H]^-$	$C_{27}H_{44}NO_7P$	LysoPE(0:0/22:6)					
8	118.086	0.92	2.87	$[M+H]^+$	$C_5H_{11}NO_2$	L-缬氨酸[b]	1.67 ↑ ###	0.88 ↓	1.15 ↑	1.09 ↑	0.74 ↓ *
9	150.058	0.93	2.78	$[M+H]^+$	$C_5H_{11}NO_2S$	L-甲硫氨酸[b]	0.49 ↓ ###	1.32 ↑	1.81 ↑ ***	1.8 ↑ ***	1.09 ↑
10	188.071	4.89	2.76	$[M+H]^+$	$C_{11}H_9NO_2$	吲哚丙烯酸[b]	1.97 ↑ ###	0.71 ↓ ***	0.99 ↓	0.95 ↓	0.6 ↓ ***
11	426.358	13.31	2.58	$[M+H]^+$	$C_{25}H_{47}NO_4$	乙酰肉碱[b]	0.79 ↓ #	0.96 ↓	0.79 ↓	0.88 ↓	1.07 ↑
12	175.118	0.69	2.12	$[M+H]^+$	$C_6H_{14}N_4O_2$	L-精氨酸[a]	2.09 ↑ ###	0.75 ↓ **	0.97 ↓	0.95 ↓	0.6 ↓ ***
13	372.311	11.96	1.96	$[M+H]^+$	$C_{21}H_{41}NO_4$	十四酰肉碱[b]	0.62 ↓ ###	1.14 ↑	0.75 ↓	0.87 ↓	1.27 ↑ *
14	165.054	1.83	1.76	$[M+H]^+$	$C_9H_8O_3$	苯丙酮酸[b]	1.92 ↑ ###	0.72 ↓ ***	0.93 ↓	0.9 ↓	0.59 ↓ ***
15	174.041	1.18	5.44	$[M-H]^-$	C6H9NO5	N-乙酰天冬氨酸[b]	0.78 ↓ ###	1.19 ↑ **	0.88 ↓	1.01 ↑	1.2 ↑ **
	198.037	1.17	1.41	$[M+Na]^+$	$C_6H_9NO_5$	N-乙酰天冬氨酸[b]					
16	184.072	0.71	1.36	$[M+H]^+$	$C_5H_{14}NO_4P$	胆碱磷酸[b]	0.74 ↓ ##	1.48 ↑ ***	1.32 ↑ **	1.43 ↑ ***	1.21 ↑
17	258.109	0.71	1.33	$[M+H]^+$	$C_8H_{20}NO_6P$	甘油磷酰胆碱[b]	0.42 ↓ ###	1.13 ↑	0.64 ↓	0.69 ↓	1.36 ↑
18	134.045	0.92	1.32	$[M+H]^+$	$C_4H_7NO_4$	L-天冬氨酸[a]	0.82 ↓ ###	1.06 ↓	0.94 ↓	0.98 ↓	1.08 ↑

编号	质荷比	保留时间	VIP	离子模式	分子式	名称	FC (M/C)	FC (FLU/M)	FC (AS/M)	FC (LS/M)	FC (AL/M)
19	120.065	0.71	1.01	[M+H]⁺	$C_4H_9NO_3$	L-苏氨酸ᵇ	1.53↑###	0.84↓*	0.95↓	0.95↓	0.74↓***
20	175.025	0.78	5.06	[M-H]⁻	$C_6H_8O_6$	抗坏血酸ᵇ	0.51↓###	1.28↑*	0.95↓	1.06↑	1.01↑
21	267.074	3.41	3.38	[M-H]⁻	$C_{10}H_{12}N_4O_5$	肌酐ᵇ	0.87↓#	0.89↓*	0.71↓***	0.74↓***	0.97↓
22	327.233	16.69	2.93	[M-H]⁻	$C_{22}H_{32}O_2$	4,7,10,13,16,19-二十二碳六烯酸ᵇ	1.21↑##	1.01↑	1.11↑	1.05↑	0.87↓*
23	303.233	16.91	2.83	[M-H]⁻	$C_{20}H_{32}O_2$	花生四烯酸ᵃ	1.12↑##	1.01↑	1.06↑	1.03↑	0.88↓**
24	281.248	18.04	2.52	[M-H]⁻	$C_{18}H_{34}O_2$	十八烯酸ᵇ	1.67↑###	0.85↓	1.2↑**	1.01↑	0.65↓***
25	124.007	0.71	2.48	[M-H]⁻	$C_2H_7NO_3S$	牛磺酸ᵇ	0.7↓###	1.43↑***	1.08↑	1.24↑*	1.29↑**
26	135.031	1.43	1.97	[M-H]⁻	$C_5H_4N_4O$	次黄嘌呤ᵃ	1.1↑#	1.08↑*	1.1↑**	1.11↑**	0.98↓
27	166.975	0.83	1.5	[M-H]⁻	$C_3H_5O_6P$	磷酸烯醇式丙酮酸ᵇ	0.52↓###	1.93↑***	1.16↑	1.3↑	1.54↑*
28	331.264	17.84	1.5	[M-H]⁻	$C_{22}H_{36}O_2$	4,10,13,16-二十二碳四烯酸ᵇ	1.52↑###	0.9↓	1.23↑***	1.11↑	0.7↓***
29	478.293	13.52	1.47	[M-H]⁻	$C_{23}H_{46}NO_7P$	PE(18:1/0:0)ᶜ	1.3↑##	1.01↑	0.87↓	1.02↑	0.85↓*
30	229.012	0.73	1.41	[M-H]⁻	$C_5H_{11}O_8P$	D-核糖-5-磷酸盐ᵇ	0.65↓###	0.92↓	0.54↓***	0.54↓**	1.01↑
31	130.051	1.18	1.31	[M-H]⁻	$C_5H_9NO_3$	N-乙酰-L-丙氨酸ᶜ	0.88↓###	1.07↑	0.91↓*	1.01↑	1.06↑
32	145.062	0.7	1.09	[M-H]⁻	$C_5H_{10}N_2O_3$	L-谷氨酰胺ᵇ	0.87↓##	1.16↑**	1.07↑	1.15↑**	1.06↑

注：↓. 下调；↑. 上调。

#. $p<0.05$；##. $p<0.01$；###. $p<0.001$（相比于模型组）；*. $p<0.05$；**. $p<0.01$；***. $p<0.001$（相比于对照组）。

M. 模型组；C. 健康对照组；FLU. 氟西汀干预组；AS. 知母皂苷干预组；LS. 百合皂苷干预组；AL. 知母-百合皂苷干预组。

a. 代谢产物经质谱二级质谱片验证；b. 代谢产物经标准品验证；c. 有注释的代谢产物。

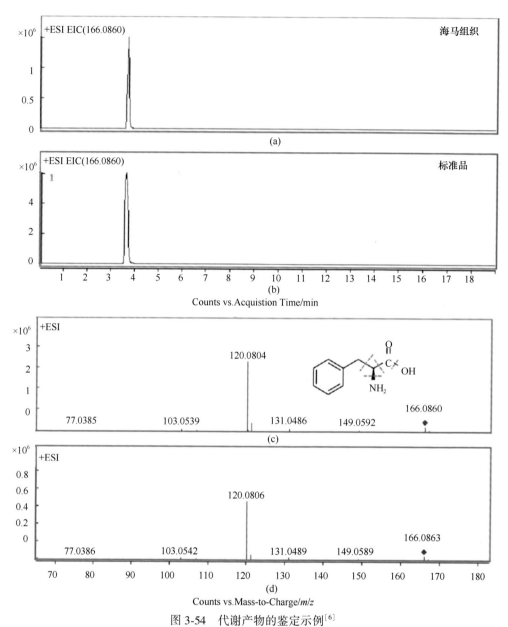

图 3-54　代谢产物的鉴定示例[6]

（a）m/z166.086 的提取离子流图；（b）标准品苯丙氨酸的提取离子流图；（c）该物质在海马组织中的质谱图；
（d）碰撞能为 10V 时标准品的质谱图

　　本实验在抑郁症模型的代谢组学研究基础上进行了知母-百合皂苷药效的代谢组学分析。采用 PCA 模式对空白对照组、CUMS 组和 AL 组的海马组织匀浆代谢数据进行分析。从图 3-53 中可以看出，三组数据出现了一定的分离趋势。进一步通过 PLS-DA 判别分析三组数据组内出现了明显的聚类，组间出现更明显的分离，且 AL 组有远离 CUMS 组，向空白对照组接近的趋势。因此说明知母-百合皂苷对 CUMS 诱导的代谢紊乱具有回调作用。知母-百合皂苷对模型组出现的 32 个异常代谢物中有 18 个产生了调节作用，其具体调节作用见图 3-56，18 个代谢物包括氨基酸代谢、嘌呤代谢、不饱和脂肪酸代谢和磷脂代谢。知母-百合皂苷能降低酪氨酸、缬氨酸、精氨酸、亮氨酸、苯丙氨酸、色氨酸含量;显著增加 N-乙酰天冬氨酸盐和牛磺酸含量。其中色氨酸、苯丙氨酸、酪氨酸和单胺类神经递质相关;牛磺酸在大脑发育中扮演重要角色;N-乙酰天冬氨酸和天冬氨酸是兴奋性神经递质与抑郁症发病机理相关。另外,一些不饱和脂肪酸水平,如 4,7,10,13,16,19-二十二碳六烯酸、花生四烯酸、油酸、4,10,13,16-二十二碳六烯酸在 AL 组中显著性降低,并且乙酸肉碱和十四酰肉碱含量在 AL 组中显著增加,这表示 AL 能调节脂肪酸代谢异常。另外,AL 能恢复几个代谢物至空白对照组的水平,如溶血卵磷脂、甘油磷酰胆碱、苯丙氨酸、次黄嘌呤、磷酸烯醇式丙酮酸、吲哚丙烯酸等磷脂、氨基酸和嘌呤代谢。更重要的是 AL 组对 24 个差异代谢物的调节作用优于单独 AS 组或 LS 组。因此说明 AS 联合 LS 在治疗抑郁症方面的综合作用要优于二者单独给药。

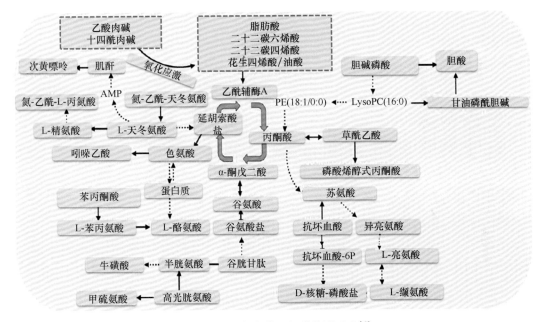

图 3-55　抑郁症模型相关代谢通路[6]

红色. 水平下调的代谢物;绿色. 水平上调的代谢物;黑色. 与空白对照组比较无显著性差异的代谢物

　　氨基酸代谢:①大量有关于抑郁症模型的论文报道了色氨酸、苯丙氨酸、酪氨酸水平将有所改变。色氨酸是一种必需氨基酸,它在蛋白质的合成和代谢中扮演重要的较色。色氨酸主要涉及三个代谢通路:犬尿酸代谢通路、吲哚乙酸代谢通路和 5-HT 代谢通路。5-HT 是色氨酸羟化酶作用于色氨酸后的代谢产物,并且作为单胺类递质在抑郁症的发展过程中扮演一些角色。本次实验发现,色氨酸在 CUMS 大鼠模型的海马组织中水平显著提高,这个结果和以往的报道不相符。有趣的是,用氟西汀和知母-百合皂苷对 CUMS 模型进行干预后,降低了升高的色氨酸水平。本次实验中发现 CUMS 大鼠模型海马组织中 5-HT 水平降低,这表明尽管色氨酸是 5-HT 合成的前体,但又不是影响 5-HT 合成的唯一因素。色氨酸水平的增加不一定表明 5-HT 水平的增加。亮氨酸和缬氨酸是两种重要支链氨基酸(BCAA)在 CUMS 大鼠模型中也显著性增加。支链氨基酸水平增加和 5-HT 水平减少的相关性也许是因为支链氨基酸能在机体中竞争性抑制色氨酸的应用。②苯丙氨酸也是一种必要氨基酸并且是一种芳香族氨基酸。大部分苯丙氨酸由苯丙氨酸羟化酶催化在体内生成酪氨酸。酪氨酸可以进一步合成重要的神经

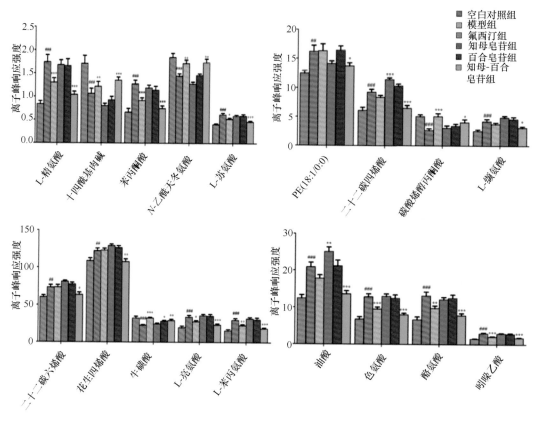

图 3-56　知母-百合皂苷组中的 18 个代谢物水平被显著回调[6]

与空白对照组比较:#. $p<0.05$;##. $p<0.01$;###. $p<0.001$;与模型组比较:*. $p<0.05$,**. $p<0.01$,***. $p<0.001$

递质,如多巴胺和去甲肾上腺素。酪氨酸羟化酶是儿茶酚胺合成过程中的一种限速酶。酪氨酸和苯丙氨酸可以共同作为酪氨酸羟化酶的底物,但是酪氨酸是酪氨酸羟化酶优先利用的底物。因此,苯丙氨酸含量的改变不能直接影响儿茶酚胺的生物合成,除非身体中酪氨酸含量极低。本次实验中苯丙氨酸、酪氨酸水平在 CUMS 组中显著提高,并且氟西汀和知母-百合皂苷药物干预后显著降低了苯丙氨酸和酪氨酸的水平。然而,我们比较了两组苯丙氨酸和酪氨酸水平的比值,发现在比例上几乎没有改变,这个结果和多巴胺水平变化趋势一致。用苯丙氨酸和酪氨酸作为单独作为 CUMS 的标记物有所偏颇,然而苯丙氨酸和酪氨酸的比值也许能更好反映 CUMS 脑内多巴胺水平的改变。③天冬氨酸可以转变成草酸,而草酸是一种刺激性的神经递质,他在三羧酸循环中扮演着重要角色。天冬氨酸和乙酰辅酶 A 在神经元的线粒体中通过 N-乙酰天冬氨酸转换酶的作用合成了 N-乙酰天冬氨酸(NAA)。NAA 这种重要的神经二肽在成年哺乳动物的中枢神经系统中占有第二高的含量,并且它也是 N-乙酰天冬氨酰-谷氨酸的前体。在 CUMS 大鼠模型海马组织中 NAA 含量减少。相比于大鼠海马体积,NAA 含量的变化也许是认知功能更敏感的指标。另外,据文献报道抑郁症患者海马组织中的 NAA 水平减少。本次实验 CUMS 组天冬氨酸和 NAA 水平显著减少,表明天冬氨酸和 NAA 的代谢异常和 CUMS 有密切相关。④牛磺酸是一种含硫氨基酸,其在脑中含量丰富。在成年动物体内,牛磺酸具有多种生物活性,如维护细胞膜的稳定、调节渗透压和神经保护等活性。另外,牛磺酸在身体发育过程,特别是在大脑发育过程中扮演重要角色。根据文献报道,一些抑郁症患者体内牛磺酸含量显著减少,并且家族中有遗传性牛磺酸缺乏的人发展成抑郁症的概率较大。本次实验中 CUMS 模型大鼠海马组织中牛磺酸含量显著减少与文献报道相一致。有文献报道长期给予牛磺酸(45mmol/kg,一共 4 周)能显著减少强迫游泳大鼠不动时间。强迫游泳实验中,长期补充牛磺酸(22.5mmol/kg)组小鼠不动时间显著减少,这个结果显示补充牛磺酸对大脑功能的修复有一定益处,并且也具有一定的抗抑郁活性。⑤谷氨酸是一种重要的兴奋性神经递质,对学习和记忆具有重要作用。然而增强谷氨酸含量也能引起神经毒性。谷氨酸和谷氨酰胺在体内可以相互转变,保持其平衡具有非常重要的意义。本次实验结果显示谷氨酰胺水平在 CUMS 组中显著减少,表明谷氨酸代谢的失衡,谷氨酸到谷氨酰胺的转化率更低,从而影响了大鼠体内谷氨酸的含量。另外,牛磺酸能促进脑内谷氨酸含量降低,所以体内牛黄酸含量的降低进一步改变了体内谷氨酸含量。

磷酸戊糖途径:大部分葡萄糖在体内产生三磷酸腺苷(ATP)并且通过有氧代谢为身体提供能量,而磷酸戊糖途径是葡萄糖代谢的另一种重要途径。葡萄糖通过磷酸戊糖途径产生磷酸核糖和还原型烟酰胺腺嘌呤二核苷酸磷酸,即还原型辅酶Ⅱ(NADPH),其中磷酸戊糖是核苷酸的合成原料、NADPH 作为氢的供体来与参与机体各种代谢反应。5-磷酸核糖是磷酸戊糖途径种重要的中间物质。本次实验显示 CUMS 组中 5-磷酸核糖含量显著低于空白对照组,说明磷酸无糖途径的代谢异常并显示 5-磷酸 D-核糖在 CUMS 引起的抑郁症中扮演重要角色。有文献报道抑郁症患者组和健康组外周单核细胞中-磷酸核糖水平相比具有下降趋势。

嘌呤代谢:肌酐和次黄嘌呤是嘌呤代谢中重要的物质。腺苷通过腺苷脱氢酶可以转化成肌酐,肌酐能被代谢成次黄嘌呤,次黄嘌呤能进一步代谢成黄嘌呤。在本次实验中,CUMS 组中肌酐水平下降,次黄嘌呤水平具有显著性增加趋势,这说明了在 CUMS 刺激下肌酐代谢成次黄嘌呤的比例增加,并且大鼠体内嘌呤代谢是异常的。在所有核苷酸和它们的代谢物中,肌酐是大脑中含量最高的一个,而且,它被证明可以发挥免疫调节和神经保护作用。另外,一些文献报道小鼠口服肌酐后能阻止 CUMS 诱导抑郁症的产生。肌酐在强迫游泳实验、悬尾实验中展现出的抗抑郁活性。这些抗抑郁活性可能与腺苷 A_1 和 A_2 受体活性的改变相关,这将进一步改变嘌呤系统、调节情绪的紊乱。

氧化应激:丙二醛是氧化应激的标记物。有报道丙二醛水平在抑郁症患者体内显著提高,说明氧化应激反应是抑郁症重要的发病机理之一。谷胱甘肽是一种三肽,它是机体中重要的一种抗氧化剂,因为它能保护一些因氧化剂损害尤其是过氧化物损害的含硫醇蛋白质或酶。抗坏血酸是一种抗氧化剂,其与抑郁症呈负相关。口服 1mg/kg 抗坏血酸能显著性减少小鼠悬尾实验的不动时间。本次实验,CUMS 组谷胱甘肽和抗坏血酸水平与空白对照组相比显著减少。说明氧化应激也存在于 CUMS 发展过程中,并且谷胱甘肽和抗坏血酸也许在抑郁症发机理中担任主要的自由基清除剂。

其他代谢:磷酸胆碱和甘油磷酰胆碱是胆碱的派生物,是细胞质中胆碱的主要储存形式。本次实验中,CUMS 组中这两种代谢产物的含量显著降低,表明在 CUMS 的刺激下胆碱水平减少。以前文献报道就显示了抑郁症患者血浆胆碱含量减少。另外本实验还发现四种类型的不饱和脂肪酸水平异常,包括花生四烯酸、4,7,10,13,16,19-二十二碳六烯酸、油酸和 4,10,13,16-二十二碳六烯酸在 CUMS 组中显著的增加,而乙酸肉碱和十四酰肉碱两种脂肪酸水平显著降低,表明脂肪酸代谢异常可能与 CUMS 诱导的抑郁症相关。

第三节 理血剂药效评价及作用机制研究

凡以理血药组成为主,具有活血祛瘀或止血作用,主治瘀血或出血病症的方剂,统称为理血剂。临床常用于治疗跌打损伤、闭经痛经、高血压、高脂血症、心脑血管类疾病、小儿麻痹后遗症、脑血管外伤后遗症等。

一、少腹逐瘀汤药效评价及作用机制研究

少腹逐瘀汤出自《医林改错》,由当归、川芎、赤芍、官桂、小茴香、干姜、没药、五灵脂、蒲黄、延胡索组成。少腹逐瘀汤(SFZYD)是治疗寒凝血瘀原发性痛经的有效方剂。主治少腹积块,疼痛或不痛,或痛而无积块,或少腹胀满,或经期腰酸、小腹胀,或月经一月见三五次,接连不断,断而又来,其色或紫或黑,或有血块,或崩或漏,兼少腹疼痛,或粉红兼白带者。临床应用于月经量少、淋漓、经闭、痛经、不孕、崩漏、症瘕、堕胎小产等。先前研究表明少腹逐瘀汤有良好的抗炎及镇痛作用。本实验要对寒凝血瘀原发性痛经大鼠进行代谢组学研究,同时应用PHA刺激的外周血单核细胞(PBMC)中的细胞因子转录来探索其药效及其作用机制[7]。

(一) 少腹逐瘀汤对原发性痛经的作用研究

本实验首先进行了少腹逐瘀汤对寒凝血瘀原发性痛经的治疗评价研究。采用冰水浴及注射苯甲酸雌二醇、肾上腺素和缩宫素诱导寒凝血瘀型原发性痛经大鼠模型。将SD大鼠分成空白组、原发性痛经模型组及SFZYD治疗组。原发性痛经模型组大鼠及SFYD治疗组大鼠每日在0~4℃冰水中游泳,同时皮下注射苯甲酸雌二醇1mg/kg,连续7天。第8天时,腹腔注射肾上腺素0.16mg/只,共2次,两次间隔4小时。然后腹腔注射缩宫素1mg/kg。SFZYD治疗组灌胃给予SFZYD,空白组给予等量的蒸馏水。

采用临床化学指标对少腹逐瘀汤干预寒凝血瘀型原发性痛经大鼠模型的作用效果进行评价。生化指标结果见表3-11。结果显示,与荷尔蒙相关的指标中,SFZYD可使雌二醇水平显著降低($p<0.01$),而使黄体酮水平显著升高($p<0.05$);SFZYD治疗后显著抑制了高水平的炎性因子$PGF_{2\alpha}$及内皮素的表达,同时使β-脑内啡含量显著升高($p<0.05$)。升高的神经递质缩宫素水平也显著降低($p<0.05$)。以上结果表明SFZYD可调节与神经内分泌免疫系统相关的多种生化指标从而发挥出整体效应(图3-57)。

表 3-11 少腹逐瘀汤治疗前后模型组大鼠血清中生化指标的水平(平均值±SD,$n=8$)[7]

指标	空白组	模型组	SFZYD 组	p 值
雌二醇	8.04±0.86	15.2±1.19	9.30±0.22	0.0024
缩宫素	1.56±0.17	2.97±0.25	1.94±0.09	0.0003
黄体酮	2.01±0.06	1.05±0.08	2.20±0.07	0.002
内皮素	9.86±0.40	25.31±0.48	15.93±0.38	0
β-脑内啡	44.44±2.23	25.02±0.55	39.16±4.68	0
PGF2α	2.55±0.03	7.10±0.20	3.46±0.21	0

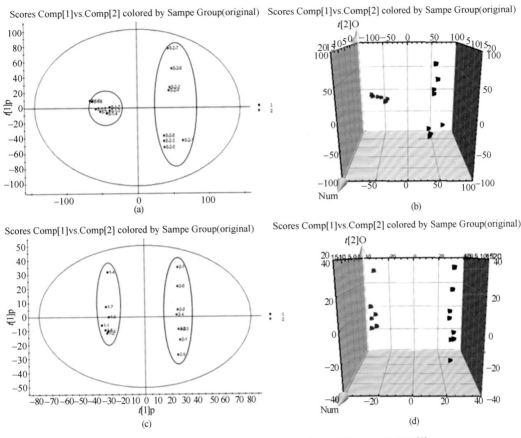

图 3-57　正离子模式下模型组大鼠与空白组大鼠 PCA 得分图[7]

(a)尿液 2D 得分图;(b)血液 2D 得分图;(c)尿液 3D 得分图;(d)血液 3D 得分图

(二) 少腹逐瘀汤代谢组学药效评价及作用机制的研究

通过 UPLC-Q-TOF-MS-MS 联用技术采集各组大鼠血液及尿液代谢轮廓数据并进行了代谢组学分析。通过正交偏最小二乘判别分析(OPLS-DA)对比疾病组和空白组大鼠血液/尿液代谢数据筛选与疾病相关的潜在生物标记物。正离子模式下在血中共筛选出 39 个差异离子,在尿液中共筛选出 58 个差异离子($p<0.05$)具体结果见图 3-58。通过与标准品或相应碎片信息比对,共鉴定 25 个潜在生物标记物(血液中 10 个,尿液中 15 个)。与空白组大鼠比较,模型组大鼠血液代谢物中 LYsoPC[22:6(4Z,7Z,10Z,13Z,16Z,19Z)]、1-乙酰肉碱、1-苏氨酸、PC(18:1(9Z)/16:1(9Z))、去氧胆酸 3-葡糖苷酸含量显著升高($p<0.05$)。同时 LysoPC(18:0)、LysoPE(20:0/0:0)、LysoPE(22:0/0:0)、LysoPC(P-18:1(9Z)、LysoPC(20:1(11Z))含量显著降低($p<0.05$)(表 3-12)。15 个尿液代谢物中,皮质醇、双甘肽、N-乙酰神经氨酸 9-磷酸盐、3α,21-二羟基-5β-孕甾-11,20-二酮、雄甾烯二酮、反式-3-十八碳烯酸、皮质脂酮、肌酸、吲哚-3-甲酸含量显著升高($p<0.05$),2-氧代精氨酸、反式-2-十八碳烯酸、3-羟基-3-甲基谷氨酸、3-吲哚丁酸、5-羟基-1-色氨酸含量显著降低($p<0.05$)(表 3-13)。以上代谢物作为诊断原发性痛经的潜在生物标记物。将以上潜在生物标记物进行 MetPA 代谢通路分析,经通路拓扑分析将代

谢通路影响值大于 0.1 的作为潜在靶向通路。结果表明原发性痛经引起了戊糖和葡萄糖醛酸
酯转化、甘油磷脂代谢、甾体荷尔蒙代谢以及酪氨酸代谢是紊乱。

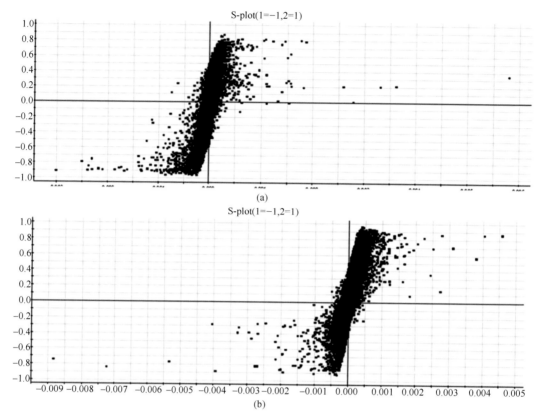

图 3-58　模型组 vs 空白组 OPLS-DA 分析所得 S-plot 图[7]

(a)尿液代谢 S-plot 图;(b)血液代谢 S-plot 图

表 3-12　模型组大鼠血液中的异常代谢产物信息[7]

编号	保留时间/min	代谢物	检测值[M+H]+	计算值[M+H]+	含量变化	代谢通路
M1	8.66	LysoPC(22:6(4Z,7Z,10Z,13Z,16Z,19Z))	568.3398	567.3325	↑	
M2	1.82	L-乙酰肉碱	204.123	203.1158	↑	
M3	7.57	L-苏氨酸	120.0655	119.0582	↑	甘油磷脂代谢
M4	3.17	PC(18:1(9Z)/16:1(9Z))	610.5694	609.5622	↑	戊糖和葡萄糖醛酸转化
M5	8.66	脱氧胆酸-3-葡糖苷酸	569.332	568.3247	↑	
M6	6.62	LysoPC(18:0)	524.3711	523.3638	↓	甘油磷脂代谢
M7	8.35	LysoPE(20:0/0:0)	510.3554	509.3481	↓	
M8	6.43	LysoPE(22:0/0:0)	538.3867	537.3794	↓	
M9	7.51	LysoPC(P-18:1(9Z))	506.3605	505.3532	↓	
M10	8.96	LysoPC(20:1(11Z))	550.3867	549.3794	↓	

表 3-13　模型组大鼠尿液中的异常代谢产物信息[7]

编号	保留时间/min	代谢物	检测值[M+H]+	计算值[M+H]+	含量变化	代谢通路
M11	5.89	皮质醇	363.2166	362.2093	↑	
M12	8.86	双甘肽	133.0608	132.0535	↑	
M13	8.48	N-乙酰基神经氨化-9-磷酸盐	390.0796	389.0723	↑	
M14	8.29	3α,21-二羟基-5β 孕甾烷-11,20-二酮	349.2373	348.2301	↑	甾体激素生物合成
M15	4.94	雄甾烯二酮	287.2006	286.1933	↑	甾体激素生物合成
M16	9.93	反式-3-辛烯二酸	173.0808	172.0736	↑	
M17	11.15	皮质酮	347.2217	346.2144	↑	甾体激素生物合成
M18	2.68	肌酸	132.0768	131.0695	↑	甾体激素生物合成
M19	3.57	吲哚-3-羧酸	162.055	161.0477	↑	
M20	5.32	2-氧代精氨酸	174.0873	173.08	↓	
M21	9.93	反式-3-辛烯二酸	173.0808	172.0736	↓	
M22	5.32	2-辛烯二酸	173.0808	172.0736	↓	
M23	11.26	3-羟甲基戊二酸	163.0601	162.0528	↓	
M24	4.62	3-吲哚丁酸	204.1019	203.0946	↓	
M25	8.29	5-羟基-L-色氨酸	221.0921	220.0848	↓	

　　为了评价 SFZYD 的干预作用,采用主成分分析法(PCA)对各组代谢数据进行了分析。图 3-59 结果可见在第 8 天时,SFZYD 治疗组大鼠尿液代谢轮廓已趋于正常水平。此外,SFZYD 对血液中的 8 个内源性代谢物和尿液中的 13 个内源性代谢物发挥显著作用($p<0.05$ 或 $p<0.01$)。除 M8、M9、M19、M22 外,SFZYD 治疗组与空白组无明显差别。

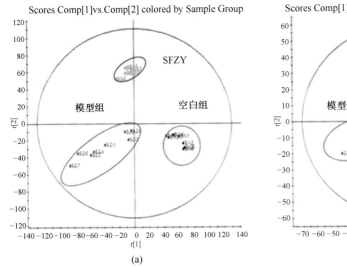
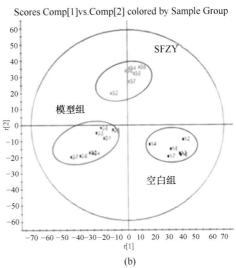

图 3-59　正离子模式下 SFZYD 治疗后模型组大鼠尿液样品 PCA 分析[7]

　　利用皮尔逊相关性分析探索潜在生物标记物与生化指标的关联性(图 3-60)。结果表明

β-脑内啡含量与代谢物 M5(去氧胆酸-3-葡糖苷酸,$r=0.642$)与代谢物 M7(LysoPE(20:0:0),$r=0.674$)呈显著正相关。PGF_2 与代谢物 M23(3-羟基-3-甲基谷氨酸,$r=0.685$)呈显著正相关,而与 M12(双甘肽,$r=-0.594$)与代谢物 M21(反式-3-十八碳烯酸,$r=-0.594$)呈显著负相关。缩宫素和黄体酮与代谢物 M1[LysoPC(22:6(4Z,7Z,10Z,13Z,16Z,19Z),$r=-0.942$,$r=-0.626$]和代谢物 M9[LysoPC(P-18:1(9Z),$r=-0.633$,$r=-0.731$]呈显著负相关。内皮素水平与代谢物 M7(LysoPE(20:0/0:0),$r=-0.635$)、代谢物 M16(反式-3-十八碳烯酸,$r=-0.571$)、代谢物 M22(2-十八碳烯酸,$r=-0.618$)与 M25(5-羟基-1-色氨酸,$r=-0.708$)呈显著负相关。雌二醇的炎性介质与代谢物 M23(3-羟基-3-甲基谷氨酸,$r=-0.733$)呈显著负相关,与代谢物 M12(双甘肽,$r=0.596$)呈显著正相关。这些相关性有助于了解原发性痛经与酪氨酸代谢和甾体荷尔蒙紊乱的相关性。

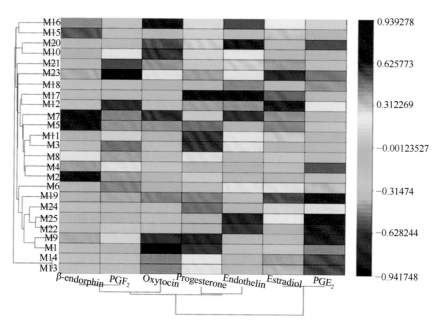

图 3-60　给予 SFZYD 前血液样品中生物标记物与生化指标相关性分析[7]
列.代谢物;行.生化指标
相关值:蓝色.最低;红色.最高
该图的相关性分析由 MATLAB 软件构建与优化

　　为了研究 SFZYD 中有效成分的具体作用,本实验组选取方中的主要成分之一芍药苷,进行了其调节炎性介质的机制的研究。首先通过 24 小时细胞存活率分析(MTT)确定了芍药苷的最佳剂量为 3μg/mL。以 3μg/mL 芍药苷研究其对由植物血凝素刺激(PHA)引起外周血单个核细胞(PBMC)的多个细胞因子转录抑制作用的研究。结果表明 PHA 刺激能够引起 PBMC 的多种细胞因子表达差异,而 3μg/mL 的芍药苷可以抑制这些因子的表达(图 3-61)。促分裂原活化蛋白激酶(MAPK)是多种炎性反应的中心,为了了解淋巴增殖和炎性介质释放的机制,通过计量筛选以 3μg/mL 的芍药苷为最优剂量将其对 MAPK 活性的作用进行评价。通过 PHA 和离子霉素分别刺激 PBMC 3 小时和 6 小时,激活 MAPK,然后采用 Western blotting 方法评价芍药苷的作用结果 PBMC 三种 MAPK 的磷酸化形式(ERK1/2、p38 和 JNK)大量减少(图 3-62)。同时芍药苷通过抑制 c-jun 和 c-fos 的表达(图 3-61)来抑制 PBMC 的炎性细胞因子。

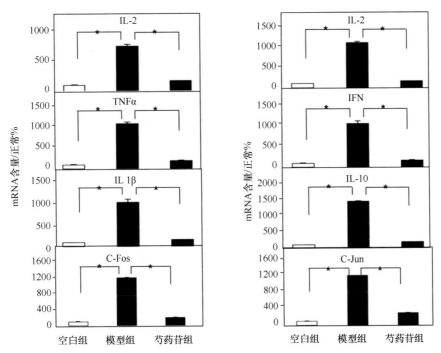

图 3-61　芍药苷对 PHA 刺激的外周血管单核细胞中促炎性细胞因子、c-fos 和 c-jun 的表达[7]

外周血管单核细胞用 PHA 以 10ng/mL 剂量刺激 6 小时,利用 RT-PCR 分析芍药苷对促炎性细胞因子、c-fos 和 c-jun 表达的抑制作用

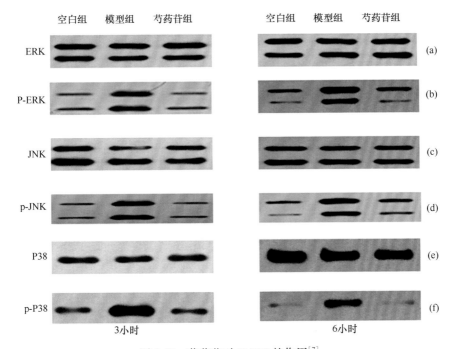

图 3-62　芍药苷对 MAPK 的作用[7]

(a) 未磷酸化的 ERK;(b) 磷酸化的 ERK;(c) 未磷酸化的 JNK;(d) 磷酸化的 JNK;(e) 未磷酸化的 p38;(f) 磷酸化的 p38

以上结果表明,原发性痛经可干扰戊糖和葡萄糖醛酸酯互变、甘油磷脂代谢和甾体荷尔蒙合成途径。SFZYD 治疗后,扰乱的代谢轮廓趋于正常水平。此外,鉴定了 SFZYD 调节的 21 个特征代谢产物。SFZYD 可改善寒凝血瘀型原发性痛经大鼠的代谢轮廓和生化指标。作用机制与通过减少三种 MAPK 磷酸化形式(ERK1/2、p38 和 JNK)及下调 c-jun 和 c-fos 的表达以调节 MAPK 信号通路相关。

原发性痛经是一种性激素相关疾病,脂肪酸在细胞膜的磷脂质上不断蓄积。月经前在黄体酮水平下降后,机体会释放 omega-6-脂肪酸,尤其是花生四烯酸,同时在子宫中会出现前列腺素(PG)和白细胞三烯(LT)。LT 为炎性反应中的促炎性介质。与正常组大鼠相比,模型组大鼠去氧胆酸-3-葡萄糖苷酸含量升高。花生四烯酸的环氧化酶(COX)代谢产物 PGF2α 可引起血管收缩及宫缩,从而产生疼痛感,如反式-3-十八碳烯酸。

T 细胞和巨噬细胞产生的细胞因子在产生和维持各种炎性和自身免疫失调中发挥重要作用,如 IL-1β、IL-2、IL-10、IL-12、TNFα、INFγ。通过分析激活的 T 细胞和巨噬细胞分泌的细胞因子轮廓可知,芍药苷可显著抑制这些炎性细胞因子。为了阐释芍药苷调节炎性介质的机制,本实验评价了其对 MAPK 的作用。MAPK 在免疫和炎性反应过程中起到关键性作用,可调节多种细胞因子的表达,如 IL-1β、IL-2、IL-10、IL-12、TNFα、INFγ。这些因子分布广泛,作用迅速,与许多疾病相关,已经成为治疗炎性疾病的潜在作用靶点。MAPK 为哺乳细胞中的信号转导途径,包括细胞外信号相关激酶(ERK)、c-Jun N 端激酶(JNK/SAPK)及 p38 MAP 激酶。这三种激酶在产生炎性细胞因子反应中发挥重要作用,从 PHA 刺激的 PBMC 实验中可知芍药苷可调节 EPK、JNK 及 p38 MAP 激酶。

总之,SFZYD 能够从多个通路和生化指标对原发性大鼠痛经模型进行调节。主要机制可能与调节 MAPK 途径有关,具体机制是减少三种 MAPK 的磷酸化形式(ERK1/2、p38 和 JNK)同时抑制 c-jun 和 c-fos 的表达。

二、芪参益气滴丸药效评价及作用机制研究

芪参益气滴丸是天士力集团独家研制的治疗气虚血瘀型冠心病的新型中药制剂,是以现代科技提取黄芪、丹参、三七、降香中的有效成分,精制而成的滴丸制剂,是中医传统理论和现代制剂技术结合的结晶,其中黄芪大补元气,可使气旺以促血行,祛瘀而不伤正,为诸药之君;丹参及三七活血祛瘀,通络止痛,共为臣药;降香气香辛散,温通行滞,是为佐使之药,四药合用,具有益气活血、通络止痛之功效。临床尤适用于以胸痛、胸闷、心悸、气短、神疲乏力、面色紫黯等为主症的气虚血瘀型冠心病心绞痛患者。本实验采用代谢组学方法研究了芪参益气滴丸对心肌缺血作用的相关机制[8]。

(一)芪参益气滴丸对心肌缺血的作用研究

本节主要研究芪参益气滴丸对心肌缺血的药理作用。SD 大鼠 64 只随机分为 4 组:模型组、假手术组、芪参益气(QSYQ)组和福辛普利组。除假手组外其余大鼠经冠状动脉结扎制备心肌缺血模型,假手术组只进行开胸,但不进行结扎。QSYQ 组和福辛普利组分别给药 0.15g/kg 和 1.2mg/kg,假手术组模型组给予等体积的生理盐水,连续给药 48 天每天 1 次。最后一天所有大鼠 60mg/kg 戊巴比妥钠麻醉,仰卧位固定于手术台上,检测大鼠超声心动图(图 3-63)。结果显示

模型组的 EF、FS 显著降低,说明模型组心肌收缩功能下降(LVEDd 和 LVEDs 分别是 $p = 0.003$ 和 0.003)。芪参益气治疗组的 LVEDs、LVEDd 较模型组高[两组 LVEDd 分别是(772.5±98.34) μL 和(699.3±102.09)μL;LVEDs 分别是(644.49±111.02)μL 和(459.10±109.28)μL],说明芪参益气滴丸可以改善心肌功能。芪参益气治疗组与福辛普利组比较 LVEDs、LVEDd 升高,但 EF、FS 无差别[EF 分别是(34.52±9.73)% 和(32.31±10.07)%;FS 分别是(17.88±3.55)% 和(19.38± 3.63)%]。心动图结果显示芪参益气滴丸改善心肌收缩功能与福辛普利相似。

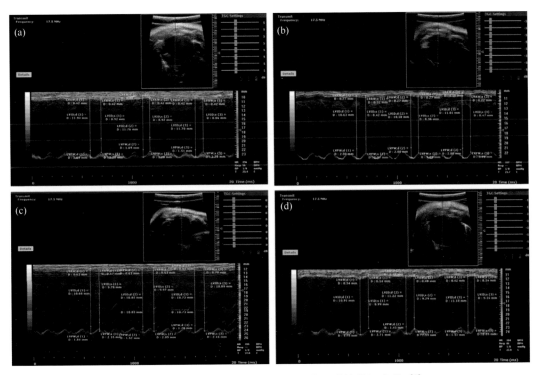

图 3-63　M-模式超声心动图(左心室内径计算缩短分数)[8]

(a)模型组;(b)假手术组;(c)芪参益气(QSYQ)组;(d)福辛普利组

IVS. 心室间隔;LVPW. 左室后壁;LVIDd. 左室舒张内径;LVIDs. 左室收缩内径

(二) 芪参益气滴丸的代谢组学药效评价及作用机制的研究

在明确芪参益气滴丸的改善心肌功能的作用下,本实验通过代谢组学方法研究其作用机理。采用 H NMR 技术采集各组大鼠血液代谢轮廓数据,并进行代谢组学分析。图 3-64 显示了的模型组、假手术组、福辛普利组和 QYDP 组的 H NMR 谱。将数据进行主成分分析(PCA)见图 3-65(a),64 例样品中置信区间均在 95% 以内,从 PCA 得分图中发现模型组和假手术组($R^2X = 0.651,Q^2Y = 0.321$)之间明显分离,这表明经冠状动脉结扎后,血液代谢轮廓发生显著改变[图 3-65(b)];采用 OPLS-DA 模式分析发现模型组和假手术组之间明显分离,score 得分图($R^2X = 0.225,R^2Y = 0.912,Q^2Y = 0.603$)[图 3-65(c)];VIP-splot 得分图中 R^2X,Q^2Y 值显示出模型组的稳定性[图 3-65(d)];研究结果表明 QSYQ 可干预大鼠血液中生物标记物包括低密度脂蛋白、亮氨酸、缬氨酸、乳酸、丙氨酸、乙酸、谷氨酸、丙酮酸、葡萄糖等,具体含量见表 3-14;采用 OPLS-DA 模式对假手术组、模型组、福辛普利组和 QYDP 组的分组贡献的离子进行识别(图3-66)。与模型组相比较,QYDP治疗组可升高丙酮、甲酸、甲硫氨酸、尿囊素、丙氨酸、缬氨酸、亮氨酸、异亮氨酸、谷氨酰胺,丙酮酸盐的水平。此外QYDP组与福辛普利组中苏氨酸含量明显高于模型组。

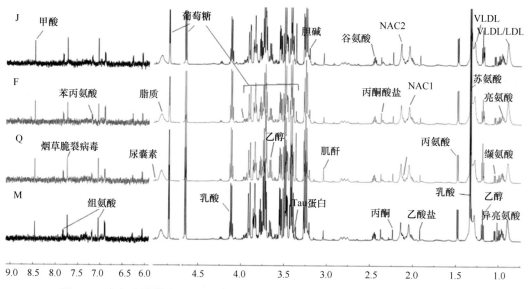

图 3-64　各组血清样本 600MHz ^{1}H NMR(δ9.5~5.20,4.70~0.50)CPMG 图谱[8]

M. 模型组;J. 假手术组;Q. QYDP 组;F. 福辛普利组

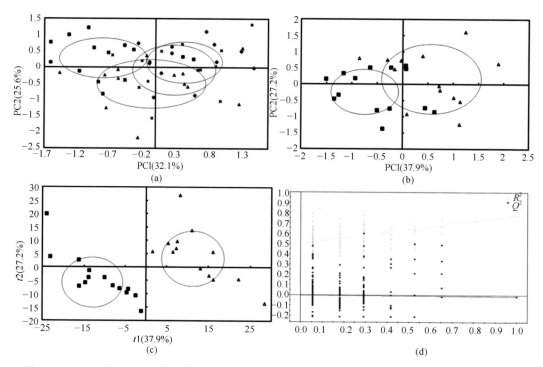

图 3-65　(a)假手术组、模型组、福辛普利组和 QYDP 组的 PCA 得分图;(b)假手术组和模型组 PCA 得分图;(c)假手术组和模型组 PLS-DA 得分图;(d)假手术组和模型组变量载荷图

□. 假手术组;△. 模型组;◇. 福辛普利组;×. QYDP 组[8]

表 3-14 模型(M)组、假手术(J)组、QSYQ(Q)组、福辛普利(F)组血液中生物标记物水平[8]

代谢物	M 组[a] ($\bar{x}\pm$sd)×10^{-2}	J 组[a] ($\bar{x}\pm$sd)×10^{-2}	Q 组[a] ($\bar{x}\pm$sd)×10^{-2}	F 组[a] ($\bar{x}\pm$sd)×10^{-2}	VIP[b] (J vs M)	p[c] (J vs M)	VIP[b] (Q vs M)	p[c] (Q vs M)
尿囊素	1.48±0.41	0.9±0.21	1.12±0.20	1.0±0.3	−0.78	0.0004	−0.55	0.01
亮氨酸	11.2±0.80	9.8±0.75	10.0±0.92	9.95±1.62	−0.70	0.0001	−0.57	0.003
丙氨酸	8.63±3.1	6.24±0.41	6.12±0.82	6.79±0.94	−0.56	0.02	−0.48	0.02
丙酮	13.6±1.97	20.62±5.27	14.38±1.96	14.83±2.31	0.65	0.0001	0.17	0.36
甲酸盐	1.25±0.31	2.08±0.68	1.81±0.51	2.38±0.51	0.62	0.0003	0.62	0.002
甲硫氨酸	17.5±2.86	21.65±2.65	21.8±3.23	21.73±2.73	0.61	0.001	0.595	0.001
缬氨酸	3.66±0.59	3.03±0.40	2.98±0.43	3.15±0.46	−0.61	0.002	−0.60	0.002
异亮氨酸	3.0±0.73	2.33±0.35	2.17±0.41	2.39±0.46	−0.61	0.002	−0.56	0.003
谷氨酰胺	2.50±0.5	1.97±0.24	1.87±0.26	1.96±0.26	−0.60	0.004	−0.63	0.001
苏氨酸	0.56±9.73	41.6±10.87	45.8±13.25	42.91±12.85	−0.58	0.001	−0.44	0.03
丝氨酸	2.73±0.66	2.07±0.48	2.71±1.77	2.21±0.56	−0.57	0.005	−0.01	0.97
乳酸	155.8±37.82	135.9±34.6	169.98±30.78	168.71±34.92	−0.34	0.16	0.24	0.29
丙酮酸盐	15.98±3.38	13.11±3.10	11.13±3.59	15.06±4.98	−0.42	0.03	−0.56	0.001
葡萄糖	41.89±3.15	46.99±2.96	44.97±4.80	45.27±3.41	0.68	0.0002	0.39	0.06

注:a. 经 1D ^{1}H NMR 分析各组大鼠血液相关代谢物;b. OPLS-DA 提取的相关数值,M 比 J 和 M 比 Q 相关分析截距值是 0.55;c. t 检验得到的 p 值。

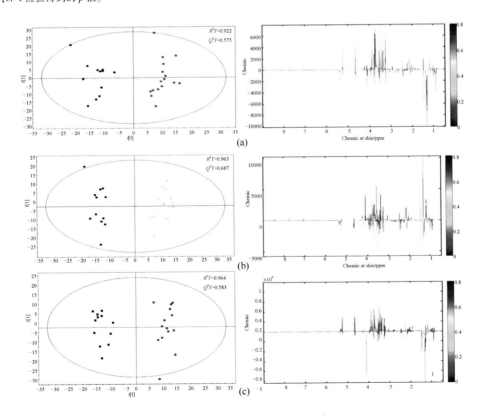

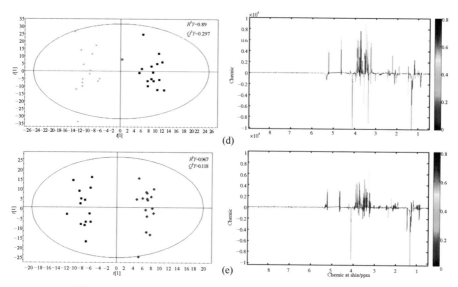

图 3-66　OPLS-DA 得分图(左)和相应的离子载荷图(右)[8]

(a)模型组和假手术组;(b)模型组和 QYDP 组;(c)模型组和福辛普利组;(d)QYDP 组和假手术组;
(e)福辛普利组和假手术组

采用 H NMR 技术对各组大鼠心肌组织代谢轮廓数据进行代谢组学分析。图 3-67 显示了模型组,假手术组,QYDP 治疗组,福辛普利组的心肌组织的 H NMR 谱。核磁共振光谱检测到心肌组织标记物主要包括缬氨酸($\delta0.99$)、乳酸($\delta1.33\delta4.12$)、乙酸($\delta1.92$)、谷氨酸($\delta2.36$)、丙酮酸($\delta2.38$)、谷胱甘肽($\delta2.52$)、甲硫氨酸($\delta2.655$)、肌酸($\delta3.05$)、胆碱($\delta3.19$)、氨基乙磺酸($\delta3.41$)、肌苷($\delta4.26$)、核糖($\delta5.36$)、葡萄糖($\delta3.2\text{-}4.0,4.0,4.66$)。从 PCA 得分图中发现模型组与其余三组之间出现明显分离(图 3-68),说明模型建立成功。QSYQ 组、福辛普利组与假手术组代谢轮廓并无明显差别,但是两个治疗组代谢轮廓和空白组

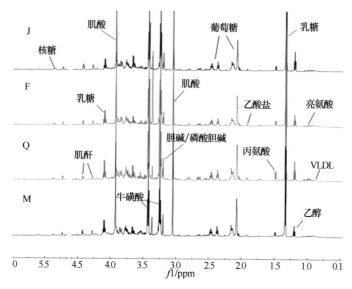

图 3-67　各组心肌组织 600MHz ¹H NMR($\delta9.5\sim5.20,4.70\sim0.50$)CPMG 图谱[8]

M. 模型组;J. 假手术组;Q. QYDP 组;F. 福辛普利组

仍有差别。对组间心肌组织中代谢物含量进行 T 检验（$p<0.05$），见表 3-15，与模型组相比 QYDP 组的牛磺酸、天冬氨酸、缬氨酸、核糖、乙酸、甲硫氨酸和葡萄糖的含量增加，而肌苷、肌酸、胆碱、谷氨酸、丙酮酸、乳酸、谷胱甘肽含量降低。此外，福辛普利组和 QYDP 组中牛磺酸含量与模型组相比明显增加，肌酸和胆碱明显降低。

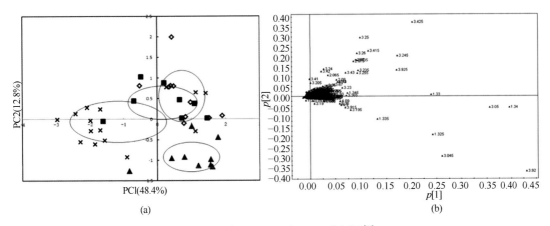

(a)　　　　　　　　　　　　　(b)

图 3-68　各组心肌组织 PCA 分析图[8]

（a）模型组、假手术组、QSYQ 组、福辛普利组 PCA 图；（b）各组中所有样本离子载荷图

□. 假手术组；△. 模型组；◇. 福辛普利组；×. QSYQ 组

表 3-15　模型（M）组、假手术（J）组、QSYQ（Q）组、福辛普利（F）组心肌中生物标记物[8]

代谢物	M 组[a] ($\bar{x}\pm$sd)×10^{-2}	J 组[a] ($\bar{x}\pm$sd)×10^{-2}	Q 组[a] ($\bar{x}\pm$sd)×10^{-2}	F 组[a] ($\bar{x}\pm$sd)×10^{-2}	VIP[b] (J vs M)	p[c] (J vs M)	VIP[b] (Q vs M)	p[c] (Q vs M)
牛磺酸	46.58±10.13	84.10±25.09	68.72±18.11	82.78±32.14	1.76	0.19	0.60	0.58
肌酐	6.16±0.41	5.19±1.01	4.63±0.86	5.27±1.32	2.47	0.98	2.14	0.0001
肌酸	207.92±30.31	148.04±31.08	142.90±0.86	158.29±26.66	3.44	0.0001	1.74	0.0001
胆碱	20.51±2.36	14.24±3.19	15.70±3.38	13.36±3.10	3.23	0.0001	1.48	0.003
谷氨酸	16.07±2.44	12.70±1.80	11.97±2.20	13.36±1.36	1.85	0.62	0.69	0.02
缬氨酸	5.17±1.18	5.17±1.07	6.38±1.0	5.35±0.86	0.31	0.87	0.95	0.04
天冬氨酸	5.80±1.36	8.50±0.43	8.20±1.34	8.90±1.49	3.35	0.002	2.49	0.0001
丙酮酸	24.19±3.69	28.92±6.97	22.0±2.89	27.81±5.78	0.48	0.42	0.74	0.02
乳酸	46.6±11.69	35.4±5.92	25.80±4.96	41.90±11.20	2.73	0.001	1.47	0.0003
核糖	4.72±0.69	7.61±0.78	6.85±1.67	7.13±0.87	2.62	0.001	0.65	0.03
乙酸	5.50±0.96	8.73±1.23	8.69±1.67	8.14±2.48	1.32	0.57	1.57	0.05
甲硫氨酸	4.10±0.30	5.06±0.42	5.15±0.40	4.75±0.83	3.06	0.005	1.88	0.0001
葡萄糖	10.63±1.41	12.90±0.30	11.12±1.49	13.09±1.29	2.15	0.17	1.59	0.84
谷胱甘肽	4.59±0.25	3.97±0.30	4.47±0.22	3.80±0.15	2.42	0.008	0.52	0.80

注：a. 经 1D ^{1}H NMR 分析各组大鼠血液相关代谢物；b. OPLS-DA 提取的相关数值，M 比 J 和 M 比 Q 相关分析截距值是 0.55；c. t 检验得到的 p 值。

通过对血液和心肌组织的 9 代表代谢物生物标记物：尿囊素、亮氨酸、丙氨酸、丙酮、甲酸甲硫氨酸、缬氨酸、异亮氨酸、和谷氨酰胺进行相关蛋白质的识别，建立 QYDP 药效作用代谢网络。结果表明共确定了199个蛋白质与QYDP代谢物相关(图3-69)。据报道,丙酮酸代谢调节血糖,丙酮酸代谢途径和血糖之间关系如图3-70所示。此外,视黄醇是维生素A血液循环的主要物质,与视黄醇代谢通路相关的有18个蛋白质。此外,酪氨酸可以降低血压,与酪氨酸通路相关的有17个蛋白质。目前报道,嘌呤代谢与原始红细胞相关,其中有26个蛋白质与嘌呤代谢相关。QYDP在治疗心肌损伤方面与丙酮酸代谢,视黄醇代谢,酪氨酸代谢,嘌呤代谢4个代谢通路相关。QSYQ干预的大鼠血清生物标记物中,QSYQ组中牛磺酸、天冬氨酸、缬氨酸、核糖、乙酸、甲硫氨酸和葡萄糖含量高于模型组,然而肌酐、肌酸、胆碱、谷氨酸、丙酮酸、乳酸、谷胱甘肽低于模型组。此外,QSYQ组和福辛普利组中的牛磺酸高于模型组,肌酸和胆碱低于模型组。

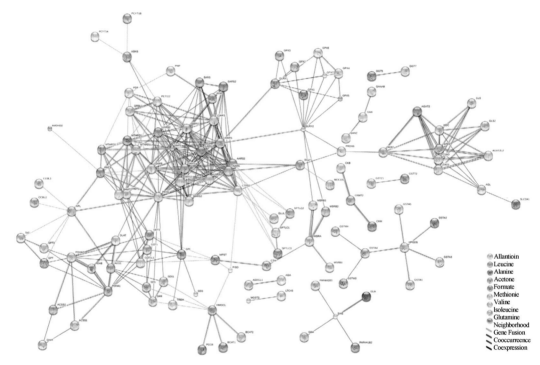

图 3-69　与 QYDP 的 9 个代谢物生物标记物相关的 199 个蛋白质[8]
代谢物包括尿囊素、亮氨酸、丙氨酸丙酮、甲酸、甲硫氨酸、缬氨酸、异亮氨酸和谷氨酰胺

　　QSYQ影响代谢途径主要是丙酮酸代谢通路、视黄醇代谢通路、酪氨酸代谢途径和嘌呤代谢途径,视黄醇是维生素A的转化形式,络氨酸降低血压,通过四个通路调节来提高心功能。采用ELISA法分析验证来自蛋白质代谢网络内皮NO合酶(eNOS)包括NO合酶(iNOS)和组织蛋白酶K(CTSK)。在QYDP治疗组中内皮NO合酶(eNOS)含量明显高于模型组[1(7.87±2.04)ng/mL vs(14.93±1.04)ng/mL],然而两组间NO合酶(iNOS)无明显差别。QYDP治疗组中的组织蛋白酶K(CTSK)和模型组比较发生率明显的改变[(951.88±544.53)ng/mL vs(2020.64±960.68)ng/m],结果表明在蛋白质代谢网络中eNOS和CTSK作为蛋白质生物标记物的可靠性。此外,QYDP治疗组心肌组织中胆碱水平降低与心脏乙酰胆碱转移酶的超表达催化胆碱而保护心肌的作用相一致。QYDP治疗组血液中甲硫氨酸的水平与目前研究结果一致,甲硫氨酸在治疗心肌损伤方面有明显作用。此外,QYDP治疗组和福辛普利治疗组心肌

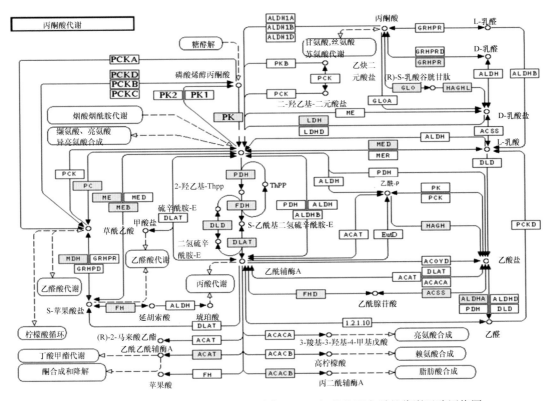

图 3-70　来自丙酮酸代谢途径的 20 个与 QYDP 相关的蛋白质的代谢通路网络图

绿色表示 20 个蛋白质[8]

组织牛磺酸含量增加也与目前研究结果一致,说明了牛磺酸在心血管疾病不同的病理阶段的有效治疗作用。

　　本次研究中,采用超声心动图分析显示 QYDP 治疗心肌损伤的治疗效果。基于 1H NMR 代谢组学方法结合多变量数据分析来研究 QYDP 的代谢机制。表明 QYDP 可以调节代谢紊乱,通过调整某些氨基酸的代谢产物水平促进代谢轮廓回归接近正常的范围。在代谢生物标记基础上,共确定了 199 个与 QYDP 相关的蛋白质,为探索 QYDP 的机制,构建了代谢相关网络,并确定 81 个与 QYDP 相关的蛋白质和 4 个代谢通路,代谢通路表明 QYDP 与血液循环密切相关。采用 ELISA 法进一步验证与 QYDP 相关生物标记物蛋白质。本研究可得 QYDP 可以改善心肌损伤引起的心功能异常,与 QYDP 相关的主要由 81 蛋白质和 4 代谢通路,其中 4 代谢通路包括丙酮酸代谢途径、视黄醇代谢通路、酪氨酸代谢途径和嘌呤代谢途径。

三、心可舒药效评价及作用机制研究

　　心可舒片是由丹参、葛根、三七、山楂和木香五味中药采用现代化技术制成的中药复方制剂,组方经典,功效显著。其主要药理作用有改善血液流变学和血流动力学、降血脂、改善心率变异性、保护心肌缺血再灌注损伤、改善血管内皮功能、体外抗柯萨奇病毒作用、抑制肝药酶活性,以及炎症反应等。心可舒片用于高脂血症、冠心病、心律失常、高血压、心脏神经官能症、

"双心"疾病、脑心综合征等的治疗,均有显著的疗效。本实验采用代谢组学方法研究了心可舒对心肌梗死作用的相关机制[9]。

(一)心可舒对心肌梗死的作用研究

本实验首先研究了心可舒对心肌梗死模型的作用。通过连续皮下注射异丙肾上腺素(ISO)复制大鼠心肌梗死模型。24 只 Wistar 大鼠随机分为 4 组,分别为空白组、模型组、心可舒(XKS)组和普萘洛尔组(每组 6 只)。XKS 组给药 2.88g/kg,阳性对照组给予盐酸普萘洛尔 0.10 g/kg 给药 4 周。最后 2 天,制备动物模型,空白组给予等体积生理盐水,其余各组每只每天皮下注射异丙肾上腺素,累积剂量 85mg/kg,制备心肌梗死模型。在末次次注射异丙肾上腺素 12 小时后,收集所有大鼠血液于 4℃,4000r/min 离心 15min,−80℃储存备用。采血后快速采取心肌组织做代谢组学研究和蛋白免疫印迹研究。运用临床化学指标 CK(磷酸肌酸激酶)、LDH(乳酸脱氢酶)、AST(天冬氨酸氨基转移酶)和 MDA(丙二醛)和 SOD(超氧化物歧化酶)结合病理组织 HE 染色学方法对心可舒干预心肌梗死模型的作用效果进行评价。采用 H9c2 细胞通过 MTT 染色对细胞凋亡影响评估 XKS 对 ISO 引起的心肌细胞肥大治疗作用。Western blotting 分析 PLA2 IIA、CaMKII、Pro-caspase-3。

结果表明,模型组与对照组相比血中 CK、LDH、AST、MDA 增加,SOD 降低。模型组和空白组进行心肌病理比较可见心肌间质变宽、核浓缩、血红细胞溢出和中性粒细胞渗透明显改变,表明大鼠心肌梗死模型复制成功。口服 XKS 后 CK、LDH、AST、MDA 水平显著改善($p<0.05$ 或 $p<0.01$)。模型组与对照组相比 PLA2 IIA,CaMKII 显著升高具有统计学意义($p<0.05$ 或 $p<0.01$),XKS 组明显降低三个蛋白的过表达($p<0.05$),阳性对照组对三个蛋白质调节未表现出差异($p>0.05$)(图 3-71)。H9c2 细胞研究发现 XKS 在 0.25mg/mL 抑制心肌细胞肥大率可达到 100%。

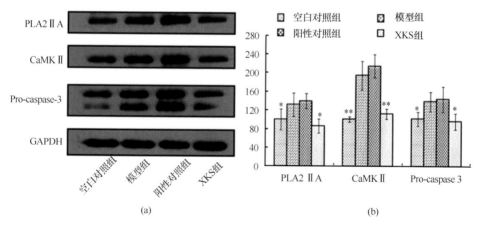

(a)   (b)

图 3-71　(a)XKS 对心肌组织 PLA2 IIA、CaMK II、Pro-caspase-3 影响;
(b)柱形图代表 PLA2 IIA、CaMK II、Pro-caspase-3 均值±SD[9]

(二)心可舒的代谢组学药效评价及作用机制的研究

在研究了心可舒对心肌梗死作用的基础上,本实验通过代谢组学方法对心可舒的治疗作用机制进行的进一步的研究。采用 UPLC-Q/TOF MS 和 H-NMR 对心肌组织分析,主成分分析(PCA)显示 ISO 引起空白组和模型组的代谢轮廓明显分离(图 3-72),XKS 组与普萘洛尔组代谢轮廓趋向于空白组,其结果与病理显示结果一致。采用 OPLS-DA 模式对空白组和模型组贡献的离子进行识别,两组 score plot 图明显分开(图 3-73)。心肌组织的代谢分析发现 22 生物标记物与 MI 相关。其中 1～11 号是经 UPLC-Q-TOF MS 分析得到的,12～22 号是经 ᴴNMR 分析得到(表 3-16,表 3-17)。与模型组相比 XKS 可升高组胺(1)、L-氯化棕榈酰肉碱(4)、谷胱甘肽(8)、肌苷(9)、花生四烯酸(10)、亚麻酸甲基组胺(11)、3-甲基组胺(16)、甘氨酰脯氨酸(18)的水平,同时降低泛酸(2)、胆碱(20:3(8Z,11Z,14Z))(3)、胆碱(18:0)(5)、PC(18:4(6Z,9Z,12Z,15Z)/18:0)(6)、氨基乙磺酸(7)、苏氨酸(12)、丙氨酸(13)、肌酸(14)、磷酸肌酸(15)、葡萄糖-1-磷酸盐(17)、甘氨酸(19)、黄嘌呤核苷(20)、肌酸酐(21)和葡萄糖(22)的水平。而普萘洛尔对 2 号、3 号、5 号、13 号、16 号、17 号、21 号、22 号代谢物水平没有影响(图 3-74,图 3-75)。经 KEGG 数据库分析 22 号生物标记物参与了 12 个代谢途径,主要调节包括甘油磷脂代谢(3,5,6)、花生四烯酸代谢(10,11)、脂肪酸 β-氧化通路(4,11)、牛磺酸和亚牛磺酸代谢(7)、谷胱甘肽代谢(8)、嘌呤代谢(9,20)、胶原蛋白代谢(18)、组氨酸代谢(1,16)、泛酸盐和辅酶 a 生物合成(2)、甘氨酸、丝氨酸和苏氨酸代谢(12,13,19)、精氨酸脯氨酸代谢(14,15,21)和糖酵解(17,22)通路(表 3-16,表 3-17)。其中甘油磷脂代谢,胶原蛋白代谢与钙超载机制有关。因此推断 XKS 治疗机理主要与炎症、氧化应激、能量代谢以及钙超载引起的代谢紊乱的有关。

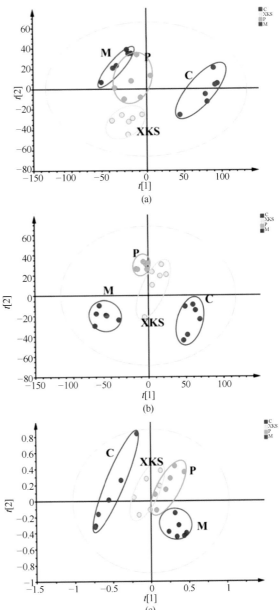

图 3-72　各组心肌组织代谢 PCA 分析图[9]

(a)正离子模式下 $R^2X= 0.766, Q^2(cum)= 0.452$;(b)负离子模式下 $R^2X= 0.531, Q^2(cum)= 0.709$;(c) ^1H NMR 不同治疗组 PCA 图,$R^2X= 0.955, Q^2(cum)= 0.746$

C. 空白组;M. 模型组;P. 阳性对照组;XKS. XKS 组

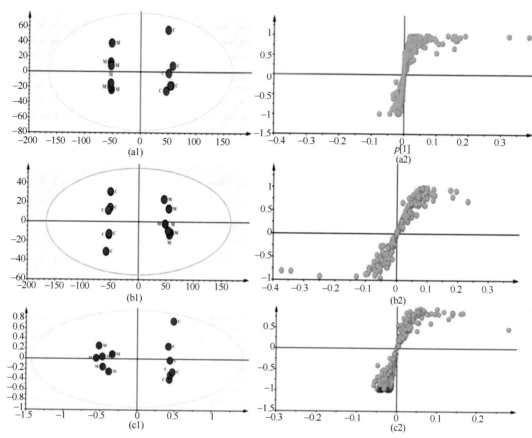

图 3-73　基于 UPLC-Q-TOF MS 正离子[(a1)和(a2)，$R^2X = 0.967, R^2Y = 1, Q^2(\text{cum}) = 0.967$]和负离子[(b1)和(b2)，$R^2X = 0.66, R^2Y = 1, Q^2(\text{cum}) = 0.996$]模式下空白对照组和模型组的 OPLS 得分图和 S-plot 图；基于 ^{1}H NMR 模式下空白组和模型组的 OPLS 得分图和 S-plot 图[(c1)和(c2)，$R^2X = 0.987, R^2Y = 0.999, Q^2(\text{cum}) = 0.874$][9]

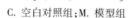

C. 空白对照组；M. 模型组

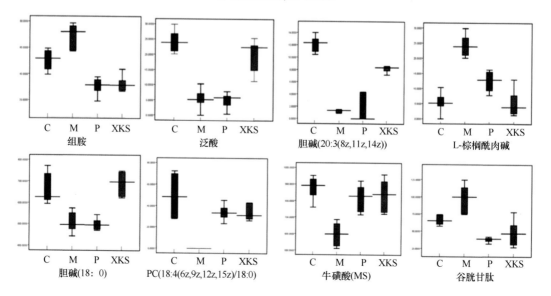

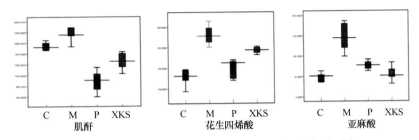

图 3-74 经 LC-MS 确定的 11 个生物标记物的箱形图[9]

C. 空白组；M. 模型组；P. 阳性对照组；XKS. XKS 组

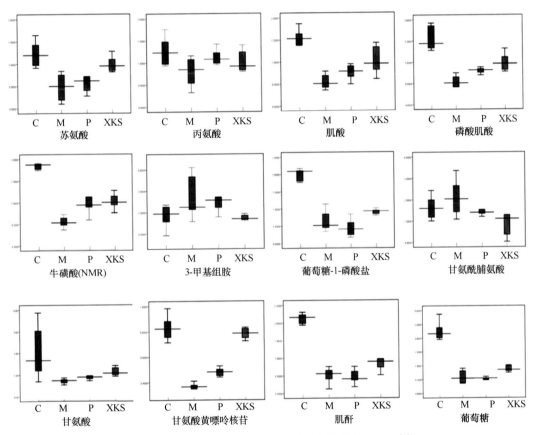

图 3-75 经 HNMR 确定的 11 个生物标记物的箱形图[9]

C. 空白组；M. 模型组；P. 阳性对照组；XKS. XKS 组

表 3-16 **XKS 调节的 MI 相关生物标记物**（经 UPLC-Q-TOF-MS 鉴定）[9]

编号	保留时间/min	质荷比(m/z)	加荷离子	分子式	代谢物	VIP	代谢通路
1	0.59	245.1499	[2M+Na]+	$C_5H_9N_3$	组胺	1.59	组胺代谢
2	0.79	242.1005	[M+Na]+	$C_9H_{17}NO_5$	泛酸	1.79	泛酸盐和辅酶 A 合成
3	5.37	546.3482	[M+H]+	$C_{28}H_{52}NO_7P$	胆碱（20：3（8Z，11Z，14Z））	1.30	甘油磷脂代谢

续表

编号	保留时间/min	质荷比(m/z)	加荷离子	分子式	代谢物	VIP	代谢通路
4	6.60	400.3420	[M+H]+	$C_{23}H_{45}NO_4$	L-棕榈酰肉碱	3.36	脂肪酸β-氧化代谢
5	6.97	524.3715	[M+H]+	$C_{26}H_{54}NO_7P$	胆碱(18:0)	3.80	甘油磷脂代谢
6	8.12	782.5681	[M+H]+	$C_{44}H_{80}NO_8P$	PC(18:4(6Z,9Z,12Z,15Z)/18:0)	2.81	甘油磷脂代谢
7	0.53	124.0066	[M-H]-	$C_2H_7NO_3S$	牛磺酸	4.23	牛磺酸亚牛磺酸
8	0.56	611.1437	[M-H]-	$C_{20}H_{32}N_6O_{12}S_2$	GSSG	1.31	谷胱甘肽代谢
9	0.59	267.0725	[M-H]-	$C_{10}H_{12}N_4O_5$	肌醇	5.09	嘌呤代谢
10	7.64	303.2319	[M-H]-	$C_{20}H_{32}O_2$	花生四烯酸	3.37	花生四烯酸代谢
11	7.79	279.2318	[M-H]-	$C_{18}H_{32}O_2$	亚麻酸	2.47	脂肪酸β-氧化代谢

表3-17　XKS调节的MI相关生物标记物(经[1]H NMR鉴定)[9]

编号	δ(ppm*)多样性	代谢物	VIP	代谢通路
12	1.33(d),4.10(q)	苏氨酸	5.40	甘氨酸,丝氨酸,苏氨酸代谢
13	1.47(d),3.77(q)	丙氨酸	1.75	甘氨酸,丝氨酸,苏氨酸代谢
14	3.00(s),3.93(s)	肌酸	4.55	精氨酸和脯氨酸代谢
15	3.04(s),3.95(s)	磷酸肌酸	2.10	精氨酸和脯氨酸代谢
7	3.26(t),3.42(t)	牛磺酸	5.1	牛磺酸和亚牛磺酸代谢
16	3.30(t),7.68(s)	3-甲基组胺	2.87	组胺代谢
17	3.39(t),3.89(m)	1-葡萄糖磷酸盐	2.24	糖酵解
18	3.53(m)	甘草酸	2.35	胶原代谢
19	3.55(s)	甘氨酸	3.45	甘氨酸,丝氨酸,苏氨酸代谢
20	3.90(m),4.28(q)	黄嘌呤核苷	2.07	嘌呤代谢
21	4.03(s)	肌酐	2.12	精氨酸和脯氨酸代谢
22	5.24(d)	葡萄糖	1.91	糖酵解

＊.1ppm为10^{-6}。

　　如图3-74和图3-75所示,胆碱(20:3(8Z,11Z,14Z))、胆碱(18:0)、PC(18:4(6Z,9Z,12Z,15Z)/18:0)是内皮细胞和心肌细胞细胞膜的磷脂成分。超载钙离子可以激活细胞膜的磷脂酶,使细胞膜破坏,磷脂含量降低。本研究结果表明,XKS对细胞膜的保护作用是改善MI的机制之一。花生四烯酸调节炎症和多个器官组织的功能,其中钙非依赖型磷脂酶A2与MI相关,该酶激活导致花生四烯酸增加。ISO引起的Ca^{2+}超载激活多功能CaMK II:破坏线粒体、加速细胞死亡、抑制脂肪酸β-氧化通路。在心肌梗死环境下,脂肪酸β-氧化进程受阻,导致L-氯化棕榈酰肉碱此类毒性中间体积累,模型组的L-氯化棕榈酰肉碱含量增加。此外检测到亚麻酸,表明心肌组织的脂肪酸氧化受阻。胆碱(20:3(8Z,11Z,14Z))和亚麻酸甲基组胺可以恢复ISO引起的受损的线粒体氧化功能。牛磺酸是一种在心肌细胞中含量较高硫氨基酸,通过对机体离子通道的调节来降低心肌钙超载方式保护受损的心肌细胞。本研究中,心肌细胞大量消耗牛磺酸,其通过降心肌低钙超载来维持心肌细胞正常功能。此外,氨基乙磺酸保护心肌细胞膜免受自由基的过氧化反应来达到保护心肌细胞的作用。XKS 和阳性对照组中的牛磺酸含量高出模型组,证实了 XKS 和阳性对照组都可通过调节心肌细胞的钙超载和机体过氧化反应,来维持牛磺酸和亚牛磺酸代谢水平达到改善心肌梗死的目的。在细胞防御系统,谷胱甘肽起着保护线粒体膜脂质过氧化作用。心肌梗死阶段 CaMK II 促进氧自由基的生成,造成心肌组织损伤。谷胱甘肽含量降低将增加氧化应激,Ca^{2+} 超载。异丙肾上腺素可以降低谷胱甘肽水平,可能导致 GSSG(7,氧化谷胱甘肽)积累。本实验中模型组中 GSSG 含量增高,证实了 XKS 和普萘洛尔都可通过调节 GSSG 的浓度增加 SOD 活性和降低钙超载。在心肌梗死中,积累的次黄嘌呤可经黄嘌呤脱氢酶和黄嘌呤氧化酶代谢,成为黄嘌呤和尿酸盐并最终转化为肌苷。在这个过程中,黄嘌呤脱氢酶转化成黄嘌呤氧化酶而激活 CaMK II。黄嘌呤氧化酶可产生过量的氧自由基,增加肌苷释放,然后在该通路引起缺血损伤。本研究中肌苷明显增加,核磁共振检测到黄嘌呤核苷含量下降并参与了嘌呤代谢加速心肌缺血损伤过程。XKS 能有效地改善这两个生物标记物的异常变化,表明 XKS 对心肌的保护作用。在心肌梗死,CaMK II 促进胶原酶激活和胶原降解。胶原代谢紊乱的特点是促使心肌重塑,心功能恶化促进 MI 的发展。甘氨酰脯氨酸是胶原代谢的最终产物,本研究中其可以加速心肌梗死进程,降低胶原蛋白的合成导致心肌胶原构架遭到破坏或损失,引起心室扩张和收缩功能障碍。经过 XKS 和普萘洛尔治疗,甘氨酰脯氨酸含量降低进而抑制心肌梗死的病理过程中发生的心肌重构。

此外,通过 MetaboAnalyst 2.0 可全面了解 XKS 抑制 MI 的代谢网络影响(图 3-76)。同时 MetPA 分析代谢通路的影响值可用于评估 XKS 的效果(表 3-18)。影响值大于 0.1 的 5 个代谢通路分别是牛磺酸和亚牛磺酸代谢、糖酵解、花生四烯酸代谢、甘氨酸、丝氨酸和苏氨酸代谢以及组氨酸代谢。其中,牛磺酸和亚牛磺酸代谢和花生四烯酸代谢与 Ca^{2+} 超载机制相关。组胺(1 号)、苏氨酸(12 号)、3-甲基组胺(16 号)和甘氨酸(18 号)为能量代谢提供底物,而葡萄糖-1-磷酸盐(17 号)和葡萄糖(22 号)参与糖酵解途径。以上代谢物水平的显著改变,表明在 MI 条件下 ATP 的生物合成缺乏。而 XKS 可以改善这些物质能量需求。结果表明这些代谢物参与到 Ca^{2+} 重载机制和能量代谢 MI 形成和发展中。基于代谢组学的 MetPA 分析表明 XKS 可以有效通过调节 Ca^{2+} 超载相关的代谢通路来治疗 MI。

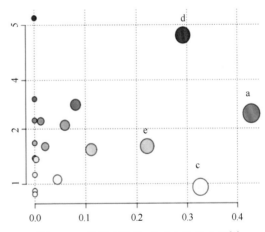

图 3-76　代谢产物的 MetPA 途径分析[9]

a. 牛磺酸亚牛磺酸代谢;b. 糖酵解代谢;c. 花生四烯酸代谢;d. 甘氨酸、丝氨酸和苏氨酸代谢;e. 组氨酸代谢

表 3-18　MetPA 分析代谢通路表[9]

代谢通路	总数	采样数	Raw p	$-\log(p)$	Holm 校正	FDR	影响值
牛磺酸和亚牛磺酸代谢	8	1	0.093209	2.3729	1.0	0.70	0.42857
糖酵解	26	2	0.030156	3.5014	1.0	0.61	0.36027
花生四烯酸代谢	36	1	0.35905	1.0243	1.0	1.00	0.32601
甘氨酸、丝氨酸和苏氨酸代谢	32	3	0.0059139	5.1304	0.5	0.48	0.29197

续表

代谢通路	总数	采样数	Raw p	$-\log(p)$	Holm 校正	FDR	影响值
组氨酸代谢	15	1	0.168	1.7838	1.0	0.91	0.22043
半乳糖的代谢	26	2	0.037921	3.2722	1.0	0.61	0.08389
氨基糖和核苷酸糖代谢	37	2	0.071884	2.6327	1.0	0.71	0.08058
初级胆汁酸合成	46	2	0.10484	2.2553	1.0	0.71	0.05952
甘油磷脂代谢	30	1	0.30916	1.1739	1.0	1.00	0.04444
谷胱甘肽代谢	26	2	0.037921	3.2722	1.0	0.61	0.04294
泛酸盐和辅酶 a 生物合成	15	1	0.168000	1.7838	1.0	0.91	0.02041
精氨酸和脯氨酸代谢	44	2	0.097187	2.3311	1.0	0.71	0.01198
嘌呤代谢	68	2	0.197860	1.6202	1.0	0.94	0.00260
氰基氨基酸代谢	6	1	0.070705	2.6492	1.0	0.71	0.0
甲烷代谢	9	1	0.104270	2.2608	1.0	0.71	0.0
氮代谢	9	1	0.104270	2.2608	1.0	0.71	0.0
戊糖、葡萄糖醛酸转换	14	1	0.157680	1.8472	1.0	0.91	0.0
氨酰基-tRNA 合成	67	2	0.193380	1.6431	1.0	0.94	0.0
果糖和甘露糖代谢	19	1	0.208090	1.5698	1.0	0.94	0.0
卟啉和叶绿素代谢	27	1	0.282870	1.2628	1.0	1.00	0.0
脂肪酸代谢	39	1	0.382700	0.96051	1.0	1.00	0.0

为充分理解 PLA2 IIA、CaMK IIα 和 Pro-caspase-3 三个主要靶点的活性部位结合方向,对 51 个已报道的化合物进行分子对接。表 3-19 中列举了与这三个蛋白质进行预测结合能够出现响应最高的 5 个化合物。和 PLA2 IIA、CaMK IIα 和 Pro-caspase-3 稳定关联的 11 个化合物分别为丹酚酸 B、葛根素 7-O-葡萄糖苷、葛苷 B、人参皂苷 Rb1、人参皂苷 Rg3、三七参苷 K／七叶胆苷 XVII、丹酚酸 C、紫草酸、人参皂苷 Rd、染料木黄酮-8-C-芹糖(1-6)-葡萄糖苷、三七参苷 R1。其中,通过所有酶基底腔内对接试验,丹酚酸 B 显示结合。这些分子可以被视为抑制 Ca²⁺ 超载机制有前景的化合物(图 3-77)。

表 3-19　与三个蛋白质中分子对接分析中相关性最高的化合物[9]

序号	PLA2		CaMK IIα		Pro-caspase-3	
	化合物	LibDock 得分	化合物	LibDock 得分	化合物	LibDock 得分
1	丹酚酸 B	198.213	丹酚酸 B	203.22	丹酚酸 B	204.846
2	葛根素-7-O-葡萄糖苷	178.27	葛苷 B	187.32	人参皂苷 Rb1	174.795
3	人参皂苷 Rg3	174.006	葛根素-7-O-葡萄糖苷	165.173	三七参苷 K／七叶胆苷 XVII	165.175
4	丹酚酸 C	169.959	紫草酸	162.637	人参皂苷 Rd	164.054
5	紫草酸	167.902	染料木黄酮-8-C-芹糖(1-6)-葡萄糖苷	162.108	三七参贰 R1	164.004

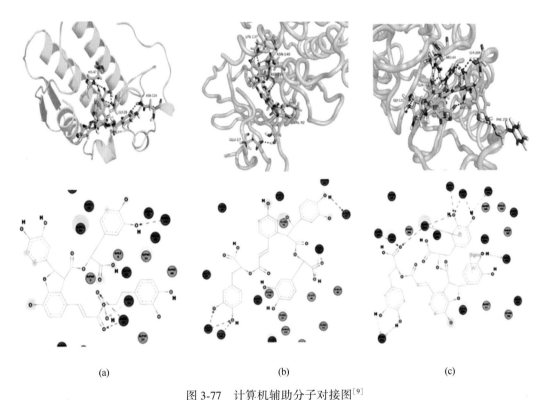

图 3-77　计算机辅助分子对接图[9]

（a）丹酚酸 B 在 PLA2 ⅡA 活性部位的 3D 和 2D 图；（b）丹酚酸 C 在 CaMK Ⅱα 活性部位的 3D 和 2D 图；
（c）丹酚酸 C 在 caspase3 活性部位的 3D 和 2D 图

XKS 对 ISO 引起心肌肥大细胞进行 MTT 测试。结果表明，XKS 可明显抑心肌细胞制肥大并呈现剂量依赖性（图 3-78）。XKS 在 0.25mg/mL 可以 100% 抑制心肌细胞肥大，该剂量用于细胞代谢组学研究。在 ISO 诱导 H9c2 心肌细胞肥厚的基础上通过代谢组学方法研究 XKS 的抑制作用，采用 PCA 分析可见模型组与其余各组明显分开（图 3-79），其中模型组与空白组清晰分开，说明两组之间具有显著的代谢差异。XKS 组不同于模型组而与空白组接近，显示了 XKS 的治疗作用。OPLS-DA 得分图可见模型组与空白组明显分开。S-plot 得分图筛选出 10 个生物标记物，主要包括十二碳酸、鞘氨醇、加鞘氨醇、未知化合物、胆碱（18:2）、二氢神经酰胺胆碱（20:4）、PC（16:0/0:0）、胆碱（18:1）和 cer（d18:0/26:0）。共涉及 3 个代谢通路包括甘油磷脂代谢、鞘脂类、β-脂肪酸代谢。除未知化合物剩余生物标记物在模型组均显著增加，经 XKS 治疗显著回调且有统计学意义（图 3-80，$p < 0.05$ 或 $p < 0.01$）。

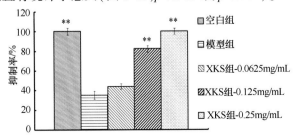

图 3-78　XKS 对异丙肾上腺素诱导肥大 H9c2 细胞不同浓度的抑制效果[9]

与模型组比较：*.$p < 0.05$；**.$p < 0.01$

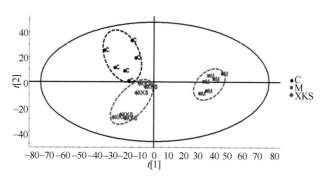

图 3-79　各组代谢数据 PCA 分析得分图[9]

C. 空白组；M. 模型组；XKS. XKS 组

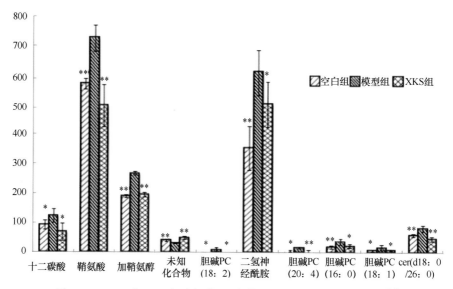

图 3-80　XKS 对 H9c2 细胞相关 10 个潜在生物标记物的调节作用[9]

与模型组比较：*. $p<0.05$；**. $p<0.01$

C. 空白组；M. 模型组；XKS. XKS 组

　　临床生化指标和病理分析表明，XKS 可以有效改善 ISO 引起的心肌梗死。代谢组学研究的与心肌梗死相关的 5 个代谢通路：甘油磷脂代谢、花生四烯酸代谢、脂肪酸 β-氧化通路和嘌呤代谢间的相互关系，说明能量代谢紊乱、炎症反应、氧化应激可能与 Ca^{2+} 超载机制相关。然而，这些不足以完全说明心肌梗死条件下的 Ca^{2+} 超载机制。本次实验在血液代谢组学研究的基础上，分析了特定心肌组织代谢组学。经 Metpa 分析牛胆素是 MI 中与 Ca^{2+} 超载机制相关的关键生物标记物，此外，心可舒调节的脂肪酸 β-氧化途径、花生四烯酸代谢、甘油磷脂代谢、谷胱甘肽代谢、嘌呤代谢和胶原代谢也与 MI 中与 Ca^{2+} 超载机制相关（图 3-81）。此外，本课题组前期研究中确定了 XKS 中 51 个化合物，其中 16 个与抑制 MI 机制相关（表 3-20，图 3-80）。它们对心肌调节作用可能与直接作用于心肌细胞有关，但不能忽略这些化合物对其他组织器官作用而对 MI 产生的间接影响。例如，在四氯化碳引起的肝损伤中丹参通过调节 JAK/STAT 通路来达到保肝的作用，在大鼠海马神经损伤中葛根素可以减少磷 38 和 JNK 引起的神经细胞凋亡。因此 XKS 对心肌组织的调节作用不仅要研究其直接作用，还要考虑其调节其他组织代谢而对心肌细胞产生的间接作用。此外这些化合物也显示潜在的直接抑制钙离子超载作用。例如,丹参甲素、丹酚酸 A、丹酚酸 B 和葛根素可以抑制 l 型钙通道电流,以防止 Ca^{2+} 超载。同时丹酚酸 B 具有抑制心肌梗死的作用,其主要是恢复 SERCA2a 和 PLB 在心肌的正常表达,这也与 Ca^{2+} 超载相关。人参皂苷 Rb1 可以缩短缺血性心肌细胞的动作电位(AP)和抑制钙通道的开放,这可能是其抗心肌衰弱的关键机制之一。本研究中丹酚酸 B、葛苷 B、葛根素 7-O-葡萄糖苷,染料木黄酮-8-C-芹糖(1-6)-葡萄糖苷与钙超载相关的 CaMK Iiα 有关,其中丹酚酸 B 关系最密切,以上研究揭示了 XKS 有效成分主要是通过抑制 Ca^{2+} 超载来改善心肌细胞功能的。

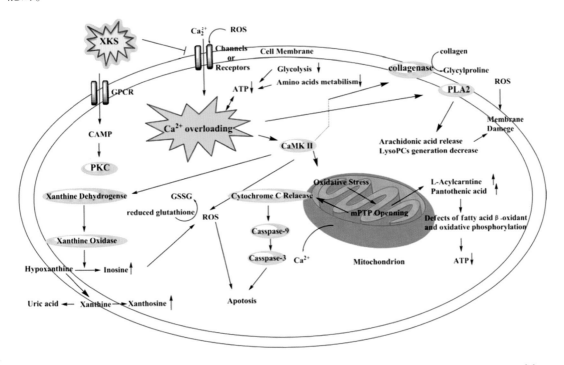

图 3-81　心可舒(XKS)对 ISO 诱导大鼠心肌梗死模型的心肌钙超载抑制作用机制相关代谢网络图[9]

表 3-20　心可舒中对心肌梗死具有特殊活性的成分[9]

化合物	样本来源	作用机制
丹参甲素	离体大鼠心脏	激活 Akt/ERK1/2/Nrf2 通路
原儿茶醛	MI 大鼠	缩小心肌梗死面积、心肌细胞凋亡,降低 caspase-3 的活性
绿原酸	C57BL/6 mice	缓解慢性心室重构
葛根素	心组织	增加 VEGFA,Ang-1 和 Ang-2
	AB 大鼠	通过阻断 PI3K/Akt 和 JNK 信号通路
	大鼠心脏	诱导 VEGF 和 eNOS 表达
黄豆苷	大鼠	预防氧化应激
金丝桃苷	I/R 损伤心肌	通过激活 ERK 依赖通路引起 I/R 氧化应激心肌损伤

续表

化合物	样本来源	作用机制
葛苷 B	胚胎干细胞	降低 HIF1α、BNIP3 和 caspase-3 表达
	血液和心脏组织	降低钙超载,增加内皮细胞功能
迷迭香酸	血清和心肌	抗氧化活性
三七皂苷 R1	H9c2 细胞	抑制 ROCK 和增强线粒体 ATP 合酶 δ-亚基

基于 UPLC-Q-TOF-MS 分析 ISO 诱导大鼠心肌梗死模型可得 22 个生物标记物:组胺、L-氯化棕榈酰肉碱、谷胱甘肽、肌苷、花生四烯酸、亚麻酸甲基组胺、3-甲基组胺、甘氨酰脯氨酸、泛酸、胆碱(20:3(8Z,11Z,14Z))、胆碱(18:0)、PC(18:4(6Z,9Z,12Z,15Z)/18:0)、氨基乙磺酸、苏氨酸、丙氨酸、肌酸、磷酸肌酸、葡萄糖-1-磷酸盐、甘氨酸、黄嘌呤核苷、肌酸酐、葡萄糖。通过代谢通路研究发现,XKS 可调节 12 个代谢通路,包括甘油磷脂代谢、花生四烯酸代谢、脂肪酸 β-氧化通路、牛磺酸和亚牛磺酸代谢、谷胱甘肽代谢、嘌呤代谢、胶原蛋白代谢、组氨酸代谢、泛酸盐和辅酶 a 生物合成、甘氨酸、丝氨酸和苏氨酸代谢、精氨酸和脯氨酸代谢、糖酵解,其中前 7 个代谢通路与钙超载机制有关,同样对心肌细胞的研究实验结果表明 XKS 可以调节 Ca^{2+} 超载的三个相关蛋白 PLA2 IIA、CaMK II 和 Pro-caspase-3。通过分子对接研究发现 XKS 中的多种成分可以与这三个蛋白靶点结合而发挥药效。因此表明 XKS 中的多种成分可通过多通路靶点抑制 Ca^{2+} 超载来改善 ISO 引起的心肌梗死。

四、血塞通药效评价及作用机制研究

血塞通注射液属三七皂苷类注射制剂,是临床常用的理血剂,主要由五加科植物三七的根茎提取物三七总皂苷经加工制成。具有活血祛瘀,通脉活络。用于中风偏瘫、瘀血阻络及脑血管疾病后遗症、胸痹心痛、视网膜中央静脉阻塞属瘀血阻滞证者。本实验采用代谢组学方法研究了血塞通注射液对心肌损伤治疗作用的相关机制[10]。

(一) 血塞通注射剂对心肌损伤治疗作用药效研究

血塞通注射液对大鼠缺血再灌注造成的心肌损伤治疗作用的研究。将 45 只实验用大鼠随机分成假手术组、缺血再灌注(I/R)模型组、血塞通注射液(XST)治疗组。I/R 模型组 15 只通过冠状动脉左前降支结扎以形成心肌梗死并注射生理盐水,假手术组 15 只穿线不结扎并注射同体积的生理盐水。采用 Biopac MP-150 数据采集系统进行电子心电图记录,通过 ST 段抬高(大于 0.2mV)对局部心肌缺血进行监测。XST 治疗组 15 只,每日一次,连续静脉注射 XST(80mg/kg)7 天。测定心肌梗死面积占左心室心肌总面积的百分比结果如图 3-82(a)所示。假手术组的心脏中没有观察到梗死损伤;I/R 模型组中心肌缺血再灌注导致了明显的心肌损伤[(43.49±7.14)% 与假手术组相比,$p<0.001$];XST 治疗组可显著降低 I/R 模型组的梗死面积[(31.43±2.98)% 与 I/R 组相比,$p<0.001$]。结果表明,XST 对心肌梗死具有治疗作用。通过二维 M 型超声心动图评价假手术组和 I/R 模型组的心肌收缩与舒张功能,包括左心室舒张末期容积(LVVd)、左心室收缩末期容积(LVVs)、左心室

舒张末期内径（LVIDd）、左心室收缩末期内径（LVIDs）、心脏射血分数（EF）、左室短轴缩短率（FS），并与 XST 治疗组对比。如表 3-21 所示，在治疗结束时，I/R 模型组心脏射血分数和短轴缩短率明显改善。

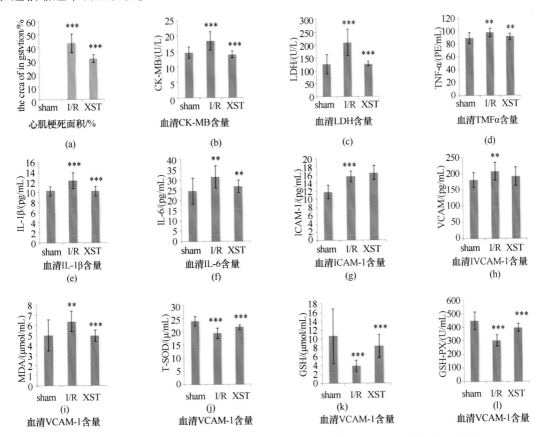

图 3-82　血塞通注射液缓解大鼠心肌缺血再灌注损伤的相关生物标记物含量图

结果表示为每组大鼠的平均值±SD[10]

假手术组（sham）与 I/R 模型组：#. $p<0.05$，##. $p<0.01$，###. $p<0.001$；I/R 模型组与 XST 治疗组比较：*. $p<0.05$，**. $p<0.01$，***. $p<0.001$

表 3-21　各组超声心动图数据[10]

参数	假手术组	I/R 模型组	XST 治疗组
左心室舒张容积/mL	0.25±0.14	0.54±0.20###	0.32±0.16**
左心室收缩容积/mL	0.04±0.03	0.14±0.07###	0.07±0.04**
左心室内径/cm	0.45±0.10	0.61±0.08###	0.50±0.09**
收缩期左心室内径/cm	0.24±0.06	0.37±0.07###	0.28±0.06***
射血分数/%	81.28±10.94	73.64±7.87#	80.97±3.40**
缩短分数/%	47.50±5.58	37.47±5.97###	43.48±3.97**

与假手术组比较：###. $p<0.001$，#. $p<0.05$；与 I/R 模型组相比：**. $p<0.01$，***. $p<0.001$。

血塞通注射液对心肌损伤的治疗作用相关生化指标研究。心肌酶谱的变化是 I/R 引发的心肌损伤的主要特征。为评价心肌细胞坏死的程度,本次实验对血清中细胞所释放的心肌损伤标志物乳酸脱氢酶(LDH)和肌酸激酶同工酶(CK-MB)进行检测。与假手术组相比,I/R 模型组血清中的 CK-MB 和 LDH 的水平分别升高至(18.50 ± 3.03)U/L 和(211.06 ± 51.08)U/L($p < 0.001$),结果见图 3-82(b)和(c)。XST 治疗组的 CK-MB 和 LDH 水平分别降低至(14.12 ± 1.10)U/L 和(128.16 ± 9.02)U/L($p < 0.001$)。缺血再灌注期间的炎症反应是诱发心肌细胞损伤的主要原因,它是由白细胞浸润和促炎细胞因子的释放所引起。因此本课题组检测了血清中的 TNFα、IL-1β、IL-6、ICAM-1 和 VCAM-1 的水平[图 3-82(d) ~ (h)]。与假手术组相比,心肌缺血再灌注损伤后 TNFα、IL-1β、IL-6、ICAM-1 和 VCAM 的含量分别升高至(97.38 ± 6.60)($p < 0.01$)、(12.40 ± 1.59)($p < 0.001$)、(31.48 ± 5.41)($p < 0.01$)、(15.69 ± 1.35)($p < 0.001$)和(206.43 ± 27.20)pg/mL($p < 0.01$)。XST 治疗组中 TNFα、IL-1β 和 IL-6 的水平降低为(91.38 ± 5.03)($p < 0.01$)pg/mL、(10.24 ± 0.94)pg/mL($p < 0.001$)和(26.69 ± 3.10)pg/mL($p < 0.01$),ICAM-1 和 VCAM-1 的水平与 I/R 模型组相比没有明显变化。严重氧化应激反应在组织损伤的发生和病理过程中起重要作用,为了进一步揭示血塞通注射液对抗氧化系统的作用,本课题组检测了 MDA、GSH、T-SOD 和 GSH-Px 的水平。与假手术组相比,I/R 模型组血清中 MDA 含量提高至(6.39 ± 1.02)nmol/mL($p < 0.01$),而 GSH 降低至(3.99 ± 1.29)μmol/mL($p < 0.001$),结果见图 3-82(i)和(k)。T-SOD 和 GSH-Px 的含量分别降低至(19.35 ± 2.07)U/mL、(302.02 ± 42.26)U/mL($p < 0.001$),结果见图 3-82(j)和(l)。与 I/R 模型组相比,XST 治疗组,MDA 含量显著降低至(4.95 ± 0.55)nmol/mL,GSH 含量升高至(8.45 ± 2.62)μmol/mL($p < 0.001$)。T-SOD 和 GSH-Px 的含量显著升高至(21.63 ± 0.88)U/mL 和(396.69 ± 30.12)U/mL($p < 0.001$)。以上结果说明,血塞通注射液对缺血再灌注造成的心肌损伤和坏死具有明显的调节作用。

（二）血塞通注射液代谢组学药效评价及作用机制研究

利用氢核磁共振(^{1}H NMR)技术对 I/R 模型组和 XST 治疗组的血清进行代谢组学分析,如图 3-83 所示。利用非监督主成分分析法(PCA)对数据进行常规聚类分析并检查样品中的离群值,应用有监督模式的偏最小二乘法判别分析(PLS-DA)最大化组之间的代谢分布的差异,并获取 I/R 模型组和 XST 治疗组相关的统计学异常变量,见表 3-22。由 PLS-DA 的得分图[图 3-84(a)]可看出假手术组和 I/R 模型组之间的显著差异,统计参数 R^2 为 0.891、Q^2 为 0.823、p 为 0.02,说明缺血再灌注损伤引起了严重的代谢异常。随后,在 I/R 模型组中(与假手术组对照)得到 13 种代谢物,其中脂蛋白、甜菜碱、胆碱、葡萄糖、脂肪酸、乳酸和甘油磷酰胆碱(GPC)的水平升高,而丙酮酸、丙二醇(PG)、异丁酸、赖氨酸、琥珀酸和乙酸的水平降低。同时在 PLS-DA 得分图中也观察到 I/R 模型组和 XST 组之间的不同聚类[图 3-84(b)],其中 R^2 为 0.920、Q^2 为 0.823、p 为 0.01。在 XST 治疗组中得到 9 种不同代谢物,其中甜菜碱、葡萄糖和 GPC 水平显著降低($p < 0.05$),丙酮酸盐、PG、异丁酸盐、赖氨酸、琥珀酸盐和乙酸盐水平增加。这些结果表明,血塞通注射液可通过调节多种代谢物的异常水平,对缺血再灌注引发的心肌损伤产生统计学上显著的治疗作用。

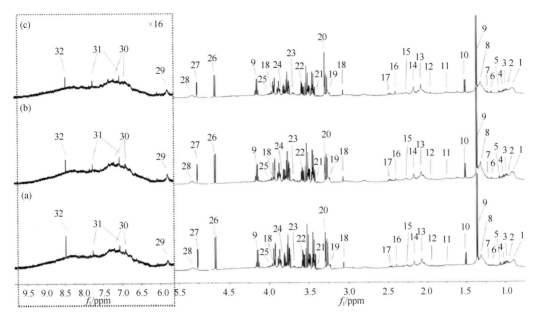

图 3-83　大鼠血清^{1}H NMR 代表性图谱[10]

(a)假手术组(sham);(b)I/R 模型组;(c)XST 治疗组

表 3-22　大鼠血清代谢物^{1}H NMR 数据[10]

编号	代谢物[a]	基团	δ^{1}H(复合度[b])	I/R 模型组/假手术组(p 值)	XST 治疗组/I/R 模型组(p 值)
1	LDL/VLDL	CH$_3$	0.91(br)	1.22(2.14E-06)	—
2	亮氨酸	δCH$_3$,δ'CH$_3$,βCH$_2$,γCH	0.94(d),1.00(d),1.65(m),1.70(m),3.73(m)	—	—
3	异亮氨酸	δCH$_3$,γ'CH$_3$,γCH$_2$,βCH,αCH	0.98(t),1.01(d),1.28(m),1.49(m),1.98(m),3.67(d)	—	—
4	缬氨酸	γ'CH$_3$,γCH$_3$,βCH,αCH	1.03(d),1.08(d),2.269(m),3.63(d)	—	—
5	异丁酸	CH$_3$,CH	1.10(d),2.42(m)	0.64(5.17E-04)	1.49(6.45E-05)
6	PG	CH$_3$,CH$_2$,CH	1.18(d),3.58(m),3.47(m),3.92(m)	0.66(7.24E-05)	1.50(2.47E-05)
7	β-HB	CH$_3$,CH$_2$	1.24(t),3.69(q)	—	—
8	FA	CH$_3$(CH$_2$)$_n$,CH$_3$CH$_2$CO,CH$_2$—C=C,CH$_2$—C=O,=C—CH$_2$—C=	1.31(m),1.61(m),2.06(m),2.26(m),2.77(m)	1.45(8.91E-04)	—
9	乳酸	βCH$_3$,αCH	1.36(d),4.15(q)	1.38(1.69E-03)	—
10	丙氨酸	βCH$_3$,αCH	1.50(d),3.80(q)	—	—
11	赖氨酸	γCH$_2$,δCH$_2$,βCH$_2$,εCH$_2$,αCH	1.52(m),1.74(m),1.93(m),3.03(t),3.81(t)	0.44(1.15E-06)	1.99(3.15E-09)
12	乙酸	CH$_3$	1.95(s)	0.29(8.85E-08)	3.15(5.27E-13)
13	N-乙酰糖蛋白	CH$_3$	2.07(s)	—	—
14	O-乙酰糖蛋白	CH$_3$	2.17(s)	—	—

续表

编号	代谢物[a]	基团	δ[1]H(复合度[b])	I/R 模型组/假手术组(p 值)	XST 治疗组/I/R 模型组(p 值)
15	丙酮酸	CH₃	2.31(s)	0.54(1.43E-04)	1.57(1.47E-05)
16	琥珀酸	CH₂	2.41(s)	0.59(4.92E-04)	1.63(1.38E-05)
17	谷氨酰胺	βCH₂,αCH	2.19(dd),2.49(dd),3.81(dd)	—	—
18	肌酸	N—CH₃,CH₂	3.08(s),3.97(s)	—	—
19	胆碱	N—(CH₃)₃,αCH₂,βCH₂	3.23(s),4.09(t),3.55(t)	1.34(9.78E-05)	—
20	GPC	N—(CH₃)₃,αCH₂,βCH₂	3.25(s),4.32(t),3.69(t)	1.45(1.28E-02)	0.71(3.86E-03)
21	甜菜碱	CH₃,CH₂	3.29(s),3.93(s)	1.57(7.07E-04)	0.59(3.73E-05)
22	甘氨酸	CH₂	3.60(s)	—	—
23	苏氨酸	γCH₃,βCH,αCH	1.38(d),4.26(m),3.62(d)	—	—
24	甘油	CH,CH₂	3.81(m),3.71(m),3.69(m)	—	—
25	丝氨酸	βCH₂,αCH	3.99(m),4.01(m),3.85(m)	—	—
26	β-葡萄糖	1-CH,6-CH₂	4.69(d),3.74(dd),3.91(dd)	1.59(5.96E-05)	0.65(3.77E-06)
27	α-葡萄糖	1-CH	5.27(d)	1.53(1.26E-02)	0.71(1.10E-02)
28	不饱和脂肪酸	—CH=CH—	5.34(m)	—	—
29	鞘磷脂	>C=CH—	5.80(br.s)	—	—
30	酪氨酸	CH,CH	7.23(m),6.91(m)	—	—
31	1-甲基组氨酸	4-CH,2-CH	7.09(s),7.78(s)	—	—
32	甲酸	HCOOH	8.49(s)	—	—

注:代谢物[a]:LDL. 低密度脂蛋白;VLDL. 极低密度脂蛋白;GPC. 甘油磷酰胆碱;PG. 丙二醇;FA. 脂肪酸。复合度[b]:s. 单峰;d. 双峰;t. 三重峰;dd. 双二重峰;m. 多重峰;q. 四重峰。

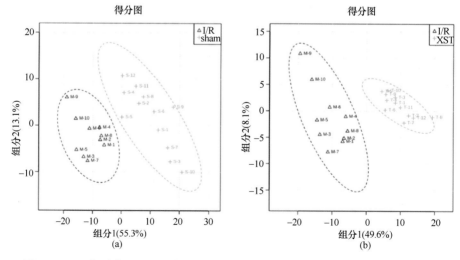

图 3-84　(a)假手术组(sham)与 I/R 模型组的 PLS-DA 代谢轮廓得分图;(b)I/R 模型组与 XST 治疗组的 PLS-DA 代谢轮廓得分图[10]

　　利用 MetPA 对基于统计学分析选择的重要代谢物进行通路富集分析和拓扑分析。利用皮尔逊相关系数分析以及 t 检验 p 值测定相关生化指标与选定代谢物之间的相关性。通路的影响因素表明,血塞通注射液可以显著影响和恢复与 4 种代谢物有关的(包括葡萄糖、丙酮酸盐、琥珀酸盐和乙酸盐)糖酵解、丙酮酸代谢和柠檬酸循环(TCA 循环)的异常状态如图 3-85 所示。

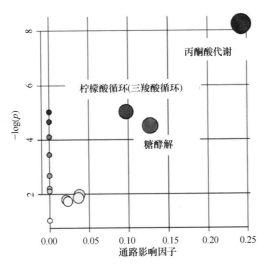

图 3-85 I/R 模型组大鼠经 XST 治疗恢复的代谢途径图[10]

(1)糖酵解

心肌缺血再灌注损伤末期,心肌梗死面积增加,心肌供氧严重不足。在缺氧条件下,线粒体氧化磷酸化反应停止,导致 ATP 不足,进而能量代谢水平严重下降。导致细胞质中应激性厌氧糖酵解。与假手术组相比,模型组血清中葡萄糖的水平增加表明缺血再灌注损伤与 ATP 的产生有关。这些 ATP 需要通过糖原的能量消耗产生。治疗组中葡萄糖的显著消耗,与 LDH 呈正相关(0.76,$p<0.001$,图 3-86)表明 XST 可通过加强糖酵解以克服氧化应激反应。

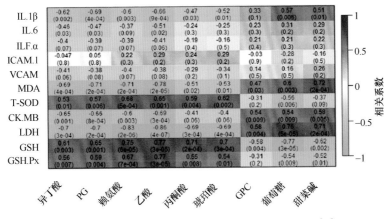

图 3-86 血清中不同代谢物和生化指标相关性分析[10]

(2)丙酮酸代谢

丙酮酸是糖酵解和线粒体三羧酸循环的能量底物的中间产物。与假手术组相比,I/R 模型组丙酮酸水平降低,乳酸和 LDH 水平升高,进一步说明 I/R 损伤下发生厌氧丙酮酸代谢。这与来自糖酵解的丙酮酸可通过无氧途径中的 LDH 转化为乳酸的事实一致。通过给药血塞通注射液 7 天,血清中显著升高的丙酮酸和降低的 LDH 呈负相关(0.69,$p<0.001$,图 3-86)说

明 XST 可促进丙酮酸的有氧代谢以转化为乙酰辅酶 A，它是三羧酸循环的主要原料。此外丙酮酸和 GSH 之间呈现正相关(0.71，$p<0.001$，图 3-86)。丙酮酸可以有效防止由缺氧诱导的谷胱甘肽的耗尽。这些研究结果表明，血塞通注射液可以刺激糖酵解途径产生丙酮酸。一部分丙酮酸产生的乙酰辅酶 A 参与线粒体中的三羧酸循环，另一部分用于清除由 I/R 损伤产生的活性氧 ROS。除了丙酮酸，氨基酸(如赖氨酸和亮氨酸)也是乙酰辅酶 A 的来源。I/R 引发的赖氨酸含量降低表明，在 I/R 的后期，赖氨酸降解变为乙酰辅酶 A 主要的生成途径。因此，赖氨酸的缺乏可能导致免疫功能受损，并增加了哺乳动物对传染性疾病的感染概率。赖氨酸和丙酮酸之间的密切联系[图 3-87(a)]也表明，血塞通注射液可以减少 I/R 大鼠血清中赖氨酸的消耗，其主要通过增强糖酵解的方式使丙酮酸产生足量的乙酰辅酶 A。

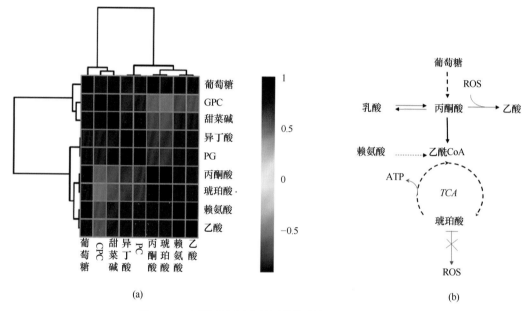

(a)   (b)

图 3-87   血塞通注射液所调节代谢物通路关系图

(a)XST 治疗调节的不同代谢物之间的关系图；(b)XST 治疗下 I/R 模型组大鼠的代谢反应简图[10]

(3) 柠檬酸循环(TCA 循环)

实验证明再灌注后柠檬酸循环中间体琥珀酸的氧化反应是线粒体活性氧产量陡增的主要动力。这也是机体组织缺血再灌注损伤的基础。研究表明，I/R 降低的琥珀酸含量表明，以琥珀酸为原料的 ROS 氧化反应可能在 I/R 后期。为了进一步研究相关通路的生物学功能，应用相关性分析，建立血清中不同代谢物与生化指标之间的联系。如关系热图(图 3-86)所示，可以分别明显观察到，丙酮酸、琥珀酸、乙酸和赖氨酸与氧化应激因子 T-SOD，GSH-Px 和 GSH 呈显著的正相关。XST 治疗组中琥珀酸含量的显著升高以及与 T-SOD(0.62，$p<0.01$，图 3-86)和 GSH(0.7，$p<0.001$，图 3-86)的正相关性表明 XST 可以克服 ROS 氧化应激反应，并恢复 TCA 循环以产生更多的 ATP。琥珀酸与丙酮酸的标记相关性[图 3-87(a)]进一步表明丙酮酸的重要作用是可以防止琥珀酸被 ROS 快速氧化。XST 的心肌保护作用与丙酮酸含量的增加相关，其通过刺激糖酵解以进一步抑制 ROS 引发的琥珀酸氧化，以及维持正常的三羧酸循环来增强[图 3-87(b)]。

综上所述，本实验在缺血再灌注损伤的基础上通过建立血清中代谢物与生化指标之间的相关性来阐明中药的作用机制,为阐明血塞通注射液对缺血再灌注损伤的治疗作用提供了新思路,并强调了基于 NMR 的代谢组学方法在阐明中药药效作用机制中的重要作用。

五、脑得生药效评价及作用机制研究

脑得生片主治中风失语、半身不遂、口眼歪斜等。具有活血化瘀、疏通经络、醒脑开窍的功效,用于气血瘀阻、痰湿壅盛、风火上扰、清窍闭塞、脉络阻滞之脑动脉硬化、缺血性脑中风、脑出血后遗症、脑血管栓塞的后遗症、冠心病等。方中川芎活血行气、通达气血、行滞通络、祛风止痛;三七、红花活血祛瘀、通经活络,共为方中之主药。辅以葛根降低血脂,增加脑及冠状动脉血流量,改善脑血管及冠状动脉循环之作用;山楂入血分活血散瘀、开郁行滞。诸药合用,共奏活血化瘀、疏通经络、醒脑开窍之功。药理研究证明脑得生的生物活性提取物具有明显的抗血栓和抗凝血作用。此外,脑得生的生物活性提取物中含有异黄酮、黄酮以及总皂苷的含量分别为 37.51%、8.434% 和 7.885%。其中黄酮是一种很强的抗氧剂,可以有效地清除人体内的氧自由基,也可以改善血液循环降低胆固醇。异黄酮可以改善更年期妇女的不适,减少乳腺癌发生。三七总皂苷具有活血祛瘀、温脉通络、改善脑血液循环的作用。研究表明此三者的含量之和超过了总含量的 50%。本实验采用代谢组学方法研究了脑得生活性提取物对缺血性脑卒中治疗作用的相关机制[11]。

(一) 脑得生片对缺血性脑卒中的治疗作用研究

本次实验首先评价了脑得生片对缺血性脑卒中的治疗作用。通过颈动脉结扎法建立大脑中动脉阻塞(MCAO)模型。48 只雄性 Wistar 大鼠(280±20)g 大鼠适应环境后,随机分为六组,即假手术组(正常对照组)、模型组、尼莫地平组(阳性对照组)、脑得生的生物活性提取物高剂量组(脑得生高剂量组),脑得生的生物活性提取物中剂量组(脑得生中剂量组)、脑得生的生物活性提取物低剂量组(脑得生低剂量组)。在模型建立前,每天给大鼠进行一次生理盐水灌胃,连续 4 天,对于阳性对照组每天按照大鼠体重给予大鼠尼莫地平 6mg/kg。同时,脑得生高剂量组、脑得生中剂量组,和脑得生低剂量组分别按照大鼠体重分别每千克给予 8g、4g、2g 脑得生生物活性提取物。在第 4 天晚上所有老鼠禁食但自由进水。尼莫地平组和 NDS 组在第五天手术前 1 小时末次给药。除了假手术组,在其他五组建立 MCAO(大脑中动脉阻塞)模型,用以阻断大脑中动脉(MCA)。诱导缺血 2 小时后松开结扎进行血液再灌注。假手术组只穿线不结扎。

12 小时后,用 2% 氯化三苯基四氮唑(TTC)溶液进行活体染色 30min。利用图像分析软件计算脑梗死面积。用苏木精和曙红(HE)染色,在光镜 400 倍放大下进行脑组织病理学检查。采取实验人员盲法对神经损伤做出五个评分标准。神经行为异常评分结果见表 3-23。结果发现,尼莫地平对照组、脑得生高剂量组和脑得生中剂量组都明显改善神经系统症状。病理镜检查如图 3-88 所示。脑梗死面积的结果如表 3-23 所示。与对照组相比,模型组大鼠大脑皮质和海马的神经细胞凋亡有明显的差异。然而,尼莫地平对照组、脑得生高剂量组和脑得生中剂量组缓解了肿胀和无序的神经细胞。脑组织 TTC 染色图如图 3-89 所示,模型组的脑梗死面积大于其他组。然而,除了模型组和脑得生低剂量组,尼莫地平对照组、脑得生的高剂量组和脑得生中剂量组显著降低脑梗死面积。这些研究结果表明脑得生高剂量组和脑得生中剂量组相对于脑得生低剂量组对缺血性脑卒中的大鼠更有效。与神经行为异常评分结果一致。

表 3-23　神经行为异常评分及脑梗死面积百分比$(\bar{x}\pm s,n=6)^{[11]}$

分组	神经行为异常评分	脑梗死面积比例/%
空白对照组	0.00±0.00	0.00±0.00
模型组	3.00±1.04▲▲▲	42.23±4.39▲▲▲
尼莫地平组	1.75±0.62◆◆	27.20±7.88◆◆
脑得生低剂量组	2.33±0.89	36.44±8.58
脑得生中剂量组	1.83±0.58◆◆	32.28±4.19◆◆
脑得生高剂量组	1.92±0.90◆	31.86±6.33◆◆

注:与对照组比较,◆.$p<0.05$,◆◆.$p<0.01$;与模型组比较,▲▲▲.$p<0.001$。

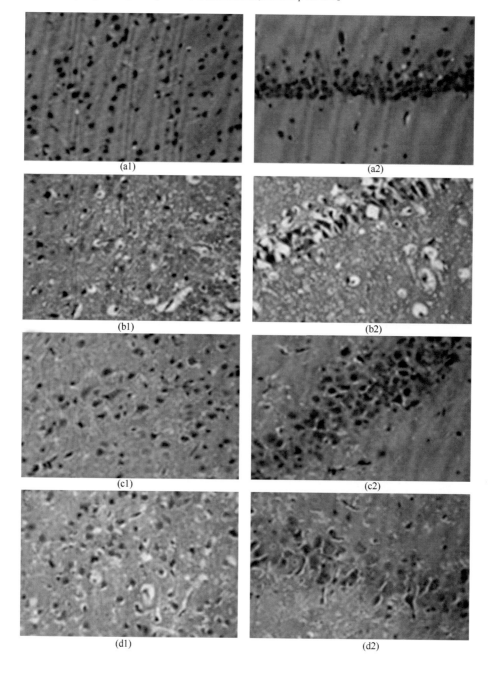

(a1)　　　　　(a2)

(b1)　　　　　(b2)

(c1)　　　　　(c2)

(d1)　　　　　(d2)

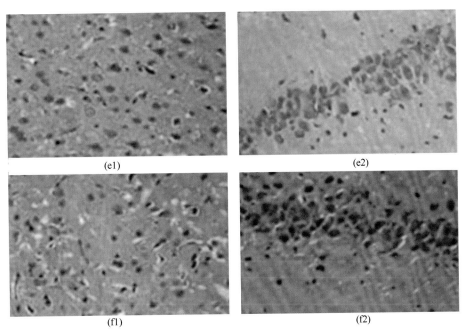

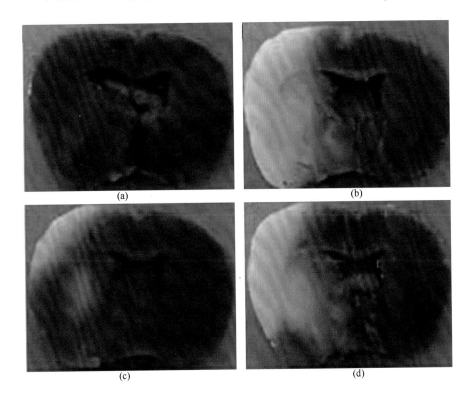

图 3-88　各组大鼠脑组织（HE）染色图（×400）[11]

（a1）空白对照组大脑皮质细胞；（a2）空白对照组海马细胞；（b1）模型组大脑皮质细胞；（b2）模型组海马细胞；（c1）尼莫地平组大脑皮质细胞；（c2）尼莫地平组海马细胞；（d1）脑得生低剂量组大脑皮质细胞；（d2）脑得生低剂量组海马细胞；（e1）脑得生中剂量组大脑皮质细胞；（e2）脑得生中剂量组海马细胞；（f1）脑得生高剂量组大脑皮质细胞；（f2）脑得生高剂量组海马细胞

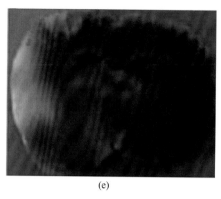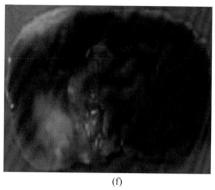

(e)　　　　　　　　　　　　　　　　　(f)

图 3-89　各组大鼠 TTC 脑组织染色图[11]

(a)空白对照组;(b)模型组;(c)尼莫地平组;(d)脑得生低剂量组;(e)脑得生中剂量组;(f)脑得生高剂量组

(二)脑得生片的代谢组学药效评价及作用机制的研究

在确定脑得生对缺血性脑卒中的有效性基础上,本实验组通过代谢组学方法从整体上评价其药效并进行相关机制的研究。首先利用^{1}HNMR 对大鼠模型的脑组织、血浆以及尿液进行分析,得到核磁共振光谱图(图 3-90、图 3-91 和图 3-92)。然后对数据进行多元统计分析:模型组、控制组、脑得生高剂量组、脑得生中剂量组、脑得生低剂量组中主成分分析(PCA)结果见图 3-93(a)、图 3-94(a)、图 3-95(a),脑组织、血浆和尿液所有的相关点均位于置信区间内。血浆代谢组以及尿液代谢组和脑组织组代谢轮廓具有相同的趋势,即模型组与空白对照组有明显的分离。从代谢组学角度说明模型组产生了明显的代谢异常。脑得生高剂量组和脑得生中剂量组区别于空白对照组和模型组均有明显的治疗大鼠的大脑中动脉阻塞症状。此外,无论是脑得生高剂量组还是脑得生中剂量组都比脑得生低剂量组的效果接近空白对照组,表明了脑得生高剂量组和脑得生中剂量组相对于脑得生低剂量组更有效的治疗大脑中动脉阻塞大鼠的症状,此结果与组织病理学的评估一致。通过有监督模式的偏最小二乘法判别分析(OPLS-DA)脑组织、血浆和尿液,结果见图 3-93(b1)、图 3-94(b1)和图 3-95(b1):在模型组和空白对照组的脑组织、血浆和尿液都出现了明显的分离。同时对模型组和空白对照组的脑组织、血浆和尿液的 OPLS-DA 判别分析进行稳定性分析:脑组织的 $R^2X = 0.781$、$R^2Y = 0.999$、$Q^2 = 0.992$,血浆的 $R^2X = 0.664$、$R^2Y = 0.982$、$Q^2 = 0.954$、尿液的 $R^2X = 0.719$、$R^2Y = 0.995$、$Q^2 = 0.981$。依据(OPLS-DA)的标准(VIP>1,$p<0.05$),筛选模型组和控制组的脑组织、血浆和尿液的数据,分别如图 3-93(b2)、图 3-94(b2)和图 3-95(b2)所示。表 3-24、表 3-25 和表 3-26 分别是脑得生高剂量组和脑得生中剂量组所筛选的脑组织、血浆、尿液代谢物信息,该结果进行了积分归一化数据处理。将这些代物进行代谢通路分析结果如图 3-96 所示。NDS 的生物活性提取物能够调节其中的多个代谢水平异常,包括参与能量代谢、氨基酸代谢、氧化应激和炎症损伤反应。①能量代谢。一旦发生脑缺血,糖原迅速耗尽的同时产生大量的乳酸。脑得生的生物活性提取物能显著降低脑组织和血浆中乳酸水平,从而改善脑组织的能量供应。②氨基酸代谢。如图 3-93(b2)所示与对照组相比模型组脑组织中的乳酸(Lac)、乙酸(ACE)、肌醇(m-ins),γ-氨基丁酸(GABA)、天冬氨酸(Asp)、亮氨酸(Leu)、丙氨酸(Ala)、异亮氨酸(Ile)和胆碱(Cho)水平有显著升高,而肌酸/磷酸肌酸脑水平(Cr/PCR)、N-乙酰天冬氨酸(NAA)和乙酰天冬氨

酰谷氨酸(NAAG)明显降低。图 93(c2) 和(d2)结果表明,脑得生生物活性提取物能显著降低脑组织中这些代谢物的含量变化除了胆碱水平。

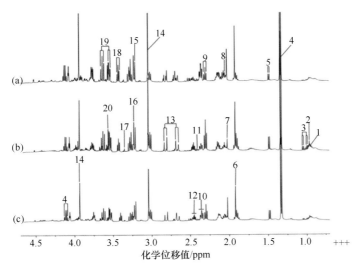

图 3-90　各组大鼠脑组织氢核磁共振谱(0.7~4.7 ppm)[11]
(a)空白对照组;(b)模型组;(c)脑得生高剂量组

1. 异亮氨酸;2. 亮氨酸;3. 缬氨酸;4. 乳酸;5. 丙氨酸;6. 乙酸;7. N-乙酰天冬氨酸;
8. N-乙酰天冬氨酰谷氨酸;9. γ-氨基丁酸;10. 谷氨酸;11. 丁二酸;12. 谷氨酰胺;
13. 天冬氨酸;14. 肌酸/磷酸肌酸;15. 胆碱;16. 磷酰胆碱/甘油磷酰胆碱;17. 鲨肌
醇;18. 牛磺酸;19. 肌醇;20. 甘氨酸

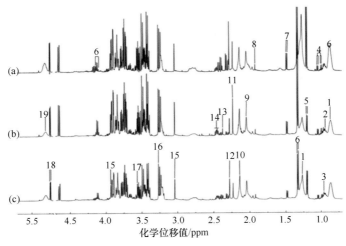

图 3-91　各组大鼠血浆氢核磁共振谱(0.7~5.7 ppm)[11]
(a)空白对照组;(b)模型组;(c)脑得生高剂量组

1. 极低密度脂蛋白和低密度脂蛋白;2. 异亮氨酸;3. 亮氨酸;4. 缬氨酸;5. 3-
羟基丁酸酯;6. 乳酸;7. 丙氨酸;8. 乙酸盐;9. N-乙酰糖蛋白;10. 甲硫氨酸;
11. 丙酮;12. 乙酰乙酸乙酯;13. 丙酮酸;14. 谷氨酰胺;15. 肌酸和磷酸肌酸;
16. 氧化三甲胺,甜菜碱;17. 甘氨酸;18. 1-葡萄糖;19. 多不饱和脂肪酸

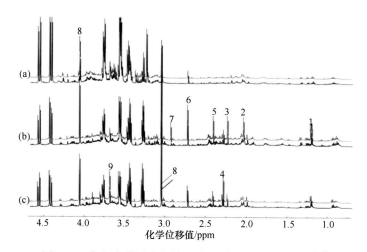

图 3-92 各组大鼠尿液氢核磁共振谱(0.7~4.7 ppm)[11]

(a)空白对照组;(b)模型组;(c)脑得生高剂量组

1. 3-羟基丁酸酯;2. N-乙酰糖蛋白;3. 丙酮;4. 乙酰乙酸乙酯;5. 丁二酸;6. 二甲胺;
7. 二甲基甘氨酸;8. 肌酐;9. 苯乙酰甘氨酸

表 3-24 各组大鼠脑组织中主要代谢产物含量变化[11]

代谢产物	化学位移/ppm	VIP	模型组	脑得生中剂量组	脑得生高剂量组
乳酸盐	1.33d,4.11q	6.65	↑▲▲	↓◆	↓◆◆
肌酸/磷酸肌酸	3.04s,3.93s	5.30	↓▲▲	↑◆	↑◆◆
乙酸	1.92s	4.57	↑▲▲▲	↓◆◆	↓◆◆
N-乙酰天冬氨酸	2.02s	3.99	↓▲▲	↑◆	↑◆◆
肌醇	3.53dd,3.63t	3.69	↑▲▲	↓◆◆	↓◆◆
γ-氨基丁酸	2.30t	3.39	↑▲▲▲	↓◆◆	↓◆◆
天冬氨酸	2.81dd,2.66dd	2.92	↑▲▲	↓◆◆	↓◆
亮氨酸	0.96t	2.66	↑▲▲	↓◆◆	↓◆◆
丙氨酸	1.48d	2.37	↑▲▲	↓◆	↓◆◆
异亮氨酸	0.94t	2.07	↑▲▲	↓◆◆	↓◆
胆碱	3.21s	1.87	↑▲▲	—	—
N-乙酰天冬氨酰谷氨酸	2.05s	1.33	↓▲▲	—	↑◆

注:与对照组比较,◆.p<0.05,◆◆.p<0.01;与模型组比较,▲▲▲.p<0.001。

表 3-25 各组大鼠血液中主要代谢产物含量变化[11]

代谢产物	化学位移/ppm	VIP	模型组	脑得生中剂量组	脑得生高剂量组
极低密度脂蛋白/低密度脂蛋白	0.86m,1.27m	4.03	↓▲▲	↑◆◆	↑◆
3-羟基丁酸酯	1.20d	5.94	↓▲▲	—	↑◆
乙酰乙酸	2.28s	4.03	↓▲▲	—	↑◆
乳酸	1.33d,4.11d	3.29	↑▲▲	↓◆	↓◆
氯化三甲胺/甜菜碱	3.27s	3.06	↑▲	↓◆	↓◆
多不饱和脂肪酸	5.30m	2.75	↓▲▲	↑◆	↑◆

注:与对照组比较,◆.p<0.05,◆◆.p<0.01;与模型组比较,▲.p<0.05,▲▲.p<0.01。

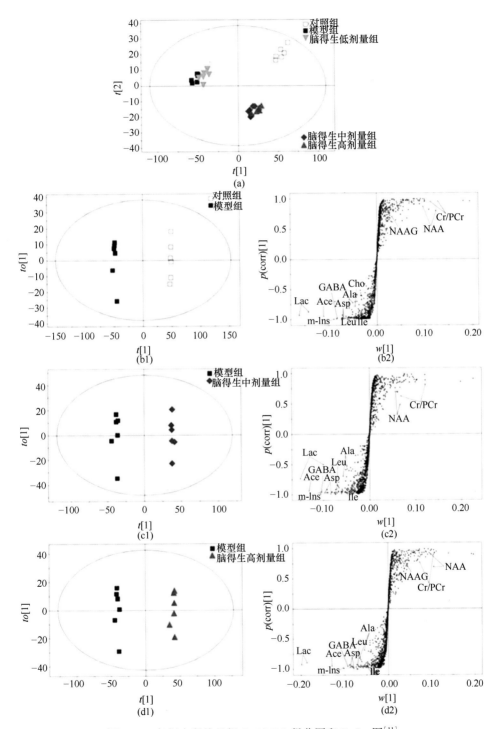

图 3-93 各组大鼠脑组织 OPLS-DA 得分图和 S-plot 图[11]

(a) 五组 OPLS-DA 得分图；(b1) 模型组与对照组 OPLS-DA 得分图（b2）模型组与对照组 S-plot 图；
(c1) 模型组与脑得生中剂量组 OPLS-DA 得分图；(c2) 模型组与脑得生中剂量组 S-plot 图；(d1) 模型组与脑得生高剂量组 OPLS-DA 得分图；(d2) 和模型组与脑得生高剂量组 S-plot 图

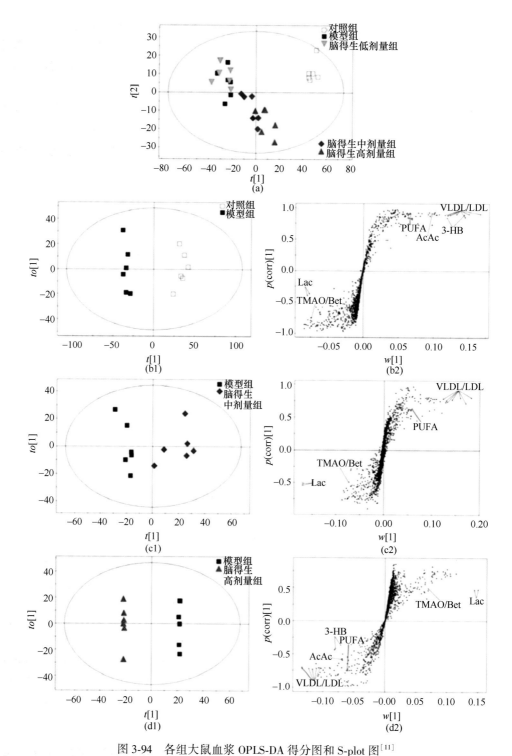

图 3-94　各组大鼠血浆 OPLS-DA 得分图和 S-plot 图[11]

（a）五组 OPLS-DA 得分图；（b1）模型组与对照组 OPLS-DA 得分图（b2）模型组与对照组 S-plot 图；
（c1）模型组与脑得生中剂量组 OPLS-DA 得分图；（c2）模型组与脑得生中剂量组 S-plot 图；（d1）模型
组与脑得生高剂量组 OPLS-DA 得分图；（d2）和模型组与脑得生高剂量组 S-plot 图

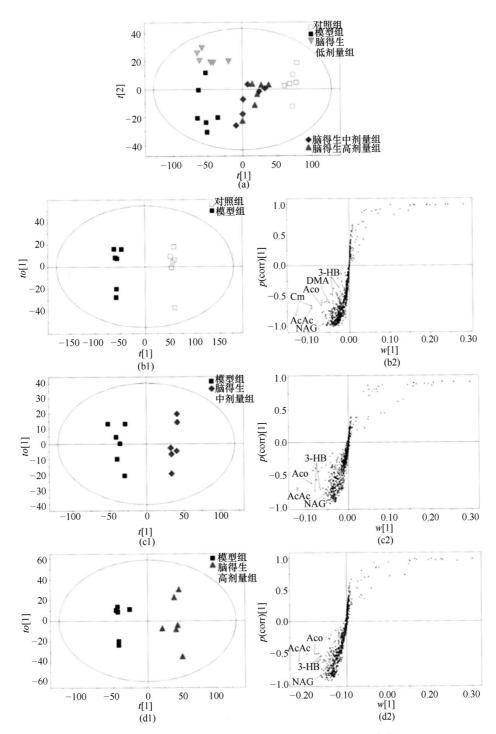

图 3-95　各组大鼠尿液 OPLS-DA 得分图和 S-plot 图[11]

（a）五组 OPLS-DA 得分图；（b1）模型组与对照组 OPLS-DA 得分图（b2）模型组与对照组 S-plot 图；
（c1）模型组与脑得生中剂量组 OPLS-DA 得分图；（c2）模型组与脑得生中剂量组 S-plot 图；（d1）模型
组与脑得生高剂量组 OPLS-DA 得分图；（d2）和模型组与脑得生高剂量组 S-plot 图

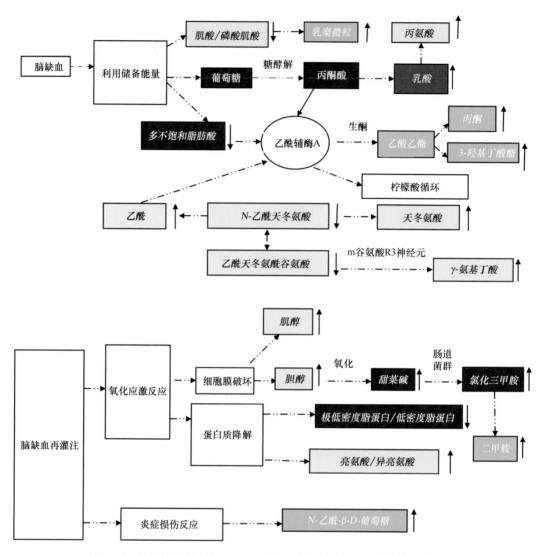

图 3-96　缺血性脑卒中大鼠脑组织、血浆和尿液中的代谢途径网络图[11]

↑. 在模型组代谢物水平显著升高；↓. 在模型组代谢物水平显著降低；斜体. 脑得生生物活性提取物回调的代谢
物；颜色用于区分仅在脑组织（黄色）、仅在血浆（红色）、仅在尿（绿色）或脑组织和血浆（蓝色）中发现的代谢物

表 3-26　各组大鼠尿液中主要代谢产物含量变化[11]

代谢产物	化学位移/ppm	VIP	模型组	脑得生中剂量组	脑得生高剂量组
肌酸	3.05s,4.06s	3.66	↑▲▲	—	—
乙酰乙酸	2.28s	2.60	↑▲	↓◆	↓◆
丙酮	2.23s	1.93	↑▲	↓◆	↓◆
N-乙酰糖蛋白	2.04s	1.83	↑▲▲	↓◆◆	↓◆◆
二甲胺	2.72s	1.38	↑▲	—	—
3-羟基丁酸酯	1.20d	1.16	↑▲	↓◆	↓◆

注：与对照组比较，◆. $p<0.05$，◆◆. $p<0.01$；与模型组比较，▲. $p<0.05$，▲▲. $p<0.01$。

　　由于模型大鼠脑内的 N-乙酰天冬氨酸(NAA)水平降低从而导致乙酰天冬氨酰谷氨酸(NAAG)水平的降低,而乙酰天冬氨酰谷氨酸(NAAG)可以抑制 γ-氨基丁酸(GABA)代谢型谷氨酸受体的 γ-氨基丁酸(GABA)皮质神经元,如 mGluR3 神经元。NDS 生物活性提取物能显著降低 MCAO 模型大鼠脑中的的 N-乙酰天冬氨酸(NAA),缺血再灌注损伤情况下,提高神经元的存活率。另外 NDS 生物活性提取物还能显著降低脑内乙酸的水平,这可能与 N-乙酰天冬氨酸(NAA)的减少有关。天冬氨酸是一种兴奋性神经递质,在缺血损伤后含量明显增加。γ-氨基丁酸(GABA)是一个主要的抑制性神经递质,由谷氨酸经谷氨酸脱羧酶(GAD)作用产生。据报道 γ-氨基丁酸(GABA)可以抑制由兴奋性氨基酸引起的神经细胞过度兴奋。模型组大鼠的脑中观察到天冬氨酸和 γ-氨基丁酸(GABA)水平的增加,产生了兴奋性神经毒性和刺激反应。然而,脑得生生物活性提取物能提高天冬氨酸和 γ-氨基丁酸(GABA)的含量,表现出明显的抑制兴奋性神经毒性。如图 3-94(b2)所示,模型组血浆中乳酸和氧化三甲胺、甜菜碱的含量(TMAO/Bet)明显升高,而血浆中的极低密度脂蛋白(VLDL)、低密度脂蛋白(LDL)、3-羟基丁酸酯(3-HB),乙酸乙酯(Ac Ac)和多不饱和脂肪酸(PUFA)的含量均明显降低。然而如图 3-94(c2)和(d2),研究发现,NDS 生物提取物能显著的改变血浆中这些活性代谢物的含量变化。氧化应激反应是由过多的活性氧引起的,脑缺血再灌注过程中产生大量的氧自由基。脑得生生物提取物能明显降低血浆中的 VLDL、LDL 水平,这表明脑得生的生物活性提取物可降低脂蛋白氧化和减轻氧化应激损伤。胆碱类化合物和肌醇是细胞膜磷脂的组成部分。胆碱可以继续氧化为甜菜碱,甜菜碱继续转化为可以导致心血管危险的三甲胺(TMAO)化合物。可能由于细胞膜的破坏,模型组大鼠的胆碱和肌醇水平明显增加。同时血液三甲胺氧化物(TMAO)和尿液中二甲胺等物质水平明显增高,与以前的研究结果相一致。脑得生生物活性提取物能显著降低脑组织肌醇和血浆中三甲胺氧化物(TMAO),这说明脑得生生物活性提取物能调节胆碱代谢和保护细胞膜免受氧化应激损伤。炎症损伤反应:炎症反应对于脑组织缺血有不良影响。大脑内的炎症机制是缺血后的继发损伤反应。如图 95(b2)所示,模型组与尿液中的尿肌酐(CRN)、乙酸乙酯、丙酮(ACO)、N-乙酰糖蛋白(NAG)、二甲胺(DMA)和 3-羟基丁酸酯水平明显增加。脑得生生物活性提取物能显著影响这些代谢物在尿液中的水平,除了肌酐和二甲胺。N-乙酰糖蛋白,是炎症急性期产生的物质,当人体产生炎症时会慢慢产生介质。缺血引起的炎症会导致尿液中 N-乙酰-β-D-葡萄糖苷酶(NAG)水平明显增加。脑得生生物活性提取物显著地降低尿液中 N-乙酰-β-D-葡萄糖苷酶(NAG)活性,这表明了脑得生生物活性提取物有治疗炎症的作用。

　　通过对于缺血性脑卒中模型大鼠的脑组织、血浆和尿液的代谢组学研究。发现脑得生生物活性提取物可以通过调节能量代谢、氨基酸代谢、氧化应激和炎症损伤反应等代谢途径来发挥药效。同时 NMR 数据表明,脑得生高剂量组和脑得生中剂量组比脑得生低剂量组有疗效更好,与组织病理学研究相一致。总之,代谢组学研究方法可以系统性的阐明了 NDS 生物提取物治疗缺血性脑卒中的分子机制。

六、步长脑心通胶囊药效评价及作用机制研究

　　步长脑心通胶囊(BNC)是由黄芪、赤芍、丹参、当归、川芎、桃仁、红花、乳香(制)、没药(制)、鸡血藤、牛膝、桂枝、桑枝、地龙、全蝎、水蛭组成,具有益气活血、化瘀通络的功效。用于

气虚血滞,脉络瘀阻所致中风中经络,是由清代王清任的《医林改错》中的方剂补阳还五汤发展而来。临床研究表明步长脑心通胶囊可使气虚血滞、脉络瘀阻所致中风中经络,半身不遂、肢体麻木得到有效缓解。本实验采用代谢组学方法研究了步长脑心通胶囊对缺血性脑卒中作用的相关机制[12]。

（一）步长脑心通胶囊对缺血性脑卒中的作用研究

本实验首先评价了步长脑心通对缺血性脑卒中的治疗作用。采用颈动脉结扎法闭塞大脑中动脉而导致脑缺血,复制缺血性脑中风(MCAO)的大鼠模型。将50只大鼠随机分为5组:假手术组,模型组和低、中、高三个不同剂量的 BNC 治疗组[110mL/(kg·d)、220mL/(kg·d)、440mL/(kg·d)]。于每天8:00和20:00分别进行口服给药,连续5天,模型组给予等量的水,第六天上午于末次给药1小时后,复制缺血性脑中风(MCAO)的大鼠模型,并于12小时后处死大鼠,进行前期评估和神经功能缺损评分。随后,收集腹主动脉血液,然后切除大鼠的大脑,检测脑梗死体积。用 Longa's 五点量表评估五组大鼠神经行为功能,1小时后没有进入梗塞期的动物将被排除。将脑切片以三苯基(TTC)染色并测定脑梗死体积。

图 3-97(a)中观察到相比于大鼠的左后肢,其右后肢出现麻痹。模型组的神经学评分显著大于假手术组(2.50±0.52)($p<0.001$),表明造模成功。在三个不同剂量的 BNC 组中,相对于模型组,BNC 中剂量组(220mg/kg)和 BNC 低剂量组(110mg/kg)的神经系统缺陷有明显改善($p<0.05$ 和 $p<0.001$)。然而,BNC 高剂量组(440mg/kg)与模型组相比没有显著变化。类似的情况也出现在连续冠状脑切片中脑梗死的面积上。如图 3-97(b)和(c)所示,是 MCAO 诱导的脑缺血在连续冠状脑切片中产生明显的梗死面积(TTC 染色后的正常组织染色呈玫瑰红,而梗死组织呈白色)。在 TTC 染色的脑切片中,用低剂量和中剂量 BNC 预处理的缺血大鼠脑梗死面积显著降低[从(29.76±4.95)% 至(21.55±6.28)% 和(22.13±6.38)%],而 BNC 高剂量组的脑梗死面积没有显著变化。这些结果表明,对于MCAO 诱导的脑缺血大鼠,中剂量和低剂量的 BNC 的治疗在神经行为异常评分和梗死面积方面具有积极作用。

（二）步长脑心通胶囊的代谢组学药效评价及作用机制的研究

采用 UPLC-Q-TOF-MS/MS 联用技术获取各组大鼠血代谢轮廓数据并进行代谢组学分析。使用 MassHunter 获取代谢物信息并比对原始数据工作站(B0.06.00,Agilent)对 m/z 值和保留时间进行归一化。将处理好的数据导入 SIMCA-P 程序(版本 11.5)用于多变量分析。利用 PCA 分析鉴定主成分和识别水平异常代谢产物。从 PCA 得分 3D 图(图 3-98)中,观察到假手术,模型和 BNC 治疗组出现了明显的代谢轮廓分离(R^2X,0.503;Q^2,0.298)。表明模型的刺激造成了内源性物质代谢的紊乱。虽然各 BNC 治疗组的轨迹没有回到基线值,但是低剂量的 BNC 对 MCAO 诱导的脑缺血具有治疗作用。然后对数据进行监督回归建模,使用 PLS-DA 分析(PLS-DA 评分图如图 3-99 所示)以鉴定潜在的生物标记物,以 VIP 值(VIP>1)和 t 检验($p<0.05$)的筛选生物标记物。共发现 28 种 MCAO 大鼠的潜在生物标记物,具体信息见表 3-27。模型组有以下几种代谢物的水平发生改变:2 种单胺神经递质、2 种寡肽(一种是三肽和一种是四肽)、6 种游离氨基酸、9 种脂质和 9 种其他代谢物。其中 6 种游离氨基酸(谷氨酰胺,丙氨酸,牛磺酸,苯丙氨酸,色氨酸和组氨酸)含量明显增加($p<0.01$);单胺神经递质也有类似的

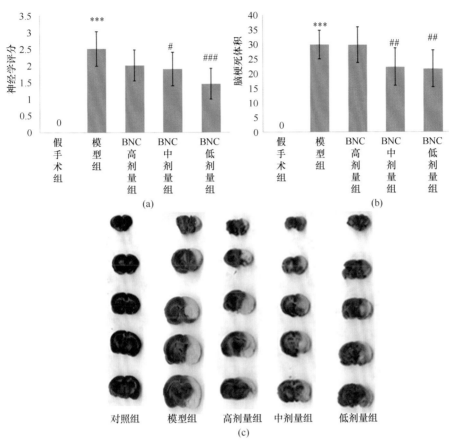

图 3-97　BNC 药效神经学评分和梗死面积评价[12]
(a)脑的神经行为评分;(b)梗死区域;(c)TTC 染色
模型组与假手术组比较:＊.$p<0.05$,＊＊.$p<0.01$,＊＊＊.$p<0.001$;BNC 治疗组与模型组比较:
#.$p<0.05$,##.$p<0.01$,###.$p<0.001$

变化。与假手术组相比,模型组中去甲肾上腺素和 5-羟基吲哚乙酸(5-HIAA)的水平明显更高。与观察到的氨基酸和单胺神经递质的结果相反,模型组相比假手术组中许多脂质减少。如图 3-100 所示,模型组中 8 种脂质的水平明显降低,包括磷酸胆碱(PC)、溶血磷脂酰乙醇胺(LPE)和多糖(PS),而 LysoPE(24:0)是唯一的例外。此外 LysoPE(24:1)与 LysoPE(24:0)和 LysoPE(24:2)与 LysoPE(24:0)的比率显著降低,表明对去饱和酶有抑制作用。模型组的寡肽:Gln-Gly-Leu 从 0.028 增加到 0.064($p<0.001$),而 Gly-Cys-Ala-Phe 的水平从 0.044 降低到 0.018($p<0.001$)(图 3-100)。9 种其他代谢物包括胆酸、棕榈酰-L-肉碱、丙酮酸、N-硬脂酰丝氨酸、胞苷、假尿苷/尿苷、肌酸、乳酸盐和丙酮的水平均有所增加。模型组和 BNC 治疗组之间发生明显的分离[图 3-99(b)],谷氨酰胺水平、PE(17:0)、LysoPE(20:1)、LysoPE(24:0)和 LysoPE(24:1)与 LysoPE(24:0)、LysoPE(24:2)与 LysoPE(24:0)的比率在 BNC 治疗组中的代谢水平有所调节并趋向于正常组(图 3-100,表 3-27)。

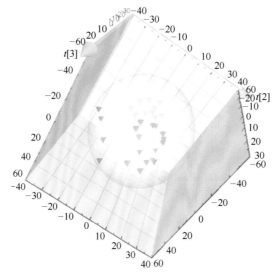

图 3-98　各组大鼠血液 PCA 分析 3D 得分图[12]

▲. QC 样品;▲. 假手术组;▲. 模型组;▲. BNC 治疗组

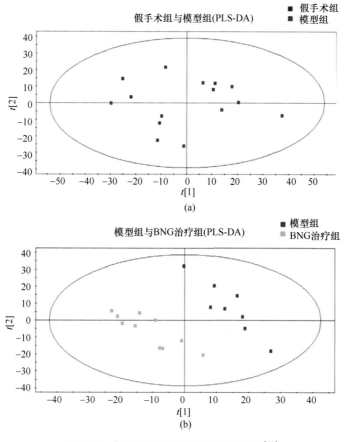

图 3-99　各组大鼠血液 PLS-DA 得分图[12]

(a) 假手术组与模型组对比;(b) 模型组与 BNC 治疗组对比

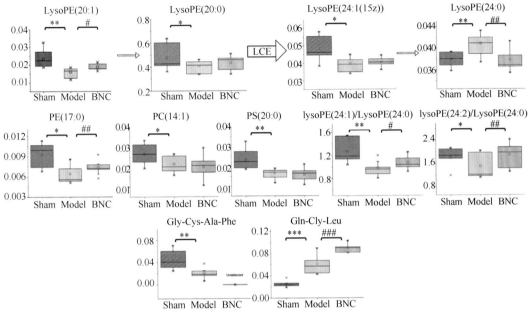

图 3-100　各组大鼠血液中寡肽和脂质的代谢变化[12]

红色、绿色和蓝色框图分别表示假手术组、模型组和 BNC 治疗组（各组代谢含量已经归一化计算）；LCE 表示长链延伸酶。
模型组与假手术组比较：*. $p<0.05$，*. $p<0.01$，***. $p<0.001$；001 BNC 治疗组与模型组比较：#. $p<0.05$，##. $p<0.01$，###. $p<0.001$

表 3-27　模型组中主要异常代产谢物信息[12]

序号	代谢产物	保留时间	平均质荷比	离子模式	元素组成	标准化模式（×100）		
						假手术组	模型组	BNC 治疗组
1	胆酸	7.28	407.2826[M － H]⁻	ESI⁻	$C_{24}H_{40}O_5$	0.22	0.86**	a
2	假尿苷/尿苷	0.61	243.0618[M － H]⁻	ESI⁻	$C_9H_{12}N_2O_6$	1.14	2.01*	a
3	丙酮酸	0.62	88.0157[M － H]⁻	ESI⁻	$C_3H_4O_3$	1.31	2.71**	a
4	牛磺酸	0.53	124.0075[M － H]⁻	ESI⁻	$C_2H_7NO_3S$	4.61	9.04***	a
5	乳酸	0.68	89.0244[M － H]⁻	ESI⁻	$C_3H_6O_3$	6.85	9.76**	9.24
6	色氨酸	2.37	203.0828[M － H]⁻	ESI⁻	$C_{11}H_{12}N_2O_2$	8.83	11.95**	11.56
7	谷氨酰胺	0.53	145.0622[M － H]⁻	ESI⁻	$C_5H_{10}N_2O_3$	0.72	0.95**	0.80****
8	组氨酸	0.49	154.0624[M － H]⁻	ESI⁻	$C_6H_9N_3O_2$	0.69	0.83*	0.80
9	甘氨酰-谷氨酰胺-亮氨酸	9.85	297.1540[M － H₂O-H]⁻	ESI⁻	$C_{13}H_{24}N_4O_5$	6.10	2.60***	8.90*****
10	GlyCysAlaPhe	4.21	417.1213[M+Na － 2H]⁻	ESI⁻	$C_{17}H_{24}N_4O_5S$	2.10	4.40**	a
11	PC(14:0/0:0)	9.49	526.3187[M － H]⁻	ESI⁻	$C_{22}H_{46}NO_7P$	2.40	1.60***	7.66
12	PE(17:0/0:0)	9.83	526.3169[M － CH₃COO]⁻	ESI⁻	$C_{22}H_{46}NO_7P$	0.90	0.60*	0.74****
13	PS(20:0/0:0)	10.36	552.3092[M － H]⁻	ESI⁻	$C_{26}H_{52}NO_9P$	2.30	1.70**	1.60
14	PC(14:1)	10.10	524.2836[M － H]⁻	ESI⁻	$C_{22}H_{44}NO_7P$	2.63	2.14*	2.00
15	LysoPE(0:0/16:0)	8.64	512.3048[M － H]⁻	ESI⁻	$C_{21}H_{44}NO_7P$	1.00	0.70**	0.72
16	LysoPE(20:1)	10.36	612.3307[M － CH₃COO]⁻	ESI⁻	$C_{25}H_{50}NO_7P$	2.30	1.66**	1.78****
17	LysoPE(0:0/24:1(15Z))	14.81	623.4107[M － CH₃COO]⁻	ESI⁻	$C_{29}H_{58}NO_7P$	4.80	4.00***	4.00

续表

序号	代谢产物	保留时间	平均质荷比	离子模式	元素组成	标准化模式（×100）		
						假手术组	模型组	BNC 治疗组
18	LysoPE(20:0/0:0)	11.46	508.3412[M－H]⁻	ESI⁻	$C_{25}H_{52}NO_7P$	47.80	40.60**	43.20
19	LysoPE(24:0)	10.73	625.3016[M－CH₃COO]⁻	ESI⁻	$C_{29}H_{60}NO_7P$	3.80	4.10**	3.80*****
20	胞嘧啶核苷	0.57	244.0911[M+H]⁺	ESI⁺	$C_9H_{13}N_3O_5$	0.86	1.47***	1.46
21	肌酸	0.55	132.0776[M+H]⁺	ESI⁺	$C_4N_9N_3O_2$	6.60	10.30***	9.56
22	丙氨酸	0.55	90.0551[M+H]⁺	ESI⁺	$C_3H_7NO_2$	0.27	0.41***	0.39
23	苯丙氨酸	1.46	166.0860[M+H]⁺	ESI⁺	$C_9H_{11}NO_2$	3.88	5.17**	5.02
24	丙酮	0.55	59.0734[M+H]⁺	ESI⁺	C_3H_6O	0.20	0.16***	0.09
25	5-羟吲哚乙酸	2.38	192.0654[M+H]⁺	ESI⁺	$C_{10}H_9NO_3$	0.43	0.51*	0.50
26	去甲肾上腺素	1.38	192.0651[M+Na]⁺	ESI⁺	$C_8H_{11}NO_3$	0.17	0.31***	0.28
27	棕榈酰-L-肉碱	10.74	400.3424[M+H]⁺	ESI⁺	$C_{23}H_{45}NO_4$	3.61	8.37***	7.16
28	N-硬脂酰丝氨酸	9.18	372.3100[M+H]⁺	ESI⁺	$C_{21}H_{41}NO_4$	0.77	1.76***	1.46

注:模型组与假手术组比较,＊.$p<0.05$;＊＊.$p<0.01$,＊＊＊.$p<0.001$。
BNC 治疗组与模型组比较,＊＊＊＊.$p<0.05$,＊＊＊＊＊.$p<0.01$,＊＊＊＊＊＊.$p<0.001$ BNC。
a. RSD<20% 为检测不到或排除的方法。

为了研究代谢物之间的潜在关系,通过 KEGG 数据库和 MBRole 分析建立了相关网络图。按途径、酶相互作用和其他生物学分类注释导入所有的 28 个生物标记物。如表 3-28 所示,在 MBRole 数据库中 $p<0.05$ 的限制条件下,主要有 6 种富集的代谢途径,包括 7 种突出的胞苷、假尿苷/尿苷、丙酮酸、去甲肾上腺素、牛磺酸、胆酸和肌酸的代谢物提供了用于构建生物标记物网络图的关键信息。此外,基于相关文献和 KEGG 数据库构建了包含 MCAO 大鼠血浆中部分显著改变的代谢物的代谢途径图(图 3-101)。如图 3-101 所示,MCAO 扰乱的几种代谢途径,如嘧啶代谢、酪氨酸代谢和氨基酸代谢通过柠檬酸循环彼此相关。

表 3-28　基于 MBRole 数据库的模型组大鼠异常代谢物途径富集分析[12]

代谢途径	p 值	相关化合物
嘧啶代谢	0.002	胞苷,尿苷,假尿苷
酪氨酸代谢	0.039	丙酮酸,去甲肾上腺素
牛磺酸和亚牛磺酸代谢	0.003	牛磺酸,丙酮酸
原代胆汁酸生物合成	0.016	牛磺酸,胆酸
甘氨酸、丝氨酸和苏氨酸代谢	0.017	肌酸,丙酮酸
精氨酸和脯氨酸代谢	0.045	丙酮酸,肌酸

总之通过代谢组学方法,本实验分析了与 MCAO 相关的 28 个潜在生物标记物。通过代谢径路分析发现这些潜在生物标记物主要涉及氨基酸代谢、脂质代谢、神经递质代谢、能量代谢。而 BNC 的治疗作用的研究发现其对神经细胞具有保护,同时可降低脑梗死面积,同时发现 BNC 可以调节谷氨酰胺、PE(17:0)、LysoPE(20:1)、LysoPE(24:0)的水平和 LysoPE(24:1)/LysoPE(24:0)、LysoPE(24:2)/LysoPE(24:0)的比率。从代谢组学的角度阐明了步长脑心通对缺血性脑卒中的治疗作用机制。

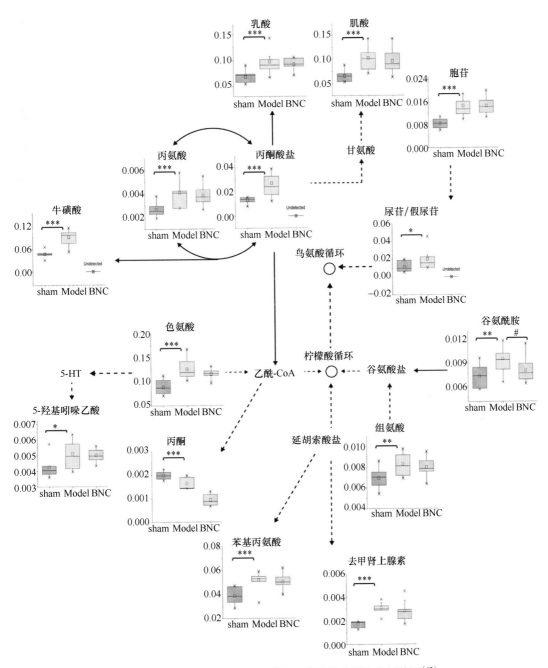

图 3-101 MCAO 模型大鼠血浆中显著异常代谢产物网络图[12]

红色框图、绿色框图和蓝色框图分别表示假手术组、模型组和 BNC 治疗组含量已经归一化计算,未检测到的代谢物仅以名称显示

模型组与假手术组比较:∗.p<0.05,∗.p<0.01,∗∗∗.p<0.001;BNC 治疗组与模型组比较:#.p<0.05,##.p<0.01,

###.p<0.001

第四节　补益剂药效评价及作用机制研究

补益剂由补益药组成,具有补养人体气、血、阴、阳的作用,治疗各种虚证的方剂。根据功用次类方剂分为补气、补血、气血双补、补阴、补阳、阴阳并补六类。

一、补肺益肾方药效评价及作用机制研究

补肺益肾方来源于河南中医学院李建生教授多年临床实践。组方为人参、黄芪、山茱萸、枸杞子、五味子、淫羊藿、浙贝母、赤芍、地龙、紫苏、矮地茶、陈皮,具有补肺益气滋肾的功效。既往临床研究表明,补肺益肾方能够显著提高慢性阻塞性肺疾病稳定期患者肺通气功能、改善免疫功能失调、增强机体抗病能力和运动能力。既往动物实验显示,补肺益肾方可明显改善慢性阻塞性肺疾病稳定期模型大鼠症状、提高大鼠肺功能、减轻肺与气道组织病理损伤,改善炎症反应、蛋白酶-抗蛋白酶失衡。本次实验主要对补肺益肾方治疗慢性阻塞性肺疾病的长期作用及机制进行相关研究[13]。

(一)补肺益肾方的传统药效研究

本次实验首先研究了补肺益肾方(BYF)对慢性阻塞性肺疾病(COPD)模型大鼠肺功能长期的影响,通过吸烟与细菌反复感染32周复制慢性阻塞性肺疾病大鼠动物模型。在模型第9周,将30只COPD大鼠随机分为三组。然后在第9~20周期间,每天分别对模型组大鼠灌胃给予生理盐水(2mL)、BYF组给予BYF(4.44g/kg,0.5g/mL)和氨茶碱(APL)组给予APL(2.3mg/kg)。空白对照组大鼠还在相同的时间间隔灌胃给予生理盐水(2mL)。从0周开始评价肺功能至第20周,在32周时处死所有大鼠,收集心脏和肺组织进行组织病理学分析。

如图3-102所示,与空白对照组相比,模型组从第4周到第32周的潮气量(TV)、呼气峰流速值(PEF)和50%的潮气量呼气流量(EF50)明显下降,而BYF组和APL组这些指标有所降低。此外,模型组大鼠的肺损伤评分、支气管壁厚度、肺小血管壁厚度、细支气管狭窄、肺泡直径均增加,而这些指标在BYF组被显著抑制[图3-103(a)~(f)]。同时,BYF组明显提高了COPD大鼠肺泡数[图3-103(g)]。这些数据表明,BYF对COPD大鼠具长期疗效。如图3-104所示,当其肺部接触香烟的烟雾和被细菌感染后IL-6、IL-1β、TNF-α和sTNFR2的水平增加,而BYF可以抑制这些水平增加。因此BYF能有效地抑制肺组织的炎症反应。同时,本课题组研究了BYF对肺组织中MMP-2、MMP-9、TIMP-1以及胶原蛋白I、III、IV表达的长期影响。如图3-105所示,BYF显著降低MMP-2和MMP-9的表达水平并增加TIMP-1的水平。在模型复制第32周时,BYF明显抑制胶原蛋白I、III和IV的表达(图3-106)。这些结果表明,BYF可通过在第32周抑制胶原蛋白I、III、IV和MMP-2/9的表达及增强TIMP-1的表达从而抑制香烟烟雾和细菌感染诱导所引起的胶原沉积和蛋白酶-抗蛋白酶失衡。上述数据表明,BYF对COPD大鼠具有长期治疗效果,可能是由于其对炎性细胞因子的表达、蛋白酶-抗蛋白酶失衡和胶原沉积的持续抑制作用。

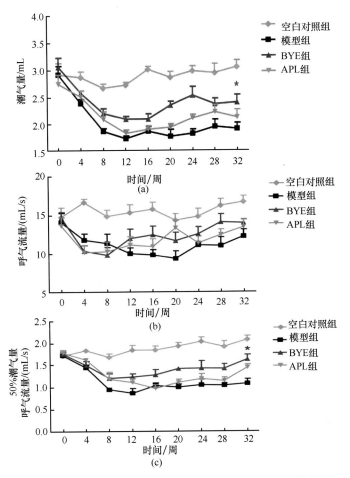

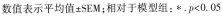

图 3-102 补肺益肾方（BYF）对慢性阻塞性肺病（COPD）大鼠肺功能的长期影响[13]

（a）从第 0 周至第 32 周每四周分析潮气量（TV）；（b）呼气流量峰值（PEF）；（c）50%潮气量呼气流量（EF50）

数值表示平均值±SEM；相对于模型组：*.p<0.05

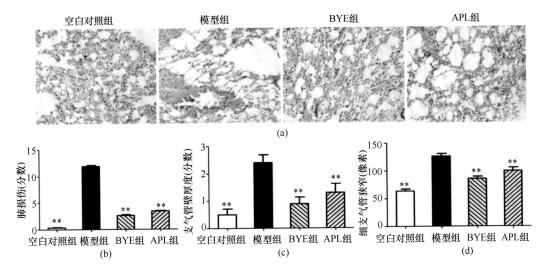

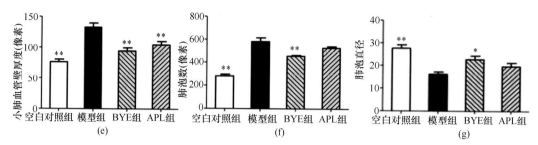

图3-103 补肺益肾方(BYF)对慢性阻塞性肺病(COPD)大鼠肺组织的长期影响[13]

(a)实验第32周肺组织 HE 染色评价(原始放大倍数×100);(b)各组的肺损伤分数;(c)分析支气管壁厚度;
(d)细支气管狭窄;(e)小肺血管壁厚度;(f)肺泡数;(g)肺泡直径
数值表示平均值±SEM;相对于模型组：*. $p<0.05$, **. $p<0.01$

(二)补肺益肾方的代谢组学药效评价及作用机制的研究

为了系统地探讨 BYF 的长期作用机制,本课题组采用转录组、蛋白质组和代谢组学分析技术分析肺组织中异常代谢特征。首先,本实验进行了肺组织的 RNA 芯片转录研究,共测到约41 000 个基因。其中在模型组比较空白对照组中,共找到了1063 个差异表达基因(表 3-29);在 BYF 组比较模型组中,共找到了1106 个差异表达基因(表 3-30)。这些基因具有不同表达功能,如氧化还原酶活性、金属内肽酶活性、激素受体结合、与 NF-κB 结合[图 3-107(a)、(b)]。此外本研究通过全息数据集来提取生物途径信息。如图 3-107 所示,这些转录表达被映射到多个不同的途径,如氧化磷酸化通路、焦点粘连通路和泛素介导的蛋白水解通路。

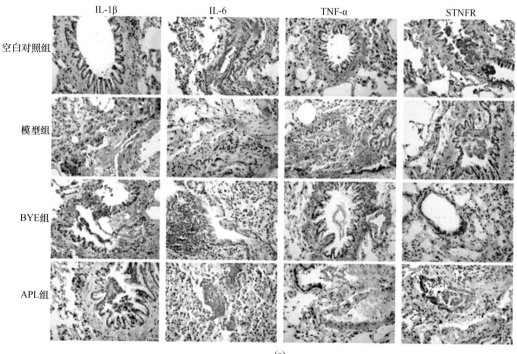

(a)

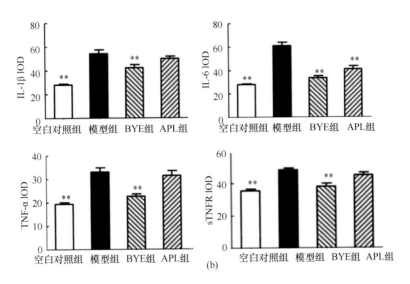

图 3-104 补肺益肾方（BYF）对慢性阻塞性肺病（COPD）大鼠肺中 IL-1β、
IL-6 TNF-α 和 sTNFR2 表达的长期影响[13]

实验第 32 周,(a)肺组织中白介素(IL)-1β、IL-6 的表达,肿瘤坏死因子(TNF)-α 和可溶
性 TNF-α 受体(sTNFR)2 免疫组织化学评价(×100);(b)COPD 大鼠肺中 IL-6、IL-10、
TNF-α 和 sTNFR2 表达的定量分析

实验结果表示平均值±SEM。相对于模型组:＊＊. p<0.01

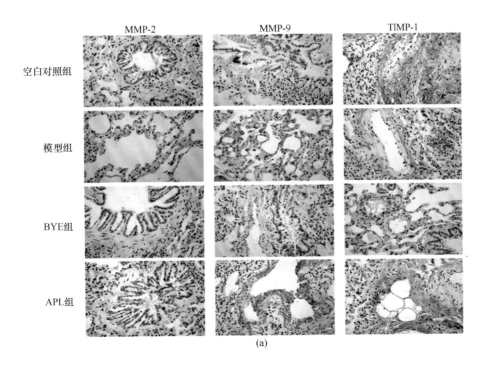

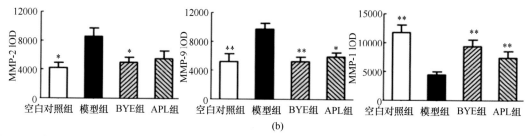

(b)

图 3-105　补肺益肾方（BYF）对慢性阻塞性肺病（COPD）大鼠肺中 MMP-2、MMP-9 和 TIMP-1 表达的长期影响[13]

实验第 32 周，（a）COPD 大鼠肺中基质金属蛋白酶（MMP）-2、MMP-9、MMP（TIMP）-1 免疫组织化学评价（放大，×100）；

（b）对 COPD 大鼠肺中 MMP-2，MMP-9 和 TIMP-1 表达的定量分析

实验结果表示平均值±SEM。相对于模型组：$*. p<0.05$，$**. p<0.01$

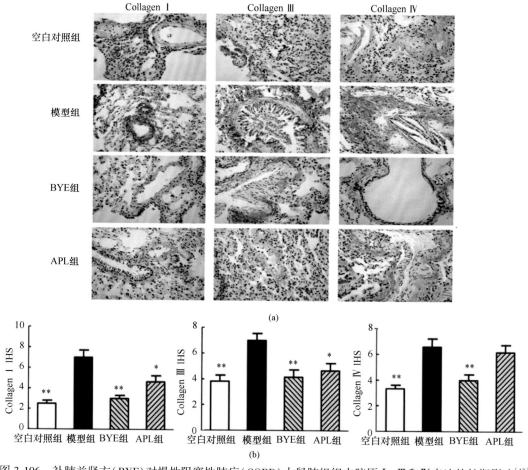

图 3-106　补肺益肾方（BYF）对慢性阻塞性肺病（COPD）大鼠肺组织中胶原 Ⅰ、Ⅲ 和 Ⅳ 表达的长期影响[13]

（a）COPD 大鼠肺中胶原 Ⅰ、Ⅲ 和 Ⅳ 表达的免疫组织化学分析（原始放大倍数×100）；（b）定量分析肺组织中胶原 Ⅰ、Ⅲ 和 Ⅳ 的表达

结果表示为平均值±SEM。相对于模型组：$*. p<0.05$，$**. p<0.01$

表 3-29　在慢性阻塞性肺病大鼠的肺组织中异常调节的转录组途径分析[13]

名称	数量	通路比例/%	p 值
核糖体	16	0.2530	0.0000
泛素介导的蛋白水解	12	0.1898	0.0008

续表

名称	数量	通路比例/%	p 值
神经营养因子信号通路	11	0.1740	0.0027
剪接体	10	0.1582	0.0067
长期增强	7	0.1107	0.0108
氧化磷酸化	10	0.1582	0.0145
非小细胞肺癌	6	0.0949	0.0147
肾细胞癌	6	0.0949	0.0437
帕金森综合征	9	0.1423	0.0457
焦黏附	11	0.1740	0.0469
GnRH 信号通路	7	0.1107	0.0480
阿尔茨海默症	11	0.1740	0.0497

表 3-30　在慢性阻塞性肺疾病大鼠的肺组织中补肺益肾方调节的转录组途径分析[13]

名称	数量	通路比例/%	p 值
亨廷顿舞蹈症	14	0.2391	0.0069
氧化磷酸化	10	0.1708	0.0291
溶酶体	9	0.1537	0.0314
帕金森综合征	10	0.1708	0.0355
阿尔茨海默症	12	0.2049	0.0472
白细胞跨内皮迁移	8	0.1366	0.0484

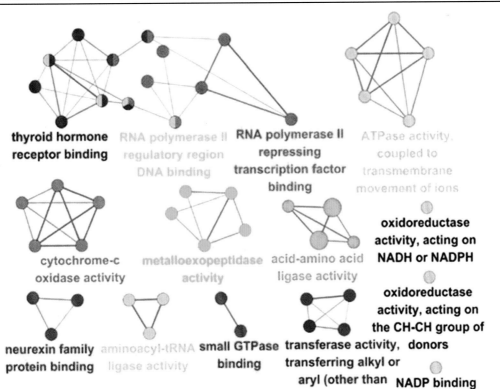

(a)

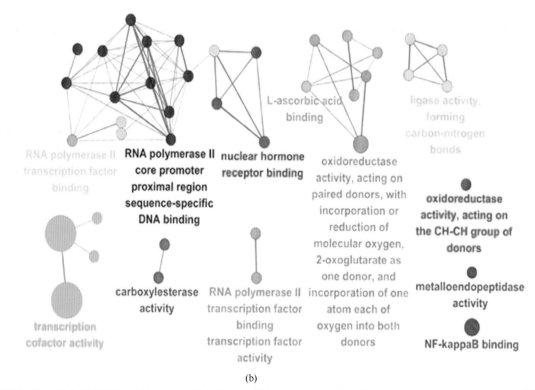

(b)

图 3-107　慢性阻塞性肺病（COPD）大鼠和补肺益肾方（BYF）组大鼠的肺组织中基因的分子功能关系网[13]

通过 ClueGO 分析 COPD 大鼠中调节基因（a）和受调节基因（b）的分子功能

接下来本研究利用液相色谱-质谱联用仪（LC-MS）分析了蛋白质表达谱，并在模型组对比空白对照组中确定了 191 差异调节蛋白（表 3-31）；在 BYF 组对比模型组中确定了 187 差异调节蛋白（表 3-32）。如图 3-108（a）和（b）所示，这些调节蛋白的功能与氧化还原酶活性、过氧化物酶活性或 NAD 结合相关。此外，这些调节蛋白被映射到多种途径如 ECM 受体相互作用、粘着、紧密连接，和白细胞跨内皮迁移。在进一步分析中，模型组与 BYE 组共影响了 132 个相同蛋白质。其中模型组中的 70 个蛋白质的表达变化被 BYF 处理抑制。这 70 个蛋白质的分子功能主要与氧化还原酶活性，抗氧化活性，细胞外基质结合和蛋白磷酸酶结合相关［图 3-108（c）］。

表 3-31　在慢性阻塞性肺疾病大鼠的肺组织中异常调节的蛋白质组途径分析[13]

名称	通路数量	通路比例/%	p 值
ECM-受体相互作用	8	0.3666	0.0002
局部粘连	11	0.5041	0.0006
白细胞跨内皮迁移	7	0.3208	0.0069
糖酵解/糖异生	6	0.2750	0.0079
丙酸酯代谢	4	0.1833	0.0125
丙酮酸代谢	4	0.1833	0.0196
色氨酸代谢	4	0.1833	0.0254
缬氨酸、亮氨酸和异亮氨酸降解	4	0.1833	0.0303
小细胞肺癌	5	0.2291	0.0343

续表

名称	通路数量	通路比例/%	p 值
肌动蛋白骨架调节	8	0.3666	0.0348
紧密连接	6	0.2750	0.0433
氮代谢	3	0.1375	0.0450
磷酸戊糖途径	3	0.1375	0.0487

表 3-32　在慢性阻塞性肺疾病大鼠的肺组织中补肺益肾方调节的蛋白质组途径分析[13]

名称	通路数量	通路比例/%	p 值
局部粘连	14	0.6591	0.0000
ECM-受体相互作用	8	0.3766	0.0002
肌动蛋白骨架调节	11	0.5179	0.0013
白细胞跨内皮迁移	8	0.3766	0.0018
磷酸戊糖途径	4	0.1883	0.0056
神经营养因子信号通路	7	0.3296	0.0126
紧密连接	7	0.3296	0.0145
糖酵解/糖异生	5	0.2354	0.0398
病毒性心肌炎	5	0.2354	0.0443
抗原加工和呈递	5	0.2354	0.0459

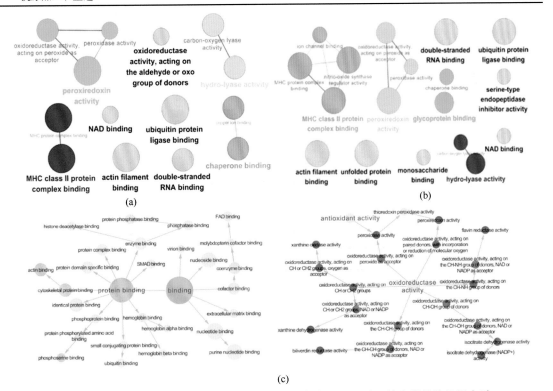

图 3-108　慢性阻塞性肺病(COPD)大鼠和补肺益肾方(BYF)处理的大鼠的肺组织中受
调节蛋白质的分子功能[13]

通过 ClueGO 分析 COPD 组大鼠(a)和 BYF 组大鼠(b)中调节蛋白的分子,使用 BiNGO 分析 COPD 和 BYF 组
大鼠之间的重叠蛋白的主要功能(c)

最后,本研究利用 LC-MS 描绘了模型组和 BYF 组大鼠的代谢谱。对比空白对照组在模型组中共发现了 41 种代谢物的水平异常(表 3-33);对比模型组 BYF 组调节了其中 32 种代谢物的水平(表 3-34)。通过 MetaboAnalyst 分析系统对代谢进行路径分析。如图 3-109 所示,这些代谢物主要参与花生四烯酸、亚油酸和谷胱甘肽代谢,主要与脂质代谢异常有关。

表 3-33　在慢性阻塞性肺病大鼠的肺组织中异常调节的代谢组途径分析[13]

名称	总计	预期值	Hits	p 值
不饱和脂肪酸的生物合成	42	0.65906	6	2.62E-05
花生四烯酸代谢	36	0.56491	4	0.0019285
亚油酸代谢	5	0.078459	2	0.0022856
鞘脂代谢	21	0.32953	3	0.0037176
甘油磷脂代谢	30	0.47076	3	0.010353
氰基氨基酸代谢	6	0.094151	1	0.09069
α-亚麻酸代谢	9	0.14123	1	0.13304
甲烷代谢	9	0.14123	1	0.13304
脂肪酸生物合成	43	0.67475	2	0.1443
类固醇激素生物合成	70	1.0984	2	0.3014
半胱氨酸和甲硫氨酸代谢	28	0.43937	1	0.36059
甘氨酸,丝氨酸和苏氨酸代谢	32	0.50214	1	0.40061
类固醇生物合成	35	0.54922	1	0.42905
原代胆汁酸生物合成	46	0.72183	1	0.52269
氨酰-tRNA 生物合成	67	1.0514	1	0.66232

表 3-34　在慢性阻塞性肺病大鼠的肺组织中补肺益肾方调节的代谢组途径分析[13]

名称	总计	预期值	Hits	p 值
花生四烯酸代谢	36	0.66762	4	0.0036618
谷胱甘肽代谢	26	0.48217	2	0.081872
亚油酸代谢	5	0.092725	1	0.089472
甘油磷脂代谢	30	0.55635	2	0.10478
α-亚麻酸代谢	9	0.1669	1	0.15546
维生素 B_6 代谢	9	0.1669	1	0.15546
嘧啶代谢	41	0.76034	2	0.1748
泛酸和 CoA 生物合成	15	0.27817	1	0.24589
β-丙氨酸代谢	19	0.35235	1	0.30092
丁酸代谢	20	0.3709	1	0.31406
鞘脂代谢	21	0.38944	1	0.32697
嘌呤代谢	68	1.2611	2	2.36233
丙氨酸,天冬氨酸和谷氨酸代谢	24	0.44508	1	0.36429
类固醇生物合成	35	0.64907	1	0.48486
氨基糖和核苷酸糖代谢	37	0.68616	1	0.50428
精氨酸和脯氨酸代谢	44	0.81598	1	0.56685

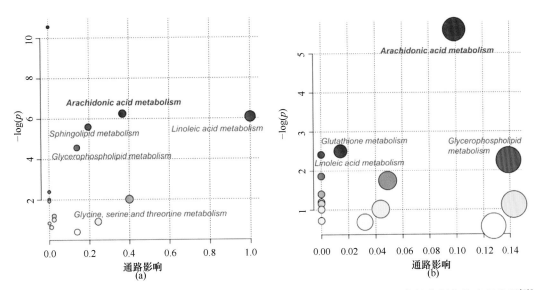

图 3-109　慢性阻塞性肺病(COPD)大鼠和补肺益肾方(BYF)组大鼠的肺组织中的代谢物的途径分析[13]

(a)COPD 组大鼠肺组织中代谢物的代表性途径分析;(b)BYF 组大鼠肺组织中代谢物的代表性途径分析

为了整体和系统的研究补肺益肾方对慢性阻塞性肺病治疗的作用机制,本研究通过整合转录组学、蛋白质组学和代谢组学数据,多层次分析了基因、蛋白质和代谢物的系统功能。首先应用 Metscape 软件构建代谢物、基因和蛋白质网络关系图。在图 3-110(a)和(b)中,本课题组使用模型组和 BYF 组大鼠的转录和代谢组学数据构建代谢物-基因网络,结果发现该网络主要涉及脂质代谢和能量代谢。其中多数代谢物和部分基因主要参与脂质代谢。在图 3-110(c)和(d)中,构建了模型组和 BYF 组大鼠的代谢物-蛋白质网络。该网络主要由脂质代谢或谷胱甘肽代谢组成。其中超过一半的蛋白质和几乎所有的代谢物都参与脂质代谢。由此可见,脂质代谢紊乱与 COPD 的发生和发展以及 BYF 的长期治疗作用密切相关。

同时本研究将转录组学、蛋白质组学和代谢组学数据与系统药理学数据结合。在 BYF 的潜在靶点和转录组分析结果之间有 8 种重叠蛋白质(katA,MAPK14,ACHE,ADRB1,CALM1,ADRA2B,ampC,gyrB)。这 8 种重叠蛋白质具有多种分子功能,如 MAP 激酶活性、肾上腺素能受体活性、乙酰胆碱酯酶活性,可与乙酰胆碱结合和细胞外基质结合[图 3-111(a)]。此外,BYF 治疗大鼠中调节的蛋白质与 BYF 靶点间重叠的 9 个蛋白(ampC,ATP5B,CALM1,COL1A2,gyrB,HSPA5,katA,SOD1 XDH)。这 9 种蛋白的分子功能主要与氧化还原酶活性、抗氧化活性和黄嘌呤脱氢酶/氧化酶活性有关[图 3-111(b)]。最后,利用 Metscape 软件构建相关网络,分析了 BYF 调节的靶蛋白和代谢物的潜在关系。如图 3-112 所示,研究发现代谢物-靶蛋白网络主要由脂质代谢组成。图 3-113 将系统级图片分为四组:脂质代谢、炎症反应、氧化应激和局部粘连通路。在 BYF 组大鼠的肺组织中药物明显调节了花生四烯酸代谢和亚油酸代谢。其中代谢物如卵磷脂、9-(S)-HODE、15H-11,12-EETA、LTA4、5-HETE 和 11-epi-PGF2α 的水平较模型组有所下降。它们可能参与的炎症过程。同时一些重要的代谢酶如 ALOX5、PTGS1/2、LTA4H、AKR1C3、MAPK1/3(ERK1/2)、MAPK14(p38)、MAPK8(JNK)和 NF-κB 也是 BYF 潜在的作用靶点。炎症细胞因子,包括 IL-6 和 TNF-α 水平也被 BYF 抑制。

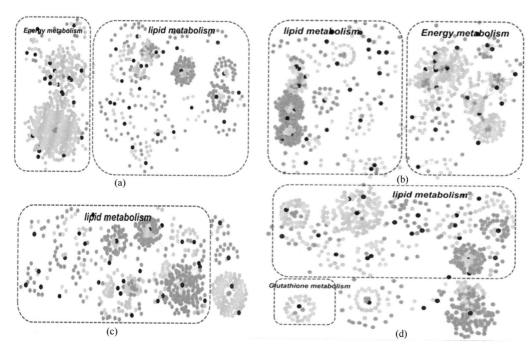

图 3-110　慢性阻塞性肺病(COPD)组大鼠和补肺益肾方(BYF)组大鼠肺组织中的代谢物、
基因和蛋白质的代谢相关网络

(a)代谢代谢物-基因网络的 COPD 模型组;(b)BYF 处理组的代表性代谢物-基因网络;(c)代表性代谢物-蛋白
网络的 COPD 模型组;(d)BYF 处理组的代表性代谢物-蛋白质网络

使用 Metscape,构建了具有化合物(六边形)和代谢酶(圆形)作为节点及反应作为边缘的化合物反应网络
输入的基因和蛋白质显示为红色,输入的化合物显示为蓝色[13]

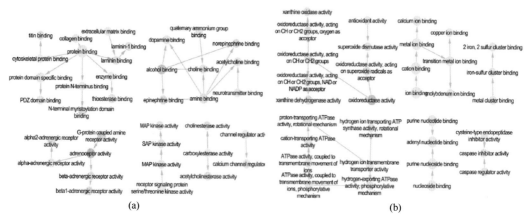

图 3-111　使用 BiNGO 分析蛋白质的主要功能(节点的面积与测试集中的蛋白质的数量成比例)[13]
(a)BYF 组大鼠的肺组织中的潜在靶标和转录物测量之间的重叠蛋白质的代表性分子功能;(b)BYF 组大鼠的肺
组织中的潜在靶点和蛋白质组测量之间的重叠蛋白的代表性分子功能

以上数据表明 BYF 可以通过调节脂质代谢、炎性细胞因子产物以及它们相应的通路活化来有
效抑制炎症反应(表 3-35)。

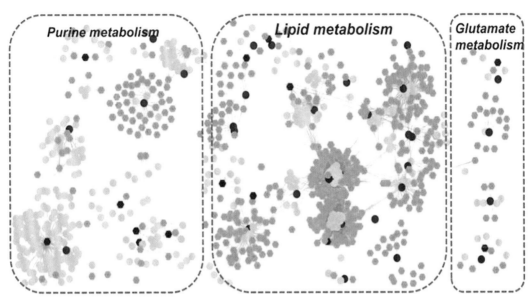

图 3-112 补肺益肾方(BYF)所调节靶蛋白中代谢物的关系网络[13]

使用 Metscape,构建了具有化合物(六边形)和代谢酶(圆形)作为节点及反应作为边缘的化合物反应网络

输入的化合物显示为蓝色,输入的靶蛋白显示为红色

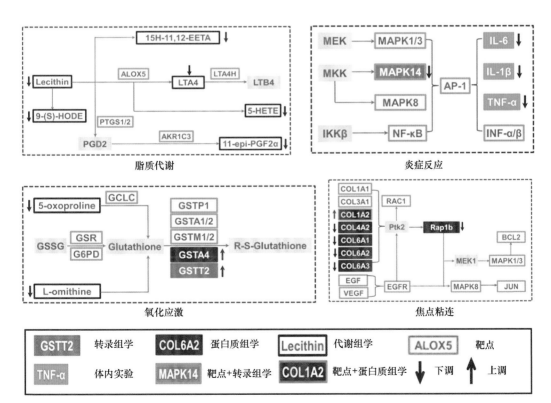

图 3-113 补肺益肾方所调节大鼠肺组织中潜在靶蛋白、转录组学、蛋白质组学和代谢组学的综合分析[13]

潜在靶点、转录组学、蛋白质组学和代谢组学数据显示为具有不同颜色的矩形

红色箭头表示上调,蓝色箭头表示下调,灰色矩形表示未调节

表 3-35　补肺益肾方潜在靶点的分析途径[13]

名称	通路数量	通路比例/%	p 值
神经活性配体-受体相互作用	30	0.7413	0.0000
肌萎缩性侧索硬化(ALS)	12	0.2965	0.0000
癌症途径	27	0.6672	0.0000
药物代谢	12	0.2965	0.0000
钙信号通路	19	0.4695	0.0000
膀胱癌	10	0.2471	0.0000
细胞色素 P450 的异生物的代谢	11	0.2718	0.0000
非小细胞肺癌	10	0.2471	0.0000
谷胱甘肽代谢	9	0.2224	0.0001
结肠直肠癌	11	0.2718	0.0001
小细胞肺癌	11	0.2718	0.0001
胰腺癌	10	0.2471	0.0001
前列腺癌	11	0.2718	0.0001
VEGF 信号通路	10	0.2471	0.0002
间隙连接	10	0.2471	0.0007
甲状腺癌	6	0.1483	0.0010
焦粘附	15	0.3706	0.0011
GnRH 信号通路	10	0.2471	0.0013
神经胶质瘤	8	0.1977	0.0015
阿尔茨海默氏病	13	0.3212	0.0015
孕激素介导的卵母细胞成熟	9	0.2224	0.0022
朊病毒病	6	0.1483	0.0024
T 细胞受体信号通路	10	0.2471	0.0026
精氨酸和脯氨酸代谢	7	0.1730	0.0030
黑色素瘤	8	0.1977	0.0030
FcεRI 信号通路	8	0.1977	0.0051
Toll 样受体信号通路	9	0.2224	0.0061
神经营养因子信号通路	10	0.2471	0.0065
NOD 样受体信号通路	7	0.1730	0.0065
细胞凋亡	8	0.1977	0.0093
脂肪细胞因子信号通路	7	0.1730	0.0095
血管平滑肌收缩	9	0.2224	0.0111
胰岛素信号通路	10	0.2471	0.0111
肾细胞癌	7	0.1730	0.0117
子宫内膜癌	6	0.1483	0.0132
MAPK 信号通路	15	0.3706	0.0137
咖啡因代谢	3	0.0741	0.0142
B 细胞受体信号通路	7	0.1730	0.0161
花生四烯酸代谢	6	0.1483	0.0178
移植物抗宿主病	5	0.1235	0.0210
苯丙氨酸代谢	4	0.0988	0.0210
色氨酸代谢	5	0.1235	0.0228

续表

名称	通路数量	通路比例/%	p 值
卵母细胞减数分裂	8	0.1977	0.0302
ErbB 信号通路	7	0.1730	0.0310
酪氨酸代谢	5	0.1235	0.0312
p53 信号通路	6	0.1483	0.0374
幽门螺杆菌感染中的上皮细胞信号转导	6	0.1483	0.0374
2 型糖尿病	5	0.1235	0.0385
补体和凝血级联	6	0.1483	0.0395

本次研究中,发现了多种参与谷胱甘肽代谢的代谢物如 5-氧代脯氨酸、L-鸟氨酸、鞣剂(GSTA4)、蛋白质(GSTT2)和潜在的靶点(GCLC,GSR,G6PD,GSTP1,GSTA1/2,GSTM1/2)。此外,与 COPD 发病机制相关的抗氧化蛋白 SOD1(超氧化物歧化酶)经 BYF 治疗后水平上调。这些结果表明 BYF 可能通过调节谷胱甘肽代谢和增加抗氧化剂的水平实现了其抗炎活性。同时,局部粘连也是重要的调节途径。尤其是 MAPK1/3,8 和 JUN 的激活可以使炎症细胞因子前体的转录水平上调。总之,这些结果表明补肾益肺方通过调节多种生物学功能,如脂质代谢,炎症反应,氧化应激和焦点粘连通路,对 COPD 发挥长期作用。

二、一贯煎汤药效评价及作用机制研究之一

一贯煎汤为清代名医魏玉璜先生所创,见于《续名医类案·心胃痛门》。魏氏曰:"统治胁痛、吞酸、疝瘕,一切肝病。"是滋阴疏肝的著名方剂。该方由北沙参、麦门冬、生地黄、当归、枸杞子和川楝子 6 味组成,其组方严谨,配伍精当,临床上可用于肝阴亏虚所致的多种疾病。功能养肝阴,疏肝气,治肝肾阴虚,肝郁气滞证。现代研究表明一贯煎具有抗肝纤维化、耐缺氧、抗疲劳、镇痛、抗炎、抗溃疡、抗干燥综合征等多重功效。尤其是抗炎作用十分明显,但是其机制并不明确,因此本次实验从代谢组学角度阐明一贯煎的抗炎机制[14]。

(一) 一贯煎汤的抗炎作用研究

采用角叉菜胶诱导爪水肿(CIE)的方法,即通过向左后爪皮下注射 1% 角叉菜胶水溶液(0.1mL),诱导水肿复制大鼠急性炎症模型。大鼠随机分为四组:一贯煎给药组(YGJ 组,7.5g/kg),空白对照组(NG 组,生理盐水,2mL),阿司匹林组(AG 组,0.4g/kg)和模型组(MG 组,生理盐水,2mL)。第 1~15 天,大鼠灌胃给予 3 种不同的供试液。于末次灌胃后 30 分钟,测量左后爪的体积,并记录为 V_0。然后通过显微注射器将 1% 卡拉胶原水溶液(0.1mL)注射到左后爪中。分别在注射角叉菜胶后的 1 小时、2 小时、3 小时、6 小时,观察并测量左后爪的体积。关节肿胀度(%)计算如下:关节肿胀率(%) = $(V_t - V_0)/V_0 \times 100\%$,其中,$V_0$ 为在注射角叉菜胶水溶液之前每组的平均初始体积;V_t 为不同时间每组关节肿胀的平均体积。

每 3 天测量一次体重和爪的肿胀体积来观察造模过程。各组大鼠体重测量无显著差异,表明 YGJ 对大鼠的正常生活没有影响。而 MG 组的肿胀体积与 NG 组相比有显著差异($p<0.05$),表明急性炎症模型成功建立。同时所有药物显著减弱了角叉菜胶诱导大鼠爪部急性发炎而引起的水肿($p<0.05$)。例如,AG 组和 YGJ 组之间的爪水肿没有显著性差异,表明

YGJ 对爪水肿的抑制作用接近 AG 组。YGJ 组与 MG 组相比在 2~6 小时时有极显著性差异（$p<0.01$，1 小时时有显著差异，这表明在前 6 小时，YGJ 的抑制作用增强。因此表明 YGJ 在前 6 小时具有抗炎作用，与 AG 组类似（表 3-36）。

表 3-36　一贯煎汤对大鼠爪肿胀的作用[14]

组别	剂量/(g/kg)	爪水肿率/%			
		1 小时	2 小时	3 小时	6 小时
NG	—	13.53 ± 6.42*	12.19 ±2.36**	10.32 ± 1.62**	11.02 ±2.81*
MG	—	29.71 ± 9.64	33.5 ± 13.73	31.34 ± 9.84	24.61 ±10.04
AG	0.4	12.23 ± 6.43**	17.62 ±6.51**	18.05 ± 6.43**	9.68 ±6.75**
YGJ	7.5	17.80 ± 4.83*	18.24 ±6.24**	18.91 ± 5.25**	8.13 ±7.38**

注：与模型组（MG）比较，*.$p<0.05$，**.$p<0.01$。

于实验第 15 天，末次给药（6 小时）后收集血浆样品，测量 IL-1β、TNF-α 和 IL-6 水平，结果见图 3-114。从图中可以看出，模型组血浆中 IL-1β、TNF-α、IL-6 水平与对照组相比显著增加（$p<0.01$），YGJ 组却显著降低（$p<0.05$）。以上结果说明 YGJ 可降低血中 IL-1β、TNF-α、IL-6 水平，减轻大鼠的水肿具有一定抗炎作用。

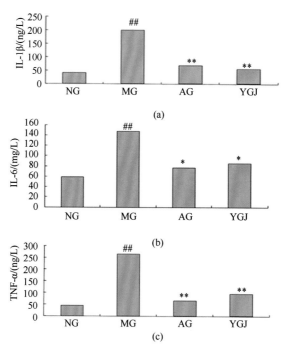

图 3-114　一贯煎汤对角叉菜胶诱导的爪水肿大鼠的
多个血浆生理指标影响评价

（a）IL-1β 水平；（b）IL-6 水平；（c）TNF-α

NG. 空白对照组；MG. 模型组；AG. 阿司匹林组；YGJ. 治疗组[14]

数据表示为平均值±SEM，$n = 6$

与空白对照组相比：##.$p<0.01$，#.$p<0.05$；与模型组相比：

**.$p<0.01$，*.$p<0.05$

（二）一贯煎汤代谢组学药效评价及作用机制的研究

在明确一贯煎抗炎作用的基础上,本实验利用 LC-MS 联用技术对各组大鼠尿液进行代谢组学分析。第 15 天各组大鼠尿液总离子流图(TIC)见图 3-115。通过对各组大鼠尿液总离子流图进行无监督模式的主成分分析 PCA 结果见图 3-116(e)~(h),从图中可以看出 NG 组、MG 组、AG 组和 YGJ 组的聚类有明显的分离。图中显示 NG 组和 MG 组之间出现明显的分离,表明造模刺激引起了内源性物质代谢异常。而 NG 组和 YGJ 组的色谱图却相近。与 AG 组相比,我们发现 YGJ 对造模所引起的代谢异常状态具有一定的恢复性能,显示了一贯煎汤良好的治疗效果。为找出 MG 组和 NG 组之间的具体变化,本次实验使用偏最小二乘法(PLS)对尿液和血浆数据进行了分析,所得 PLS-DA 得分图,见图 3-116(a)~(d)。以 VIP 值大于 1.0 且 p 值小于 0.05 的筛选原则,获得相应离子,将母离子信息和二级碎片信息与 HMDB 数据库和 KEGG 进行比对来对这些离子进行结构鉴定,这些代谢物的鉴定结果见表 3-37。基于由 YGJ 回调的代谢物,使用 MetaboAnalyst 进行代谢通路分析。结果发现 YGJ 可以回调五种最重要的代谢通路,包括色氨酸代谢、脂质代谢、氧化应激、乙醛酸和二羧酸代谢、牛磺酸和亚牛磺酸代谢。代谢网络的结构如图 3-117 所示。在网络中,乙酰辅酶 A 作为节点分子,与其他通路中色氨酸代谢、脂质代谢、乙醛酸和二羧酸代谢、牛磺酸和亚牛磺酸代谢的代谢物有更多联系。2-氧代戊二酸与氧化应激相关,乙醛酸和二羧酸代谢属于不同通路中的节点分子。

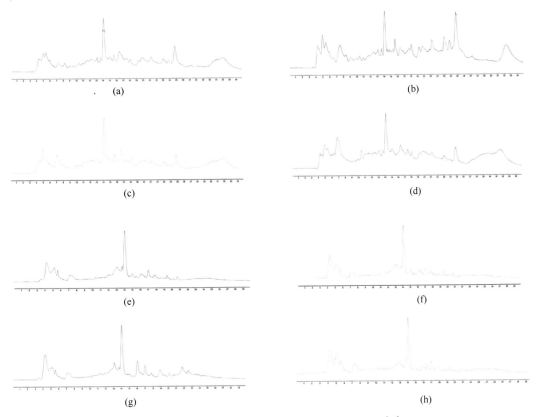

图 3-115　正负离子模式下各组尿液 TIC 色谱图[14]

(a)正离子模式空白对照组;(b)正离子模式模型组;(c)正离子模式阿司匹林组;(d)正离子模式一贯煎汤组;
(e)负离子模式空白对照组;(f)负离子模式模型组;(g)负离子模式阿司匹林组;(h)负离子模式一贯煎汤组

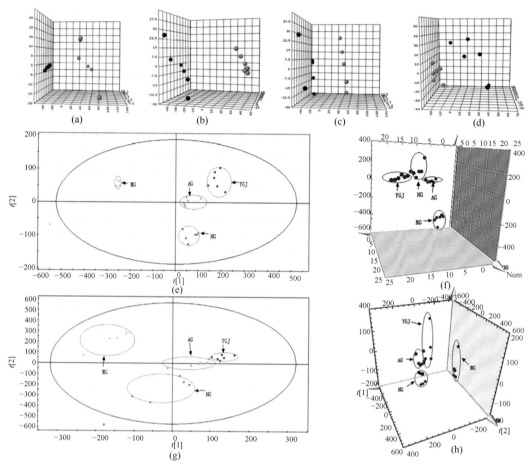

图 3-116　正负离子模式下各组代谢数据 PLS-DA 得分图(模型组:红球,空白对照组:绿球)和 PCA 得分图[14]
(a)正离子模式模型组和空白对照组尿液的 PLS-DA 得分图($R^2X = 0.909, Q^2(\text{cum}) = 0.972$);(b)负离子模式模型组和空白对照组尿液 PLS-DA 得分图($R^2X = 0.809, R^2Y = 0.947, Q^2(\text{cum}) = 0.92$);(c)正离子模式模型组和空白对照组血浆 PLS-DA 得分图($R^2X = 0.899, Q^2(\text{cum}) = 0.872$);(d)负离子模式模型组和空白对照组血浆 PLS-DA 得分图($R^2X = 0.869, R^2Y = 0.907, Q^2(\text{cum}) = 0.96$);(e)正离子模式各组尿液比较 PCA 得分图($Q^2Y = 0.852, R^2X = 0.925, Q^2(\text{cum}) = 0.834$);(f)正离子模式各组血浆比较 PCA 得分图($Q^2Y = 0.97, R^2X = 0.962, Q^2(\text{cum}) = 0.834$);(g)负离子模式各组尿液比较 PCA 得分图($Q^2Y = 0.91, R^2X = 0.953, Q^2(\text{cum}) = 0.868$);(h)负离子模式各组血浆比较 PCA 得分图($Q^2Y = 0.883, R^2X = 0.793, Q^2(\text{cum}) = 0.862$)

表 3-37　潜在生物标记物及其代谢途径[14]

	序号	保留时间/min	化合物	模型组[a]	一贯煎组[b]	相关通路	含量比较[c]
尿液	1	14.86	精胺	↓	↑	精氨酸和脯氨酸代谢	AG>NG>YGJ>MOD
	2	13.821	柠檬酸	↓	↑	柠檬酸循环(TCA 循环)	AG>NG>YGJ>MOD
	3	26.583	琥珀酸	↓	↑	柠檬酸循环(TCA 循环)	NG>AG>YGJ>MOD
	4	14.823	乙酰乙酸	↑	↓	酮体的合成和降解	MOD>YGJ>AG>NG
	5	13.738	犬尿肽	↓	↑	色氨酸代谢	NG>AG>YGJ>MOD
	6	26.508	肌酸	↑	↓	精氨酸和脯氨酸代谢	MOD>NG>YGJ>AG

续表

	序号	保留时间/min	化合物	模型组[a]	一贯煎组[b]	相关通路	含量比较[c]
尿液	7	13.951	2-氧代戊二酸	↓	↑	柠檬酸循环(TCA循环)	NG>AG>YGJ>MOD
	8	13.914	苦味酸	↑	↓	色氨酸代谢	MOD>YGJ>AG>NG
	9	13.884	尿苷	↑	↓	嘧啶代谢	MOD>AG>YGJ>NG
	10	26.65	尿酸	↑	↓	嘌呤代谢,氧化损伤	MOD>YGJ>AG>NG
	11	26.591	氨基丙酸	↓	↑	脂肪酸代谢	NG>AG>YGJ>MOD
	12	13.891	丝氨酸	↓	↑	组氨酸代谢	AG>NG>YGJ>MOD
	13	26.599	胍基乙酸酯	↑	↓	精氨酸和脯氨酸代谢	MOD>YGJ>AG>NG
	14	14.875	L-组氨酸	↑	↓	组氨酸代谢	MOD>AG>YGJ>NG
	15	26.598	肌肽	↓	↑	赖氨酸降解	YGJ>AG>NG>MOD
血液	16	14.983	脯氨酸	↓	↑	精氨酸和脯氨酸代谢	YGJ>AG>NG>MOD
	17	13.884	牛磺酸	↓	↑	牛磺酸和亚牛磺酸代谢	YGJ>AG>NG>MOD
	18	26.493	L-苯基丙酮酸	↓	↑	苯丙氨酸代谢	NG>YGJ>AG>MOD
	19	13.906	L-半胱氨酸	↑	↓	牛磺酸和亚牛磺酸代谢	MOD>NG>YGJ>AG
	20	13.861	色氨酸	↓	↑	色氨酸代谢	NG>AG>YGJ>MOD
	21	14.838	苦味酸	↑	↓	色氨酸代谢	MOD>YGJ>NG>AG
	22	14.584	胆碱	↑	↓	甘油磷脂代谢	MOD>YGJ>NG>AG
	23	14.592	花生四烯酸	↑	↓	花生四烯酸代谢	MOD>YGJ>NG>AG
	24	26.73	乙酰胆碱	↑	↓	甘油磷脂代谢	MOD>YGJ>NG>AG
	25	26.516	乙酰胆碱	↓	↑	赖氨酸降解	AG>YGJ>NG>MOD
	26	26.642	γ-丁基甜菜碱	↓	↑	色氨酸代谢	YGJ>AG>NG>MOD

注:向上(或向下)箭头代表模型组或一贯煎汤组中潜在代谢标记物的相对增加(或降低)水平。

a. 与空白组相比;b. 与模型组相比;c. 通过生物标记物的标准化面积评价含量水平。

乙酰辅酶是许多生化反应中代谢的重要分子。它被称为"代谢中心"。其主要功能是将乙酰基内的碳原子传送到三羧酸(TCA)循环,以被氧化用于产生能量。乙酰辅酶A由碳水化合物通过糖酵解以及脂肪酸氧化分解产生并进入循环。乙酰辅酶A也是神经递质乙酰胆碱的生物合成中的重要组成部分。胆碱与乙酰辅酶A组合,被胆碱乙酰转移酶催化以产生乙酰胆碱。2-氧戊二酸是戊二酸的两种酮衍生物之一。其阴离子α-酮戊二酸是重要的生物化合物。它是通过谷氨酸的脱氨产生的酮酸,同时又是TCA循环中的中间体。本次研究观察到MG组中胆碱和乙酰胆碱的含量水平与NG组相比有所上调,表明脂质代谢异常会引发乙酰辅酶A的不平衡,同时色氨酸代谢、氧化应激、乙醛酸和二羧酸代谢、牛磺酸和亚牛磺酸代谢等途径代谢异常可直接或间接影响乙酰辅酶A的累积。

一贯煎汤干预对急性炎症的代谢途径代谢网络中(图3-117),脂质代谢与炎症密切相关。胆碱和花生四烯酸是磷脂水解产物的一部分。作为前列腺素和白三烯的重要前体,当炎症因子进入生物体时花生四烯酸的含量将升高。同时,它们将与一些炎症细胞因子如TNF-α、IL-6、IL-1β进一步介导分级放大反应并导致退化。胆碱,作为乙酰胆碱的前体,可以通过激活α7受体抑制各种炎症细胞因子。同时,由胆碱产生的乙酰胆碱可以与位于巨噬细胞和其他分泌

细胞表面的 α7 烟碱乙酰胆碱受体结合并产生与胆碱相同的生理功能。胆碱、乙酰胆碱、花生四烯酸和 TNF-α、IL-6、IL-1β 在 MG 组中与 YGJ 组和 NG 组相比上调,表明一贯煎汤抑制炎症反应并调节代谢异常的作用。

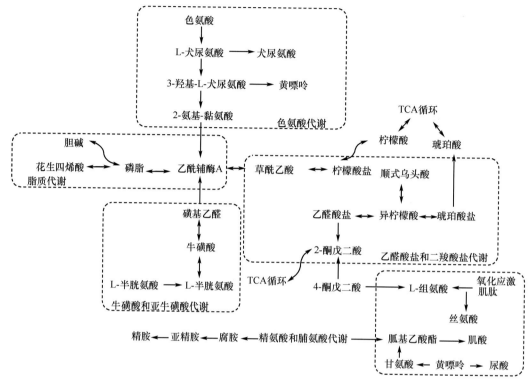

图 3-117　一贯煎汤干预急性炎症相关代谢途径网络图[14]

　　此外,本次实验所鉴定的其他代谢物与氧化应激相关,因为牛磺酸、组氨酸、肌酸和尿酸具有清除氧自由基作用。牛磺酸是内源性抗损伤物质,具有良好的防止细胞膜损伤的能力。此外还包括多种生理功能,如抗氧化、抗炎、抗凋亡、膜离子交换调节、渗透调节、胆汁酸结合和神经传递调节等。可降低白细胞和血管内皮细胞的相互作用,抑制白细胞介素的产生,并进一步防止角叉菜胶诱导的炎症反应,逆转初期的细胞形态,特别是中性粒细胞。本次实验观察到牛磺酸水平在 MG 组的水平低于 YGJ 组。推测可能是由于牛磺酸和亚牛磺酸的代谢紊乱所引起的。

　　组氨酸是一种必需氨基酸。它能够转化成组胺,并在组氨酸脱羧酶的作用下与肥大细胞和嗜碱性粒细胞结合无活性形式存在。一旦生物体被物理化学剂刺激,肥大细胞和嗜碱性粒细胞脱颗粒将加速组胺的释放。组胺的产生会增加血管通透性和炎症,症状包括疼痛、肿胀、感觉失调等。一些相关报道证明,组氨酸的血浆水平降低与炎症呈正相关,这表明从组氨酸转化为组胺的速率增加。肌肽是组氨酸的储存形式。当组氨酸的含量在细胞中增加时,为了降低组氨酸的水平,肌肽的合成将增加,一旦组氨酸的含量太低不能满足生物体要求,那么肌肽会将其分解。其他研究也表明肌肽作为生物体的重要中间产物具有与 SOD 和过氧化物酶类似的功能,并且具有清除自由基的能力:O^{2-},OH^- 和单线态氧。本次研究中与 NG 组和 YGJ 组相比,MG 组中肌肽和丝氨酸水平下降表明肌肽的分解速率升高,这有利于组氨酸的上调。高水平的组氨酸将引起组胺的释放,进一步导致炎症反应。另外,一贯煎汤对组织蛋白升高具有抑制作用,表明一贯煎汤可以在一定程度上逆转病理状态。

色氨酸是一种人体必需氨基酸,可以减少机体压力反应和炎症反应。同时作为烟酰胺腺嘌呤二核苷酸(NAD)和烟酰胺腺嘌呤二核苷酸磷酸(NADP)的前体,通常用于满足代谢和能量的需要。通过犬尿氨酸途径的色氨酸代谢可通过多种途径影响免疫系统,使其能够连续调节原体的反应和无害抗原的耐受之间的平衡。犬尿氨酸由位于肠道中的色氨酸在酶催化和介导炎症剂的作用下产生。黄嘌呤是色氨酸代谢的终产物之一。它在犬尿氨酸转氨酶的作用下由3-羟基-1-犬尿氨酸产生。本次研究中YGJ组大鼠的尿液和血浆中的色氨酸、黄嘌呤核苷酸和犬尿氨酸浓度升高,说明一贯煎汤参与了炎症背景下的犬尿氨酸途径的代谢调节。

本次实验首先通过在物理参数和血浆细胞因子水平验证了一贯煎的抗炎作用。在此基础上通过代谢组学方法研究了抗炎作用机制,其主要是通过色氨酸代谢、脂质代谢、氧化应激、乙醛酸盐代谢、二羧酸代谢、牛磺酸代谢和亚牛磺酸代谢多种途径调节来发挥抗炎作用。

三、一贯煎汤药效评价及作用机制研究之二

现代研究表明一贯煎汤具有抗肝纤维化、耐缺氧、抗疲劳、镇痛、抗炎、抗溃疡、抗干燥综合征等多重功效。尤其是抗炎作用十分明显,但是其机制并不明确,因此本次实验从代谢组学角度阐明一贯煎的抗炎机制[15]。

(一) 一贯煎的抗炎作用研究

首先实验评价了一贯煎(YGJ)的抗炎作用,采用二甲苯导致小鼠右耳水肿复制炎症模型。选用雄性昆明小鼠(22~25g)随机分为6组($n = 8$):空白对照组(CON)、模型组(MOD)、YGJ低剂量组(LD,5.39g/kg)、YGJ中剂量组(MD,10.78 g/kg)、YGJ高剂量组(HD,21.56 g/kg)和阿司匹林组(ASP,0.58 g/kg)。空白对照组和模型组灌胃给予同等剂量的蒸馏水。各组于早上8:00~9:00点灌胃给予相应药物或蒸馏水,每天一次连续15天;除空白对照组外,其他组小鼠均采用右耳注射20μL二甲苯致雄性小鼠右耳水肿,每天一次连续15天。在最后一天,所有的小鼠灌胃给药半小时后用二甲苯造模。造模1小时后,将所有的雄性小鼠颈椎脱位处死,然后摘除两侧耳朵。用打孔器(直径7 mm)迅速取出样品,并称重。用小鼠双耳的重量差对小鼠的水肿程度进行评价,进而评价一贯煎汤液提取物的作用。水肿程度(%)= $(M_2 - M_1)/M_1 \times 100\%$,其中,$M_1$为左耳后肿块;$M_2$为右耳使用二甲苯1小时的质量。

运用临床化学指标结合小鼠的水肿程度对YGJ干预二甲苯导致小鼠右耳水肿模型的作用效果进行评价。不同剂量YGJ对二甲苯致小鼠耳肿胀的抑制作用如图3-118所示。1

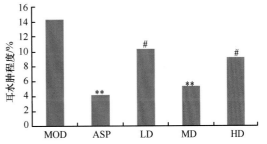

图3-118 各组大鼠耳水肿程度[15]

与模型组比较: *. $p < 0.05$,**. $p < 0.01$;与阿司匹林组比较:#. $p < 0.05$,##. $p < 0.01$

MOD. 模型组;ASP. 阿司匹林组;LD. 低剂量组;
MD. 中剂量组;HD. 高剂量组

小时后模型组与空白对照组比较耳水肿程度明显升高($p<0.05$),提示急性炎症模型复制成功。所有的药物可以明显抑制小鼠二甲苯耳急性炎症水肿($p<0.05$),当不同剂量的 YGJ 组与 ASP 组相比时,MD 组和 ASP 组之间的耳肿胀无显著性差异($p<0.05$),说明 MD 组对耳肿胀的抑制作用接近的 ASP 组。在 HD 组和 LD 组的耳水肿明显高于 ASP 组($p<0.05$),说明其抑制作用明显低于 ASP 组。临床化学结果发现,使用二甲苯 1 小时后,与对照组比较,模型组血清 PGE2 和 TNF-α 含量明显升高($p<0.05$),表明二甲苯诱导的局部炎症刺激引发了系统性炎症反应。图 3-119(a)显示,所有药物均明显降低了二甲苯致小鼠急性炎症血清的 TNF-α 水平($p<0.05$)。当 YGJ 组不同剂量与 ASP 组相比时,MD 组和 ASP 组血清 TNF-α 水平之间有显著差异($p<0.05$),其他组均无显著差异,表明 MD 对血清 TNF-α 的抑制作用接近 ASP 组。上述结果表明,MD 组对 TNF-α 水平的抑制作用最好。图 3-119(b)显示,所有药物均明显降低了二甲苯致小鼠急性炎症血清的 PGE2 水平($p<0.05$)。MD 组与模型组比较有显著性差异($p<0.05$)。因此,MD 组对 PGE2 的抑制作用最强。上述结果表明,MD 组对人耳水肿的抑制作用是最好的。TNF-α 和 PGE2,这些促炎细胞因子可能在炎症初步阶段产生刺激反应,然后依次诱导各种炎症介质的产生,并加重症状。基于 PGE2 和 TNF-α 水平,YGJ 不同剂量对耳肿胀均有抑制作用。

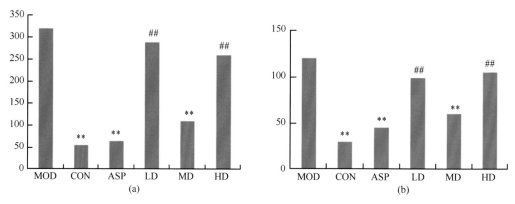

图 3-119　各组大鼠血中 TNF-α 和 PGE2 水平测定[15]

与模型组比较:$*$. $p<0.05$, $**$. $p<0.01$;与阿司匹林组比较:#. $p<0.05$,##. $p<0.01$

MOD. 模型组;ASP. 阿司匹林组;LD. 低剂量组;MD. 中剂量组;HD. 高剂量组

(二) 一贯煎汤的代谢组学药效评价及作用机制的研究

在证明 YGJ 对炎症的抑制作用后,本实验采用 GC-MS 技术获取了各组大鼠血液代谢轮廓数据并进行了代谢组学分析。首先,将对照组和模型组的数据进行主成分分析(PCA),如图 3-120(a)所示,空白对照组和模型组之间明显分离,说明两组有完全不同的代谢图谱。然后,为了更清晰明确地表示组间的分离程度,进行了正交偏最小二乘判别分析法(PLS-DA)分析,如图 3-120(b)所示,空白对照组和模型组之间明显分离,表明二甲苯导致的损伤引起了严重的代谢紊乱。以 VIP>1 且 $T<0.05$ 的筛选原则,获得相应离子,结果共鉴定了 14 个离子作为二甲苯致急性炎症小鼠代谢特性的潜在生物标记物。表 3-38 显示了已鉴定的生物标记物及其代谢途径。

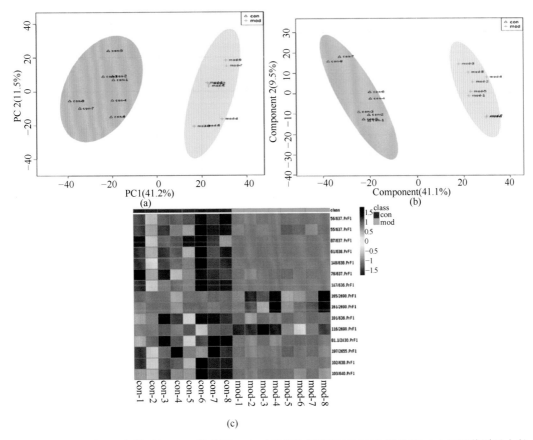

图 3-120　(a)对照组和模型组 PCA 得分图;(b)对照组和模型组 PLS-DA 得分图;(c)二甲苯诱导小鼠
急性炎症可视化热图[15]

表 3-38　模型相关潜在生物标记物及一贯煎汤的调节作用[15]

序号	化合物	分子式	模型组[a]	YGJ组[b]	代谢途径	含量水平[c]
1	鹅肌肽 d	$C_{10}H_{16}N_4O_3$	↓	↑	丙氨酸代谢	ASP>CON>YGJ>MOD
2	磷酸丝氨酸	$C_3H_8NO_6P$	↓	↑	甘氨酸,丝氨酸和苏氨酸代谢	CON>ASP>YGJ>MOD
3	丁二酸 d	$C_4H_6O_4$	↓	↑	TCA 循环	ASP>CON>YGJ>MOD
4	亚油酸	$C_{18}H_{32}O_2$	↓	↑	亚油酸代谢	ASP>CON>YGJ>MOD
5	柠檬酸 d	$C_6H_8O_7$	↑	↓	TCA 循环	MOD>YGJ>ASP>CON
6	甘氨酸 d	$C_2H_5NO_2$	↓	↑	甘氨酸,丝氨酸和苏氨酸代谢	ASP>CON>YGJ>MOD
7	丙酮酸 d	$C_3H_4O_3$	↑	↓	甘氨酸,丝氨酸和苏氨酸代谢	MOD>YGJ>ASP>CON
8	草酰乙酸	$C_4H_4O_5$	↑	↓	丙酮酸代谢	MOD>YGJ>ASP>CON
9	2-酮戊二酸 d	$C_5H_6O_5$	↓	↑	TCA 循环	CON>YGJ>ASP>MOD
10	尿嘧啶 d	$C_4H_4N_2O_2$	↓	↑	嘧啶代谢	CON>ASP>YGJ>MOD
11	牛磺酸 d	$C_2H_7NO_3S$	↓	↑	牛磺酸和亚牛磺酸代谢	ASP>CON>YGJ>MOD

续表

序号	化合物	分子式	模型组[a]	YGJ 组[b]	代谢途径	含量水平[c]
12	亚精胺	$C_7H_{19}N_3$	↓	↑	精氨酸和脯氨酸代谢	ASP>CON>YGJ>MOD
13	乙酸	$C_2H_4O_2$	↓	↑	丙酮酸代谢	CON>ASP>YGJ>MOD
14	L-乳酸 d	$C_3H_6O_3$	↓	↑	丙酮酸代谢	CON>ASP>YGJ>MOD

注:↓(或↑)代表在模型组或 YGJ 组潜在的代谢标记物水平的相对增加(或减少)。
　　CON. 对照组;MOD. 模型组;YGJ. 一贯煎组;ASP. 阿司匹林组。
　　a. 与对照组比较;b. 与模型组比较;c. 生物标记物在标准化区域内的面积;d. 化合物与标准物进行了对比鉴定。

　　为了进一步探讨二甲苯诱发的急性炎症代谢分析,我们将获得的数据提供给 Metabo-Analyst 进行计算系统分析,得到可视化热图[图 3-120(c)]。热图,通常是将重要的潜在差异代谢物用 MetaboAnalyst 进行无监督数据群集,结果见图 3-120(b)。由图可见,这些代谢产物可以明显区分对照组和模型组,因此它们可以作为潜在的生物标记物。为了探索更多关于 YGJ 潜在的抗炎机制,再一次应用代谢组学分析了各组的代谢产物变化。首先通过 PCA 分析散点图分析[图 3-120(a)],发现组间区分度不高。为了增加群体之间的分离,本实验通过 PLS-DA 对各组样品代谢数据进行了分析[图 3-120(b)]。YGJ 组和模型组的代谢特征在第一预测成分(t[1])中被明显区分开,说明二甲苯诱导的损伤造成的严重的代谢紊乱。此外,YGJ 组和 ASP 组代谢路径倾向于对照组,说明 YGJ 也有类似阿司匹林的疗效。为找出 YGJ 明显回调的代谢产物,本实验应用 MetaboAnalyst 进行更详细的分析。对潜在目标代谢途径分析(影响值≥0.10),结果发现 YGJ 对急性炎症干预的主要五大代谢途径包括亚油酸代谢、亚牛磺酸和牛磺酸代谢、乙醛酸代谢、柠檬酸循环和丙酮酸代谢[图 3-121(c)]。五种途径的代谢产物[图 3-121(a)~(e)]主要表现在亚油酸代谢、亚牛磺酸和牛磺酸代谢,乙醛酸代谢、甘氨酸代谢、丝氨酸代谢、苏氨酸代谢和柠檬酸循环(TCA 循环)。由图 3-122 可见,在代谢网络结构中甘氨酸和丙酮酸是主要的节点分子。甘氨酸作为一个节点分子,与亚油酸代谢、乙醛酸盐代谢、甘氨酸代谢、丝氨酸代谢、苏氨酸代谢以不同反应途径相关联,丙酮酸同样以节点分子的身份,与甘氨酸代谢、丝氨酸代谢、苏氨酸代谢、牛磺酸和牛磺酸代谢、乙醛酸盐代谢、柠檬酸循环(TCA循环)以不同反应途径相关联。

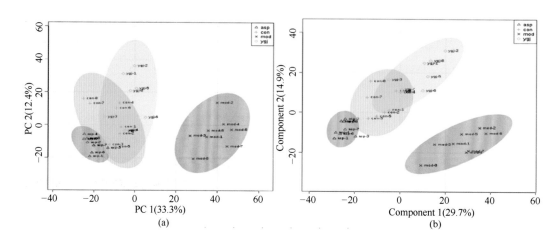

(a)　　　　　　　　　　　　　　(b)

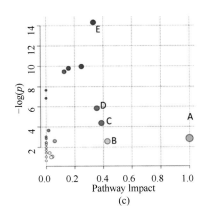

图 3-121　一贯煎对急性炎症模型小鼠干预作用代谢轮廓及经路分析[15]

(a)血清 14 代谢标记物水平在空白对照组(CON,绿色加号),模型组(MOD,蓝色十字架)、一贯煎汤组(YGJ,亮青色菱形)和阿司匹林组(ASP,红色三角形)的 PCA 得分图;(b)血清 14 代谢标志物水平在空白对照组(CON,绿色加号),模型组(MOD,蓝色十字架)一贯煎汤(YGJ,亮青色菱形)和阿司匹林组(ASP,红色三角形)的 PLS-DA 得分图;(c)Metaboanalyst 代谢途径分析:A. 亚油酸代谢;B. 牛磺酸和亚牛磺酸代谢;C. 乙醛酸盐代谢;D. 甘氨酸、丝氨酸和苏氨酸代谢;E. 柠檬酸循环(TCA 循环)

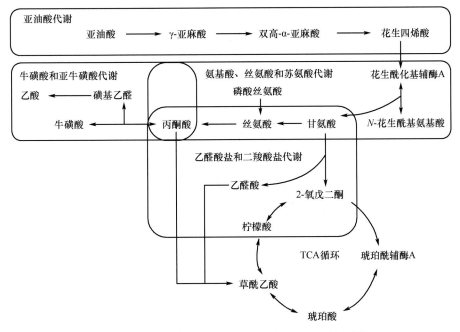

图 3-122　YGJ 干预急性炎症小鼠代谢通路网络图[15]

　　甘氨酸、丝氨酸和苏氨酸的代谢是炎症代谢网络的核心。甘氨酸是许多反应中的关键物质,它可以激活突触后膜中氯离子通道的表达,然后激活的通道允许氯化物涌入,最后防止血清膜的去极化和沿轴突的兴奋性信号的增强。丙酮酸是最简单的 α-酮酸,是几个代谢途径中的一个关键的交叉点,它可以由葡萄糖通过糖酵解和糖异生作用转化回糖类,或通过乙酰辅酶

A 转化为脂肪酸。当活细胞通过柠檬酸循环氧气缺乏时，它会交替发酵生产乳酸提供能量。在 YGJ 干预后，甘氨酸上调，且丙酮酸下调，表明 YGJ 通过对两节点的代谢产物的影响，进而影响代谢网络中的其他途径的变化。这些结果表明，YGJ 主要是通过调节以甘氨酸和丙酮酸为节点的代谢网络从而发挥抗炎作用。

亚油酸是亚油酸代谢的产物之一，它是一种必需的不饱和脂肪酸，作为人体健康和营养的关键，因为它不能在体内合成，所以必须通过饮食摄取。作为细胞膜的一个组成部分，亚油酸是所有真核生物正常生长所需要的。最重要的是，亚油酸作为一种 α-亚麻酸（GLA）的合成前体，它在新陈代谢中起着更加重要的作用。GLA 的主要功能是合成前列腺素 E1（PGE1），与 PGE2 产生竞争，它可以调节循环系统、免疫系统、生殖系统、皮肤系统。过多的 PGE1 可以诱导 PGE2 缓解炎症效应，进一步抑制炎症反应。在本研究中，模型组 PGE2 水平明显上调和亚油酸水平下调，表明 PGE1 和 PGE2 之间的竞争有所缓解，而这个过程与亚油酸代谢紊乱有关。在 YGJ 干预后，亚油酸水平增加，说明 YGJ 能逆转亚油酸水平。牛磺酸是大多数动物组织中含量最丰富的游离氨基酸，在许多重要的生物过程中起着重要的作用。大量研究显示，牛磺酸及其衍生物在先天免疫反应中发挥重要作用，这表明它在治疗各种局部感染和急性炎症性疾病中有关键性作用。牛磺酸具有抗氧化、抗炎和抗活性凋亡等作用。同时也能进行膜离子交换调制、渗透调节、胆汁酸的共轭和神经递质调节等。牛磺酸也可以降低白细胞与血管内皮细胞的相互作用，通过抑制白细胞介素早期细胞，特别是中性粒细胞的形态和生产，从而进一步防止二甲苯诱导的炎症反应。本次研究中，炎症因子如模型组血清中的 TNF-α 和 PGE2 的含量上调，而牛磺酸和乙酸含量下调，当丙酮酸含量上调时，与丙酮酸相关的牛磺酸和亚牛磺酸代谢则有较低水平的代谢紊乱。在 YGJ 干预后，丙酮酸水平下调，而牛磺酸和乙酸水平上调，说明 YGJ 能逆转牛磺酸和亚牛磺酸代谢水平。甘氨酸是一种简单的、非必需的氨基酸，它参与蛋白质的合成，且甘氨酸已被定性为中枢神经系统抑制性神经递质。甘氨酸具有抗炎和免疫调节功能，还能对缺血再灌注损伤、休克、移植、酒精性肝炎、肝纤维化、关节炎、肿瘤、药物毒性起到保护作用。甘氨酸自身能抑制氯离子通道，通过氯离子内流，激活 Ca^{2+} 的突触，增加脂多糖从而抑制氯离子通道。柠檬酸、丁二酸和 2-酮戊二酸与能量代谢相关，它们是 TCA 循环的主要中间体。在 YGJ 组血清中 α-酮戊二酸和丁二酸的水平上调，揭示了 YGJ 的治疗能改善 TCA 循环的活性，进而导致 ATP 生成细胞线粒体，然后抑制二甲苯所致炎症反应（疼痛和水肿反应）。甘氨酸来自于 3-磷酸丝氨酸，它在丝氨酸身体中进行生物合成。甘氨酸和精氨酸可以转化为胍基乙酸，而胍基乙酸可以通过甲硫氨酸转化为肌酸，肌酸通过肌酸激酶转化为磷酸肌酸。甘氨酸和肌酸是储存能量的重要化合物，在 YGJ 干预后，小鼠甘氨酸的水平升高，能对炎症反应（疼痛和水肿反应）保持较强的抑制作用。

本次实验，基于气相色谱-质谱联用多元统计分析的方法对 YGJ 干预二甲苯引起的小鼠耳肿胀模型进行代谢组学研究。结果表明，YGJ 有明显的抗炎作用。代谢组学研究表明，YGJ 主要是通过调节亚油酸代谢、牛磺酸和亚牛磺酸代谢、乙醛酸盐代谢、甘氨酸代谢、丝氨酸代谢、苏氨酸代谢和柠檬酸循环（TCA 循环），从而发挥抗炎作用。

四、驴胶补血颗粒药效评价及作用机制研究

驴胶补血颗粒主要由阿胶、黄芪、当归以及白术等组成，具有滋阴补血，健脾益气，调经活血功效，广泛用于贫血、血小板减少、白细胞减少以及月经不调等疾病的治疗。现代研究结果

表明驴胶补血颗粒可以改善骨髓造血功能。本实验采用乙酰苯肼诱导的溶血性贫血模型,以驴胶补血颗粒干预,观察药效,并用代谢组学评价[16]。

（一）驴胶补血颗粒的传统药效学研究

大鼠在室温(24±1)℃,湿度(60±5)%以及昼夜自然节律光照环境下适应一周后随机分为空白对照组、模型组、给药组(8 g/kg),每组 12 只。除空白对照组外,所有大鼠分 3 次皮下注射 2%的乙酰苯肼氯化钠注射液,时间和剂量分别为第 1 天 100mg/kg、第 4 天 50mg/kg 和第 7 天 50mg/kg。造模第 7 天后,给药组开始灌胃给药给予驴胶补血颗粒(蒸馏水配制,8 g/kg,依据临床人用剂量,按照体表面积换算成大鼠给药剂量),空白对照组和模型组分别灌胃等量蒸馏水,每天 1 次,连续 2 周。大鼠体重结果见表 3-39。

表 3-39　各组大鼠体重变化(n=12)[16]

分组	给药前	给药后	差值
空白对照组	265.08±14.53	362.78±23.75	97.07
模型组	212.37±10.80*	306.81±25.25	93.9
给药组	210.82±6.16*	313.87±14.15	103.05

注:与空白对照组比较,*. $p<0.05$。

所有动物于末次给药 1 小时后眼眶取血,置肝素抗凝管中,迅速旋摇,以防凝血。并用 HEMAVET950 动物血液分析仪进行血液常规指标测定。结果如表 3-40 所示,与空白对照组比较,模型组大鼠红细胞数(RBC)和血红蛋白(HGB)减少($p<0.05$),平均红细胞体积(MCV)以及红细胞压积(HCT)均升高($p<0.05$),而血小板的数量(PLT)和体积(MPV)显著下降($p<0.05,0.01$),表明乙酰苯肼诱导的溶血性贫血模型复制成功。与模型组比较,给药组中 RBC、MCV、PLT 以及 MPV 均显著回调($p<0.01$),表明驴胶补血颗粒可以增加红细胞数量,增强溶血性贫血大鼠的造血功能以及血小板功能。

表 3-40　各组大鼠血液学常规指标比较(n=12)[16]

分组	RBC/(10^{12}/L)	MCV/fL	HCT/%	RDW/%	WBC/(10^9/L)
空白对照组	9.15±0.38	90.02±3.92	82.27±3.08	16.47±1.06	11.91±2.42
模型组	7.395±0.32*	120.46±6.36*	88.92±2.87**	23.49±2.26**	10.31±1.69*
给药组	8.04±0.43△△	108.20±4.73△△	86.85±3.03△△	21.62±2.11△△	8.61±2.22△

注:与空白对照组比较,*. $p<0.05$,**. $p<0.01$;与模型组比较,△. $p<0.05$,△△. $p<0.01$。

（二）驴胶补血颗粒的代谢组学药效评价及作用机制研究

采用 ^{1}H NMR 代谢组学技术结合多元统计分析方法,探讨乙酰苯肼诱导的溶血性贫血大鼠血清中内源性代谢产物的变化以及驴胶补血颗粒的干预作用。结果如图 3-123 所示。由图可知,模型组与空白对照组明显分开,表明造模复制成功。给药组与模型组明显分离并与空白对照组接近,表明驴胶补血颗粒对大鼠溶血性贫血有明显改善作用,与血液学常规测定结果一致。

为了能最大程度确定造模前后大鼠血清中内源性代谢产物发生的差异以及驴胶补血颗粒的干预作用,分别采用 OPLS-DA 分析对模型组与空白对照组、模型组与给药组进行单独分析,

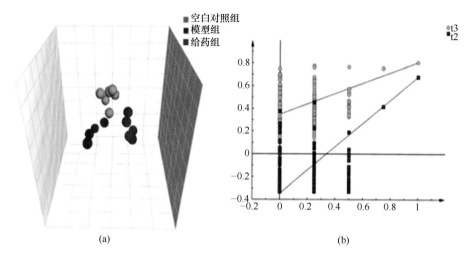

图 3-123 大鼠血清核磁谱图 PLS-DA 散点图(a)和相应的模型验证图(b)[16]

得到 OPLS-DA 得分图和 S-plot 图,如图 3-124 所示。在 S-plot 中,"S"曲线上离原点越远的点 VIP 越大,对分组贡献也越大。在本次实验中筛选出 VIP 大于 1 的内源性代谢产物后,对这些代谢物所属的相对峰面积进行独立样本 t 检验,从而得到峰面积具有显著性差异的内源性代谢产物,结果如图 3-124 所示。

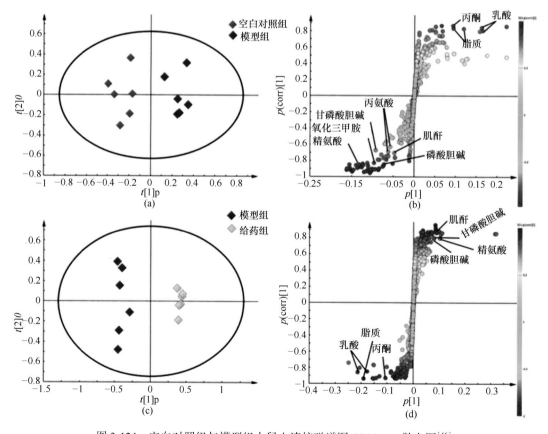

图 3-124 空白对照组与模型组大鼠血清核磁谱图 OPLS-DA 散点图[16]

(a)和相应的 S-plot 图(b);模型组与给药组大鼠血清核磁谱图 OPLS-DA 散点图(c)和相应的 S-plot 图(d)

　　模型组与空白对照组 OPLS-DA 分析结果[图 3-124(a)]表明,空白对照组与模型组明显分开,造模成功。由图 3-125 可知,与空白对照组比较,模型组大鼠血清中脂蛋白、乳酸、丙酮水平升高,而丙氨酸、缬氨酸、肌酐、磷酸胆碱、甘油磷酸胆碱、氧化三甲基胺、甘氨酸以及精氨酸水平下降。给药组大鼠血清中这 11 种内源性差异代谢产物均得到了不同程度的回调,接近空白对照组水平。

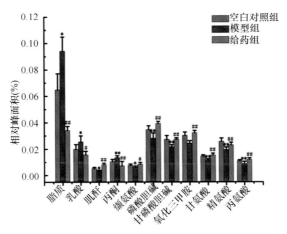

图 3-125　大鼠血清中差异代谢产物相对峰面积[16]
与空白对照组比较:*. $p<0.05$,**. $p<0.01$;与模型组比较:#. $p<0.05$,##. $p<0.01$

　　与空白对照组比较,模型组大鼠血清中乳酸和丙酮水平升高,肌酐和丙氨酸水平下降,说明溶血性贫血可以引起机体能量代谢下降,这与临床溶血性贫血患者疲乏无力的症状相吻合。而驴胶补血颗粒使得大鼠血清中乳酸、肌酐以及丙酮水平出现回调现象并趋于正常水平,表明驴胶补血颗粒对大鼠溶血性贫血的改善作用与调节能量代谢有关。

　　模型组大鼠血清中脂质水平下降表现为能量代谢水平低下或脂肪存储不足。而给药组大鼠血清中均出现了显著回调,表明驴胶补血颗粒对大鼠溶血性贫血的改善作用与脂质代谢有关。

　　模型组大鼠血清中氧化三甲胺水平明显低于空白对照组,表明溶血性贫血可以导致大鼠肠道菌群代谢紊乱,而给药组大鼠血清中氧化三甲胺趋于正常组水平,说明驴胶补血颗粒的补血机制与肠道菌群代谢有关。

　　综上所述,驴胶补血颗粒通过调节能量代谢(乳酸、肌酐、丙酮)、脂质代谢和肠道菌群代谢(氧化三甲胺、磷酸胆碱和甘油磷酸胆碱)以及其他代谢途径(缬氨酸等)来发挥补血作用。

五、金匮肾气丸药效评价及作用机制研究

　　金匮肾气丸源于金匮要略,是中医治疗肾阳虚的经典名方。由附子、桂枝、牛膝、地黄、山茱萸、山药、茯苓、泽泻、车前子、牡丹皮组成,具有温补肾阳,化气行水之功。常用于肾虚水肿,腰膝酸软,小便不利,畏寒肢冷。近年来中医临床和生物分析研究也表明,金匮肾气丸对于糖皮质激素停用后引起的肾上腺功能不全及相关并发症具有良好的疗效。本实验采用代谢组学方法研究了金匮肾气丸对肾上腺功能作用的相关机制[17]。

(一) 金匮肾气丸对肾上腺功能的作用研究

　　本实验首先评价了金匮肾气丸对肾上腺功能的调节作用。采用连续腹腔注射 5% 皮质醇盐

溶液(50mg/kg)7 天后停止复制糖皮质激素 3 天后引起的肾上腺功能不全的大鼠模型。选取 8 周龄雄性 SD 大鼠(200g±20g)。适应两周后,随机分为 4 组(每组 7 只):①空白对照组(N 组)、②模型组(M 组)、③金匮肾气丸模型组(JM 组)、④金匮肾气丸空白对照组(JN 组)。JM 组以每天 6g/kg 体重口服金匮肾气丸(溶于盐中)连续 15 天,然后在第 16~22 天,每天以 50mg/kg 体重腹腔注射 5% 皮质醇盐溶液。JN 组前 15 天也给同样计量的金匮肾气丸,第 16~22 天腹腔注射同计量的盐溶液。模型组第 1~15 天每天给予同体积的盐溶液,第 16~22 天每天腹腔注射 5% 皮质醇盐溶液(50mg/kg)。实验第 23 至第 24 天停止给予 5% 皮质醇盐溶液和生理盐水,使模型造成 72 小时皮质醇缺失。于实验第 25 天所有组大鼠脱颈处死。收集血清及处死前 24 小时尿液于 -80℃保存。实验第 0 天、第 7 天、第 15 天、第 22 天和第 25 天观察记录各组大鼠状态及体重。血样进行代谢组学分析,尿液按照试剂盒说明检测各组的 17-羟皮质类固醇水平。

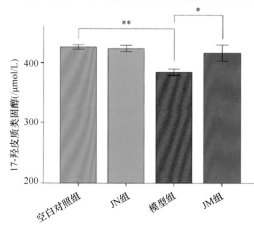

图 3-126　24 小时各组尿液中 17-羟皮质类固醇
的浓度(平均值±SE)[17]

与模型组比:＊. p<0.05,＊＊. p<0.01;金匮肾气丸组和
空白对照组没有统计学意义

结果在皮质醇缺失 72 后,模型组尿液中 17-羟皮质类固醇的浓度低于空白对照组(p<0.01)和 JM 组(p<0.05),通过比较 JM 组和空白对照组尿液中 17-羟皮质类固醇的浓度,表明金匮肾气丸能够很快恢复下丘脑-脑垂体-肾上腺轴功能(图 3-126)。JN 组和空白对照组尿液中 17-羟皮质类固醇的浓度没有区别,表明在正常情况下,肾气丸不能增强下丘脑-脑垂体-肾上腺轴功能。此外,从第 22 天一直到实验结束,模型组与空白对照组比较,模型组鼠体重明显降低(p<0.01),这与临床患者的表现相似。JM 组与模型组体重比较,两组之间没有明显的变化。各组之间的饮食量没有很大的变化。以上结果表明金匮肾气丸可通过升高 17-羟皮质类固醇水平调节丘脑-脑垂体-肾上腺轴功能,从而对糖皮质激素停用后引起的肾上腺功能不全发挥治疗作用。

(二) 金匮肾气丸代谢组学药效评价及作用机制的研究

在评价了金匮肾气丸对肾上腺功能调节作用的基础上,本实验采用代谢组学技术研究了其作用机理。首先利用气相色谱串联飞行时间质谱(GC-TOF-MS)对血清样品进行了非靶向代谢组学分析,再利用超高效液相色谱串联飞行时间质谱(UPLC-Q-TOF-MS)靶向分析血清中游离脂肪酸。采集的 GC-TOF-MS 数据通过 ChromaTOF 软件转化成 NetCDF 格式,然后用 MATLAB7.1 对数据分析获得包含样品信息、峰相对保留时间和离子峰强度的三维信息。代谢物的鉴定采用 ChromaTOF 的 NIST11 标准质量图谱数据库进行离子碎片信息匹配,再用同样的方法与本实验室的标准品库对比进行验证。UPLC-Q-TOF-MS 数据采用 TargetLynx 4.1 处理,建立标准曲线对各个游离脂肪酸进行定量研究。通过与本实验室近 100 个脂肪酸标准品数据库进行信息匹配对代谢物鉴定。采用多重模式识别分析所得各组血清代谢的聚类分布见图 3-127。由图可知,空白对照组(灰色方块)与模型组(红色方块)出现明显分离、模型组和 JM 组(蓝色方块)出现明显分离、JN 组(绿色方块)和空白对照组出现明显分离。

JM 组代谢轮廓靠近空白对照组。说明金匮肾气丸可以调节造模所引起的代谢水平异常,使之趋向于空白对照组的正常状态。为进一步寻找引起差异的代谢产物,通过 OPLS-DA 模式对比模型组和空白对照组代谢产物的差异,以 VIP 值(VIP>1)、p 值(p<0.05)和算术平均值的 FC 值(FC>1.2 或 FC<0.8)作为筛选标准,结果在模型组中共发现 13 个代谢物水平与空白对照组相比发生了明显改变,见表 3-41。而其中 10 个代谢物在 JM

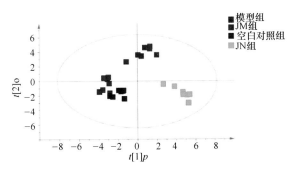

图 3-127 OPLS-DA 模式下 JN 组(绿色方块)和 JM 组(蓝色方块)中不同代谢响应

$R^2X = 0.754, R^2Y = 0.649, Q^2 = 0.173$[17]

组中能够被回调,它们涉及糖、脂质和氨基酸代谢,这些径路可能与金匮肾气丸对肾上腺功能调节作用有关。非靶向性代谢组学研究表明,金匮肾气丸对模型和正常大鼠的脂肪酸代谢影响涉及硬脂酸、亚油酸、油酸、花生四烯酸($p<0.05$)和软脂酸代谢($p=0.085$)。有研究表明循环系统中的游离脂肪酸水平的变化与下丘脑-垂体-肾上腺轴激活有关。为进一步研究金匮肾气丸对该轴的影响,本实验对各组血清中的 42 中游离脂肪酸进行了绝对定量分析,靶向性研究这

表 3-41 糖皮质激素缺少引起的肾上腺功能不全的大鼠血清中代谢标记物鉴定结果[17]

保留时间/min	代谢物	分子式	模型组对比空白对照组	JM组/模型组	JN组/空白对照组	通路
5.54	L-乳酸	$C_3H_6O_3$	↓ *	↑ *		糖异生
6.19	L-丙氨酸	$C_3H_7NO_2$	↑ *	↓ **		丙氨酸代谢;谷氨酸盐代谢;甘氨酸和丝氨酸代谢
6.39	肉毒碱	$C_9H_{17}NO_4$	↓ *	↑ *		脂肪酸长链的 β-氧化
6.77	甘油醛	$C_3H_6O_3$	↓ *	↑ *	↓ *	甘油酯代谢;果糖和甘露糖降解
8.57	乙醇胺	C_2H_7NO	↑ *	↓ **		磷脂合成
17.29	L-组氨酸	$C_6H_9N_3O_2$	↓ **			丙氨酸代谢;组氨酸代谢
21.12	3-磷酸甘油酸	$C_3H_7O_7P$	↓ *	↑ *		糖异生;甘油酯代谢
21.18	亚油酸	$C_{18}H_{32}O_2$	↓ *		↓ *	脂肪酸代谢
21.23	油酸	$C_{18}H_{34}O_2$	↓ *		↓ *	脂肪酸代谢
21.42	硬脂酸	$C_{18}H_{36}O_2$	↓ **	↑ *		脂肪酸代谢
22.15	花生四烯酸	$C_{20}H_{32}O_2$	↓ *	↑ **		脂肪酸代谢
22.36	MG(18:2(9Z,12Z)/0:0/0:0)	$C_{21}H_{38}O_4$	↓ **	↑ *		甘油酯代谢
23.63	乳糖	$C_{12}H_{22}O_{11}$	↓ *	↑ **		半乳糖代谢
5.14	丙氨酸	$C_3H_4O_3$		↓ *		丙氨酸代谢;三羧酸循环
9.25	琥珀酸	$C_4H_6O_4$		↓ *		三羧酸循环
9.56	尿嘧啶	$C_4H_4N_2O_2$		↓ *		β-丙氨酸代谢;嘧啶代谢
9.95	派克林酸	$C_6H_{11}NO_2$		↓ *		赖氨酸代谢
11.51	苹果酸	$C_4H_6O_5$		↓ *		糖异生
11.92	L-天冬氨酸	$C_4H_7NO_4$		↓ *		精氨酸和脯氨酸代谢
12.37	肌酸酐	$C_4H_7N_3O$		↓ *		肌酸代谢

续表

保留时间/min	代谢物	分子式	模型组对比空白对照组	JM 组/模型组	JN 组/空白对照组	通路
12.63	酮戊二酸	$C_5H_6O_5$		↓ *		丙氨酸代谢;精氨酸和脯氨酸代谢
17.46	山梨醇	$C_6H_{14}O_6$		↓ *		果糖和甘露糖降解
19.16	软脂酸	$C_{16}H_{32}O_2$			↓ *	脂肪酸代谢
22.61	去甲肾上腺素	$C_8H_{11}NO_3$		↑ *		儿茶酚胺合成
27.85	胆固醇	$C_{27}H_{46}O$		↑ *		胆汁酸合成

↑. 代谢物水平上升;↓. 代谢物水平下降。*. $p<0.05$,**. $p<0.01$。

些脂肪酸在各组中的变化规律。如表 3-42 所示,与空白对照组比较,模型组中 30 种游离脂肪酸的浓度明显减少。与模型组相比,JM 组中有 2 种游离脂肪酸的浓度明显升高,同时还有 18 种游离脂肪酸在 JM 组中浓度高于模型组,但是不具有统计学意义,除以上 20 代谢物,JM 组中有 16 代谢物与空白对照组浓度相同。此外与空白对照组相比($p<0.05$),JN 组中有 27 种游离脂肪酸明显下降。因此说明,在正常和下丘脑-脑垂体-肾上腺轴抑制的情况下,金匮肾气丸对血中游离脂肪酸代谢具有不同的调节作用。循环系统中的游离脂肪酸主要是通过体内脂肪酸合成途径产生,其过程包括碳链的延长和去饱和作用。因此一般常用血清中游离脂肪酸的产物/前体的比值判断延伸酶和去饱和酶的活性。本研究,分析并比较四组血清中游离脂肪酸的产物/前体的比值。与空白对照组比较,模型组中有 9 个比例发生明显改变,其中 5 个比例能反映去饱和酶的活性,4 个比例能反映延伸酶的活性(图 3-128,图 3-129)。除此之外,与空白对照组相比,模型组中的硬脂酸/软脂酸、亚麻酸/油酸、双高-γ-亚麻酸/γ-亚麻酸、二十二碳六烯酸/二十二碳五烯酸的比率增加;油酸/硬脂酸、α-亚麻酸/亚麻酸、γ-亚麻酸/亚麻酸、二十二碳烷酸/花生四烯酸、二十四碳烷酸/二十二碳烷酸比率降低。这些比值在 JM 组和 JN 组与空白对照组相比中出现相反的趋势。这 9 种比值在 JM 组和空白对照组中结果相似。而与空白对照组相比,其中 6 个比值在 JN 组中有明显改变,虽然剩余 3 个比值也改变了,但是没有统计学意义(p 值分别为 0.091、0.089 和 0.272)。

表 3-42　利用靶向代谢组学研究各组血清中游离脂肪酸的含量(单位:μg/mL)[a][17]

序列	游离脂肪酸	空白对照组	JN 组	模型组	JM 组
饱和脂肪酸					
1	C12:0	0.06 ± 0.03	0.04 ± 0.02	0.07 ± 0.02	0.05 ± 0.02
2	C14:0	3.51 ± 0.27	3.37 ± 0.22	3.16 ± 0.19[b]	3.28 ± 0.29
3	C14:0异构	0.09 ± 0.01	0.09 ± 0.01	0.08 ± 0.003	0.08 ± 0.01
4	C15:0	1.04 ± 0.13	0.82 ± 0.07[d]	0.77 ± 0.10[b]	0.87 ± 0.18
5	C15:0异构	0.29 ± 0.04	0.29 ± 0.02	0.27 ± 0.02	0.26 ± 0.02
6	C16:0	45.33 ± 5.13	35.10 ± 2.24[d]	35.90 ± 4.74[b]	39.11 ± 7.94
7	C16:0异构	0.28 ± 0.03	0.22 ± 0.03[d]	0.21 ± 0.02[c]	0.21 ± 0.03[f]
8	C17:0	1.37 ± 0.11	1.13 ± 0.07[e]	1.13 ± 0.13[b]	1.14 ± 0.14[f]
9	C17:0异构	0.33 ± 0.03	0.26 ± 0.02[e]	0.26 ± 0.02[b]	0.26 ± 0.05
10	C17:0反式异构	0.61 ± 0.04	0.59 ± 0.01	0.57 ± 0.04	0.53 ± 0.04[f]

续表

序列	游离脂肪酸	空白对照组	JN 组	模型组	JM 组
饱和脂肪酸					
11	C18:0	35.86 ± 2.78	31.46 ± 0.68^e	33.53 ± 3.55	30.67 ± 2.33^f
12	C18:0异构	1.92 ± 0.21	1.38 ± 0.17^e	1.37 ± 0.18^c	1.25 ± 0.23^f
13	C19:0	0.30 ± 0.04	0.24 ± 0.02^d	0.23 ± 0.01^c	0.23 ± 0.06
14	C20:0	1.24 ± 0.34	0.84 ± 0.03^e	0.91 ± 0.14^b	0.83 ± 0.12^f
15	C22:0	0.14 ± 0.03	0.08 ± 0.01^e	0.08 ± 0.008^c	0.08 ± 0.02^f
16	C23:0	0.02 ± 0.004	0.01 ± 0.002^e	0.01 ± 0.001^c	0.02 ± 0.01
单一不饱和脂肪酸					
17	C24:0	0.10 ± 0.02	0.05 ± 0.01^e	0.04 ± 0.003^c	0.06 ± 0.03^f
18	C16:1 n9	0.19 ± 0.07	0.186 ± 0.058	0.14 ± 0.02^b	0.14 ± 0.05
19	C16:1 n7	2.06 ± 0.63	1.69 ± 0.43	1.23 ± 0.41^b	1.83 ± 0.76
20	C17:1 n7	0.19 ± 0.15	0.15 ± 0.11	0.11 ± 0.07	0.18 ± 0.10
21	C18:1 n9	30.89 ± 5.79	18.10 ± 1.20^e	16.52 ± 2.84^c	21.83 ± 7.71
22	C19:1 n9	0.05 ± 0.008	0.02 ± 0.01^e	0.02 ± 0.01^c	0.03 ± 0.02
23	C20:1 n9	1.17 ± 0.27	0.60 ± 0.07^e	0.57 ± 0.07^c	0.73 ± 0.26^f
24	C22:1 n9	0.24 ± 0.06	0.15 ± 0.05^d	0.13 ± 0.02^c	0.15 ± 0.04^f
25	C23:1	0.02 ± 0.003	0.01 ± 0.002^e	0.01 ± 0.002^c	0.01 ± 0.01^f
26	C24:1 n9	0.21 ± 0.03	0.09 ± 0.02^e	0.10 ± 0.01^c	0.10 ± 0.04^f
n-6 多不饱和脂肪酸					
27	C16:2	0.07 ± 0.03	0.05 ± 0.01	0.03 ± 0.01^c	0.06 ± 0.02^g
28	C18:2 n6	62.59 ± 8.51	45.74 ± 4.94^e	43.27 ± 4.78^c	46.63 ± 10.72^f
29	C18:3 n6	0.74 ± 0.15	0.45 ± 0.07^e	0.38 ± 0.08^c	0.52 ± 0.15^f
30	C20:2 n6	1.01 ± 0.27	0.81 ± 0.07^d	0.75 ± 0.10^b	0.88 ± 0.19
31	C20:3 n6	1.35 ± 0.36	1.21 ± 0.07	1.11 ± 0.28	1.10 ± 0.17
32	C20:4 n6	32.15 ± 4.78	28.39 ± 2.85	27.82 ± 3.73	26.78 ± 5.83
33	C22:2 n6	0.04 ± 0.01	0.03 ± 0.003	0.03 ± 0.006	0.03 ± 0.01
34	C22:4 n6	2.07 ± 0.28	1.61 ± 0.23d	1.70 ± 0.19^b	1.85 ± 0.57
35	C22:5 n6	0.25 ± 0.03	0.23 ± 0.03	0.22 ± 0.05	0.21 ± 0.05
36	C24:5 n3	0.05 ± 0.01	0.03 ± 0.003	0.04 ± 0.007	0.04 ± 0.02
37	C24:6 n3	0.17 ± 0.03	0.13 ± 0.01^c	0.14 ± 0.03	0.15 ± 0.04
n-3 多不饱和脂肪酸					
38	C18:3 n3	2.40 ± 0.52	1.48 ± 0.17^e	1.33 ± 0.18^c	1.71 ± 0.46
39	C18:4 n3	0.31 ± 0.10	0.20 ± 0.03^d	0.16 ± 0.05^c	0.21 ± 0.05^f
40	C20:5 n3	4.98 ± 1.27	3.62 ± 0.51	2.91 ± 0.79^b	3.83 ± 0.50^g
41	C22:5 n3	4.82 ± 1.58	2.70 ± 0.30e	2.64 ± 0.56^b	3.37 ± 0.62
42	C22:6 n3	29.10 ± 4.33	21.25 ± 2.12d	22.16 ± 3.81^b	21.31 ± 3.44^f

注:数据以平均值±SD 形式表达。

模型组与空白对照组比较:b. $p<0.05$,c. $p<0.01$;JN 组与空白组比较:d. $p<0.05$,e. $p<0.01$;JM 组与模型组比较:f. $p<0.05$,g. $p<0.01$。

总之,从激素检测、非靶向性和靶向性的代谢组学结果共同揭示了金匮肾气丸对肾上腺功能不全大鼠模型的调节作用。该作用可能与其参与糖类、脂质和氨基酸代谢,特别是游离脂肪酸代谢有关。同时金匮肾气丸对正常组和模型组不同的激素水平和代谢调节,与中药的"辨证论治"的原则相吻合。因此在疾病和健康两种不同状态下的代谢组学分析有利于对中药方剂的功能机制的理解。

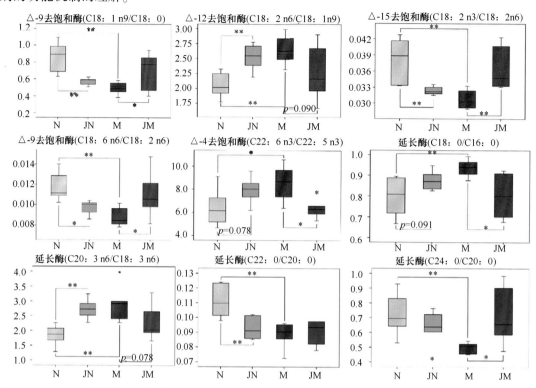

图 3-128　与空白对照组相比,模型组血清中的 9 种明显改变的(游离脂肪酸产物)/(游离脂肪酸前体)值箱形图[17]

$*.p<0.05;**.p<0.01$

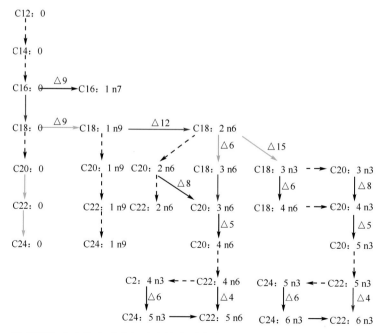

图 3-129　游离脂肪酸生物合成途径及由糖皮质激素缺少引起的肾上腺功能不全大鼠体内去

饱和酶(实箭头)和延长酶(虚箭头)活性的变化[17]

绿色(或红色)箭头.与空白对照组相比,在模型组中产物和前体的比值明显降低(或增加),$p<0.05$

六、骨疏丹药效评价及作用机制研究

骨疏丹处方是基于传统中医学和现代医学对骨质疏松症的认识,利用"中药小复方精选系统操作技术平台"及"《普济方》数据库管理系统"精心拟定而成。骨疏丹方剂由淫羊藿、蛇床子、骨碎补和丹参四味中药组成,具有滋肾和强骨的功效。临床及药理作用表明,该方可治疗骨质疏松症,具有促成骨细胞骨形成的作用。本实验采用代谢组学方法研究了骨疏丹对骨质疏松作用的相关机制[18]。

(一)骨疏丹对骨质疏松的作用研究

本实验首先评价了骨疏丹对大鼠骨质疏松模型的作用。通过 7 天的适应性饲养 21 只雄性 SD 大鼠随机分成空白对照组、模型组和治疗组($n=7$)。采用肌内注射氢化波尼松(15mg/kg)造模,每周两次连续 12 周。治疗组在造模的基础上每天口服给药骨疏丹乙醇提取物(30g/kg)连续 12 周,空白对照组和模型组给予同等体积的生理盐水溶液。于给药 12 周后收集 24 小时尿液,随后进行眼下眶取血,取血后所有大鼠脱颈处死。血清样品于 4℃ 静置 4 小时后4000r/min 离心 10min 取上清液获得。所有尿液和血清样品于 −80℃ 存储。采用临床化学分析法分析血钙、血中磷酸盐、骨钙素(BGP)和碱性磷酸酶(ALP)含量。骨生物力学主要测量大鼠胫骨断裂力和骨密度(BMD)。

生物化学和生物力学结果

血清生物化学和骨生物力学研究结果见表 3-43。与空白对照组相比较,模型组中血钙,血中磷酸盐和骨钙素的水平明显降低(t 检验结果分别为 $p<0.01$、$p<0.01$ 和 $p<0.05$)。此外,与空白对照组比较,模型组中骨密度和骨头的断裂力明显较低($p<0.01$)。另外,与空白对照组比较,模型组中 ALP 的水平明显增多。治疗组与空白对照组比较,以上指标没有明显的改变。因此不仅表明氢化波尼松诱导的骨质疏松动物模型成功,也说明骨疏丹具有良好的治疗效果。

表 3-43 生化和生物力学结果(平均值±SD,$n=7$)[18]

组别	钙/(mmol/L)	磷/(mmol/L)	碱基磷酸酶/(U/L)	骨钙素/(ng/L)	骨密度/(g/cm²)	断裂力/kg
空白对照组	2.32 ± 0.03	2.31 ± 0.21	81.5 ± 7.09	1.96 ± 0.14	0.12 ± 0.003	8.51 ± 0.9
模型组	2.15±0.04**	1.95±0.14**	106.3 ±15.28**	1.48 ± 0.04*	0.099±0.004**	4.70 ± 0.33**
治疗组	2.31±0.04▲▲	2.22±0.04▲▲	83.8±7.44▲▲	1.83 ± 0.18▲	0.119±0.005▲▲	8.01 ± 0.94▲▲

与空白对照组比较:*. $p<0.05$,**. $p<0.01$;与空白对照组比较:▲. $p<0.05$,▲▲. $p<0.01$。

(二)骨疏丹代谢组学药效评价及作用机制的研究

在验证骨疏丹抗骨质疏松作用的基础上,本实验采用代谢组学方法研究骨疏丹抗骨质疏松的代谢机制。利用超高效相色谱串联质谱(UPLC-MS)分析各组尿液和血清。得到的液质数据采用 MarkerLynx 4.0 处理,再用 SIMCA-P 11.0 软件包进行多元统计学分析。应用非监督性 PCA 模式对各组数据组进行分析。在尿液 PCA 得分图中[图 3-130(a)],模型组和空白对照组代谢轮廓明显分开。在血液 PCA 得分图中[图 3-130(b)],模型组和空白对照组的代谢轮廓也明显分开。因此说明通过造模刺激,模型组大鼠的代谢发生了明显的改变。如图 3-131 所示,通过比较治疗组、模型组和空白对照组血液代谢组学轮廓,结果发现,治疗组与模型组分离且接近于空白对照组,因此表明从代谢组学角度说明骨疏丹对由氢化波尼松诱导的大鼠骨质疏松具有治疗效果。如图 3-132 所示,通过比较模型组和空白对照组之间的代谢差异,来筛选大鼠骨质疏松症的生物标记物($p<0.05$ 表示显著意义,$p<0.01$ 表示极显著意义)。经筛选的生物标记物的分子离子和二级碎片数据与标准品的进行对比,或者与数据库包括 HMDB、METLIN、KEGG 和 PubChem 里的数据进行对比来确定标记物的结构。

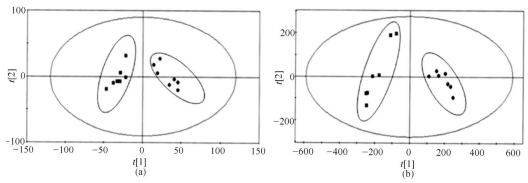

图 3-130　正离子模式下大鼠尿液(a)和血清(b)PCA 得分图[18]

■. 空白对照组;●. 模型组

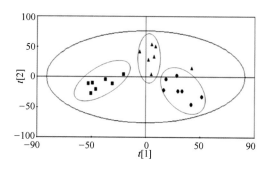

图 3-131　三组中大鼠血清 PCA 得分图[18]

■. 空白对照组;●. 模型组;▲. 治疗组

为了说明鉴定过程,3-甲氧多巴胺作为例子。通过质谱正离子扫描模式采集的分子离子峰数据确定其精确质量(m/z 212.2)。并通过(MS/MS)扫描模式获得该分子离子峰的特定二级碎片信息(图 3-133)。从图中碎片信息推断,主要碎片离子 m/z 195.2 可能是分子离子失去了—OH 基团,m/z 166.0 可能是分子离子失去了—OHCOOH 基团。将分子离子和碎片离子的荷质比与 METLIN 数据库中的数据信息进行比对,最终将该代谢标记物鉴定为 3-甲氧多巴胺。

　　通过以上方法在尿液中共鉴定出 17 个生物标记物(表 3-44),在血清中鉴定出个 10 个生物标记物,(表 3-45),与空白对照组相比,在模型组的血清中 10 个代谢标记物的水平和尿液中的 17 个代谢标记物水平明显发生改变。图 3-134 列举了一些代表性代谢标记物在空白组

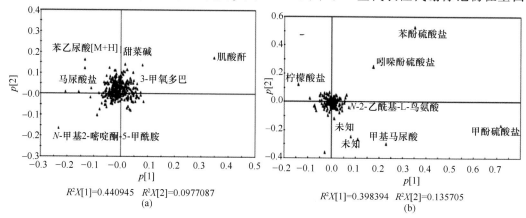

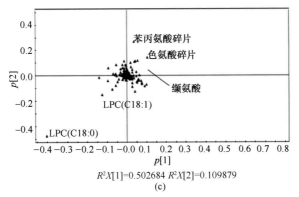

$R^2X[1]=0.502684$ $R^2X[2]=0.109879$

(c)

图 3-132 正离子(a)和负离子(b)模式大鼠尿液离子载荷图和正离子血清载荷图(c)

■. 空白对照组;●. 模型组[18]

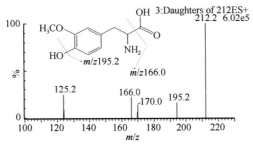

图 3-133 正离子模式下代表性生物标记物 212.2 m/z 二级碎裂离子信息质谱图[18]

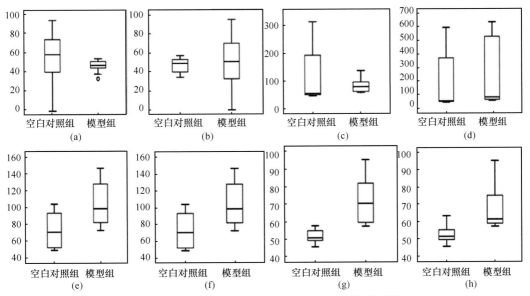

图 3-134 血清和尿液中几个生物标记物的箱形图[18]

(a)甜菜碱;(b)3-O-甲基多巴胺;(c)吲哚酚硫酸盐;(d)柠檬酸盐;(e)苯基苯丙酸;(f)缬氨酸;(g)LPC(20:4);(h)LPC(18:1)

和模型组中离子峰强度的差异。而治疗组和空白对照组相比,这些代谢标记物则没有明显的统计学变化。通过 KEGG 的代谢径路数据库分析,得到了所有代谢标记物相关的代谢通路(表 3-44 和表 3-45)。因此治疗组对模型引起的代谢水平异常的回调作用,从代谢组学的角度说明了骨疏丹可以从多个通路对大鼠骨质疏松症的调节作用。

表 3-44 尿液中潜在生物标记物信息表[18]

名称	保留时间/min	质荷比	相对强度			t检验		含量趋势		代谢通路
			空白对照组	模型组	治疗组	模型组/空白对照组	治疗组/模型组	模型组/空白对照组	治疗组/模型组	
正离子模式										
甜菜碱	1.04	117.9	45.7±8.6	30.0±14.5	48.3±10.0	0.030	0.018	↓*	↑*	甲基转移
肌酸酐	1.03	113.88	665.6±75.1	512.2±130.1	660.2±118.8	0.019	0.046	↓**	↑*	能量代谢
3-甲氧多巴	1.40	212.26	31.2±7.4	40.5±7.0	37.9±13.3	0.032	0.013	↓*	↑*	色氨酸代谢
N-甲基-2-嘧啶酮-5-甲酰胺	2.17	153.11	160.6±76.0	21.8±25.4	118.0±34.0	0.001	6.28E-05	↓**	↑**	烟酸和烟碱代谢
2,8-二羟基嘌呤[M-Na]+	3.64	168.14	13.5±11.3	31.7±13.8	6.7±0.9	0.019	0.0004	↑**	↓**	腺嘌呤代谢
苯丙氨酸	4.78	119.91	2.9±3.1	11.8±5.4	11.8±5.4	0.003	0.0001	↑**	↓**	苯丙氨酸,酪氨酸和色氨酸合成
黄尿酸	5.32	206.16	20.3±9.3	3.3±3.6	23.3±10.2	0.001	0.0004	↓**	↑**	犬尿素代谢
犬尿素	5.80	190.17	41.0±9.8	9.0±6.9	45.3±15.3	1.33E-05	9.88E-05	↓**	↑**	犬尿素代谢
马尿酸	6.46	180.15	245.8±65.7	26.9±35.9	77.2±20.3	0.00001	0.007	↓**	↑*	肠道菌群代谢
苯乙尿酸[M+H]	7.25	194.21	141.8±42.5	204.5±30.9	136.1±19.4	0.008	0.0003	↑**	↓**	肠道菌群代谢
苯乙尿酸[M+Na]	7.26	216.21	24.5±2.3	29.8±4.9	19.1±2.8	0.023	0.0003	↑*	↓**	肠道菌群代谢
N-2-琥珀酸-L-马氨酸	8.0	233.27	23.3±3.4	13.9±5.2	19.9±3.4	0.002	0.026	↓**	↑*	脯氨酸代谢
未知	5.69	160.18	86.6±27.7	26.5±11.3	53.2±19.1	0.0002	0.0077	↓**	↑**	未知
负离子模式										
柠檬酸	1.09	191.13	122.0±31.3	50.7±44.3	99.1±5.9	0.007	0.021	↓**	↑*	能量代谢
苯酚硫酸盐	5.25	173.08	374.1±119.9	165.9±125.2	293.4±58.9	0.012	0.041	↓*	↑*	肠道菌群代谢
吲哚酚硫酸盐	5.95	212.19	245.4±42.0	120.8±59.9	213.1±28.3	0.001	0.005	↓**	↑**	肠道菌群代谢
甲基马尿酸	7.26	192.22	307.0±62.9	229.5±28.8	265.3±21.5	0.018	0.028	↓*	↑*	脂肪酸氧化
甲酚硫酸盐	7.59	187.15	469.3±97.9	568.8±36.8	321.2±158.9	0.038	0.002	↑*	↓**	肠道菌群代谢
N-2-乙酰基-L-马氨酸	8.36	173.15	144.9±20.3	65.2±78.9	140.1±12.2	0.034	0.040	↓*	↑*	精氨酸和脯氨酸代谢
未知	6.45	178.16	66.2±76.7	182.7±83.8	49.0±64.3	0.035	0.010	↑*	↓*	未知
未知	7.99	283.31	131.3±33.0	70.2±48.8	117.3±14.7	0.026	0.042	↓*	↑*	未知

注: *. 两组之间代谢物有显著差异 p<0.05; **. 两组之间代谢物有显著差异 p<0.01。

表 3-45　血清中潜在生物标记物信息表[18]

名称	保留时间/min	质荷比	相对强度			t检验		含量趋势		代谢通路
			空白对照组	模型组	治疗组	模型组/空白对照组	治疗组/模型组	模型组/空白对照组	治疗组/模型组	
正离子模式										
精氨酸	1.03	203.2	71.9±2.4	83.6±9.1	67.8±2.4	0.007	0.007	↑**	↓**	精氨酸和脯氨酸代谢
肌酸	1.11	132	147.3±28.3	120.3±11.9	130.8±11.9	0.039	0.039	↓*	↑*	肌酸代谢
缬氨酸	1.04	117.9	94.3±7.7	125.3±13.6	96.9±16.0	0.0002	0.004	↑**	↓**	缬氨酸代谢
苯丙氨酸	4.9	166.1	52.8±3.7	81.7±7.6	57.6±4.9	9.82E-07	7.66E-06	↑**	↑**	苯丙氨酸,酪氨酸和色氨酸合成
苯丙氨酸碎片	4.9	120	483.7±32.4	546.4±45.9	445.2±38.6	0.012	0.012	↑*	↓*	苯丙氨酸,酪氨酸和色氨酸合成
色氨酸1碎片	5.62	188.2	331.6±19.2	373.3±38.1	278.7±37.9	0.024	0.024	↑*	↓*	色氨酸代谢
色氨酸2碎片	5.62	146.2	118.8±13.0	165.3±20.1	108.7±10.9	2.74E-05	0.0002	↑**	↓**	色氨酸代谢
LPC(C20:4)	15.58	544.7	50.0±2.9	61.1±3.8	43.8±5.8	5.11E-05	2.34E-05	↑**	↓**	脂质代谢
LPC(C20:4)[M+H]	15.6	544.7	14.1±1.7	20.3±2.1	15.5±3.1	5.01E-05	0.005	↑**	↓**	脂质代谢
LPC(C16:0)	16.3	496.7	168.2±1.3	179.1±12.5	144.4±16.5	0.0401	0.0008	↑*	↓*	脂质代谢
LPC(C18:1)	16.7	522.7	54.1±5.3	59.6±1.9	41.9±4.9	0.0263	1.55E-06	↑*	↓**	脂质代谢
LPC(C18:0)[M+H]	18.16	525.7	44.0±2.6	51.4±6.9	38.5±3.7	0.021	0.001	↑**	↓**	脂质代谢
LPC(C18:0)	16.7	525.7	144.8±7.42	155.4±8.0	124.2±19.5	0.025	0.002	↑**	↓**	脂质代谢

注：*. 两组之间代谢物有显著差异 $p<0.05$；**. 两组之间代谢物有显著差异 $p<0.01$。

总之,本研究通过代谢组方法研究了大鼠骨质疏松症的尿液和血清的代谢标记物。并以此评价了骨疏丹的多途径抗骨质疏松作用。已鉴定的 27 个代谢标记物与氨基酸代谢、能量代谢、脂质代谢、肠道菌群代谢和肾损伤有关。尽管很多代谢标记物与其他疾病的代谢标记物相重合,但本次实验首次发现了 3-甲氧多巴胺和 2,8-二羟基嘌呤与骨质疏松症有关。而通过骨疏丹的治疗能显著改善这些代谢标记物的水平,因此从代谢组学角度阐明了骨疏丹对由氢化波尼松诱导的大鼠骨质疏松症的作用机制。

第五节　祛湿剂药效评价及作用机制研究

凡以祛湿药物为主组成,具有化湿行水,通淋泄浊作用,治疗水湿为病的一类方剂,统称祛湿剂。有化湿利水,通淋泄浊作用,适用于水湿病证。临床常用于治疗急性黄疸型传染性肝炎、胆囊炎、胆石症、钩端螺旋体病等所引起的黄疸,证属湿热内蕴者。

一、茵陈蒿汤药效评价及作用机制研究

茵陈蒿汤出自张仲景《伤寒论》,由茵陈蒿汤、栀子、大黄三味药组成,该方具有清热利湿、解毒退黄的功效,用于治疗湿热黄疸。随着中药的不断研究开发与利用,茵陈蒿汤不仅在保护肝脏,改善其纤维化,利胆和心血管方面具有一定的药理作用,还在保护胰腺组织,解热,镇痛消炎方面显示出一定的作用,同时又具有抗病原微生物的活性和抗癌的作用,因此其在临床应用中具有广泛的应用前景。本实验采用代谢组学方法研究了茵陈蒿汤对肝脏保护作用的相关机制[19]。

（一）茵陈蒿汤对肝脏的保护作用研究

本次实验首先研究了茵陈蒿汤肝纤维化动物模型的治疗作用。采用以二甲基亚硝胺(DMN)法复制大鼠肝纤维化动物模型,将雄性 Wistar 大鼠随机分成如下三组:对照组(Control组),模型组(Model 组)和茵陈蒿汤治疗组(YCHT 组)(每组各 15 只)。模型组以及茵陈蒿汤治疗组的大鼠腹膜内注射 DMN(10mg/kg)四周,每周连续 3 天,以诱导肝纤维化。对照组大鼠接受注射等量的生理盐水。在第三周开始时,茵陈蒿汤治疗组每天给予等量于临床人体剂量的茵陈蒿汤(0.418g/100g)。在第四周结束时,处死所有动物,取各组血液于 4℃,3000r/min离心收集血清并-80℃储存用于肝功能试验,取肝脏在分级乙醇系列中脱水后包埋在石蜡中,制成 5μm 厚的切片并用天狼星红染色用于光学显微镜成像。

结果显示,对照组在小叶静脉壁和肝门静脉区域中可以观察到天狼星红染色,说明的肝切片没有纤维化[图 3-135(a)]。在 DMN 处理后,大鼠的肝脏产生明显的组织学病变,其特征是胶原沉积、结构破坏和严重的纤维性隔膜[图 3-135(b)]。此外,还观察到肝门静脉带的明显的纤维化扩张,从肝静脉至肝门静脉、肝门静脉至中心桥接和假性球囊。用茵陈蒿汤干预的DMN 诱导的肝纤维化大鼠的组织学胶原沉积明显减少[图 3-135(c)],与模型组相比,肝纤维化明显降低,胶原束的增厚过程减慢。与对照组相比,模型组大鼠血清酶(ALT,AST,GGT 和ALP)活性以及肝脏羟脯氨酸含量显著增加,Alb 水平明显下降,TBil 水平明显升高。而茵陈蒿汤对这些变化具有调节作用(表 3-46)。因此本研究中 DMN 诱导的肝纤维化的动物模型造

模成功,并且证明茵陈蒿汤可治疗和改善肝纤维化过程。

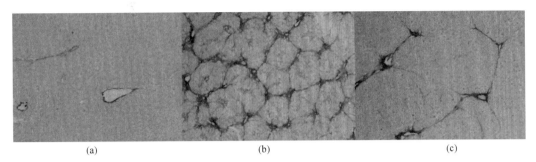

图 3-135　各组大鼠代表性肝切片[19]

(a)对照组;(b)模型组;(c)YCHT 组

石蜡包埋切片用天狼星红染色(原始放大 200 倍)

表 3-46　各组大鼠血清生化指标和肝羟脯氨酸含量[19]

参数	对照组	模型组	YCHT 组
血清			
ALT/(U/L)	30.95±8.07	90.07±24.39**	73.8±9.89△△
AST/(U/L)	55.06±5.23	101.43±16.53**	83.3±7.14△△
Alb/(g/L)	30.48±2.59	25.20±2.42**	27.65±2.11△
GGT/(U/L)	95.22±14.12	178.26±37.11**	127.39±10.99△△
ALP/(μg/100 mL)	24.97±4.03	92.76±28.62**	74.82±13.75△
TBil/(mg/dL)	0.38±0.11	0.58±0.11**	0.41±0.06△△
肝脏			
羟脯氨酸/(μg/g)	210.48±65.21	463.75 156.72**	307.91±95.06△△

注:单因素方差分析($n=15$),与对照组相比,**. $p<0.01$;与模型组相比,△. $p<0.05$,△△. $p<0.01$。

(二) 茵陈蒿汤代谢组学药效评价及作用机制的研究

在明确茵陈蒿汤改善肝纤维化的作用下,本实验组采用代谢组学方法对其作用机制进行深入研究。采用 UPLC-Q-TOF-MS/MS 联用技术采集各组大鼠血清代谢轮廓数据并进行了代谢组学分析。使用 MarkerLynx 软件 4.1 版处理采集到的血清样品质谱数据,应用 PLS-DA 分析来观察各组之间代谢轮廓分离情况。使用 SPSS 软件(版本 22.0)进行统计测试。使用单向 ANOVA 分析与 Dunnett 多重比较检验或 Student-Newman-Keuls 检验比较各组之间的差异。构建了拟合良好的双组分 PLS-DA 模型($R^2X = 0.592, R^2Y = 0.896, Q^2 = 0.776$)。如图 3-136 (a)所示 QC 样品在图中的位置聚集紧密,在第一象限中对照组和模型组之间出现明显的代谢轮廓分离,表明模型组有明显的由 DMN 诱导的纤维化损伤。在通过茵陈蒿汤治疗后,发现血清代谢分布远离模型组并显示出向对照组恢复的趋势,反映了茵陈蒿汤对肝纤维化的潜在保护作用。在相应的载荷图[图 3-136(b)]中,各个变量与主群的距离与它们对群分离的影响呈正相关,这意味着远离主群的化合物(变量)对分类具有更大的影响。计算每种化合物的 VIP 值,选择 VIP 为 2.00 的 9 种代谢物作为候选标记物(表 3-47)。

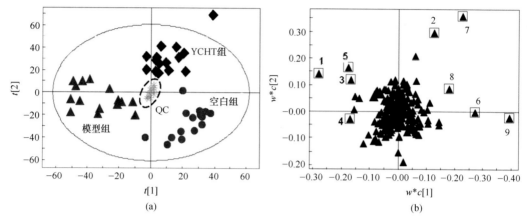

图 3-136　各组大鼠血清数据的 PLS-DA 得分图(a)和离子载荷图(b)[19]

对照组.蓝色点,$n = 15$;模型组.红色三角形,$n = 15$;YCHT 组.黑色菱形,$n = 15$;QC 样品.绿色星,$n = 10$

表 3-47　PLS-DA 分析筛选的潜在生物标记物[19]

序号	VIP	t_R/min	离子加合方式	荷质比/amu	误差/ppm	分子式	名称
1	2.86	2.54	[M+HCOO]$^-$	564.3295	1.1	$C_{26}H_{50}NO_7P$	Lyso-PC C18:2
2	2.41	2.58	[M+HCOO]$^-$	588.3300	0.2	$C_{28}H_{50}NO_7P$	Lyso-PC C18:2
3*	2.39	2.98	[M+HCOO]$^-$	540.3293	1.5	$C_{24}H_{50}NO_7P$	Lyso-PC C18:2
4	2.00	3.43	[M+HCOO]$^-$	566.3452	1.1	$C_{26}H_{52}NO_7P$	Lyso-PC C18:2
5	2.41	4.53	[M+HCOO]$^-$	568.3609	0.9	$C_{26}H_{54}NO_7P$	Lyso-PC C18:2
6*	2.48	6.73	[M-H]$^-$	327.2317	2.1	$C_{22}H_{32}O_2$	DHA
7*	3.18	6.86	[M-H]$^-$	303.2333	3.0	$C_{20}H_{32}O_2$	花生四烯酸
8*	2.18	7.03	[M-H]$^-$	279.2325	0.4	$C_{18}H_{32}O_2$	亚油酸
9*	3.36	7.72	[M-H]$^-$	281.2478	1.1	$C_{18}H_{34}O_2$	油酸

注:筛选 VIP>2 的化合物作为候选标记物;*.经标准品校验的化合物。

　　利用 TOF-MS 提供的准确质量(误差在 5 ppm 内)和同位素数据匹配鉴定生物标志物的信息。并搜索人类代谢物数据库(http://www.hmdb.ca),鉴定出了所有候选标记物,包括溶血磷脂酰胆碱(Lyso-PC)和脂肪酸(表 3-47)。将 PLS-DA 模型中差异代谢物通过单向 ANOVA 分析(临界 p 值为 0.05)进行验证。最后共筛选出 7 种代谢物作为纤维化相关标记物,同时排除了 Lyso-PC C16:0 和 Lyso-PC C18:0 的两种化合物,因为它们在对照组和模型组中的水平没有显示出统计学差异(图 3-137)。

　　纤维化相关变异:在已鉴定的标记物中,模型组大鼠血清中脂肪酸的水平明显低于对照组,而 Lyso-PC 的水平在两组之间表现出不同结果(图 3-137)。这些结果表明,在肝纤维化的发病机理中脂质代谢受损可能起关键作用。肝纤维化是一个复杂的过程,由肝细胞的死亡和 HSCs 的激活介导。HSC 通常在体内不显活性,但是被激活的 HSC 能过量产生与纤维化过程密切相关的细胞外基质蛋白。此外,还有许多证据表明氧化应激在 HSC 的激活和肝胶原沉积中起关键作用(图 3-138)。肝纤维化和氧化应激水平之间的关系密切。氧化应激产生过量的活性氧(ROS),其可以与细胞膜中不饱和脂肪酸反应并引起脂质过氧化,导致肝纤维化的形成。本次研究中,可以观察到所有识别出的脂肪酸标记物是不饱和脂肪酸,包括单不饱和脂肪

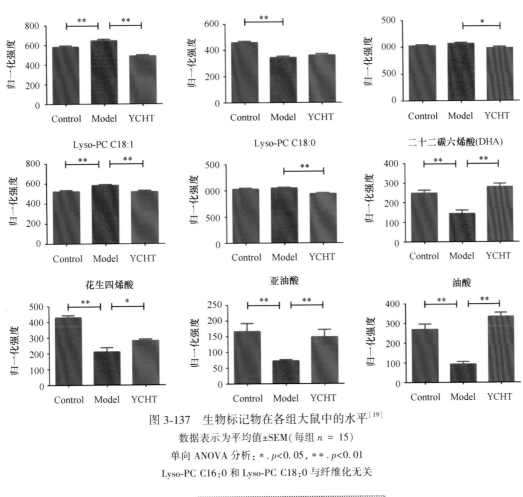

图 3-137　生物标记物在各组大鼠中的水平[19]

数据表示为平均值±SEM(每组 n = 15)

单向 ANOVA 分析: $*. p<0.05$, $**. p<0.01$

Lyso-PC C16:0 和 Lyso-PC C18:0 与纤维化无关

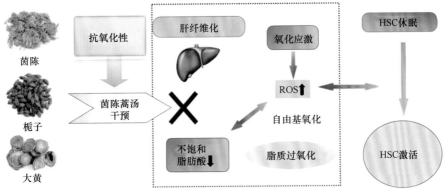

图 3-138　DMN 诱导的肝纤维化和 YCHT 的抗纤维化作用途径的机制图[19]

向上箭头. YCHT 上调;向下箭头. YCHT 下调

HSC. 肝星状细胞;ROS. 活性氧

酸(即油酸)和三个多不饱和脂肪酸(即二十二碳六烯酸,花生四烯酸和亚油酸)。不饱和脂肪酸,特别是多不饱和脂肪酸,比脂质过氧化中的任何其他生物分子更容易受自由基氧化的影响。因此,本研究组发现在肝纤维化大鼠中不饱和脂肪酸水平显著降低,表明氧化应激以及其导致的脂质过氧化作用参与肝纤维形成。

此外,本实验组观察了察 DMN 治疗后各种 Lyso-PC 的水平变化。Lyso-PC 是磷脂代谢的主要产物,具有有膜毒性和致炎的作用。在代谢循环中,酶磷脂酶能催化水解磷脂释放脂肪酸和 Lyso-PC;同时,Lyso-PC 也可被溶血磷脂酰基转移酶的作用下转化为磷脂。因此,磷脂代谢的调节在肝功能正常的维护中起至关重要的作用。由于肝脏在血液中 Lyso-PC 的清洁和转换中起着关键的作用,肝纤维化的大鼠中 Lyso-PC 水平的变化表明其存在磷脂代谢障碍。

本次实验中,进行了基于 UPLC-TOF-MS 的血清代谢组学研究以探索 DMN 诱导大鼠的肝纤维化的和茵陈蒿汤对其的治疗作用。通过多变量统计分析之鉴定出 7 种有显著变化的肝纤维化相关代谢物,并且其中大部分在茵陈蒿汤治疗后水平出现逆转。茵陈蒿汤的治疗效果可归因于抑制肝纤维症的氧化应激所导致脂质过氧化。这些发现将有助于增加对肝纤维化的认识和提高对茵陈蒿汤的抗纤维化机制的理解。

二、祛浊通痹汤药效评价及作用机制研究

祛浊通痹汤组方为土茯苓、绵萆薢、玉米须、薏苡仁、泽泻、萹草、桑寄生、豨莶草、姜黄、延胡索和香橼,具有疏肝运脾、通瘀泄浊之效,善于补脾肾以促进湿气和浊痰的排泄。前期研究发现,祛浊通痹汤临床疗效明显,经多年的临床应用证实该方能有效降低痛风患者的血尿酸水平。药理研究表明该方可通过抑制尿酸盐重吸收转运子 1 表达来抑制尿酸盐的再吸收,从而促进尿酸排泄而降低血尿酸水平。且该方无明显毒不良反应,体现了中药治疗痛风的优势。本实验采用代谢组学方法研究了祛浊通痹汤对痛风高尿酸血症作用的相关机制[20]。

(一) 祛浊通痹汤对痛风高尿酸血症的作用研究

本实验首先通过大鼠痛风高尿酸血症模型验证祛浊通痹汤治疗痛风的作用。通过喂养高酵母饲料制作大鼠痛风高尿酸血症模型,将实验动物分为别嘌呤醇组(造模后灌胃别嘌呤醇)、治疗组(造模后灌胃祛浊通痹方)、模型组(造模后不用药)、另取正常大鼠为空白组(不造模不用药)。通过一个星期的适应性喂养后,前三组喂食 10% 酵母膏[7.5g/(kg·d)]饮食,而空白组给予对照饮食。为了评价治疗效果,在第 3 天开始灌胃给予别嘌呤醇和祛浊通痹方,并连续给药 5 周。与人类不同,啮齿类动物可以表达诱导尿酸氧化的尿酸氧化酶。因此,模型组和药物组中的大鼠在整个过程中用酵母膏饮食喂养。每天,别嘌醇组中的大鼠用 10mg/kg 的别嘌呤醇处理,治疗组以 1mL/100g 的剂量灌胃祛浊通痹方提取物(2.5μg/mL),空白组和模型组相应地给予蒸馏水(1mL/100g)。每三天测量一次的大鼠的重量来计算药物的剂量。在每天末次给药后的 0 小时和 24 小时从每只大鼠的眼窝静脉收集血液。在 1300r/min 离心 10min 后,分离血清并储存在 −80℃ 下进行检测。

高尿酸血症的主要特征是血清尿酸盐浓度升高。基于酶比色法使用 TBA-40FR 自动生化分析仪上的标准测试试剂盒测量血清尿酸(sUA)水平。如图 3-139(a)所示,在建立模型之前的所有实验大鼠中 sUA 水平没有显著差异。在灌胃给予酵母膏后,其显示模型组的 sUA 水平与空白组相比显著增加($p < 0.05$),这表明高酵母饲料明显提高了血清尿酸盐水平。在治疗组中,与模型组相比,别嘌呤醇和祛浊通痹汤干预均导致治疗 5 周后 sUA 水平的显著($p < 0.05$)降低。治疗组大鼠的 sUA 水平恢复正常,别嘌醇组大鼠的 sUA 水平降低[图 3-139(b)]。

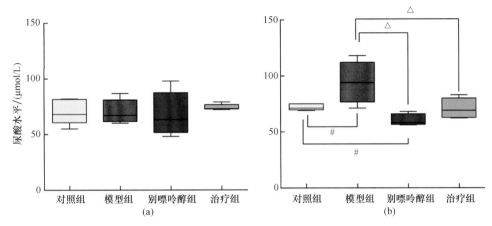

图3-139　造模前(a)和造模后(b)四组大鼠的血清尿酸水平[20]

与对照组大鼠比较:#. $p<0.05$;与模型组大鼠比较:△. $p<0.05$

(二) 祛浊通痹汤的代谢组学药效评价及作用机制的研究

利用GC-MS采集各组血清样品数据,并通过t检验筛选在模型组和空白对照组之间具有统计显著性的代谢物32个($p<0.1$)。使用SIMCA-P 11.0版本对由灌胃给予酵母引起的代谢差异进行分析[图3-140(a)]。基于这32个代谢物的PCA用于直观地显示代谢差异。图3-140(b)说明模型组大鼠与空白组的代谢轮廓已发生明显变化。图3-140(c)表明尿酸盐、乳酸盐、丙酮酸盐、鸟氨酸的水平显著增加,模型组大鼠中的其他代谢物包括黄嘌呤、糖酸(核糖酸盐,半乳糖酸盐)、氨基酸(天冬氨酸、脯氨酸、谷氨酰胺、丝氨酸、焦谷氨酸、谷氨酸)和葡萄糖水平显著下调。

用SPSS 21.0计算Pearson相关系数,用于分析代谢物和血尿酸之间的相关性,如图3-141所示。研究发现一部分代谢物(黄嘌呤、谷氨酰胺、谷氨酸、天冬氨酸、焦谷氨酸、丝氨酸、脯氨酸、核糖酸盐、葡萄糖和半乳糖酸盐)和血尿酸呈负相关;而乳酸盐、丙酮酸盐和鸟氨酸与血尿酸呈正相关。

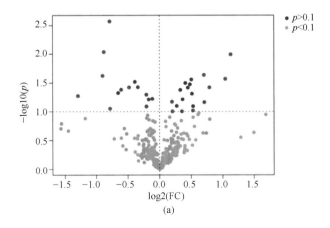

(a)

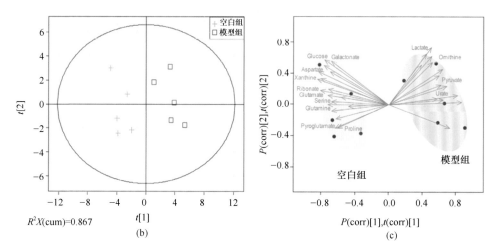

图 3-140　(a)空白组和模型组大鼠中血清代谢物的火山图(红点:$p<0.1$ 的代谢物);
(b)基于差异代谢物的空白组和模型组的 PCA 得分图;(c)载荷-Bi 图[20]

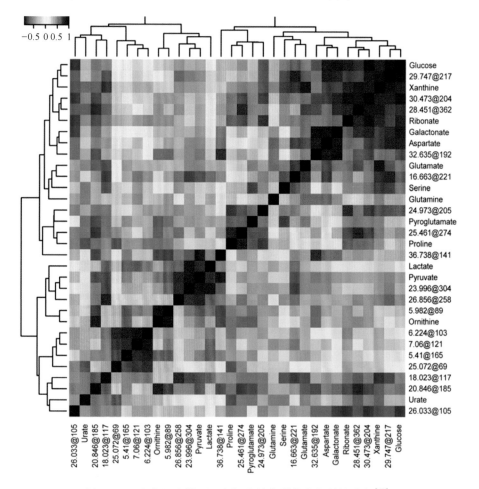

图 3-141　空白组和模型组之间差异代谢物的相关性分析[20]
红色. 正相关;蓝色. 负相关

尿素是人类嘌呤代谢的最终产物,它可以由次黄嘌呤和黄嘌呤产生。次黄嘌呤和鸟嘌呤经过一系列复杂的反应后由内源性和外源性嘌呤核苷酸产生;随后次黄嘌呤和鸟嘌呤被氧化或脱氨成为黄嘌呤;最终黄嘌呤经黄嘌呤氧化酶(XOD)催化后转化为尿苷,其中黄嘌呤氧化酶(XOD)是促进嘌呤转化的限速酶。酵母富含蛋白质、核酸、B族维生素等。这些化合物的降解将产生嘌呤和嘧啶。前期研究发现,高酵母饮食可以影响嘌呤代谢途径并增强 XOD 的活性,导致黄嘌呤加速转化为尿酸。酵母诱导的高尿酸血症模型类似于高蛋白饮食诱导的人类高尿酸血症。本研究中升高的尿酸盐和还原的黄嘌呤证明在模型大鼠中存在嘌呤代谢紊乱。

谷氨酰胺、天冬氨酸和甘氨酸是生物合成内源性嘌呤核苷酸的重要材料。同时一些特定的氨基酸如丝氨酸可为嘌呤生物合成提供一个碳单位。因此上述氨基酸水平持续下降的趋势揭示了嘌呤合成和分解速率加快。

本实验中,高酵母饲料的给药导致模型大鼠中谷氨酸水平的减少。谷氨酸被认为是来源于食物的非必需氨基酸,并且与谷氨酰胺密切相关。以前的研究表明高尿酸血症是中风的危险因素,高谷氨酸摄入可能降低血压并降低中风的风险。因此,我们推测高尿酸血症大鼠中谷氨酸减少可能与中风风险增加有关。

据报道,尿酸盐增加氧化损伤。作为体内游离氨基酸的焦谷氨酸可以转化为谷胱甘肽(GSH),谷胱甘肽是具有特定酶功能主要的抗氧化剂。尿酸的氧化可以促进 GSH 的消耗,过量消耗 GSH 可能导致高尿酸血症大鼠中焦谷氨酸水平降低。葡萄糖的好氧和厌氧糖酵解可为身体提供巨大的能量。糖酵解的产物-丙酮酸盐和乳酸盐量的减少和葡萄糖含量的增加表明,高酵母饲料的灌胃给药可以促进糖酵解的活性。此外,鸟氨酸水平的上调表明尿素循环障碍。由于脯氨酸的降解与 TCA 循环和尿素循环密切相关,因此低水平的脯氨酸也可以解释高尿酸血症大鼠增加的能量消耗。

利用 OSC-PLS DA 处理 4 组所有数据。如图 3-142(a)所示,各组之间存在显著差异。与模型组相比,治疗组和别嘌醇组的代谢轮廓接近空白组。图中显示高尿酸血症大鼠在药物干预后代谢轮廓趋于恢复。图 3-142(a)还显示,治疗组的代谢轮廓比别嘌醇组更倾于接近空白组,这证实了祛浊通痹汤对高尿酸血症的预防作用。通过 VIP 值(VIP>1)和单变量方差分析($p<0.05$),从模型组中筛选出 11 种与空白组有显著差异的代谢物作为模型标记物[图 3-142(b)]。其中 8 种被鉴定出来,包括尿酸盐、丙酮酸盐、乳酸盐、乙醇胺、几种氨基酸(酪氨酸、丝氨酸、脯氨酸、N-乙酰基-L-赖氨酸)。为进一步评估治疗效果和解释两种药物在高尿酸血症大鼠中的机制,我们研究了别嘌呤醇和祛浊通痹汤干预后模型标记物水平的变化。四组典型代谢物的变化趋势分别如图 3-143 所示。

模型组大鼠的尿酸、鸟氨酸、天冬氨酸和谷氨酰胺的水平显著改变。而别嘌呤醇和祛浊通痹汤的治疗都使这些代谢物恢复至接近正常水平。药物组中尿酸明显降低表明别嘌呤醇和祛浊通痹汤均有效降低血清尿酸盐。天冬氨酸、谷氨酰胺和鸟氨酸的回调证明,两种药物可以调节高尿酸血症大鼠中嘌呤和尿素循环的异常代谢。此外,与模型组大鼠相比,药物治疗后丙酮酸盐、乳酸盐、脯氨酸、核糖酸盐和葡萄糖的水平没有显著变化。这些代谢物如上一部分所述主要参与糖酵解途径,为嘌呤代谢提供能量。该结果表明别嘌呤醇、祛浊通痹汤的作用机制与能量代谢没有直接的相关性。同样,药物治疗对丝氨酸的含量没有影响。

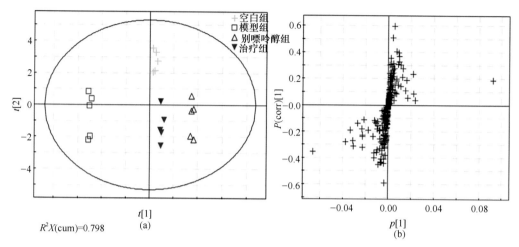

图 3-142　(a)基于血清代谢谱的四组的 OSC-PLS-DA 得分图;(b)OSC-PLS-DA-S-plot 图[20]

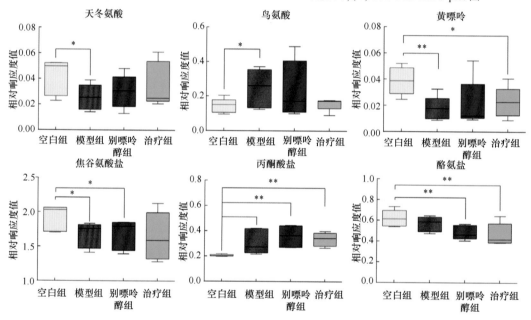

图 3-143　四组中典型代谢物的变化趋势[20]

与空白组大鼠相比:∗. $p<0.1$, ∗∗. $p<0.05$

　　在治疗组中焦谷氨酸的血清含量升高至正常水平,但别嘌醇组无此影响;相反,谷氨酸、黄嘌呤和半乳糖酸盐的浓度在别嘌醇组中恢复正常,而在治疗组没有明显改变。对这些代谢物的不同影响可能与治疗机制的差异相关。别嘌呤醇可以与黄嘌呤 XOD 活性位点以抑制尿酸的产生并促进黄嘌呤的积累。根据中医理论,湿阻痰浊证为高尿酸血症的主要病理特点。而且它们会导致脾胃虚弱,脾脏运输减少,肾脏异常转化,最终导致新湿浊积,在人体内产生危险的恶性循环。祛浊通痹汤善于补脾肾以促进湿气和浊痰的外泄。最近的研究已经证实祛浊通痹汤通过促进尿酸排泄降低血尿酸水平的有效性,并且能发现这种有效性是由抑制与尿酸盐的再吸收有关的 URAT1 表达而实现的。因此别嘌呤醇和祛浊通痹汤的不同治疗机制有待研究。

　　本实验通过大鼠灌胃给予高酵母饲料以建立高尿酸血症模型。并验证了祛浊通痹汤通对血尿酸的调节作用。在此基础上通过代谢组学方法发现在高尿酸血症大鼠中的异常代谢产物,包括核苷酸代谢、氨基酸代谢和糖酵解途径的代谢紊乱。在别嘌呤醇和祛浊通痹汤的治疗下,血清尿酸盐水平有效降低;其他代谢物,如参与嘌呤代谢的天冬氨酸和谷氨酰胺,恢复到正常水平。然而两种药物对焦谷氨酸、谷氨酸、黄嘌呤和半乳糖酸具有不同的影响,这表明别嘌呤醇和祛浊通痹汤是以不同的方式降低血尿酸水平。

三、新风胶囊药效评价及作用机制研究

新风胶囊是由薏苡仁、蜈蚣、黄芪、雷公藤组成的健脾化湿通络方,健脾益气,化湿通络的作用,还具有免疫调节作用。用于气血不足,脾虚湿盛,痰瘀互结。大量临床和实验研究表明,其能改善脾气亏虚引起的痰湿内生、缓解脾气亏虚引起的痹症。本实验采用代谢组学方法研究了新风胶囊抗炎作用的相关机制[21]。

(一)新风胶囊的抗炎作用研究

新风胶囊(XFC)对弗氏佐剂诱导佐剂性关节炎(AA)的治疗作用。SD大鼠适养一周。将大鼠随机分成三组:空白对照组(健康组)、模型组(未治疗组)和新风胶囊治疗(XFC)组,每组8只。模型组和XFC组右后足跖垫皮下注射0.1mL弗氏佐剂(CFA)。同时空白对照组注射液体石蜡进行对比。从第19天起,用管饲法给XFC组注入CFA,XFC(3g/kg)每天一次持续30天。空白对照组和模型组的大鼠分别给予0.9%盐水。于末次给药12小时后收集尿液并于-80℃存储。采用爪肿胀和关节炎指数(AI)评估XFC对AA大鼠的治疗效果。采用足趾容积测量仪测量免疫前和最后一次给药后足趾容积,计算继发侧足爪肿胀。所有大鼠在给药12小时后处死。膝盖移除并置于4%多聚甲醛溶液中。通过观察病理性HE染色的组织学变化。双盲观察炎细胞浸润、滑膜增生、血管翳形成以及软骨损伤,评估软骨和骨的受损程度。计算继发性爪肿胀和关节炎XFC治疗指数(AI)。

实验结果:灌胃给药XFC前,与空白对照组相比,模型组大鼠继发性爪肿胀显著,关节炎指数高($p<0.01$)。XFC组的继发性爪肿关节炎指数与模型组相似。连续灌胃给药XFC30天,AA大鼠继发性爪肿胀数与模型组比较,XFC组的关节炎指数明显降低($p<0.01$)。结果表明XFC可抑制AA大鼠的继发性炎症(表3-48)。HE染色结果表明,空白对照组滑膜细胞正常,没有滑膜增生,没有炎细胞浸润,也没有软骨损伤。模型组具有局部滑膜组织增生,炎细胞浸润伴有血管翳脱落,关节间隙变窄和部分软骨损伤。XFC组的病理组织比模型组的损伤程度小(图3-144,图3-145)。给药XFC 30天,与模型组大鼠相比,关节肿胀($p<0.01$)和组织学损伤显著减少。因此说明XFC对AA大鼠有一定的疗效。

表3-48 新风胶囊对AA大鼠爪肿胀和关节炎的药效指数[21]

组别	足肿胀度/%		关节炎指数	
	0天	30天	0天	30天
健康组	34.79±10.56	42.21±10.32	0.00±0.00	0.00±0.00
未治疗组	61.19±12.92	78.15±12.28	7.5±1.60	8.63±2.07
XFC组	64.67±11.99	56.78±17.67##	7.75±1.83	5.38±1.59##

注:第0天显示灌胃给药XFC之前的爪肿胀和关节炎指数;第30天显示在灌胃给药XFC第30天的爪肿胀和关节炎指数。平均值±SD($n=8$)。与健康组相比:**.$p<0.01$;与未治疗组相比:##.$p<0.01$。

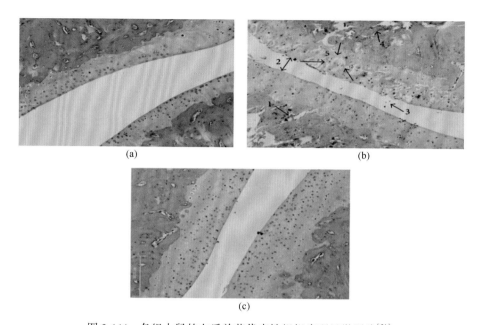

图 3-144　各组大鼠的左后关节代表性组织病理显微照片[21]

(a)空白对照组;(b)模型组;(c)XFC组

1. 炎细胞浸润;2. 关节间隙变窄;3. 嗜中性粒细胞浸润;4. 血管翳形成;5. 软骨损伤(原始放大 400 倍)

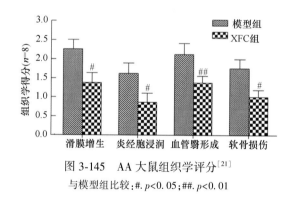

图 3-145　AA 大鼠组织学评分[21]

与模型组比较:#. $p < 0.05$;##. $p < 0.01$

(二) 新风胶囊的代谢组学药效评价及作用机制的研究

利用 GC-TOF-MS 技术对弗氏佐剂诱导佐剂性关节炎模型以及治疗组尿液进行代谢组学分析,所得尿样总离子流图(TIC)如图 3-146 所示。基于 LECO-Fiehn Rtx5 数据库,鉴定了大约 1166 个代谢物。使用 TOF4.3X 软件识别了 914 个代谢物。通过主成分分析(PCA)分析各组尿样见图 3-147,可见各组代谢轮廓未能完全分离。利用正交偏最小二乘辨别分析法分析尿液样品,经过 OPLS-DA 分析、每一组尿液代谢物聚集,如图 3-148 所示。结果表明 AA 大鼠的代谢模式发生显著改变并且 XFC 对 AA 大鼠的代谢进行干预和影响。结果如图 3-149(a)和(b)所示。从 OPLS-DA 获得的载荷图如图 3-149(c),与空白对照组($p < 0.05$)相比模型组观察到 9 种潜在的生物标记物,分别是 2,2-二甲基琥珀酸、苯胍尿酸、左旋多巴、1,4-二羟基-2-萘甲酸、去氢莽草酸、羟基酸、腺嘌呤、马尿酸、蜜二糖。结果见表 3-49。为了更清晰体现出潜在生物标记物的变化,使用统计相形图描述各组定量数据的分布和差异比较。如图 3-150 所示,9 种潜在生物标记物参与嘌呤代谢、脂肪代谢、氨基酸代谢和能量代谢。构建网

络潜在生物标记物的代谢通路图(图 3-151),发现它们主要参与葡萄糖、脂肪、氨基酸和能量代谢通路。灌胃 XFC 后,在 XFC 组中 2,2-二甲基琥珀酸、苯胍尿酸、左旋多巴和 1,4-二羟基-2-萘甲酸的水平显著改变(<0.05)。脱氢莽草酸、马尿酸和蜜二糖的水平有倾向空白对照组的趋势,但没有显著的差异。

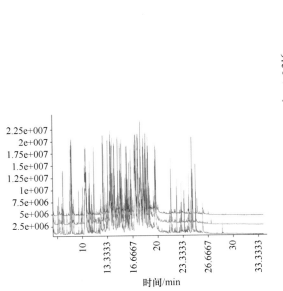

图 3-146　AA 大鼠中尿液样品的 TIC 色谱图[21]

棕色线. 空白对照组;绿色线. 模型组;蓝色线. XFC 组

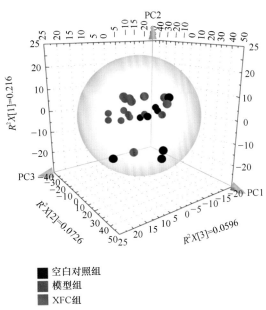

空白对照组
模型组
XFC组

图 3-147　各组大鼠的尿代谢轮廓 PCA 得分图[21]

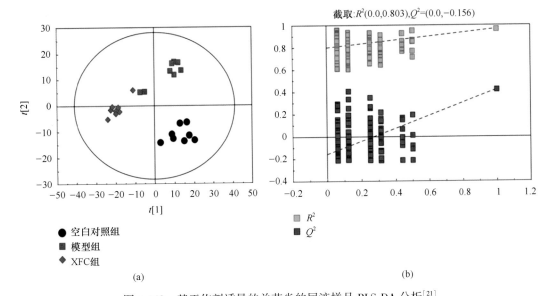

(a)　　　　　　　　　　　　(b)

图 3-148　基于佐剂诱导的关节炎的尿液样品 PLS-DA 分析[21]

(a)空白对照组、模型组和 XFC 组 PLS-DA 得分图;(b)PLS-DA 模型验证(使用 200 个随机排列)

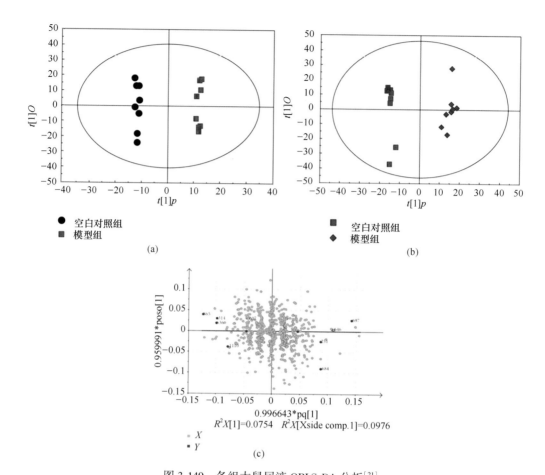

图 3-149　各组大鼠尿液 OPLS-DA 分析[21]
(a)空白对照组与模型组尿代谢轮廓 OPLS-DA 得分图;(b)模型组与 XFC 组尿代谢轮廓 OPLS-DA 得分图;
(c)尿液 OPLS-DA 变量载荷图

表 3-49　潜在生物标记物在各组中的含量变化[21]

编号	Var ID	名称	保留时间/min	VIP	健康组/未治疗组	未治疗组/XFC 组	XFC 组/健康组
1	251	2,2-二甲基丁二酸	11.06	2.70	0.01	0.03	0.25
2	314	丙醇二酸	11.88	2.95	0.02	0.15	0.01
3	636	脱氢莽草酸	16.74	3.06	0.03	0.10	0.08
4	646	马尿酸	16.91	3.22	0.01	0.19	0.05
5	684	腺嘌呤	17.51	2.74	0.02	0.60	0.04
6	697	苯乙尿酸	17.72	4.19	0.02	0.02	0.50
7	807	左旋多巴	19.41	1.32	0.03	0.03	0.77
8	865	1,4-二羟基-2-萘甲酸	20.47	3.70	0.00	0.01	0.61
9	1110	蜜二糖	25.96	2.34	0.04	0.07	0.50

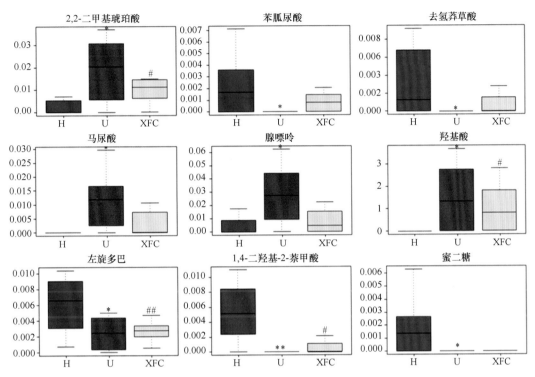

图 3-150 代表性标记物在空白对照组(H)、模型组(U)和 XFC 组(XFC)中含量箱形图[21]

与空白对照组比较：*. $p<0.05$，**. $p<0.01$；#. $p<0.05$；与模型组比较：##. $p<0.01$

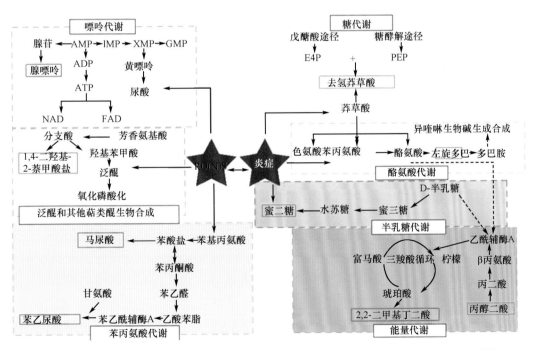

图 3-151 关节炎的所有潜在生物标记物相关网络，包括 9 种潜在生物标记物代谢途径[21]

红色框. 代谢物水平与空白对照组相比，在模型组显著增加；蓝色框. 代谢物水平与空白对照组相比，在模型组显著降低

　　根据潜在生物标记物的代谢途径分析,进行了相关机制的研究:①氧化应激。内源性或外源性刺激可导致代谢异常,可产生过多的活性氧。当氨基酸供应不足时,抗氧化酶的减少导致强氧化剂/抗氧化剂之间的失衡。这种不平衡最终使身体处于氧化应激状态。活性氧可以损害 DNA,脂质,蛋白质和其他生物分子,可能导致能量代谢紊乱。然而,能量消耗也会产生酸性物质和过量活性氧自由基,进一步加剧组织损伤并导致炎症。因此,在 RA 中氧化应激和炎症发挥关键作用。②马尿酸和苯乙酸是脂肪酸的次级代谢物。在 RA 期间,线粒体产生过量氧自由基,加速脂肪代谢并显著增加脂肪酸次级代谢物的水平。本次实验在 AA 大鼠的尿液中发现马尿酸和苯乙酰尿酸较高,这意味着 RA 与脂质代谢功能障碍有关。XFC 组的苯乙酰尿酸水平显著低于模型组。马尿酸含量在 XFC 组中无显著性差异,但具有倾向空白对照组的趋势。结果表明 XFC 可以调节脂肪代谢和减少线粒体氧自由基生成。③L-多巴是在酪氨酸羟化酶作用下产生的酪氨酸氧化产物。在 RA 期间,过度的氧化应激和炎症抑制氨基酸摄入或减慢其合成,导致关节软骨蛋白产生。与空白对照组相比,模型组的左旋多巴较低,表明氨基酸代谢被破坏。XFC 组与模型组相比具有较高的 L-dopa 水平,意味着 XFC 可调节氨基酸代谢,改善关节损伤。④在模型组中观察到较低的丙醇二酸和较高的 2,2-二甲基琥珀酸,表明三羧酸循环(TCA)功能产生异常,可能是由于软骨损伤和代谢紊乱所导致的。2,2-二甲基琥珀酸是琥珀酸甲基化产物,琥珀酸是 TCA 中的重要代谢中间体。TCA 是三种主要营养素(碳水化合物,脂质和氨基酸)的最终代谢途径。XFC 组与模型组相比,显著降低了 2,2-二甲基琥珀酸。这些变化表明 XFC 在 TCA 中具有调节作用。⑤1,4-二羟基-2-萘甲酸是一种芳香族氨基酸,是多种酶的产物,模型组中 1,4-二羟基-2-萘甲酸较低,可能是因为氧自由基过多,导致泛醌过多和氧化磷酸化增强。这些改变使 ATP 增加。XFC 组与模型组相比具有较高的 1,4-二羟基-2-萘甲酸水平,表明能量代谢改善。⑥蜜二糖由半乳糖和葡萄糖组成。在 RA 期间,半乳糖代谢异常导致蜜二糖和甘露三糖下降。XFC 组具有较高的蜜二糖水平,这表明 XFC 可以调节半乳糖代谢和调节免疫系统以减少炎症。与空白对照相比,AA 大鼠的尿中发现较低水平的脱氢莽草酸。尿液中的脱氢莽草酸的异常可能与糖酵解途径和戊糖磷酸途径的病变有关。莽草酸的抗炎,止痛和抗病毒效果,与参考文献一致。蜜二糖和脱氢莽草酸在 XFC 组中没有显著变化,但具有与空白对照组相同的趋势,这表明 XFC 对调节糖代谢的紊乱,增强抗炎能力具有一定的效果。⑦酒石酸可被转化为丙氨酸,是辅酶 A 在 TCA 中起重要作用。腺嘌呤可在 RA 期间产生尿酸;提高腺嘌呤使尿酸升高,这加重了软骨损伤。此外,参与辅酶因子腺嘌呤包括烟酰胺腺嘌呤二核苷酸(NAD)和腺嘌呤腺嘌呤二核苷酸(FAD)。这些化合物被呼吸链逐渐氧化产生 ATP。因此推测氧化应激导致线粒体功能减退,从而导致能量代谢紊乱。研究结果表明,丙醇酸和腺嘌呤在 XFC 组中没有显著差异,这说明 XFC 对其无效。

　　总之,代谢组学方法全面并有效地阐明代谢物 AA 大鼠的变化。使用多种多变量统计方法,如 PCA、PLS-DA 和 OPLS-DA,确定 9 个潜在的生物标记物。这些生物标记物主要与嘌呤代谢,脂肪代谢,氨基酸代谢和能量代谢有关。XFC 给药后,2,2-二甲基琥珀酸、苯乙酰尿酸、左旋多巴和 1,4-二羟基-2-萘甲酸的含量显著变化($p<0.05$)。脱氢莽草酸,马尿酸和蜜二糖没有显著差异,但是有趋向于空白对照组的趋势。结果表明,基于 GC-TOF-MS 的尿液代谢分析在 XFC 治疗 RA 的机制研究中具有潜在的应用价值。

四、虎杖-桂枝药对的药效评价及作用机制研究

药对(两种草药的混合物)作为中草药配方的基本组成单元,在中医临床使用中具有特殊的意义。相比于其他复杂配方,药对的使用在不改变其基本治疗特征的同时简化了药物的使用。虎杖具有抗病毒、抗菌、抗炎、神经保护和心脏保护等功效。桂芝具有抗病毒、抗菌、抗肿瘤、抗炎、抗过敏和止痛等功效。二者的组合称为虎杖-桂枝药对(HG),用量比例为6∶1。该药对首次记载于《太平圣惠方》中的虎杖散中,前期研究证明了 HG 对急性痛风性关节炎大鼠模型的抗痛风作用。同时 HG 也用于其他配方中,如痛风克颗粒剂已被广泛用于临床痛风性关节炎的治疗。然而 HG 在痛风性关节炎中发挥作用的机制仍然不清楚。因此本研究旨在利用代谢组学方法阐明 HG 的药效作用机制[22]。

(一)虎杖-桂枝药对传统药效研究

将 18 只体重为 180~200g 的成年雄性 SD 大鼠,置于恒温(20±2)℃,保持照明(8∶00~20∶00)条件下,自由摄取食物和水。适应性饲养 7 天后,将其随机分为 3 组(每组 6 只):空白对照组(对照组)、痛风性关节炎模型组(模型组)、虎杖-桂枝(比例为6∶1)干预组(HG组)。HG 组灌胃给予 HG 水煎液(含生药量 9.3 g/kg),每日一次,连续给药 7 天。空白对照组和模型组接受等体积的无菌生理盐水 7 天。通过尿酸盐结晶刺激复制痛风性关节炎模型:于实验第 7 天 HG 末次给药后 1 小时,将 100μL 尿酸盐(MSU)晶体(100mg/mL,悬浮于无菌盐水中)注射到模型组和 HG 组大鼠的左踝关节中。对照组关节内单次注射 100μL 无菌生理盐水。注射 MSU 后,将各组大鼠置于代谢笼中连续收集 24 小时尿液,并通过大鼠的眼眶静脉丛采集血液样品,并测量动物的发炎踝关节的周长。随后将 5mL 磷酸盐缓冲盐水(PBS)注射到关节腔以及每个踝关节的关节灌洗液,进行生化指标测定,并缓慢分离出滑膜组织进行免疫组化检查。

为了量化踝关节水肿,将数据转换为踝关节尺寸变化的百分比。使用下式计算肿胀系数:肿胀系数=(测量的踝关节尺寸−初始踝关节尺寸)/初始踝关节尺寸。如图 3-152(a)所示,痛风性关节炎模型组与对照组相比,肿胀系数显著升高($p<0.05$)。HG 可以显著降低 MSU 诱导的大鼠痛风性关节炎的肿胀系数($p<0.05$)。同时按照 ELISA 试剂盒说明书测定踝关节灌洗液中的 TNF-α 和 IL-1β 水平。IL-1β 和 TNF-α 的浓度根据标准曲线计算。与对照组相比,痛风关节炎模型组踝关节灌洗液中 TNF-α 和 IL-1 的水平显著提高,见图 3-152(b)和(c)。而与痛风性关节炎模型组相比,HG 组的所有促炎细胞因子水平均显著降低。根据标准程序对大鼠滑膜组织切片进行组织学评价,通过免疫组织化学分析来研究 NF-κBp65 的表达。结果与对照组相比,MSU 晶体显著增强了模型组的踝关节滑膜表层和深层的白细胞浸润现象,且中性粒细胞在混合型细胞浸润中含量极丰富。滑膜组织的增生和增厚是由炎症细胞和生成的破坏下层软骨的关节翳造成。相比之下,HG 组降低了痛风性关节炎大鼠滑膜中的白细胞渗入,且在滑膜组织中仅观察到轻微的增生(图 3-153)。与对照组相比,痛风性关节炎模型组滑膜细胞质和细胞核内 NF-κB p65 蛋白的阳性表达显著增加($p<0.05$),说明 HG 能够抑制 MSU 晶体诱导的 NF-κB p65 蛋白过表达(图 3-154)。

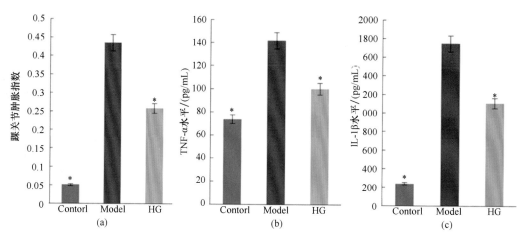

图 3-152　MSU 晶体诱导的痛风性关节炎大鼠中踝关节灌洗液中 HG 对相关指标的作用[22]

空白对照组(Control);模型组(Model);虎杖-桂枝组(HG)

*. $p<0.05$,与痛风性关节炎模型组对比

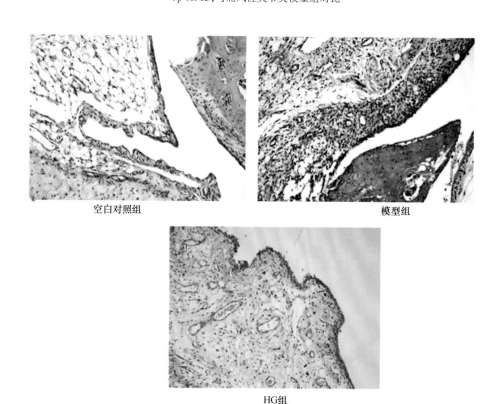

图 3-153　虎杖-桂枝对滑膜组织病理学大鼠痛风性关节炎的影响(×200)[22]

HG. 虎杖-桂枝

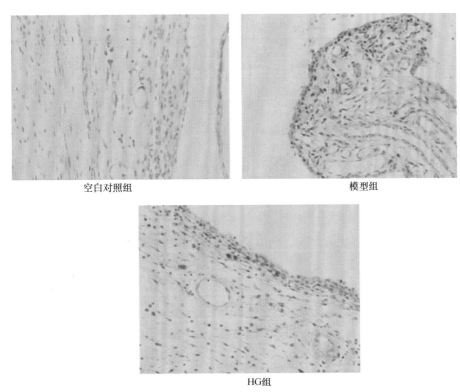

空白对照组　　　　　　　模型组

HG组

图3-154　虎杖-桂枝对痛风关节炎大鼠滑膜组织中 NF-κBp65 的影响(×400)[22]

HG. 虎杖-桂枝

以上结果表明,HG 能够通过缓解 MSU 诱导的痛风性关节炎模型大鼠的关节的肿胀并降低的肿胀指数;降低踝关节滑膜中的白细胞浸润;抑制 TNF-α 和 IL-1β 的表达的增加;抑制 NF-κB 在滑膜中的表达;以及切断 NF-κB 与细胞外信号(包括 TNF-α 和 IL-1β)之间的正反馈调节等来治疗 MSU 晶体诱导的痛风性关节炎和关节损伤。

(二) 虎杖-桂枝药对代谢组学药效评价及作用机制的研究

本次实验利用氢核磁共振技术对大鼠血浆和尿液样品进行代谢组学分析(图 3-155,图 3-156)。将得到的数据进行平均中心化和 Pareto-scaling 处理后导入 SIMCAP 12.0 软件,进行主成分分析(PCA),偏最小二乘判别分析(PLS-DA)和正交偏最小二乘判别分析(OPLS-DA)。使用模型参数,拟合优度 R^2 和 Q^2 来评价模型,所得数值≥1.0(从 OPLS-DA 模型获得)且 $p<0.05$(经独立样本 t 检验或曼-惠特尼 U 检验算得)的具有 VIP 的代谢物作为潜在生物标记物。

PCA 和 PLS-DA 得分图如图 3-157 所示。OPLS-DA 得分图,如图 3-157(a)和(b)所示,对照组和痛风性关节炎模型组之间出现明显分离,说明它们具有完全不同的代谢轮廓。此外,为了验证 OPLS-DA 模型的稳定性和重现性,在与 OPLS-DA 模型具有相同组分的对应 PLS-DA 模型中进行 200 次循环置换检验。如验证图所示,原始的 OPLS-DA 模型不是随机和过度拟合的,因为置换检验中的 Q^2 和 R^2 值都显著低于相应的初始值,见图 3-158(a)和(b)。根据 OPLS-DA 模型(VIP≥1)的 VIP 和单变量统计分析的 P 值($p<0.05$)分别选择的 5 种和 6 种与痛风性关

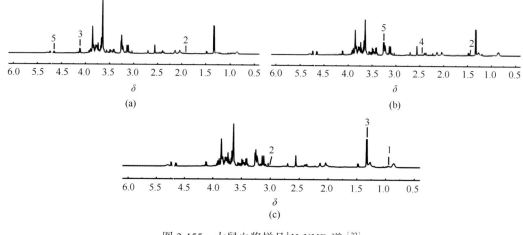

图 3-155　大鼠血浆样品¹H NMR 谱[22]

（a）空白对照组；（b）模型组；（c）HG 组

1. 亮氨酸；2. 赖氨酸；3. 乳酸盐；4. 谷氨酰胺；5. 葡萄糖

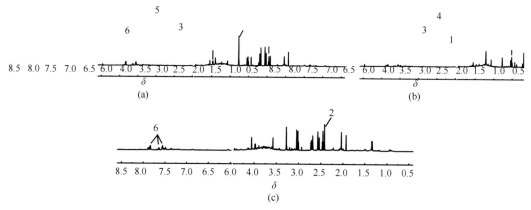

图 3-156　大鼠尿液样品¹H NMR 谱[22]

（a）空白对照组；（b）模型组；（c）HG 组

1. 丙酮酸；2. 琥珀酸；3. 2-氧戊二酸酯；4. 枸橼酸；5. 三甲胺-N-氧化物；6. 马尿酸

节炎相关的内源性代谢物,确定为血浆和尿液中的潜在生物标记物（图 3-159,表 3-50）。与对照组相比,痛风性关节炎模型组的血浆中 β-葡萄糖含量显著降低,而亮氨酸、赖氨酸、乳酸和谷氨酰胺显著升高。与对照组相比,痛风性关节炎模型组尿液中还显示出较高的水平的丙酮酸、琥珀酸、2-氧代戊二酸和柠檬酸,以及较低水平的三甲胺-N-氧化物（TMAO）和马尿酸。参照模型组和 HG 组的大鼠血浆和尿液样品的 NMR 数据构建 OPLS-DA 得分图,HG 组中显示出向对照组回调的趋势,痛风性关节炎模型组和 HG 组之间的明显分离,见图 3-157（c）~（f）。与大鼠中 MSU 诱导的痛风性关节炎相关的所有潜在生物标记物除了尿中的三甲胺-N-氧化物外,均被 HG 显著逆转（图 3-159,表 3-50）。上述结果也与图 3-152 至图 3-154 中的结果一致,HG 的干预对痛风性关节炎大鼠的代谢轮廓产生了的实质性和特征性改变。

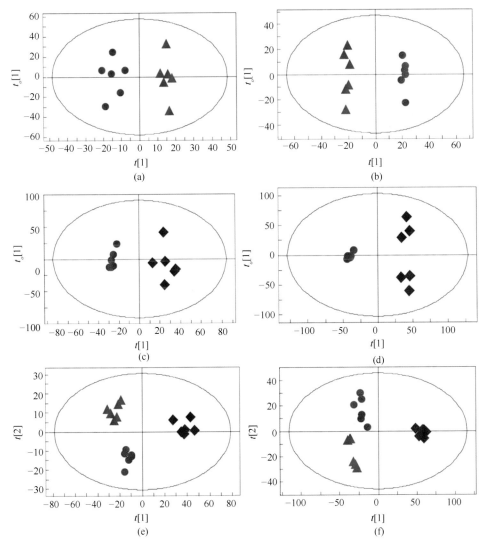

图 3-157 大鼠血浆样品［(a)，(c)，(e)］和尿液样品［(b)，(d)，(f)］的^{1}H NMR 光谱数据的 OPLS-DA 得分图[22]

蓝色三角．空白对照组；红色圆点．模型组；紫色菱形．HG 组

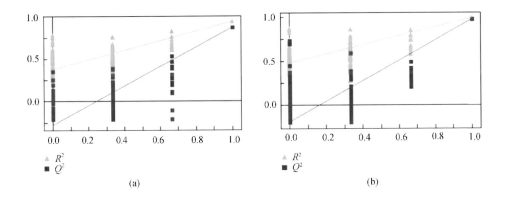

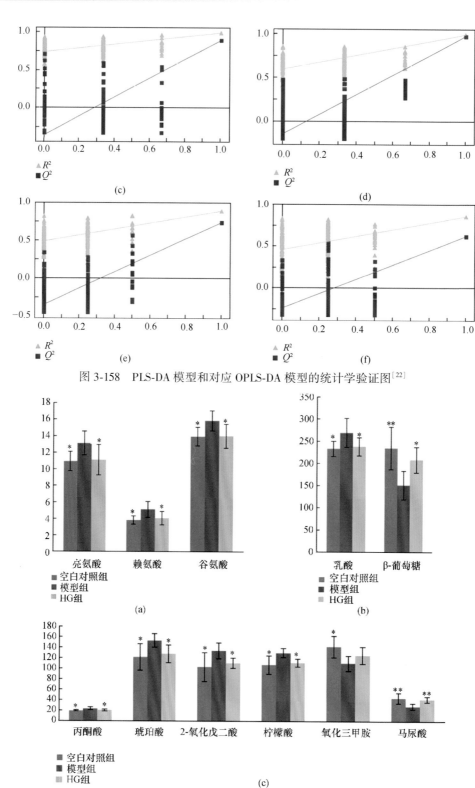

图 3-158 PLS-DA 模型和对应 OPLS-DA 模型的统计学验证图[22]

图 3-159 大鼠血浆样品[(a)和(b)]和尿液样品(c)代谢物标记物柱状图[22]

应用单因素方差分析来确定差异的显著性：＊＊．$p<0.01$；＊．$p<0.05$

平均值±SD，$n=6$

表 3-50　大鼠血浆和尿液中与痛风性关节炎相关的内源性代谢产物[22]

代谢物	化学位移(δ)	VIP	模型组	空白对照组	HG 组
血浆					
亮氨酸	0.96(t)	1.6	1.20	↓*	↓*
赖氨酸	1.46(m),1.90(m),3.02(m)	1.2	1.34	↓*	↓*
乳酸	1.33(d),4.12(q)	3.1	1.15	↓*	↓*
谷氨酸	2.45(m),3.77(m)	1.5	1.14	↓*	↓*
β-葡萄糖	3.25(dd),4.65(d)	4.5	0.64	↑**	↑*
尿液					
丙酮酸	2.38(s)	1.3	1.19	↓*	↓*
琥珀酸	2.41(s)	1.3	1.26	↓*	↓*
2-氧化戊二酸	2.45(t),3.02(t)	1.7	1.30	↓*	↓*
柠檬酸	2.55(d),2.68(d)	1.6	1.21	↓*	↓*
氧化三甲胺	3.28(s)	2.1	0.78	↑*	—
马尿酸	3.98(d),7.56(t),7.64(t),7.84(d)	2.4	0.64	↑**	↑**

注:括号中的字母表示峰的多重性:s. 单峰;d. 双峰;t. 三重峰;q. 四重奏 m. 多重峰。

倍数变化(FC)的计算方法为模型组和对照组之间的平均代谢物水平的比率。FC 值大于 1 表示相对较高的浓度,FC 值小于 1 表示与对照相比模型组中存在的相对较低的浓度。

与模型组相比:↑表示信号的相对增加;↓表示信号的相对减少;**、*分别表示 $p < 0.01$ 和 $p < 0.05$;—表示无统计学显著性差异。

在异常代谢物的研究中发现了大量与能量代谢的相关代谢物的变化。模型组与对照组相比表现出血清葡萄糖水平下降和乳酸水平升高,尿液中琥珀酸、2-氧代戊二酸、柠檬酸和丙酮酸水平升高。糖酵解的产物丙酮酸,是有氧和厌氧条件下碳水化合物分解代谢的关键。柠檬酸、2-氧代戊二酸和琥珀酸是三羧酸(TCA)循环的关键中间产物,其不仅参与葡萄糖的有氧氧化,还涉及脂肪和氨基酸的主要代谢途径。乳酸是在厌氧条件下的葡萄糖代谢的终产物,是人类四种类型的关节炎包括痛风性关节炎的常见且关键的生物标志物。因此,结果表明痛风性关节炎可增强糖酵解活动。HG 组与模型组相比,存在琥珀酸、2-氧代戊二酸、柠檬酸、丙酮酸和乳酸的下调以及葡萄糖的上调,这表明 HG 能够有效地调控能量代谢变化。血浆代谢物分析显示模型组大鼠中的亮氨酸和赖氨酸水平显著增加,说明痛风性关节炎引发了氨基酸代谢紊乱。同时谷氨酰胺、谷氨酸的酰胺为氨提供了无毒存储和运输形式。因此模型组中谷氨酰胺含量的变化可能影响谷氨酰胺的水平,也可能是痛风性关节炎引起的氨基酸代谢异常的指标。HG 可以回调高水平的亮氨酸,赖氨酸和谷氨酰胺代谢。与对照组相比,模型组大鼠尿液中的 TMAO 和马尿酸的水平显著降低。这些代谢物由肠道中唯一的一种菌群代谢产生,说明痛风性关节炎可能与肠道菌群的变化有关。HG 有效缓解马尿酸的变化,体现了其对肠道菌群代谢的保护作用。

本实验首次应用 ^{1}H NMR 代谢组学方法,揭示了 MSU 诱导型痛风性关节炎的病理生理过程与包括能量代谢、氨基酸代谢和肠道菌群代谢在内的几种代谢途径密切相关,而虎杖-桂枝药对对这些代谢功能异常具有调节作用。这些结果为痛风性关节炎的发病机制的深入理解,为临床诊断与治疗的探索提供了全新的思路,还为虎杖-桂枝药对作为抗痛风剂的潜在应用的提供了进一步证明。

第六节 祛痰剂药效评价及作用机制研究

由祛痰药组成的方剂统称祛痰剂。具有排除或消解痰涎的作用,主治痰症或喘咳。可分为燥湿化痰、清热化痰、温化寒痰、润燥化痰、治风化痰五类,属"消法"的范畴。

补肾化痰方药效评价及作用机制研究

补肾化痰方(BHF),由黄芪、茯苓、苍术、丹参、黄连和淫羊藿组成。该方可改善胰岛素抵抗,并能促进多囊卵巢综合征患者的排卵功能。多囊卵巢综合征(polycystic ovary syndrome,P-COS)是一种病因不明的内分泌紊乱症候群。文献报道发病率在 4% ~ 10%。目前研究表明,约 70% 的 PCOS 患者并发有胰岛素抵抗,尤以肥胖者为重。本实验利用 UPLC LTQ-轨道阱 MS 分析 BHF 治疗 3 个月前后的血清代谢变化,从代谢组学角度研究 BHF 治疗作用机制[23]。

(一)补肾化痰方对多囊卵巢综合征的作用研究

本实验首先对补肾化痰方治疗多囊卵巢综合征的药理作用进行了相关研究,所有受试者年龄在 18~35 岁之间,2 年的月经史和 BMI ≥ 23 kg/m^2,采用修改的鹿特丹标准作为受试者的纳入标准:①月经过多或闭经;②卵巢存在窦卵泡数 ≥ 12(直径 ≤ 9 mm)和/或经阴道扫描的体积 > 10 mL;③临床/生化指标存在高水平的雄激素。

排除标准如下:①受试者三个月内接受过任何影响生殖和代谢的治疗,如口服避孕药、抗雄性激素、GnRH 激动剂、拮抗剂促性腺激素、抗肥胖药物、胰岛素敏化剂和中草药;②具有其他内分泌功能障碍包括库兴氏综合征、羟化酶缺乏、高泌乳素血症、甲状腺疾病和糖尿病的受试者;③严重的心脏、肝或肾功能障碍和精神疾病的受试者。本研究共纳入 30 例患者,根据空腹后给予 75 g 葡萄糖 2 小时后观察胰岛素水平将受试者分为 2 个组,正常胰岛素组(NI = 13)和高胰岛素血症组(HI = 17),所有 30 例患者用 BHF 治疗三个月经周期。治疗过程中每个月经周期第 3 天和治疗结束后收集空腹状态下的血液样品,保存于 -80℃。通过放射免疫测定法测定血中类固醇激素包括促黄体激素(LH)、刺激激素(FSH)、雌二醇(E2)、催乳素(PRL)、睾酮(T)、硫酸化脱氢表雄酮(DHEAS)、雄烯二酮(AND)和性激素结合球蛋白(SHBG)的水平。其他参数包括空腹血浆葡萄糖(FPG)、空腹胰岛素(FIN)、血浆葡萄糖和胰岛素在口服葡萄糖耐量试验(OGTT)开始的 30 分钟、60 分钟、90 分钟、120 分钟、180 分钟进行检测。采用化学发光检测血中总胆固醇(TC)、甘油三酯(TG)、高密度脂蛋白胆固醇(HDL-C)、低密度脂蛋白胆固醇(LDL-C)、载脂蛋白 A1(ApoA1)、载脂蛋白 B(ApoB)和脂蛋白(Lpa)的水平。胰岛素的稳态模型抗性指数(HOMA-IR)= 空腹血清胰岛素×空腹血清葡萄糖/22.5。定量胰岛素敏感性检查指数(QUICK)I = 1/(log(空腹血清胰岛素) + log(空腹血清葡萄糖))。

结果发现,经过三个月经周期的 BHF 干预,患者的体重,身体质量指数(BMI),腰围和髋关节周围比干预前明显下降。同时黑角化病评分、FPG、HOMA-IR、LDL-C、ApoB 和 Apob/ApoA1 也降低了。而 SHBG 水平显著增加。具体见表 3-51。根据以上指标进一步将 PCOS 患者分为正常胰岛素血症组(NI = 13)和高胰岛素血症组(HI = 17)。表 3-51 中可见,在 BHF 干预前与 NI 组相比 WHR、ApoB/ApoA-1 值、血清 TG 和胰岛素水平在 HI 组较高,而 SHBG 水平在 HI 组有所降低。BHF 干预三个月经周期后,HI 组受试者的 BMI 指数、体重、腰围、臀围和 WHR 明显降低。此外,口服葡萄糖耐量试验第 120 分钟 HI 组受试者的 PG、HOMA-IR、CHO、LDL 和 ApoB 的水平也在明显降低。NI 组受试者的 BMI 指数和 Apob/ApoA1 值显着降低,且水平 SHBG 明显增加。临床生化数据表明 BHF 能够改善 NI 组和 HI 组的脂质代谢。SHBG 是性类固醇的转运蛋白,体重降低可影响其水平降低,从而有利于促进 NI 组 PCOS 患者的体内类固醇的合成。

表 3-51　针对 PCOS 治疗前和治疗后(NI 和 HI)的临床生化数据[23]

各项指标	NI 治疗前	NI 治疗后	HI 治疗前	HI 治疗后	趋势	治疗前后对比
Acanthosisnigrican 得分	1.08±0.86	0.92±0.76	1.24±0.97	1.00±0.94ᵃ	↓	0.014
FPG(mmol/L)	4.92±0.53	4.71±0.53	5.27±0.71	4.96±0.43	↓	0.034
OGTT 60 min PG	8.20±2.14	8.00±2.10	9.99±2.11ᵇ	9.00±1.97ᵃ	↓	0.015
空腹血胰岛素(IU/mL)	12.28 ± 1.67	12.69±4.10	25.83±12.22ᵇ	20.88±7.26ᵇ		
OGTT 60 min 胰岛素	117.23 ± 47.67	108.64±46.92	173.09±39.39ᵇ	150.79±49.77		
HOMA-IR	2.69 ± 0.49	2.69±0.97	6.12±3.00ᵇ	4.69±2.02ᵃ,ᵇ	↓	0.046
QUICKI	0.33±0.01	0.33±0.02	0.30±0.02ᵇ	0.31±0.02ᵃ,ᵇ		
TG(mmol/L)	1.12 ± 0.48	1.33±0.72	2.25±1.33ᵇ	2.78±3.65		
TC(mmol/L)	4.37±0.81	4.33±0.69	4.83±0.86	4.48±0.98ᵃ		
LDL-C (mmol/L)	2.86±0.70	0.75±0.17	3.23±0.58	2.77±0.72ᵃ	↓	0.023
ApoA1(g/L)	1.18±0.14	0.61±0.14ᵃ	1.14±0.18	1.09±0.10ᵇ		
ApoB (g/L)	0.76±0.18	0.75±0.17	0.93±0.18	0.82±0.17ᵃ	↓	0.008
Apob/ApoA1	0.64 ± 0.14	0.61±0.14ᵃ	0.81±0.19ᵇ	0.76±0.17	↓	0.003
SHBG (nmol/L)	16.32±6.99	20.86±10.65ᵃ	10.72±3.48ᵇ	11.84±4.75	↑	0.003

a. HF 给药后显著增加或减少。b. HI 组和 NI 组之间有显著性差异

(二) 补肾化痰方的代谢组学药效评价及作用机制研究

采用 UPLC LTQ-轨道阱 MS 的技术,分析所有组的血清代谢轮廓。每隔 6 份样品采集一针 QC 样品用于选择合适的内标以及评价分析方法的重现性。在阳离子模式下共采集 2268 个代谢物离子,在负离子模式下共采集 2017 个代谢物离子。所有离子用合适的内标校准以实现最小 RSD。91.4% 的正离子模式和 87.5% 的负离子模式的 RSD 小于 30%,表明代谢组学方法的良好重现性(图 3-160)。使用 RSD 小于 30% 的代谢物离子进一步进行数据处理。

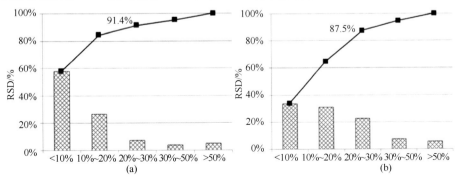

图 3-160　QC 中所有代谢物的 RSD% 的分布[23]

(a)正离子模式下;(b)负离子模式下

在 BHF 治疗前比较 NI 组和 HI 组的代谢差异。根据非参数 Wilcoxon Mann-Whitney 检验发现 HI 组中的 LPC 水平比 NI 组中低[图 3-161(a)、(b)]，而 HI 组中的游离脂肪酸(FFA)[图 3-161(c)、(d)]、PC 和 SM 水平较高。LPCs 被称为炎症因子，并诱导细胞凋亡。LPCs 在胰岛素抵抗中的作用可能是抑制炎症，并激活磷脂和磷脂酰胆碱的代谢。从临床和代谢组学数据中观察到 HI 组的脂质代谢和激素代谢紊乱更为严重。

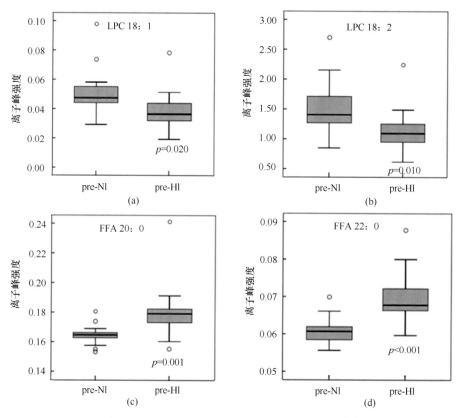

图 3-161　补肾化痰方干预模型代谢物强度比较[23]

通过正交修正-偏最小二乘法-判别分析(OSC PLS-DA)，研究 BHF 治疗对 NI 组和 HI 组 PCOS 受试者代谢的影响。图 3-162(a)和(b)显示了 NI 组和 HI 组代谢物的分离状态。表明 BHF 的治疗改变了 PCOS 患者的代谢轮廓。通过非参数 Wilcoxon Mann-Whitney 检验确定 VIP >1 的代谢物。同时，治疗前后 NI 组和 HI 组的代谢物区别在热图中可见(图 3-163)。

NI 组的谷氨酰胺，泛酸和中链 FFA 水平在治疗后降低，LPC、PC、SM 和长链 FFA 在治疗后水平升高。HI 组的赖氨酸、苯酚硫酸盐、苯丙氨酸水平降低，鸟氨酸、脯氨酸、甜菜碱、乙酰胆碱水平升高。其中，NI 组和 HI 组的甘油磷酸乙醇胺(GPEA)、肌酐、肌酐的血清水平在治疗后均降低。经三次月经周期的 BHF 干预后，NI 组的 FFAs 代谢和磷脂代谢发生显著变化。据报道，LPCs 与炎症反应有关，并在胰岛素抵抗中激活磷脂途径。升高的 LPCs 水平可以使炎症反应的减少，同时 BHF 干预后磷脂代谢水平也发生了回调。NI 组的中链 FFA 和长链 FFA 水平呈相反的趋势，即中链 FFA 水平降低而长链 FFA 水平升高。中链脂肪酸较长链脂肪酸更容易被吸收和氧化。脂肪酸代谢轮廓的变化可导致脂肪酸的氧化和吸收。图 3-164 显示了 BHF

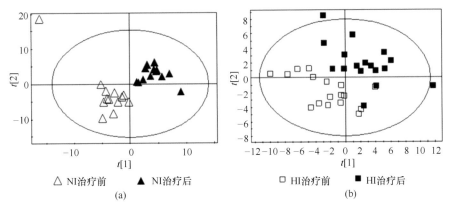

图 3-162 补肾化痰方治疗前后 OSC PLS-DA 分析得分图[23]

NI. 正常胰岛素组;HI. 高胰岛素血症组

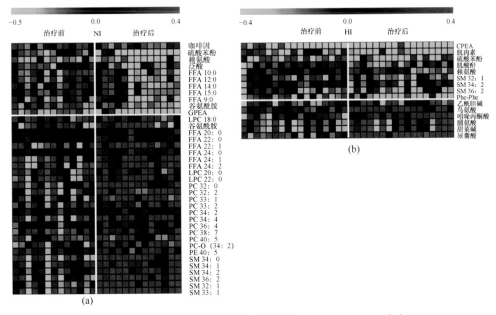

图 3-163 NI 组(a)和 HI 组(b)中差异代谢物的热图[23]

NI. 正常胰岛素组;HI. 高胰岛素血症组

干预作用的相关机制:通过上调甜菜碱、乙酰胆碱、脯氨酸、鸟氨酸和磷脂代谢中 PE、PC、LPC 水平,以及下调 PEGA、肌酸和肌酸酐水平多途径干预多囊卵巢综合征。

　　本次实验通过代谢组学的方法研究了补肾化痰方对多囊卵巢综合征患者的治疗效果及相关机制的研究。通过治疗,NI 组和 HI 组代谢轮廓发生明显的改变。其中 NI 组的磷脂代谢发生了显著的变化,而 HI 组的氨基酸代谢发生了显著变化。实验结果表明 BHF 减少炎症反应和氧化应激对 PCOS 患者而产生治疗效果。

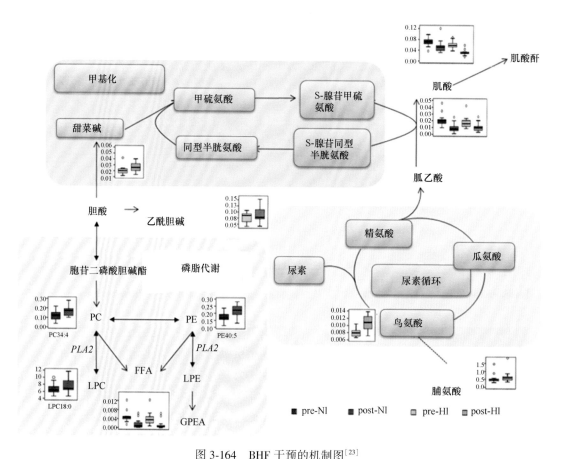

图 3-164　BHF 干预的机制图[23]

pre-NI. 正常胰岛素组治疗前；post-NI. 正常胰岛素组治疗后；pre-HI. 高胰岛素血症组治疗前；
post-HI. 高胰岛素血症组治疗后

第七节　理气剂药效评价及作用机制研究

凡以理气药为主组成，具有行气或降气的作用，主治气滞或气逆病症的方剂，统称为理气剂。理气剂主要归于中医八法中的"消法"。主要适用于气滞和气逆的证候。治疗肝胆、脾胃气滞，胸胁胀痛，脘腹胀满，嗳气吞酸，恶心食少，大便失常，或疝气痛，月经不调、痛经，以及胃气上逆、呕吐、呃逆；肺气上逆，咳喘等证。根据作用不同，理气剂可分为补气剂、行气剂、降气剂。

气滞胃痛颗粒药效评价及作用机制研究

气滞胃痛颗粒，源于中国传统的知名方剂四逆散，始载于《伤寒杂病论》，由北柴胡、白芍药、枳壳、甘草、香附子、延胡索组成。为理气剂。具有疏肝理气、和胃止痛之功效。临床常用于肝郁气滞、胸痞胀满、胃脘疼痛。本实验采用代谢组学方法研究了气滞胃痛颗粒对胃肠作用的相关机制[24]。

（一）气滞胃痛颗粒对胃肠的作用研究

本实验首先研究了气滞胃痛颗粒对胃肠动力障碍大鼠模型的调节作用。实验采用注射硫酸阿托品诱导成年 ICR 大鼠胃肠道紊乱模型。将 132 只雄性 ICR 大鼠随机分为 11 组：对照（CG）组，模型（MG）组，柴胡皂苷（BS）组（0.87mg/mL），柴胡多糖（BP）组（1.24mg/mL），枳壳总黄酮（FAF）组（1.97mg/mL），枳壳精油（FAO）组（0.16μL/mL），香附总黄酮（RCF）组（0.44mg/mL），香附精油（RCO）组（0.08μL/mL），气滞胃痛颗粒（QZWT）组（9.75mg/mL），多潘立酮（DG）组（0.4mg/mL），莫沙必利（MSG）组（0.4mg/mL）。对照组和模型组每天口服生理盐水 2mL，其余组大鼠每天给药 2mL，连续 5 天。在第五天大鼠给药后 1 小时，除了对照组外，均按 1.5mg/kg 体重注射硫酸阿托品，所有大鼠灌胃给予 0.5mL 半固体膏（0.2% CMC-Na，5% 碳粉）。30min 后，进行采血，处死后测小肠总长度和半固体膏推进长度，称胃全重和胃净重。记录结果，计算胃潴留率和小肠推进率。胃潴留率（%）=（胃总量-胃净重）/半固体重量×100%；肠推进率（%）=半固体膏推进距离/小肠在小肠的总长度×100%，用 SPSS 进行统计分析。通过 ANOVA 检验评估统计学显著性。采用 ELISA 试剂盒评价小鼠血清中 GAS 和 MTL 水平。通过 ANOVA 检验评估统计学显著性差异。

结果表明，MG 组大鼠的胃潴留率高于 CG 组，肠推进率低于 CG 组（$p<0.05$），如图 3-165 所示。表明胃肠蠕动疾病模型成功。与 MG 组大鼠相比，RCF、QZWT、DG、MSG 组大鼠胃排空率有显著性差异（$p<0.05$），BP、FAF、FAO 显著性差异更明显（$p<0.01$），这表明以上成分能更好地促进胃排空。以小肠推进率作为判断标准，BP、FAF、RCF、QZWT 具有一定的效果（$p<0.05$），阳性药物 MSG 的小肠道推进作用更好（$p<0.01$），但 DG 则无效；结合胃潴留率和小肠推进速率综合考虑，认为柴胡多糖、枳壳类黄酮、枳壳精油和香附子总黄酮是气滞胃痛颗粒治疗胃肠动力障碍疾病的有效成分。

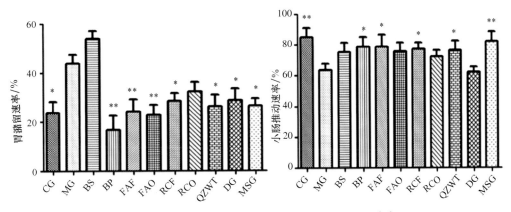

图 3-165　各组大鼠的胃排空和小肠推动作用评价[24]

CG. 对照组；MG. 模型组；BS. 柴胡皂苷组；BP. 柴胡多糖组；FAF. 枳壳总黄酮组；FAO. 枳壳精油组；RCF. 香附子总黄酮组；RCO. 香附精油组；QZWT. 气滞胃痛颗粒组；DG. 多潘立酮组；MSG. 莫沙必利组

和模型组相比（平均值±SD）：*. $p<0.05$，**. $p<0.01$

血清中 GAS 和 MTL 水平结果显示,通过与 MG 组对比,BP 组、FAO 组、DG 组大鼠血清中 GAS 的含量显著增长,说明这三组就某一程度上来说,可以影响人体中 GAS 的含量,而 QZWT、MSG 增加得更显著;通过与 MG 组对比,RCF 组、QZWT 组、MSG 组大鼠血清中 MTL 的含量显著增加,说明它们可以通过调节体内 MTL 的含量发挥促进胃肠运动的作用。枳壳总黄酮组、枳壳精油、多潘立酮对 MTL 也有一定的调节作用。但是不如前者。结果见图 3-166。

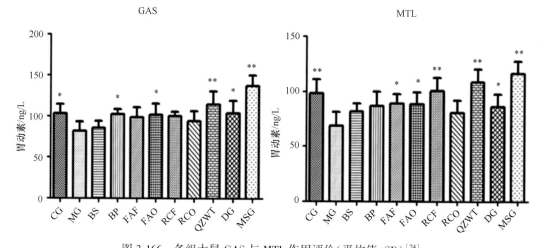

图 3-166　各组大鼠 GAS 与 MTL 作用评价(平均值±SD)[24]

CG. 对照组;MG. 模型组;BS. 柴胡皂苷组;BP. 柴胡多糖组;FAF. 枳壳总黄酮组;FAO. 枳壳精油组;
RCF. 香附子总黄酮组;RCO. 香附精油组;QZWT. 气滞胃痛颗粒组;DG. 多潘立酮组;MSG. 莫沙必利组
与模型组相比: *. $p<0.05$,**. $p<0.01$

(二) 气滞胃痛颗粒的代谢组学药效评价及作用机制研究

本实验利用 UPLC-Q-TOF-MS 联用技术采集了各组大鼠血液数据,通过 Agilent Mass Hunter 定性分析软件,分子特征提取(MFE)算法、Mass Profiler、MPP 等软件进行数据统计分析,利用在线数据库 METLIN、HMDB 和 KEGG 等进行比对完成潜在生物标记物的鉴定,以及代谢径路的分析。

结果通过主成分(PCA)分析见图 3-167,无论是正离子模式还是负离子模式,CG 组和 MG 组都能很好地分开,这说明了造模已经使正常的代谢轮廓发生改变。同时,每个治疗组趋近于 CG 组,并远离模型组。表明各治疗组都能对部分代谢异常产生一定调节作用,从而改善胃肠动力障碍。通过偏最小二乘法判别(PLS-DA)(图 3-168),找出引起组间分离的差异代谢产物($p<0.05$)。经 MS/MS 离子碎片匹配,结果鉴定出胃肠道紊乱模型的 5 种潜在的生物标记物即色氨酸、甘油磷酰胆碱、甘油酸、25-氢化维生素 D_3、5,6-吲哚醌-2-羧酸,具体信息见表 3-52。化合物之间的联系如图 3-169。这些潜在的生物标记物涉及包括色氨酸代谢、甘油磷脂代谢、酪氨酸代谢、甘油脂代谢和类固醇生物合成等代谢径路。其中气滞胃痛颗粒能够调控体内的四种内源性代谢物,即甘油磷酰胆碱、色氨酸、25-氢化维生素 D_3 和 5,6-吲哚醌-2-羧酸,它们分别存在于甘油磷脂代谢,色氨酸代谢,类固醇生物合成和甘油脂代谢中。QZWT 由多种成分组成,其中,柴胡多糖组、枳壳总黄酮组、枳壳精油、香附子总黄酮具有促进胃肠动力作用。柴胡多糖可以调整体内 5,6-吲哚醌-2-羧酸的含量;枳壳类黄酮可调节体内的甘油磷酸胆碱、色氨

酸及 5,6-吲哚醌-2-羧酸水平。枳壳精油通过改变胃肠道紊乱大鼠体内色氨酸和 5,6-吲哚醌-2-羧酸的含量实现促动作用。香附子总黄酮能上调甘油酸含量。黄酮类化合物也调节大鼠中甘油磷酸胆碱含量。从上述分析中得出,QZWT 和 4 种有效成分,都能调节机体内甘油磷酸胆碱、色氨酸、25-氢化维生素 D₃、5,6-吲哚醌-2-羧酸这四种内源性代谢物。由于这四种组分联合控制胃肠道运动相关的靶点。因此,我们得出结论,QZWT 是通过多组分、多靶点、多途径起到促进胃肠蠕动的作用。

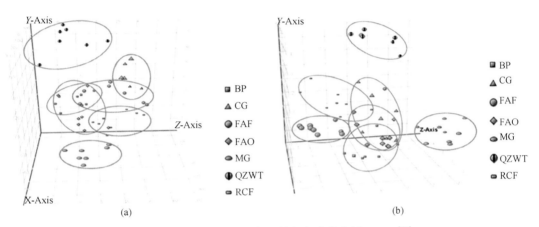

图 3-167　正负离子模式下各组数据主成分分析(PCA)[24]
(a)负离子模式;(b)正离子模式
CG. 对照组;BP. 柴胡多糖组;FAF. 枳壳总黄酮组;FAO. 枳壳精油组;RCF. 香附子总黄酮组;
QZWT. 气滞胃痛颗粒组;MG. 模型组

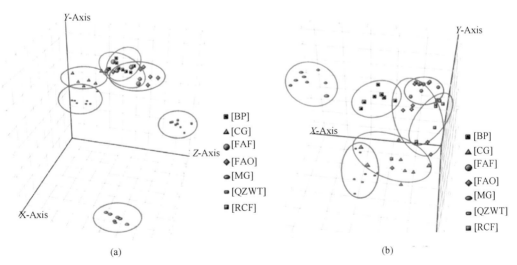

图 3-168　正负离子模式下各组数据 PLS-DA 分析[24]
(a)负离子模式;(b)正离子模式
CG. 对照组;BP. 柴胡多糖组;FAF. 枳壳总黄酮组;FAO. 枳壳精油组;RCF. 香附子总黄酮组;
QZWT. 气滞胃痛颗粒组;MG. 模型组

表 3-52　胃肠动力障碍大鼠模型相关生物标记物[24]

编号	t_R/min	离子模式	分子质量/Da	分子式	代谢物	趋势	组别
1	0.317	M+H	257.1056	$C_8H_{20}NO_6P$	甘油磷酸胆碱	↑	FAF,RCF,QZWT
2	1.144	M+H	204.0899	$C_{11}H_{12}N_2O_2$	色氨酸	↑	FAF,FAO,QZWT
3	6.021	M+H	400.3341	$C_{27}H_{44}O_2$	25-羟胆钙化醇	↑	RCF,QZWT
4	0.402	M-H	106.0266	$C_3H_6O_4$	甘油酸	↑	RCF
5	2.041	M-H	191.0218	$C_9H_5NO_4$	5,6-吲哚醌-2-羧酸	↓	BP,FAF,FAO,QZWT

注:↑.与模型组比较水平升高;↓.与模型组比较水平降低。

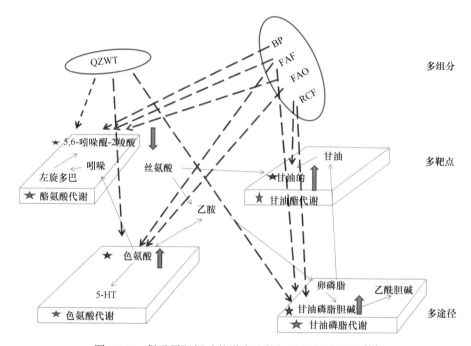

图 3-169　促进胃肠蠕动的潜在生物标记物相关网络[24]

红色星.鉴定的潜在生物标记物;蓝色星.潜在生物标记物的代谢途径;红色.气滞胃痛颗粒和所有组分的目标效应

BP.柴胡多糖组;FAF.枳壳总黄酮组;FAO.枳壳精油组;RCF.香附总黄酮组;QZWT.气滞胃痛颗粒组

　　本实验研究了气滞胃痛颗粒活性成分促进胃动的药理作用和作用机制。结果表明,柴胡多糖、枳壳总黄酮、枳壳精油和香附总黄酮对促进胃肠道运动有显著疗效,而柴胡皂苷和香附精油不明显。采用代谢组学方法研究上述 4 种有效成分和气滞胃痛颗粒促进胃肠道蠕动的机制,发现了 5 种潜在生物标记物,包括甘油磷酸胆碱、色氨酸、25-羟基胆钙化醇、甘油酸和 5,6-吲哚醌-2-羧酸。它们源于体内的 5 个代谢途径,包括色氨酸代谢、酪氨酸代谢、甘油磷脂代谢、甘油脂质代谢和类固醇的生物合成。本次实验加深了对胃肠功能机制的认识,所发现的生物标记物可能成为胃肠蠕动疾病的治疗目标,这也反映了气滞胃痛颗粒是通过多种途径发挥其促进胃肠蠕动的作用。

第八节　补肾益气活血方对脑卒中和骨质疏松症异病同治的药效观察及共同信号通路的网络药理学探索

中医诊治,重在病人整体,主要病机同则治同,乃治"病之人"。中医在经过辨证论治后若确认促使疾病发生的病机相同,则可用同一种治则进行治疗,这种方法就是中医的"异病同治"理论核心,它体现了中医学整体观念与辨证论治的特点,在临床上用之有效。但其科学依据尚不明确,因此本研究基于"肾-脑-骨"关系的中医理论,从动物实验到网络药理学,探索补肾益气活血中药复方对于脑卒中与骨质疏松症"异病同治"的药效及对共同信号通路进行研究。

一、脑卒中与骨质疏松症的中医异病同治理论

脑卒中与骨质疏松症的共同特点为老年高发疾病,流行病学数据显示这两种疾病影响人群广泛,但在临床上均缺乏安全有效的治疗药物。不仅如此,两种疾病常常同时存在,互相影响。临床观察表明老年人脑卒中后骨质疏松的风险性显著增加[25,26],另外老年性骨质疏松症患者的骨密度指数与脑卒中的发病率呈负相关[27]。男性中风患者更应高度重视对骨密度的监测,尤其对于日常功能活动高度依赖型患者及偏瘫导致下肢肌肉力量下降患者,因为下降的肌肉力量和受限的日常功能会降低骨密度[28]。韩国一项基于3800名患者的研究发现脑卒中患者的骨质疏松风险增加尤其在男性患者中更为明显[29]。近20年来,生物医学领域越来越多研究关注于人体各疾病之间的联系,如心系疾病与消化系统疾病的共同治疗药物的探索[30]。然而,脑卒中与骨质疏松症疾病之间调节机制尚不清楚,对机制的进一步探索不仅可以更深层的发现疾病复杂的内在联系,从整体角度认识人体稳态,而且也有助于我们探索出全新的治疗策略。

（一）脑卒中与骨质疏松症的中医认识

1. 脑卒中的中医认识

脑卒中在中医称为中风。因本病起病急骤、证见多端、变化迅速,与风性善行数变的特征相似,故以中风名之。中风是以卒然昏扑、不省人事,伴口眼喎斜,半身不遂,语言不利,或不经昏仆而仅以喎僻不遂为主症的一种疾病。中医临床上将中风按照病情轻重分中经络和中脏腑两大类。中经络,一般无神智改变而病轻;中脏腑,常有神志不清而病重。中脏腑因主要表现为突然昏倒,不省人事等症状而成为中风之急重症。中风之发生,主要因素在于患者平素气血亏虚,与心、肝、肾三脏阴阳失调,加之忧思恼怒,或饮酒饱食,或房室劳累,或外邪侵袭等诱因,以致气血运行受阻,肌肤筋脉失于濡养;或阴亏于下,肝阳暴张,阳化风动,血随气逆,挟痰挟火,横窜经隧,蒙蔽清窍,而形成上实下虚,阴阳互不维系的危急证候。

2. 骨质疏松症的中医认识

中医对于骨质疏松症的记载最早见于《素问·刺腰痛》。根据骨质疏松症的临床症状表

现,在中医里可以归属于"骨痿""骨痹"等范畴。根据中医对痹症的描述"凡肩痛,臂痛,腰痛,腿痛或周身疼痛,总名曰痹证",可以看出骨痹证包括骨质疏松症。《素问·上古天真论》曰"女子七岁,肾气盛,齿更发长;……四七,筋骨坚,发长极,身体盛壮……。丈夫八岁,肾气实,……三八肾气平均,筋骨劲强,四八筋骨隆盛,肌肉壮满……七八肝气衰,筋不能动,天癸竭,精少,肾脏衰,形体皆极……令五脏皆衰,筋骨懈堕"。中医认为,肝主筋,肾主骨,肝藏血,肾藏精,肝肾同源而精血互生。肝肾功能正常,则骨发育正常;肝肾功能异常,则可能导致骨质疏松症。宋代陈直提出"骨肉疏薄"与现代医学老年性骨质疏松症比较类似,他在《养老奉亲书冬时摄养第十二》中指出"高年阳气发泄,骨肉疏薄,易于伤动"。

3. 中医理论中脑卒中与骨质疏松症的关系

中医理论从整体上认识脑卒中与骨质疏松症的关系,中医认为脑病与骨病有高度相关性。早在两千多年前的《黄帝内经》中"肾主骨,生髓,通于脑",阐释了"肾-脑-骨"三者之间的密切关系。脑、髓、骨均为奇恒之府,它们之间存在着肾藏精,精生髓,髓又充实滋养脑和骨的相互依赖关系。骨和脑在器官解剖形态上也具有相似性,骨性器官为髓所填充,髓在颅脑内称为脑

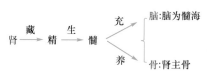

图 3-170　肾-脑-骨的中医认识图

髓,在骨腔中称为骨髓(图 3-170)。肾藏先、后天之精,精化生髓以充脑。如果脑髓充盈,人就表现为耳聪目明、精神饱满、记忆力强;如脑髓空虚则出现两目昏花、头晕耳鸣、记忆力减退,甚至精神萎靡等症。肾主骨,生髓,骨骼的营养物质来源和生理活动维持都依赖于骨髓,骨髓具有滋养骨的作用,使骨骼发达,坚硬有力。骨髓充则骨骼强健有力,登高涉远。骨髓不充可出现肢体酸软无力,走路不稳,甚至卧床不起等。"肾气强则骨髓充满……肾气弱则骨髓枯竭"(《诸病源候论》),"肾不生则髓不能满"(《素问·逆调论》)。髓的生成和营养补充都依赖于肾精,"肾藏精、精生髓",肾精充足则髓、脑、骨充盈。可见肾藏精,精生髓,肾、精、髓密不可分,共同构成了"肾-髓-脑-骨系统",其中肾为本,精为要,髓为枢。因此肾中精气盛衰决定髓的盈亏,是脑为髓海、肾主骨的生理和病理基础。

(二) 脑卒中与骨质疏松症的异病同治

1. 补肾益气活血治法

肾虚所导致的脑病与骨病也常常同时出现,如中风后半身偏枯,亦易出现四肢无力,骨骼不坚。所以两类疾病具有相同来源及病因。因此补肾益精气生髓,可以同时治疗肾虚为主的骨病和脑病,临床上治疗老年性肾气亏虚导致的骨系疾病、脑系疾病的时候,常从补肾入手。异病同治是中医学中的一个重要的治则。是指在经过辨证论治后若促使疾病发生的病机相同,则可用同一种治则方法进行治疗,必须是在辨病与辨证相结合前提下。异病同治体现了中医学整体观念与辨证论治的特点。补肾益气法是中医基本治则之一,随着老龄化社会进程的加快,衰老既是一种病理变化又是生理过程,而这一过程与中医学所认识的肾的功能密切相关,肾气虚损是衰老的重要原因之一。中医理论认为,老年人多"虚"多"瘀"。因此不同的疾病或者衰老在发展到"肾气虚"阶段时均可采用补肾益气法"异病同治"而获效。在治疗老年性肾气虚而导致的相关疾病时,如老年痴呆、脑卒中、骨质疏松症、老年性哮喘等均可以从补肾

益气治法入手。中医临床研究发现,一些经典补肾益气活血中药复方如补阳还五汤等,既能治疗卒中后遗症又能治疗老年性骨质疏松[31-34],改善骨代谢[31,35]。因此,补肾益气活血法可以作为治疗两种疾病的共同方法。

2. 补肾益气活血方——中药复方保元

中医认为人体衰老伴随肾气亏虚,脏腑功能下降,容易罹患以肾虚为主的脑病和骨病。脑卒中与骨质疏松均为老年人高发疾病,不仅发病率高而且缺乏有效治疗药物,如研究背景中所提到的一些临床观察发现老年人脑卒中与骨质疏松发病有重要相关性。基于中医"肾主骨生髓,脑为髓海"理论,我们选取补肾益气活血的中药复方保元做进一步研究。复方保元由西洋参、冬虫夏草、黄芪、三七四味中药组成。西洋参入肾经补肾气为君药;冬虫夏草入肾经补肾益肺为臣,辅助君药增强其补肾益气之力;黄芪、三七分别益气、活血为佐药。全方固肾气,调脾胃,保根本。"元"指的是"元气",其来源于先天,受之于父母,元气充足,则生命力强,小病易愈,大病易治;反之,元气不足,生命力弱,小病难愈,大病难治。四味中药组合可以综合调理人体脏腑功能,养气血,安心魄,固本培元,保持人体阳气充沛,从而提高免疫功能,延缓衰老。

（三）科学假说

1. 假说一:复方保元对缺血再灌注大鼠有脑保护作用,并改善去卵巢小鼠骨质疏松作用

中药复方保元四味中药中主要活性成分如黄芪皂苷类、黄酮类、三七总皂苷类、人参皂苷类及腺苷类[36-39]等,均有研究证实了这些主要成分对于急性缺血性脑卒中或者脑卒中后期的神经再生与功能恢复都有较好的效果。然而,复方保元对于脑卒中及骨质疏松症的研究还是空白,因此我们提出假说,复方保元可以通过补肾益气活血方法来治疗肾虚型脑病和骨病。我们选择最典型的老年性脑病脑卒中和骨病骨质疏松症作为治疗对象,通过大鼠缺血再灌注脑卒中模型来探索保元对于大鼠脑缺血后的脑保护作用,以及使用去卵巢小鼠绝经期骨质疏松模型来探索保元对于骨质疏松的治疗与改善情况。

2. 假说二:复方保元对于脑卒中及骨质疏松症的治疗通过相同的信号通路

不同于西方药物的单体-单靶点-单疾病的治疗模式,传统中医药复方里含有多味中药,对于疾病的治疗模式是多成分-多通路-多靶点,而网络药理学正是建立在疾病-基因/蛋白-药物有效成分的多层次的网络基础上,从整体上预测药物中多成分的作用靶点,并将药物作用网络与生物网络整合在一起,因此,运用网络药理学方法探索复方保元西洋参、冬虫夏草、黄芪、三七四味中药中的上百种活性成分对于两种疾病调控的共同信号通路是一次有效尝试。

二、复方保元对缺血再灌注大鼠脑保护和去卵巢
小鼠骨质疏松改善作用的药理学研究

（一）复方保元的质量控制

1. 材料与试剂

复方保元(BY)由西洋参、冬虫夏草、黄芪、三七四味中药按一定配比组成,为棕色粉末状

混合物。对药物中活性成分进行质量控制,本研究采用 Agilent 1200 UPLC 超高效液相色谱仪(美国 Agilent 公司);API 3200 Qtrap 三重四级杆质谱(美国 Applied Biosystem 公司);十万分之一分析天平(德国 Sartorius 公司);乙腈,甲醇(色谱纯,德国 Merck 公司);Milli-Q 超纯水(美国 Millipore 公司),槲皮素(quercetin)标准品购于上海同田生物科技有限公司。

2. 研究方法

色谱条件:Agilent ZORBAX SB-C$_{18}$ column(3. 5 μm,2. 1 mm × 150 mm);流动相　溶剂 A(乙腈)与溶剂 B(水),梯度洗脱(0~4min,2% 乙腈-98%水;4~6min,2% ~5%乙腈;6~12min,5% ~22%乙腈;12~21min,22% ~35%乙腈;21 ~26min,35% ~50%乙腈;26~30min,50% ~78%乙腈;30~34min,78% ~98%乙腈;34~36min,98% ~99%乙腈),流速 0. 5 mL/min,柱温 25℃,进样量 10 μL。

质谱条件:电喷雾负离子模式,毛细管电压 4kV;脱溶剂气流　N$_2$,流速 800 L/h,脱溶剂温度 350℃;锥孔气流　N$_2$,流速 50 L/h;离子源温度 105℃;Extractor 3. 00 V;碰撞气体氩气。本研究采用 MRM 定量模式,分析槲皮素在保元粉末中的含量。

供试品溶液的制备:取保元粉末 0. 5g,精密称定,与 1. 5g 18% C$_{18}$固相萃取填料混合,加入碾钵中混合均匀。将混合物装入 10mL 固相萃取管,用 90%甲醇洗脱提取;用 90% 甲醇定容到 20mL;精密称取槲皮素 1. 251mg 溶于 90%甲醇,并定容至 1mL。

3. 结果

质谱测定方法:用 90%甲醇倍比稀释槲皮素原浓度的对照品溶液,浓度分别为 1. 251mg/mL、0. 2502mg/mL、0. 05004mg/mL、0. 01001mg/mL、0. 002002mg/mL、0. 0004mg/mL 和 0. 00008mg/mL。依法测定峰面积,以峰面积与内标峰面积的比值(Y)对分析物浓度(X)作线性回归,绘制标准曲线为 $Y= 1×10^{-7}X-0. 0043$,得到回归方程和相关系数,并以信噪比 10 计算定量限(LOQ)为 0. 44ng/mL,以信噪比 3 计算检测限(LOD)为 0. 13ng/mL,线性范围为 1 ~2000ng/mL,线性相关系数达到 0. 9995。

精密度:精密吸取线性最低浓度点,低、中、高浓度槲皮素溶液 10μL,一天内连续进样 6 次及连续 6 天测定,根据标准曲线计算浓度,其日内精密度和日间精密度 RSD 范围均在 1. 58% ~6. 93%,表明仪器精密度良好。

重复性:精密称取同一批保元粉末 6 份,按相同方法固相提取后,依法测定,计算槲皮素 RSD 范围均在 1. 57% ~4. 07%,表明方法重复性良好。

回收率:精密称取重复性批次已测定含量的保元提取液 6 份,精密加入低、中、高三个浓度的槲皮素对照品,依法测定含量,计算槲皮素的平均回收率为 96. 44%。

样品含量测定:精密称取保元粉末 0. 5 g,按供试品制备方法固相萃取供试品溶液,依法测定槲皮素峰面积,根据标准曲线计算其含量,重复 3 次试验所得槲皮素的平均含量为(747. 90±83. 9)μg/g。结果表明槲皮素含量在保元胶囊中的含量较高,其含量也相对稳定,作为主要活性成分槲皮素可以作为保元胶囊的主要质量控制成分。

(二) 复方保元对缺血再灌注大鼠脑卒中神经保护作用研究

1. 实验方法

SD 雄性大鼠由香港大学动物实验中心提供,体重范围在 260~280g,所有的动物实验流程均得到香港大学实验动物伦理委员会批准。饲养于恒温(20±2)℃并且食水充足。大脑中动脉线栓阻塞手术(MCAO),为大鼠脑梗死模型常用方法[40],把线栓经颈内动脉入颅并插入大脑前动脉,从而阻塞来自线栓侧的大脑前动脉的血供,以及阻塞接受后交通动脉血供的颈内动脉颅内段;神经功能缺损评分采用 Bederson 评分标准[41];通过 TTC 染色(TTC,Sigma)计算脑梗死体积。将 14 周龄 SD 雄性大鼠 15 只随机分配至假手术组 SHAM,MCAO 组,MCAO+BY组,每组 5 只。MCAO 手术缺血 90 分钟后再灌注。手术当天为第一天灌胃给药,给药时间为缺血后 60 分钟,大鼠灌胃前停止进食 16 小时,按照 20mL/kg 进行灌胃,400mg/kg 浓度为每日单次剂量。假手术组和 MCAO 组予以等体积生理盐水,共给药 3 天,每天一次,缺血 72 小时后取组织。分别于第一天术后、第三天给予 NSS Score 评分对造模大鼠神经功能缺损程度进行评价。

2. 结果

TTC 结果显示口服复方保元可以显著降低缺血再灌注后的梗死面积,MCAO+BY 组与MCAO 组比较具有统计学差异,显著降低神经功能缺损评分[图 3-171(a)、(b)]。并且神经缺损程度改善情况 MCAO+BY 组显著优于 MCAO 组[图 3-171(c)]。说明复方保元可以显著降低缺血再灌注后脑损伤程度。

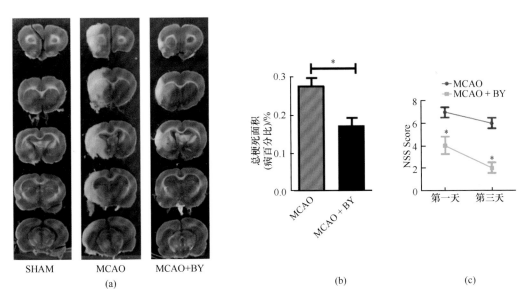

图 3-171　(a)TTC 染色观察脑梗死面积;(b)脑梗死面积数据统计;(c)第一天和第三天 NSS
评分统计图

$N=5$,MCAO+BY vs MCAO,$* p<0.05$

(三)复方保元对去卵巢小鼠骨质疏松症药效研究

1. 实验方法

C57 雌性小鼠由香港大学动物实验中心提供,体重范围在 20~22g,所有的动物实验流程均得到香港大学实验动物伦理委员会批准。饲养于恒温(20±2)℃并且食水充足。36 只雌性

C57 小鼠 14 周龄随机分成空白对照组（Control）、去卵巢手术组（Ovx 组）、Ovx + 600mg/kg 复方保元高剂量组，Ovx + 150mg/kg 复方保元中剂量组，Ovx + 40mg/kg 复方保元低剂量组，Ovx + 82.5μg/kg 雌二醇阳性药物对照组（Estrogen），每组 6 只小鼠。去卵巢手术于第 14 周完成，术后恢复饲养两周，第 16 周开始每天灌胃治疗，空白对照组与 ovx 组予以相同体积生理盐水，复方保元高/中/低剂量组分别予以灌胃给药，雌二醇阳性药物对照组予以倍美力生理盐水灌胃给药。每天给药 1 次，每周给药 6 天，共计给药 12 周（图 3-172），给药结束时取组织。

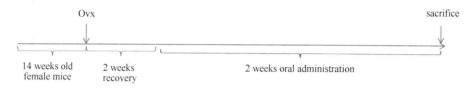

图 3-172　骨质疏松实验流程图

2. 结果

造模给药 12 周后，各组小鼠右股骨行 Micro CT 测骨密度，Ovx 组骨密度最低，骨小梁破坏程度较高，骨小梁间距大；复方保元低剂量组与雌二醇对照组骨密度有改善，但是无显著差异。复方保元高/中剂量组较好维持了骨形态，减少了骨小梁的破坏，骨小梁间距较小，与 Ovx 组相比具有显著性差异（图 3-173）。对 Micro CT 结果进行定量分析发现复方保元中剂量组骨密度优于对照组小鼠（图 3-174）。

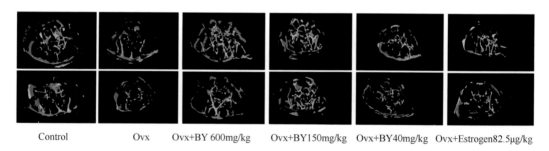

图 3-173　Micro CT 观察各组小鼠股骨密度

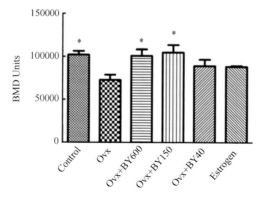

图 3-174　定量分析各组 Micro CT 骨密度测定

$N = 6$, Ovx+BY600, Ovx+BY150 vs Ovx, $* p < 0.05$

三、复方保元异病同治的共同信号通路的网络药理学探索

中医药治疗越来越受到国际关注,目前对于中医药研究,不仅仅局限在文献综述与基础研究,随着生物信息技术的不断发展,对于文献中关键信息的总结与发掘,使得中医药研究层次更加多元化、系统化。不同于西方药物的单体-单靶点-单疾病的治疗模式[41],传统中医药复方里含有多味中药,对于疾病的治疗模式是多成分-多通路-多靶点,这种治疗策略符合中医的整体治疗理念。随着西方药物研发面临着单一药物分子在治疗疾病时往往发挥不出预期疗效的瓶颈期,因此以药物组合形成的多靶点治疗思路逐渐被中西方学者认识和关注。网络药理学建立在疾病-基因/蛋白-药物有效成分的多层次的网络基础上[42],从整体上预测药物中多成分的作用靶点,并将药物作用网络与生物网络整合在一起,进一步提高药物研发效率的新兴学科。通过网络的构建来探索特定分子之间的相互作用关系,使得药物的研究具有整体性。因此,网络药理学已经广泛应用于中药复方中活性成分筛选与药物对于多种疾病的治疗机制研究[43-49]。富集分析是一种评估目标蛋白或基因与数据库中已知的蛋白或基因集关联程度的分析工具,可以帮助我们找到目的基因或蛋白通路,而且把药物作用的复杂机制变得更加清晰[50]。因此,运用网络药理学和富集分析能更为全面深入研究药物、疾病、靶点等关键因子的相互关联性,科学预测中药有效成分、阐释其作用机制、完善中药的合理使用,从而提高新药研发的成功率及减少药物相互作用的不良反应。

(一)研究方法

1. 中药复方保元所含化学成分的收集

中药复方中化学成分查找通过传统中医药系统药理学数据库(The traditional Chinese Medicine Systems Pharmacology database TCMSP http://sm.nwsuaf.edu.cn/lsp/tcmsp/php)与台湾传统中医药数据库(TCMdatabase@ Taiwan http://tcm.cmu.edu.tw)两个数据库完成。这两个数据库收集了上百种中药的化学成分,是目前全世界范围内中药化学成分收集最全面的数据库。将收集到的化学成分整理并去除重复的数据。复方保元的网络药理分析的流程图见图 3-175。

2. 成药性分析 LR、OB 和 DL 值

对于复方保元中化学成分的成药性分析基于 Lipinski 原则(Lipinski's rule,LR)、生物口服利用度(oral bioavailability,OB)和生物类药性指数(drug-likeness,DL)。Lipinski 原则(LR)是用来鉴别化学成分药效规则:分子量(Molecular Weight,WM)小于 500Da;氢键给体数目(hydrogen bond donors,Hdon)小于 5,氢键受体数目(hydrogen bond acceptors,Hacc)小于 10,脂水分配(octanol-water partition coefficient,LogP)系数小于 5,可旋转键(rotatable bonds)的数量不超过 10,脂水分配系数与可旋转键这两个参数在 ADME(吸收、分布、代谢、排泄)过程中相互作用[51]。药物的化学成分满足至少两条或两条以上被认为具有口服活性。生物口服利用度(oral bioavailability,OB)反映所给药物经过口服由胃肠道吸收,及经过肝脏而到达体循环血液中的药量占口服剂量的百分比,OB 值越高,药物的利用度越高。生物类药性(drug-likeness,DL)是指化合物与已知的

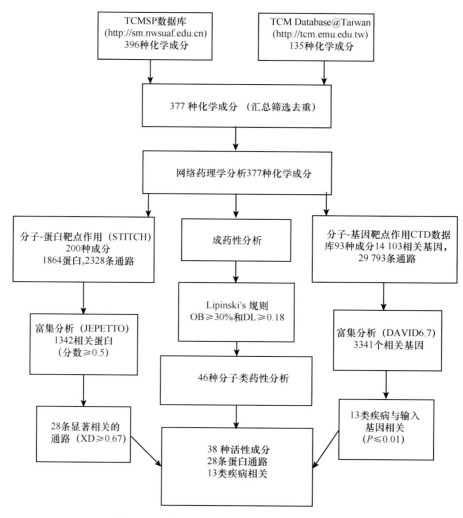

图 3-175　复方保元的网络药理学研究流程图

药物的相似性,具有类药性的化合物并不是药物,但是具有成为药物的可能,如溶解度和化学稳定性。在传统中药研究中,化学成分的 DL 值通常设定为 0.18。

3. 查找分子-蛋白靶点和分子-基因靶点

分子-蛋白靶点查找通过 STITCH 5.0 database 数据库,STITCH 5.0[53,52] 数据库(http://stitch. embl. ed)包含 300 000 种化学成分的 26 亿相关蛋白靶点,源自于 1133 物种[44]。在这个数据库中,化学分子-蛋白靶点作用大小用相关度评分表示,相关度评分越高提示分子-蛋白靶点间的作用越强(得分 0~0.2 低相关性;0.2~0.5 中度相关性,0.5~0.75 高度相关性,0.75~0.95 最高度相关性)。分子-基因靶点查找通过 CTD 数据库(Comparative Toxicogenomics Database)。CTD(http://ctd. mdibl. org)是一个公开数据检索资源,包含 9300 种化学成分和 13 300 个基因的 1 116 000 种作用通路。为了减少误差,每个数据库的检索都分别由两个科研人员独立完成。为了找到显著相关的分子-蛋白靶点通路,我们选取相关度评分≥0.5 的靶点蛋白进入下一步的富集分析(enrichment analysis)。以 KEGG 数据库为背景数据库,以软件 Cytoscape 3.4.0[54] 中

JEPETTO 插件来实现富集分析。在研究基因疾病相关性时,先把基因做一个频数分布排列,然后选取超过平均频数的基因,用生物信息资源网站 DAVID 6.8(Visualization and Integrated Discovery Bioinformatics Resources 6.7 http://david. abcc. ncifcrf. gov)进行分析。

4. 网络分析模型的构建

网络药理学大量的数据分析离不开计算机技术的辅助,网络可视化工具可以将复杂的数据进行系统整合,并产生相互联系的网络节点图将复杂的数据变得更加直观。我们采用 Cytoscape 3.4.0 软件中的 JEPETTO 的插件下的 network analysis 计算网络参数,将分子-靶标网络中共享同一靶标或多个靶标的分子建立分子-分子网络图,同一个分子或多个分子的靶标建立靶标-靶标网络图。在此基础上,根据相关度评价 XD 值与显著性评价 q 值来筛选通路,探索该方治疗脑卒中的可能效应靶点及分子机制。XD 分数与所有通路的平均距离相关,表示与平均距离之间的偏差。XD 分数越高,提示录入基因分子通路的网络联系越大。而 q 值则表明录入信息与通路之间是否具有显著性差异(Fisher's 检验)。

(二)结果

1. 复方保元中的化学成分分析

截至 2016 年 10 月,复方保元 4 味中药中共检索到 377 种化学成分。TCM Database@ Taiwan 数据库中,检索到 135 种化学成分,其中三七中 55 种,黄芪中 22 种,西洋参中 58 种。TCMSP 数据库中找到 396 种化学成分,其中三七中 119 种,黄芪中 85 种,西洋参中 153 种,冬虫夏草中 39 种。最后,汇总筛选去重后共有 377 种化学成分。

2. 基于 LR、OB、DL 原则的成药性分析

三七中找到 119 种化学成分,其中 100(84.0%)种符合 LR 原则,8(6.7%)种符合 OB ≥ 30%,DL 指数 ≥ 0.18,筛选后有 7(5.9%)种化学成分符合全部标准。黄芪中找到 87 种化学成分,其中 71(81.6%)种符合 LR 原则,20(22.9%)种符合 OB ≥ 30%,DL 指数 ≥ 0.18,筛选后共有 18(20.7%)种化学成分符合全部标准。西洋参中找到 153 种化学成分,其中 124(81.0%)种符合 LR 原则,11(7.2%)种符合 OB ≥ 30%,DL 指数 ≥ 0.18,筛选后有 10(6.5%)种化学成分符合全部标准。冬虫夏草中找到 39 种化学成分,其中 38(97.4%)种符合 LR 原则,7(17.9%)种符合 OB ≥ 30%,DL 指数 ≥ 0.18,筛选后有 6(15.4%)种化学成分符合全部标准(表 3-53)。最后,汇总筛选去重后共有 38 种化学成分(表 3-54)。

表 3-53　中药复方保元中符合 LR 原则,OB ≥ 30%,DL ≥ 0.18 的化学成分总结

项目	三七	黄芪	西洋参	冬虫夏草
化学成分数量	119	87	153	39
符合 LR 原则(百分比)	100(84.0%)	71(81.6%)	124(81.0%)	38(97.4%)
符合 OB ≥ 30%,DL≥ 0.18(百分比)	8(6.7%)	20(22.9%)	11(7.2%)	7(17.9%)
符合 LR,OB ≥ 30%,DL ≥ 0.18(百分比)	7(5.9%)	18(20.7%)	10(6.5%)	6(15.4%)

注:LR. Lipinski's 原则;OB. 口服生物利用度;DL. 类药性指数。

表 3-54 复方保元中的 38 种化学成分信息

序号	化学成分	相对分子质量	脂水分配系数	氢键给体数	氢键配体数	生物利用度/%	类药性指数	中药来源
1	反油酸乙酯	308.56	6.99	0	2	42.00	0.19	SQ
2	食脂素	256.27	2.57	2	4	32.76	0.18	SQ
3	邻苯二甲酸二异辛酯	390.62	7.44	0	4	43.59	0.39	SQ
4	β-谷固醇	414.79	8.08	1	1	36.91	0.75	SQ/XYS
5	豆甾醇	412.77	7.64	1	1	43.83	0.76	SQ
6	人参皂苷 Rh2	622.98	4.04	6	8	36.32	0.56	SQ/XYS
7	槲皮黄酮	302.25	1.5	5	7	46.43	0.28	SQ/HQ
8	丁子香萜	456.78	6.52	2	3	55.38	0.78	HQ
9	熊竹素	314.31	2.09	2	6	50.83	0.29	HQ
10	常春藤皂苷元	414.79	8.08	1	1	36.91	0.75	HQ
11	10,13-dimethyl-17-[5-propan-2-yloctan-2-yl]-2,3,4,7,8,9,11,12,14,15,16,17-dodecahydro-1*H*-cyclopenta[a]phenanthren-3-ol	428.82	8.54	1	1	36.23	0.78	HQ
12	异鼠李亭	316.28	1.76	4	7	49.6	0.31	HQ
13	3,9-二氧-美迪紫檀素	314.36	2.89	0	5	53.74	0.48	HQ
14	7-O-甲基异微凸剑叶莎醇	316.38	3.38	1	5	74.69	0.3	HQ
15	9,10-二甲氧基紫檀烷-3-O-β-D-葡萄糖苷	462.49	0.74	4	10	36.74	0.92	HQ
16	9,10-dimethoxy-6a,11a-dihydro-6*H*-benzofurano[3,2-c]chromen-3-ol	300.33	2.64	1	5	64.26	0.42	HQ
17	联苯双酯	418.38	2.56	0	10	31.1	0.67	HQ
18	芒柄花黄素	268.28	2.58	1	4	69.67	0.21	HQ
19	二氢异黄酮	316.33	2.42	2	6	109.99	0.3	HQ
20	毛蕊异黄酮	284.28	2.32	2	5	47.75	0.24	HQ

序号	化学成分	相对分子质量	脂水分配系数	氢键给体数	氢键配体数	生物利用度/%	类药性指数	中药来源
21	山柰酚	286.25	1.77	4	6	41.88	0.24	HQ
22	FA	441.45	0.01	7	13	68.96	0.71	HQ
23	3-(2-hydroxy-3,4-dimethoxyphenyl) chroman-7-ol	302.35	3.13	2	5	67.67	0.26	HQ
24	1,7-二羟-3,9-二甲氧基紫檀烯	314.31	3.11	2	6	39.05	0.48	HQ
25	聚乙炔 PQ-2	306.44	3.35	3	4	36.74	0.2	XYS
26	PQ-2	306.44	3.35	3	4	36.74	0.19	XYS
27	17-[4-ethyl-1,5-dimethylhexyl]-10,13-dimethyl-1,2,8,9,11,12,14,15,16,17-decahydrocyclopenta [a] phenanthren-7-one	410.75	7.95	0	1	43.87	0.75	XYS
28	段金醇棕榈酸酯	418.58	1.91	3	6	32.7	0.65	XYS
29	7-豆甾-烯醇	414.79	8.08	1	1	37.42	0.75	XYS
30	罂粟碱	339.42	3.5	0	5	64.04	0.38	XYS
31	胡萝卜甙	414.79	8.08	1	1	36.91	0.75	XYS
32	曼陀罗灵	436.64	4.34	0	4	50.37	0.77	XYS
33	花生四烯酸	304.52	6.41	1	2	45.57	0.2	DCXC
34	乙酸亚油醇酯	308.56	6.85	0	2	42.1	0.2	DCXC
35	氧麦角甾醇	428.72	6.73	1	3	44.39	0.82	DCXC
36	酵母甾醇	432.76	5.26	3	3	39.52	0.77	DCXC
37	胆甾醇棕榈酸酯	625.19	14.35	0	2	31.05	0.45	DCXC
38	CLR	386.73	7.38	1	1	37.87	0.68	DCXC

注:SQ. 三七;HQ. 黄芪;XYS. 西洋参;DCXC. 冬虫夏草。

3. 靶点通路与疾病的相关性

复方保元 377 种化学成分中,200 种化学成分通过 2328 条分子-蛋白靶点通路作用于 1864 个靶点蛋白。去掉重复后有 1342 个靶点蛋白,相关度分数大于 0.5 的共有 1227 个,用筛选出来的高相关度蛋白进行富集分析。富集得出每条作用通路都有 XD 分数和 q 值。XD 分数与所有通路的平均距离相关,表示与平均距离之间的偏差。XD 分数越高,提示录入基因分子通路的网络联系越大。而 q 值则表明录入信息与通路之间是否具有显著性差异(Fisher's 检验)。XD 评分和 q 值的富集算法分析(基于绘图统计)显示,本研究中 XD 评分的阈值为 0.67,因此找到 28 条信号通路与输入蛋白有显著关联(表 3-55)。

表 3-55　通过 Cytoscape 3.4.0 中插件 JEPETTO 找到 28 条信号通路

序号	信号通路	XD-分数	q-值	重叠/大小
1	亚油酸代谢	2.92536	0.00001	9/11
2	视黄醇代谢	1.94809	0.00222	7/12
3	药物代谢-其他酶	1.86476	0.00001	11/16
4	丙氨酸代谢	1.86476	0.00003	10/15
5	不饱和脂肪酸的生物合成	1.74355	0.00114	7/11
6	花生四烯酸代谢	1.73655	0.00001	14/26
7	细胞色素 P450 异种生物代谢	1.64809	0.00011	11/20
8	PPAR 信号通路	1.60835	0	21/39
9	脂肪酸代谢	1.3904	0.00007	13/26
10	酪氨酸代谢	1.3811	0.00438	8/17
11	药物代谢-细胞色素 P450	1.37456	0.00438	8/17
12	醚脂类代谢	1.26059	0.01309	7/16
13	叶酸代谢	1.19809	0.02462	5/10
14	甘油磷脂代谢	1.16952	0.00003	16/35
15	碱基切除修复	1.13559	0.00092	13/32
16	VEGF 信号通路	1.02951	0.00002	23/62
17	刺激神经组织中的交互	0.95517	0	90/214
18	丙酸代谢	0.93493	0.03077	7/19
19	胆甾醇丁酸酯代谢	0.91238	0.02578	6/14
20	磷酸肌醇代谢	0.85027	0.00001	20/47
21	FcεRI 信号通路	0.8092	0.00319	19/65
22	磷脂酰肌醇信号系统	0.80585	0	26/62
23	甘油酯代谢	0.79809	0.01309	8/20
24	甾类激素生物合成	0.79809	0.03351	6/15
25	丙酮酸代谢	0.77501	0.02146	9/26
26	阿尔茨海默氏病	0.70369	0	49/138
27	心肌收缩	0.69809	0.00171	17/52
28	钙信号途径	0.67957	0.00853	47/152

在 CTD 数据库中,复方保元 377 个化学成分中,93 个化学成分有 29 793 基因靶点作用通路,共找到 14 103 关联基因。最后,我们按照基因的频数来排序作图(图 3-176)。频数大于 18 的基因较少,主要基因频数都集中在 10 次以内,其中基因的平均频数为 2.12,因此我们去掉低于基因频数的基因,经筛选去重后共有 3341 个基因,将得到基因输入 DAVID6.8 软件进行富集分析。选"GENETIC_ASSOCIATION_DB_DISEASE_CLASS"作为注释类别,用以搜索与输入基因相关的重要疾病,使其通过使用 DAVID 平台的 Fisher 精确检验进行统计验证,$p \leqslant 0.01$ 提示与相关疾病具有显著关联。在去除非特异性疾病后,得到 13 类疾病与输入基因高度相关(表 3-56)。富集分析显示这些基因与神经类疾病及衰老性疾病有着良好的关联。

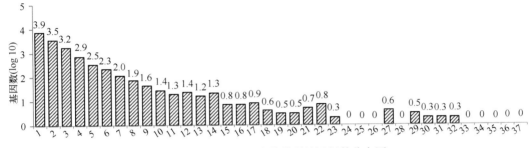

图 3-176 93 种化学成分关联基因频数分布图

表 3-56 与输入基因显著相关的 13 种疾病

序号	疾病类型	与疾病相关的输入基因数	输入基因占疾病总基因的比例/%	p 值
1	癌症	1155	0.2	3.90E-110
2	肾病	596	0.1	4.60E-77
3	神经病	944	0.2	8.50E-58
4	生殖系统	413	0.1	8.60E-55
5	新陈代谢障碍	1477	0.3	1.10E-50
6	免疫系统	931	0.2	3.40E-46
7	心理障碍	659	0.1	6.60E-41
8	老龄化	378	0.1	1.40E-40
9	心脑血管	1193	0.2	1.70E-35
10	感染病	638	0.1	8.50E-23
11	发育不良	470	0.1	1.80E-21
12	视力	249	0	1.10E-19
13	血液疾病	407	0.1	2.80E-07

四、讨论与结论

(一)药理学研究

通过缺血再灌注大鼠脑卒中模型,我们发现复方保元可以显著改善脑梗死体积,减少大鼠神经功能缺损评分,同时在去卵巢小鼠骨质疏松模型中可以显著增加骨密度,减轻骨质疏松程度。说明复方保元对两个疾病都有疗效。但是研究仍然存在很多不足,首先,缺血再灌注3天灌胃给药并取材,可以证明复方保元对于急性期脑卒中有脑保护作用,但对于亚急性期及恢复期,如缺血再灌注7天、14天、28天的脑保护及神经再生等情况尚未可知,而一些研究表明黄芪中的活性成分如黄芪甲苷对于中风后期的神经再生有较显著的效果[55];其次,对于缺血再灌注实验研究只设计一个复方保元口服剂量组,无法判断是否为最佳给药剂量,需要进一步扩大实验样本量,增加多个剂量组才能找到治疗的最佳剂量。最后,两个实验均在动物体内完成,只是现象观察,对于体外实验没有涉及,缺乏药物具体作用机制与信号通路,今后仍需从机理角度出发做进一步验证与探索。

(二) 网络药理学结果讨论

本研究通过网络药理学分析,通过网络药理学筛选出中药复方保元中共38个活性成分,可能对于缺血性脑卒中和骨质疏松症有治疗作用;同时,本研究探索中药复方保元对于脑卒中和骨质疏松两个疾病可能的共同的作用机制,并初步总结出血管内皮生长因子(VEGF)信号通路,过氧化物增殖激活型受体(PPAR)信号通路及钙离子通道信号通路为可能的机制之一(表3-57,图3-177)。

表 3-57　化学成分-靶点蛋白及其相关通路

中药	成分	相关蛋白	通路
三七	肉豆蔻酸	PPP3CB/PPP3CA/SRC/PPP3CC	VEGF 信号通路
三七	槲皮黄酮	PTGS2	VEGF 信号通路
三七	正己酸	PIK3R1	VEGF 信号通路
黄芪	亚麻酸	PLA2G5/PLA2G4A/PLA2G10	VEGF 信号通路
黄芪	丁子香酚	NOS3/AKT1	VEGF 信号通路
冬虫夏草	棕榈酸	NOS3	VEGF 信号通路
黄芪	黄豆苷元	MAPK3/PTK2	VEGF 信号通路
黄芪	甜菜碱	NFAT5	VEGF 信号通路
黄芪	联苯双酯	CASP9	VEGF 信号通路
西洋参	磷脂酰肌醇	PIK3CG/PLA2G1B	VEGF 信号通路
西洋参	卵磷脂	PLA2G2A	VEGF 信号通路
西洋参	磷脂酰丝氨酸	PRKCB/PRKCG	VEGF 信号通路
三七	棕榈油酸	SCD	PPAR 信号通路
三七	棕榈酸	FABP1/ACSL6	PPAR 信号通路
三七	硬脂酸	FABP3/FABP4/PPARD	PPAR 信号通路
三七	叶黄素	RXRG/PPARA/PPARG/MMP1/UCP1	PPAR 信号通路
黄芪	亚麻酸	ME1/CPT1A/ACOX1/ACADM	PPAR 信号通路
西洋参	磷脂酰肌醇	CD36	PPAR 信号通路
西洋参	磷脂酰丝氨酸	APOA1	PPAR 信号通路
西洋参/冬虫夏草	亚麻油酸	ACSL4	PPAR 信号通路

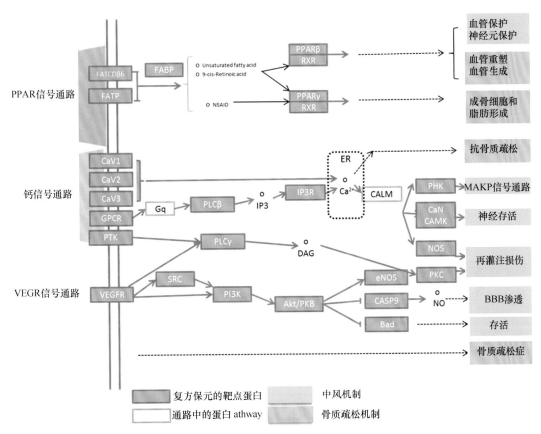

图 3-177　以 PPAR、VEGF 及 Calcium 信号通路为代表的对于两种疾病共同调控通路图
本图对细胞质中的可能调节通路进行汇总:绿色实心方框. 复方保元可以调控的基因;绿色空心方框. 通路上的
基因但不能被复方保元所调控;ER. 内质网;O. 通路中的分子;用箭头来连接上下游基因流程
蓝色. 脑卒中的调节机制;橙色框. 骨质疏松的调节机制

　　VEGF 通路在急/慢性脑卒中过程中都起到重要的作用,它参与了一系列病理变化,如动脉粥样硬化、血管再生、脑水肿、神经保护、神经再生、血管再生、中风后脑组织与脑血管修复等[56,57]。缺血性脑卒中早期 VEGF 可以通过调节 MMP 的功能来减少血脑屏障的损伤[58];VEGF/VEGFR 通路在骨形成和骨稳态中起重要的调节作用[59]。VEGF/VEGFR 通路通过介导骨骼血管生长而延缓骨质疏松[60]。复方保元中的化学成分作用的靶点蛋白中参与到 VEGF 通路的靶点蛋白还包括:PPP3CB,PPP3CA,PLA2G5,PLA2G4A,NOS3,MAPK3,PRKCB,PRKCG,AKT1,AR,PTGS2,PKT2,SRC,CASP9,PIK3R1,PIK3CG,PLA2G2A,PLA2G1B,PLA2G10,NFAT5,PPP3CC(图 3-178,表 3-57)。

　　PPAR 通路在缺血性脑卒中和骨质疏松过程中也有重要作用。有充分的实验证据证明了它是脑卒中的重要靶点之一[61,62]。其中 PPARA 具有诱导神经保护的功能,通过参与一系列病理过程如炎症、氧化应激、淀粉样蛋白级联等来减少脑梗死体积。PPAR 的激活配体通过与基因转录因子类视黄醇 X 受体(RXR)形成异质二聚体来刺激靶基因[63]。缺血性脑卒中后,通过激动 PPAR 受体可以增加脑血管和脑神经元的保护功能[64]。PPARgamma 通过增加成骨细胞修复来促进骨重建,并具有调节骨骼血管再生的作用[65]。复方保元中的化学成分作用的靶点蛋白中参与 PPAR 通路的蛋白还包括 MMP1、RXRG、PPARG、CD36、FABP1、CPT1A、PP-

ARD、APOA1、ME1、ACOX1、FABP4、SCD、ACSL6、ACSL4、UCP1、FABP3 和 ACADM(图 3-179)。

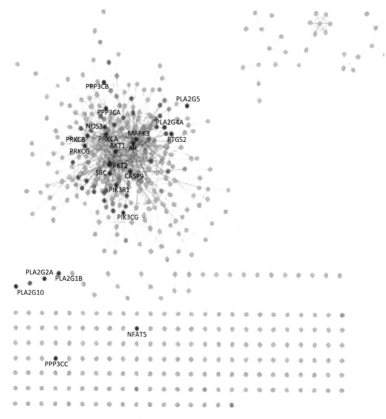

图 3-178　与 VEGF 信号通路相关的化学成分-蛋白相互作用网络图

灰色. 靶点基因集;绿色. 与 VEGF 信号通路相关的基因;蓝色. 输入基因与相关信号通路重叠的
基因;橙色. 信号通路的延伸

复方保元中的化学成分作用的靶点蛋白中参与到 VEGF 通路的靶点蛋白包括:PPP3CB,PPP3CA,
PLA2G5,PLA2G4A,NOS3,MAPK3,PRKCB,PRKCG,AKT1,AR,PTGS2,PKT2,SRC,CASP9,PIK3R1,
PIK3CG,PLA2G2A,PLA2G1B,
PLA2G10,NFAT5 和 PPP3CC,在图中已被标记在每一个对应蛋白下面

　　钙离子通道也在两种疾病中起重要作用[66]。研究表明钙可以触发中风后的内源保护途径,CaN/CAMK(钙/钙调蛋白依赖性蛋白激酶),也是复方保元的靶点蛋白之一,在缺血性应激状态下对神经元存活至关重要[67]。丝裂原活化蛋白激酶 MAPK 在缺血性脑组织中显著激活,参与神经细胞凋亡与脑卒中后神经细胞损伤过程[68];PKC 蛋白调节脑缺血再灌注损伤[69]。细胞内的钙离子浓度的增加是抗骨质疏松的机制之一[70]。复方保元中的化学成分作用的靶点蛋白中参与钙信号通路的蛋白还包括:ADORA2A,ADORA2B,ADRA1A,ATP2A1,ATP2B4;AVPR1A,AVPR1B,BDKRB2,CACNA1A,CAMK2D,PPP3CA,PPP3CB,PPP3R1,PPP3R2,PTGER1,PTGER3,PTK2B,RYR1,SLC25A4;等等。由于钙离子通道涉及基因数量较大,而且相关性较另外两条通路明显降低,因此在本文中不予列出。

　　网络药理学为中药机制研究崭新的思路与方法,中药复方虽然是多成分、多靶点,但是真正可量化的数据很少,而通过数据库为基础的网络药理学为中药复方的研究提供了很好的手

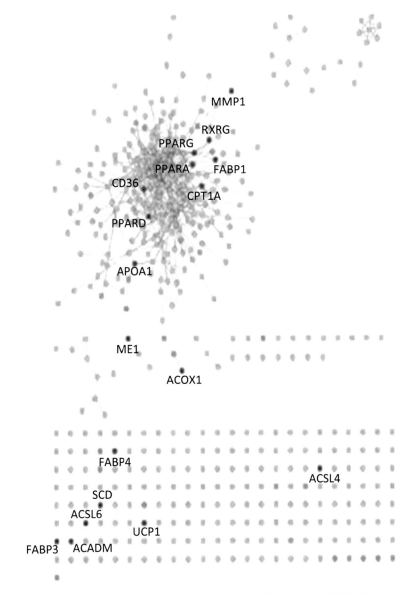

图 3-179　与 PPAR 信号通路相关的化学成分-蛋白相互作用网络图

灰色. 靶点基因集;绿色. 与 PPAR 信号通路相关的基因;蓝色. 输入基因与相关信号通路重叠的基因;

橙色. 信号通路的延伸

复方保元中的化学成分作用到靶点蛋白中参与 PPAR 通路的蛋白包括:MMP1,RXRG,PPARG,CD36,

FABP1,CPT1A,PPARD,APOA1,ME1,ACOX1,FABP4,

SCD,ACSL6,ACSL4,UCP1,FABP3 和 ACADM,在图中已被标记在每一个对应蛋白下面

段,使中药复方的作用机制的研究整体化,系统化,但是它所面临的挑战也是巨大的。基于多成分-多靶点的富集分析,本研究找到显著相关的通路,如 VEGF 信号通路、PPAR 信号通路及钙离子通道信号通路等。从疾病分类富集研究发现,复方保元中的活性成分对于多种疾病都有治疗效果,如肿瘤、神经系统疾病、衰老性疾病等。然而,本研究还存在很多不足。第一,中药成分中,很多不入血的成分也能发挥非常好的作用,如大分子寡糖很难吸收入血,但可通过

调节肠道益生菌等来发挥免疫功能。又如糖苷类物质主要作用在 T 细胞、NK、LAK 和巨噬细胞系统,多糖类主要作用在 B 细胞系统。第二,本研究基于已有的数据库研究,因此对于较少人关注的分子单体则研究较少,依赖于数据库的信息。基于数据库的研究由于入选的文献质量参差不齐也可能造成一定偏倚。第三,本研究着重在中药单体-靶点之间的作用,并不包括单体-单体之间的作用,特别是单体之间的协同效果仍需要进一步的深入研究。第四,对于复方中药汤剂中化学反应产生的新单体则需要进一步的用高效液相色谱法来鉴别其成分。第五,与传统药理学相比,网络药理学缺少生物实验的验证,不能反映生物体内全部真实的细胞网络特点,某些可能并非是真实的,不能预测那些反直觉或者反常的系统应答;技术支持上也存在一些不足。因此网络药理学的研究还需要多学科的合作,包括药理学、生物信息学、分子生物学,代谢组学等,这样多学科合作才能把网络药理学更好的向前推进。

(三)代谢通路归类

对中药复方保元作用通路进行归类(图 3-180),复方中的多成分不仅对特异性靶点有作用,也可能通过全身代谢通路对疾病进行调控。综合已发表的代谢组学数据,多种中药对于疾病的治疗机制均可以体现在代谢调节方面[71],如能量代谢,脂质代谢,氨基酸代谢等。因此,中药复方保元可能通过影响外源性能量代谢、脂质代谢及氨基酸代谢等通路而调控骨质疏松和脑卒中病理过程。

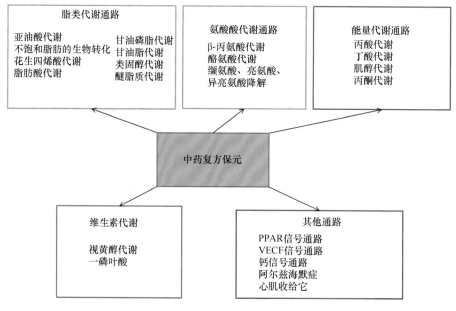

图 3-180 中药复方保元的代谢通路分类图

1. 能量代谢

复方保元中的多种分子显著调节多个能量代谢通路,如丙酸酯代谢、丁酸代谢、肌醇磷酸代谢和丙酮酸代谢等,能量代谢在两种疾病的病理过程中都有重要作用。研究发现去卵巢更年期小鼠中葡萄糖和乳酸水平升高,结果表明卵巢切除可影响能量代谢和利用[72]。骨的新作用已经证明骨是能量代谢、胰岛素抵抗、肥胖和糖尿病发展的激素来源,能量代谢和骨代谢有一定程度的相互反馈关系[73,74]。骨重塑过程需要大量的能量,特别是在结晶磷酸钙或者羟基磷灰石的溶解和原纤维胶原的降解过程中。一旦能量代谢受到干扰,骨重塑过程将受到严重影响。正常情况下,脑组织能量产生几乎完全依赖于自身的氧化磷酸化过程,因此脑组织功能的维护必须有足够的脑血流灌注;在缺血缺氧情况下,必然导致脑组织能量代谢的一系列变化。脑缺血后会产生一系列能量代谢类产物,如葡萄糖、乳酸、丙酮酸、高能磷酸化合物、α-酮戊二酸和酮体等均有不同程度的变化[75]。

2. 脂质代谢

复方保元调节的脂质代谢通路有脂肪酸代谢通路、花生四烯酸代谢通路、甘油磷脂代谢通路和甘油代谢等一系列重要的和骨质疏松及脑卒中相关的脂代谢通路。脂质代谢在两种疾病的病理过程中都有重要作用。卵巢切除小鼠中低密度脂蛋白(LDL)、胆碱、甘油磷脂和脂质的血浆水平增加,这表明骨质疏松的生物学机制与脂质代谢有关[72]。此外,脂肪酸代谢的干扰也会引起骨质流失,代谢组学研究中发现骨密度下降的过程伴随着十八碳二烯酸和花生四烯酸浓度上调,以及油酸和二十二碳六烯酸浓度下降[75]。花生四烯酸能直接损伤脑血管细胞,抑制葡萄糖在胶质中摄取。花生四烯酸代谢产物作用于神经元和胶质细胞,破坏细胞膜结构,抑制钠-钾-ATP 酶的活性;作用于脑血管内皮细胞,使得血管通透性增加,导致组织液生成明显增多,造成脑水肿[76]。

3. 氨基酸代谢

有研究显示复方保元对丙氨酸代谢、酪氨酸代谢、缬氨酸、亮氨酸等氨基酸代谢通路有调节作用。在更年期骨质疏松的形成中,氨基酸代谢受到干扰。谷氨酸可以通过在骨细胞上表达谷氨酸受体来促进骨吸收,这个现象可能解释了谷氨酰胺升高与低骨密度之间的关联[77]。又有研究发现精氨酸、苯丙氨酸、色氨酸和缬氨酸的水平增加,血清样本中肌酸水平降低。结果可能与 NO 产生增加、激素和胰岛素样生长因子-1 的破坏刺激,以及肌肉的过度崩解有关,这可能是发展中的骨质疏松的原因[78]。研究还显示在骨质疏松大鼠的血浆中色氨酸和苯丙氨酸升高[79]。牛磺酸通过直接诱导成骨细胞增殖参与骨代谢,其特异性转运系统在成骨细胞中表达[80]。当脑中风发生时,脑组织水肿、炎症、神经元损伤、梗死等均可引起代谢产物的明显改变,特别是脑组织中的游离氨基酸代谢的改变,而兴奋性氨基酸的异常积聚会加重脑组织的损伤,加剧代谢紊乱。兴奋性氨基酸有很强的细胞毒性,可损害细胞膜、线粒体和溶酶体膜等,引起细胞内微器的损害,而且能增强细胞因子毒性。这些变化的氨基酸代谢产物包括谷氨酸,天冬氨酸和同型半胱氨酸等[76]。

（四）结论

本研究基于中医理论“肾-脑-骨”关系而进行初步科学探索,通过缺血再灌注大鼠的脑卒中模型和去卵巢小鼠的骨质疏松模型的动物实验证明了补肾益气活血中药复方保元对两种疾病的治疗效果。通过网络药理学筛选出中药复方保元中共 38 个活性成分,可能对于缺血性脑卒中和骨质疏松症有治疗作用;同时,本研究预测出了中药复方保元中主要活性成分对于两种疾病可能的共同治疗机制为 VEGF 信号通路、PPAR 信号通路及钙离子通道信号通路,但其作用机理仍需今后进一步实验验证。本研究将中医理论与现代实验技术相结合,在中医药药效机制层面研究做出了有效的尝试。

参 考 文 献

[1] Zhang Q, Wang J, Zhang C, et al. The components of Huang-Lian-Jie-Du-Decoction act synergistically to exert protective effects in a rat ischemic stroke model. Oncotarget, 2016.

[2] Jiang T, Qian J, Ding J, et al. Metabolomic profiles delineate the effect of Sanmiao wan on hyperuricemia in rats. Biomedical Chromatography Bmc, 2016.

[3] Qin L, Zhang Z, Guo M, et al. Plasma metabolomics combined with lipidomics profiling reveals the potential anti-pyretic mechanisms of Qingkailing injection in a rat model. Chemico-biological interactions, 2016, 254: 24-33.

[4] Xia W, Zhu J C, Yu Z, et al. Lipidomics study of plasma phospholipid metabolism in early type 2 diabetes rats with ancient prescription Huang-Qi-San intervention by UPLC/Q-TOF-MS and correlation coefficient. Chemico-biological Interactions, 2016, 256: 71-84.

[5] Tao Y, Chen X, Cai H, et al. Untargeted serum metabolomics reveals Fu-Zhu-Jiang-Tang tablet and its optimal combination improve an impaired glucose and lipid metabolism in type II diabetic rats. Journal of Chromatography B, 2016.

[6] Du H, Wang K, Li S, et al. Metabonomic identification of the effects of the Zhimu-Baihe saponins on a chronic unpredictable mild stress-induced rat model of depression. Journal of Pharmaceutical & Biomedical Analysis, 2016, 128: 469-479.

[7] Huang X, Su S, Duan J A, et al. Effects and mechanisms of Shaofu-Zhuyu decoction and its major bioactive component for Cold-Stagnation and Blood-Stasis primary dysmenorrhea rats. Journal of Ethnopharmacology, 2016, 186: 234-243.

[8] Jianxin C, Xue X, Zhongfeng L, et al. Qishen yiqi drop pill improves cardiac function after myocardial ischemia. Scientific Reports, 2016, 6.

[9] Liu Y T, Zhou C, Jia H M, et al. Standardized chinese formula xin-ke-shu inhibits the myocardium Ca2+ overloading and metabolic alternations in isoproterenol-induced myocardial infarction rats. Scientific Reports, 2016, 6.

[10] Jiang M, Zhao X, Wang L, et al. Integrating candidate metabolites and biochemical factors to elucidate the action mechanism of Xue-sai-tong injection based on (1) H NMR metabolomics. Journal of Chromatography B Analytical Technologies in the Biomedical & Life Sciences, 2016, 1026: 87-96.

[11] Lan L, Zhen L, Xu Y, et al. 1H NMR-based metabonomics revealed protective effect of Naodesheng bioactive extract on ischemic stroke rats. Journal of Ethnopharmacology, 2016, 186: 257-269.

[12] Liu M, Xin L, Wang H, et al. Metabolomics study on the effects of Buchang Naoxintong capsules for treating cerebral ischemia in rats using UPLC-Q/TOF-MS. Journal of Ethnopharmacology, 2016, 180: 1-11.

[13] Li J, Zhao P, Yang L, et al. System biology analysis of long-term effect and mechanism of Bufei Yishen on COPD revealed by system pharmacology and 3-omics profiling. Scientific Reports, 2016, 6.

[14] Shui S, Shen S, Huang R, et al. Metabonomic analysis of biochemical changes in the plasma and urine of carrageenan-induced rats after treatment with Yi-Guan-Jian decoction. Journal of Chromatography B, 2016, s 1033-1034: 80-90.

[15] Shui S, Cai X, Huang R, et al. The investigation of anti-inflammatory activity of Yi Guanjian decoction by serum metabonomics approach. Journal of Pharmaceutical & Biomedical Analysis, 2016, 133.

[16] 刘彩春, 刘欢, 谷陟欣, 等. 基于1H-NMR代谢组学的驴胶补血颗粒补血作用机制研究. 中草药, 2016, 47(7): 1142-1148.

［17］Zhao L,Zhao A,Chen T,et al. Global and targeted metabolomics evidence of the protective effect of chinese patent medicine jinkui shenqi pill on adrenal insufficiency after acute glucocorticoid withdrawal in rats. Journal of Proteome Research,2016.

［18］Yue H,Bo Y,Xiao W,et al. An intergated serum and urinary metabonomic research based on UPLC-MS and therapeutic effects of Gushudan on prednisolone-induced osteoporosis rats. Journal of Chromatography B,2016,1027:119-130.

［19］Zhang H,Wang X,Hu P,et al. Serum metabolomic characterization of liver fibrosis in rats and anti-fibrotic effects of yin-chen-hao-tang. Molecules,2016,21(2):126.

［20］Jiao C,Jia Z,Wei S,et al. Effect of a traditional chinese medicine prescription quzhuotongbi decoction on hyperuricemia model rats studied by using serum metabolomics based on gas chromatography-mass spectrometry. Journal of Chromatography B Analytical Technologies in the Biomedical & Life Sciences,2016,1026:272-278.

［21］Jiang H,Liu J,Wang T,et al. Mechanism of xinfeng capsule on adjuvant-induced arthritis via analysis of urinary metabolomic profiles. Autoimmune Diseases,2016,2016(1):1-10.

［22］Han B,Huang H,Li Z,et al. Therapeutic effects of chinese medicine herb pair,huzhang and guizhi,on monosodium urate crystal-induced gouty arthritis in rats revealed by anti-inflammatory assessments and NMR-based metabonomics. Evidence-based Complementary and Alternative Medicine,2016,2016(4):1-12.

［23］Lu C,Zhao X,Yan L,et al. Serum metabolomics study of traditional chinese medicine formula intervention to polycystic ovary syndrome. Journal of Pharmaceutical & Biomedical Analysis,2015,120:127-133.

［24］Chang X,Wang S,Bao Y R,et al. Multicomponent,multitarget integrated adjustment-metabolomics study of qizhiweitong particles curing gastrointestinal motility disorders in mice induced by atropine. Journal of Ethnopharmacology,2016,189:14-21.

［25］Zhou R,Liu D,Li R,et al. Low bone mass is associated with stroke in Chinese postmenopausal women:the chongqing osteoporosis study. Cell Biochem Biophys,2015,71(3):1695-1701.

［26］Poole,K E,J. Reeve,E. A. Warburton. Falls,fractures,and osteoporosis after stroke:time to think about protection? Stroke,2002,33(5):1432-1436.

［27］Li L L,Li Y,Liu T,et al. Bone mineral density is negatively associated with arterial stiffness in men with silent brain infarction. International Journal of Stroke,2015,10(7):E74-E75.

［28］Kim H D,Kim S H,Kim D K,et al. Change of bone mineral density and relationship to clinical parameters in male stroke patients. Ann Rehabil Med,2016,40(6):981-988.

［29］Lee J E,et al.,Sex differences in the association between stroke and bone mineral density in elderly Koreans:The Korean national health and nutrition examination survey,2008-2010. Maturitas,2017,95:1-5.

［30］Zhang W,Jeon H R,Park J K,et al. Systems pharmacology dissection of the integrated treatment for cardiovascular and gastrointestinal disorders by traditional chinese medicine. Sci Rep,2016,6:32400.

［31］Chen H J,Shen Y C,Shiao Y J,et al. Multiplex brain proteomic analysis revealed the molecular therapeutic effects of buyang huanwu decoction on cerebral ischemic stroke mice. PLoS One,2015,10(10):e0140823.

［32］Hao C Z,Wu F,Shen J,et al. Clinical efficacy and safety of buyang huanwu decoction for acute ischemic stroke:a systematic review and meta-analysis of 19 randomized controlled trials. Evid Based Complement Alternat Med,2012,2012:630124.

［33］Guo Q,Zhong M,Xu H,et al. A Systems biology perspective on the molecular mechanisms underlying the therapeutic effects of buyang huanwu decoction on ischemic stroke. Rejuvenation Res,2015,18(4):313-325.

［34］Tong L,Tan X H,Shen J G. Comparative study of buyang huanwu decoction and the different combinations of its ingredients on neurogenesis following ischemic stroke in rats. Zhongguo Zhong Xi Yi Jie He Za Zhi,2007,

27(6):519-522.

[35] 梁冬波,黄承军,娄宇明,等. 补阳还五汤治疗绝经后骨质疏松症疗效观察. 现代中西医结合杂志, 2012,21(8):829-830.

[36] Rastogi V,Santiago-Moreno J,Dore S. Ginseng:a promising neuroprotective strategy in stroke. Front Cell Neurosci,2014,8:457.

[37] Wang T,Guo R,Zhou G,et al. Traditional uses,botany,phytochemistry,pharmacology and toxicology of Panax notoginseng(Burk.)F. H. Chen:A review. J Ethnopharmacol,2016,188:234-258.

[38] Ye R,Kong X,Yang Q,et al. Ginsenoside rd in experimental stroke:superior neuroprotective efficacy with a wide therapeutic window. Neurotherapeutics,2011,8(3):515-525.

[39] Ye R,Zhao G,Liu X. Ginsenoside rd for acute ischemic stroke:translating from bench to bedside. Expert Rev Neurother,2013,13(6):603-613.

[40] Shen J,Ma S,Chan P,et al. Nitric oxide down-regulates caveolin-1 expression in rat brains during focal cerebral ischemia and reperfusion injury. J Neurochem,2006. 96(4):1078-1089.

[41] Bederson JB,Pitts LH,Tsuji M,et al. Rat middle cerebral artery occlusion:evaluation of the model and development of a neurologic examination. Stroke,1986,17(3):472-476.

[42] Jiang W Y. Therapeutic wisdom in traditional Chinese medicine:a perspective from modern science. Trends Pharmacol Sci,2005,26(11):558-563.

[43] Hopkins A L. Network pharmacology:the next paradigm in drug discovery. Nat Chem Biol,2008,4(11): 682-690.

[44] Tang F,Tang Q,Tian Y,et al. Network pharmacology-based prediction of the active ingredients and potential targets of Mahuang Fuzi Xixin decoction for application to allergic rhinitis. J Ethnopharmacol,2015,176: 402-412.

[45] Tao W,Xu X,Wang X,et al. Network pharmacology-based prediction of the active ingredients and potential targets of Chinese herbal Radix Curcumae formula for application to cardiovascular disease. J Ethnopharmacol, 2013,145(1):1-10.

[46] Wang X,Xu X,Tao W,et al. A systems biology approach to uncovering pharmacological synergy in herbal medicines with applications to cardiovascular disease. Evid Based Complement Alternat Med,2012. 2012:519031.

[47] Li S,Fan T P,Jia W,et al. Network pharmacology in traditional chinese medicine. Evid Based Complement Alternat Med,2014,2014:138460.

[48] Liang X,Li H,Li S. A novel network pharmacology approach to analyse traditional herbal formulae:the Liu-Wei-Di-Huang pill as a case study. Mol Biosyst,2014,10(5):1014-1022.

[49] Zhang G B,Li Q Y,Chen Q L,et al. Network pharmacology:a new approach for chinese herbal medicine research. Evid Based Complement Alternat Med,2013,2013:621423.

[50] Glaab E,Baudot A,Krasnogor N,et al. EnrichNet:network-based gene set enrichment analysis. Bioinformatics, 2012,28(18):i451-i457.

[51] Xu X,Zhang W,Huang C,et al. A novel chemometric method for the prediction of human oral bioavailability. Int J Mol Sci,2012,13(6):6964-6982.

[52] Kuhn M,Szklarczyk D,Pletscher-Frankild S,et al. STITCH 4:integration of protein-chemical interactions with user data. Nucleic Acids Res,2014,42(Database issue):D401-7.

[53] Dai W,Chen J,Lu P,et al. Pathway Pattern-based prediction of active drug components and gene targets from H1N1 influenza's treatment with maxingshigan-yinqiaosan formula. Mol Biosyst,2013,9(3):375-385.

[54] Winterhalter C,Widera P,Krasnogor N. JEPETTO:a cytoscape plugin for gene set enrichment and topological analysis based on interaction networks. Bioinformatics,2014,30(7):1029-1030.

[55] Tan S, Wang G, Guo Y, et al. Preventive effects of a natural anti-inflammatory agent, astragaloside IV, on ische-mic acute kidney injury in rats. Evid Based Complement Alternat Med, 2013, 2013:284025.

[56] Greenberg D A, Jin K. Vascular endothelial growth factors (VEGFs) and stroke. Cell Mol Life Sci, 2013, 70(10):1753-1761.

[57] Ma Y, Zechariah A, Qu Y, et al. Effects of vascular endothelial growth factor in ischemic stroke. J Neurosci Res, 2012, 90(10):1873-1882.

[58] Zhang H T, Zhang P, Gao Y, et al. Early VEGF inhibition attenuates blood-brain barrier disruption in ischemic rat brains by regulating the expression of MMPs. Mol Med Rep, 2017, 15(1):57-64.

[59] Liu Y, Olsen B R. Distinct VEGF functions during bone development and homeostasis. Arch Immunol Ther Exp (Warsz), 2014, 62(5):363-368.

[60] Song N, Zhao Z, Ma X, et al. Naringin promotes fracture healing through stimulation of angiogenesis by regulating the VEGF/VEGFR-2 signaling pathway in osteoporotic rats. Chem Biol Interact, 2017, 261:11-17.

[61] Culman J, Zhao Y, Gohlke P, et al. PPAR-gamma: therapeutic target for ischemic stroke. Trends Pharmacol Sci, 2007, 28(5):244-249.

[62] Ouk T, Potey C, Gautier S, et al. PPARs: a potential target for a disease-modifying strategy in stroke. Curr Drug Targets, 2013, 14(7):752-767.

[63] Fruchart J C, Duriez P, Staels B. Peroxisome proliferator-activated receptor-alpha activators regulate genes gover-ning lipoprotein metabolism, vascular inflammation and atherosclerosis. Curr Opin Lipidol, 1999, 10(3):245-257.

[64] Gele P, Vingtdeux V, Potey C, et al. Recovery of brain biomarkers following peroxisome proliferator-activated re-ceptor agonist neuroprotective treatment before ischemic stroke. Proteome Sci, 2014, 12:24.

[65] Cao J, Ou G, Yang N, et al. Impact of targeted PPARgamma disruption on bone remodeling. Mol Cell Endocrinol, 2015, 410:27-34.

[66] Horn J, Limburg M. Calcium antagonists for ischemic stroke: a systematic review. Stroke, 2001, 32(2):570-576.

[67] McCullough L D, Tarabishy S, Liu L, et al. Inhibition of calcium/calmodulin-dependent protein kinase kinase beta and calcium/calmodulin-dependent protein kinase IV is detrimental in cerebral ischemia. Stroke, 2013, 44(9):2559-2566.

[68] Lee S R, Lo E H. Interactions between p38 mitogen-activated protein kinase and caspase-3 in cerebral endotheli-al cell death after hypoxia-reoxygenation. Stroke, 2003, 34(11):2704-2709.

[69] Bright R, Raval A P, Dembner J M, et al. Protein kinase C delta mediates cerebral reperfusion injury in vivo. J Neurosci, 2004, 24(31):6880-6888.

[70] Li G F, Xu Y J, He Y F, et al. Effect of hepcidin on intracellular calcium in human osteoblasts. Mol Cell Bio-chem, 2012, 366(1-2):169-174.

[71] Wang P, Wang Q, Yang B, et al. The progress of metabolomics study in traditional chinese medicine re-search. American Journal of Chinese Medicine, 2015, 43(7):1281-1310.

[72] Xue L, Wang Y, Liu L, et al. A HNMR-based metabonomics study of postmenopausal osteoporosis and interven-tion effects of Er-Xian Decoction in ovariectomized rats. Int J Mol Sci, 2011, 12(11):7635-7651.

[73] Motyl K J, McCabe L R, Schwartz AV. Bone and glucose metabolism: a two-way street. Arch Biochem Biophys, 2010, 503(1):2-10.

[74] Confavreux C B. Bone: from a reservoir of minerals to a regulator of energy metabolism. Kidney Int Suppl, 2011, (121):S14-9.

[75] Ma B, Liu J, Zhang Q, et al. Metabolomic profiles delineate signature metabolic shifts during estrogen deficiency-induced bone loss in rat by GC-TOF/MS. PLoS One, 2013, 8(2):e54965.

[76] Jung J Y, Lee H S, Kang D G, et al. 1H-NMR-Based metabolomics study of cerebral infarction. Stroke, 2011, 42(5):1282-1288.

[77] You Y S, Lin C Y, Liang HJ, et al. Association between the metabolome and low bone mineral density in taiwanese women determined by H-1 NMR Spectroscopy. Journal of Bone and Mineral Research, 2014, 29(1): 212-222.

[78] Huang Y, Bo Y, Wu X, et al. An intergated serum and urinary metabonomic research based on UPLC-MS and therapeutic effects of Gushudan on prednisolone-induced osteoporosis rats. Journal of Chromatography B-Analytical Technologies in the Biomedical and Life Sciences, 2016, 1027:119-130.

[79] Liu X Y, Zhang S, Lu X, et al. Metabonomic study on the anti-osteoporosis effect of rhizoma drynariae and its action mechanism using ultra-performance liquid chromatography-tandem mass spectrometry. Journal of Ethnopharmacology, 2012, 139(1):311-317.

[80] Jeon S H, Lee M Y, Kim S J, et al. Taurine increases cell proliferation and generates an increase in [Mg^{2+}] accompanied by ERK 1/2 activation in human osteoblast cells. Febs Letters, 2007, 581(30):5929-5934.

（卢盛文　孙　晖　闫广利　秦雪梅　沈剑刚　关冰河　赵　磊　杜巧辉　陈汉森）

第四章
基于代谢组学的针灸作用机制及经穴特异性研究

第一节　艾灸生成物干预大鼠尿液代谢组学的研究

艾灸作为灸法中最常用的一种治疗手段,在施灸过程中,常常伴随艾烟等艾灸生成物产生。随着近年来人们对健康关注度的提高,艾烟等艾灸生成物是否对环境和机体产生不良影响已越来越引起人们的重视。如何科学、系统地评价艾烟等艾灸生成物对环境与机体的影响已成为中医针灸亟待解决的关键问题之一。有研究表明艾烟等艾灸生成物中既含有抗病毒、抗过敏、抗炎、镇痛、强心等具有临床意义与应用价值的物质,也含有可能对人体产生不利影响的物质。故应从系统生物学角度探讨艾烟等艾灸生成物对机体整体的影响。周次利等[1]采用气相色谱-飞行时间质谱联用技术,以 SD 大鼠为研究对象,观察不同浓度艾烟等艾灸生成物对机体的影响。

一、实验分组与艾灸生成物干预方案

将 40 只清洁级雄性 SD 大鼠随机分为正常组、低剂量组、中剂量组、高剂量组、高剂量恢复组,每组各 8 只。在 HOPE-MED8053B 燃烟动式基础染毒设备中点燃艾条,通过调节混合气(艾灸生成物)与纯净气浓度的比例以调控低、中、高计量的艾灸生成物浓度。结合前期预实验结果,低、中、高剂量组混合气与纯净气的浓度比分别采用 0.4∶2.0,0.8∶2.0,1.6∶2.0。除正常组外 4 组大鼠,分别置于 8050-1 型动静洗三合一染毒柜中,按不同浓度暴露 4h/d,每周 5 天,持续 60 天。高剂量艾灸生成物恢复组的大鼠经艾灸生成物刺激后,在空气中自然暴露 21 天作为恢复期。正常组的大鼠常规饲养。

二、代谢组学分析方法与结果

正常组、低剂量组、中剂量组、高剂量组 4 组大鼠于艾灸生成物干预 60 天后,高剂量恢复组大鼠于艾灸生成物干预 60 天加 21 天恢复期结束后,分别收集 24 小时尿液,1000r/min 离心 10min,取上清液,-80℃保存。每份尿液样本收集时加入 100μL 浓度为 1mmol/L 的叠氮钠。

样本前处理:尿样室温溶解,涡旋混匀后取 200μL,12 000r/min 离心 10min。取离心后的尿液上清液 50μL,加入尿素酶(Type C)30U(10μL),离心 1min,37℃反应 15min。加入甲醇溶解的 1g/L 的十七酸 10μL、水溶解的 0.3g/L 氯苯丙氨酸 10μL 以及甲醇 170μL,振荡 30s,12 000r/min 离心 5min,取 200μL 上清液于 1.5mL 高回收进样瓶中,室温下真空干燥。抽干后用氮气对样品再次干燥,以保证样品中无水并排除空气中湿气对衍生的影响(衍生时,空气湿度≤35%)。氮气吹干后加入 15g/L 吡啶溶解的甲氧胺 80μL,密封后振荡 30s,30℃摇床(220r/min)反应 90 min;

反应结束后,在反应瓶中加入 80μL 的 *N-O*-双(三甲硅基)三氟乙酰胺(含 1%三甲基氯硅烷),密封后振荡 30s,70℃反应 60min。反应结束后,振荡 10s,室温下放置 1 小时后进样分析。

尿液气相色谱-飞行时间质谱联用技术(GC-TOFMS)分析条件:DB-5MS 色谱柱,30m×250μm i. d. ,0. 25μm;进样量 1μL。进样口温度 260℃,程序升温:起始温度 80℃,保持 2min,随后分别以 10℃/min 升至 140℃,4℃/min 升至 180℃,10℃/min 升至 280℃,280℃保持 3min。载气为氦气,载气流速 1mL/min。电子能量 70eV,全扫描方式,m/z 30~500,离子源温度 200℃。原始数据经 HAD 软件进行基线校正、平滑和去噪等预处理以及峰提取和峰对齐等操作。运用 SPSS 16. 0、SIMCA-P 12. 0. 1+、R(GNU)软件对数据进行单维和多维统计。单维分析采用 t 检验,$p<0.05$ 为差异有显著性意义。多维分析采用主成分分析、偏最小二乘判别分析和正交偏最小二乘判别分析。变量权重值(VIP)>1 为潜在代谢差异物。采用 NIST library 2005、LECO/Fiehn Metabolomics Library 和上海交通大学自建的标准品库进行物质鉴定。结合 Metabo Analyst3. 0、KEGG、HMDB 和 METLIN 对代谢物通路进行分析。

比较各组间总离子流图,共检测出 255 个峰,其中 NIST 数据库和 LECO/Fiehn 数据库鉴定出 108 个代谢物,标准品库核实 64 个代谢物,如图 4-1 所示。

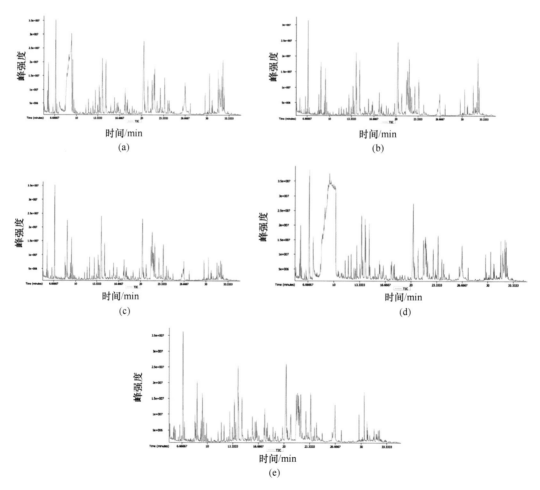

图 4-1　艾灸生成物对大鼠尿液代谢物总离子流图的影响[1]

(a)正常组;(b)低剂量组;(c)中剂量组;(d)高剂量组;(e)高剂量恢复组

　　主成分分析表明,不同艾灸生成物浓度干预对大鼠尿液代谢物的分离趋势不明显,显示艾灸生成物浓度不同对大鼠的影响并不显著。而高剂量组与正常组的大鼠尿液代谢物的差异最为明显,如图 4-2 所示。进一步对两者进行正交偏最小二乘判别分析,如图 4-3 所示。结果显示两组大鼠尿液代谢物 VIP 大于 1,且差异有统计学意义的代谢物有 22 个,见表 4-1。与正常组比,高剂量组的大鼠尿液代谢物均值比(fold change)大于 1,显示高剂量艾灸生成物组的大鼠尿液差异代谢物浓度较正常对照组上升,其中最明显的是葡萄糖醛酸和维生素 C。虽然不同浓度艾灸生成物干预对大鼠尿液代谢物的分离趋势不明显,仅高剂量艾灸生成物组与正常组的大鼠尿液代谢物差异较大,但从图 4-4 可知,各组大鼠尿液典型代谢物的波动与艾灸生成物浓度呈现一定的正相关关系。与正常组相比,随着艾灸生成物干预浓度的增加,低剂量组、中剂量组、高剂量组的大鼠 2,5-二羟基-1*H*-吲哚、3,4,5-三羟基戊酸、3,4-二羟基丁酸、3-甲基己二酸、尿囊素、D-苏糖醇、L-苏糖醇和苏糖酸 8 个典型代谢物含量增加。经 21 天恢复期后,高剂量艾灸生成物恢复组的大鼠上述 8 个典型代谢物含量下降。

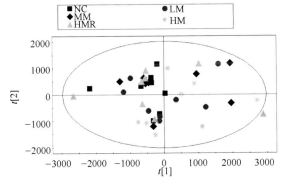

图 4-2　大鼠尿液代谢物的主成分分析图[1]

NC. 正常组;LM. 低剂量组;MM. 中剂量组;HM. 高剂量组;HMR. 高剂量恢复组

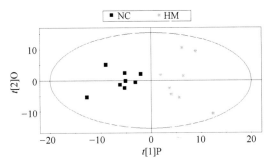

图 4-3　高剂量艾灸组与正常组大鼠尿液代谢物比较的正交偏最小二乘判别分析图[1]

NC. 正常组;HM. 高剂量组

表 4-1　高剂量组与正常组的大鼠尿液差异代谢物[1]

代谢物	出峰时间/min	VIP	*p*	均值比(高剂量组/正常组)
葡萄糖醛酸	24.955	1.278	0.046	3.092
维生素 C	23.134	1.507	0.015	2.592
丙二酸	7.657	1.288	0.044	2.040
2,5-二羟基-1*H*-吲哚	26.236	1.318	0.039	1.946
N-乙酰氨基葡萄糖胺	26.075	1.783	0.002	1.880
丙酮酸	5.414	1.405	0.021	1.874
3-甲基己戊烯二酸	11.597	1.381	0.029	1.858
3-脱氧戊糖醇	15.528	1.405	0.026	1.839
黄尿酸	28.931	1.601	0.009	1.795
甲基丙二酸	7.809	1.427	0.023	1.790
2-己基 3-羟基丙酸	8.008	1.355	0.033	1.741

续表

代谢物	出峰时间/min	VIP	p	均值比(高剂量组/正常组)
3-甲基己二酸	15.149	1.905	0.001	1.621
3,4-二羟基丁酸	11.418	1.771	0.003	1.582
木糖醇	17.398	1.688	0.005	1.566
阿糖醇	17.737	1.473	0.018	1.562
尿囊酸	21.693	1.276	0.047	1.558
D-苏糖醇	12.752	1.493	0.016	1.523
L-苏糖醇	12.923	1.694	0.005	1.509
尿囊素	13.532	1.624	0.007	1.499
顺式乌头酸	18.556	1.275	0.047	1.466
3,4,5-三羟基戊酸	16.323	1.385	0.028	1.453
苏糖酸	13.693	1.480	0.017	1.441

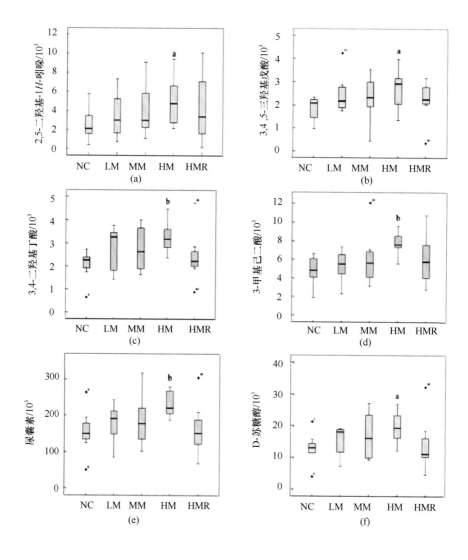

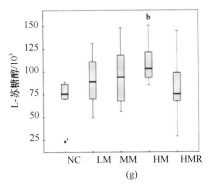
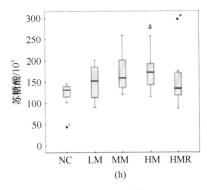

图 4-4　艾灸生成物对大鼠尿液典型代谢产物表达的影响[1]

(a) 2,5-二羟基-1*H*-吲哚;(b)3,4,5-三羟基戊酸;(c)3,4-二羟基丁酸;(d)3-甲基己二酸;
(e)尿囊素;(f)D-苏糖醇;(g)L-苏糖醇;(h)苏糖酸

NC. 正常组;LM. 低剂量组;MM. 中剂量组;HM. 高剂量组;HMR. 高剂量恢复组

与正常组比较:a. $p<0.05$,b. $p<0.01$

将差异代谢物导入 Metabo Analyst 3.0,结合 KEGG、HMDB 和 METLIN 分析代谢途径。结果显示艾烟等艾灸生成物对机体维生素 C 代谢,戊糖和葡萄糖醛酸酯互变现象,三羧酸循环,缬氨酸、亮氨酸、异亮氨酸生物合成,乙醛酸和二羧酸代谢,丁酸甲酯代谢,丙酮酸代谢,淀粉和蔗糖代谢,丙氨酸、天冬氨酸和谷氨酸代谢,磷酸肌醇代谢,糖酵解或糖易生,半胱氨酸和甲硫氨酸代谢,甘氨酸、丝氨酸和苏氨酸代谢,缬氨酸、亮氨酸、异亮氨酸降解,嘌呤代谢等糖、氨基酸等相关代谢途径产生影响,其中,影响最显著的是维生素 C 代谢,如图 4-5、表 4-2 所示。

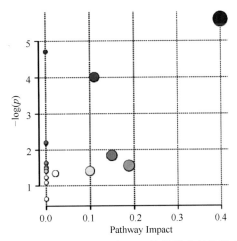

图 4-5　艾烟等艾灸生成物对机体代谢途径的影响[1]

表 4-2　艾烟等艾灸生成物对机体代谢途径的影响[1]

代谢途径	p	影响值	差异代谢物
维生素 C 代谢	0.0037	0.4000	葡萄糖醛酸、维生素 C
戊糖和葡萄糖醛酸酯互变	0.0090	0.0000	葡萄糖醛酸、木糖醇
三羧酸循环	0.0182	0.1099	丙酮酸、顺式乌头酸
缬氨酸、亮氨酸和异亮氨酸生物合成	0.1120	0.0000	丙酮酸
乙醛酸和二羧酸代谢	0.1589	0.1482	顺式乌头酸
丁酸甲酯代谢	0.1948	0.0000	丙酮酸
丙酮酸代谢	0.2122	0.1875	丙酮酸
淀粉和蔗糖代谢	0.2207	0.0000	葡萄糖醛酸
丙氨酸、天冬氨酸和谷氨酸代谢	0.2292	0.0000	丙酮酸

续表

代谢途径	p	影响值	差异代谢物
磷酸肌醇代谢	0.2459	0.0000	葡萄糖醛酸
糖酵解或糖异生	0.2459	0.0989	丙酮酸
半胱氨酸和甲硫氨酸代谢	0.2622	0.0210	丙酮酸
甘氨酸、丝氨酸和苏氨酸代谢	0.2940	0.0000	丙酮酸
缬氨酸、亮氨酸和异亮氨酸降解	0.3392	0.0000	甲基丙二酸
嘌呤代谢	0.5275	0.0001	尿囊酸

结果分析：与正常组比，低剂量组、中剂量组、高剂量组的大鼠尿液代谢物（如 2,5-二羟基-1H-吲哚、3,4,5-三羟基戊酸、3,4-二羟基丁酸、3-甲基己二酸、尿囊素、D-苏糖醇、L-苏糖醇、苏糖酸等），随着艾灸生成物干预浓度的增加，其含量增加。经 21 天恢复期后，高剂量恢复组的大鼠的尿液代谢物含量下降。和正常组比，高剂量组的大鼠尿液差异代谢物表达含量均上调，22 个差异代谢物共同参与机体维生素 C 代谢等 15 条代谢途径，这些代谢途径主要与糖、氨基酸等代谢相关，显示艾烟等艾灸生成物对机体上述 15 条糖、氨基酸等代谢相关途径产生了影响。上述 15 条代谢途径中，差异代谢物参与影响最显著的代谢通路是维生素 C 代谢。差异代谢物葡萄糖醛酸和维生素 C 参与维生素 C 代谢，二者是维生素 C 代谢途径的终代谢产物。在人体，葡萄糖醛酸参与消除机体毒性物质，利于激素转运。维生素 C 具有抗氧化作用，可作为还原剂和辅酶参与多个代谢途径，是维持结缔组织和骨骼所必需的。

三、小　　结

本实验采用 3 种不同浓度的艾灸生成物干预 SD 大鼠，从尿液代谢组学方面探讨艾灸生成物对机体的影响。结果显示大鼠尿液代谢物含量的波动与艾灸生成物浓度呈现一定的正相关关系，即高剂量组和正常组代谢物差异最为明显，表明艾烟等艾灸生成物浓度在一定程度上对机体代谢存在影响。与正常组比，高剂量组尿液差异代谢物含量上升倍数最多的是葡萄糖醛酸和维生素 C，表明艾烟等艾灸生成物干预可明显影响机体维生素 C 代谢，促进葡萄糖醛酸和维生素 C 生成，机体解毒和抗氧化等作用增强。但各组不同浓度艾灸生成物干预对大鼠尿液代谢物的分离趋势不明显，表明实验设定的艾灸生成物干预浓度对大鼠尿液代谢物的影响不甚明显，后续研究可进一步探讨其他不同浓度艾灸生成物干预对机体的影响，以更全面评价艾灸生成物的安全性，为灸法基础研究和灸法临床服务。

第二节　针灸对溃疡性结肠炎代谢组学的研究

溃疡性结肠炎（ulcerative colitis，UC）是一种严重影响患者身体健康和生活质量的反复发作迁延性炎性结肠病，欧美国家发病率较高，但近年来我国的发病率明显增加[2]。而针灸在 UC 治疗有明确疗效，能从多水平和环节缓解 UC 的临床症状和病理改变，但其机制尚未完全阐明[3]。代谢组学技术是一种能够全面、快速、简捷反映体内代谢总体变化的技术手段[4]，为了探讨 UC 生物学效应机制和针灸治疗作用机制，杨阳和吴巧凤等[5,6]利用核磁共振氢谱代谢组学技术(^{1}H nuclear magnetic resonance,^{1}H NMR),对脑组织进行代谢组学分析,探索针灸对溃疡性结肠炎机体代谢的改变情况,发现针灸效应显著相关小分子代谢物,为针灸治疗溃疡性结肠炎作用机制以及针灸的现代研究提供了重要参考。

一、样本采集与处理

实验(一)[5]:将大鼠适应性喂养 2 周后随机分为 3 组:空白组、模型组、电针组,每组各 13 只。电针组任选一侧斜刺天枢穴,直刺一侧上巨虚穴和足三里穴,接电针留针 15min,每天固定时间治疗 1 次,穴位左右交替使用。实验(二)[6]:将健康雄性大鼠随机分为空白组、模型组、经穴组、非经非穴组,每组各 13 只。经穴组采用一侧天枢穴、上巨虚穴和足三里穴左右交替进行电针治疗,接电针留针 15min,非经非穴组在穴位旁开 5mm 进行电针治疗。2 个实验均电针治疗 5 天,空白组和模型组大鼠只进行抓取和固定,不针刺。治疗结束后处死大鼠后剥取大脑皮层,-70℃固定保存。

脑组织水溶性代谢物:在化冻称重后的组织中加入 1:1 的乙腈(CH_3CN):水混合溶剂 2mL,匀浆后以 10 000r/min 4℃离心 6min,收集上清液,用 N_2 吹干。冷冻干燥后,加入 550μL 的磷酸缓冲液(pH7.4)和 10μL0.1% 的 TSP,10 000r/min 离心 10min,取上清移入 5mm 的核磁管,4℃保存,供 ^{1}H NMR 检测。脑组织脂溶性代谢物:离心后的沉淀部分加入 2mL 氯仿:甲醇($CHCl_3$:CH_3OH,2:1 萃取),4℃,10 000r/min 离心 15min 后收集上清液冻干。加入 600μL 的氘代氯仿:氘代甲醇($CDCl_3$:CD_3OD,2:1),放置 10~15min;10 000r/min,离心 5min,取上清移入 5mm 的核磁管,4℃保存供 ^{1}H NMR 检测。

二、脑组织代谢组学分析

(一) 水溶性样本的代谢组学分析

由图 4-6 可见乳酸(lactate)、N-乙酰天冬氨酰(NAA)、缬氨酸(valine)、γ-氨基丁酸(GABA)等物质在各组的含量不同。采用 OPLS 分析后获得 S-plot 图,对照组分在第一、第四象限,模型组分布在第二象限、第三象限,两组无交集。电针组治疗 5 天,主要分布在第一、第

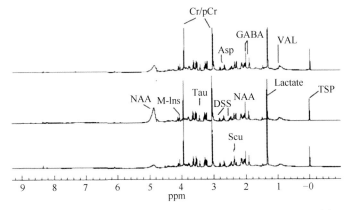

图 4-6 各组大鼠脑皮层水溶性代谢物的 ^{1}H NMR 代谢谱图[5]

四象限,如图 4-7 所示。实验[6]表明非经非穴组治疗 5 天,主要分布在第二、第三象限,并且远离模型组。无论是针刺非经非穴还是电针组,脑皮层水溶性代谢物均由向对照组靠拢的趋势,从代谢组学的角度初步说明针刺的治疗效应,其中针刺经穴的效应更明显。与空白组比较,模型组乳酸和谷氨酸含量明显降低,而丙氨酸明显升高;电针组乳酸和谷氨酸均升高,丙氨酸降低,与空白组接近,见图 4-8。

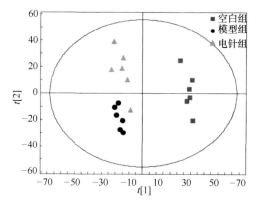

图 4-7　各组大鼠脑组织水溶性代谢物
的^{1}H NMR S-plot 图[5]

$t[1]/t[2]$ 分别代表第一和第二主成分;椭圆形
表示 Ho-telling 检验的 95% 置信区域

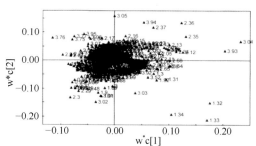

图 4-8　各组动物脑组织水溶性代谢
物的^{1}H NMR 因子 Loadings plot 图[5]

w^*c 代表与主成分相应的载荷,显示导致这些差异
的相应代谢物

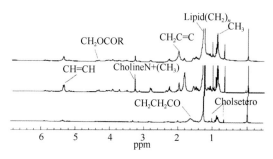

图 4-9　各组大鼠脑组织脂溶性代谢物的^{1}H NMR
代谢谱图[5]

（二）脂溶性样本的代谢组学分析

图 4-9、图 4-10、图 4-11 显示了造成不同组间差别的重要代谢物。其中,模型组胆固醇 TC（δ0.81～δ0.85）含量明显降低,lipid（CH$_3$）n（δ1.24～δ1.27 主要为 LDL）明显升高,针灸具有一定的降低作用,而 CH$_2$CH$_2$CO（δ1.54～δ1.59 主要是 VLDL）含量明显降低。电针治疗后上述代谢物有明显改善,TC、VLDL、LDL 含量均与空白组接近。实验[6]提示针刺经穴组和非经非穴组介于模型组与对照组之间,但更靠近于模型组,从脑组织脂溶性代谢组学角度提示经穴组和非经非穴组具有一定的治疗作用,但两者之间差别不大。

三、小　　结

本实验采用代谢组学技术比较针刺足阳明经对 UC 模型脑皮层组织代谢的影响。与空白组比较,模型组的大鼠脑皮层水溶性代谢物乳酸、谷氨酸、TC 和 VLDL 含量明显降低,而丙氨酸和 LDL 含量明显升高;采用调理脾胃的方法电针治疗后,电针组的乳酸、谷氨酸以及 TC 均有所升高,而丙氨酸和 LDL 含量均有所下降。乳酸是脑能量稳态和能源物质的感受变量,在神经元活动增强的情况下,细胞外升高的谷氨酸浓度能够影响星形胶质细胞对乳酸的释放和

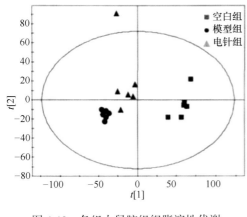

图 4-10　各组大鼠脑组织脂溶性代谢
物的 OPLS S-plot 图[5]

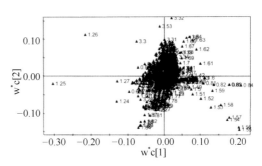

图 4-11　各组大鼠脑组织脂溶性代谢
物的 OPLS 因子 Loadings plot 图[5]

葡萄糖的摄取利用,从而可以为神经元提供更多能源物质。谷氨酸是动物脑中含量较多的一种氨基酸,在物体内的蛋白质代谢过程中占重要地位。因此,采用足阳明经穴电针治疗提高乳酸、谷氨酸、磷酸肌酸等的作用可能与电针提高大脑能量代谢、蛋白质合成及各种化学反应等有关。实验[6]表明非经非穴组的缬氨酸、乙酸盐、γ-氨基丁酸、肌酸、天冬氨酸明显降低。这表明非经非穴组与针刺经穴组的脑代谢物存在差异。与非经非穴组相比,针刺经穴后可能促进了大脑的能量代谢及能量利用,从而发挥神经元保护作用,并且对神经传导通路也起了积极作用。这些结果为今后在这一邻域的深入研究提供了有力的支持,也表明代谢组学平台在探讨疾病生化机制和针灸治疗机制研究中有着重要的应用价值,随着代谢组学和各项分析技术的发展,它将大力促进中医药研究现代化发展。

第三节　艾灸疗法对"脾虚型"肠易激综合征代谢组学研究

肠易激综合征(irritable bowel syndrome,IBS)属于胃肠功能紊乱性疾病,是一组以腹痛、腹胀、排便习惯和大便性状异常为主要临床表现,但缺乏可用于解释的形态学和生物化学异常改变的症候群。流行病学调查显示:IBS 在欧洲、北美洲和澳大利亚等发达国家发病率高达10% ~ 15%,在亚洲等发展中国家发病率也正普遍上升[7]。且女性发病率较高[8]。IBS 在人群中的患病率有逐年增加的趋势。该病临床症状复杂多样,病因与发病机制尚未十分明确,目前尚无治愈该病的确切疗法,严重影响患者的生存质量,造成医疗资源的浪费和社会经济负担。脐疗作为中医外治法的一种,具有疗效肯定、操作简便、安全无不良反应等优点,易于被患者所接受。张晓宁和马玉侠[9,10]通过对比隔药灸脐法与隔淀粉灸脐法在代谢水平上的差异,探索药物作用机制,发现潜在的生物标记物,推导其相关代谢通路。

一、生物样本采集与处理

随机选取 24 名符合 IBS 腹泻型脾气虚证(年龄 18~60 岁)的患者,1:1 随机分成隔淀粉灸组和隔药饼灸组。每次 6 壮,约 2 小时,每周两次。设定时间点采集患者治疗前、后尿样样本,在治疗开始前和结束后一周内各采集样本一次。女性受试者应避开经期,取尿液 10mL,尿样置于预先加入叠氮钠水溶液的试管中冷冻保存。抽取空腹血 5mL,血液加入到抗凝管中,3000r/min 离心 10min,取血浆,−20℃冷冻保存备用。尿液样本取 1mL,于 4℃、15 000r/min 离心 15min,取上清液待测。血浆样本于 4℃下解冻,取 0.3mL,加入 0.9mL 的乙腈,沉淀蛋白 5min,离心 15min(15 000r/min),取上清液待测。同样随机选取 24 名脾虚型肠易激综合征患者,随机分为隔药灸脐组和匹维溴铵组各 12 例。灸法同文献[10],口服匹维溴铵(苏威制药厂生产,批号:611143)50mg/次,3 次/d,疗 4 周,随访 4 周。取样和处理方式同文献[10]。

二、生物样本分析、生物标记物的确定与组间比较分析

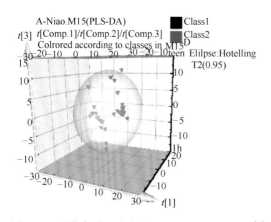

图 4-12 隔药灸脐组治疗前、后尿样 3D S-plot 图[9]

Class1. 治疗前;Class2. 治疗后

(一)隔药脐灸

如图 4-12 所示,隔药灸脐组治疗前、后在 S-plot 图上区分明显,说明治疗有明显效果。检测出有贡献变量 366 种,从中找出 13 种可能的物质,见表 4-3。5-羟色胺、2-氨基苯甲酸直接或间接参与了 5-羟色胺代谢。4-咪唑啉-5-丙酸、咪唑-4-乙醛、组氨酸、N-乙酰组胺、甲基咪唑乙酸直接或间接参与了组胺代谢,4-羟基-3-甲氧苯丙酮酸参与了儿茶酚胺代谢,2-羟基-3-(4-羟基苯基)丙烯酸参与了酪氨酸代谢,瓜氨酸、1-吡咯啉-4-羟基-2-羧酸乙酯直接或间接参与了精氨酸代谢,3-酮基-β-D-半乳糖参与了胆汁酸合成。花生苷乙醇胺为逆行大麻素信号。

表 4-3 隔药灸脐组尿液检验结果离子模式分类的重要贡献代谢物[10]

代谢物	分子式	相对分子质量	VIP	相关通路
5-Hydroxy-L-tryptophan(5-羟色胺)	$C_{11}H_{12}N_2O_3$	220.0847	0.8134	Serotonergic synapse 血清素的突触
2-Aminobenzoic acid(2-氨基苯甲酸)	$C_7H_7NO_2$	137.0476	1.1467	Tryptophan metabolism 色氨酸代谢
4-Imidazolone-5-propionic acid(4-咪唑啉-5-丙酸)	$C_6H_8N_2O_3$	156.0534	0.8869	amino acid biosynthesis 氨基酸的合成
Imidazole-4-acetaldehyde(咪唑-4-乙醛)	$C_5H_6N_2O$	110.0480	0.8555	Histidine Metabolism 组氨酸代谢
Methylimidazoleacetic acid(甲基咪唑乙酸)	$C_6H_8N_2O_2$	140.0585	0.8192	amino acid biosynthesis 氨基酸合成
N-Acetylhistamine(N-乙酰组胺)	$C_7H_{11}N_3O$	153.0902	2.5098	Histidine Metabolism 组氨酸代谢
L-Histidine(组氨酸)	$C_6H_9N_3O_2$	155.0694	0.6685	Component of Histidine metabolism 组氨酸代谢成分
Vanilpyruvic acid(4-羟基-3-甲氧苯丙酮酸)	$C_{10}H_{10}O_5$	210.0528	1.0220	Catecholamine metabolit 儿茶酚胺代谢产物
2-Hydroxy-3-(4-hydroxyphenyl)propenoic acid(2-羟基-3-(4-羟基苯基)丙烯酸)	$C_9H_8O_4$	180.0422	1.0057	tyrosine metabolism 酪氨酸代谢

续表

代谢物	分子式	相对分子质量	VIP	相关通路
Citrulline（瓜氨酸）	$C_6H_{13}N_3O_3$	175.0956	1.1936	Arginine and proline metabolism 精氨酸脯氨酸代谢
1-Pyrroline-4-hydroxy-2-carboxylate（1-吡咯啉-4-羟基-2-羧酸乙酯）	$C_5H_7NO_3$	129.0425	0.7820	Arginine and proline metabolism 精氨酸脯氨酸代谢
3-Keto-β-D-galctose（3-酮基-β-D-半乳糖）	$C_6H_{10}O_6$	178.0477	0.8961	Bile acid biosynthesis 胆汁酸的生物合成
Anandamide（18∶3,n-6）（花生苷乙醇胺）	$C_{20}H_{35}NO_2$	321.2640	1.3472	Retrograde endocannabinoid signaling 逆行的大麻素信号

（二）隔淀粉灸

图 4-13 显示，隔淀粉灸脐组治疗前、后尿样样本在 S-plot 图上区分明显，代谢产物治疗前后变化显著，治疗效果明显。隔淀粉灸脐组尿样中对分类有重要贡献的代谢检测出有贡献变量 240 种，从中找出 7 种可能的物质为吲哚乙酸、5-Hydroxyindoleacetaldehyde 直接或间接地参与了 5-羟色胺代谢，咪唑-4-乙醛、1-Methylhistidine 直接或间接地参与了组胺的代谢，肌酸参与了精氨酸的代谢，异氟磷为抗胆碱酯酶物质，羟甲香豆素为利胆物质。

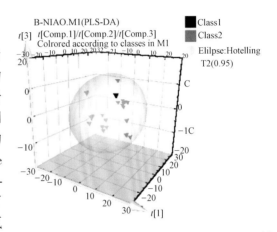

图 4-13　隔淀粉灸脐组治疗前、后尿样 3D S-plot 图[9]

Class1. 治疗前；Class2. 治疗后

研究结果发现，两组代谢物谱均涉及 5-羟色胺、组胺、精氨酸、胆汁酸代谢。隔药灸脐组另涉及儿茶酚胺和内源性大麻素代谢。隔淀粉灸脐组代谢单独涉及了抗胆碱酯酶物质和花生四烯酸代谢。

1. 影响 5-羟色胺（5-HT）代谢

5-HT 是一种重要的单胺类抑制性神经递质和信号分子，是脑肠肽的一种，可以在很大程度上影响胃肠道活动。中枢神经系统和肠神经系统在控制调节胃肠道和胃肠道神经肌肉作用下分泌大量 5-HT，从而刺激肠道分泌反应。5-HT 主要与 5-HT3 受体结合，造成内脏敏感性增强和腹痛腹胀等肠道异常，引发肠易激综合征。

隔药灸脐组尿样中影响 5-羟色胺代谢的是 2-氨基苯甲酸、5-羟色胺，血样中是苯丙酮酸。隔淀粉灸脐组尿样中是 5-Hydroxyindoleacetaldehyde、吲哚乙酸。其中 5-羟色胺是 5-HT 神经递质的直接前体，而其他的则是直接或间接参与了色氨酸的代谢，通过色氨酸代谢来影响 5-羟色胺代谢，故我们认为隔药灸脐组对 IBS 影响更直接。

2. 影响组胺（HA）代谢

组胺广泛地存在于人体各组织内，在小肠中，组胺影响着包括体液和电解质的转运在内的肠道诸多功能。组胺可通过增强促炎因子的释放,参与肠道的免疫效应、内分泌、收缩的调节,刺激传入神经纤维引起 IBS 患者的内脏疼痛。治疗后隔药灸脐组尿样中组胺相关代谢产物降低,而隔淀粉灸脐组含量反而升高。

3. 影响精氨酸代谢

精氨酸、一氧化氮可减慢肠道蠕动,增强平滑肌抑制作用。隔药灸脐后尿样中两种物质相关代谢物增多,故可缓解 IBS 患者的腹泻症状,隔淀粉灸脐后尿样中两种物质相关代谢物减少,不利于患者相关症状的改善。

4. 影响胆汁酸代谢

胆汁酸可增加胃黏膜损伤以及对肠道的刺激作用,从而加重 IBS 患者临床症状。治疗后两组尿样中与胆汁酸合成相关的物质均减少,但隔药灸脐组中的 3-Keto-b-D-galctose 参与方式更加直接。

5. 影响儿茶酚胺物质代谢

儿茶酚胺是一种含有儿茶酚和胺基的神经类物质,通常儿茶酚胺是指多巴胺、去甲肾上腺素和肾上腺素。多巴胺与去甲肾上腺素可增强人的交感神经活性。这在一定程度上加重了 IBS 患者的高敏感状态。隔药灸脐组尿样中参与儿茶酚胺代谢和酪氨酸的代谢物质较治疗前减少,有助于患者内脏高敏感性的降低。

6. 对内源性大麻素的影响

大麻素在胃肠道作用广泛,调节内分泌、减少细胞钙内流、传递感觉信息、抑制 TNFα 的释放来抗御炎症等。大麻素还具有抑制痛觉过敏和抗异常疼痛的作用。隔药灸脐组尿样中 Anandamide 为逆行性大麻素信号,治疗后升高,说明内源性大麻素含量升高可增强止痛效果,同时降低内脏的高敏感性。

7. 抗胆碱酯酶物质

抗胆碱酯酶物质可分为易逆性抗乙酰胆碱酯酶物质和难逆性抗乙酰胆碱酯酶物质。易逆性抗乙酰胆碱酯酶药对胃肠道有兴奋作用,可促进胃肠道蠕动,及胃酸分泌,减轻胃肠痉挛,缓解患者的腹痛及腹胀症状。隔淀粉灸脐组治疗后尿样总体抗胆碱酯酶物质下降,不利于 IBS 患者症状缓解。

8. 影响花生四烯酸代谢

花生四烯酸是许多循环二十烷酸衍生物的生物活性物质,如前列腺素 E_2(PGE_2)、前列腺环素(PGI_2)、血栓烷素 A_2(TXA_2)和白细胞三烯 C_4(LTC_4)的直接前体。前列腺素可分为多种类型,PGE 和 PGF 对胃液的分泌都有很强的抑制作用;但对胃肠平滑肌却增强其收缩。前列腺素 E_2 及前列腺环素抑制胃酸分泌,促进胃肠平滑肌蠕动。隔淀粉灸脐治疗后花生四烯酸含量增多,胃酸分泌增多,胃肠平滑肌蠕动增强不利于 IBS 临床症状缓解。

隔药灸脐组代谢物的变化趋势及其参与的代谢途径均能较好地解释隔药灸脐法在该病上

的临床疗效,从代谢组学的角度说明了隔药灸脐法较隔淀粉灸脐法更好临床疗效的机制。

(三) 匹维溴铵组治疗

匹维溴铵组治疗前、后尿样散点分析见图 4-14。对比表 4-3 和表 4-4 尿液代谢研究结果显示 2 组均可以影响儿茶酚胺等神经递质的代谢过程,脐疗可调节体内胆汁酸、内源性大麻素、组胺及其他多种氨基酸代谢,匹维溴铵组尿液内花生四烯酸的代谢有明显变化。儿茶酚胺的减少说明隔药灸脐和匹维溴铵治疗方法均可减轻内脏高敏感性。

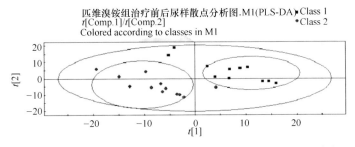

图 4-14　匹维溴铵治疗前后尿样散点分析图 M1(PLS-DA)[10]

Class1. 治疗前;Class2. 治疗后

表 4-4　匹维溴铵组尿样中对分类有重要贡献代谢物的推断结果[10]

代谢物	分子式	相对分子质量	VIP	相关代谢通路
dihydrobiopterin(二氢生物蝶呤)	$C_9H_{13}N_5O_3$	239.101	1.71769	tyrosine metabolism(酪氨酸代谢)
(+)-trans-carveol(反式香芹醇取代基)	$C_{10}H_{16}O$	152.12	1.19099	Arachidonic acid metabolism(花生四烯酸代谢)
pyridoxal-5′-phosphate(5-磷酸吡哆醛)	$C_8H_{10}NO_6P$	247.142	1.09323	Neurotransmitter biosynthesis(神经递质生物合成)

匹维溴铵作为钙离子拮抗剂,可以通过抑制钙离子的内流,促进花生四烯酸的代谢,从而增加体内代谢产物前列腺素等的含量,另外 5-磷酸吡哆醛是参与合成多种神经递质(如 5-羟色胺、去甲肾上腺素)辅酶的活性形式。匹维溴铵可能通过调节体内酶的活性和增加前列腺素等的产生,改善或加重胃肠道高敏感性,从而影响肠易激症状。与口服匹维溴铵相比,脐疗可以通过多方面综合调节改善肠道神经、免疫、内分泌网络的失调状况,提高脾虚型 IBS 患者的生存质量。

三、小　结

通过检测患者尿样的代谢产物谱,研究机体整体生物信息反映的代谢组学图谱,建立其效应特异性的代谢组学特征,发现潜在的生物标记物,推导其相关代谢通路。比较三种治疗方法在代谢组学方面的差异,发现隔药灸脐组通过多方面综合调节改善肠道状况,代谢影响较为直接,且代谢趋势均有利于 IBS 症状缓解;隔淀粉灸脐组多数代谢物是间接参与代谢,且许多代谢物质代谢趋势的改变不能缓解 IBS 症状;而口服匹维溴铵对 IBS 患者的调节相对单一。通过探讨隔药灸脐法可能的有效作用靶点,确定隔药灸脐法的疗效,为未来通过代谢组学物质及途径,深入研究脾虚型 IBS 的发病机理及治疗方法提供了有力支持。

第四节　足阳明经穴特异性的代谢组学研究

经穴特异性是不同经穴之间及经穴和非穴位点间发挥不同效应的基础。其差异性涵盖形态结构、生物物理特性、病理改变、刺激效应、治疗效应等方面。针对经穴特异性研究已成为近年来国内外学者研究的热点。将代谢组学技术运用于经穴特异性研究可以通过系统地观察不同经穴所引起的内源性小分子代谢物的变化，从而以针刺不同经穴导致体内代谢网络差异性的角度，以期阐述经穴特异性。吴巧凤等[11,12]利用核磁共振(^{1}H nuclear magnetic resonance，^{1}H NMR)和模式识别方法对人体血液、尿液进行代谢组学研究，观察和足阳明经穴和阳陵泉穴、委中穴相关的代谢标记物，揭示不同经穴在调节人体代谢网络中发挥整体效应的差异性，为经穴特异性的研究提供一定的物质基础。

一、试验分组与生物样本采集

将 60 名 20~25 岁、体质量指数 18~24 的健康男性受试者，随机分为空白对照组、阳陵泉组、委中组、足三里组、梁门组、巨髎组。在试验开始前 1 周，受试者接受标准化饮食。依据分组不同每组电针刺激相应的穴位 30min，每日 1 次，连续 5 天，空白对照组不接受电针干预。干预结束后第 2 天抽取空腹静脉血及收集晨尿样本，血液离心取血浆，尿液离心取上清液。

二、样本数据处理与代谢组学分析方法

（一）^{1}H NMR 数据采集和分析

血浆：在 200μL 血浆中加入 400μL0.9% NaCl D_2O 溶剂，4℃ 11 000 r/min 离心 15min，取 550μL 上清液加入含有 50μL 0.1% TSP 的核磁样品管中，备用。分别采用弛豫编辑脉冲序列(CPMG)和扩散编辑脉冲序列(LED)采集血浆样本数据，分别观测血浆中的小分子代谢物和大分子代谢产物。在对自由感应衰减(free induction decay，FID)信号数据进行填零，分别加上 0.5Hz(CPMG 实验)和 3Hz(LED bpp 实验)的线增宽因子后进行傅里叶变换转得到^{1}H NMR 谱图。对 CPMG、LED 数据，进行分段积分，同时排除包含溶剂峰和尿素峰部分。将积分按每张谱的总积分强度归一化，得出最终数据。

尿液：在 350μL 尿液标本中加入 30μL TSP/D_2O、350μL 磷酸缓冲液后，充分振荡混匀，13 000r/min离心 10min。取 600μL 上清液加入 5mm 核磁共振管中混匀，备用。采用有预饱和的^{1}D NOESY 脉冲序列，FID 信号经过填零为 64k 点之后，再加上 0.5Hz 的线增宽因子，经傅里叶变换转换为 NMR 图谱。以 TSP 为化学位移参考峰的位置，并定为 δ0。对所得 NMR 数据经傅里叶变换得到谱图，经相位校正和基线校正之后，对一定区间内的谱图按每段 0.04ppm 的宽度进行分段积分，同时排除包含溶剂峰和尿素峰部分。将积分按每张谱的总积分强度归一化，得出最终数据。

（二）模式识别分析

利用 SIMCA-P+软件(v10.04，Umetrics，Umeå，Sweden)对采集的 NMR 数据进行模式识别

分析。基于 Pareto 标度化(pareto scaling)预处理后再采用正交信号校正(orthogonal signal correction,OSC)滤噪,然后再进行定性分析,采用主成分分析(PCA)和偏最小二乘法-判别分析(PLS-DA)方法。对各组代谢物标准化后的数据进行 PCA 法,判断组件是否有明显的分类趋势,若趋势明显进行 PLS-DA 法,绘制出各组间离散程度的 S-plot 图和标示代谢物对离散程度贡献的载荷图(loadings plot 图)。

三、代谢组学结果分析

(一) 血浆样本代谢组学结果分析

基于血浆¹H NMR 代谢谱图各组间差异性比较:通过 CPMG 观察血浆中小分子代谢产物及 LED 观察大分子代谢产物。电针刺激足阳明经穴(足三里组、梁门组和巨髎组)主要影响糖类(δ3.4-4.0)和乳酸(δ1.32,1.33)等代谢物,而电针刺激阳陵泉穴则主要影响脂类(δ1.18,1.22,1.26,0.82)代谢物,电针刺激委中穴几乎没有呈现对血浆代谢物的影响,见图 4-15。

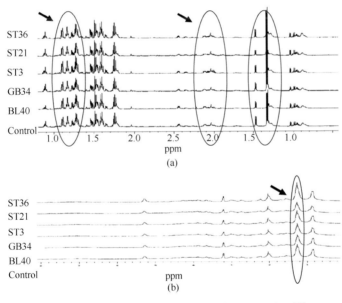

图 4-15　电针刺激不同穴位后血浆¹H NMR 谱图[11]
(a)CPMG 谱图;(b)LED 谱图

基于模式识别技术各组间差异性比较:电针刺激不同穴位对人体血浆代谢物的影响不同,而电针刺激足阳明经穴后血浆代谢物呈簇类分布,表明电针刺激足三里、梁门、巨髎穴对血浆代谢物能够发挥相似的影响。电针刺激委中穴与正常对照组比分布上并未呈现显著区别,表明两组的血浆代谢物差别不大,见图 4-16。经电针刺激足阳明经穴与阳陵泉穴后,CPMG 谱图与 LED 谱图上两者均表现出代谢物分离的趋势,表明同样经过电针刺激,足阳明经穴与阳陵泉穴对人体的小分子和大分子代谢物产生了不同的影响,如图 4-17 所示。电针刺激足阳明经穴与委中穴相比,S-plot 图上分布区分良好,显示出两者调节血浆代谢物方面的差异性,见图 4-18。

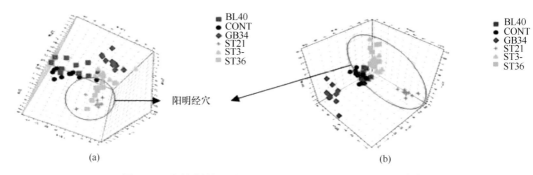

图 4-16　电针刺激不同穴位后血浆代谢物模式识别结果[11]

（a）CPMG-OSC-PLS　S-plot 图；（b）LED-OSC-PLS　S-plot 图

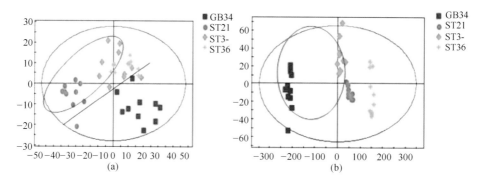

图 4-17　电针刺激足阳明经穴与阳陵泉穴血浆代谢物的比较[11]

（a）CPMG-OSC-PLS　S-plot 图；（b）LED-OSC-PLS　S-plot 图

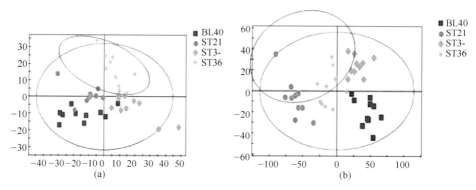

图 4-18　电针刺激足阳明经穴与委中穴血浆代谢物的比较[11]

（a）CPMG-OSC-PLS　S-plot 图；（b）LED-OSC-PLS　S-plot 图

　　采用 Loadings plot 图进一步分析发现，电针刺激足阳明经穴升高血浆中糖类物质的含量及降低乳酸含量，而电针刺激阳陵泉升高了高密度、低密度及极低密度脂蛋白三者的含量。

　　血浆结果显示：刺激足阳明经穴影响糖类和乳酸等代谢物，从而调节能源物质代谢，为组织细胞供能。这与足阳明经内联胃腑、和足太阴脾经相表里，胃主受纳、腐熟水谷，脾主运化、输送精微物质的中医经典理论相契合。电针刺激阳陵泉调节脂类代谢物，参与体内脂代谢，与中医阳陵泉为足少阳胆经合穴，胆有储藏胆汁，促进食物的消化吸收的作用相一致。刺激委中穴则几乎没有对血浆代谢物产生影响，与该穴位属膀胱经，膀胱经主表，临床上主要用于腰背痛经病的治疗,很少治疗内脏病相符。

(二)尿液样本代谢组学结果模式识别分析

足阳明经穴组与空白对照组对尿液代谢影响的比较:3组经电针干预后代谢物在S-plot图上均分布于PC1的2SD范围内,显示出3组尿液样本区分不明显,说明电针刺激足阳明经上的足三里、梁门和巨髎穴对机体尿液代谢的影响相似,如图4-19(a)所示。和空白对照组比,电针刺激足阳明经穴各组尿液代谢物主要分布于S-plot图PC2的正方,而空白对照组尿液代谢物主要分布于PC2的负方向,尿液样本足阳明经穴各组与空白对照组间代谢物区分良好,说明是否经电针刺激足阳明经穴代谢物间存在显著的差异性,如图4-19(b)所示。进一步得出具体小分子代谢物的差异:电针刺激足阳明经穴升高尿液中肌酐($\delta 3.06,4.06$),马尿酸($\delta 7.82,4.06$)和羟基丁酸($\delta 3.98$)的含量,降低甘氨酸($\delta 3.58$)的含量。

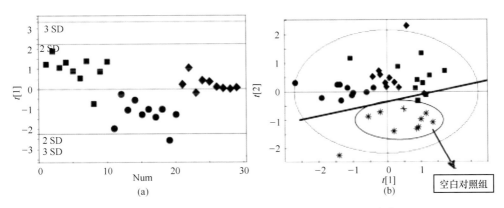

图4-19　电针刺激足阳明经穴后尿液代谢物结果[12]

■.足三里组;●.梁丘组;◆.巨髎组;✳.空白对照组

足阳明经穴组(足三里组、梁门组和巨髎组)与阳陵泉组对尿液代谢影响的比较:观察4组间S-plot图上区分程度,4组间有差别,但聚类分布趋势不明显,显示出在人体尿液代谢方面,电针刺激足阳明经穴与阳陵泉穴影响的对比差异性较小,如图4-20所示。

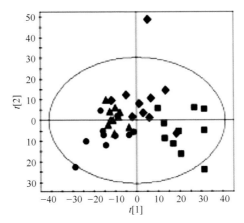

图4-20　电针刺激足阳明经穴与阳陵泉穴尿液代谢物的比较[12]

■.足三里组;●.梁丘组;◆.巨髎组;▲.阳陵泉组

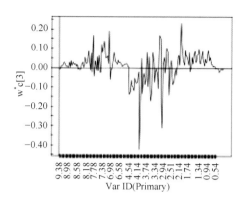

图 4-21　电针刺激足阳明经穴与委中穴尿
代谢物的比较[12]

足阳明经穴组(足三里、梁门和巨髎组)与委中组对尿液代谢影响的比较:电针刺激委中穴明显提升肌酐($\delta 3.06$,4.06)的含量,与电针刺激足阳明经穴升高马尿酸($\delta 7.82$,4.06)和氧化三甲胺($\delta 3.26$,7.54)含量不同,显示出两者在调节人体尿液代谢物间的差异性,如图 4-21 所示。

尿液结果显示:电针刺激足阳明经穴升高了尿液中马尿酸和氧化三甲胺的含量,委中穴升高了尿液中肌酐的含量。马尿酸是由食物经肠道菌群代谢形成,可以作为微生物代谢反应的标记物反映肠道系统的状态,电针刺激足阳明经穴在调节肠道功能方面发挥了更明显的优势。这与临床上足阳明经穴主胃肠疾病相符。肌酐为肌肉在人体内的代谢物,经肾脏排出体外,代表肌肉组织的代谢。刺激委中穴可以调节肌酐含量与"腰背委中求"的中医取穴理论和足太阳膀胱经和足太阴肾经相表里的中医理论具有一致性。电针刺激阳陵泉后尿液代谢物变化与刺激足阳明经穴相似,与上述血浆中刺激两者代谢物明显不同的情况不一致。

四、小　　结

本研究基于 ^{1}H NMR 和模式识别方法,通过对比电针刺激足阳明经穴和他经穴血浆、尿液新陈代谢终端代谢物间的差异,试图从代谢组学的角度探讨足阳明经穴的特异性。该研究结果显示电针刺激足阳明经不同穴位所调节的血浆、尿液中代谢物具有共性之处,体现出同一经络上不同穴位效应机制的相似处。电针刺激足阳明经穴和他经穴位在调节代谢物方面存在显著差异性,体现出足阳明经穴位的特异性。值得注意的是,在对比电针刺激足阳明经穴和阳陵泉穴差异性时在血浆和尿液中表现出不相符的情况,即在血浆中两者存在明显差异性,而在尿液中两者无明显差别。说明针刺效应对不同液体代谢物的影响不同,需要进一步进行深入的研究,探究其原因,全方位地分析其背后的意义。从现代医学的角度阐释经穴特异性,为国际上对经穴特异性的理解奠定一定的基础。

第五节　针灸治疗原发性痛经的代谢组学研究

原发性痛经(PD)是妇女正值经期或经行前后出现的不伴有器质性病变的子宫痉挛性疼痛。典型的症状表现为下腹部疼痛,痛引腰骶,或伴有恶心、呕吐、腹泻等消化道症状,甚至合并疲劳、焦虑等全身性表现,严重影响患者的学习和工作。其发病机制主要为子宫异常收缩、子宫缺血缺氧、痛阈降低等。前列腺素参与上述病理变化,不正常的雌激素/孕酮水平也会导致 PD 的发生。现代医学的治疗主要采用口服解痉镇痛药、避孕药及钙离子拮抗药,目前非类固醇类抗炎药成为首选药物,但最近研究表明其在发挥作用的同时会引发心脑血管疾病,从而限制其临床应用。隔药灸作为中医的外治法在减轻痛经方面疗效是确切的,有望成为 PD 的适用替代疗法。Ma 等[13]和杨星月等[14]通过采用液相色谱-质谱法(LC-MS)的代谢组学技术分别对比隔药灸和针刺以及隔药灸和艾条灸的临床疗效,初步阐明隔药灸治疗原发性痛经可能存在的机制。

一、试验分组及针灸治疗方案

选择 16~35 岁月经周期正常(28 天±7 天)的未分娩原发性痛经患者,VAS 评分>40mm 作为受试对象,试验前的 1 个月经周期及试验过程中不得服用止痛剂、激素类药物或接受其他治疗。试验一:将 20 例符合要求的患者随机分为隔药灸组及针刺组,每组各 10 例[13]。试验二:将 20 例符合要求的受试者随机分为隔药灸组和艾条灸组,每组各 10 例,在治疗、随访过程中每组各脱落 2 例。隔药灸组和艾条灸组一般资料比较差异无统计学意义(p>0.05),具有可比性,见表 4-5[14]。隔药灸组药粉为吴茱萸、白芍、乳香、没药、延胡索、冰片及五灵脂打碎后按一定比例混合,将 8~10g 药粉填充于碗状生面团内,放置于神阙穴,其上点燃直径 2cm,高 2cm 的艾炷,每次 10 壮,大约 2 小时。治疗后用胶带密封药粉 24 小时后洗掉。针刺组选取三阴交,提插捻转 1min,留针 15min。艾条灸组点燃艾条的一端对准神阙穴施灸,使患者局部产生温热感但无灼痛为宜,每次灸 2 小时。针刺组每天治疗 1 次,隔药灸组、艾条灸组每 3 天治疗 1 次,于月经周期前 7 天开始治疗至经行第 1 天。试验一连续治疗 3 个月经周期后随访 3 个月。试验二治疗 3 个月经周期后随访 1 个月。若在治疗期间患者无法忍受疼痛(VAS 评分大于 80mm)可以口服试验人员给予的阿司匹林泡腾片,但需要记录次数和剂量。

表 4-5　隔药灸组和艾条灸组患者一般资料比较($\bar{x}\pm s$)[14]

组别	n	年龄/岁	病程/月	筛选期 VAS 读数
隔药灸组	10	24±2	80.50±37.61	65.08±16.93
艾条灸组	10	24±2	83.66±35.23	68.31±10.87

二、痛经程度评价

痛经程度采用 VAS 评分作为评价指标。结果显示两个试验中每组经治疗后 VAS 读数均逐渐降低,且治疗第 2、第 3 个月经期和随访治疗前比差异有统计学意义($p<0.01;p<0.05$),见图 4-22 和图 4-23。两个试验中均表现出隔药灸组 VAS 读数下降幅度更大,组间比较差异有统计学意义($p<0.01;p<0.05$),见图 4-22 和图 4-23。结果显示隔药灸、艾条灸和针刺均可减轻疼痛,但通过对比提示隔药灸在减轻疼痛方面优于其他两种治疗方案,且在治疗结束后表现出更稳定的维持功效。

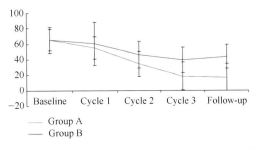

图 4-22　隔药灸组和针刺组各周期的 VAS 读数比较[13]
Group A. 隔药灸组;Group B. 针刺组

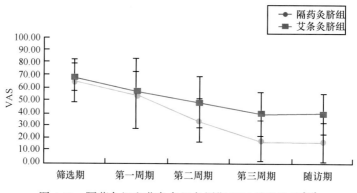

图 4-23 隔药灸组和艾条灸组各周期 VAS 读数比较[14]

三、代谢组学分析方法及结果

两个试验中的 20 例受试者均在在治疗前 1 个月经期和治疗后第 1 个经期的 1~2 天内各采集 1 次血液样本。血液加入到抗凝管后,以 5000r/min 离心 5min,取血浆,-28℃储存备用。检测前解冻,加入一定量氰化甲烷沉淀后,10 800r/min 离心 5min[13];或加入一定量乙腈沉淀蛋白,15 000r/min 离心 5min[14],取上清液用于 LC-MS 分析。对原始的 LC-MS 数据进行去噪、峰判别、峰对齐、归一化等处理后采用 Masshunter 数据定量分析软件提取数据的分子峰特征,再直接导入到 Simca-P 11.5 进行主成分分析(PCA)和偏最小二乘判别分析(PLS-DA)。利用 VIP(very important in the projection)值寻找具有代表性的代谢物,相关代谢通路信息来自 HMDB、KEGG 数据库。

通过对比治疗后血浆正离子、负离子化模式图及治疗后血浆的总离子流图,隔药灸组和针刺组、艾条灸组均显示出明显的差别,说明隔药灸和针刺、艾条灸调节了不同的分子代谢物。如图 4-24、图 4-25、图 4-26 所示。

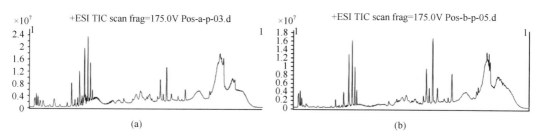

图 4-24 隔药灸组和针刺组治疗后 ESI+模型离子流图[13]

(a)隔药灸组;(b)针刺组

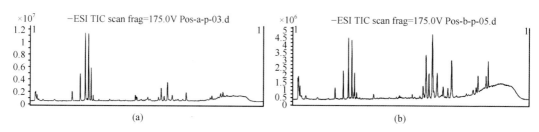

图 4-25 隔药灸组和针刺组治疗后 ESI-模型离子流图[13]

(a)隔药灸组;(b)针刺组

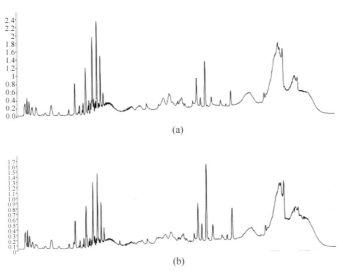

图 4-26　隔药灸组和艾条灸组治疗后总离子流图[14]
(a)隔药灸组;(b)艾条灸组

　　隔药灸组和针刺组、隔药灸组和艾条灸组治疗前后 PLS-DA 分析散点得分图上均区分明显,说明治疗后隔药灸组和针刺组、隔药灸组和艾条灸组代谢产物明显不同,如图4-27 至图 4-30 所示。对比隔药灸和针刺治疗,隔药灸组发现 6950 个离子信息,7 个被认为有潜在生物标记。针刺组发现 4460 个离子信息,5 个被认为有潜在生物标记。对比隔药灸和艾条灸治疗,隔药灸组发现 5442 个离子信息,4 个被认为有潜在生物标记。艾条灸组发现 2718 个离子信息,1 个被认为有潜在生物标记,图 4-31、图 4-32 表示代谢物的变化趋势,从左到右依次降低($p < 0.05$),以 VIP 值大于 1 作为标准。2 个试验中均显示隔药灸上调了 20α-二氢孕酮、孕烯醇酮、前列腺素 E_2 和 γ-氨基丁酸。试验一显示隔药灸下调了雌酮、前列腺素 H_2、16-oxoestrone;试验二只显示隔药灸下调了雌酮、前列腺素 H_2。针刺下调了 2-甲氧雌二醇-3-甲基醚、15-羟基二十四碳四烯酸、6-酮-前列腺素。艾条灸下调了 5′-磷酸吡哆醛,除此之外的生物标记物因强度不够和目前代谢物数据库的限制无法辨识。具体见表 4-6、表 4-7。

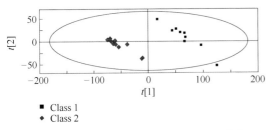

图 4-27　隔药灸组治疗前后 PLS-DA 图[13]
Class1. 治疗前;Class2. 治疗后

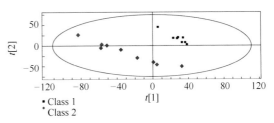

图 4-28　针刺组治疗前后 PLS-DA 图[13]
Class1. 治疗前;Class2. 治疗后

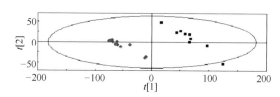

图 4-29　隔药灸组治疗前后 PLS-DA 图[14]

■. 隔药灸脐组治疗前;◆. 隔药灸脐组治疗后

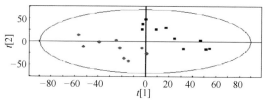

图 4-30　艾条灸组治疗前后 PLS-DA 图[14]

■. 艾条灸脐组治疗前;◆. 艾条灸脐组治疗后

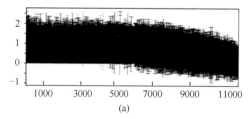

(a)　　　　　　　　　　　　(b)

图 4-31　隔药灸组和针刺组治疗前后 PLS 得分图中 VIP 值变化[13]

(a)隔药灸组;(b)针刺组

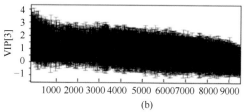

(a)　　　　　　　　　　　　(b)

图 4-32　隔药灸组和艾条灸组治疗前后 PLS 得分图中 VIP 变化[14]

(a)隔药灸组;(b)艾条灸组

表 4-6　试验一中两组生物标记物信息[13]

组别	ESI	相对分子质量	分子式	代谢产物	相关途径	VIP	变化
A	+	270.1620	$C_{18}H_{22}O_2$	雌酮	类固醇激素合成	1.56605	↓
A	+	316.2402	$C_{21}H_{32}O_2$	20α-二氢孕酮	类固醇激素合成	1.30279	↑
A	+	316.2402	$C_{21}H_{32}O_2$	孕烯醇酮	类固醇激素合成	1.30279	↑
A	+	352.2250	$C_{20}H_{32}O_5$	前列腺素 E_2	类固醇激素合成	1.47588	↑
A	+	352.2250	$C_{20}H_{32}O_5$	前列腺素 H_2	花生四烯酸代谢	1.47588	↓
A	+	103.0633	$C_4H_9NO_2$	γ-氨基丁酸	γ-氨基丁酸能突触	1.32010	↑
A	−	284.1412	$C_{18}H_{20}O_3$	16-oxoestrone	类固醇激素合成	1.10038	↓
B	+	316.2038	$C_{20}H_{28}O_3$	2-甲氧雌二醇-3-甲基醚	类固醇激素合成	1.59796	↓
B	+	316.2402	$C_{21}H_{32}O_2$	20α-二氢孕酮	类固醇激素合成	1.12801	↑

续表

组别	ESI	相对分子质量	分子式	代谢产物	相关途径	VIP	变化
B	+	316.2402	$C_{21}H_{32}O_2$	孕烯醇酮	类固醇激素合成	1.12801	↑
B	+	322.2500	$C_{20}H_{34}O_3$	15-羟基二十四碳四烯酸	花生四烯酸代谢	1.47681	↓
B	−	370.2356	$C_{20}H_{34}O_6$	6-酮-前列腺素	花生四烯酸代谢	2.46181	↓

注:A. 隔药灸组;B. 针刺组。

表 4-7 试验二中两组生物标记物信息[14]

组别	相对分子质量	分子式	代谢产物	相关途径	VIP	变化
A	270.1620	$C_{18}H_{22}O_2$	雌酮	类固醇激素合成	1.5661	↓
A	316.2402	$C_{21}H_{32}O_2$	20α-二氢孕酮	类固醇激素合成	1.3028	↑
A	316.2402	$C_{21}H_{32}O_2$	孕烯醇酮	类固醇激素合成	1.3028	↑
A	352.2250	$C_{20}H_{32}O_5$	前列腺素 E_2	类固醇激素合成	1.4759	↑
A	352.2250	$C_{20}H_{32}O_5$	前列腺素 H_2	花生四烯酸代谢	1.4759	↓
A	103.0633	$C_4H_9NO_2$	γ-氨基丁酸	γ-氨基丁酸能突触	1.3201	↑
B	247.0246	$C_8H_{10}NO_6P$	5′-磷酸吡哆醛	神经递质合成	1.1458	↓

注:A. 隔药灸组;B. 艾条灸组。

子宫内膜中前列腺素 E_2/前列腺素 $F_{2\alpha}$(PGE_2/$PGF_{2\alpha}$)值的升高导致子宫平滑肌强烈收缩,出现痛经。雌激素可促进前列腺素(PG)的合成释放,导致血管平滑肌痉挛,孕激素则可缓解子宫平滑肌痉挛,促进微循环及镇痛物质的合成。本研究结果显示隔药灸和针刺均可调节孕激素、前列腺素合成。隔药灸还可降低雌激素水平,并且通过升高 γ-氨基丁酸的含量作用于下丘脑-垂体-性腺轴从而起到降低痛阈、镇定神经、抗焦虑的作用,并可升高孕酮缓解子宫平滑肌痉挛。而艾条灸可降低 5′-磷酸吡哆醛的含量,参与神经递质的代谢,并影响下丘脑-垂体-性腺轴从而改善痛经症状。和针刺及艾条灸相比,隔药灸能够调节更多的生殖内分泌激素相关的代谢物,调节途径更广泛。

四、小 结

本实验以 LC-MS 技术为基础,通过对比隔药灸与针刺及隔药灸与艾条灸治疗后 PD 患者血浆代谢产物揭示其作用机理。结果显示大多数代谢过程中的生物标记与类固醇激素生物合成及花生四烯酸的代谢有关,表明针灸治疗主要通过两条途径发挥功效:①参与调节类固醇激素代谢,影响患者体内生殖内分泌激素水平,从而缓解痛经症状;②参与花生四烯酸代谢,影响前列腺素的合成,从而降低局部致痛因子。隔药灸和艾条灸还可以影响下丘脑-垂体-性腺轴从而改善痛经症状。与其他两种方法相比,隔药灸既可以调节更多的内分泌激素代谢物,影响涉及神经内分泌网络,并且在调节前列腺素水平及雌激素/孕酮方面,发挥了更好的疗效。值得注意的是,两个研究中显示隔药灸所调节的相关代谢物略有不同,可能与两次试验中痛经患者的证型并不完全相同有关,有研究表明[15~17]实寒证型和虚寒证型痛经患者中尿液代谢物存在明显不同,故有待于今后在扩大样本量的基础上,针对针灸改善 PD 患者某一证型的代谢物机制进行更深入的研究。

第六节　艾灸与针刺对血清代谢物调节作用的研究

针灸作为中医学中一种外治疗法,因其在治疗某些疾病中具有疗效显著、不良反应小、经济安全等优势越来越受到国际医学界的重视,逐渐成为多种疾病的替代疗法。针灸主要涵盖针刺、艾灸两种治疗方式。虽然针刺、艾灸具有一定的协同作用,在临床上经常联合使用,但由于两者刺激方式不同,造成了其在效应上的差异性。探究其刺激效应的异同点,揭示出艾灸、针刺治病防病的机理,从而更好地指导其在临床上的运用。代谢组学研究作为一种整体研究模式,能够从整体效应层面区分针刺和艾灸的效应区别。佘畅等[18,19]基于¹H NMR 探讨艾灸对健康受试者血清代谢物的影响及艾灸与针刺在调节健康受试者血清代谢物中的差异性,从代谢物角度揭示两者对机体的作用。

一、生物样本采集与处理

试验一(艾灸空白对照试验):将 60 例男性健康受试者随机分为艾灸组和对照组两组。艾灸组采用温和灸足三里(右侧)穴,艾灸时距离皮肤 2~3cm,以受试者有感觉(热、酸、麻、胀、痛)且能耐受为度,每天于 18:00~19:00 进行干预 1 次,每次 15min,连续 10 天。对照组不采取处理。于试验第 0 天、第 5 天、第 10 天采血,血清样本以 3000r/min 离心 10min,取上层血清,−80℃保存备用。

试验二(艾灸和针刺对照试验):将 60 例男性健康受试者随机分为艾灸组和针刺组 2 组。艾灸组干预同上。针刺组于相同的时间、同样对足三里(右侧)穴进行针刺干预,刺入皮肤 3cm 左右,行提插、捻转手法 15s,以受试者有感觉(酸、麻、胀、痛)且能耐受为度,留针 15min,每天 1 次,连续 10 天。采血及处理过程同上。

二、代谢组学方法与结果分析

在 NMR 试验前先用 D_2O 制备的 PBS 进行处理,然后用核磁共振谱仪分析数据。用 MestReNova6.1 软件对 NMR 谱进行校正后用 NMR Suite 软件指认识别代谢物的共振信号。通过主成分分析方法(PCA)分析,确认样品的分类情况,识别代谢模式变化趋势,再对数据进行偏最小二乘判别分析(PLS-DA)及其模型验证,证明分类的正确性,最后运用有监督的 OPLS-DA 方法对模型进行正交矫正处理,突显不同组别间的差异,寻找出能够区分代谢模式的重要代谢物。

（一）艾灸对血清代谢物的影响

通过对两组¹H NMR 光谱和血清代谢物鉴定识别出如下代谢物:缬氨酸、异亮氨酸、亮氨酸、乳酸、丙氨酸、赖氨酸、乙酸、谷氨酸、谷氨酰胺、葡萄糖、多不饱和脂肪酸、肌酸、甘氨酸、组氨酸,如图 4-33 所示。结果显示,艾灸干预不同时间点健康人的血清代谢模式有差异,说明延长艾灸干预的时间可能会进一步影响代谢模式,见图 4-34。基于 PCA 分析研究,使用 PLS-DA 法分析艾灸组 3 个时间点血清样本的代谢模式,并对结果进行了模型验证。根据 PLS-DA 得分数图特征和模型验证建立的判别模型是可靠的。结果显示,不同的艾灸干预时间引起的代谢模式的变化是可靠的,如图 4-35 所示。

艾灸干预健康受试者后新陈代谢模式发生变化,艾灸干预 5 天与 10 天对血清代谢物的影响存在差异。艾灸 5 天,缬氨酸、亮氨酸、异亮氨酸、丙氨酸、赖氨酸、乙酸、谷氨酸、谷氨酰胺、葡萄糖、肌酸和甘氨酸浓度显著增加,乳酸、组氨酸和不饱和脂肪酸的浓度显著降低。艾灸 10 天,低密度脂蛋白(LDL)/极低密度脂蛋白(VLDL)、乳酸、不饱和脂肪酸、酪氨酸和组氨酸浓度均显著增加,而缬氨酸、亮氨酸、异亮氨酸、谷氨酸、柠檬酸、肌酸、甘氨酸、甘油、葡萄糖和甲酸浓度均显著降低,如图 4-36、图 4-37 所示。

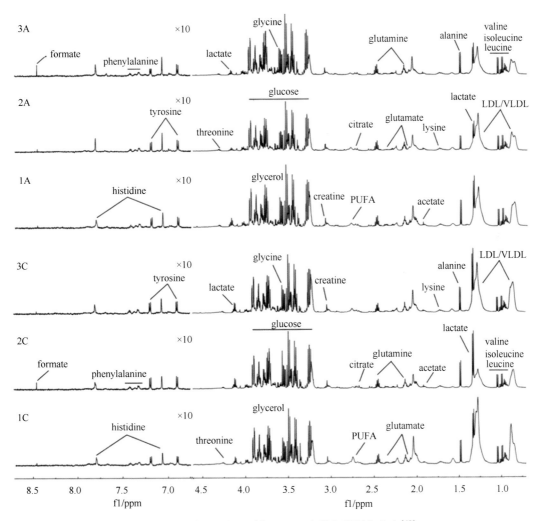

图 4-33　试验一两组血清¹H NMR 光谱和代谢物鉴定[18]

1A、2A、3A 分别代表艾灸组 0 天、5 天、10 天;1C、2C、3C 分别代表对照组相应时间

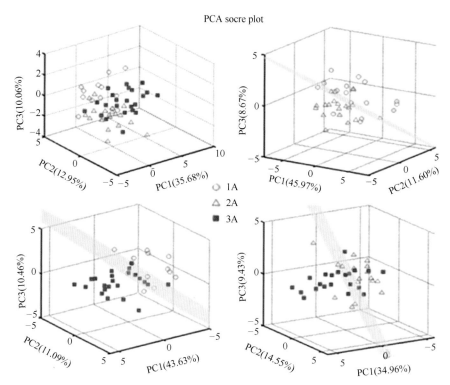

图 4-34　试验一艾灸组 3 个时间点血清 PCA　S-plot 图[18]

1A、2A、3A 分别代表艾灸组 0 天、5 天、10 天

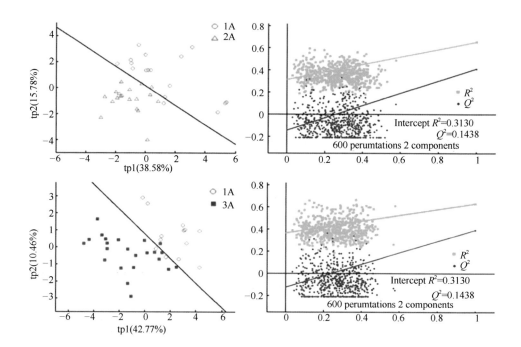

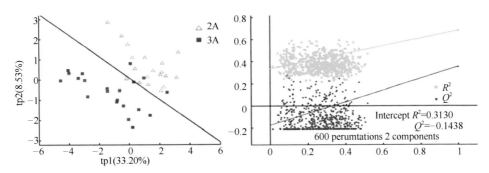

图 4-35 艾灸组三个时间点 PLS-DA 和模型验证[18]

1A、2A、3A 分别代表艾灸组 0 天、5 天、10 天

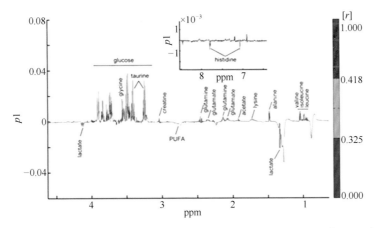

图 4-36 艾灸干预 5 天的血清 OPLS-DA 相关系数 Loading plot 图,5 天与 0 天对比[18]

颜色柱上的黄色值和红色值分别为相关系数绝对值 $p = 0.01, p = 0.05$ 的临界值

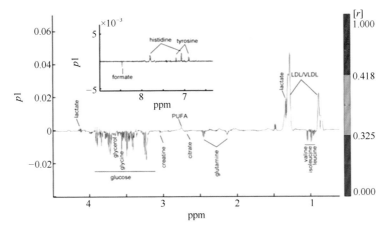

图 4-37 艾灸干预 10 天的血清 OPLS-DA 相关系数 Loading plot 图,10 天与 0 天对比[18]

颜色柱上的黄色值和红色值分别为相关系数绝对值 $p = 0.01, p = 0.05$ 的临界值

（二）对比艾灸与针刺对血清代谢物影响的差异性

通过 PCA 对干预前两组间血清代谢物比较,干预前两组血清代谢物不能区分,说明未经干预的两组血清代谢物一致,可用于试验,如图 4-38 所示。经艾灸、针刺干预 5 天两组血清代谢物仍不能区分,说明经过 5 天艾灸、针刺干预后其对受试者血清代谢物的影响相类似,如图 4-39所示。而经过 10 天艾灸、针刺效应的累积,基于 PCA 分析两组血清代谢物区分明显,在 PCA 分析的基础上进一步采用 OPLS-DA 对数据进行矫正处理,突显两组代谢物的差异后得出差异性代谢物谱图,如图 4-40 所示。说明艾灸、针刺两种干预方式调节机体血清中不同的代谢物,但需要一定刺激量的累积才会显现出不同。

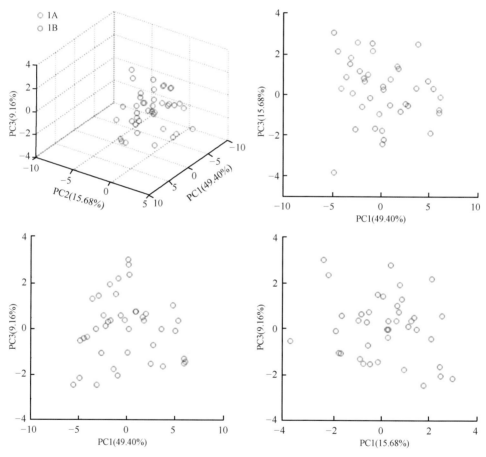

图 4-38　艾灸与针刺干预前两组血清代谢物的比较[19]

1A. 艾灸组 0 天;1B. 针刺组 0 天

筛选出两组间的差异性代谢物后对其代谢物浓度做进一步的研究发现,干预 5 天两组仅肌氨酸(creatine)和甘氨酸(glycine)表现出差异性($p<0.05;p<0.01$)。干预 10 天两组间血清中表现出差异的代谢物明显增多,包括低密度脂蛋白/极低密度脂蛋白(LDL/VLDL)、缬氨酸(valine)、异亮氨酸(isoleucine)、亮氨酸(leucine)、乳酸(lactate)、谷氨酸(glutamine)、肌氨酸(creatine)、葡萄糖(glucose)($p<0.01$)和甘氨酸(glycine)($p<0.05$),说明随着艾灸与针刺效应

的逐渐积累,两者逐渐呈现出对血清代谢物浓度的影响,具体见表4-8。

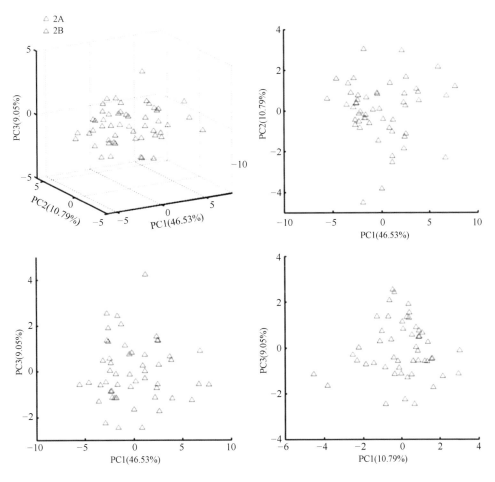

图 4-39 艾灸与针刺干预 5 天组血清代谢物的比较[19]

2A. 艾灸组 5 天;2B. 针刺组 5 天

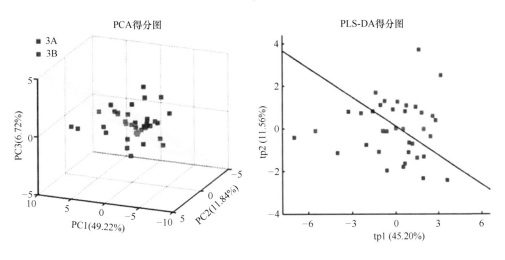

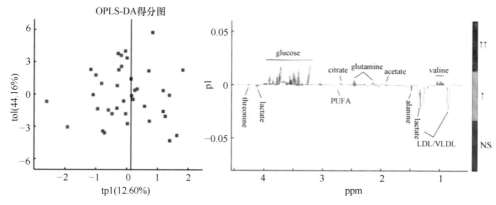

图 4-40　艾灸与针刺干预 10 天两组血清代谢物的比较[19]
3A. 艾灸组 10 天;3B. 针刺组 10 天

表 4-8　艾灸与针刺干预前后差异代谢物浓度的比较($\bar{x}\pm s$)[19]

代谢物	艾灸组			针刺组		
	艾灸 0 天	艾灸 5 天	艾灸 10 天	针刺 0 天	针刺 5 天	针刺 10 天
LDL/VLDL	8.92±0.75	8.73±0.82	9.67±0.73	9.13±1.32	9.18±0.84	8.31±1.07▲▲
Valine	0.63±0.06	0.74±0.06	0.55±0.06	0.65±0.09	0.75±0.08	0.73±0.10▲▲
Isoleucine	0.28±0.03	0.32±0.04	0.26±0.02	0.28±0.03	0.32±0.05	0.31±0.04▲▲
Leucine	1.07±0.11	1.21±0.10	0.98±0.06	1.10±0.10	1.19±0.10	1.18±0.09▲▲
Lactate	3.85±0.61	3.34±0.47	4.19±0.52	4.30±0.53	3.64±0.64	3.40±0.53▲▲
Glutamine	1.17±0.13	1.29±0.12	1.06±0.15	1.21±0.14	1.33±0.16	1.32±0.16▲▲
Creatine	0.41±0.04	0.46±0.05	0.36±0.06	0.41±0.10	0.40±0.07▲	0.47±0.05▲▲
Glucose	3.12±0.35	3.48±0.20	2.97±0.22	3.02±0.36	3.36±0.42	3.41±0.39▲▲
Glycine	0.60±0.10	0.71±0.11	0.53±0.09	0.63±0.13	0.57±0.08▲▲	0.16±0.06▲

注:与艾灸同一时间点比较,▲. $p<0.05$,▲▲. $p<0.01$。

　　结果显示:干预前后血清代谢物存在差异,随着干预时间的延长,艾灸组血清代谢物呈现出相反的变化趋势,而针刺组大部分代谢物呈相同的变化趋势。表明艾灸干预不同的时间在人体中起着不同的作用。缬氨酸、亮氨酸、异亮氨酸为支链氨基酸,脂肪组织可以通过异化循环支链氨基酸和协同调节支链氨基酸酶的含量从而调节循环支链氨基酸的水平。支链氨基酸能够加快肌蛋白的合成代谢,减少和肌肉损伤相关的酶的活性,促进骨骼肌合成,改善过度疲劳引起的肌肉损伤。艾灸干预 5 天和针刺干预升高支链氨基酸含量可能与促进脂肪组织的代谢相关。而艾灸干预 10 天降低支链氨基酸含量说明可能通过促进机体对支链氨基酸的利用,促进骨骼肌合成,保护肌肉组织。研究表明,多不饱和脂肪酸对人体有潜在的抗炎作用,能够平衡体内的促炎细胞因子和抗炎因子,从而抑制多种慢性退行性疾病的炎症反应。艾灸干预 5 天低水平的多不饱和脂肪酸表明,在艾灸干预早期多不饱和脂肪酸参与艾灸抗炎反应;而艾灸干预 10 天其浓度增加可能表明艾灸能提高体内不饱和脂肪酸的浓度,这体现艾灸对身体的保护作用。经针刺干预 10 天降低了低密度脂蛋白/极低密度脂蛋白的含量,而艾灸作用与其相反,表明针刺在调节脂质代谢方面具有优势。艾灸干预 10 天降低葡萄糖、升高乳酸含量可能与艾灸促进糖代谢为机体提供能量有关,针刺与其相反。艾灸降低了谷氨酸含量,可能与其促进机体内蛋白质的合成有关。肌氨酸主要存在于骨骼肌,被认为是肌纤维能量代谢的关键中间产物,在没有外源性供给的情况下血清中肌酸水平的下降被认为是动员到骨骼肌纤维进行能量代谢,艾灸降低肌酸含量而针刺升高其含量,这也可能预示着艾灸在增强肌肉能量代谢上有较明显的优势。

三、小　结

本实验通过观察给予健康受试者艾灸、针刺不同刺激后不同时间点间血清代谢物的变化发现,艾灸干预5天主要影响氨循环、丙酸代谢、生物素的代谢及赖氨酸的降解。艾灸干预10天主要影响丙酸代谢、支链氨基酸降解、蛋白质的合成、柠檬酸循环代谢。分析显示,在艾灸过程中,代谢物浓度的变化呈逆转现象,即经10天艾灸干预代谢产物浓度的变化往往有利于身体,而经5天艾灸干预代谢产物浓度的变化趋势与其相反。艾灸组随着干预时间的延长,代谢物呈相反的变化趋势,而针刺组随着干预时间的延长,大部分代谢物呈相同的变化趋势,出现这样的变化,是否与机体对热刺激的应激反应有关,需要进一步研究。对比艾灸、针刺刺激不同时间点间两者血清代谢物的变化发现,随着刺激效应的累积两者间的差异性逐渐显现。即干预5天,两者间血清代谢物无法区分,干预10天两者间血清代谢物呈现出明显的差别。干预10天艾灸与针刺对血清差异性代谢物低密度脂蛋白/极低密度脂蛋白、肌氨酸、支链氨基酸、葡萄糖、乳酸、谷氨酸呈现出相反的调节作用,表明针刺在调节脂质代谢方面具有优势,与针刺治疗高脂血症的研究相符,而艾灸则在增强肌肉能量代谢、合成代谢及参与糖代谢为机体供能方面具有优势。从而为阐释针刺和艾灸作用机理奠定了一定的物质基础。

参 考 文 献

[1] 周次利,陆嫄,吴璐一,等.艾灸生成物干预大鼠尿液代谢组学研究.中国组织工程研究,2015,19(15):2387-2393.

[2] Molodecky N A,Soon I S,Rabi D M,et al. Increasing incidence and prevalence of the inflammatory bowel diseases with time based on systematic review. Gastroenterology,2012,142(1):46-54.

[3] 王德华,罗永岚,李畅.艾灸治疗溃疡性结肠炎疗效的 Meta 分析.辽宁中医杂志,2011,35(11):2247-2248.

[4] Syggelou A,Iacovidou N,Atzori L,et al. Metabolomics in the developing human being. Pediatricclinics of North America,2012,59(5):1039-1058.

[5] 杨阳,赵纪岚,侯天舒,等.基于脾胃—脑相关理论研究电针对溃疡性结肠炎大鼠大脑皮层代谢物的影响.中国中西医结合杂志,2014,34(10):1207-1211.

[6] 吴巧凤,杨阳,赵纪岚,等.基于¹H NMR 代谢组学技术研究针刺经穴与非经穴治疗溃疡性结肠炎的脑代谢物质基础.北京中医药大学学报,2014,37(8):572-576.

[7] Scanu A M,Bull T J,Cannas S,et al. Mycobacteriumavium subspecies paratuberculosis infection in cases of irritable bowel syndrome and comparison with Crohn's disease and Johne's disease:common neural and immune pathogenicities. J ClinMicrobi,2007,45(12):3883-3890.

[8] Jarrett M E,Burr R L,Cain K C,et al. Anxiety and depression are related to autonomic nervous system function in women with irritable bowel syndrome. Dig Dis Sci,2003,48(2):386-394.

[9] 张晓宁,马玉侠.脐疗法对脾虚型肠易激综合征尿液代谢组学影响.四川中医,2015,33(6):59-61.

［10］张晓宁,马玉侠. 隔药灸脐与匹维溴铵对脾虚型肠易激综合征患者尿液代谢组学影响的异同. 西部中医药,2015,28(7):1-4.

［11］吴巧凤,徐世珍,颜贤忠,等. 足阳明经穴特异性的代谢组学模式识别研究. 上海针灸杂志,2010,29(9):552-555.

［12］吴巧凤,徐世珍,余曙光,等. 基于^{1}H NMR 代谢组学的阳明经穴特异性研究. 时珍国医国药,2010,21(10):2674-2676.

［13］Ma Y X,Yang X Y,Guo G,et al. Research of herb-partitioned moxibustion for primary dysmenorrhea patients based on the LC-MS metabonomics. Evidence-Based Complementary and Alternative Medicine,2015,2015:621490.

［14］杨星月,马玉侠,杜冬青,等. 基于代谢组学的隔药灸脐法治疗原发性痛经的机理研究. 上海针灸杂志,2015,34(8):707-710.

［15］徐丁洁,徐洪,赵舒,等. 基于 GC-TOFMS 的虚寒证原发性痛经患者尿液代谢组学. 中国实验方剂学杂志,2013,19(13):182-185.

［16］徐丁洁,徐洪,赵舒,等. 实寒证原发性痛经患者尿液代谢组学研究. 山东中医杂志,2014,33(9):735-737.

［17］徐丁洁,徐洪,董玉山,等. 基于代谢组学的实寒证、虚寒证原发性痛经患者尿液的比较研究. 辽宁中医杂志,2013,40(12):2437-2440.

［18］She C,Zhong H,Hu X M,et al. Investigating the effects of moxibustion on serum metabolism in healthy human body based on the 1H NMR metabolomics technology. J Acupunct Tuina Sci,2016,14(2):93-100.

［19］钟欢,余畅,呙安林,等. 基于^{1}H NMR 技术探讨艾灸与针刺对血清代谢物的调节作用. 世界科学技术—中医药现代化,2016,18(3):402-409.

（吴焕淦　黄　艳　李昆珊　郑寒丹）

第五章
肠道微生态及中药方剂调控作用的代谢组学研究

第一节　中医证候与肠道微生态的关系与研究进展

一、中医证候的背景

证候是中医长期实践智慧的结晶,是祖国医学对人体生命在病理状态下现象的整体描述,是各种致病因素作用于人体后所导致的一种疾病或一类疾病在某一阶段所表现出来的相关症状的概括,主要包括 5 个方面的内容:病因(风、寒、湿等)、病位(表里上下等)、病性(寒与热等)、邪正关系(虚实盛衰等)及病理特点(脾胃虚寒等)[1]。病机、证与证候是中医理论以及临床上非常重要的概念,是理法方药的核心问题,也一直是中医基础理论研究中的热点和难点问题。通过观察各种外候表现,可以洞悉内在的病机,而证则是内在病机的具体表现形式[2]。因此认识清楚证候的复杂结构,可以加强和深入对病机与证的理解和应用,对于提高临床辨证论治的水平和疗效,起着至关重要的作用。

长期临床实践以来,已经证实了证候具有"内实外虚、动态和模糊"的特点,这些特点导致了一直以来对证候的动态演变规律难以捉摸和掌握。当前中医理论基础研究主要包括四大研究领域:证候判定规范、证候疗效评价、证候物质基础、方剂配伍规律,其首要核心问题就是中医证候的结构表征,这一问题的解答对于各项研究能否顺利进行起着决定性作用。通过证候客观表征研究,找到证候可以用来定量分析的数据,将证候所具有的科学观念和内涵用现代科学的语言加以阐明和表述,让临床辨证过程由主观经验判断为主,逐渐向逻辑推理为主转化,从而可以提高辨证论治的准确性和科学性,这一点成了中医证候基础研究工作的根本目的[3]。而如何掌握证候内部的复杂结构就成了影响实现这一目标的关键和核心。证候到底是什么?几十年来有关证候的研究越来越多,然而真正能够将证候的科学内涵解释清楚、得到推广和实施的标准规范还没出现。证候在疾病的产生、发展和变化的过程中,是一个从无到有、由轻到重、由简单到复杂,遵循一个从开始到结束的自然过程,在这个自然过程中,存在着证候的发生规律,因此掌握证候的发生规律,对于表征出证候的科学本质和物质基础,揭示出证候的动态演化规律,具有重要的理论价值和临床意义。

二、肠道菌群及其生理作用

肠道菌群对人体有着非常重要的作用,它被称为人体又一"隐藏的器官",携带着人体"第二基因",因此人体也被形容成一个"超级生物体"。一个成年人的肠道内大概有 10^{14} 个细菌，约占其自身细胞的 10 倍，重量约等于一个肝脏的重量。胃肠道中由于不同部位的生理状况不同导致其细菌的组成也存在较大差异，大肠尤其结肠部位最适宜微生物生存，也是微生物系统密度最高，活菌数量可多达 $10^{12} \sim 10^{14}$ 个。目前人类所认识的细菌多达 50 个门，肠道细菌主要涉及硬壁菌门（firmicutes）、拟杆菌门（bacteroidetes），变形菌门（proteobacteria），放线菌门（actinobacteria）、疣微菌门（verrucomicrobia）和梭杆菌门（fusobacteria），其中硬壁菌门和拟杆菌门占据了绝对重要的地位（含量>98%）。这些细菌如果按照对人体的作用又可大致分为三类：①与宿主共生的生理性细菌，如双歧杆菌、乳酸杆菌；②与宿主共栖的条件致病菌，如肠杆菌、肠球菌；③病原菌，如变形杆菌、金黄色葡萄球菌。

　　新近研究表明，人体的健康不仅与自身的基因组有关，还与肠道内环境微生物有密不可分的联系，肠道菌群通过与宿主间的相互作用调控肠道稳态。各种原因导致的肠道稳态失衡将会影响人体的健康，导致各种疾病或证候的产生，这与中医的观念"粪毒入血，百病蜂起的概念"是不谋而合的（图 5-1）。正常情况下，肠道微生物与宿主间存在着复杂而微妙的动态平衡，微生物从宿主那里吸取养分为己所用，宿主借助微生物来降解一些自身不能分解利用的物质，随着长期的进化二者形成了对自己最有力的菌种[4,5]。目前国内外大量研究工作已表明肠道微生物与机体之间的平衡一旦被打破，菌群就会从能量吸收、内毒素血症、短链脂肪酸、胆碱和胆汁酸代谢和脑肠轴等多种途径影响宿主的健康[6]。张卫东教授课题组对近 10 年来报道的肠道微生物多样性与不同疾病的发病机制研究进展进行了详细的总结和概括[7]，同时该课题组近年来也重点开展了肠道菌群与人体健康和疾病的中医药相关研究工作，如中医证候不同证型的代谢表型与肠道菌群的关联性研究、中药单体或复方通过调控肠道菌群治疗神经类疾病的作用机制研究等。

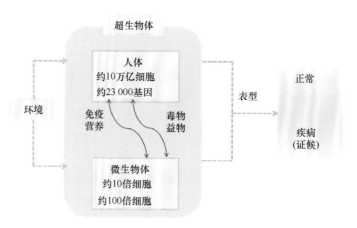

图 5-1　微生物组与基因组之间的分子互作影响人体的健康表型

三、中医药理论与肠道微生态关系

　　中医学与肠道微生态学尽管在形式上的存在巨大差异，但两者都是从多途径、多靶点、多环节去探索机体与环境之间的整体规律，因此二者存在很多相通之处。例如，强调阴阳平衡/

微生态平衡、阴阳失调/微生态失调、调整阴阳/调整微生态、扶正祛邪/扶植益生菌消灭致病菌、以平为期/多抑少补恢复平衡等。由此可见,中医学基本原理与微生态学的结合研究,对中医学理论研究与中西医结合都具有十分重要的意义。本章主要从中医的整体观与肠道微生态、阴阳学说与肠道微生态、正邪理论与肠道微生态、脏象学说与肠道微生态等几个方面详细阐述中医药理论与肠道微生态的关系[8~10]。

(一)中医整体观与肠道微生态关系

中医学理论体系的主要特点之一就是它的整体观,中医学一开始就把天人合一的思想引入到医学,确立了"人与天地相应的指导思想",用这种思想来研究和认识人体的生理结构和功能,它认为人体不仅作为一个独立的个体,人体的各种功能互相协调、相互利用,人体还与其外部环境之间是相互影响的,是一对相互制约且不可分割的有机整体。人生活在天地之间,六合之中,自然环境之间,是整个物质世界组成的一部分,当周围自然环境改变时,人体也会随之做出相应的改变,这就是中医理论的"天人相应"的思想体现。这与《灵枢·邪客篇》所刻画的"人与天地相应也"的观点相一致。

生物与环境统一论是微生态学的基本指导思想。微生态学认为,人体不仅仅是一个有机的生物整体,也是地球上生态网络中的重要一员,在生物链中有着非常重要的主导作用。人体内部的微生态系统,是微生态与宿主和环境相互赖以生存的统一的有机整体。因此,人体不仅与内环境微生态相互统一,而且与自然、社会的外环境也密切相关。同时,环境不但影响人体的正常生理状态,而且也影响着微生物的生态状态。在研究微生态时,要时刻注意保持人体与微生物之间内在的动态平衡,及人体(包括内环境微生态)与外环境的平衡,即所谓的生态平衡。一旦这种平衡被打破,就会导致各种疾病的发生。由此可见,这种微生态学理论与"天人相应"的中医整体观具有密切联系。

(二)阴阳学说与肠道微生态关系

阴阳学说是中医学的重要理论基础和指导思想,它阐明了人体的结构及生理功能、病理变化和疾病的诊断、治疗及预防的根本规律,阴与阳双方相互促进、相互制约、相互消长,保持着相对动态的平衡,《素问·阴阳应象大论》曰:阴在内,阳之守也;阳在外,阴之使也,中医的阴阳学说是揭示疾病发生与治疗的根本规律的学说。"阴平阳秘",即人体的物质与功能、阴与阳共处于相互对立、相互依存和互相转化的动态平衡中,是人体能进行正常生理活动的基础。当人体处于健康状态时,阴阳处于一种动态平衡,人体的各种生命活动能正常进行,即"阴平阳秘,精神乃至"的健康状态。若阴阳失调,就会导致各种疾病的产生,即"阴胜则阳病,阳胜则阴病";"阳胜则热,阴胜则寒"的疾病状态。同时中医在疾病的治疗方面提出:"谨查阴阳所在而调之,以平为期"的原则。因此,中医认为治疗疾病就是一个调整阴阳使其平衡的过程。

微生态学认为微生态的平衡与否是人体健康与否的关键。人体内的微生态环境是人体健康的重要基础。微生物以各种方式和途径参与了人体的生命代谢活动,是人体各种生理活动的重要组成部分。这种平衡一旦被打破,微生态即可由生理性组合转变为病理性组合[11,12],产生各种有毒或有害的代谢物进入人体参加循环,从而导致各种疾病的产生。所以,肠道微生态的平衡状态是生命健康的重要条件之一,这与中医理论"阴平阳秘"学说是互通的。

（三）正邪理论与肠道微生态关系

扶正祛邪是中医治病的基本思想。中医认为，人体"正气"具有对外界环境的适应能力、抵抗能力及恢复能力，中医把一切致病因素称为"邪气"。正常情况下，人体正气旺盛，邪气较难入侵，正如《素问遗篇·刺法论》所描述："正气存内，邪不可干。若正气虚弱，机体抗病防御能力低下，邪气乘虚而入，引发疾病，即《素问·热病论》说："邪之所凑，其气必虚"。疾病能否发生与正邪交争的结果密切相关，正胜邪则不发病，邪胜正则发病，因此提出"扶正祛邪"的治疗原则。

微生态学认为微生态失调是微生物致病的本质。人体在受到某些外在或内在因素的影响（如环境的改变、抗生素药物的滥用、手术感染、及情绪变化等）时，微生态平衡受到严重破坏，出现微生态失调状况。微生态失调包含着微生物与宿主、微生物之间、微生物与外部环境之间相互平衡遭到破坏，此时微生物发生定性的、定量的或位置的改变，微生态系统的生物屏障作用被削弱，因此有益菌大量减少，有害菌就会入侵、定植、繁殖，微生物的一些作用由生理性组合转变为病理性组合，从而导致疾病的产生。微生态系统由相似于中医的正气（平衡）向邪气（失平衡）转化，其所产生的病理作用可表现为：一是微生物失调，即微生态系统中各种微生物在数量上的比例失调，特别是原籍菌的数量和密度下降，外籍菌和环境菌的数量和密度升高，例如90%的慢性痢疾患者原籍有益菌（如双歧杆菌、类杆菌）大量减少，外籍菌大量繁殖；二是微生物易位，即微生物从原有的生态区或生态位向别的生态区或生态位进行转移，引起微生物种群之间的斗争，改变了微生态区和微生态位的原本微生物作用，如原来定位在肠道的大肠杆菌易位到泌尿道会引起肾盂肾炎和膀胱炎等；三是外籍菌入侵，在微生态失调的情况下，机体的定植抗力下降，使外籍菌能够入侵定植并引起感染。如感染性疾病，由于大量滥用抗生素，虽然感染被暂时控制了，同时也破坏了微生物的生态平衡，造成菌群失调，破坏了定植抗力，耐药性的细菌会定植繁殖，从而发生了再度感染。

中医学中这一正邪交争的理论在微生态系统中得到了体现。微生态学认为，正常情况下，人体内的微生物群保持正常的种类、数量、分布等，厌氧菌与需氧菌处于动态平衡，就是"正气"，只有因某些因素破坏了正常菌群与机体的微生态平衡，微生物出现比例失调，分布异常或移位，机体的免疫功能和定植抗力下降，致病菌就会有机可乘，在体内大量定植或繁殖而致病。人与微生物之间的平衡就会遭到破坏，就是"邪气"，邪气盛则会导致疾病的发生。因此，微生态平衡与失调决定着疾病的发生与否，相应的治疗不是单纯杀菌和抑菌，而是使正常菌群充分发挥生物拮抗作用，将致病菌驱除[9]，这与中医"扶正祛邪"理论是相通的。

（四）脏象学说与肠道微生态关系

中医脏象学说主要研究脏腑生理功能和变化，并结合脏腑与形体、诸窍的关系，以及脏腑和外部环境的关系，进而采取相应的治疗措施和方法，与西医解剖学上的脏器有一定的相关性。根据"藏之于内，必现之于外"的理论，中医学根据以表知里、以象测脏的方法，来研究人体的各种生理功能和病理现象，进而采取相应的治疗方法。微生态学研究发现，人体的表面皮肤、眼睛、鼻腔、口腔、肺、阴道尤其是胃肠道里都有大量的赖以生存的微生物，当这些微生物种群和数量发生变化时，这些器官就会产生相应的病理变化，产生相应的外在病理表现。由此可以看出，脏象学说与微生态有着十分密切的关系，其中以"脾胃学说"、"肺与大肠相表里"和

"肾虚与肠道微生态"理论被研究和报道的最多。

1. 脾胃学说与肠道微生态

中医认为脾为后天之本,气血生化之源,与机体的免疫功能和营养状况密切相关,研究证明中医脾与胃肠道正常菌群之间存在着十分密切的关系,脾虚证候与肠道菌群的失调密切相关。

（1）脾主运化

中医学理论认为,脾主运化,是指胃受纳食物,再经脾将水谷化为精微,并把精微物质转输至全身,脾气健运,化生气、血、津液等营养物质,才能使全身脏腑组织得到充分的滋养,维持正常的生理活动。若脾胃虚弱,健运失职,则出现纳差、乏力、泄泻或便秘、腹胀等临床表现。其中主运化是脾最重要的生理功能,为其他功能的基础。脾虚证是中医临床常见证候,以脾气虚证最为常见,主要以脾胃消化吸收功能减退为主,并伴有全身性气虚表现。脾气虚证与肠道菌群的变化有着十分密切的关系。脾虚证是反映机体脾胃生理机能不足的综合征。当机体胃肠功能异常时,肠道的微生态系统会受到严重破坏,大肠杆菌等条件致病菌大量繁殖,双歧杆菌、乳杆菌等益生菌数量急剧下降[13];同时菌群失调又会反过来影响宿主对营养物质的吸收,降低机体免疫力[14],削弱肠道的屏障功能[15],使得疾病进一步加重和恶化。脾虚使机体出现消化吸收障碍,出现纳呆、大便便溏、消化不良等症状,机体各脏器间的平衡遭到破坏进而导致菌群失调。而肠道菌群的失调,又会反过来进一步加重脾虚症状。

（2）脾为之卫

中医的"脾"与机体的免疫功能密切相关。中医理论"脾为之卫"、"脾为后天之本"、"脾气虚而四肢不用,五脏不安"等理论均反映了脾与机体的免疫功能有着重要联系。"脾胃内伤、百病由生",脾胃生理机能不足是引起胃肠道各种疾病的重要原因。近年来免疫学量动物实验和临床研究证明,免疫系统和免疫功能的改变是脾虚证现代化研究的重要内容之一[16~18]。脾虚证的发生涉及免疫学的非特异性免疫、体液免疫、细胞免疫、分子免疫以及免疫遗传等各方面[19~21]。而肠道菌群与机体的免疫功能是密切相关的。肠道菌群的重要生理作用就包括抵御病原体侵袭、刺激机体免疫器官的成熟、激活免疫系统及参与合成多种维生素、调节物质代谢等。肠道黏液层是免疫系统与外界的主要屏障,肠道相关的免疫系统是人体最大的淋巴免疫活性细胞库。细菌与宿主在黏膜表面的相互作用对于免疫系统的进化有着重要作用[22,23]。正常的肠道免疫屏障能对来自黏膜表面的各种抗原作出正确反映,一旦肠道菌群和肠道免疫平衡被打破,肠道免疫就失去对正常菌群某些抗原的耐受,引发疾病的产生。因此,中医"脾"与肠道菌群在机体防御和免疫功能方面存在密切联系,阐明肠道菌群和宿主关系以及肠道环境健康对探索脾虚证本质和发病机制研究具有重要意义。

2. "肺与大肠相表里"与肠道微生态

中医认为,肺与大肠经脉络属,互为表里,生理上相互协调,病理上相互影响,治疗上相互为用。"肺与大肠相表里"是典型的中医有关脏腑的特色理论之一。鉴于该理论在临床治疗方面的重要意义,实施有关"肺与大肠相表里"这一相关理论的应用研究十分必要。有研究[24]发现溃疡性结肠炎大鼠内肠道菌群严重失调,益生菌大量减少,病原菌大量增殖,其呼吸道部分微生物出现了同步调变化,在"肠病及肺"病理转变过程中,肠病大鼠呼吸道和肠道的部分菌群出现一致性上调或下调的相关性变化,提示肠道菌群的变化可能是"肠病及肺"的外在表现形式之一。

3. 肾虚与肠道微生态

有研究[25]对比肾阳虚患者的粪便标本显示,肠球菌、大肠杆菌等肠道需氧菌显著增加,葡萄球菌也较正常人增加;而双歧杆菌、乳酸杆菌较正常人下降,需氧菌与厌氧菌比值明显高于正常人,提示肾阳虚患者存在肠道微生态的失调,这与"正邪理论"相似,其肠道正邪盛衰的相对平衡偏向于邪盛一方。另有研究表明,补肾中药对肠道微生态有一定的调节作用[26],如锁阳对内毒素脂多糖诱发的肝硬化大鼠发生肝性脑病的肠道微生物有调节作用,巩固有益菌双歧杆菌、乳杆菌等专性厌氧菌,具有控制兼性厌氧菌如大肠埃希菌肠道易位的功能,提示锁阳具有扶植正常菌群生长繁殖,调整肠道微生物失调的功能;另外女贞子作为补肾中药也可调节肠道菌群,维持肠道微生态平衡[27]。反映肾虚患者存在肠道菌群的失调,补肾中药具有能改善其失调的肠道微生态的作用。

四、中医"辨证"与肠道微生态的关系

1. 脾虚证患者肠道菌群失调状况的实例研究

脾虚证是中医临床常见证候,属慢性消化系统疾病的主要常见证型。一般表现为食欲减退、食后或午后腹胀、大便溏薄等[28,29]。根据中医"异病同证",脾虚证是慢性消化系统疾病包括慢性消化性溃疡、慢性胃炎、胃下垂、胃黏膜脱垂、消化不良等的主要证型,也是非消化系统疾病包括慢性支气管炎、功能性子宫出血、慢性肾炎、各种慢性出血性疾病等的常见证型[30]。其可在多种疾病中表现,或在某些疾病的特定阶段出现[31]。中医理论认为脾主运化而归属于土,为后天之本,气血生化之源。其证候体系包括脾气虚证、脾虚气陷证、脾不统血证等四大证型[32,33]。而脾气虚、脾阳虚证候是临床上最为常见的两种证型,成为目前临床研究的热点。

以往关于中医证候的肠道微生态研究仅局限于对极少数常见已知可分离培养的菌种(双歧杆菌、乳酸杆菌、类杆菌、肠杆菌、肠球菌等)进行检测和定量分析,随着现代分子生物技术的发展,大量分子生物学和基因组学新技术应用于肠道微生态的研究中,使得对肠道微生物的多样性研究得到加强,同时为我们认识生命和疾病的发病机制提供了新的机会[34,35]。吴三明和张万岱对脾虚泄泻患者粪便中的10种常见细菌分析发现双歧杆菌/肠杆菌比值低于正常人,厌氧菌减少,并且提出双歧杆菌/肠杆菌比值的改变是脾失健运患者肠道微生态学的主要特征[36];卢林等对脾虚湿盛泄泻患者粪便的4种菌群分析,发现双歧杆菌明显减少,并且其舌部(腻苔)的细菌构成与正常健康人(薄白苔)有较大差异[37];江月斐等对脾胃湿热证粪便7种常见细菌进行观察,发现在菌群多样性上湿热证与脾气虚证组无明显差异,但在肠道细菌比例方面湿热证革兰阳性杆菌比例明显升高,肠道菌群密集度明显高于脾气虚证[38]。刘佳等采用16S rDNA变性梯度凝胶电泳法对老年男性脾虚患者粪便分析表明脾阳虚、脾气虚和脾阳虚兼脾气虚患者的肠道菌群结构具有各自明显特征,同一证型不同病症、临床表征和病程的脾虚证患者肠道菌群结构不同[39]。动物实验表明,乙酸胃溃疡脾虚、运动疲劳兼饮食失调所致

脾虚大鼠模型粪便肠道菌群 ERIC-PCR 指纹图谱的结构与健康时期相比发生明显变化[40]。番泻叶与大黄煎剂致大鼠脾虚后肠道菌群多样性显著降低[41]。在脾虚证治疗相关中药的研究报道中,脾虚证小鼠肠道厌氧菌群异常低下且部分需氧菌显著增加,而四君子汤[42]、益元止泻颗粒[43]、补脾益气方[44]和参苓白术散[45]均可改善脾虚小鼠的肠道菌群,改善菌群失调;另外由黄芪、太子参、山药等几位中药材组成的健脾止泻颗粒,通过调节脾虚泄泻小鼠肠道微生态平衡,改善小肠吸收细胞绒毛的结构而发挥治疗脾虚作用[46]等,更进一步证明脾虚证与肠道菌群之间是有紧密联系的。

2. 肾阳虚证患者肠道菌群失调状况的实例研究

肾阳虚是由肾阳虚衰,温煦失职,气化失权所表现出来的一类虚寒证候,称为肾阳虚证。多由素体阳虚,或年老肾亏,或久病伤肾,以及房劳过度等因素引起的。近年来中医药与微生态学的结合研究,主要集中在药物代谢与改善微生物菌群失调等应用基础研究,而对中医证候与微生态菌群改变的相关性探讨较少。丁维俊等[25]主要对两个家族内肾阳虚患者与正常人的肠道菌群进行比较研究,结合肾阳虚中医辨证标准与临床生化指标,在四川成都地区入组两个典型肾阳虚家系(命名为 CDZ 家系、PXC 家系)。在早间分别收集肾阳虚患者和正常人的粪便标本,统计学差异结果显示:两个肾阳虚家系都出现较明显的肠道菌群失调,主要表现在如下几个方面:①葡萄球菌、肠球菌、大肠杆菌等肠道过路菌显著性增加。这些细菌的大幅度上调,通常是肠道菌群失调、宿主对食物转运吸收能力下降的主要表现之一。②双歧杆菌、乳酸杆菌等有益菌数量明显下降,乃肾阳虚患者脾胃正气虚衰、益生菌拮抗外邪能力下降的的重要证据。③作为肠道菌群失调一个便于量化的关键指标,需氧菌与厌氧菌总数之比值在肾阳虚家族之中明显高于健康对照组,提示肾阳虚患者肠道正邪盛衰的相对平衡情况,是明显偏向于邪盛一方。④肠道真菌菌群在两个肾阳虚家族的患者肠道标本中,明显高于对照组。而CDZ 家族患者组霉菌总数明显高于 PXC 家族患者组,相关中医诊断结果证实,CDZ 家族肾阳虚患者的症状积分明显高于 PXC 家族。故可认为霉菌总数与肾阳虚的症状严重程度呈正相关。总结以上实验证明,肠球菌、大肠杆菌等肠道需氧菌的异常增加,双歧杆菌与乳酸杆菌等肠道有益菌的明显下降,说明了肾阳虚患者脾胃功能受损的基本特征。

3. 2 型糖尿病湿热证与肠道菌群失调状况的实例研究

2 型糖尿病(T2DM)也称成人发病型糖尿病,多发于 35~40 岁,是一组伴有蛋白质、脂肪和碳水化合物代谢异常的现代代谢性疾病,目前已经成为继肿瘤、心脑血管疾病之后的第三大疾病,对于广大人民群众的身体健康造成了严重危害。据 2011 年由国际糖尿病联盟公布的最新流行病学数据报道:T2DM 全球患者人数目前已经达到了 3.66 亿[47],患病率达 8.3%[48],预计到 2030 年患者人数将高达 5.52 亿,患病率达 9.9%。刘生华等[49]选取 110 名 2 型糖尿病湿热型患者,随机分为治疗组 50 例,对照组 60 例。对照组给予西医常规治疗,治疗组在对照组基础上给予葛根芩连汤加减,就中西医治疗对 2 型糖尿病湿热证患者的肠道菌群的影响进行对比研究。结果显示:治疗组的患者临床各项指标的改善有效率及肠道菌群结构的改善情况都要明显优于单纯的西医治疗对照组,统计学有选择性差异。中西医治疗对 2 型糖尿病湿热证患者的肠道菌群的影响要远远优于单纯的西医治疗,能够明显改善患者的血糖水平及肠道菌群的组成和结构。葛根芩连汤出自《伤寒论》太阳病篇第 34 条:太阳病,桂枝证,医反下之,利遂不止,脉促者,表未解也;喘而汗出者,葛根芩连汤主之。历史上多位医者习惯用葛根芩连汤治疗肠道湿热证。最新的报道指出,糖尿病病理生理机制为糖耐量异常及肠促胰素水平降低。肥胖、胰岛素抵抗、慢性低度炎症状态与粪便细菌多样性减少有密切关系,控制饮食、减肥可显著提高肠道菌群的多样性,且同时伴随代谢及炎症状态的改善。

4. 溃疡性结肠炎的中医证候与肠道菌群失调状况的实例研究

溃疡性结肠炎(ulcerative colitis,UC),简称溃结,是一种原因不明的炎症性肠病,主要是侵及结肠黏膜的慢性非特异性炎性肠病,常始自左半结肠,可向结肠近端乃至全结肠,以连续方式逐渐进展。流行病学调查显示,UC 的发病率和癌变率均有逐年增高的趋势[50,51]。中医学将 UC 的病因病机概括为:脾气亏虚为发病之本,湿热邪毒为致病之标,瘀血阻络贯穿疾病始终,内疡形成局部病理变化。据此,中国中西医结合学会消化系统疾病专业委员会制定了 UC 的中医证候分型标准[52],主要包括湿热内蕴、脾胃虚弱、脾肾阳虚、肝郁脾虚、阴血亏虚、气滞血瘀等 6 个主要证型。鉴于中西医对于 UC 发病机制的论述基于不同的理论体系,故探求上述不同中医证候与肠道微生态变化的相关性,对于 UC 的识别或者与细胞释放废物的不同方式有关[53],这种分类方法与中医证候的分型有相通之处。目前国内外学者也开展了诸多关于 UC 中医证型与肠道微生态相关性的研究工作。例如,常延民等[54]分别开展了 6 类中医证型与 T 细胞亚群、免疫球蛋白水平的相关性研究;郑学宝等[55]开展了黄芩汤治疗实验性湿热型溃疡性结肠炎免疫机制的研究。陈韵如[56]对肠道菌群重要的细菌双歧杆菌和大肠杆菌的 DNA 进行了荧光定量分析,研究溃疡性结肠炎的脾胃湿热证与肠道菌群关系,证实了脾胃湿热证粪便中的双歧杆菌含量低于脾气虚证及正常人组,而脾气虚组与正常人组无异。以上研究结论初步证实了 UC 中医证型与肠道微生态学的个别指标间是存在相关性的。

五、中药"论治"与肠道微生态的关系

中药与中医一起构成了中华民族文化的伟大瑰宝,传统中药预防和治疗疾病在我国已经有几千年历史。传统中药的剂型主要有汤剂、丸剂、散剂和粉剂,其绝大多数给药途径以口服为主。因此,药物中的有效成分进入胃肠道后不可避免地要与肠道菌群相互作用,而中草药的很多成分也确实需要经过肠道菌群的代谢才能被吸收从而发挥药效[57]。近年来,中医药在调节肠道菌群失调方面取得了很大的进展。脾胃气虚、热毒炽盛、食滞胃脘是肠道菌群失调辨证的主要证型。因此根据中医辨证论治的特点,在治疗上针对不同证型分别以补虚药,清热药,消食导滞药予以治疗,可有效调节肠道菌群,对于肠道菌群失调相关的病症具有较好的临床效果。

(一)补虚类药

补虚类药物是指以补虚扶弱,纠正人体气血阴阳不足为主要功效,常用来治疗中医辨证为虚证的药物。中医的虚证主要临床表现有精神萎靡、体倦乏力、面白脉弱等,这与肠道菌群失调后导致的长期消化不良后的表现是类似的。补虚药主要分为补气药、补阳药、补血药、补阴药四大类。据报道,多种补虚类中药都具有调节肠道菌群的益生元作用。作为良好的微生态调节剂,可起到益生元作用的中药,与益生菌合用可达到合生元的效果;与抗生素合用,可起到边抗边调的作用,应用前景广阔。补气类代表药物黄芪,甘、微温,善补气升阳,临床常用以治疗气虚乏力、食少便溏等症状。梁金花等[58]使用黄芪的提取物黄芪多糖对溃疡性结肠炎大鼠进行治疗时发现,黄芪多糖对双歧杆菌、乳酸杆菌数量的升高具有明显促进作用,可以降低肠杆菌、肠球菌的数量,且作用优于常用的活菌制剂。苏亚娟等[26]在补阳类药物锁阳的研究中也取得了一些成果,研究证明锁阳作为微生态调节剂能调整肠道菌群,扶植以双歧杆菌、乳杆菌为主的专性厌氧菌,具有控制兼性厌氧菌如大肠埃希菌进行肠道易位的功能。通过其抑制肠道有害菌的繁殖,使肠道氨及内毒素的产生减少,从而促进血液中氨转移到肠腔而排出体外,这对于治疗高血氨所诱发的肝性脑病有着很好的指导意义。在补虚类的复方的研究中,人们发现补脾益气类方剂具有很好的效果。脾虚证是中医临床常见证候,包括脾气虚、脾阴虚、脾阳虚及脾虚兼证等多种证型,其中脾气虚证为脾胃生理机能不足最常见的病理变化,主要以消化吸收功能减退为主,并伴有全身性气虚表现。研究表明,脾气虚证与肠道菌群失调有着十分密切的关系[36,59],孙巍[60]在对肠道菌群失调小鼠的治疗中研究发现,补中益气汤对于盐酸林可林霉素灌胃造成的小鼠肠道菌群紊乱有着很好的治疗作用,小鼠在灌注补中益气汤3天后肠球杆菌、双歧杆菌、乳酸杆菌、枯草芽孢杆菌显著升高,数量接近正常水平。来源于《太平惠民合剂局方》的四君子汤,常用于治疗脾胃气虚证,是治疗脾胃气虚证的基本方,后世众多补脾益气方剂多从此方衍化而来。孟良艳等[61]在腹腔注射利血平构建的脾虚证大鼠中,连续灌胃四君子汤10天后,乳杆菌的比例从7%增加到27%,肠球菌属的比例由1%升至13%,肠道菌群多样性也逐渐增加,说明四君子汤很好的调节肠道菌群紊乱的作用。同时,在对四君子汤加味的研究中发现,多种补气行气类药物如山药、陈皮、枳实加味的四君子汤对肠道菌群失调能起到很好的治疗效果[62,63]。无论是临床表现,还是应用中医常用的"以方试证"理论,都不难发现中医辨证中的脾气虚与肠道菌群失调间都存在着一定的相关性。但对比不同实验的研究结果可以发现,肠道菌群失调现象的原因是多样的,而通过对肠道菌群的调节,相关疾病症状又有了很好的改善,这种多因一效的情况与中医学常用的病因病机学观点不谋而合,即同一病理机制下会产生多种不同的临床表现,但只要对其基本病机进行治疗,那么多种证候都将得到很好的治疗作用。

（二）清热药

清热类药物是指以清里热为主要功效,常用来治疗里热证的药物。肠道菌群失调后的易位即正常菌群向肠黏膜深处转移[64],所导致的黏膜充血、水肿与炎症,及细菌经淋巴、血液致淋巴结、肝脾、腹膜及全身感染,所表现出的发热、红肿、腹泻等症与中医辨证的热证相似。因此,相关人员对常用的清热类药物及方剂进行了研究,结果报告如下:金银花,性甘、寒,具有清热解毒,疏散风热的功效,为常用清热解毒类药物。杨春佳等[65]在金银花对胆道梗阻造成的肠道菌群失调大鼠的治疗中发现,金银花水提取物能够显著提高双歧杆菌和乳酸杆菌菌量,降低大肠杆菌菌量,控制肠道细菌易位。在与金银花中药功效相似的山银花的研究中,姚小华等[66]也取得了可喜的成果,头孢曲松钠灌服造成菌群失衡小鼠的恢复中,10%的山银花高剂量组乳杆菌、类杆菌、韦荣球菌和双歧杆菌基本恢复正常,大豆低聚糖组韦荣球菌基本恢复正常,优杆菌、类杆菌有不同程度的恢复。在复方研究方面,石学魁等[67]研究发现,五味消毒饮对盐酸林可霉素导致的肠道菌群失调小鼠腹泻症状有明显改善,病变的肠黏膜愈合加快,同时肠杆菌、肠球菌、乳杆菌、双歧杆菌菌数明显增加,说明五味消毒饮有扶植正常菌群生长和调整菌群失调的作用,且能促进发生病变的肠黏膜愈合。清热药物对于肠道菌群的治疗不但体现在肠道菌群的扶植方面,还具有抗病原微生物和解热作用。如金银花中所含有的绿原酸化合物等成分对多种细菌有一定的抑制作用[68],其水煎剂有良好的退热作用[69]。因此,清热类药物对治疗肠道菌群失调所导致的发热和炎症有着双管齐下的效果。

(三)消食药

消食类药物是指以消化食积为主要功效,常用以治疗饮食积滞的药物。肠道菌群失调往往伴随着脘腹胀满、食欲不振、消化不良等症状,相关研究者在消食药的研究中发现多种消食药对肠道菌群失调有着很好的调理效果。郭丽双等[70]在对神曲的研究中发现,使用大黄煎剂给小鼠灌胃后造成肠道菌群失调病理模型,经神曲煎剂灌胃治疗 6 天后,双歧杆菌、类杆菌数量有明显恢复,同时肠杆菌、肠球菌的数量有所降低。具有化湿开胃,温脾止泻功效的砂仁在肠道菌群失调的治疗中也显示出了很好的效果,小鼠服用抗生素后,肠道菌群发生了明显改变,肠道益生菌乳酸杆菌的数量明显减少,而肠道致病菌数量增加,并成为肠道主要菌群;经砂仁灌胃后的小鼠肠道中乳酸杆菌的数量逐渐恢复并成为优势菌群,且肠道细菌丰富性增加,小鼠恢复正常;而自然恢复组较砂仁组肠道菌群恢复不明显[71]。理气消食常用于治疗消化不良的复方制剂四磨汤,治疗因抗生素灌胃造成的菌群失调小鼠,不但肠道菌群数量增加,且肠道黏膜损伤修复比模型组好[72]。因此将消食类药物应用于具有饮食积滞表现的肠道菌群失调治疗中,将起到标本兼治的效果。

(四)其他类中药

除常用的补虚类、清热类、消食类药物外,多种其他类中药也对肠道菌群失调起着很好的调理作用。例如,收涩类药物山茱萸,其多糖成分对采用盐酸林可霉素造成小鼠菌群失调的模型有着很好的治疗作用,灌胃 10 天即可使肠杆菌、双歧杆菌和乳杆菌基本恢复至正常水平,且体重恢复较快[73]。利水渗湿类药物茯苓对菌群失调的小鼠也有着一定的作用[74]。由附片、白术、茵陈、丹参、赤芍、薏苡仁组成的温阳解毒化瘀方在临床应用中效果明显,湖南中医药大学第一附属医院在对 56 例乙型肝炎病毒(hepatitis B virus,HBV)相关性慢加亚急性肝衰竭早、中期患者的对比治疗中发现,经温阳解毒化瘀方治疗的 28 位患者两周后的肠道菌群发生明显的改变,双歧杆菌的数量增加,肠杆菌的数量下降,血清内毒素较治疗前明显下降,且具有明显的统计学意义[75]。

六、分子生物学技术是研究中医证候与肠道微生态关系的有力工具

最初的关于肠道菌群组成的研究开始于 roll-tube 技术的发明,这种技术可以培养对氧气极度敏感的细菌。传统培养方法使用的仪器,如 lanaerobic glove boxes 和充满无氧气体的工作站,都可以制造没有氧气的环境。为分离得到细菌的纯培养物,研究者们设计了各种选择性培养基的配方来满足不同的专性厌氧细菌的营养要求。虽然对微生物研究的终极目标是希望尽可能多的得到纯培养物,但现实环境中有 99.8% 的微生物是不能被分离培养的,因此微生物研究对人类来说成了一个谜。另外,分离培养、生化生理试验和菌种的鉴定也是一项十分耗时耗力的工作。近年来,随着现代分子生物学技术的发展,人类对肠道微生物多样性的了解实现

了"质"的飞跃。

　　研究肠道菌群与人体相互作用时的一般思路包括环境样本收集、DNA 提取、测序文库构建、高通量测序分析、生物信息学分析、致病菌的发现和分离培养、疾病的复制及后期的临床验证(图 5-2)。其中高通量测序技术 16S rRNA 杂交、PCR 技术,尤其是宏基因组学目前已被广泛应用于微生物的多样性研究中。

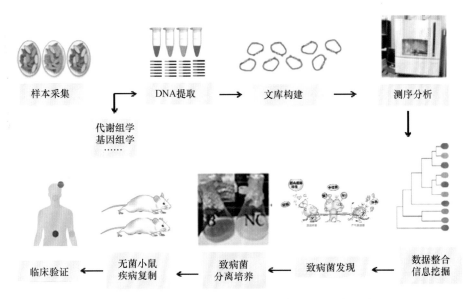

图 5-2　研究肠道菌群与人体相互作用时的一般思路

　　核糖体小亚基 RNA(细菌中是 16S rRNA)的核酸序列能够反映物种的进化地位。将 16S rRNA 基因(约 1500 bp)作为细菌进化地位的生物标志的优点是:①16S rRNA 几乎存在于所有原核生物物种中(病毒除外),而且在不同物种中功能一样;②在进化历史中,16S rRNA 基因的序列在不同物种中变化很缓慢,并且这个基因在不同细菌物种之间的"水平转移"也很少,所以基因的序列可以反映细菌的进化地位;③16S rRNA 基因中的一些序列在真细菌中高度保守,也有序列变化区或者高变区(V 区),这些 V 区含有细菌类群或者菌种的标志序列。保守序列分布在 V 区之间,所以可以根据保守区的序列设计 PCR 引物,扩增得到 V 区序列,并根据序列分析细菌的进化地位。已经有大量的细菌 16S rRNA 基因序列被登记到国际认可的公共数据库中,如 GeneBanks 和 Ribosomal Database Project II,所以研究者们可以将新发现的序列与公开的数据库中录入的序列进行比对,以便确定新序列的来源和进化地位。

　　宏基因组学(又名元基因组学,metagenomics),是一种以样品微生物群体基因组为研究对象来研究微生物种群结构、进化关系及与环境之间的相互作用。其技术路线主要分为三步:宏基因组高通量测序;宏基因组文库的构建和筛选;宏基因组文库的高通量测序及生物信息学分析。值得一提的是 16S rRNA 测序和宏基因组测序有所区别[76]:16S rRNA 基因测序是对 16S rRNA 的全序列或某些可变区进行测序分析,主要用于分类研究,宏基因组方法是对样品总 DNA 直接进行全基因组测序,除了对菌群进行分类研究外,还可以做功能基因分析,研究微生物与环境和宿主的相互关系。

　　当然,研究肠道菌群结构的方法还有很多,由于篇幅有限,不再详细介绍。这些分类方法为细菌物种的鉴定提供了有力的证据,因为基因的多样性可以代表细菌的多样性,依据这样的理论,这些方法可以检测到以传统的培养手段不能分离培养的细菌,所以对研究肠道菌群有至关重要的意义。在今后进行中医药对肠道微生态影响的研究时,中医药研究工作者应多加利用现代分子生物学技术和方法,从微观层面出发,来更加深入的研究中医证候与肠道微生态的关系,以及中药对肠道微生态结构和功能的调节和影响,最终能实现从本质上揭示中医药与肠道微生态的相互作用关系。

七、代谢组学技术在肠道微生态及与中医药关系研究中的应用

代谢组学是定量的研究机体对由病理刺激或外源性因素刺激引起的、与时间相关的多参数代谢应答,是 Nicholson 等在长期应用 ^{1}HNMR 方法研究生物体液、细胞、组织中的多成分代谢的基础上提出的。代谢组学的主要研究对象是小分子代谢物,包括体液样本、肠道内容物样本、粪便样本等[77]。通过对这一系列生物样本进行系统测量和分析,对完整的生物体中随时间改变的代谢物进行动态跟踪监测、定量和分类,并与病理生理过程中的生物化学和生理学改变关联起来,确定发生这些变化的靶器官和作用位点,进而确定相关的生物标记物[78]。目前代谢组学已经被广泛用于营养学、毒理学、药物开发、病理生理、疾病诊断、植物代谢组学等方面的研究,揭示疾病、药物、毒性物质、营养、生活方式和遗传等因素影响人体或动物体代谢的分子机制。

诺贝尔奖获得者 Lederberg 将人体与肠道菌群在内的各种微生物构成的复杂系统称为"超级生物体",该称谓得到广泛认同。肠道菌群在这个"超级生物体"的各种代谢中起到必不可少的作用,在正常情况下肠道菌群之间存在着复杂的动态平衡关系,机体的肠道微生物参与了宿主的生理生化、病理等过程,是机体代谢网络中的重要组成部分。例如,食物和宿主合成分泌的物质是肠道细菌的主要代谢底物,如食物中不能被小肠消化吸收的碳水化合物、蛋白质和肽类物质,会被肠道细菌代谢[79,80]。同样宿主肠壁细胞和细胞分泌物也可作为肠道细菌的代谢底物。肠道菌群不仅代谢可吸收的底物,同样参与其他共生菌的代谢,为自身生长和繁殖提供营养和能量[81,82]。例如,碳水化合物被肠道菌群水解,产生单糖、寡糖等中间产物,细菌继续发酵中间产物,产生代谢终产物短链脂肪酸等[83,84]。短链脂肪酸可为宿主和微生物的生长提供能量和营养。又如在肠道内的芽孢杆菌和酵母菌可合成维生素 K 和 B 族维生素,双歧杆菌可合成维生素 B_1、B_2 等多种维生素[85,86]。也就是说,人体全身水平的整体代谢实际上是其体内自身的代谢和肠道内共生的微生物代谢的整合,在机体摄入食物或是药物后,人体自身及其共生的微生物共同处理和代谢;肠道微生物群产生的代谢物会随着血液与营养分子一起运送至各个细胞组织中,每个细胞的生理活动均受到肠道菌群代谢物的影响,人体尿液和粪便中不仅含有人体自身代谢的产物,也包含肠道菌群的代谢产物。

中医药的精髓和生命力在于其理论体系蕴含的系统论思想,即整体性、动态和辩证的观点,从整体出发,从而研究机体的平衡与失调等问题,并通过中药治疗使之恢复平衡。这与肠道微生态的平衡理论有异曲同工之妙。而中医药,肠道菌群与代谢组学的结合,通过对人体肠道菌群代谢产物的分析,从而了解不同中医病证下肠道微生态的改变及代谢状态,或者在中药的影响下,机体肠道菌群的改变,从而阐释肠道菌群同机体代谢之间的关系,进一步解释肠道菌群在疾病发生发展中的作用和相应的机制[87]。

例如,Shi 等[88]基于 GC-TOF-MS 平台对麦冬多糖 MDG-1 治疗糖尿病潜在作用机制的粪便代谢组学研究。结果表明,与糖尿病模型小鼠相比,MDG-1 能够增加单糖(D-塔格糖,D-来苏糖,木糖-5-己糖,2-脱氧-半乳糖) 和丁二酸含量,同时降低 7H-嘌呤和 2-脱氧肌苷含量。推测上述这些单糖和丁二酸可能是益生元 MDG-1 对肠道菌群作用产物,并且这些化合物的含量增加可抑制肠葡萄糖吸收、增强肝糖原生成、抑制葡萄糖生成并促进 GLP-1 分泌。Yunyun Zhu[89]研究发现麦冬多糖 MDG-1 对高脂饮食诱导的肥胖小鼠也具有治疗作用。通过焦磷酸测序技术表明,在 MDG-1 可促进肠道益生菌的增值,改变肠道菌群多样性,调节肥胖小鼠中肠道菌群结构,使之趋近正常状态。同时研究 MDG-1 对厌氧微生物如拟杆菌的代谢产物进行代谢组学分析,结果发现,不可消化的 MDG-1 对不同组的代谢轮廓产生明显影响,同时降低样本中 D-半乳糖胺的水平和增加牛磺酸的表达。基于上述潜在生物标记物,实验认为 MDG-1 可以用作益生元膳食添加剂从而调控肠道代谢和肠道菌群。

八、展　　望

微生态学是生命科学的重要部分,而肠道微生态是其研究的重要来源,其原理上与中医基础理论有很多一致性,如中医整体观念与现代微生态学的生物与环境统一论,阴阳学说与微生态学的平衡与失调论,调整阴阳扶正祛邪理论与微生态调节理论,这些相通之处成了中医理论与现代肠道微生态学研究良好的切入点,中医的“证”是一组在病理状态下所有症状和体征的整体概括,肠道菌群作为人体又一重要的“隐藏”器官,与机体共生共代谢,所以当机体处于病理状态时,其内环境肠道菌群势必会受到影响,从而表现示出特殊的肠道菌群紊乱和失调的规律。近年来,经过诸多科研工作者的不懈努力,中医药微生态学这一新的理论体系已有初步成绩,但仍然存在很多问题。例如,在研究胃肠道与微生态关系时脾虚证型被报道的较多,而其他证型的研究工作相对较少;中医药在胃肠道微生态方面的治疗机制及其对中药药效的影响目前还处于摸索阶段,需要进一步深入研究和挖掘,这就提醒广大中医药科研工作者们要充分利用现代分子生物学和代谢组学的原理与技术,进一步加强中医药微生态理论与应用的研究,尤其要进一步发挥微生态理论在中药药理研究中的指导作用,拓宽中医药在微生态领域的研究,争取为中医药的现代化和国际化做出更大的贡献。

第二节　麦冬多糖 MDG-1 影响高脂饮食诱导肥胖小鼠肠道菌群的代谢组学研究

MDG-1,水溶性 α-d-果聚糖,该物质提取自沿阶草属麦冬的根,能有效治疗肥胖和降低血糖。Shi 等[88]认为 MDG-1 几乎不被吸收入血,该物质可能通过肠道菌群影响宿主代谢而产生疗效,因此,利用代谢组学技术和焦磷酸测序技术,研究 MDG-1 对高脂饮食诱导肥胖小鼠肠道菌群和宿主代谢的影响。

一、样品采集与处理

(一)动物实验及样品采集

雄性 C57BL/6 小鼠(8 周龄)购买于美国国家加速器实验室。所有小鼠均以每笼 3 只带垫层饲养,控制温度(22±3)℃并且 12 小时光/暗循环。适应 7 天后,将小鼠给予高脂饮食(60% 来自脂肪的热量,Research Diets,New Brunswick,NJ,USA,D12492)8 周,诱导肥胖,然后将肥胖小鼠随机分为两组($n = 8$):MDG-1 组和高脂饮食(HF)组,MDG-1 组给予高脂饮食的同时且灌胃给予 300mg/kg MDG-1,而高脂饮食组持续高脂饮食和灌胃给予生理盐水 12 周。在该治疗过程中,为空白对照组样本给予正常盐水并保持在低脂饮食(10% 来源于脂肪的热量,Research Diets,New Brunswick,NJ,USA,D12450B)。

动物全部在每日上午 9 时至 10 时给药,整个治疗持续 12 周。在实验结束时,每只小鼠在单独代谢笼中,于次日 9:00~10:00 点收集每只小鼠的粪便样本在-80℃保存,以供分析使用。

(二)16S rRNA 基因 V3 区的焦磷酸测序

使用 PSP Spin Stool DNA Plus 试剂盒提取 DNA。将对应于大肠杆菌 16S rRNA 基因中的 341-534 位置的引物 P1 和 P2(5′-NNNNNCCTACGGGAGGC AGCAG-3′和 5′-NNNNNNATTAC-CGCGGCTGCT-3′)在 5′端有六聚体序列的样品独特 DNA 条形码,通过 PCR 扩增每个粪便样品的 V3 区。PCR 反应在热循环 PCR 系统(PCR Sprint;Thermoelectron,Corp.,Runcorn,UK)中使用,并以下程序进行:94℃变性 3min;然后进行 20 个循环,94℃1min(变性),退火 1min(从 65℃至 55℃每 2 个循环降 1℃,55℃循环 4 个循环,55℃循环 1 个循环)和 72℃6min(伸长率)。最后在 72℃延伸 6min。使用 GS FLX 平台(Roche 454 Life Sciences,Branford,CT,USA)将来自不同样品的产物以相等的比率混合用于焦磷酸测序。

按照先前描述的程序处理和分析原始序列。使用最近对齐空间终止(NAST)对可用的 V3 独特序列进行比对,然后导入 ARB(来自 Latin arbor,tree;http://www.arbhome.de)以构建邻近连接树在线 UniFrac 分析。使用基于距离的 OTU 和丰度(DOTUR)对操作分类单位(OTU)进行分类。从每个 OTU 中随机选择一个序列用于针对核糖体数据库项目(RDP,版本 9.33)进行 BLAST 搜索以鉴定分类群,进入 ARB 中的全长 16S rRNA 基因序列的预先建立的系统发生树。应用 PLS-DA 和单因素方差分析($p < 0.05$)来选择有助于分类的关键 OTUs。

(三)细菌体外培养

将分离的细菌:*Lactobacillus taiwanensis* 或 *Lactobacillus murinus* 在 37℃下接种到 10mL MRS 培养基中 10 小时。重培养两次后获得种子培养物,并将 2mL 种子培养物加入到 100mL 的 MRS 培养基或 100mL 含有 300mg/L 的 MDG-1 的 MRS 培养基中。然后将样品在 37℃下静置培养 12 小时。随后,将 5mL 培养物加入到 15mL 含有 10mM HEPES 的冷的 75% 甲醇中,翻转并混合,然后在 4650r/min,4℃下离心 5min。弃去上清液,并用冷的 75% 甲醇再次提取沉淀物并混合:将所得溶液用于代谢组学分析。

二、代谢组学研究

(一)MDG-1 对肥胖小鼠肠道微生物群总体结构的影响

本部分实验应用焦磷酸测序技术分析粪便中的肠道菌群的多样性。主成分分析结果表明,在对照(control)组小鼠,高脂饮食(HF)组小鼠和 MDG-1 治疗的高脂饮食组小鼠明显分开,表明各组样本间肠道菌群整体结构出现差异(图 5-3),其中对照组小鼠的优势菌群为拟杆菌门和厚壁菌门,然而,对高脂饮食组小鼠肠道菌群测序结果表明厚壁菌门较拟杆菌多出40%,与对照组比较,两菌群的比例出现逆转的现象,表明高脂饮食对肠道菌群的生物多样性产生显著的影响。与此同时,我们发现在 MDG-1 给药组中,拟杆菌增加 28%,厚壁菌减少15%,致使厚壁菌/拟杆菌的比例增加,可逐渐转变为正常(图 5-4)。

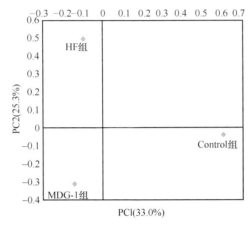

图 5-3 基于焦磷酸测序(n = 8)的三组小鼠粪便样品的 OUT 主成分分析[88]

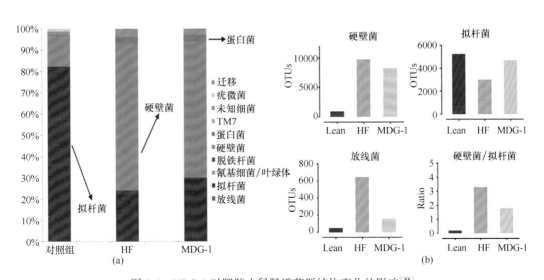

图 5-4 MDG-1 对肥胖小鼠肠道菌群结构变化的影响[88]

(a)通过焦磷酸测序获得的粪便细菌 V3 标签的相对丰度;(b)三组粪便样品中的肠道微生物群的变化

**（二）MDG-1 体外对肠道细菌 *Lactobacillus taiwanensis* 和 *Lactobacillus murinus*
的代谢组学研究结果**

石林林等在前期对 MDG-1 作用膳食诱导肥胖小鼠肠道菌群多样性的影响进行研究。实
验结果表明不同浓度的 MDG-1 可增加小鼠肠道益生菌数量，尤其是 *Lactobacillus taiwanensis* 和
Lactobacillus murinus，同时可改善肠道菌群多样性，促进肠道益生菌的增值。故本次实验中，提
取粪便样本中的 *Lactobacillus taiwanensis* 和 *Lactobacillus murinus*，对 MDG-1 作用 *Lactobacillus
taiwanensis* 和 *Lactobacillus murinus* 进行代谢组学研究[90]。

对 MDG-1 作用 *Lactobacillus taiwanensis* 和 *Lactobacillus murinus* 的代谢指纹图谱进行优化，
经 6 个平行样品的精密度和重现性考察，其相对标注偏差均小于 5.0%，表明已建立的 UPLC-
QTOF-MS 方法符合该类样本的代谢组学分析要求。得到的典型色谱图如图 5-5 所示。经 7-
折交叉验证和 999 排列检验评测 PLS-DA 模型，Q_2Y 的值都大于 0.4，表明该模型具有高预测
性。故选取 PLS-DA 模型中 VIP 值大于 1 且 t 检验 p 值小于 0.05 的变量离子作为潜在生物标
记物的鉴定范围（表 5-1，表 5-2），结合 HMDB 等网站进一步对该类标记物进行鉴定。两组样
本间各鉴定 24 个和 12 个差异代谢物。

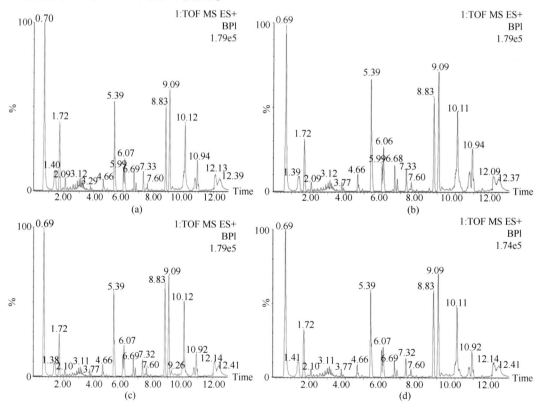

图 5-5　*Lactobacillus taiwanensis* 组、*Lactobacillus murinus* 组、给予 MDG-1 作用后的 *Lactobacillus taiwanensis*
组和给予 MDG-1 作用后的 *Lactobacillus murinus* 组样本 LC-MS 总离子流图[88]

（a）无 MDG-1 的体外培养的 *Lactobacillus taiwanensis* 对照组；（b）给予 MDG-1 作用后的 *Lactobacillus
taiwanensis* 组；（c）*Lactobacillus murinus* 对照组；（d）与 MDG-1 作用后的 *Lactobacillus murinus* 组

表 5-1　基于 UPLC-Q-TOF-MS 技术的 MDG-1 影响的 *Lactobacillus taiwanensis* 差异代谢物[88]

代谢产物	t_R/min	质荷比	代谢通路
d-半乳糖胺	11.17	180.0815	半乳糖代谢
5-羟色氨酸	2.74	221.1365	色氨酸代谢
5-羟基吲哚乙酸盐	9.55	192.1484	色氨酸代谢
棕榈酸	8.83	257.2678	脂肪酸生物合成
肉豆蔻酸	2.98	229.1521	脂肪酸生物合成
丙炔酸	12.01	71.0621	微生物代谢
丙烯酸	12.42	72.94	微生物代谢
2-羟基黏糠酸半醛	0.63	142.9492	微生物代谢
酪酸	3.4	89.0608	微生物代谢
羟苯酸盐(或酯)	1.01	139.0032	微生物代谢
乙烯基乙酸	1.4	87.0996	微生物代谢
硝基苯	1.25	124.0483	微生物代谢
2-氨基壬二酸	1.2	158.0932	微生物代谢
(+/-)α-羟基丁酸	2	105.0704	微生物代谢
1-酰基-sn-甘油	1.71	120.0815	甘油代谢
甘油	1.7	93.0697	甘油代谢
4-氨基丁醛	1.39	86.0976	谷氨酸代谢
4-羟基谷氨酸	12.08	163.9907	谷氨酸代谢
d-脯氨酸	0.72	116.0706	精氨酸和脯氨酸代谢
新蝶呤	1.49	254.1605	叶酸生物合成
3,4-二羟基-L-苯丙氨酸	2.37	198.1326	酪氨酸代谢
牛磺酸	1.08	126.0562	牛磺酸和亚牛磺酸代谢
腺嘌呤	0.75	136.0708	嘌呤代谢
3-丁炔-1-al	1.34	69.0715	丁酸代谢

表 5-2　基于 UPLC-Q-TOF-MS 技术的 MDG-1 影响的 *Lactobacillus murinus* 差异代谢物[88]

代谢产物	t_R/min	质荷比	代谢通路
4-氨基丁醛	1.41	86.0409	谷氨酸代谢
d-脯氨酸	0.72	116.0706	精氨酸和脯氨酸代谢
高丝氨酸	1.7	120.1453	微生物代谢
4-吡哆酸盐	0.7	184.0698	微生物代谢
4-氨基苯甲酸	12.21	137.9873	微生物代谢
苯乙胺	11.99	122.0974	微生物代谢
4-氨基-5-羟甲基-2-甲基嘧啶	12.06	139.9876	硫胺代谢
4-甲基-5-(2-磷乙基)-噻唑	1.77	224.0989	硫胺代谢

续表

代谢产物	t_R/min	质荷比	代谢通路
牛磺酸	12.05	125.9801	牛磺酸和亚牛磺酸代谢
2-氧戊二酸酰胺	12.03	145.9637	丙氨酸,天冬氨酸和谷氨酸代谢
d-半乳糖胺	11.17	180.0815	半乳糖代谢
5-羟色氨酸	9.56	221.1765	色氨酸代谢

Lactobacillus taiwanensis 经 MDG-1 处理后,微生物代谢显著改变(图 5-6)。例如,2-羟基黏糠酸半醛、丁酸、羟基苯甲酸酯、牛磺酸、乙烯基乙酸、硝基苯、2-氨基月桂酸酯和 α-羟基丁酸的水平在不同程度上增加;而丙炔酸酯和丙烯酸减少。类似地,在用 MDG-1 处理 *Lactobacillus murinus* 后,微生物代谢物如苯乙胺、4-氨基苯甲酸酯、4-吡哆酸酯和高丝氨酸代谢降低。D-半乳糖胺与半乳糖代谢相关,在经 MDG-1 处理后,两组的 D-半乳糖胺水平均发生了改变。在 *Lactobacillus taiwanensis* 组较对照组减少 55%,而 *Lactobacillus murinus* 组减少 22%。在 *Lactobacillus taiwanensis* 和 *Lactobacillus murinus* 组中脯氨酸、牛磺酸和 5-羟色氨酸等氨基酸表达水平也发生改变。此外本研究也发现,*Lactobacillus taiwanensis* 经 MDG-1 处理后,豆蔻酸和棕榈酸的表达水平显著改变,该类代谢改变表明 MDG-1 对 *Lactobacillus taiwanensis* 的脂肪酸合成产生影响。

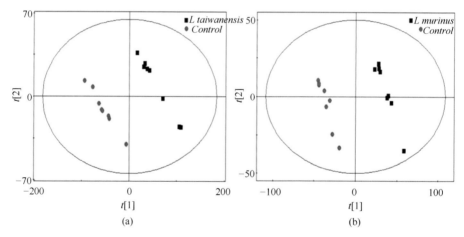

图 5-6 *Lactobacillus taiwanensis* 组、*Lactobacillus murinus* 组、给予 MDG-1 作用后的 *Lactobacillus taiwanensis* 组和给予 MDG-1 作用后的 *Lactobacillus murinus* 组微生物样本 PLS-DA 得分图[88]

(a) *Lactobacillus taiwanensis* 组(●)和给予 MDG-1 作用后的 *Lactobacillus taiwanensis* 组(■);

(b) *Lactobacillus murinus* 组(●)和给予 MDG-1 作用后的 *Lactobacillus murinus* 组(■)

(三)生物标记物阐释

在人日常饮食中,由于大多数植物多糖具有不溶性,且宿主缺少能水解该类物质的酶,故很难被宿主所消化吸收。这些多糖也很难被肠道上表皮吸收,所以可以作用肠道菌群碳元素及能量代谢的来源。MDG-1 就是这样的多糖。MDG-1 由于其良好的水溶性,很难被血液所吸收。在本次实验中,焦磷酸测序技术表明 MDG-1 可影响肠道菌群的构成,从而我们进一步对

MDG-1 可能影响到的肠道微生物进行单独的研究。在 MDG-1 的作用下，小鼠粪便样本中拟杆菌门和厚壁菌门的比例产生了明显的改变，故本次实验中研究 MDG-1 对拟杆菌门和厚壁菌门的影响进行研究。

最近有实验表明，日常饮食对宿主肠道菌群影响巨大，如高脂饮食、低脂饮食。又如体重和动物脂肪量等同样对宿主及肠道菌群产生影响。在前期实验中发现在给予高脂饮食的前提下，MDG-1 可改变高脂饮食诱导的肥胖组小鼠的肠道菌群，同时可降低体重和脂肪含量。给予高脂饮食后，肠道微生物的改变也可作为肥胖等疾病发生的病因。

本次实验中，我们从肥胖小鼠的粪便样本中提取 *Lactobacillus taiwanensis* 和 *Lactobacillus murinus* 微生物。并对各组样本给予 MDG-1，从而研究 MDG-1 对两种肠道微生物的影响，结果表明，MDG-1 可对该两种微生物的代谢轮廓产生显著的影响。在 MDG-1 作用下，代谢样本中的 D-半乳糖胺、短链脂肪酸和牛磺酸、氨基酸产生显著的改变。

D-半乳糖胺常作为一种肝毒性物质，该物质可引起肝坏死，诱导肝细胞凋亡，并可引起广泛的自由基反应或是氧化应激，从而导致肝坏死的发生。在本次实验中，MDG-1 均能降低 *Lactobacillus taiwanensis* 和 *Lactobacillus murinus* 组 D-半乳糖胺的含量，表明 MDG-1 可对肝脏产生保护，从而阻止肝坏死的发生。本次实验的结果同样呼应在上一次实验中，MDG-1 可改善肥胖或是 2 型糖尿病所诱发的代谢综合征。

此外，在日常生活中，难以消化的纤维类饮食同样起到了抗肥胖的作用。该类饮食可调节肠道中的不饱和脂肪酸如乙酸盐、丙酸盐、丁酸盐等，从而起到调节肥胖的作用。不饱和脂肪酸是肠道微生物代谢的产物。乙酸盐和丙酸盐可刺激脂肪细胞中脂肪的影响，并增强小鼠脂肪组织中利血平的释放。丁酸盐可对肠道上表皮细胞的增殖和分化产生影响，从而调节哺乳动物结直肠的能量代谢。菊糖和低聚果糖等菊糖类果聚糖在肠道菌群的体外研究中发现，该类物质可提高肠道菌群中丁酸盐的产量。同样在猪的肠道中，菊糖类果聚糖可提高肠道中丁酸盐的含量。本次研究结果表明，在 *Lactobacillus taiwanensis* 组中丁酸盐及其乙烯基乙酸、丙烯酸等丁酸盐代谢产物在 MDG-1 作用后表达量均上升。故我们认为菊糖类果聚糖 MDG-1 在肠道菌群的影响下，完全酵解为不饱和脂肪酸，从而在治疗肥胖和 2 型糖尿病中发挥作用。不饱和脂肪酸的升高能够降低肠道中 pH 含量，从而诱导肠道中微酸性环境，该类环境可促进益生菌的增殖同时抑制病原微生物的累积。

牛磺酸是一类 β-氨基酸，该物质可有效清除大鼠脂肪肝的堆积，抑制肝类疾病，降低实验动物肝硬化的发生。除此之外，有研究表明，牛磺酸同样可缓解血压及缓解心血管疾病的产生。在本次实验中，牛磺酸在 MDG-1 作用后的 *Lactobacillus taiwanensis* 组的表达水平较未给予 MDG-1 组的表达水平增高 65%。该类指标表明 MDG-1 可抑制肝细胞的脂肪变性，预防磷脂类物质过氧化反应，但在 *Lactobacillus murinus* 组却未见牛磺酸表达的差异性。

MDG-1 同样可改变 *Lactobacillus* 门微生物的氨基酸代谢。在 *Lactobacillus taiwanensis* 组中 2-氧戊二酸酰胺、p-脯氨酸和 4-氨基丁醛表达量上升，而在给予 MDG-1 后 2-氧戊二酸酰胺、p-脯氨酸和 4-氨基丁醛表达量下降。氨基酸代谢是机体能量合成的重要来源，因此本次实验表明 MDG-1 可影响 *Lactobacillus* 种微生物的能量代谢。

总之，本研究表明，与肥胖小鼠相比，MDG-1 能促进肠道益生菌的增殖并改善其多样性，增加肠道的拟杆菌比例，同时减少厚壁菌门的数量，并逐渐改变厚壁菌门/拟杆菌比例直至接近正常。此外，还发现在某些厌氧微生物群如乳杆菌中，不可消化的 MDG-1 对不同组的代谢轮廓产生明显影响,同时降低样本中 D-半乳糖胺的水平和增加牛磺酸的表达。基于上述潜在生物标记物,本研究认为 MDG-1 可以用作益生元膳食添加剂以调控肠道代谢和肠道菌群。

第三节　麦冬多糖 MDG-1 影响 2 型糖尿病模型小鼠肠道菌群的代谢组研究

2 型糖尿病是一组由多病因引起的以慢性高血糖为特征的终身性代谢性疾病。麦冬在中医药的临床应用中常被用来治疗 2 型糖尿病。在前期的研究中发现 MDG-1,水溶性 α-d-果聚糖,该物质提取自沿阶草属麦冬的根,能有效治疗肥胖和降低血糖。因此 Zhu 等[89]利用 GC-MS 平台对 MDG-1 作用 2 型糖尿病小鼠进行粪便代谢组学研究。结果表明,与糖尿病模型小鼠相比,MDG-1 能够增加单糖(D-塔格糖,D-来苏糖,木糖-5-己糖,2-脱氧-半乳糖)和丁二酸含量,同时降低 7H-嘌呤和 2-脱氧肌苷含量。该研究推测上述这些单糖和丁二酸可能是益生元 MDG-1 的肠道菌群作用产物,并且这些化合物的含量增加可抑制肠葡萄糖吸收、增强肝糖原生成、抑制葡萄糖生成并促进 GLP-1(胰高血糖素样肽-1)分泌。

一、样品采集与处理

(一)给药样品制备

用 10 体积的水在 95~100℃下从麦冬的块茎根提取水溶性成分,然后透析并通过加入 4 体积的 95% 乙醇沉淀浓缩的提取物。将所得沉淀物再溶解并离心,将上清液冻干,得到粗多糖。在 0.3MPa 的压力下将粗多糖超滤(膜截留分子质量:10 000Da)。将分子质量小于 10 000Da 的产物在 DEAE Sepharose Fast Flow 上分级,然后用蒸馏水洗脱。将主要部分合并,透析,浓缩和冻干,并在 Sephadex G-25 柱上用蒸馏水纯化 MGD-1。

(二)实验动物及分组

雌性 KKay 和 C57BL/6 小鼠(9 周龄),饲养环境控制湿度和温度[湿度:(55±5)%,温度:(23.0±2.0)℃],12 小时昼夜交替。KKay 小鼠用正常食物喂养 3 周,然后用高脂饲料饲养 8 周。于 12 周时,根据其空腹血糖和体重将符合糖尿病诊断标准(随机血糖大于 13.9mmol/L)的 KKay 小鼠分成两组。这两组小鼠分为糖尿病组和 MDG-1 给予糖尿病(MDG-1 干预组)组。糖尿病组($n=6$)每天给予蒸馏水溶液,MDG-1 给予糖尿病组($n=7$)每天给予 300mg/kg 的 MDG-1。同时,对照组[C57BL/6 小鼠,9 周龄($n=6$)]正常食物喂养,并用蒸馏水每天灌胃一次。治疗持续 8 周,并且在实验结束时,将小鼠置于代谢笼中,于每日上午 9~10 时收集小鼠的粪便样本,并于-80℃下保存。

(三)样品的处理

取 100mg 粪便样本,加入 500μL 超纯水,涡旋,4℃,12 000r/min 离心 15min 取上清液。在粪便沉淀物中再加入 500μL 甲醇,涡旋,4℃,12 000r/min 离心 15min 取上清液。合并二者上清液。加入 10μL 2-氯苯丙氨酸(0.3mg/mL)作为内标。

二、代谢组学研究

(一)MDG-1 对糖尿病 KKay 小鼠粪便代谢轮廓的影响

构建 PLS-DA 模型(图 5-7)($R^2X = 0.487, R^2Y = 0.996, Q^2 = 0.821$)以表示 MDG-1 对糖尿病 KKay 小鼠代谢轮廓的影响并鉴定潜在生物标记物。$R^2Y = 0.996, Q^2 = 0.821$ 表示模型对方差的解释度为 99.6%、预测率为 82.1%。PLS-DA 得分图中空白组、糖尿病组及 MDG-1 干预组明显分开,表明 MDG-1 对糖尿病小鼠具有明显调节作用。选择 VIP 值> 1.0 和 t 检验 $p <$ 0.05 的 12 种代谢物作为潜在生物标记物,并列于表 5-3 中。L-赖氨酸鉴定所需 MS 标准品及该化合物质谱图鉴定如图 5-8 所示。由于任何单一技术不可能检测出某种生物基质的所有代谢物,本研究中特定代谢通路仅检测出一到两种代谢物,因此也可能存在一些在相似或相关代谢途径中受到影响的未检出代谢物。实际上,在类似或密切相关的代谢途径中的相关化合物很可能也发生了扰动,因此我们考虑进行进一步的代谢组学研究以获得关于粪便代谢物的更多信息。

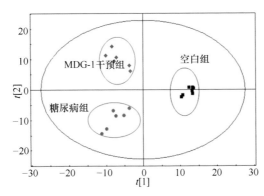

图 5-7 糖尿病组、空白组及 MDG-1 干预组小鼠粪便样本 PLS-DA 得分图[89]

表 5-3 糖尿病组和 MDG-1 干预组鉴定的代谢物对照表[89]

代谢物名称	保留时间/min	质荷比	倍数改变[a]	倍数改变[b]	倍数改变[c]	代谢通路
D-(-)-塔格糖	25.35	103	0.39	0.8	2.05	MDG-1 分解代谢
苯丙氨酸	24.8	218	3.02	3.59	1.19	能量代谢
L-赖氨酸	31.3	174	2.46	3.22	1.31	能量代谢
L-天冬氨酸	22.18	232	7.71	8.92	1.16	能量代谢
L-甲硫氨酸	22.22	176	3.5	4.14	1.18	能量代谢
丁二酸	17.28	247	1.05	2.29	2.18	MDG-1 分解代谢
7H-嘌呤	32.65	368	1.34	0.77	0.57	嘌呤代谢
20-脱氧肌苷	38.18	209	1.33	0.71	0.54	嘌呤代谢
D-赤藓糖	20.06	201	1.61	0.91	0.56	MDG-1 分解代谢
D-来苏糖	29.46	217	0.26	1.12	3.05	MDG-1 分解代谢
木糖-5-己糖	37.04	217	0.3	0.81	3.8	MDG-1 分解代谢
2-脱氧-半乳糖	37.74	204	0.84	7.28	8.69	MDG-1 分解代谢

注:a. 糖尿病组与空白组比较;b. MDG-1 干预组与空白组比较;c. 糖尿病组与 MDG-1 干预组比较。

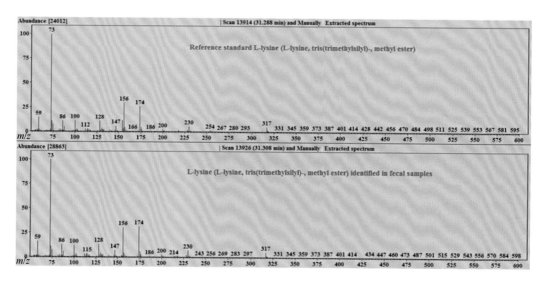

图 5-8　L-赖氨酸标准品及在粪便样品中鉴定 L-赖氨酸质谱图[89]

(二)潜在生物标记物的生物学解释

由于肠道微生物具有多种消化和代谢功能,粪便代谢组学可通过鉴定粪便代谢物来显示宿主和肠道菌群之间的相互调控。本研究利用 GC-TOF-MS 分析 MDG-1 对自发性糖尿病 KKay 小鼠粪便代谢物的影响,探讨 MDG-1 治疗 2 型糖尿病的潜在机制。此外,表 5-4 中列出了我们前期发表论文中有关小鼠体重、进食后血糖和高密度脂蛋白胆固醇的信息以便参考。

表 5-4　不同组生化特性的近似值[89]

生化指标	0 周			8 周		
	对照组	糖尿病组	MDG-1 干预组	对照组	糖尿病组	MDG-1 干预组
体重/g	7.2	15.3	15.0	7.3	20.5	13.4
进食后血糖/(mmol/L)	8.2	19.5	18.7	8.3	27.4	14.9
高密度脂蛋白/(mmol/L)	—	—	—	5.1	2.8	4.3

现阶段研究显示,与正常 C57BL/6J 小鼠相比,糖尿病组小鼠单糖(D-塔格糖,D-来苏糖,木糖-5-己糖和 2-脱氧-半乳糖)和 SCFA(丁二酸)均具有下降趋势(除 D-塔格糖外),但结果不具有统计学意义。MDG-1 能够显著上调这些单糖(除 D-赤藓糖外)和丁二酸。我们推测单糖(D-塔格糖,D-来苏糖,木糖-己糖-5-葡萄糖,D-赤藓糖和 2-脱氧-半乳糖)和 SCFA(丁二酸)是肠道中益生元 MDG-1 的微生物产物。因此,与空白组相比,在糖尿病组中这些代谢物的减少可能是由于糖尿病小鼠中肠道微生物发生功能障碍,导致其利用食物成分产生这些益生代谢物的能力下降。

D-塔格糖是果糖的差向异构体,其在糖尿病组小鼠中减少但经 MDG-1 治疗后显著上调(表 5-3)。由于 MDG-1 本身是果聚糖,D-塔格糖的含量上调很可能是 MDG-1 在肠道菌群作用下发酵的结果。此外,D-塔格糖也可能是肠道微生物作用下半乳糖的转化产物,因为在 MDG-

1 治疗组小鼠中观察到半乳糖含量上调(即表 5-3 中的 2-脱氧-半乳糖)。既往研究表明肠道中的 D-塔格糖可以抑制葡萄糖的肠吸收。D-塔格糖主要被肝吸收,一旦其进入肝脏,即能够促进糖原合成并抑制其分解,提高 HDL-C 生成,并且能够降低啮齿类动物和人类糖尿病受试者的体重,从而控制血糖。以上均与表 5-4 中的生化指标相一致。因此,MDG-1 可能是被微生物转化为 D-塔格糖以发挥其抗糖尿病作用。

　　木糖的衍生物木糖-己糖-5-木糖也可能是肠道微生物作用下 MDG-1 的水解产物。研究证实木糖是糖尿病受试者有效的 GLP-1 刺激剂(GLP-1 是促进胰岛素释放的葡萄糖依赖性肠降血糖素激素,同时能抑制胰高血糖素分泌,从而减少 FBG)。此外,据报道,D-木糖是蔗糖酶抑制剂,可以减少 FBG,并且在吸收后促进外周葡萄糖利用达到降血糖效果。木糖-己糖-5-木糖的作用与木糖相似,还有助于 MDG-1 的降血糖作用。然而,其他单糖如来苏糖、D-赤藓糖和 2-脱氧-半乳糖对宿主代谢的影响尚不可知。

　　如表 5-3 所示,与空白相比,MDG-1 治疗后丁二酸(丁酸盐的类似物)含量大幅增加,这可能是由 MDG-1 降解引起的。此外,塔格糖、xylo-hexos-5-ulose、来苏糖和 2-脱氧半乳糖的升高均可导致在肠道菌群调控下丁二酸含量的增加。研究表明 SCFAs 对宿主发挥有益效果,如抑制炎症、胃肠道疾病和癌症,治疗肥胖症和 2 型糖尿病等。据报道丁酸盐能够预防饮食诱导的肥胖,而 SCFA 可刺激肠胰高血糖素样肽-1 的分泌从而减少 FBG。丁二酸可能具有与丁酸盐类似的作用,这一点与 MDG-1 对体重和 FBG 的影响(表 5-4)相一致。此外,丁二酸的增加可能与较低的肠 pH 相关,后者可以促进肠道中有益菌存活、抑制致病微生物。因此,MDG-1 对糖尿病小鼠的保护作用可能部分是由于丁二酸的增加。图 5-9 简要总结了 MDG-1、单糖和 SCFA 间可能的生物化学联系;代谢物(D-塔格糖和丁二酸)和生化指标(BW,FBG 和 HDL-C)之间的相关性如图 5-10 所示。在现有文献参考下,除去 D-塔格糖和丁二酸外,本研究其他代谢物与生化指标的改变没有直接相关的报道,因此选择 D-塔格糖和丁二酸进行生化关系网络的构建和重点阐述。

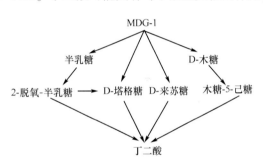

图 5-9　MDG-1,单糖和 SCFA(本研究中检测和鉴定出绿色化合物)代谢网络示意图[89]

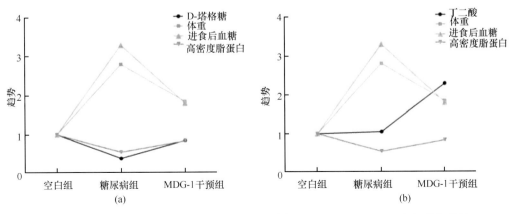

图 5-10　代谢物(D-塔格糖和丁二酸)和生化指标(BWFBG 和 HDL-C)之间的相关性

左 y 轴的值代表不同组之间代谢物峰面积或生化指标的相对比例,空白组设为 1.0[89]

7*H*-嘌呤是核糖核苷的基本结构,并且嘌呤代谢异常已被证实与糖尿病和糖尿病性肾病相关。在本研究中,相比对照组,糖尿病组 7*H*-嘌呤和 2-脱氧肌苷显示出上调趋势但差异不具有显著性。MDG-1 能够显著降低糖尿病小鼠 7*H*-嘌呤和 2-脱氧肌苷含量,证明了 MDG-1 治疗 2型糖尿病的有效性。粪便中嘌呤代谢物含量变化可能源自肠道菌群代谢改变,糖尿病组小鼠吸收了肠道中高水平的肠 7*H*-嘌呤和 2-脱氧肌苷。在吸收之后,7*H*-嘌呤作为一系列嘌呤代谢中间体(如腺苷,肌苷,腺嘌呤,次黄嘌呤和黄嘌呤等)的基本成分而参与嘌呤代谢,这些中间体向黄嘌呤的生物转化如图 5-11 所示。在啮齿类动物体内,黄嘌呤被氧化成尿酸,并且在氧化过程中产生超氧化物 H_2O_2,后者能够引起氧化应激并导致微血管功能障碍和直接组织损伤,从而导致糖尿病和糖尿病相关并发症。同时,尿酸含量升高也被认为是糖尿病和糖尿病肾病的风险因素。在本研究中,相比空白组,糖尿病组小鼠中 7*H*-嘌呤和 2-脱氧肌苷的含量增加可能提示嘌呤分解代谢上调,进而引起尿酸和超氧化物生成增加,导致糖尿病和糖尿病并发症特别是糖尿病性肾病的发生,这一病理过程与 KKay 糖尿病模型小鼠的症状一致。因此,通过显著降低 7*H*-嘌呤和 2-脱氧肌苷含量,MDG-1 能够缓解糖尿病和糖尿病并发症。

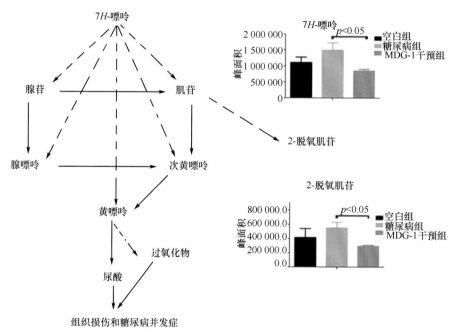

图 5-11　嘌呤代谢与糖尿病并发症的关系及嘌呤代谢中间体 7*H*-嘌呤和 2-脱氧肌苷的相对水平的对照[89]

相比空白组,糖尿病组小鼠中的氨基酸(苯丙氨酸,L-赖氨酸,L-天冬氨酸和 L-甲硫氨酸)的含量均显著上调。MDG-1 治疗后这些氨基酸含量也轻微增加。这可能是由于灌胃给药或给水导致模型组及 MDG-1 干预组胃肠道吸收功能不良。由于这些氨基酸均可以通过转化为各种不同的中间代谢物进入到三羧酸循环(TCA)中,因此糖尿病组及 MDG-1 干预组吸收进入机体的氨基酸含量减少可能会影响能量代谢。基于上述潜在生物标记物,我们绘制了 MDG-1治疗糖尿病的潜在作用机制,如图 5-12 所示。

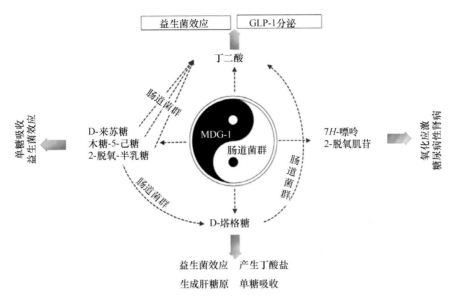

图 5-12　基于本研究中鉴定的潜在生物标记物,MDG-1 对糖尿病和糖尿病并发症作用网络示意图[89]

绿色字 . 代谢物的增加或代谢物的上调效应;红色字 . 代谢物的降低或代谢物的抑制效应

(三)结论

本研究利用 GC-TOF-MS 平台进行 MDG-1 治疗糖尿病潜在作用机制的粪便代谢组学研究。结果表明,与糖尿病模型小鼠相比,MDG-1 能够增加单糖(D-塔格糖,D-来苏糖,木糖-5-己糖,2-脱氧-半乳糖)和丁二酸含量,同时降低 7H-嘌呤和 2-脱氧肌苷含量。我们推测上述这些单糖和丁二酸可能是益生元 MDG-1 的肠道菌群作用产物,并且这些化合物的含量增加可抑制肠葡萄糖吸收、增强肝糖原生成、抑制葡萄糖生成并促进 GLP-1 分泌,MDG-1 抗糖尿病作用有赖于上述生物学效。此外,MDG-1 可能通过减少 7H-嘌呤和 2-脱氧肌苷来减轻糖尿病和糖尿病性肾病。当然,为了深入了解 MDG-1 治疗糖尿病作用机制还需要进行大量研究。由于 MDG-1 能够增加肠道双歧杆菌和乳杆菌同时减少非糖尿病小鼠和糖尿病小鼠中的大肠杆菌和链球菌水平,因此基因组学、蛋白组学和代谢组学可以作为全面评价这些微生物菌株基因表达、蛋白质及微生物分布的有力手段,进而探究 MDG-1 影响下基因、蛋白质和代谢物变化情况。此外,我们正在考虑利用下一代测序技术进行肠道菌群的多样性研究来探讨 MDG-1 对糖尿病模型中肠道菌群多样性的整体调节作用,而不限于双歧杆菌、乳杆菌、大肠杆菌和链球菌。此外,本研究也考虑进行肠道菌群的元基因组和元蛋白质组研究以聚焦与糖尿病和 MDG-1 作用相关的肠道微生物的更多功能基因和蛋白质。

第四节　西洋参减弱结肠炎小鼠相关的结直肠癌变作用及其肠道菌群的代谢组学研究

西洋参(*Panax quinquefolius* L.)作为一种抗炎植物药,具有减少炎症和抑制结肠炎的作用,其抗炎活性可能在结直肠癌的化学预防发挥关键作用。宿主微生物与哺乳动物结肠之间的相互作用在维持肠内稳态和预防结直肠癌变方面发挥重要作用。因此,研究西洋参诱导的肠道微生物菌群的转移可能会提供更多关于结直肠癌的新信息。Wang 等[91]采用氧化偶氮甲烷(AOM)/硫酸葡聚糖钠(DSS)小鼠模型,结合 16S rRNA 基因测序鉴定肠道菌属,并采用代谢组学技术来评价西洋参对降低结肠炎和结肠癌发生的影响。

一、样品采集与处理

(一)动植物样品采集及实验方案

柑橘根瘤菌的根系购买于罗兰西洋参有限责任公司(Wausau,WI),用于西洋参提取和液相分析。雄性 A/J 小鼠(约6周龄,体重为18~22 g)购买于 Jackson 实验室(Bar Harbor,ME)。

将小鼠分成正常组或对照组、AOM/DSS 模型组或模型组、美国西洋参低剂量组[15 mg/(kg·d)]或美国西洋参15组(AG 15)以及美国西洋参高剂量组[30mg/(kg·d)]或美国西洋参30组(AG 30)共4组(每组10只)。除了对照组动物外,所有动物最初均接受单次腹膜内注射 AOM(7.5 mg/kg),并且在 AOM 注射后1周(设定为第1天),开始在动物饮用水中连续8天给予2.5%DSS。模型组中的动物仅接受不含有西洋参的 AOM/DSS。给予西洋参组动物从第1天至第13周接受标准 AIN-76A 食物,其中包含110ppm 或220 ppm 的西洋参提取物。给予西洋参组小鼠西洋参的日剂量分别约为15 mg/(kg·d)和30 mg/(kg·d)。此外,对于急性期的小鼠,每组小鼠在第15天均处死5只,剩余的5只小鼠保持在慢性期,并在第13周末处死。收集所有动物的血清和肠组织样本。粪便样品在第1周、第2周、第5周、第8周和第13周期间收集。

(二)RNA 提取和定量实时 PCR

使用 miRNeasy 试剂盒从小鼠结肠组织中分离总 RNA。使用 Maxima™ First Strand cDNA Synthesis 试剂盒合成第一条 cDNA 链。定量实时 PCR 采用 7900HT RT-qPCR 系统(Applied Biosystems,Foster City,CA)完成,β-肌动蛋白作为内源对照。

(三)酶联免疫吸附分析(ELISA)

RIPA 裂解缓冲液用于提取小鼠结肠组织中的蛋白质。通过 ELISA 定量细胞因子 IL-1β 和 IL-6 的含量。

(四)粪便微生物菌群末端限制性片段长度多态性(T-RFLP)分析

将粪便样品与1mL 提取缓冲液混合并匀浆。使用用于细菌结构域的 6'-羧基荧光素(6-FAM)和1492R(5'-GGTTACCTTGTTACGACTT-3')标记的广谱引物8F(5'-AGAGTTTGATCCTG-GCTCAG-3')从 DNA 模板扩增 16S rRNA 基因序列。将纯化的 PCR 产物进行等分并通过 Msp I(New England Biolabs,Ipswich,MA)消化,随后使用 3130DNA 测序仪(Applied Biosystems,Foster City,CA)进行毛细管电泳。使用荧光标记的 5'-末端限制性片段做主成分分析(PCA)图。

(五)16S rRNA 测序及系统发育分析

16S rRNA 基因测序由 Illumia MiSeq DNA 测序仪完成。使用 QIIME 工具包处理原始数据。按照 cdhit 以 7% 序列同一性选择操作分类单元（OTUs），然后通过选择该 OTU 中最丰富的序列为每个 OTU 选择代表性序列。RDP 分类器分析将 16S rRNA 序列分配到门属层级。

二、西洋参降低 AOM/DSS 诱导的结肠炎及结直肠癌变风险研究结果

在 AOM/DSS 施用后，模型组中的小鼠在第 4 天开始出现明显的腹泻和直肠出血。继续治疗时，能清楚地发现炎症的存在和发展。来自模型组动物的结肠组织的组织学 HE 染色显示严重的炎性损伤，隐窝完全丧失，表面侵蚀并具有炎性渗出，斑块再上皮化，具有急性和慢性炎性浸润的固有层纤维化和黏膜下水肿以及混合性炎症细胞浸润。在基于西洋参组中，结肠炎症显著减少。这种减少在高剂量组中特别明显，因为浆膜结肠组织具有轻度炎症，黏膜具有紧密填充的腺体，具有正常量的杯状细胞，固有层显示出延伸到黏膜下层的斑块状中性粒细胞浸润，并且浆膜是正常的。代表性 HE 染色组织切片如图 5-13 所示。

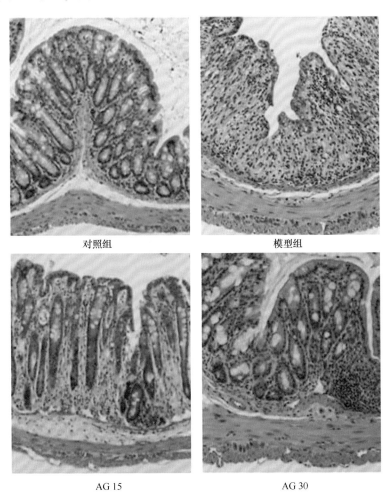

对照组　　　　　　　模型组

AG 15　　　　　　　AG 30

图 5-13　不同实验组的代表性 HE 染色组织切片[91]

于第 13 周评估 AOM/DSS 诱导的肿瘤多样性。在对照组中未检测到肿瘤。在模型组和基于西洋参组中检测到肿瘤或腺癌(发生率为 100%)。对照组、模型组和两个基于西洋参组的代表性宏观形态如图 5-14(a) 所示。模型组观察到明显的致癌作用。相比之下,在两个西洋参组中,肿瘤的数量较少并且尺寸较小。四组的代表性组织 HE 染色切片如图 5-14(b) 所示。肿瘤多样性数据如图 5-14(c) 所示。与模型组相比,西洋参治疗疗效显著并且在减少肿瘤数目时具有剂量依赖性(p 分别小于 0.05 和小于 0.01)。

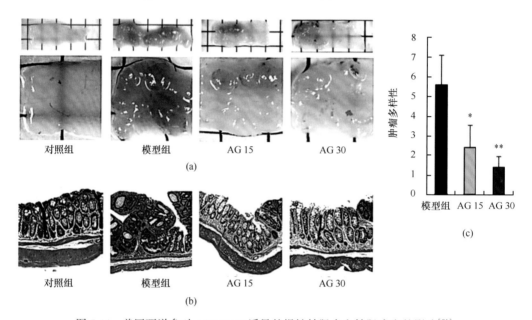

图 5-14　美国西洋参对 AOM/DSS 诱导的慢性结肠炎和结肠癌变的影响[91]
(a)整个结肠(上图)和肿瘤(下图)的代表性宏观形态;(b)代表性 HE 染色切片;(c)在两个
西洋参组中以剂量相关的方式显著降低结肠肿瘤多样性

于第 13 周在正常结肠组织中检查美国西洋参对炎性细胞因子表达的影响。实时 PCR 数据表明,在模型组中,5 种炎症细胞因子(IL-1α,IL-1β,IL-6,G-CSF 和 GM-CSF)的表达明显高于对照组(p 值均小于 0.001)。基于对照组和基于西洋参组之间的差异,可以得出西洋参治疗以剂量依赖性方式显著降低这些炎症细胞因子的表达(p 值均小于 0.01)[图 5-15(a)]。ELISA 测定结果显示,与模型组相比,结肠组织中 IL-1β 和 IL-6 的水平下调($p<0.05$ 和 $p<0.01$)[图 5-15(b)],这与实时 PCR 数据一致。

三、西洋参对肠道微生物菌群的研究结果

粪便样本采用 T-RFLP 分析。如图 5-16(a) 所示,在第 2 周,对照组和其他组之间可以观察到 T-RFLP 谱的显著差异。采用 T-RFLP 的 PCA 得分图分析粪便微生物菌群分布随时间(第 1 周至第 13 周)的变化。如图 5-16(b) 所示,模型组在接受 AOM/DSS 之后,其曲线远离对照组的曲线。从第 5 周至第 13 周,给予西洋参组的曲线非常接近对照组的曲线。

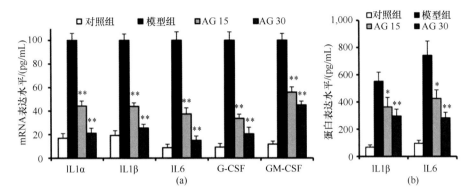

图 5-15　实时 PCR 测定的结肠组织中炎症细胞因子基因的表达(a)和
通过 ELISA 测定炎症细胞因子的表达(b)[91]

模型组. AOM + DSS;AG. 美国西洋参;AG 15. AOM + DSS + AG[15mg /(kg·d)];AG 30. AOM + DSS + AG[30mg/(kg·d)]。
*. $p < 0.05$;**. $p < 0.01$

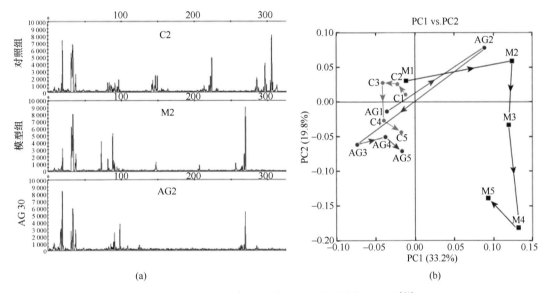

图 5-16　美国西洋参对肠道微生物菌群结构的影响[91]
(a)不同大小浮游细菌群的代表性 T-RFLP 色谱图;(b)基于 T-RFLP 的 PCA 谱显示微生物菌群谱的差异

　　为了分析特定的细菌系统类型,本研究建立了 16S rRNA 基因克隆文库测序。大多数序列分为两类,即厚壁菌门(*Firmicutes*)和拟杆菌门(*Bacteroidetes*)。在不同实验组中可以观测到正常对照组中的组分保持相对稳定。然而,模型组在接受 AOM/DSS 后存在明显差异,*Bacteroidetes* 和 *Verrucomicrobia* 的水平显著升高,并且 *Firmicutes* 水平降低。相比之下,在西洋参治疗后,虽然 *Firmicutes* 的比例在第 2 周有所降低,但该含量却是快速增加的,而 *Bacteroidetes* 和 *Verrucomicrobia* 的水平降低(图 5-17)。这一结果支持上述的 T-RLFP 数据分析,其中 AOM/DSS 可显著改变肠道微生物菌群。给予西洋参治疗可以将肠道菌群恢复到类似于健康对照组的组分。

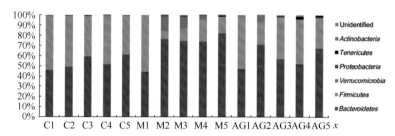

图 5-17   高通量 16S rRNA 基因测序鉴定的肠道微生物菌群的分类组成[91]

C. 对照组;M. 模型组;AG. 美国西洋参组[30 mg/(kg·d)]

x 轴上的数字 1,2,3,4,5 分别代表第 1、2、5、8、13 周

四、代谢组学研究结果

(一)西洋参对急性结肠炎小鼠的血清内源性代谢物谱的影响

四组小鼠第 15 天血清样本的典型 GC-MS 总离子流(TIC)色谱图如图 5-18 所示。从图中可以看出,四组之间的 GC-MS 谱图存在明显差异。在第 15 天的血清样品中共发现 228 个代谢物。来自四个实验组的所有 20 个样本均采用无监督的 PCA 模型分析,可以观察到明显的分离倾向(2 个组分,$R^2X = 0.579$),并且没有异常值(图 5-19)。使用第二组分能够区分这四组,其中对照组具有最高得分,模型组具有最低得分,西洋参治疗的小鼠在这两组之间呈现剂量-相关方式。

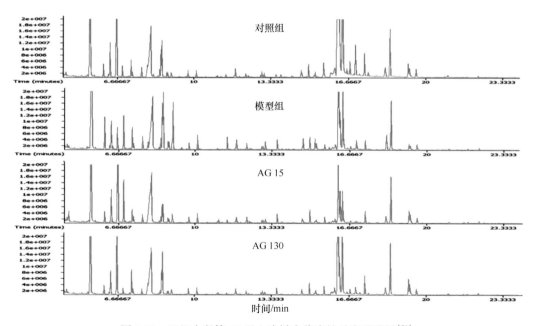

图 5-18   四组小鼠第 15 天血清样本代表性总离子流图[91]

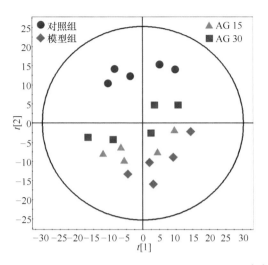

图 5-19　血清样本代谢谱的主成分分析(PCA)图[91]

模型组. AOM+DSS;AG. 美国西洋参;AG 15. AOM+DSS+AG[15 mg/(kg·d)];AG 30. AOM+DSS+AG[30 mg/(kg·d)]

(二)西洋参对慢性期结肠炎小鼠的血清内源性代谢物谱的影响

在慢性期血清样品中共检测到 208 种代谢物,与对照组相比,其中 103 种代谢物在模型组中的表达具有显著差异,包括氨基酸、脂质和碳水化合物。与模型组相比,给予西洋参组最具显著性差异的代谢物如图 5-20(a)和(b)所示。PCA 分析显示,来自模型组和对照组(PC1 和 PC2,2 个组分,$R_2 X = 0.696$,图 5-21)的样本有很好的区分度。模型组和估计西洋参组的小鼠之间的 PCA 图也展现出了很好的区分度,并且高剂量西洋参组与对照组更接近。

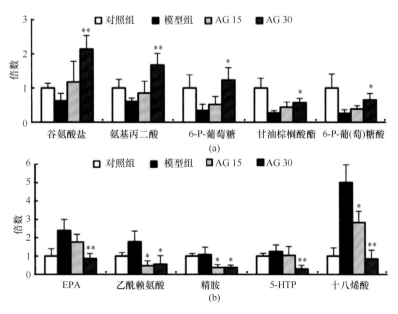

图 5-20　第 13 周血清样本中前十种能够将模型组和给予西洋参组区分的代谢物的倍数变化图[91]

(a)前五种上调的代谢物;(b)前五种下调的代谢物;*. $p < 0.05$;**. $p < 0.01$

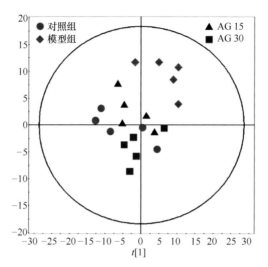

图 5-21　PCA 分析得分图[91]

模型. AOM+DSS；AG，美国西洋参；AG 15，AOM+DSS+AG[15 mg/(kg·d)]；AG 30，AOM+DSS+AG[30 mg/(kg·d)]

(三)西洋参对粪便代谢谱的影响

在第 13 周的粪便样本中,共有 493 种代谢物。模型组和给予西洋参组中发生变化最明显的代谢物如图 5-22 所示。从 PCA 得分图(2 个组分,$R_2X = 0.684$)中可以观测到模型组和给予西洋参组的样本得到了很好的分离,而给予西洋参组的曲线接近于对照组(图 5-23),这些结果与上述微生物菌群数据一致。

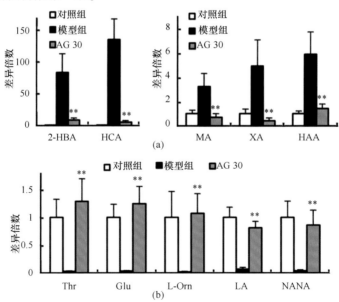

图 5-22　粪便样本微生物菌群和代谢组学分析[91]

(a)五种下调的代谢物:2-HBA. 2-羟基丁酸,HCA. 氢化肉桂酸,MA. 苹果酸,XA. 黄嘌呤酸,HAA. 羟基乙酸;

(b)五种上调的代谢物:Thr. 苏氨酸,Glu. 谷氨酸,L-Orn. L-乌氨酸,LA. 亚麻酸,NANA. N-乙酰神经氨酸;

$**. p < 0.01$

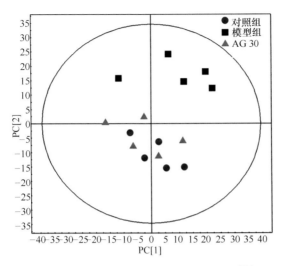

图 5-23　粪便样本代谢物的 PCA 得分图[91]

（四）生物标记物阐释

作为常用的草药,西洋参对健康有很多益处,包括预防癌症。在之前的研究中,口服给药后,西洋参母体化合物被肠道微生物转化为代谢物,如 Rg3、Rh1、CK 和 PPD,并且这些西洋参代谢产物对结直肠癌具有潜在的抗癌作用。本次研究评估了口服美国西洋参对 AOM/DSS 诱导的结肠炎和结肠直肠癌发生的影响,以及代谢组学和肠道微生物菌群分布的后续变化,并将西洋参加入啮齿动物食物中以进行更好的剂量测定。

在急性期,化学诱导的结肠炎以西洋参剂量依赖性方式显著降低。在慢性期,模型组中可观测到明显的结肠癌的发生。西洋参治疗可以显著减少结肠肿瘤多样性,其与促炎细胞因子水平变化一致。本次研究结果表明,西洋参通过抑制炎症部分减轻结肠炎和结肠癌变（图 5-24）。

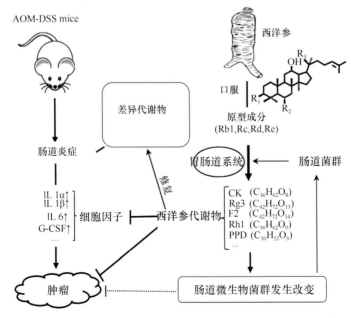

图 5-24　美国西洋参对 AOM/DSS 诱导的结直肠癌的抑制作用示意图[91]

代谢指纹分析是小型内源性代谢物的系统、无偏倚性研究。在急性结肠炎阶段,血清代谢组学分析显示,模型组与正常对照组可明显分离,而给予西洋参治疗组,特别是高剂量组,可将曲线拉回对照组(图 5-19)。在慢性结肠炎阶段,在模型组,几种关键内源性代谢物的水平显著上调或下调。与模型组相比,具有显著性变化的代谢物水平接近正常对照组的水平,表明这种草药的有益效果。谷氨酰胺作为氨基酸源,在结肠细胞营养和完整性中起重要作用。谷氨酰胺可以通过下调 IL-8 和 TNF-α 的表达抑制结肠炎症。西洋参介导的谷氨酰胺水平的增加可能与抑制 AOM/DSS 诱导的急性和慢性炎症相关。此外,谷氨酰胺合成酶通过催化谷氨酸和氨的缩合形成谷氨酰胺,在氮代谢中起重要作用。最近有研究阐述了谷氨酰胺合成酶的肿瘤生长调节的新机制,其中谷氨酰胺合成酶的过表达可使肿瘤细胞生长停滞,并且可以通过激活 p21 和细胞周期蛋白 D1 的表达抑制肿瘤细胞运动。在模型组动物中,由于结肠的完整性受损,结肠组织谷氨酰胺水平显著低于对照组。给予西洋参治疗的动物中可以扭转这种谷氨酰胺水平的降低,这表明西洋参对炎症和癌症发生的影响。此外,还可以观察到炎症相关导致的能量消耗增加,包括 6-P-葡萄糖和 6-P-葡萄糖酸水平的降低,以及脂质的增加,如二十碳五烯酸和油酸。上述研究表明,西洋参可以恢复关键内源性代谢物水平。

在本研究中观察到肠道微生物菌群在给予西洋参后经历明显的变化,包括 *Firmicutes* 的增加以及 *Bacteroidales* 和 *Verrucomicrobia* 的减少。据报道,某些革兰氏阴性菌(如, *Bacteroidales* 和 *Verrucomicrobia*)可以促进肿瘤生成,而某些革兰氏阳性菌(如 *Firmicutes*)可以产生抗炎和抗肿瘤作用。研究中可观察到给予西洋参治疗可以有效地将肠道微生物菌群恢复到健康状态,并且对抗病理过程(图 5-24)。

粪便代谢组学分析显示,模型组粪便代谢物的组成与对照组不同。在给予西洋参组中,代谢物组分与正常对照组非常相似。有研究表明,与正常组织相比,一些化合物(包括苹果酸和3-羟基丁酸)的含量在肿瘤组织中显著升高。在本次研究中,在模型组的粪便样品中也观察到很高浓度的苹果酸和2-羟基丁酸,这可能会增强致癌作用。如预期所想,这两种化合物的含量在给予西洋参后显著降低。此外,亚麻酸通过保护肠黏膜和抑制促炎细胞因子,具有抗肿瘤生成的潜力。在粪便样品中,AOM/DSS 能显著降低亚麻酸的水平,而亚麻酸的水平可以由西洋参恢复。粪便代谢组学结果表明,采用西洋参治疗可能有助于维持健康和肠道微生物菌群功能。

五、结　　论

本次研究观察到西洋参可以显著减弱 AOM/DSS 诱导的结肠炎和结肠癌变,研究中结合代谢组学和微生物组学数据来解释西洋参的功效,数据表明,在发挥抗癌作用的同时,西洋参也改变了代谢谱和微生物菌群谱。为了进一步验证,内源性小分子可以作为生物标记物来阐明西洋参对结肠炎相关的结直肠癌的影响。本研究的数据表明,西洋参化合物可能具有结直肠癌化学预防的潜在价值。

参 考 文 献

[1] 郭蕾,王永炎,张志斌. 关于证候概念的诠释. 北京中医药大学学报,2003,26(2):5-8.
[2] 刘保延,王永炎. 证候、证、症的概念及其关系的研究. 中医杂志,2007,48(4):293-296.

［3］吕爱平,李梢,王永炎. 从主观症状的客观规律探索中医证候分类的科学基础. 中医杂志,2005,46(1):4-6.

［4］Zhang W,Jiang S,Qiao DW,et al. The interaction between ononin and human intestinal bacteria,2014,49(8):1162-1168.

［5］Zhang W,Jiang S,Dian DM. et al. Metabolism of naringin produced by intestinal bacteria. Yao Xue Xue Bao, Acta pharmaceutica Sinica,2013,48:1817-1822.

［6］Janssen A W,Kersten S. The role of the gut microbiota in metabolic health. Faseb Journal,2015,29.

［7］林璋等. 肠道菌群与人体疾病发病机制的研究进展. 药学学报,2016,51(6):843-852.

［8］吴国琳,余国友,卢雯雯. 肠道微生态的中医本质探讨. 中华中医药学刊,2015,33(11):2586-2588.

［9］张北平,赵喜颖,吴艺锋. 肠道微生态与中医理论相关性的研究进展. 现代消化及介入诊疗,2011,16(4):276-277.

［10］陈更新,马贵同. 略论中医药与微生态. 浙江中西医结合杂志,2001,11(1):65-67.

［11］Zhao L. The gut microbiota and obesity:from correlation to causality. Nature Reviews Microbiology,2013,11(9):639-647.

［12］Li M,Wang B,Zhang M,et al. Symbiotic gut microbes modulate human metabolic phenotypes. Proceedings of the National Academy of Sciences,2008,105(6):2117-2122.

［13］Ewaschuk J B,Dieleman L A. Probiotics and prebiotics inchronic inflammatory bowel diseases. World Journal of Gastroenterology,2006,12(37):5941-5950.

［14］吴仲文. 肠道屏障与肠道微生态. 中华危重病急救医学,2004,16(12):768-770.

［15］徐凯进,李兰娟. 肠道正常菌群与肠道免疫. 国际流行病学传染病学杂志,2005,32(3):181-183.

［16］段永强,成映霞,程容,等. 脾虚证进程中小鼠特异性/非特异性免疫功能变化及中药的干预作用. 中国老年学杂志,2011,31(15):2874-2876.

［17］钱泽南,钱会南. 脾虚证与神经-内分泌-免疫调节相关机制研究. 辽宁中医杂志,2010,37(3):401-403.

［18］尹朋等. 实验性脾虚大鼠小肠结构与免疫功能的变化. 中国兽医杂志,2010,46(12):16-19.

［19］王明明,郁晓维. 脾虚证免疫学研究. 吉林中医药,2011,31(11):1035-1037.

［20］陈学习,张英杰,李美霞,等. 脾虚证与免疫系统关系研究概况与思考. 中国当代医药,2010,17(34):6-8.

［21］杨舒,钱会南. 中医脾虚证的免疫机制研究进展. 辽宁中医杂志,2008,35(9):1433-1435.

［22］Michele M,Kosiewicz A L Z,Pascale Alard. gut microbiota, immunity, and disease:a complex relationship. Frontiers in Microbiology,2011,2(1):180.

［23］Biagi E,Candela M,Fairweather-Tait S,et al. Ageing of the human metaorganism:the microbial counterpart. Age. 2012,34(1):247-267.

［24］郑秀丽,杨宇,王宝家,等. 从溃疡性结肠炎大鼠呼吸道与肠道微生态同步动态变化探讨"肺与大肠相表里". 世界中医药,2014,9(4):418-421.

［25］丁维俊,高峰,杨杰,等. 肾阳虚证患者肠道菌群失调状况的临床研究. 新中医,2007,39(1):9-10.

［26］苏亚娟,杨景云,刘柱,等. 纳米锁阳对肝性脑病肠道菌群及免疫功能的调整. 中国微生态学杂志,2006,18(6):438-440.

［27］施中凯,胡晓丽,张晓丽,等. 纳米中药女贞子复方制剂对激素造成小鼠肠道菌群失调调整作用. 黑龙江医药科学,2005,28(1):31-32.

［28］危北海. 中国中医药发展大会. 1189-1194.

［29］杜如竹. 脾虚证研究初探. 天津中医药,1990,5:32-35.

［30］陈家旭. 中医脾虚证的研究进展与展望. 湖南:中医药导报,1998,4(8):14-16.

［31］高秉谔,焦爱兰. 脾虚证临床与实验研究进展. 中国中西医结合消化杂志,2001,9(4):207-207.

［32］朴仁范,修宗昌．脾病证候体系及其诊断标准浅析．陕西中医,2009,30(1):127-128.

［33］沈阳医学院．中医学基础．沈阳医学院,1975.

［34］Guarner F. Enteric flora in health and disease. Digestion,2006,73(Suppl 1):5-12.

［35］Tannock G W. The search for disease-associated compositional shifts in bowel bacterial communities of humans. Trends in Microbiology,2008,16(10):488-495.

［36］吴三明,张万岱．脾虚泄泻患者肠道微生态学的初步研究．中国中西医结合脾胃杂志,1996,4(4):203-204.

［37］卢林,杨景云,李丹红．脾虚湿盛泄泻患者肠道微生态及舌部菌群变化的临床观察．中国微生态学杂志,2007,19(4):333-334.

［38］江月斐,劳绍贤,邝枣园,等．腹泻型肠易激综合征脾胃湿热证肠道菌群的变化．中国中西医结合杂志,2006,26(3):218-220.

［39］刘佳等．老年脾虚患者肠道菌群 16S rDNA 变性梯度凝胶电泳分析．中华中医药杂志,2010,10:1566-1569.

［40］邬燕文,彭颖,李晓波．中药复方对醋酸胃溃疡脾虚大鼠的治疗作用比较．现代生物医学进展,2009,9(3):410-413.

［41］王卓,彭颖,李晓波．四君子汤对两种脾虚模型大鼠肠道菌群紊乱的影响．中国中西医结合杂志,2009,29(9):825-829.

［42］任光友,张贵林．田君子汤对动物肠菌失调及正常胃肠功能的药理研究．中成药,2000,22(7):504-506.

［43］李秀亮,高永翔．益元止泻颗粒对脾虚泄泻小鼠肠道菌群的影响．成都中医药大学学报,2001,24(3):10-10.

［44］严梅桢,宋红月．补脾益气方对实验性"脾虚"小鼠肠道菌群的影响．中国实验方剂学杂志,1995,1(2):28-31.

［45］丁维俊,周邦靖,翟慕东,等．参苓白术散对小鼠脾虚模型肠道菌群的影响．北京中医药大学学报,2006,29(8):530-533.

［46］朱珊．健脾止泻颗粒对脾虚泄泻小鼠肠道菌群和小肠粘膜的作用．北京中医药大学学报,2003,26(3):28-30.

［47］李兰娟,吴仲文,马伟杭,等．慢性重型肝炎患者肠道菌群的变化．中华传染病杂志,2001,19(6):345-347.

［48］孟东,陈樱,靳建鸣,等. 2 型糖尿病患者红细胞 CR1 与 T 淋巴细胞亚群动态观察及相关性分析．天津医科大学学报,2002,8(1):94-96.

［49］刘生华．中西医治疗对 2 型糖尿病湿热证肠道菌群的影响．医药,2015,17(8):173-173.

［50］Russel,M. G. V. M. Changes in the incidence of inflammatory bowel disease:what does it mean? European Journal of Internal Medicine,2000,11(4):191-196.

［51］Jiang X L,Cui H F. An analysis of 10218 ulcerative colitis cases in China. World Journal of Gastroenterology,2002,8(1):158-161.

［52］陈治水,危北海,张万岱．溃疡性结肠炎中西医结合诊治方案．世界华人消化杂志,2004,13(11):1052-1055.

［53］Arumugam M. et al. Enterotypes of the human gut microbiome. Nature,2011,473:174-180.

［54］常廷民,李秀敏,赵习德．溃疡性结肠炎中医分型与 T 细胞亚群关系．辽宁中医杂志,2008,12:1803-1805.

［55］郑学宝,戴世学,荣向路,等．黄芩汤对湿热型溃疡性结肠炎大鼠调节性 T 细胞功能的影响．中华中医药学刊,2008,26(12):2533-2536.

[56] 陈韵如. 溃疡性结肠炎脾胃湿热证的微生态研究,广州:广州中医药大学,2010.

[57] 祖先鹏等. 中药有效成分与肠道菌群相互作用的研究进展. 中国中药杂志,2010,41(10):1766-1772.

[58] 梁金花,郑科文,孙立群. 探讨中药黄芪多糖对溃疡性结肠炎大鼠肠道菌群失调的调整作用. 微量元素与健康研究,2013,30(2):1-3.

[59] 任平等. 脾虚腹泻患者肠道菌群的研究. 中医杂志,1992,(6):33-34.

[60] 孙巍. 浅谈补中益气汤在促进肠道益生菌生长中的作用. 当代医药论丛,2013,11(9):137-138.

[61] 孟良艳,陈秀琴,石达友,等. 四君子汤对脾虚大鼠肠道菌群多样性的影响. 畜牧兽医学报,2013,44(12):2029-2035.

[62] 乐拔群. 四君子汤加味治疗肠道菌群失调所致腹泻23例. 中国保健营养月刊,2012,22(20):4754-4754.

[63] 杨利桃,李悦山,周毅等. 加味四君子汤对脾虚泄泻大鼠肠道菌群及sIgA的影响. 上海中医药杂志,2011,45(12):85-87.

[64] 周殿元,潘令嘉. 肠道菌群失调及治疗进展. 胃肠病学,2001,6(3).

[65] 杨春佳,苏德望,五跃生,等. 金银花对梗阻性黄疸大鼠肠道菌群失调的调整作用. 中国现代医生,2012,50(24):3-4.

[66] 姚小华,唐立,高菲,等. 山银花对小鼠肠道菌群失衡的调节作用. 中国微生态学杂志,2014,26(8):886-888.

[67] 石学魁,王雅贤,许惠玉,等. 几种中草药水煎剂对小鼠肠道菌群的调整作用. 牡丹江医学院学报,2004,25(6):7-9.

[68] 冯延民,姜秋,赵玉春,等. 金银花对不同血清型变形链球菌的抑菌试验研究. 吉林大学学报(医学版),1996,22(2):150-151.

[69] 刘柏青,冀友朋,赫淑玲,等. 北金银花(金银忍冬)研究综述. 吉林中医药,1992,(3):41-42.

[70] 郭丽双,杨旭东,胡静,等. 中药"神曲"对肠道菌群失调小鼠调整和保护作用的观察. 中国微生态学杂志,2005,17(3):174-175.

[71] 闫瑶等. 砂仁对抗生素所致肠道菌群失调小鼠调节作用的探讨. 中国微生态学杂志,2013,25(9):1040-1043.

[72] 杨翠珍,丛中笑,杨洪亮,等. 四磨汤对小鼠肠道菌群失调的调整作用研究. 中国药物经济学,2013,(3):267-268.

[73] 王艳,杨静,沈媛珍,等. 山茱萸多糖调节小鼠肠道菌群失调的作用. 华西药学杂志,2014,29(4):390-392.

[74] 曹俊敏,杨雪静,张伟珍,等. 茯苓等4种中药扶植实验小鼠肠道正常菌群生长及其机理的初步研究. 中华中医药学刊,2012,30(2):393-395.

[75] 朱文芳,孙克伟,陈斌,等. 温阳解毒化瘀方对HBV相关肝衰竭患者肠道菌群的影响. 中西医结合肝病杂志,2014,(4):214-216.

[76] Zhou X Y,et al. Advanced in analysis methods of animal intestinal flora structure. Journal of Microbiology,2013.

[77] 王喜军. 基于药物代谢组学的中药及方剂中组分间协同增效作用. 中国天然药物,2009,7(2):90-94.

[78] 张爱华,王喜军. 中医药的代谢组学研究. 中医药现代化,2013,15(4):643-647.

[79] 申剑. 寡果糖对人源菌群仔猪肠道菌群结构和宿主代谢的影响(博士论文). 上海:上海交通大学,2008.

[80] Cummings J H,Macfarlane G T. The control and consequences of bacterial fermentation in the human colon. J Appl Bacteriol,1991,70(6):443-459.

[81] Salminen S,Bouley C,Boutron-Ruault M C,et al. Functional food science and gastrointestinal physiology and function. Br J Nutr,1998,80(Suppl 1):S147-171.

［82］ Miller T L,Weaver G A,Wolin M J. Methanogens and anaerobes in a colon segment isolated from the normal fecal stream. Appl Environ Microbiol,1984,48(2):449-450.

［83］ Cummings J H,Beatty E R,Kingman S M,et al. Digestion and physiological properties of resistant starch in the human large bowel. Br J Nutr,1996,75(5):733-747.

［84］ Cummings J H,Pomare E W,Branch W J,et al. Short chain fatty acids in human large intestine,portal,hepatic and venous blood. Gut,1987,28(10):1221-1227.

［85］ Macfarlane G T,Cummings J H,Allison C. Protein degradation by human intestinal bacteria. J Gen Microbiol,1986,132(6):1647-1656.

［86］ Smith K L,Bradley L,Levy H L,et al. Inadequate laboratory technique for amino acid analysis resulting in missed diagnoses of homocystinuria. Clin Chem,1998,44(4):897-898.

［87］ 贾伟,蒋健,刘平,等. 代谢组学在中医药复杂理论体系研究中的应用. 中国中药杂志,2006,31(8):621-624.

［88］ Shi L L,Li Y,Wang Y. MDG-1,an Ophiopogon polysaccharide,regulate gut microbiota in high-fat diet-induced obese C57BL/6 mice. Int J Biol Macromol,2015,81(1):576-583.

［89］ Zhu Y,Cong W,Shen L,et al. Fecal metabonomic study of a polysaccharide,MDG-1 from Ophiopogon japonicus on diabetic mice based on gas chromatography/time-of-flight mass spectrometry(GC TOF/MS). Mol Biosyst,2014,10(2):304-312.

［90］ 石林林,王源,冯怡. 麦冬多糖 MDG-1 对膳食诱导肥胖模型小鼠肠道益生菌群多样性影响的研究. 中国中药杂志,2015,40(4):716-721.

［91］ Wang C Z,Yu C H,Wen X D,et al. American ginseng attenuates colitis associated colon carcinogenesis in mice:impact on gut microbiota and metabolomics. Cancer Prev Res(Phila),2016,9(10):803-811.

（张卫东　林　璋　周小航　孙　晖　任俊玲）

第六章

基于代谢组学的中药成分生物效应及机制研究

第一节 研究概述

中药药效物质基础是表达中药临床疗效的化学成分,包括中药体内直接作用物质及其前体化合物[1~7]。基于中医方证代谢组学研究策略,在利用代谢组学进行中药方剂有效性评价基础上,利用中药血清药物化学方法鉴定中药体内直接作用物质,并进一步与反映临床疗效的代谢生物标记物变化进行相关分析,能够发现中药效应关联成分,通过进一步的生物学评价,从而确定中药药效物质基础[8~12]。

代谢组学通过对生物体系整体代谢轮廓的动态分析,从代谢网络的整体变化上表征药物分子的生物效应,并无歧视地揭示药物分子的调控靶点,从而阐述其作用机制[13,14]。利用代谢组学对中药效应关联成分进行生物学评价,能够无歧视地表征该成分的作用靶点以及对生物体系代谢网络的整体调控水平,全面反映该成分对中药及方剂临床疗效的贡献,最终确定中药的药效物质基础。同时,有利于阐述中药多成分、多靶点的协同作用及其机制,并可避免单靶点效应评价产生的假阴性结果[15]。进一步对中药效应关联成分调控的代谢靶点进行聚焦,有利于开展靶点明确、成分清楚的创新药物开发[16~18]。

近几年,代谢组学技术已应用于中药效应关联成分的生物学功能研究过程[19~23]。王喜军等成功运用代谢组学技术研究黄柏体内直接作用物质小檗碱及黄柏内酯对非细菌性前列腺炎的干预作用及其作用机制,从整体层面、动态地描述了非细菌性前列腺炎大鼠模型的复制过程,鉴定了与疾病密切相关的 18 个生物标记物,它们主要参与了牛磺酸代谢、苯丙氨酸代谢、甘油磷脂代谢、嘌呤代谢等代谢途径,表明了非细菌性前列腺炎的病理机制与细胞因子的释放、免疫功能异常、环氧酶-2 及其产物的合成和聚积密切相关。通过对口服给予小檗碱和黄柏内酯后大鼠进行体内代谢轮廓分析,结果表明小檗碱和黄柏内酯均能对前列腺炎相关的潜在生物标记物产生明显的回调作用($p<0.05$),从代谢组学角度阐明了小檗碱与黄柏内酯可以有效地干预非细菌性前列腺炎的发生与发展,是黄柏的主要药效物质基础[24,25]。茵陈蒿汤是中医治疗阳黄证的经典方剂,6,7-二甲基香豆素(滨蒿内酯)是其君药茵陈蒿的主要成分,研究显示,6,7-二甲基香豆素具有保肝利胆等药理作用,但其对阳黄证的作用机制仍然不明。王喜军等运用代谢组学方法探究 6,7-二甲基香豆素对阳黄证的治疗作用及其机制。在成功制备阳黄证动物模型的基础上,初步表征了 33 个与阳黄证相关的生物标记物,通过 HMDB、KEGG、MetPA 等数据库对潜在代谢通路进行拓扑分析,结果显示阳黄证的发病主要与戊糖和葡萄糖醛酸转换、牛磺酸代谢、谷胱甘肽代谢、胆红素代谢、原发胆汁酸的生物合成等代谢通路相关。而 6,7-二甲基香豆素可通过调节小鼠戊糖和葡萄糖醛酸转换、牛磺酸代谢、谷胱甘肽代谢和原

发胆汁酸生物合成等多个代谢通路,使阳黄证模型小鼠代谢轮廓整体回调,从代谢组学角度阐释了 6,7-二甲基香豆素对阳黄证的治疗作用[26]。其他研究包括黄连有效成分小檗碱对糖尿病的治疗作用[27]、灯盏花主要有效成分灯盏乙素和灯盏乙素苷元的神经保护作用[28]、茵陈蒿主要有效成分 6,7-二甲基香豆素对酒精性肝细胞损伤的保护作用[29]、栀子主要有效成分京尼平对糖尿病的治疗作用[30]、侧柏叶主要有效成分穗花杉双黄酮对血管内皮细胞损伤的保护作用[31]、赤芍主要有效成分芍药苷对胆汁淤积性肝损伤的保护作用等[32],不仅评价了有效成分对生物体的整体效应,而且揭示了其调控的代谢靶点,有利于发现新的作用机制。

中药效应关联成分的生物学评价是利用中医方证代谢组学研究策略解析中药药效物质基础和诠释作用机制的最终环节。随着系统生物学理论体系的不断完善和相关分析技术与方法的快速发展,利用代谢组学方法评价中药效应关联成分生物学功能,将在中药药效物质基础研究和中药创新药物开发研究中获得广泛应用。

第二节　小檗碱对 2 型糖尿病的治疗作用研究

黄连具有清热泻火、解毒消肿之功效,用于湿热痞满、呕吐、黄疸、消渴、牙痛等症,其中消渴即与糖尿病的相关症状相关。研究表明小檗碱是黄连主要体内直接作用物质[33],具有促进胰岛素分泌、增进胰岛素抵抗和改善脂类代谢紊乱等生物活性[34,35]。为进一步诠释小檗碱治疗 2 型糖尿病的作用机制,评价小檗碱的整体生物效应,Dong 等采用基于 UPLC-MS 技术的代谢组学研究方法,探究小檗碱对 2 型糖尿病大鼠模型的治疗作用[27]。

一、样品的采集与处理

（一）实验动物及分组

选取六周龄雄性基因型为 fa/fa 和 fa/+ 的 Zucker 糖尿病肥胖大鼠,基因型为 fa/+ 的 Zucker 糖尿病肥胖大鼠给予正常饲料,基因型为 fa/fa 的 Zucker 糖尿病肥胖大鼠给予高脂高糖饮食（10% 蛋黄、10% 蔗糖、10% 猪油,0.25% 胆固醇）进而导致糖尿病的发生,连续给予 7 周。7 周后,fa/+ 型 Zucker 糖尿病肥胖大鼠作为空白组（$n=6$）,fa/fa 型 Zucker 糖尿病肥胖大鼠随机分为 3 组,即模型组（$n=6$）、小檗碱低剂量给药组（$n=6$）和小檗碱高剂量给药组（$n=6$）。模型组与空白组灌胃给予含 0.5% 黄芪胶的生理盐水,小檗碱高低剂量给药组分别给予 300mg/kg 与 150mg/kg 的小檗碱溶液,连续给药 12 周。

（二）样品采集与处理

收集给药后第 12 周大鼠尿液样品,13 000r/min 离心 5min,取上清液,-80℃ 条件下储存备用,用于尿液代谢组学分析;给药第 12 周末大鼠尾静脉取血,全自动生化仪检测各组大鼠糖化血红蛋白、总胆固醇和甘油三酯的含量,ELISA 法检测各组大鼠胰岛素含量。

二、研 究 结 果

(一)生理生化指标研究结果

对各组大鼠给药后第 12 周血清中糖化血红蛋白、胰岛素、总胆固醇和甘油三酯的含量进行测定。结果显示,与空白组比较,模型组糖化血红蛋白、总胆固醇和甘油三酯含量显著升高且胰岛素含量显著降低($p<0.01$)。灌胃给予小檗碱后,小檗碱高、低剂量给药组大鼠血清中糖化血红蛋白、总胆固醇和甘油三酯含量显著降低,胰岛素含量显著升高($p<0.05$)(图 6-1)。

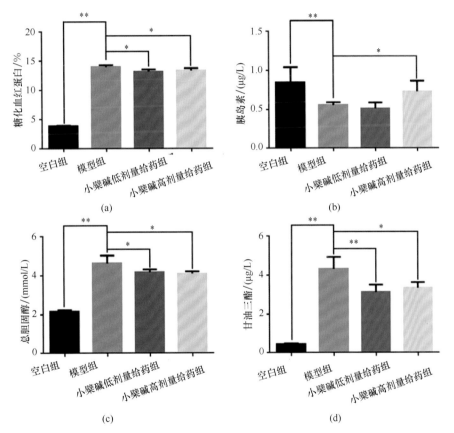

图 6-1　给药第 12 周各组大鼠血清糖化血红蛋白、总胆固醇、甘油三酯和胰岛素浓度比较[27]
(a)糖化血红蛋白浓度比较;(b)胰岛素浓度比较;(c)总胆固醇浓度比较;(d)甘油三脂浓度比较
与模型组比较:$*.\ p<0.05,**.\ p<0.01$

(二)尿液代谢组学研究结果

1. 2 型糖尿病大鼠模型生物标记物的鉴定

对各组大鼠给药后第 12 周尿液代谢轮廓进行 PCA 分析,结果表明空白组、模型组及小檗碱高、低剂量给药组之间出现明显的分离。通过选取对两组差异贡献较大的离子,根据化合物和碎片的高分辨质荷比和保留时间,通过二级质谱解析及 METLIN、HMDB、KEGG 数据库查询,最终鉴定 29 个 2 型糖尿病的生物标记物,包括正离子模式下 16 个生物标记物和负离子模式下 13 个生物标记物(表 6-1)。

表 6-1 UPLC-MS 技术鉴定的 2 型糖尿病大鼠模型生物标记物[27]

序号	分子式	标记物	趋势
1	$C_{14}H_{18}O_7$	2-苯乙醇苷(2-phenylethanol glucuronide)	↓
2	$C_9H_{12}O_7S$	3-甲氧-4-羟苯乙二醇硫酸酯(3-methoxy-4-Hydroxyphenylglycol Sulfate)	↓
3	$C_8H_7NO_4S$	4-磷酸-L-天冬氨酸(4-phospho-L-aspartate)	↓
4	$C_6H_8O_7$	柠檬酸(citric acid)	↑
5	$C_{21}H_{34}O_5$	四氢皮质醇(tetrahydrocortisol)	↑
6	$C_{10}H_{12}O_7S$	二氢阿魏酸-4-硫酸盐(dihydroferulic acid 4-sulfate)	↑
7	$C_{17}H_{28}N_4O_8P_2S$	2-甲基-1-羟丁基(2-methyl-1-hydroxybutyl-ThPP)	↓
8	$C_{18}H_{32}O_{16}$	3-半乳糖基乳糖(3-galactosyllactose)	↑
9	$C_{12}H_{22}O_{11}$	蔗糖(sucrose)	↑
10	$C_{11}H_{13}NO$	乙酰-L-酪氨酸(acetyl-L-tyrosine)	↓
11	$C_{14}H_{17}N_5O_8$	琥珀酸腺苷(succinoadenosine)	↓
12	$C_{24}H_{40}O_5$	胆酸(cholic acid)	↑
13	$C_{13}H_{16}O_7$	对甲酚葡萄糖醛酸(p-cresol glucuronide)	↓
14	$C_5H_7N_3O$	5-甲基胞嘧啶(5-methylcytosine)	↓
15	$C_4H_5N_3O$	胞嘧啶(cytosine)	↓
16	C6H7N5O	1-甲基鸟嘌呤(1-methylguanine)	↓
17	$C_{10}H_{17}N_3O_2S$	生物素酰胺(biotin amide)	↓
18	$C_7H_7NO_3$	3-羟基酸(3-hydroxyanthranilic acid)	↓
19	$C_{10}H_7NO_4$	黄尿酸(xanthurenic acid)	↓
20	$C_7H_{11}N_3O_2$	3-甲基-L-组氨酸(3-methyl-L-histidine)	↓
21	$C_{14}H_{17}N_5O_8$	琥珀酸腺苷(succinoadenosine)	↓
22	$C_{18}H_{39}NO_3$	植物鞘氨醇(phytosphingosine)	↑
23	$C_5H_4N_4O_3$	尿酸(uric acid)	↑
24	$C_{10}H_{15}N_3O_4$	5-甲基胞嘧啶(5-methyldeoxycytidine)	↓
25	$C_6H_{13}NO_5$	果糖胺(fructosamine)	↓
26	$C_{10}H_{14}N_2O_6$	胸腺嘧啶核糖核苷(ribothymidine)	↑
27	$C_{15}H_{17}NO_8$	5-羟基-6-甲氧基吲哚葡萄糖醛酸(5-hydroxy-6-methoxyindole glucuronide)	↓
28	$C_{15}H_{15}NO_8$	2,8-二羟基喹啉-β-D-葡萄糖苷酸(2,8-dihydroxyquinoline-β-D-glucuronide)	↓
29	$C_{18}H_{39}NO_2$	鞘氨醇(sphinganine)	↑

注:↑和↓表示该标记物在模型组相对于空白组的变化。

基于 MetaboAnalyst 的 MetPA 平台对代谢通路进行拓扑特征分析,鉴定出与 2 型糖尿病生物标志物密切相关的 3 个代谢通路,包括乙醛酸和二羧酸代谢、戊糖及葡萄糖醛酸转化和鞘脂类代谢。因此结果表明糖代谢和脂质代谢紊乱与 2 型糖尿病的发生与发展密切相关。

2. 小檗碱对 2 型糖尿病大鼠模型生物标记物的影响

PCA 图中显示给予小檗碱后大鼠代谢轮廓远离模型组,与空白组接近,表明小檗碱能够在整体上调节 2 型糖尿病大鼠紊乱的代谢轮廓(图 6-2)。通过对小檗碱所影响的生物标记物及代谢通路进行分析,结果显示小檗碱可以有效回调柠檬酸、四氢皮质醇、胸腺嘧啶核糖核苷和鞘氨醇的代谢水平。结果表明小檗碱主要通过调节体内糖代谢和脂质代谢紊乱,进而起到治疗 2 型糖尿病的作用。

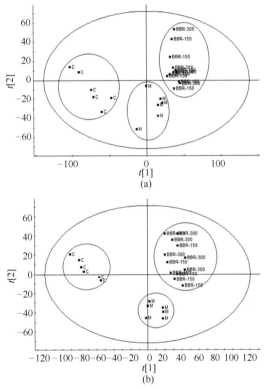

图 6-2　实验第 12 周各组大鼠尿液 PCA 得分图[27]

(a)正离子模式;(b)负离子模式

C. 空白组;M. 模型组;BBR-150. 小檗碱低剂量给药组;BBR-300. 小檗碱高剂量给药组

三、综 合 结 论

本研究应用 UPLC-MS 技术,对 2 型糖尿病模型大鼠的尿液代谢轮廓进行分析,初步表征 29 个 2 型糖尿病的生物标志物及与 2 型糖尿病相关的 3 个代谢通路。通过对口服给予小檗碱后大鼠血清生理生化指标和胰岛素含量进行分析,表明小檗碱可以有效降低血清中糖化血红蛋白、总胆固醇和甘油三酯的水平,增加胰岛素的分泌。尿液代谢组学分析表明,小檗碱可以显著回调柠檬酸、四氢皮质醇、胸腺嘧啶核糖核苷和鞘氨醇的异常表达,通过调节戊糖和葡萄糖醛酸转换、甘油磷脂代谢、脂质代谢、磷鞘脂代谢、戊糖及葡萄糖醛酸酯转换等代谢通路,起到对 2 型糖尿病的治疗作用。此研究有助于阐释黄连有效成分小檗碱治疗 2 型糖尿病的作用机制,同时为 2 型糖尿病的新药研究提供科学的实验数据。

第三节　灯盏乙素和灯盏乙素苷元对缺血性脑损伤神经保护作用研究

灯盏花,又名灯盏细辛、地顶草、地朝阳、细药、牙陷药、东菊等,为菊科植物短葶飞蓬的干燥全草,功能主治为散寒、解表、活血舒筋、止痛消积等,可治疗头痛鼻塞、风湿痹痛、瘫痪、跌打损伤等。灯盏乙素为灯盏细辛的主要活性成分[36,37]。近几年研究表明灯盏乙素水溶性和脂溶性较差,不易通过肠道上皮细胞黏膜,致使其生物利用度较低[38,39]。灯盏乙素苷元是灯盏乙素在肠道吸收的主要形式,与灯盏乙素相比,灯盏乙素苷元口服更易于吸收且生物利用度较高[40~42]。研究表明灯盏乙素和灯盏乙素苷元对脑血管疾病具有良好的治疗效果。Tang 等利用 UPLC-Q-TOF-MS 技术分析了灯盏乙素及灯盏乙素苷元对缺血性脑损伤的神经保护作用及其作用机制[28]。

一、样品的采集与处理

(一)实验动物及分组

将雄性 5 至 6 周龄 Wistar 大鼠随机分为 5 组,即空白组、模型组、尼莫地平组、灯盏乙素组(0.35mmol/kg)和灯盏乙素苷元组(0.35mmol/kg),每组 8 只。每天灌胃给药 1 次,空白组和模型组灌胃给予等体积的羧甲基纤维素钠溶液,连续灌胃 6 天。

于实验第 7 天,进行脑缺血再灌注手术,将大鼠置于恒温 37℃ 垫上,从颈正中切口分离出双侧颈总动脉,在两侧动脉下分别放置两根手术线,然后打活结,30min 后松开手术线,15 后分别结扎两侧的两根手术线,22 小时再结扎 30min,制备缺血再灌注模型。缝合皮肤放回笼内,继续饲养,保持室温,后用于以下实验。假手术组只分离不结扎

(二)样品采集与处理

实验第 8 天,大鼠分别放入代谢笼中,每笼 1 只,连续收集 3 天的尿液,每 12 小时收集一次尿液,样品依次标记为 1 号、2 号、3 号、4 号、5 号和 6 号。存于接尿管中,收集好的尿液样品,立即于 4℃ 3000r/min 离心 10min 去除固体杂质,用 EP 管收集上清液,置于−80℃冰箱中保存备用。实验结束后,眼眶取血 0.7mL,置于离心管中,4℃ 3000r/min 离心 10min,取上清液,置于−80℃冰箱中保存备用。然后脱颈处死大鼠,在冰面上迅速剥离出大脑组织,用生理盐水将表面的血液冲洗干净,仔细分离出海马组织,置于−80℃冰箱中保存备用。

取 0.2mL 血浆,加入乙腈 0.6mL,涡旋 2min 后,于 4℃ 13 000r/min 离心 15min,取上清液,离心浓缩,加 0.2mL 50% 乙腈复溶,供血液代谢组学分析。移取 0.5mL 尿液,加入 0.5mL 乙腈,涡旋 2min 后,于 4℃ 13 000r/min 离心 15min,取上清液,供尿液代谢组学分析。取海马组织(0.1g)加入 1.5mL 冰冷去离子水中匀浆,于 4℃ 3000r/min 离心 10min,取上清液 1.2mL 加入 3 倍体积的乙腈,涡旋 1min,于 4℃ 13 000r/min 离心 10min,取上清液,离心浓缩,加 0.2mL

50%乙腈复溶,供组织代谢组学分析。其余组织用于 MDA、Na^+、K^+、Ca^{2+} 的含量和活性检测。

二、研 究 结 果

(一)生理生化指标研究结果

各组生化指标与死亡情况如表 6-2 所示,空白组和灯盏乙素苷元组大鼠状态良好,未见死亡,模型组和尼莫地平组每组死亡 1 只,灯盏乙素组 2 只大鼠死亡。模型组大鼠的各生化指标与假手术组相比有显著性改变,说明缺血再灌注模型可以诱导大鼠发生缺血性神经损伤。而灯盏乙素组、灯盏乙素苷元组和尼莫地平组的各生化指标均不同程度的回归正常水平。与模型组比较,灯盏乙素组和灯盏乙素苷元组大鼠脑组织中的活力明显升高($p<0.01$),MDA 含量明显减少($p<0.01$)。缺血性脑水肿是临床上急性脑缺血死亡的主要原因之一,而 Na^+、K^+ 的含量变化和 Na^+、K^+-ATPase 的活性变化是脑水肿的病理表现之一。与模型组比较,灯盏乙素和灯盏乙素苷元可以显著抑制海马组织中 Na^+ 含量升高,促进 K^+ 含量增加,Na^+、K^+-ATPase 活性的增加明显($p<0.01$,$p<0.05$),进一步维持细胞内外的离子平衡,减轻脑水肿。与模型组比较发现,灯盏乙素和灯盏乙素苷元可以明显降低 Ca^{2+} 含量,升高 Ca^{2+}-ATPase 活性($p<0.05$,$p<0.01$)(表 6-2)。

表 6-2　海马组织中各生理生化指标表达水平[28]

检测指标	空白组	模型组	尼莫地平组	灯盏乙素组	灯盏乙素苷元组
死亡率/%	0	12.5	12.5	25	0
脑积液/%	77.39 ± 0.4723	80.82 ± 0.411△△	78.74 ± 0.3878**	77.05 ± 0.5934**	76.45 ± 0.4046**
Na^+/(mmol/L)	53.26 ± 1.753	73.31 ± 3.483△△	61.46 ± 8.31**	56.42 ± 4.582**	58.34 ± 3.653**
K^+/(mmol/L)	83.27 ± 9.498	53.74 ± 6.631△△	69.01 ± 4.230*	79.81 ± 4.550**	76.71 ± 4.027**
Na^+、K^+-ATPase/[μmol pi/(mg prot·h)]	10.15 ± 1.936	5.696 ± 1.230△△	7.112 ± 1.354**	7.455 ± 0.7323**	7.867 ± 0.6373**
MDA/(nmol/mg prot)	6.131 ± 0.826	8.579 ± 1.144△	7.431 ± 1.513*	7.842 ± 0.4015**	7.601 ± 0.3442**
SOD/(U/mg prot)	147.3 ± 6.395	115.6 ± 7.225△△	128.8 ± 3.437**	131.8 ± 4.423**	135.3 ± 5.344**
Ca^{2+}/(mmol/L)	13.89 ± 3.647	36.24 ± 6.445△△	21.81 ± 2.373*	25.4 ± 4.859**	27.34 ± 3.044**
Ca^{2+}-ATPase/[μmol pi/(mg prot·h)]	7.332 ± 0.3473	4.694 ± 0.3524△△	5.457 ± 1.56*	5.675 ± 0.4855*	5.547 ± 1.545*

注:与空白组比较:△.$p<0.05$,△△.$p<0.01$;与模型组比较:*.$p<0.05$,**.$p<0.01$。

(二)代谢组学研究结果

1. 缺血性脑损伤大鼠模型生物标记物的鉴定

对模型组、空白组、尼莫地平组、灯盏乙素组和灯盏乙素苷元组大鼠尿液、血液和海马组织代谢轮廓进行 PCA 分析,结果表明空白、模型及给药组之间出现明显的分离(图 6-3)。通过选取对两组差异贡献较大的离子,根据化合物和碎片的高分辨质荷比和保留时间,通过二级质谱解析及 METLIN、HMDB、KEGG 数据库查询,最终鉴定 23 个缺血性脑损伤的生物标记物,包括

9 个尿液生物标记物,8 个组织生物标记物和 6 个血液生物标记物(表 6-3)。与空白组比较,模型组中的尿液标记物 L-2,3-二氢二皮考啉酸、磺基丙氨酸、二氢神经酰胺和氨基己二酸,脑组织标记物乙酰肌肽、L-天冬氨酸、4-羟基苯乙醛和磷脂,血液生物标记物神经酰胺(d18:0/18:0)、N-α-乙酰化赖氨酸和神经酰胺(d18:1/12:0)表达量显著升高($p<0.05$)。而尿液中脱氧胞苷、吡咯烷酮羧酸、异柠檬酸、氨基酸、2-苯乙醇葡糖苷酸,组织中 D-泛酰-L-半胱氨酸、瓜氨酸、L-2-羟基戊二酸和神经氨酸,血浆中神经酰胺(d18:1/18:0)、N-乙酰组胺和半乳糖苷含量显著降低($p<0.05$)。基于 MetaboAnalyst 的 MetPA 平台和 KEGG 数据平台对代谢通路进行拓扑特征分析,找到了与缺血性脑损伤脑组织生物标记物密切相关的 14 个代谢通路,尿液生物标记物密切相关的 11 个代谢通路,血液生物标记物密切相关的 3 个代谢通路,其中神经鞘脂类代谢、赖氨酸的生物合成、丙氨酸、天冬氨酸、谷氨酸代谢、神经鞘脂类代谢与缺血性脑损伤的发生发展密切相关。

表 6-3 UPLC-MS 技术鉴定的缺血性脑损伤大鼠模型生物标记物[28]

序号	质荷比	分子式	标记物	VIP
1	170.0375	$C_7H_7NO_4$	L-2,3-二氢二皮考啉酸 1-2,3-dihydrodipicolinate	3.13
2	330.5179	$C_{19}H_{39}NO_3$	二氢神经酰胺 dihydroceramide	7.36
3	170.0045	$C_3H_7NO_5S$	磺基丙氨酸 cysteic acid	3.85
4	162.1558	$C_6H_{11}NO_4$	氨基己二酸 aminoadipic acid	3.02
5	130.0932	$C_5H_7NO_3$	吡咯烷酮羧酸 pyrrolidonecarboxylic acid	2.59
6	228.2172	$C_9H13N_3O_4$	脱氧胞苷 deoxycytidine	3.18
7	191.1235	$C_6H_8O_7$	异柠檬酸 isocitric acid	6.06
8	187.9865	$C_6H_6O_7$	氨基酸 oxalosuccinic acid	4.93
9	297.0998	$C_{14}H_{18}O_7$	2-苯乙醇葡糖苷酸 2-phenylethanol glucuronide	4.44
10	321.3780	$C_{12}H_{22}N_2O_6S$	D-泛酰-L-半胱氨酸 d-Pantothenoyl-L-cysteine	3.69
11	267.1439	$C_{11}H_{16}N_4O_4$	乙酰肌肽 acetylcarnosine	2.92
12	174.1857	$C_6H_{13}N_3O_3$	瓜氨酸 citrulline	2.54
13	132.1027	$C_4H_7NO_4$	L-天门冬氨酸 l-aspartic acid	1.11
14	137.0736	$C_8H_8O_2$	4-羟基苯乙醛 4-hydroxyphenylacetaldehyde	5.34
15	149.0524	$C_5H_8O_5$	L-2-羟基戊二酸 L-2-hydroxyglutaric acid	1.51
16	508.3998	$C_{26}H_{54}NO_6P$	磷脂 lysoPC(P-18:0)	1.84
17	268.1513	$C_9H_{17}NO_8$	神经氨酸 neuraminic acid	4.35
18	564.5660	$C_{36}H_{71}NO_3$	神经酰胺(d18:1/18:0)ceramide(d18:1/18:0)	2.45
19	566.5862	$C_{36}H_{73}NO_3$	神经酰胺(d18:0/18:0)cer(d18:0/18:0)	3.21
20	187.0910	$C_8H_{16}N_2O_3$	N-α-乙酰化赖氨酸 N-alpha-acetyllysine	1.73
21	482.4558	$C_{30}H_{59}NO_3$	神经酰胺(d18:1/12:0)ceramide(d18:1/12:0)	1.79
22	152.0992	$C_7H_{11}N_3O$	N-乙酰组胺 N-acetylhistamine	1.02
23	343.0788	$C_{12}H_{22}O_{11}$	半乳糖苷 galactinol	2.08

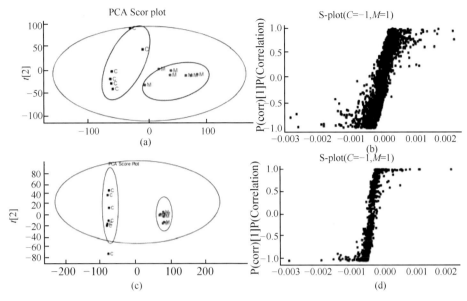

图 6-3　空白组及模型组血液代谢组学研究[28]

(a)血浆样品的 PCA 得分图;(b)血浆样品 S-plot 得分图;(c)脑组织样品的 PCA 得分图;(d)脑组织样品 S-plot 得分图

2. 灯盏乙素和灯盏乙素苷元对缺血性脑损伤大鼠模型生物标记物的影响

对给药后大鼠尿液代谢轮廓进行 PCA 分析。图 6-4 显示给予灯盏乙素、灯盏乙素苷元和尼莫地平后大鼠尿液代谢轮廓远离模型组,与空白组较为接近。结果表明灯盏乙素、灯盏乙素苷元和尼莫地平能够在整体上调节缺血性脑损伤模型大鼠紊乱的尿液代谢轮廓,对缺血性脑损伤模型生物标记物起到显著回调作用(图 6-5),进而起到对缺血性脑损伤的治疗作用。

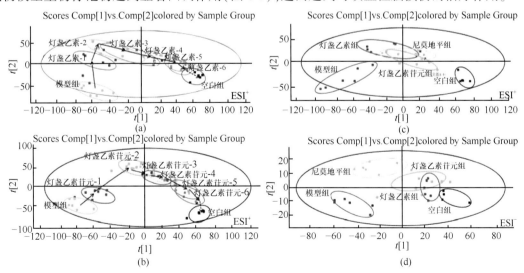

图 6-4　各组尿液代谢组学 PLS-DA 得分图[28]

(a)灯盏乙素尿液代谢轮廓 PLS-DA 得分图;(b)灯盏乙素苷元尿液代谢轮廓 PLS-DA 得分图;(c)正离子模式各组尿液代谢轮廓 PLS-DA 得分图;(d)负离子模式各组尿液代谢轮廓 PLS-DA 得分图

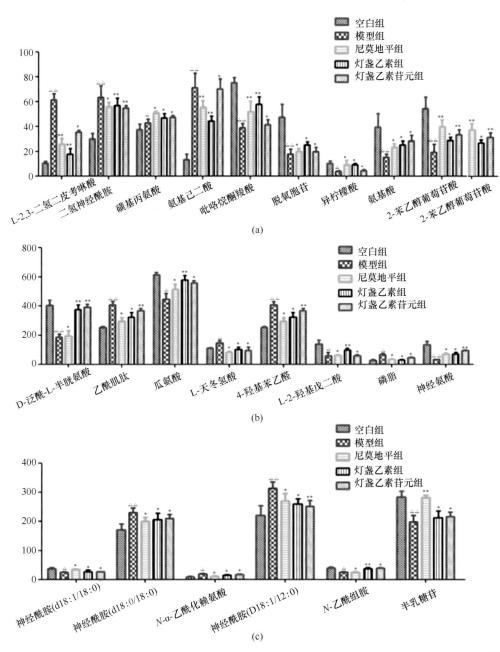

图 6-5　尼莫地平、灯盏乙素和灯盏乙素苷元作用后空白组、模型组和治疗组代谢标记物变化水平[28]
与空白组相比：△. $p < 0.05$，△△. $p < 0.01$；与模型组相比：*. $p < 0.05$，**. $p < 0.01$

3. 组织中生化指标与生物标记物的相关性分析

海马组织中潜在生物标记物与生理生化指标的相关性分析如表 6-4 所示，Na⁺表达水平与乙酰肌肽和磷脂 LysoPC（P-18：0）呈正相关，与 D-泛酰-L-半胱氨酸、瓜氨酸和神经氨酸呈负相关。而 K[+] 表达水平仅与神经氨酸呈正相关。此外,Na[+]、K[+]-ATPase 与 D-泛酰-L-半胱氨酸、L-天冬氨酸和神经氨酸呈正相关,与乙酰肌肽、L-2-羟基戊二酸和 LysoPC(P-18:0)呈负相关。Ca[+] 表达水平与乙酰肌肽、L-天冬氨酸、4-羟基苯乙醛呈正相关,而与 D-泛酰-L-半胱氨酸和 L-2-羟基戊二酸呈负相关。Ca[2+]-ATPase 仅与代谢物 D-泛酰-L-半胱氨酸相关。MDA 与 SOD 反应体内氧化应激水平的高低,从相关性分析中发现,脑组织中代谢物 D-泛酰-L-半胱氨酸、瓜氨酸和神经氨酸与 MDA 呈负相关,而 SOD 与脑组织中代谢物乙酰肌肽、4-羟基苯乙醛和神经氨酸呈正相关,与代谢物瓜氨酸呈负相关。

表 6-4　脑组织中生化指标与生物标记物的相关性分析[28]

标记物	Na[+]	K[+]	Na[+],K[+]-ATPase	Ca[2+]-ATPase	Ca[2+]	SOD
D-泛酰-L-半胱氨酸	−0.444*	0.355	0.564**	0.603**	−0.600**	−0.429
乙酰肌肽	0.418*	−0.366	−0.457*	−0.295	0.465*	0.474*
瓜氨酸	−0.578**	0.386	−0.213	0.023	−0.387	−0.549**
L-天冬氨酸	0.233	−0.202	0.543*	−0.376	0.522*	−0.189
4-羟基苯乙醛	0.418*	−0.366	0.370	−0.295	0.465*	−0.189
L-2-羟基戊二酸	−0.405	0.117	−0.457*	0.182	−0.520*	0.137
磷脂	0.748**	−0.281	−0.564**	−0.388	0.708**	−0.348
神经氨酸	−0.599**	0.543*	0.872**	0.342	0.708**	0.474*

注:*. $p<0.05$;**. $p<0.01$。

三、综合结论

本研究在成功制备脑损伤动物模型的基础上,初步表征了 23 个与脑损伤相关的生物标记物(尿液中 9 个生物标记物,缺血组织中 8 个生物标记物,血液中 6 个生物标记物),通过对潜在代谢通路进行拓扑分析,结果显示脑损伤的发病主要与神经鞘脂类代谢、赖氨酸的生物合成、丙氨酸、天冬氨酸、谷氨酸代谢、神经鞘脂类代谢等通路密切相关。结果表明灯盏乙素和灯盏乙素苷元均能对脑损伤生物标记物产生明显的回调作用($p<0.05$),其中灯盏乙素苷元对标记物回调作用优于灯盏乙素。本研究从代谢组学角度阐明了灯盏乙素和灯盏乙素苷元可以有效地保护脑神经,进而治疗缺血性脑损伤。

第四节　6,7-二甲氧基香豆素对阳黄证的治疗作用研究

茵陈蒿汤是治疗阳黄证的基本方剂,中药血清药物化学研究表明 6,7-二甲氧基香豆素是茵陈蒿汤的主要体内直接作用物质[43],为进一步确认 6,7-二甲氧基香豆素是茵陈蒿汤的主要药效物质基础,Fang 等采用基于 UPLC-MS 技术的代谢组学研究方法,探究 6,7-二甲氧基香豆素对阳黄证的治疗作用及其作用机制[26]。

一、样品的采集与处理

(一)实验动物及分组

雄性 4~6 周龄 BALB/c 小鼠(体重 20g±2g),随机分为三组,即空白组、阳黄组和 6,7-二甲氧基香豆素给药组,每组五只。阳黄组和 6,7-二甲氧基香豆素给药组小鼠,分别在上午 8 点和下午 2 点给予生姜溶液(0.13g/ kg)和乙醇溶液(3.125%体积分数),连续给予 14 天,空白组小鼠每日灌服相同体积的蒸馏水,实验第 15 和第 16 天,给予不同浓度溶解于橄榄油中的 ANIT 溶液(1.5mg/mL,1mg/mL)。实验第 17 天,6,7-二甲氧基香豆素给药组给予 6,7-二甲氧基香豆素(50mg/kg),连续给药 7 天。空白组和阳黄组每日给予相同剂量橄榄油。

(二)样品采集与处理

将大鼠置于代谢笼中,收集尿液,收集好的尿液样品,立即于 4℃ 13 000r/min 离心 15min 去除固体杂质,用 EP 管收集上清液,置于-80℃冰箱中保存备用,用于尿液代谢组学分析。在实验结束后,收集小鼠肝脏组织,在 10%甲醛中固定,进行组织病理学分析。

二、研究结果

(一)组织病理学研究结果

阳黄证患者大多伴有肝病,即肝脏代谢紊乱。从病理结果看,阳黄证小鼠肝细胞的中央静脉周围出现明显的区域性坏死和水肿,同时肝细胞伴有炎细胞浸润现象。对比阳黄组,6,7-二甲氧基香豆素给药组出现部分回调趋势(图 6-6)。

| 空白组 | 阳黄组 | 6,7-二甲氧基香豆素给药组 |

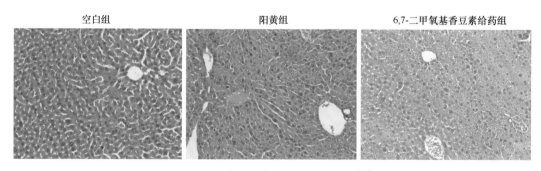

图 6-6 肝脏组织病理学检查(100×)[26]

(二)代谢组学研究结果

1. 阳黄证小鼠模型生物标记物的鉴定

对各组小鼠尿液样品进行采集,获得典型 BPI 图[图 6-7(c),(d)]。通过对各组小鼠给药后尿液代谢轮廓进行 PCA 分析,结果表明空白组、阳黄组及 6,7-二甲氧基香豆素给药组之间能够很好地分开[图 6-7(a),(b),(e),(f)]。通过选取对两组差异贡献较大的离子,根据化合物和碎片的高分辨质荷比及保留时间,通过二级质谱解析及 METLIN、HMDB、KEGG 数据库查询,最终鉴定 33 个(VIP>1,$p<0.05$)阳黄证生物标记物(表 6-5)。基于 MetaboAnalyst 的 MetPA 平台和 KEGG 数据平台对代谢通路进行拓扑特征分析,结果表明阳黄证的发生与发展主要与戊糖和葡萄糖醛酸化、牛磺酸和亚牛磺酸代谢、初级胆汁酸代谢、谷胱甘肽代谢、胆红素代谢等代谢通路密切相关(图 6-8)。

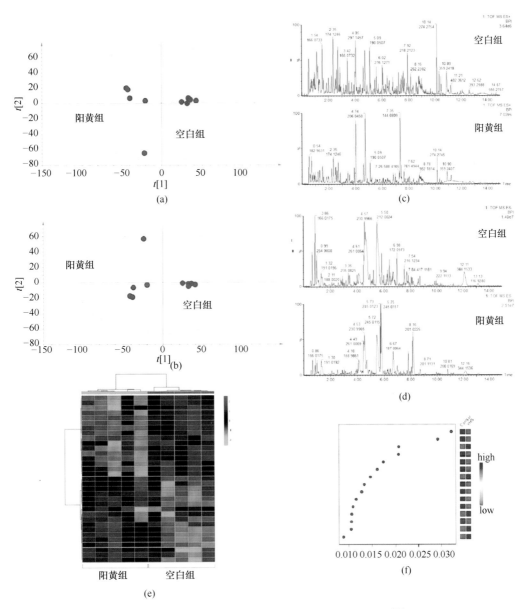

图 6-7　尿液代谢组 UPLC/MS 数据的模式识别分析[26]

(a)正离子模式;(b)负离子模式,空白组和阳黄组的代谢轮廓;(c)正离子;(d)负离子,空白组和阳黄组尿液代谢指纹图谱;
(e)代谢标记物的可视化热图分析;(f)最重要的 15 个代谢标记物的 VIP 图

● . 空白组;● . 阳黄组

表 6-5 UPLC-MS 技术鉴定的阳黄证小鼠模型生物标记物[26]

序号	质荷比	分子式	代谢物	趋势	VIP
1	146.1653	$C_7H_{19}N_3$	亚精胺(spermidine)	↓	1.00
2	126.0222	$C_2H_7NO_3S$	牛磺酸(taurine)	↓	3.00
3	314.1202	$C_{14}H_{19}NO_7$	酪胺酸(tyramine glucuronide)	↓	1.13
4	188.0911	$C_8H_{13}NO_4$	2-酮基-6-乙酰氨基己酸酯(2-keto-6-acetamidoca-proate)	↓	1.39
5	122.0263	$C_3H_7NO_2S$	L-半胱氨酸(L-cysteine)	↓	1.42
6	109.0286	$C_6H_4O_2$	1,2-苯醌(1,2-benzoquinone)	↑	1.45
7	168.0662	$C_8H_9NO_3$	吡哆醛(pyridoxal)	↓	1.42
8	315.1193	$C_{14}H_{14}N_6O_3$	7,8-二氢蝶酸(7,8-dihydropteroic acid)	↓	1.61
9	210.0742	$C_{10}H_{11}NO_4$	羟基苯甘氨酸(hydroxyphenylacetylglycine)	↓	4.90
10	184.0972	$C_9H_{13}NO_3$	肾上腺素(epinephrine)	↑	2.46
11	474.1725	$C_{20}H_{23}N_7O_7$	10-甲酰酯四氢叶酸(10-formyltetrahydrofolate)	↑	1.54
12	235.1081	$C_{12}H_{14}N_2O_3$	5-甲氧色氨酸(5-methoxytryptophan)	↑	1.38
13	281.1146	$C_{13}H_{16}N_2O_5$	L-β-天冬氨酰-l-苯基丙氨酸(L-beta-aspartyl-L-phenyl-alanine)	↑	1.31
14	190.0504	$C_{10}H_7NO_3$	犬尿喹啉酸(kynurenic acid)	↓	8.04
15	130.0637	C_9H_7N	3-亚甲基-假吲哚(3-methylene-indolenine)	↑	1.39
16	247.0949	$C_9H_{14}N_2O_6$	5,6-核苷(5,6-dihydrouridine)	↓	1.20
17	233.1281	$C_{13}H_{16}N_2O_2$	褪黑素(melatonin)	↑	1.24
18	247.1293	$C_{10}H_{18}N_2O_5$	β-氨酰-天冬氨酰-L-亮氨(L-beta-aspartyl-L-leucine)	↑	1.02
19	385.1694	$C_{19}H_{28}O_6S$	3b,16a-羟基雄甾烯酮硫酸盐(3b,16a-dihydroxyandro-stenone sulfate)	↓	1.16
20	300.0913	$C_{10}H_{13}N_5O_6$	8-羟基鸟嘌呤核苷(8-hydroxyguanosine)	↓	1.28
21	177.0400	$C_6H_{10}O_6$	L-古洛糖酸内酯(L-gulonolactone)	↓	1.79
22	195.0505	$C_6H_{12}O_7$	葡萄糖酸(gluconic acid)	↓	7.42
23	347.0977	$C_{15}H_{16}N_4O_6$	核黄素(riboflavin)	↑	3.04
24	252.0850	$C_{12}H_{15}NO_5$	N-乙酰香兰素黑色素(N-acetylvanilalanine)	↑	1.02
25	176.0375	$C_6H_{11}NO_3S$	N-甲酰-L-蛋氨酸(N-formyl-L-methionine)	↓	1.23
26	259.1292	$C_{11}H_{20}N_2O_5$	L-γ0谷酰基-亮氨酸(L-gamma-glutamyl-L-leucine)	↑	1.31
27	137.0602	$C_8H_{10}O_2$	对羟苯基乙醇(tyrosol)	↑	2.08
28	167.0341	$C_8H_8O_4$	尿黑酸(homogentisic acid)	↑	3.44
29	175.0607	$C_7H_{12}O_5$	2-异丙基苹果酸(2-isopropylmalic acid)	↑	2.37
30	163.0393	$C_9H_8O_3$	苯丙酮酸(phenylpyruvic acid)	↑	2.45
31	194.0452	$C_9H_9NO_4$	多巴醌(dopaquinone)	↑	1.87
32	172.0975	$C_8H_{15}NO_3$	异戊酰丙氨酸(isovalerylalanine)	↑	11.8
33	211.0600	$C_{10}H_{12}O_5$	左旋多巴酸(vanillactic acid)	↓	1.03

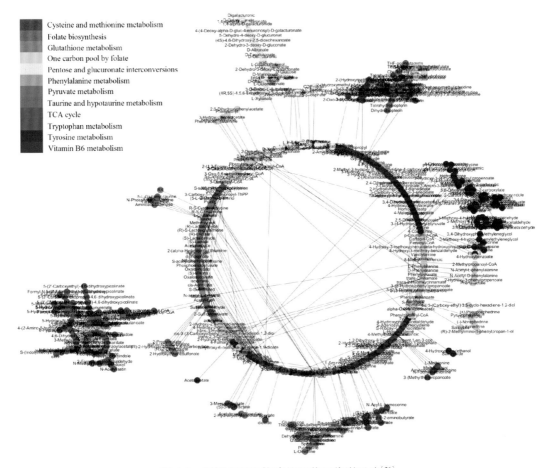

图 6-8　根据 KEGG 构建的阳黄证代谢通路[26]

2.6,7-二甲氧基香豆素对阳黄证模型生物标记物的影响

通过分析空白组、阳黄组、6,7-二甲氧基香豆素给药组尿液代谢轮廓,结果表明 6,7-二甲氧基香豆素可显著回调阳黄证生物标记物的异常表达,从代谢轮廓的调节作用角度说明 6,7-二甲氧基香豆素对阳黄证有很好的治疗作用(图 6-9)。通过对代谢通路进行拓扑特征分析,以生物标记物和涉及的代谢通路建立阳黄证相关代谢网络(图 6-10)。结果显示 6,7-二甲氧基香豆素对阳黄证的治疗作用主要与戊糖和葡萄糖醛酸化、牛磺酸和亚牛磺酸代谢、初级胆汁酸代谢和谷胱甘肽代谢等代谢通路相关。

三、综合结论

本研究使用无创的生物样品收集方法,在几乎无刺激的条件下获得的生物数据。初步表征 33 个阳黄证生物标记物,通过对生物标记物进行代谢通路拓扑分析,结果表明阳黄证的发生与发展主要与戊糖和葡萄糖醛酸化、牛磺酸和亚牛磺酸代谢、初级胆汁酸代谢、谷胱甘肽代谢、胆红素代谢等代谢通路密切相关。6,7-二甲氧基香豆素通过调节小鼠戊糖、葡萄糖醛酸转换、牛磺酸代谢、谷胱甘肽代谢和原发胆汁酸生物合成等多个代谢通路,使阳黄证模型小鼠代谢轮廓整体回调,从代谢组学角度阐释了6,7-二甲氧基香豆素对阳黄证的治疗作用。

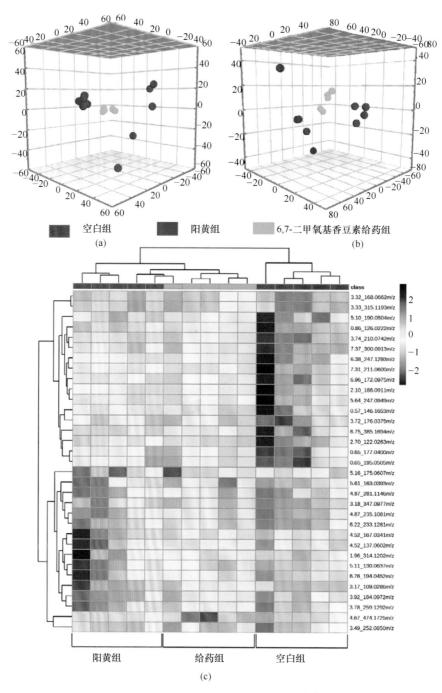

图 6-9　差异物的多元统计学分析图[26]
(a)正离子模式;(b)负离子模式;(c)热图
得分图:●. 空白组;●. 阳黄组;●.6,7-二甲氧基香豆素给药组

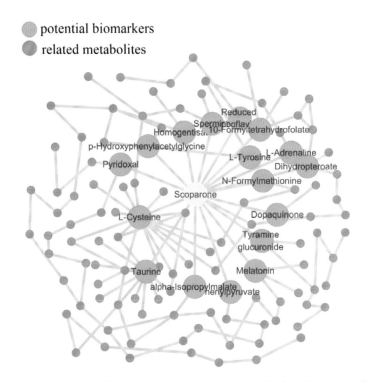

图 6-10　根据 KEGG 建立的 6,7-二甲氧基香豆素干预阳黄证的代谢通路[26]

第五节　6,7-二甲氧基香豆素对乙醇诱导的原代肝细胞损伤的保护作用研究

　　茵陈蒿汤是治疗中医阳黄证的基本方剂,现代研究表明具有保肝利胆等药理作用。6,7-二甲氧基香豆素是茵陈蒿汤的主要体内直接作用物质[44],为阐明 6,7-二甲氧基香豆素的保肝作用,进一步确定茵陈蒿汤药效物质基础,Zhang 等利用基于 UPLC-MS 技术的脂质代谢组学方法,研究了 6,7-二甲氧基香豆素对乙醇诱导的原代肝细胞损伤的保护作用及其作用机制[29]。

一、样品的采集与处理

(一)细胞培养及分组

　　采用两步胶原酶灌注法从 6 周龄雄性 ICR 小鼠肝脏中分离原代肝细胞。原代肝细胞培养于含 10% 胎牛血清的 DMEM 培养基中于 37°C 含 5% 的二氧化碳条件下培养,培养基中加入 100 mg/mL 青霉素和 100 mg/mL 链霉素,每 24 小时更换一次培养液。浓度为 $1×10^5$ mg/mL 的原代肝细胞接种于 24 孔培养板中。实验分为 3 组空白组:含相同体积的二甲基亚砜(DMSO)的培养液;模型组:将乙醇加入培养液中,终浓度为 200mmol/L,诱导肝细胞损伤,作用时间为 24 小时;6,7-二甲氧基香豆素治疗组:将乙醇加入培养液中,终浓度为 200mM,诱导肝细胞损伤,再将 6,7-二甲氧基香豆素浓缩液加入培养液中,使终浓度为 18 mg/mL,处理 24 小时。所有细胞在 37℃ 含 5% 的二氧化碳条件下培养 24 小时后,PBS 洗涤 3 次,-80℃ 储存用于脂质代谢组学分析。

（二）样品采集与处理

采用 Folch 方法提取细胞中磷脂,频率 40 kHz 功率 20 W 超声提取 3min,4℃、13 000r/min 离心 10min,取上清液,用于脂质组学分析。

二、脂质代谢组学研究结果

（一）乙醇诱导肝细胞损伤模型的脂质生物标记物的鉴定

对空白组、模型组细胞脂质代谢轮廓进行 PCA 分析,结果表明空白组、模型组及 6,7-二甲氧基香豆素治疗组之间出现明显的分离[图 6-11(a)、(b)]。运用 EZinfo2.0 软件进一步对各组脂质代谢轮廓进行配对偏最小二乘判别分析(OPLS-DA),获得能够直观反映对代谢轮廓轨迹变化贡献率的 Loading plot[图 6-11(c)、(d)]、S-plot[图 6-11(e)、(f)]、VIP-plot[图 6-11(g)、(h)]。通过选取对两组差异贡献较大的离子,根据化合物和碎片的高分辨质荷比及保留时间,通过二级质谱解析及 METLIN、HMDB、KEGG 数据库查询(图 6-12),最终鉴定 10 个乙醇诱导肝细胞损伤模型脂质生物标记物(表 6-6)。

表 6-6　UPLC-MS 技术鉴定的乙醇诱导肝细胞损伤模型脂质生物标记物[29]

序号	质荷比	分子式	标记物	VIP
1	596.60	$C_{38}H_{77}NO_3$	神经酰胺(d18:0/20:0)[Cer(d18:0/20:0)]	3.10
2	833.63	$C_{46}H_{89}O_{10}P$	磷脂酰甘油(20:1(11Z)/20:0)[PG(20:1(11Z)/20:0)]	2.44
3	624.63	$C_{40}H_{81}NO_3$	神经酰胺(d18:0/22:0)[Cer(d18:0/22:0)]	2.25
4	857.67	$C_{56}H_{90}O_6$	甘油三酯(15:1(9Z)/18:3(9Z,12Z,15Z)/20:5(5Z,8Z,11Z,14Z,17Z))[TG(15:1(9Z)/18:3(9Z,12Z,15Z)/20:5(5Z,8Z,11Z,14Z,17Z))]	3.79
5	742.54	$C_{41}H_{78}NO_8P$	磷脂酰胆碱(17:2(9Z,12Z)/16:0)[PC(17:2(9Z,12Z)/16:0)]	3.40
6	733.51	$C_{39}H_{75}O_{10}P$	磷脂酰甘油(19:1(9Z)/14:0)[PG(19:1(9Z)/14:0)]	3.02
7	464.28	$C_{22}H_{44}NO_7P$	磷脂酰乙醇胺(17:1(9Z)/0:0)[PE(17:1(9Z)/0:0)]	2.79
8	826.56	$C_{45}H_{82}NO_{10}P$	磷脂酰丝氨酸(20:3(8Z,11Z,14Z)/19:0)[PS(20:3(8Z,11Z,14Z)/19:0)]	2.78
9	766.54	$C_{43}H_{78}NO_8P$	磷脂酰胆碱(20:4(5Z,8Z,11Z,14Z)/15:0)[PC(20:4(5Z,8Z,11Z,14Z)/15:0)]	2.67
10	492.31	$C_{24}H_{48}NO_7P$	磷脂酰乙醇胺(19:1(9Z)/0:0)[PE(19:1(9Z)/0:0)]	2.37

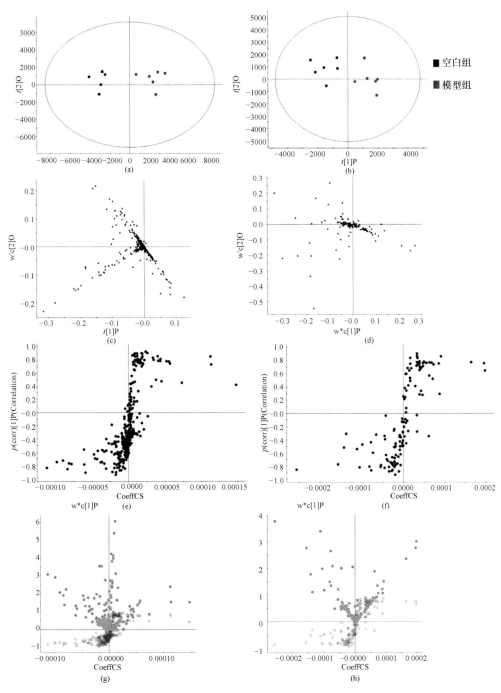

图 6-11　空白组、模型组脂质代谢组学研究

(a)正离子模式各组细胞脂质代谢 PCA 得分图;(b)负离子模式各组细胞脂质代谢 PCA 得分图;(c)正离子
模式各组细胞脂质代谢 Loading-plot 得分图;(d)负离子模式各组细胞脂质代谢 Loading-plot 得分图;(e)正
离子模式各组细胞脂质代谢 S-plot 得分图;(f)负离子模式各组细胞脂质代谢 S-plot 得分图;(g)正离子模式
各组细胞脂质代谢 VIP-plot 得分图图;(h)负离子模式各组细胞脂质代谢 VIP-plot 得分图[29]

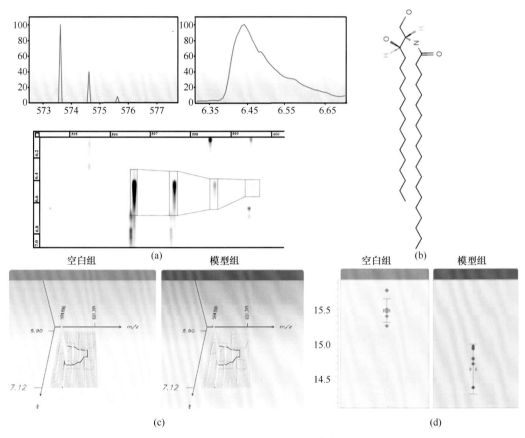

图 6-12　脂质代谢物鉴定[29]

(a)离子提取色谱图与质谱图;(b)神经酰胺(d18:0/20:0)分子结构图;(c)高表达脂质成分;(d)模型组与空白组脂质离子强度

(二)6,7-二甲氧基香豆素对乙醇诱导肝损伤细胞模型脂质生物标记物的影响

细胞毒性研究结果表明,1.8 μg/mL 的 6,7-二甲氧基香豆素对细胞无毒性。对各组细胞脂质代谢轮廓进行 PCA 分析,结果显示 6,7-二甲氧基香豆素通过对代谢产物的调节使得模型的代谢轮廓向空白组靠近[图 6-13(a),(b)]。6,7-二甲氧基香豆素治疗组肝损伤细胞模型脂质生物标记物均得到了不同程度的回调,包括神经酰胺(d18:0/20:0)[Cer(d18:0/20:0)],神经酰胺(d18:0/22:0)[Cer(d18:0/22:0)],磷脂酰甘油(20:1(11Z)/20:0)[PG(20:1(11Z)/20:0)],磷脂酰甘油(19:1(9Z)/14:0)[PG(19:1(9Z)/14:0)],磷脂酰胆碱(17:2(9Z,12Z)/16:0)[PC(17:2(9Z,12Z)/16:0)],磷脂酰胆碱(20:4(5Z,8Z,11Z,14Z)/15:0)[PC(20:4(5Z,8Z,11Z,14Z)/15:0)],磷脂酰乙醇胺(17:1(9Z)/0:0)[PE(17:1(9Z)/0:0)],磷脂酰乙醇胺(19:1(9Z)/0:0)[PE(19:1(9Z)/0:0)],磷脂酰丝氨酸(20:3(8Z,11Z,14Z)/19:0)[PS(20:3(8Z,11Z,14Z)/19:0)],甘油三酯(15:1(9Z)/18:3(9Z,12Z,15Z)/20:5(5Z,8Z,11Z,14Z,17Z))[TG(15:1(9Z)/18:3(9Z,12Z,15Z)/20:5(5Z,8Z,11Z,14Z,17Z))][图 6-13(c)]。

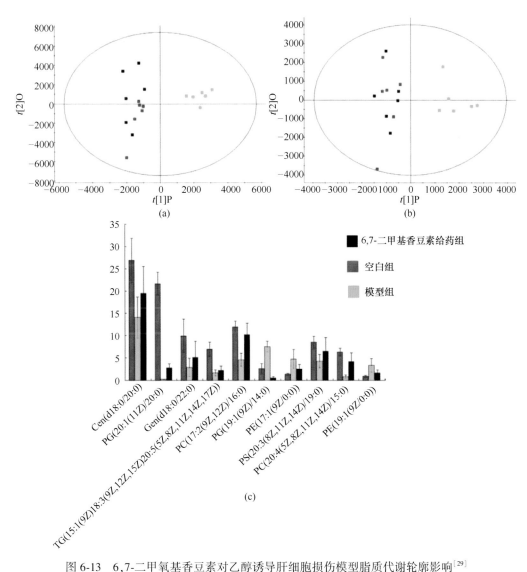

图 6-13 6,7-二甲氧基香豆素对乙醇诱导肝细胞损伤模型脂质代谢轮廓影响[29]

(a)正离子模式各组细胞脂质代谢 PCA 得分图;(b)负离子模式各组细胞脂质代谢 PCA 得分图;

(c)6,7-二甲氧基香豆素对脂质代谢标记物的影响

三、综 合 结 论

本研究应用 UPLC-MS 技术,通过对乙醇诱导肝细胞损伤模型脂质代谢轮廓进行分析,初步表征 10 个肝细胞损伤脂质生物标记物。6,7-二甲氧基香豆素可以显著回调肝损伤细胞脂质生物标记物的水平。此研究有助于阐释茵陈有效成分 6,7-二甲氧基香豆素对酒精性肝损伤细胞的保护作用及其作用机制,同时为酒精性肝损伤新药研究提供科学的实验数据。

第六节 京尼平对糖尿病的治疗作用研究

我国古代医书《本草纲目》曾记载栀子具有解五种黄病,利五淋,通小便,解消渴,明目的功效,其中消渴即与糖尿病的相关症状相关。京尼平苷为中药栀子的主要成分[45],京尼平苷体内转化为京尼平,可治疗糖尿病及其并发症。为诠释京尼平治疗糖尿病的作用机制,进一步确认京尼平为栀子治疗糖尿病的主要药效物质基础,Shen 等采用基于核磁共振技术的代谢组学方法,评价京尼平对糖尿病大鼠模型的治疗作用[30]。

一、样品的采集与处理

(一)实验动物及分组

SPF 级成年雄性 SD 大鼠,体重 180~200 g,自由进食和饮水,适应 1 周后进行实验。随机选取 40 只大鼠腹腔注射四氧嘧啶,制备糖尿病模型,其他 8 只腹腔注射等体积生理盐水作为空白组。注射四氧嘧啶 3 天后,禁食 10 小时,尾静脉采血测血糖值,空腹血糖值在 16.7 mmol/L 以上的大鼠即为糖尿病模型大鼠。然后依据体质量将糖尿病模型大鼠随机分为 5 组,每组 8 只:模型组、盐酸二甲双胍给药组(生药量 125 mg/kg)、京尼平高剂量给药组(生药量 100 mg/kg)、京尼平中剂量给药组(生药量 50 mg/kg)、京尼平低剂量给药组(生药量 25 mg/kg)。每天定时灌胃给药 1 次,空白组和模型组灌胃等体积的生理盐水。每天需称量食物和水,量化大鼠的摄入量。每周称重一次。

(二)样品采集与处理

在给药第 0 天、第 7 天、第 14 天测量口服药物 12 小时后大鼠空腹血糖。连续给药两周后腹主动脉取血,血液样品在 3000 r/min、4℃条件下离心 30 min 得到血清,一部分血清立即用于一部分血清样本用于甘油三酯(TG)、盐酸二甲双胍组总胆固醇(TC)、高密度脂蛋白(HDL)和低密度脂蛋白(LDL)含量分析。其余保存于-80℃冰箱备用,进行核磁共振分析。

二、研 究 结 果

(一)生理生化指标研究结果

四氧嘧啶诱导的糖尿病大鼠表现出多食多饮的症状,每天的饮食量是空白组的 2~3 倍,尿量为空白组的 10~12 倍。与正常大鼠相比,糖尿病大鼠的空腹血糖明显升高、体重较轻(图 6-14)。

与空白组比较,模型组大鼠的空腹血糖含量显著增加,并伴随着体重降低。给药第 7 天、第 14 天大鼠空腹血糖测量结果显示,盐酸二甲双胍给药组和京尼平高、中、低剂量给药组糖尿病大鼠空腹血糖值显著下降,且具有统计学意义(图 6-14)。

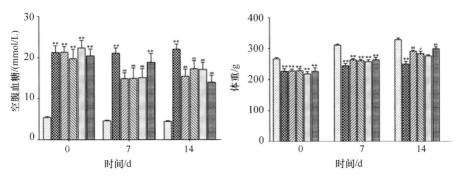

图 6-14　京尼平对大鼠多种生化参数的影响[30]

▭ . 空白组；▨ . 模型组；▨ . 京尼平高剂量给药组；▨ . 京尼平中剂量给药组；
▨ . 京尼平低剂量给药组；▨ . 盐酸二甲双胍给药组
与空白组比较：** *. $p < 0.001$；与模型组比较：#. $p < 0.05$，##. $p < 0.01$，###. $p < 0.001$

　　治疗两周后，与模型组相比，盐酸二甲双胍可显著降低糖尿病模型大鼠血清中甘油三酯
（TG）、盐酸二甲双胍组总胆固醇（TC）和低密度脂蛋白（LDL）含量。京尼平可显著降低糖尿
病模型大鼠血清中甘油三酯（TG）表达量，但高密度脂蛋白（HDL）、总胆固醇（TC）和低密度脂
蛋白（LDL）含量略高于模型组，除京尼平高剂量给药组对总胆固醇（TC）和高密度脂蛋白
（HDL）的影响外，其他组差异均无统计学意义（表 6-7）。与模型组比较，京尼平和盐酸二甲双
胍可显著降低尿酸（UA）和血尿素氮（BUN）的表达水平，除盐酸二甲双胍对血尿素氮（BUN）
的影响外，其他组差异均无统计学意义（图 6-14，表 6-8）。

表 6-7　京尼平对四氧嘧啶诱导的糖尿病大鼠的脂质轮廓影响（Mean±SD，$n=6$）[30]

组别	给药剂量/（mg/kg）	TC/（mmol/L）	TG/（mmol/L）	HDL/（mmol/L）	LDL/（mmol/L）
空白组	—	1.01±0.07	0.47±0.04	0.69±0.03	0.11±0.03
模型组	—	1.15±0.06	0.55±0.05	0.73±0.05	0.18±0.01
京尼平高剂量给药组	100	1.36±0.13*	0.43±0.08	0.99±0.10*,**	0.18±0.03
京尼平中剂量给药组	50	1.24±0.11	0.35±0.06	0.91±0.08	0.18±0.03
京尼平低剂量给药组	25	1.31±0.17	0.44±0.05	0.89±0.13	0.22±0.05
盐酸二甲双胍给药组	125	1.10±0.07	0.45±0.05	0.84±0.04	0.15±0.01

注：TC. 总胆固醇；TG. 甘油三酯；HDL. 高密度脂蛋白；LDL. 低密度脂蛋白。
与空白组比较：*. $p<0.05$；与模型组比较：**. $p<0.05$。

表 6-8　京尼平对四氧嘧啶诱导的糖尿病大鼠尿液参数的影响（Mean±SD，$n=6$）[30]

组别	给药剂量/（mg/kg）	UA/（μmol/L）	CRE/（μmol/L）	BUN/（mmol/L）
空白组	—	131.02±10.78	32.88±2.04	6.95±0.37
模型组	—	156.52±7.16	24.62±1.22*	16.52±3.39*
京尼平高剂量给药组	100	138.60±11.91	19.00±1.35*,**	12.93±2.99

续表

组别	给药剂量/(mg/kg)	UA/(μmol/L)	CRE/(μmol/L)	BUN/(mmol/L)
京尼平中剂量给药组	50	151.04±13.20	21.00±1.30*	13.76±2.20
京尼平低剂量给药组	25	131.90±12.30	24.71±1.85*	12.80±2.24
盐酸二甲双胍给药组	125	124.94±5.74	22.62±1.22*	15.67±3.45*

注:UA. 尿酸;CRE. 肌酐;BUN. 血尿素氮。

与空白组比较: *. $p<0.05$;与模型组比较: **. $p<0.05$。

(二)尿液代谢组学研究结果

1. 糖尿病模型大鼠生物标记物的鉴定

通过对给药第14天空白组大鼠与模型组大鼠的血液代谢轮廓进行分析,获得各组血液样本的核磁共振波谱(图6-15)。通过对各组小鼠给药后血液代谢轮廓进行PCA分析,结果表明空白组与模型组能够很好地分开[图6-16(a)],运用EZinfo2.0软件进一步对空白组和模型组血液代谢轮廓进行配对偏最小二乘判别分析(OPLS-DA),获得能够直观反映对代谢轮廓轨迹变化贡献率的Loading plot[图6-16(b)],结果提示,模型组大鼠体内代谢轮廓发生明显扰动间接预示着糖尿病的发生与发展。通过HMDB、KEGG、MetPA等数据库对潜在生物标记物进行结构解析及代谢通路拓扑分析,结合COSY和HSQC图谱,最终确定42个糖尿病生物标记物,主要包括糖、脂质、核苷酸、氨基酸、有机酸等(表6-9),其中模型组大鼠血中缬氨酸、甜菜碱、异亮氨酸、低密度脂蛋白/极低密度脂蛋白和二甲胺含量显著增加($p<0.01$),3-羟基丁酸、甘油、丙氨酸、NAG、琥珀酸、柠檬酸、丙酮酸、丙酮和乙酰乙酸含量显著降低($p<0.01$)。

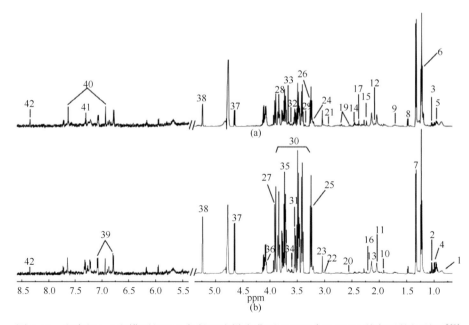

图6-15 空白组(a)和模型组(b)大鼠血液样本典型CPMG ^{1}H NMR谱序列数据谱图[30]

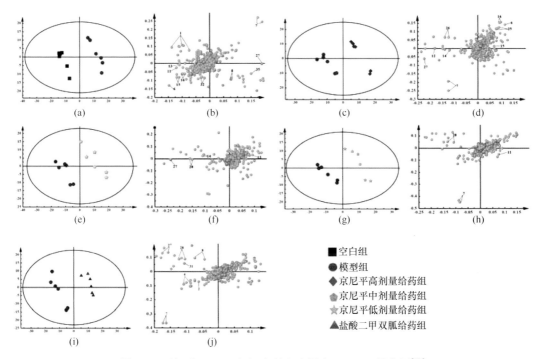

图 6-16　基于[1]H NMR 各组大鼠血液样本 PLS-DA 得分图[30]

(a)空白组与模型组 PLS-DA 得分图；(b)空白组与模型组的 Loading plot 得分图；(c)模型组与京尼平高剂量给药组 PLS-DA 得分图；(d)模型组与京尼平高剂量给药组的 Loading plot 得分图；(e)模型组与京尼平中剂量给药组 PLS-DA 得分图；(f)模型组与京尼平中剂量给药组的 Loading plot 得分图；(g)模型组与京尼平低剂量给药组 PLS-DA 得分图；(h)模型组与京尼平低剂量给药组的 Loading plot 得分图；(i)模型组与盐酸二甲双胍给药组 PLS-DA 得分图；(j)模型组与盐酸二甲双胍给药组的 Loading plot 得分图

表 6-9　^{1}HNMR 技术鉴定的 2 型糖尿病大鼠模型生物标记物[30]

序号	代谢物	[1]H/ppm	[13]C/ppm	标准
1	低密度脂蛋白/极低密度脂蛋白(LDL/VLDL)	0.89(m) 1.30(m)		COSY
2	异亮氨酸(isoleucine)	0.94(t,J = 7.2 Hz) 1.01(d,J = 7.2 Hz)	62.5	COSY,HSQC
3	亮氨酸(leucine)	0.96(d,J = 7.2 Hz)	42.7	HSQC
4	缬氨酸(valine)	0.97(d,J = 7.2 Hz) 0.99(d,J = 7.2 Hz)		COSY
5	异丁酸(isobutyric acid)	1.04(d,J = 6.6 Hz) 2.26(m)		
6	3-羟丁酸钠盐(3-hydroxybutyrate)	1.07(d,J = 6.6 Hz) 1.20(d,6.6) 2.39(dd) 4.24(m)	68.5	HSQC
7	乳酸盐(lactate)	1.33(d,J = 6.6 Hz)	22.9	COSY,HSQC
8	丙氨酸(alanine)	4.12(q,J = 7.2 Hz) 1.48(d,J = 7.2 Hz)　3.77(q)	453.6	COSY,HSQC

续表

序号	代谢物	^{1}H/ppm	^{13}C/ppm	标准
9	赖氨酸(lysine)	1.72(m)		COSY
		1.90(m)		
10	乙酸盐(acetate)	1.92(s)	26.1	COSY,HSQC
11	N-乙酰糖蛋白(N-acetyl-glycoproteins,(NAG)	2.05(s)		COSY
12	谷氨酸盐(glutamate)	2.08(m)		COSY
13	O-乙酰基糖蛋白(O-acetyl-glycoproteins,(OAG)	2.35(m)		
		3.75(m)		
		2.14(s)		COSY
14	谷氨酰胺(glutamine)	2.14(m)	33.4	HSQC
		2.46(m)		
15	丙酮(acetone)	2.23(s)	32.9	HSQC
16	乙酰乙酸乙酯(acetoacetate)	2.28(s)		
17	丙酮酸(pyruvate)	2.37(s)		
18	琥珀酸(succinate)	2.41(s)	36.8	HSQC
19	柠檬酸(citrate)	2.54(d,J = 16.8 Hz)	48.7	HSQC
		2.70(d,J = 16.2 Hz)		
20	甲硫氨酸(methionine)	2.65(t,J = 7.8 Hz)		
21	三甲胺(trimethylamine)(TMA)	2.92(s)		
22	二甲基甘氨酸(dimethylglycine)(DMG)	2.93(s)		
23	肌酸(creatine)	3.04(s)	39.5	HSQC
		3.93(s)		
24	胆碱(Choline)	3.21(s)		
25	磷脂(PC)	3.23(s)		
26	氧化三甲胺(TMAO)	3.25(s)		
27	甜菜碱(betaine)	3.26(s)		
		3.91(s)	55.9	COSY,HSQC
28	精氨酸(arginine)	3.78(t,J = 4.8 Hz)		
29	鲨肌醇(scyllo-inositol)	3.35(s)		
30	糖原(glycogen)	3.9(m)		
		5.45(m)		
31	甘氨酸(glycine)	3.56(s)	44.3	HSQC
32	甘油(glycerol)	3.58(dd,J = 9.6 Hz)		
		3.67(dd,J = 11.4 Hz)		
33	苏氨酸(threonine)	3.60(d,J = 4.2 Hz)	63.5	COSY,HSQC
34	肌醇(myo-inositol)	3.63(s)		
35	二甲胺(dimethylamine)(DMA)	3.74(s)		
36	甘油三酯(triglyceride)	4.24(m),5.20(m)		

序号	代谢物	^{1}H/ppm	^{13}C/ppm	标准
37	β-葡萄糖(β-glucose)	4.65(d,J = 7.8 Hz)	98.7	COSY,HSQC
38	α-葡萄糖(α-glucose)	5.24(d,J = 4.2 Hz)	94.9	HSQC
39	酪氨酸(tyrosine)	6.89(d,J = 8.4 Hz)		
		7.18(d,J = 4.2 Hz)		
40	组氨酸(histidine)	7.05(s)		COSY
		7.75(s)		
41	苯丙氨酸(phenylalanine)	7.32(m)		
		7.42(m)		
42	甲酸(formic acid)	8.46(s)		COSY

2. 京尼平对糖尿病大鼠模型生物标记物的影响

通过对实验第14天空白组、模型组,京尼平高、中、低剂量给药组和盐酸二甲双胍给药组大鼠血液代谢轮廓进行 PLS-DA 分析,结果显示,京尼平高、中、低剂量给药组和盐酸二甲双胍给药组大鼠血液代谢轮廓明显远离模型组且靠近空白组[图 6-16(c)~(j)]。结果表明京尼平和盐酸二甲双胍可明显回调糖尿病模型大鼠体内代谢轮廓,进一步预示京尼平和盐酸二甲双胍对糖尿病的发生与发展起到干预作用,且京尼平高剂量给药组对糖尿病模型大鼠的代谢轮廓回调最为显著(图 6-16)。

以糖尿病大鼠模型的生物标记物为指标,分析口服京尼平和盐酸二甲双胍后生物标记物的含量变化趋势。高剂量京尼平给药可显著减少葡萄糖、甜菜碱、缬氨酸、异亮氨酸和 TMAO 的表达水平,增强 TMA、精氨酸、3-羟基丁酸、乙酸、NAG、胆酸、谷氨酸和丙酮的表达水平。中剂量京尼平给药可显著降低谷氨酸、甜菜碱和 DMA 的表达水平,增加丙酮酸、精氨酸、甘油三酯、丙氨酸、3-羟基丁酸、NAG、琥珀酸和谷氨酰胺的表达水平。盐酸二甲双胍可显著降低糖尿病模型组大鼠血液中缬氨酸、TMAO、甜菜碱、精氨酸、甘氨酸和异亮氨酸的表达水平,同时增加丙氨酸和 NAG 的表达水平(图 6-17)。结果提示京尼平可显著回调糖尿病相关生物标记物,且其生物学效应呈现计量依赖性,表明京尼平对糖尿病具有显著的治疗作用。基于 MetPA 平台对京尼平治疗糖尿病的生物标记物进行代谢通路拓扑特征分析,结果显示京尼平治疗糖尿病主要通过影响缬氨酸、亮氨酸和异亮氨酸的生物合成,乙醛酸盐代谢、甘油代谢、丙酮酸代谢,柠檬酸循环(TCA 循环),糖酵解和糖异生等代谢通路(表 6-10,图 6-18)。

表 6-10　MetPA 通路分析结果[30]

代谢通路	合计	匹配	原始 p 值	$-\log(p)$	响应值
缬氨酸、亮氨酸和异亮氨酸生物合成(valine,leucine and isoleucine biosynthesis)	11	2	0.0029633	5.8214	0.33333
乙醛酸盐代谢(glyoxylate and dicarboxylate metabolism)	16	1	0.11901	2.1285	0.2963
甘油磷脂代谢(glycerolipid metabolism)	18	1	0.13295	2.0178	0.28098
丙酮酸代谢(pyruvate metabolism)	22	1	0.16021	1.8312	0.18754

续表

代谢通路	合计	匹配	原始 p 值	−log(p)	响应值
三羧酸循环(citrate cycle)(TCA cycle)	20	3	0.00038144	7.8716	0.15106
糖酵解和糖异生(glycolysis or gluconeogenesis)	26	1	0.1867	1.6783	0.09891
淀粉与蔗糖代谢(starch and sucrose metabolism)	23	1	0.16691	1.7903	0.03778
半乳糖代谢(galactose metabolism)	26	2	0.016418	4.1094	0.03644
半胱氨酸和甲硫氨酸代谢(cysteine and methionine metabolism)	28	1	0.19966	1.6112	0.02103

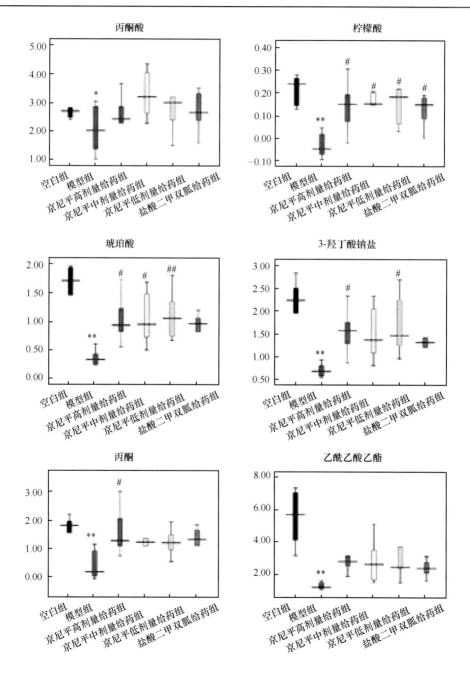

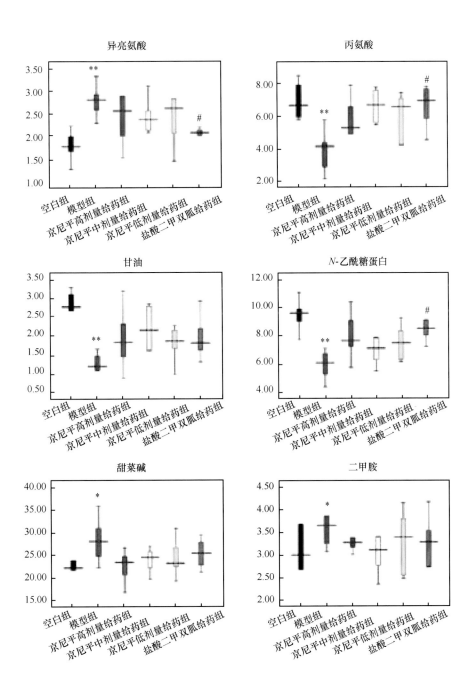

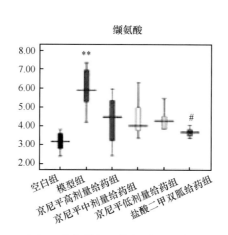

图 6-17 各组血液代谢标记物相对含量水平箱状图[30]

与空白组比较：$*. p < 0.08$，$**. p < 0.001$；与模型组比较：$\#. p < 0.08$，$\#\#. p < 0.001$

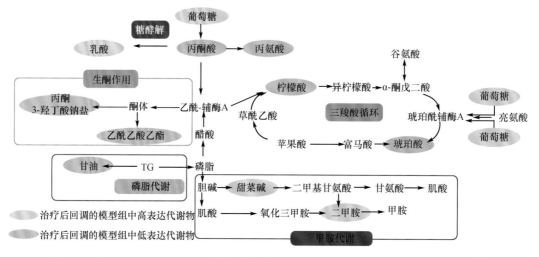

图 6-18 基于 KEGG PATHWAY 数据库构建的糖尿病血液潜在生物标记物代谢网络[30]

三、综 合 结 论

本实验通过对相关临床生化指标进行检测,结果表明京尼平能显著调节血糖、甘油、谷氨酸、乳酸、丙氨酸、琥珀酸和血脂的含量,使其趋近正常水平,且具有良好的抗糖尿病作用。通过对各组大鼠血液代谢轮廓进行分析,结果显示京尼平主要通过调节体内糖酵解和糖异生作用、TCA 循环、脂质代谢和氨基酸代谢等代谢通路发挥降糖作用。此研究有助于阐释京尼平对糖尿病的治疗作用及其作用机制,同时为糖尿病新药研究提供科学的实验数据。

第七节　穗花杉双黄酮对脂多糖诱导的人脐静脉内皮细胞损伤的保护作用研究

侧柏叶具有凉血和止血功能,穗花杉双黄酮是侧柏叶的主要体内直接作用物质[46,47],其被用作抗氧化剂、血管舒张剂及抗艾滋病毒剂。为诠释穗花杉双黄酮对血管细胞损伤的保护作用机制,进一步确认穗花杉双黄酮是侧柏叶的主要药效物质基础,Yao 等通过运用代谢组学研究方法,采用超高效液相色谱-四级飞行时间质谱(UPLC-QTOF-MS)联合多元数据处理方法,探究穗花杉双黄酮对内皮细胞损伤的保护作用及其作用机制[31]。

一、样品制备与处理

(一)细胞培养

将人脐静脉内皮细胞置于含 10% 胎牛血清的 DMEM 培养基中,于 37℃ 含 5% 的二氧化碳条件下培养,培养基中加入 100 mg/mL 青霉素和 100 mg/mL 链霉素,每 24 小时更换 1 次培养液。培养皿中细胞增殖至 80% 后,模型组的细胞培养在 100 μg/mL 脂多糖的细胞培养基中培养 24 小时。治疗组细胞被培养于含穗花杉双黄酮和 100 μg/mL 脂多糖的细胞培养基中培养 24 小时。对照组培养在正常 DMEM 培养基中。

(二)细胞样品的提取与处理

以胰蛋白酶消化人脐静脉内皮细胞,待人脐静脉内皮细胞开始变圆脱落后终止消化,迅速转移到标记好的洁净的离心管中,800r/min 离心 6min。小心弃去上清液,人脐静脉内皮细胞溶解在 1.0 mL 冷的甲醇/水(4:1,体积分数)于中淬灭细胞。适当涡旋后将淬灭后的人脐静脉内皮细胞于冰浴下超声波破淬 10min,随后 4℃ 13 000r/min 离心 10 min。收集上清液用氮气吹干。残渣 1.0 mL 乙腈/水(1:1,体积分数)复溶,过 0.22μm 滤膜,用于细胞代谢组血分析。

浓度为 1×105 mL-1 的人脐静脉内皮细胞接种于 96 孔培养板中,对照组培养在含 10% 胎牛血清的 DMEM 培养基中,37℃ 含 5% 的二氧化碳条件下培养 24 小时。模型组培养在含 100 μg/mL 脂多糖的 DEME 培养基中,37℃ 含 5% 的二氧化碳条件下培养 24 小时。治疗组培养在含 100 μg/mL 脂多糖和穗花杉双黄酮的 DEME 培养基中,37℃ 含 5% 的二氧化碳条件下培养 24 小时。设置高、中、低三个剂量的穗花杉双黄酮浓度:4.647,9.294 和 18.587 μmol/L。培养 24 小时后,取培养基于 10 000r/min 离心 10min,用于 SOD 活性、MDA 和 NO 的表达水平的测定。

二、研 究 结 果

(一)生理生化指标的研究结果

通过检测 NO、MDA 水平和 SOD 活性。结果显示模型组中 NO 和 MDA 的表达水平高于对照组($p< 0.01$),而 SOD 的活性较低($p<0.01$)。给予穗花杉双黄酮后,高、中、低剂量给药组中 NO 和 MDA 表达水平显著降低,SOD 活性显著升高。结果表明穗花杉双黄酮在保护人脐静脉内皮细胞的同时具有抗炎抗氧化等作用(表 6-11)。

表 6-11　穗花杉双黄酮在被 LPS 引起损伤的人脐静脉内皮细胞中的保护($n = 5, \bar{x}\pm SD$)[31]

组别	浓度/($\mu mol/L$)	NO/($\mu mol/L$)	MDA/($nmol/mL$)	SOD/(U/mL)
溶媒对照组	—	21.03±0.86	1.71±0.13	21.69±2.16
模型组	—	53.66±3.07*	2.80±0.26*	11.11±1.20*
治疗组	4.674	31.62±3.01#	2.13±0.13#	18.12±0.50#
	9.249	27.33±1.79#	1.93±0.09#	19.26±0.62#
	18.587	22.13±2.28#	1.68±0.17#	22.21±1.67#

注:$\bar{x}$ 表示平均值,SD 表示标准偏差。与对照组相比:*. $p <0.01$;与模型组比较:#. $p <0.01$。

(二)细胞代谢组学研究结果

1. 细胞代谢物的鉴定

对各组细胞样本所采集的代谢数据进行 PCA 和 PLS-DA 分析,结果表明空白、模型组及给药组之间能够很好地分开[图 6-19(a)]。在 S-plot 图中选取对两组差异贡献较大的离子,根据化合物和碎片的高分辨质荷比和保留时间,通过二级质谱解析及 METLIN、HMDB、KEGG 数据库查询,最终鉴定 7 个细胞损伤生物标记物,主要包括鸟氨酸、甘氨酸、精氨基琥珀酸、腐胺、亚精胺、5-氧代脯氨酸和二氢尿嘧啶(表 6-12)。

表 6-12　人脐静脉内皮细胞损伤模型生物标记物[31]

模式	序号	t_R[a]/min	Mass m/z	δ	分子式	化合物	趋势[b]	趋势[c]
正离子	1	0.343	113.9899	0.0053	$C_2H_5NO_2$	甘氨酸(glycine)	↓	↑
	2	0.783	308.1522	0.0043	$C_{10}H_{18}N_4O_6$	精氨基琥珀酸(argininosuccinic acid)	↓	↑
	3	4.988	127.0632	0.0000	$C_4H_{12}N_2$	腐胺(putrescine)	↓	↑
	4	13.744	133.0936	0.0035	$C_5H_{12}N_2O_2$	鸟氨酸(ornithine)	↓	↑
	5	14.671	163.1976	0.0058	$C_7H_{19}N_3$	亚精胺(spermidine)	↓	↑
负离子	1	0.733	128.0383	0.0030	$C_5H_7NO_3$	5-氧代脯氨酸(5-oxoproline)	↓	↑
	2	14.850	113.0293	0.0063	$C_4H_6N_2O_2$	二氢尿嘧啶(ditydrouracil)	↑	↓

注:a. t_R 表示组分的保留时间;b. ↑和↓分别表示模型组与对照组的代谢物的上调和下调;c. ↑和↓分别表示与模型组相比,穗花杉双黄酮治疗组代谢物的显着上调和下调。

基于 MetaboAnalyst 的 MetPA 平台和 KEGG 数据平台对代谢通路进行拓扑特征分析[图 6-19(b)],鉴定出与人脐静脉内皮细胞损伤模型生物标记物密切相关的 4 个代谢通路,包括谷胱甘肽代谢,精氨酸和脯氨酸代谢、β-氨基丙酸代谢和甘氨酸、丝氨酸和苏氨酸代谢等[图 6-19(c)]。

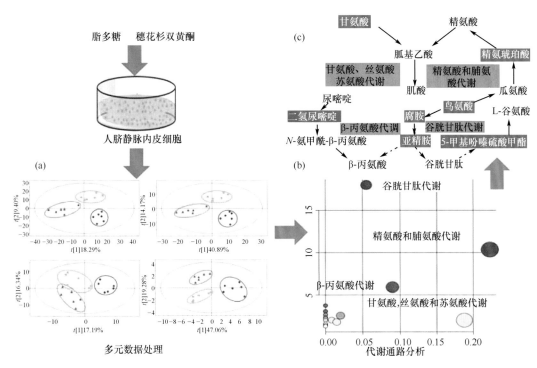

图 6-19　穗花杉双黄酮对人脐静脉内皮细胞损伤保护作用的细胞代谢组学研究[31]

(a)各组细胞样本 PLS-DA 得分图;(b)基于 KEGG 平台分析代谢通路拓扑特征分析;(c)穗花杉双黄酮对人脐静脉
内皮细胞损伤保护作用的代谢通路机制图

2. 穗花杉双黄酮对人脐静脉内皮细胞损伤模型生物标记物的影响

PCA-DA 图中显示给予穗花杉双黄酮后人脐静脉内皮细胞损伤模型代谢轮廓远离模型组,与空白组接近,表明穗花杉双黄酮能够在整体上调节人脐静脉内皮细胞损伤模型紊乱的代谢轮廓[图 6-19(a)]。结果显示,给予穗花杉双黄酮后,人脐静脉内皮细胞损伤模型生物标记物腐胺、亚精胺和 5-羟脯氨酸均得到不同程度回调,接近空白组水平。

三、结　　论

此研究应用 UPLC-QTOF-MS 技术,通过对人脐静脉内皮细胞损伤模型代谢轮廓进行分析,初步表征 7 个人脐静脉内皮细胞损伤生物标记物,包括鸟氨酸、甘氨酸、精氨基琥珀酸、腐胺、亚精胺、5-羟脯氨酸和二氢尿嘧啶。通过代谢通路进行拓扑特征分析,结果表明细胞损伤的发生主要与谷胱甘肽代谢、精氨酸和脯氨酸代谢、β-氨基丙酸代谢、甘氨酸、丝氨酸和苏氨酸代谢等代谢通路密切相关。穗花杉双黄酮可显著回调人脐静脉内皮细胞损伤模型生物标记物的水平,从代谢轮廓的调节角度阐明穗花杉双黄酮对细胞损伤有很好的保护作用,进而表明穗花杉双黄酮为侧柏叶保护细胞损伤的主要有效成分。

第八节　芍药苷抗 ANIT 诱导的胆汁淤积性
肝损伤的保护作用研究

胆汁淤积是导致肝损伤、肝纤维化和肝衰竭的主要原因之一。赤芍是毛茛科植物芍药或川芍药的干燥根,具有清热凉血、活血化瘀和调节免疫力的药理作用,临床常用于肿瘤和血瘀证的治疗,尤以肝病常见。芍药苷为赤芍主要体内直接作用物质[48~50]。临床研究表明,芍药苷对胆汁淤积导致的肝炎有良好的治疗效果,然而,其作用机制尚不明确。Chen 等选取 α-萘基异硫氰酸酯(ANIT)诱导的胆汁淤积型肝损伤大鼠模型,利用血液代谢组学方法,结合 UPLC-TOF-MS 技术,深入探究芍药苷对 ANIT 诱导的胆汁淤积型肝损伤的保护作用及其作用机制,并为揭示赤芍的药效物质基础提供数据[32]。

一、样品的采集与处理

(一)实验动物及分组

雌性 SD 小鼠(200g±20 g)经适应性饲养 1 周后,随机分为六组:空白组,模型组,熊去氧胆酸组(60mg/kg),芍药苷高、中、低剂量组(0.2g/kg,0.1g/kg,0.05g/kg),每组 6 只。实验开始时按照给药剂量灌服给予大鼠,正常组和模型组给予等量生理盐水,连续给药 6 次后,除正常组外,其余各组均按照 50 mg/kg 灌胃给予 α-萘基异硫氰酸酯(ANIT)橄榄油溶液 1 次,建立胆汁淤积型肝损伤模型,造模后按原来剂量继续给药 4 次。

(二)样品采集与处理

实验结束前,动物禁食不禁水 12 小时后,收集大鼠血液样品,3000r/min 离心 10min,取上清液,-80℃储存。一部分血清样本用于全自动生化分析仪测定血清总胆红素(TBIL)、结合胆红素(DBIL)、谷草转氨酶(AST)、谷丙转氨酶(ALT)、碱性磷酸酶(ALP)和总胆汁酸(TBA)的表达水平,另一部分,-80℃条件下储存备用,用于血液代谢组学分析。肝组织固定,石蜡包埋,5μm 切片,常规 HE 染色,光学显微镜下观察病理结果。

二、研　究　结　果

(一)生化分析和病理观察

光镜下观察结果显示,正常组肝小叶完整,干细胞排列整齐,无肝细胞坏死。模型组肝小叶轮廓不清,汇管区有炎性细胞浸润,肝细胞混浊肿胀、可见明显的点状或灶状坏死。熊去氧胆酸组治疗和赤芍苷高剂量组治疗后,肝细胞结构基本完整,有较少的中性粒细胞浸润,与正常组较接近。赤芍苷中剂量组治疗后,肝小叶轮廓基本清楚,炎性细胞浸润减轻,有少量肝细胞坏死。赤芍苷低剂量组治疗后,门静脉水肿,胆管上皮轻度损伤[图 6-20(a)]。与空白组相比,模型组血清总胆红素(TBIL)、结合胆红素(DBIL)、谷草转氨酶(AST)、谷丙转氨酶(ALT)、碱性磷酸酶(ALP)、γ-谷氨酰转移酶(γ-GT)和总胆汁酸(TBA)的含量显著升高($p < 0.01$)。与模型组相比,熊去氧胆酸组及芍药苷中、高剂量组显著降低($p< 0.01$),芍药苷低剂量组降低不明显[图 6-20(b)]。

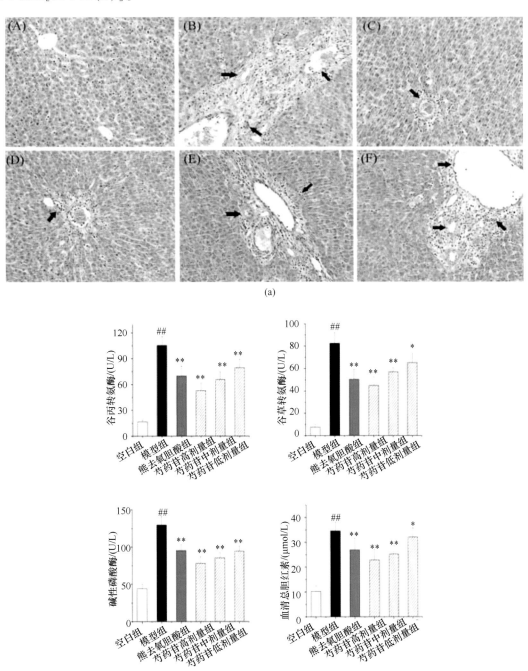

(a)

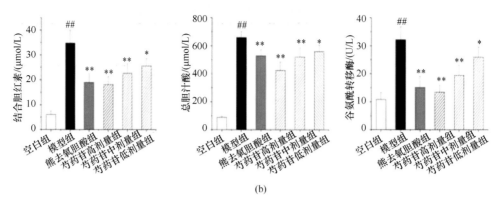

(b)

图 6-20　芍药苷对肝损伤保护作用的组织病理学研究[32]

(a)芍药苷对肝损伤保护作用的组织病理学研究;(b)芍药苷对肝损伤大鼠多种生化参数的影响

与空白组比较:* * *. $p < 0.001$;与模型组比较:#. $p < 0.05$,##. $p < 0.01$,###. $p < 0.001$

(二)代谢组学研究结果

对空白组、模型组、芍药苷高剂量组大鼠血液代谢轮廓进行 PCA 分析,结果表明空白组、模型组及给芍药苷高剂量组之间能够很好地分开(图 6-21)。选取对空白组和模型组差异贡献较大的离子,根据化合物和碎片的高分辨质荷比和保留时间,通过二级质谱解析及METLIN、HMDB、KEGG 数据库查询,最终鉴定 14 个 ANIT 诱导大鼠胆汁淤积肝损伤的生物标记物(表 6-13),通过对给药后潜在生物标记物的分析,结果显示芍药苷高剂量组胆汁淤积肝损伤生物标记物均得到了不同程度的回调(图 6-22),进而使胆汁淤积肝损伤模型的代谢轮廓向空白组靠近(图 6-21)。

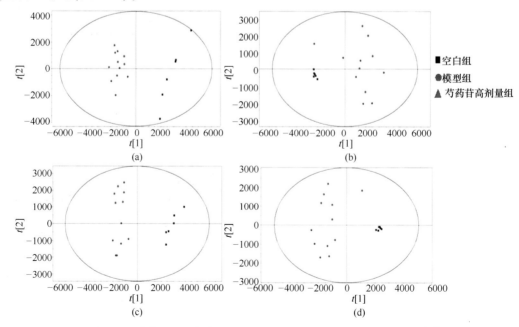

图 6-21　芍药苷对肝损伤模型大鼠血液代谢轮廓影响 PCA 得分图[32]

表 6-13　ANIT 诱导大鼠胆汁淤积肝损伤模型生物标记物[32]

序号	保留时间/min	质荷比	代谢产物	分子式	模型组的趋势[a]	芍药苷高剂量给药组的趋势[b]
1	10.5	336.229	15(S)-HPETE	$C_{20}H_{32}O_4$	↓##	↑**
2	9.4	346.213	11-脱氢皮甾醇(cortexolone)	$C_{21}H_{30}O_4$	↓##	↑**
3	10.58	449.311	鹅脱氧甘胆酸(glycochenodeoxycholic acid)	$C_{26}H_{43}NO_5$	↑##	↓*
4	9.45	465.305	甘胆酸(glycocholic Acid)	$C_{26}H_{43}NO_6$	↑##	↓*
5	0.85	174.113	L-精氨酸(L-arginine)	$C_6H_{14}N_4O_2$	↓##	↑**
6	11.94	833.595	卵磷脂(lecithin)	$C_{10}H_{18}NO_8PR_2$	↓##	↑**
7	21.31	785.617	脑磷脂(phosphatidylethanolamine)	$C_7H_{12}NO_8PR_2$	↓##	↑**
8	16.88	183.066	磷酸胆碱(phosphocholine)	$C_5H_{15}NO_4P$	↓##	↑**
9	0.97	131.069	肌酸(creatine)	$C_4H_9N_3O_2$	↑##	↓**
10	3.95	145.052	肌苷(inosine)	$C_{10}H_{12}N_4O_5$	↑##	↓*
11	15.84	509.393	人溶血血小板活化因子(Lyso PAF)	$C_8H_{20}NO_6PR$	↑##	↓**
12	9.35	515.291	牛磺胆酸(taurocholic acid)	$C_{26}H_{45}NO_7S$	↑##	↓**
13	16.35	805.553	乳糖酶基鞘氨醇(lactosylceramide)	$C_{31}H_{56}NO_{13}R$	↓##	↑*
14	10.65	499.293	牛磺鹅脱氧胆酸(taurochenodeoxycholic acid)	$C_{26}H_{45}NO_6S$	↑##	↓*

注:a. 变化趋势与正常组相比;b. 与模型组相比的变化趋势。微分代谢物的水平用↓表示下调,用↑表示上调。
与模型组比较:*. $p < 0.05$;**. $p < 0.01$;##. $p < 0.01$。

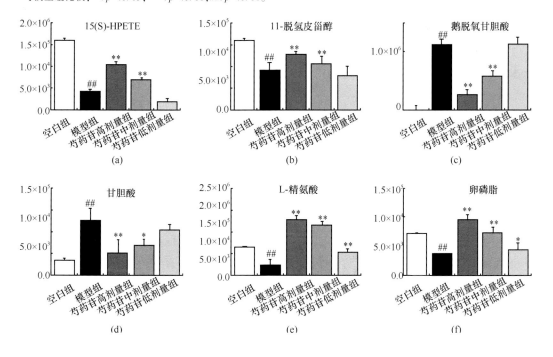

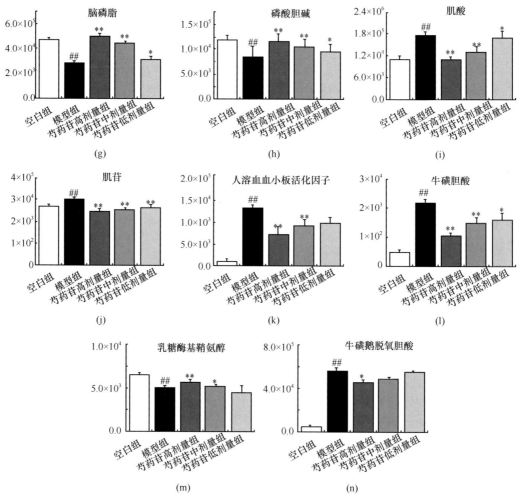

图 6-22　各组血液代谢标记物含量水平柱状图[32]

与模型组比较：*. $p < 0.08$，**. $p < 0.001$；与空白组比较：#. $p < 0.08$，##. $p < 0.001$

基于 MetaboAnalyst 的 MetPA 平台和 KEGG 数据平台对代谢通路进行拓扑特征分析，鉴定出与 ANIT 诱导大鼠胆汁淤积肝损伤代谢标记物密切相关的 14 个代谢通路，包括原代胆汁酸生物合成、甘油磷脂代谢、花生四烯酸代谢、精氨酸和脯氨酸代谢、醚脂代谢等代谢通路(表 6-14，图 6-23)。

表 6-14　使用 MetaboAnalyst 3. 0 的创新途径分析的结果[32]

代谢通路名称	总数	预期	匹配数	原始 p	$-\log(p)$	响应值
原代胆汁酸生物合成(primary bile acid biosynthesis)	46	0.45934	4	0.00079939	7. 1317	0. 11904
甘油磷脂代谢(glycerophospholipid metabolism)	30	0.29957	3	0.0027476	5. 897	0. 275
花生四烯酸代谢(arachidonic acid metabolism)	36	0.35949	2	0.048072	3. 035	0. 09646
亚油酸代谢(linoleic acid metabolism)	5	0.049929	1	0.049 01	3. 0157	0
精氨酸和脯氨酸代谢(arginine and proline metabolism)	44	0.43937	2	0.068 977	2. 674	0. 09426

续表

代谢通路名称	总数	预期	匹配数	原始 p	$-\log(p)$	响应值
牛磺酸和亚牛磺酸代谢（taurine and hypotaurine metabolism）	8	0.079886	1	0.077335	2.5596	0
α-亚麻酸代谢（alpha-linolenic acid metabolism）	9	0.089872	1	0.086602	2.4464	0
醚脂代谢（ether lipid metabolism）	13	0.12981	1	0.12281	2.0971	0.21429
糖基磷脂酰肌醇生物合成（ether lipid metabolism）	14	0.1398	1	0.13165	2.0276	0.0439
鞘脂代谢（sphingolipid metabolism）	21	0.2097	1	0.19126	1.6541	0
甘氨酸、丝氨酸和苏氨酸代谢（glycine, serine, and threonine metabolism）	32	0.31954	1	0.27731	1.2826	0
氨酰-tRNA 生物合成（aminoacyl-tRNA biosynthesis）	67	0.66904	1	0.49784	0.69747	0
嘌呤代谢（purine metabolism）	68	0.67903	1	0.50311	0.68695	0.0026
类固醇激素生物合成（steroid hormone biosynthesis）	70	0.699	1	0.51349	0.66653	0.02409

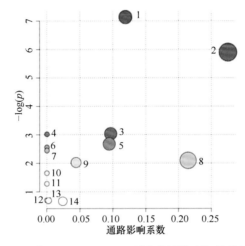

图 6-23　基于 MetaboAnalyst 平台代谢轮廓拓扑分析[32]

1. 初级胆汁酸的生物合成；2. 甘油磷脂代谢；3. 花生四烯酸代谢；4. 亚油酸代谢；5. 精氨酸和脯氨酸代谢；6. 牛磺酸和牛磺酸的麦太保的影响；7. α-亚麻酸的代谢；8. 醚脂麦太保的影响；9. 糖基磷脂酰肌醇生物合成；10. 鞘脂质代谢；11. 甘氨酸、丝氨酸、苏氨酸代谢；12. 氨酰 tRNA 生物合成；13. 嘌呤代谢；14. 类固醇激素的合成

三、综　合　结　论

　　本研究应用 UPLC-TOF-MS 技术，通过胆汁淤积型肝损伤大鼠模型血液代谢轮廓进行分析，初步表征 14 个胆汁淤积型肝损伤生物标记物。芍药苷可显著回调胆汁淤积型肝损伤生物标记物的水平，从代谢轮廓的调节角度阐明芍药苷对胆汁淤积型肝损伤的保护作用及其作用机制，进而表明芍药苷为赤芍保护肝损伤的主要有效成分。

参 考 文 献

[1] Wang X, Zhang A, Zhou X, et al. An integrated chinmedomics strategy for discovery of effective constituents from traditional herbal medicine. Sci Rep, 2016, 6：18997.

［2］Liu Q,Zhang A,Wang L,et al. High-throughput chinmedomics-based prediction of effective components and targets from herbal medicine AS1350. Sci Rep,2016. doi:10. 1038/srep38437.

［3］Mazzio E A,Li N,Bauer D,et al. Natural product HTP screening for antibacterial(E. coli 0157:H7) and anti-inflammatory agents in(LPS from E. coli O111:B4) activated macrophages and microglial cells:focus on sepsis. BMC Complement Altern Med,2016,16(1):467.

［4］Cheng B C,Fu X Q,Guo H,et al. The genus Rosa and arthritis:overview on pharmacological perspectives. Pharmacol Res,2016,114(2):219-234.

［5］Wu T Y,Chang F R,Liou J R,et al. Rapid HPLC quantification approach for detection of active constituents in modern combinatorial formula,San-Huang-Xie-Xin-Tang(SHXXT). Front Pharmacol,2016,20(7):374.

［6］Esposito F,Carli I,Del Vecchio C,et al. Sennoside A,derived from the traditional chinese medicine plant Rheum L. ,is a new dual HIV-1 inhibitor effective on HIV-1 replication. Phytomedicine,2016,23(12):1383-1391.

［7］Zhou X H,Zhang A H,Wang L,et al. Novel chinmedomics strategy for discovering effective constituents from ShenQiWan acting on ShenYangXu syndrome. Chin J Nat Med,2016,4(8):561-581.

［8］Wang X,Zhang A,Sun H,et al. Discovery and development of innovative drug from traditional medicine by integrated chinmedomics strategies in the post-genomic era. TrAC Trends in Analytical Chemistry,2016,76:86-94.

［9］Zhang A H,Sun H,Yan G L,et al. Chinmedomics:a new strategy for research of traditional Chinese medicine. Zhongguo Zhong Yao Za Zhim,2015,40(4):569-576.

［10］中医方证代谢组学学术思想概述——黑龙江中医药大学王喜军教授团队介绍.世界科学技术-中医药现代化,2016,05:707-713.

［11］Wang X. Methodology for systematic analysis of in vivo efficacy material base of traditional Chinese medicine-Chinmedomics. Zhong guo Zhong Yao Za Zhi,2015,40(1):13-17.

［12］刘琦,赵宏伟,张爱华,等.基于中医方证代谢组学研究男仕胶囊治疗肾阳虚证的药效物质基础及作用机制.中国中药杂志,2016,15:2901-2914.

［13］Zhang A,Yan G,Zhou X,et al. High resolution metabolomics technology reveals widespread pathway changes of alcoholic liver disease. Mol Biosyst,2016,12(1):262-273.

［14］Cao H,Zhang A,Sun H,et al. Metabolomics-proteomics profiles delineate metabolic changes in kidney fibrosis disease. Proteomics,2015,15(21):3699-3710.

［15］Dong H,Yan G L,Han Y,et al. UPLC-Q-TOF/MS-based metabolomic studies on the toxicity mechanisms of traditional Chinese medicine Chuanwu and the detoxification mechanisms of Gancao,Baishao,and Ganjiang. Chin J Nat Med,2015,13(9):687-698.

［16］Zhang A,Wang H,Sun H,et al. Metabolomics strategy reveals therapeutical assessment of limonin on nonbacterial prostatitis. Food Funct,2015,6(11):3540-3549.

［17］Zhang T,Zhang A,Qiu S,et al. High-throughput metabolomics approach reveals new mechanistic insights for drug response of phenotypes of geniposide towards alcohol-induced liver injury byusing liquid chromatography coupled to high resolution mass spectrometry. Mol Biosyst,2016,13(1):73-82.

［18］Sun H,Wang M,Zhang A,et al. UPLC-Q-TOF-HDMS analysis of constituents in the root of two kinds of Aconitum using a metabolomics approach. Phytochem Anal,2013,24(3):263-276.

［19］Shi L,Jie W,Yuan W,et al. MDG-1,an Ophiopogon,polysaccharide,alleviates hyperlipidemia in mice based on metabolic profile of bile acids. Carbohydrate Polymers,2016,150:74-81.

［20］Zhu Y,Cong W,Shen L,et al. Fecal metabonomic study of a polysaccharide,MDG-1 from Ophiopogon japonicus on diabetic mice based on gas chromatography/time-of-flight mass spectrometry(GC TOF/MS). Molecular Biosystems,2013,10(2):5572-5575.

［21］Shi L L,Li Y,Wang Y,et al. MDG-1,an Ophiopogon polysaccharide,regulate gut microbiota in high-fat diet-induced obese C57BL/6 mice. International Journal of Biological Macromolecules,2015,81:576-583.

[22] Yao C,Yang W,Zhang J,et al. UHPLC-Q-TOF-MS-based metabolomics approach to comparethe saponin compositions of Xueshuantong Injection and Xuesaitong Injection. J Sep Sci,2016. doi:10. 1002/jssc. 201601122.

[23] Wang X,Zhang A,Yan G,et al. Metabolomics and proteomics annotate therapeutic properties of geniposide:targeting and regulating multiple perturbed pathways. PLoS One,2013,15:8(8):e71403.

[24] Sun H,Wang H,Zhang A,et al. Berberine ameliorates nonbacterial prostatitis via multi-target metabolic network regulation. OMICS,2015,19(3):186-195.

[25] Zhang A,Wang H,Sun H,et al. Metabolomics strategy reveals therapeutical assessment of limonin on nonbacterial prostatitis. Food Funct,2015,6(11):3540-3549.

[26] Fang H,Zhang A,Yu J,et al. Insight into the metabolic mechanism of scoparone on biomarkers for inhibiting Yanghuang syndrome. Sci Rep,2016,21(6):37519.

[27] Dong Y,Chen Y T,Yang Y X,et al. Metabolomics study of type 2 diabetes mellitus and the antiDiabetic effect of berberine in zucker diabetic fatty rats using uplc-ESI-hdms. Phytother Res,2016,30(5):823-828.

[28] Tang H,Tang Y,Li N G,et al. Comparative metabolomic analysis of the neuroprotective effects of scutellarin and scutellarein against ischemic insult. PLoS One,2015,10(7):e0131569.

[29] Zhang A, Shi Q, Sun H, et al. Scoparone affects lipid metabolism in primary hepatocytes using lipidomics. Scientific Reports,2016,6:28031.

[30] Shen X L,Liu H,Xiang H,et al. Combining biochemical with(1)H NMR-based metabolomics approach unravels the antidiabetic activity of genipin and its possible mechanism. J Pharm Biomed Anal,2016,129(10):80-89.

[31] Yao W,Li H,Liu Q,et al. Cellular metabolomics revealed the cytoprotection of amentoflavone,a natural compound,in lipopolysaccharide-induced injury of human umbilical vein endothelial cells. Int J Mol Sci,2016. doi:10. 3390/ijms17091514.

[32] Chen Z,Zhu Y,Zhao Y,et al. Serum metabolomic profiling in a rat model reveals protective function of paeoniflorin against ANIT induced cholestasis. Phytother Res,2016,30(4):654-662.

[33] Liu L,Wang Z B,Song Y,et al. Simultaneous determination of eight alkaloids in rat plasma by UHPLC-MS/MS after oral administration of coptis deltoidea C. Y. Cheng et Hsiao and Coptis chinensis Franch. Molecules,2016,21(7). doi:10. 3390/molecules21070913.

[34] Li Y,Zhang C,Zhang H. Application of metabolomics in treating polycystic ovary syndrome with berberine based on ultra high performance liquid chromatography-mass spectrometry. Se Pu,2014,32(5):464-471.

[35] Liu F,Gan P P,Wu H,et al. A combination of metabolomics and metallomics studies of urine and serum from hypercholesterolaemic rats after berberine injection. Anal Bioanal Chem,2012,403(3):847-856.

[36] Li Q,Chen Y,Zhang X,et al. Scutellarin attenuates vasospasm through the Erk5-KLF2-eNOS pathway after subarachnoid hemorrhage in rats. J Clin Neurosci,2016,34:264-270.

[37] Jiang N H,Zhang G H,Zhang J J,et al. Analysis of the transcriptome of erigeron breviscapus uncovers putative scutellarin and chlorogenic acids biosynthetic genes and genetic markers. PLoS One,2014,9(6):e100357.

[38] 葛庆华,周臻,支晓瑾,等. 灯盏花素在犬体内的药动学和绝对生物利用度研究. 中国医药工业杂志,2003,34(12):618-621.

[39] 张海燕,平其能,郭健新,等. 灯盏花素及其环糊精包合物在大鼠体内的药代动力学. 药学学报,2005,40(6):563-567.

[40] 尤海生,张海,董亚琳,等. 野黄芩苷和野黄芩素在细胞模型中的吸收转运特性. 中西医结合学报,2010,8(9):863-868.

[41] Wu Y,Jin Y,Ding H,et al. In-line monitoring of extraction process of scutellarein from Erigeron breviscapus

(vant.) Hand-Mazz based on qualitative and quantitative uses of near-infrared spectroscopy. Spectrochim Acta A Mol Biomol Spectrosc,2011,79(5):934-939.

[42] Zhang W D,Chen W S,Wang Y H,et al. Studies on flavone constituents of erigeron breviscapus(Vant.)Hand. - Mazz. Zhongguo Zhong Yao Za Zhi,2000,25(9):536-538.

[43] 王喜军,李廷利,孙晖. 茵陈蒿汤及其血中移行成分6,7-二甲基香豆素的肝保护作用. 中国药理学通报,2004,20(2):239-240.

[44] Lv J L,Li R S,Jin S Y,et al. Changes of pharmacokinetics of 6,7-dimethoxycoumarin in a rat model of alpha-naphthylisothiocyanate-induced experimental hepatic injury after Yinchenhao Decoction treatment. Chin J Integr Med,2012,18(11):831-836.

[45] 谭晓斌,韦英杰,贾晓斌,等. 肠吸收屏障对栀子苷及其苷元京尼平的处置作用. 中国药学杂志,2013,15:1289-1293.

[46] 王彦志,张萌,刘阳,等. 穗花杉双黄酮在大鼠体内的组织分布研究. 世界科学技术-中医药现代化,2015,03:536-543.

[47] 王彦志,张萌,刘阳,等. 穗花杉双黄酮在大鼠体内的药动学研究. 中成药,2015,11:2397-2401.

[48] Su S,Cui W,Zhou W,et al. Chemical fingerprinting and quantitative constituent analysis of Siwu decoction categorized formulae by UPLC-QTOF/MS/MS and HPLC-DAD. Chin Med,2013,8(1):5.

[49] 苏红,何峰,刘志宝,等. UPLC-MS-MS法同时检测大鼠血浆中没食子酸和芍药苷的浓度及其药代动力学研究. 中国实验方剂学杂志,2014,4(20):94-98.

[50] 何峰,牟景丽,张治蓉,等. UPLC-MS/MS法同时检测血浆中氧化芍药苷、芍药内酯苷和苯甲酰芍药苷. 中成药,2013,12(35):2617-2621.

(李先娜　孙　晖　秦雪梅)

第七章
有毒中药毒性及其解毒机制的代谢组学研究

第一节 研 究 进 展

随着中药的广泛使用,人们对中药的安全问题也越来越关注。尤其是近年来,中药引起的不良反应报道日趋增多,如"口服五加皮致死事件"、"小檗碱事件"、"小柴胡汤事件"、"中草药肾病"及"中药注射剂不良反应"等[1~7]。这些不良反应事件的发生,不仅使人们对中药的安全性产生质疑,也让中药的安全性问题成为了世界关注的焦点。

有毒中药药性峻猛、治疗窗窄,如若使用不当容易引起毒性或不良反应;如果使用得当则会发挥独特的疗效。因此,有毒中药及其在复方制剂中仍然被广泛使用。然而,中药毒性的现代研究一直是比较薄弱的环节,大多参照化学药品毒性研究方法对有毒中药进行毒性评价,其研究主要还是集中在急性、亚急性和长期毒性实验[8~11],指标的选择也主要集中在生化指标检测和组织形态学观察[12~15]。但这些研究只局限于毒性发生后的现象和特征,既不能明确毒性物质基础及其变化规律,也不能系统地阐明毒性的发生、发展过程。因此,采用能够系统地诠释中药毒性的方法进行有毒中药安全性评价已成为当务之急。系统生物学尤其是代谢组学的诞生,为科学评价有毒中药的毒性提供了研究平台。代谢组学的概念是 Nicholson 等在 1999 年提出的理论,是以动物的体液和组织为研究对象,研究生物体对生理、病理刺激等产生的代谢物及其质和量的动态变化,关注的对象是相对分子质量在 1000 以下的小分子化合物[16]。代谢组学技术应用于毒性研究,其基本原理是毒性物质破坏正常细胞的结构功能,改变代谢途径中内源性代谢物的表达水平,从而直接或间接地改变细胞或体液的成分。作为毒性评价手段,代谢组学的研究对象多为外周性生物样品,如尿液、唾液等,可连续多次获取,并且可在同一动物或人体观察毒性的发生、发展和恢复全过程。此外,样品的处理方法简单,除 GC-MS 需要进行衍生反应之外,其他分析手段多可直接或适当浓缩后进样[17]。

由于代谢组学能客观反映内源性代谢物组的整体变化,应用代谢组学系统策略来理解中药的毒性过程,与中医药的整体观不谋而合。因此,在有毒中药的毒性研究中,代谢组学技术起到了极其重要的作用。番荔枝的种子(SAS)在我国华南地区常被作为民间偏方治疗癌症,但 SAS 具有很强的毒性,Miao 等[18]对 SAS 给药组小鼠尿液代谢轮廓和生物标记物进行分析,并找到了与之相关的代谢途径,发现 SAS 对酪氨酸代谢、色氨酸代谢、戊糖和葡糖醛酸互变、甘油磷脂代谢、嘌呤代谢、核黄素代谢、谷胱甘肽代谢和氧化磷酸等均有不同程度的影响。Wang 等[19]利用 LC-MS 方法对注射狼毒乙醇提取物的大鼠血液代谢轮廓进行分析,发现大鼠注射狼毒后血中对甲酚、对甲酚硫酸盐、溶血磷脂酰乙醇胺(LPE)(18:0)、LPE(16:0)、溶血磷脂酰胆碱(16:0)和 12-HETE 的浓度明显升高,而马尿酸、胆酸和 N-乙酰基-L-苯丙氨酸的浓度降低,并呈现剂量依赖性,说明持续给予狼毒能够引起脂类代谢和氨基酸的代谢紊乱。Huo 等[20]利用 NMR 技术,对雄黄诱导的小鼠亚慢性肝毒性进行了代谢方法研究,发现雄黄诱导的亚慢性肝毒性与能量代谢、氨基酸代谢和肠细菌代谢的影响有关。

　　在探究有毒中药毒性作用机制的基础上,研究人员对中药的炮制解毒和配伍解毒也进行了深入的研究。何首乌是中医临床常用药,但近年来由生何首乌诱发肝毒性的病例报道时有发生,Zhang 等[21]利用代谢组学方法对生何首乌和其炮制品的毒性进行了研究,研究发现了 16 个与何首乌诱发肝毒性相关的潜在生物标记物,并发现了生何首乌与制何首乌在维生素 B_6、色氨酸代谢及 TCA 循环等多条代谢路径中的作用差异。Gao 等[22]对制何首乌/脂多糖(PM/LPS)诱发的肝损伤大鼠分别给予茯苓、甘草、三七后进行代谢组学研究。结果发现,何首乌配伍茯苓可有效抑制由何首乌所引起的特异性肝损伤的发生,而且何首乌与茯苓 2∶1 配伍比例效果最佳。何首乌配伍解毒的机制主要涉及三种代谢途径(包括精氨酸和脯氨酸代谢,初级胆汁酸生物合成和鞘脂代谢)的 10 种潜在生物标记物。Su 等[23]利用代谢组学方法对半夏及其炮制品的心脏毒性进行研究,结果表明,生半夏可引发心脏毒性,炮制后其毒性作用降低。抑制 mTOR 信号通路和激活 TGF-β 通路与生半夏诱发心脏毒性有关,而清除自由基则可能与减毒作用有关。Zhang 等[24]利用代谢组学方法对雷公藤和三七配伍后,雷公藤肝毒性的减毒作用机制进行探讨,也是首次对临床经验方中雷公藤和三七配伍用药合理性进行阐释。研究发现,9 种与雷公藤诱导肝毒性相关的潜在生物标记物在雷公藤-三七给药组中有不同程度的回调趋势,结合雷公藤甲素的药动学研究,证实三七可有效降低雷公藤的肝毒性。Sun 等[25]利用 NMR 技术对甘草配伍附子给药组大鼠尿液进行检测,发现配伍甘草后大鼠尿液中氧化三甲胺、甜菜碱、二甲基甘氨酸、缬氨酸、乙酰乙酸乙酯、柠檬酸、延胡索酸、2-酮戊二酸、马尿酸的表达水平降低,同时对牛磺酸和 3-羟基丁酸酯的含量也有调节作用,说明甘草是通过调节苯丙氨酸、酪氨酸和色氨酸的生物合成、酮体的生成和降解以及调节 TCA 循环来降低附子毒性作用。

　　细胞代谢组学可揭示一个活细胞中所运转的不同通路之间的联系,并可反映和评价健康和病理机体之间的生化差异。细胞代谢组学分析可定性、定量地描述细胞内调控的最终产物,这些产物是生物系统对遗传因素或外界环境改变的最终应答。近年来已有学者开展了有毒中药/成分的细胞代谢物组学的研究,并取得了非常大的进展。Liu 等[26]利用细胞代谢组学方法对马兜铃酸肾毒性进行深入研究,并找到与马兜铃酸肾毒性相关的 11 个潜在生物标记物,并发现维生素代谢、脂肪酰化、色氨酸代谢和蛋白质降解与马兜铃酸肾毒性相关。Shi 等[27]利用细胞代谢组学方法,对大戟中的二萜类化合物 pekinenal 诱导人体 L02 肝细胞毒性进行研究,最终确定了 12 个与 pekinenal 肝毒性相关的生物标记物,其中,溶血性磷脂胆碱[18∶1(9Z)/(11Z)]、磷脂胆碱(22∶0/15∶0)和磷脂胆碱[20∶1(11Z)/14∶1(9Z)]表达异常,说明引起了炎症和细胞损伤;部分脂肪酸,如 3-羟基十四烷二酸、新戊酰肉碱和二十碳烯酰乙醇酰胺等由于发生脂肪酸氧化而使其含量降低;二氢神经酰胺和铜蓝蛋白(d18∶0/14∶0)发生改变则与细胞凋亡有关。此外,通过对细胞上清液中细胞内活性氧(ROS)和两类花生酸(PGE2,PGF2α)的表达水平进行检查,最终确定它们分别与脂肪酸氧化和花生四烯酸的代谢途径有关。

　　本章对 2016 年关于中药毒性的代谢组学的相关研究进行了回顾,希望为进一步开展代谢组学在中药安全性评价的规范化研究方面提供参考。

第二节　番荔枝毒性作用的代谢组学研究

番荔枝(*Annona squamosa* Linn)是华南地区的常用中药,番荔枝的种子(SAS)被用来作为一个治疗"恶疮"(癌症)的民间偏方。现代药理研究表明,SAS含有大量的番荔枝内酯(ACG),具有抗肿瘤、抗疟疾和抗菌等药理活性。然而,SAS有毒,特别是具肝脏毒性。虽然已有学者开展了关于SAS体内外成分的研究,但SAS诱导的毒性作用机制尚不清楚,仍然无法系统地阐释SAS的毒性作用。因此,明确SAS的毒性作用机制,寻找可以降低其毒性的药物,发挥最大治疗功效是当务之急。Miao等在2016年,利用UPLC-MS技术,对给予SAS后小鼠的尿液代谢物组进行分析,进而系统阐释SAS的毒性作用机制[18]。

一、样品采集与处理

(一)给药样品制备

取干燥的番荔枝种子50g,加1000mL乙醇冷浸提取两次,合并两次提取液,然后将乙醇提取物溶于水中,以45℃旋转蒸发浓缩,并在4℃下储存。

(二)实验动物及分组

雌性ICR小鼠16只,在温度21~23℃、湿度40%~50%、12小时昼夜交替环境下饲养。实验前小鼠在代谢笼中适应1周,期间自由饮食饮水。一周后,将小鼠随机分成两组,分别为空白对照组和SAS给药组。空白对照组在实验第0天、第3天、第9天灌胃给予橄榄油,SAS给药组在实验第0天、第3天、第9天给予SAS样品(9mg/kg)。

(三)样品采集与制备

在实验过程中,收集各组给药后第二天8小时尿液样本,在-80℃下储存。实验第11天,取血,血液样品在-80℃下储存。取血后立即摘取肝脏组织,洗净,在10%福尔马林溶液中固定,固定好的肝脏组织进行石蜡包埋,切片,HE染色。

二、传统毒理学研究

由组织病理学观察结果可以看出(图7-1),SAS给药组大鼠在给药第10天时,肝脏组织出现肝小叶结构不清、肝细胞呈现气球样变性。此结果表明,SAS给药第10天时,大鼠出现了明显的肝损伤。

三、代谢组学研究

(一)代谢组学数据分析

采用PLS-DA对代谢组学数据进行分析,并从分析结果中获得差异代谢物。由PLS-DA得

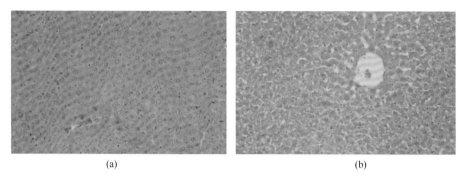

图 7-1　小鼠肝组织病理学观察结果[18]

(a)空白对照组;(b)ACG 给药组

分图中可以看到(图 7-2),SAS 给药组和空白对照组分组明显。通过 OPLS-DA 散点图 7-3 可以更加准确地获得空白对照组与给药组的差异代谢物。对实验的第 1 天、第 4 天和第 10 天尿液代谢数据进行 OPLS-DA 分析,结果如图 7-4 所示,SAS 给药组小鼠的尿液代谢轮廓随着给

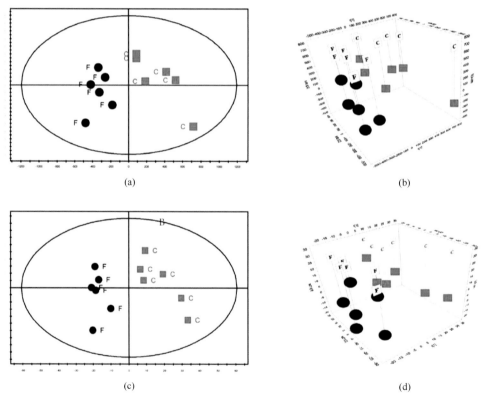

图 7-2　给药第 10 天小鼠尿液 LC-MS 数据的 PLS-DA 分析[18]

(a)正离子模式 2D S-plot 图;(b)正离子模式 3D S-plot 图;(c)负离子模式 2D S-plot 图;(d)负离子模式 3D S-plot 图

■. 空白对照组;●. ACG 给药组

药时间的延长而发生偏移，而且 SAS 诱导的毒性还呈现出了剂量依赖性。利用 UFLC-Q-TOF-MS 检测所有离子，按照 VIP 值以降序排序，最终确定了正离子模式下的 11 个生物标记物（表 7-1）和负离子模式下的 9 个生物标记物（表 7-2）。通过 Metabo Analyst 3.0 对以上生物标记物进行代谢途径分析，找到相关系数较高的 8 条代谢途径，包括酪氨酸代谢、色氨酸代谢、戊糖和葡糖醛酸互变、甘油磷脂代谢、嘌呤代谢、核黄素代谢、谷胱甘肽代谢及氧化磷酸化。

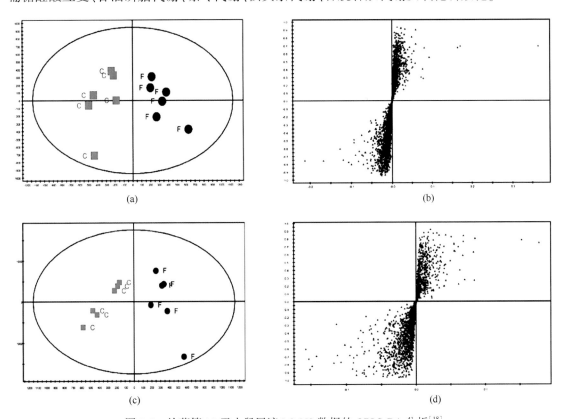

图 7-3　给药第 10 天小鼠尿液 LC-MS 数据的 OPLS-DA 分析[18]

（a）正离子模式 2D S-plot 图；（b）正离子模式 3D S-plot 图；（c）负离子模式 2D S-plot 图；（d）. 负离子模式 3D S-plot 图

■. 空白对照组；●. ACG 组

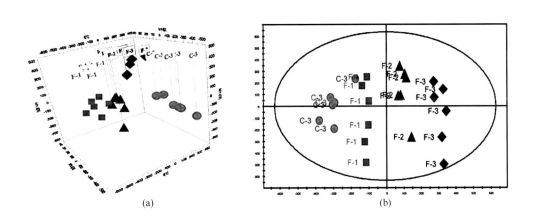

(a)　　　　　　　　　　　　(b)

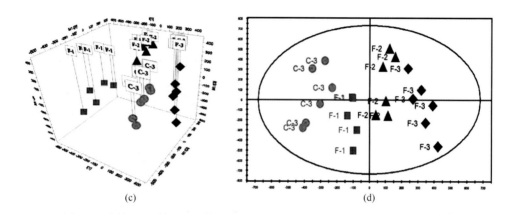

(c)　　　　　　　　　　　　　　　　(d)

图 7-4　在第 1 天、第 4 天和第 10 天给药小鼠尿液的 LC-MS 光谱数据分析[18]

（a）正离子模式 PLS-DA 分析；（b）正离子模式 OPLS-DA 分析；（c）负离子模式 PLS-DA 分析；（d）负离子模式 OPLS-DA 分析
●. 对照组；■. ACG 给药第 1 天；▲. ACG 给药第 4 天；◆. ACG 给药第 10 天

表 7-1　正离子模式下鉴定的潜在生物标记物[18]

编号	VIP	生物标记物	分子式	M+_Rt	误差/Da	MS/MS 损失	含量变化
1	16.29	高-L-精氨酸	$C_{17}H_{16}N_4O_2$	415.2102_3.89	0.004596	115-$C_6H_{11}O_2$	↑
						117-$C_6H_{13}O_2$	↓
2	12.88	古洛糖酸	$C_6H_{12}O_7$	410.1792_2.74	0.028772	57-C_2HO_2	
						73-$C_3H_5O_2$	
						133-$C_5H_9O_4$	
						161-$C_6H_9O_5$	
3	10.26	尿素	CH_4N_2O	61.0411_1.42	0.001461	Null	↓
4	7.93	核黄素	$C_{15}H_{16}N_4O_6$	366.1550_1.71	0.014193	148-$C_5H_{10}NO_4$	↓
5	7.71	芽子碱甲酯	$C_{10}H_{17}NO_3$	416.2156_3.89	0.05991	103-$C_4H_7O_3$	↑
						105-$C_4H_9O_3$	
						115-$C_5H_7O_3$	
						119-$C_5H_{11}O_3$	
6	7.48	5-L-谷氨酰基-L-丙氨酸	$C_8H_{14}N_2O_5$	437.1937_3.89	0.005881	85-$C_4H_5O_2$	↑
						157-$C_7H_{13}N_2O_2$	
						175-$C_7H_{15}N_2O_3$	
7	7.44	十四烷二酸	$C_{14}H_{26}O_4$	297.1441_1.15	0.002167	69-C_4H_5O	↓
						85-C_5H_9O	
						111-$C_7H_{11}O$	
						125-$C_8H_{13}O$	
						139-$C_9H_{15}O$	
8	6.36	吲哚乙酸	$C_{11}H_{11}NO_3$	411.1828_2.74	0.027738	71-$C_3H_3O_2$	↓
						113-$C_5H_5O_3$	
						146-$C_{10}H_{12}N$	
						162-$C_{10}H_{12}NO$	
						190-$C_{11}H_{12}NO_2$	

续表

编号	VIP	生物标记物	分子式	M+_Rt	误差/Da	MS/MS 损失	含量变化
9	6.19	甘油磷酸乙醇胺	$C_5H_{14}NO_6P$	233.0919_2.02	0.002203	178-$C_5H_9NO_4P$ 216-$C_5H_{15}NO_6P$	↓
10	5.65	高香草酸	$C_9H_{10}O_4$	382.1486_1.38	0.001041	59-$C_2H_3O_2$ 109-$C_6H_5O_2$ 121-C_8H_9O 133-$C_8H_5O_2$ 147-$C_9H_7O_2$	↓
11	5.62	原阿片碱	$C_{20}H_{19}NO_5$	376.1239_1.11	0.008359 0.004596 0.028772	68-C_3HO_2 119-$C_7H_3O_2$ 137-C8H9O2 165-C9H9O3 189-C11H9O3	↓

表 7-2　负离子模式下鉴定的潜在生物标记物[18]

编号	VIP	生物标记物	分子式	M-_Rt	误差/Da	MS/MS 损失	含量变化
1	8.33	3,4-二羟基苯乙醛	$C_8H_8O_3$	187.0085_1.98	0.008246	80-C_4HO_2 93-C_6H_5O 107-$C_6H_3O_2$ 121-$C_7H_5O_2$	↑
2	7.06	磷酸	H_3O_4P	96.9638_0.72	0.005819	62-O_2P 79-HO_3P 80-HO_3P	↓
3	7.05	L-3-羟基犬尿酸	$C_{10}H_{12}N_2O_4$	283.0839_1.98	0.009658	57-C_2HO_2 59-$C_2H_3O_2$ 71-$C_3H_3O_2$ 99-$C_4H_3O_3$ 117-C_7HO_2	↑
4	6.82	伪芽子碱	$C_9H_{15}NO_3$	429.1937_2.64	0.030538	79-C_5H_6N 85-C_3HO_3 101-$C_4H_5O_3$	↓
5	6.82	异黄酮	$C_6H_5N_5O_2$	357.0815_1.03	0.000127	71-$C_2H_3N_2O$ 95-$C_4H_3N_2O$ 137-$C_5H_5N_4O$ 161-$C_6HN_4O_2$	↓
6	6.42	羟基苯乙酰甘氨酸	$C_{10}H_{11}NO_4$	268.0651_2.06	0.017559	144-C_9H_6NO 172-$C_{10}H_6NO2$	↓

续表

编号	VIP	生物标记物	分子式	M-_Rt	误差/Da	MS/MS 损失	含量变化
7	5.47	2-氧代戊酸	$C_5H_8O_3$	231.0785_2.00	0.008912	80-C_4HO_2	↓
8	4.71	D-葡萄糖醛酸-1-磷酸	$C_6H_{11}O_{10}P$	273.0077_1.61	0.005993	96-H_2O_4P	↓
						133-$C_4H_5O_5$	
						137-$C_2H_2O_5P$	
						149-$C_5H_9O_5$	
						193-$C_6H_9O_7$	
9	4.55	(+)-(1R,2R)-1,2-二苯乙烷-1,2-二醇	$C_{14}H_{14}O_2$	427.1784_2.62	0.013083	57-C_2HO_2	↓
						59-$C_2H_3O_2$	
						75-C_6H_3	
						89-C_7H_5	

(二)生物标记物功能阐释

番荔枝内酯(ACGs)是 SAS 中的主要毒性成分,具有细胞毒性和神经毒性。本研究中,小鼠给予 SAS 后尿液中古洛糖酸、尿素、核黄素、吲哚乙酸、甘油基磷酸乙醇胺、高香草酸、原阿片碱、磷酸、伪芽子碱、羟基苯基乙酰甘氨酸和 D-葡萄糖醛酸-1-磷酸盐的表达水平降低;同时,芽子碱甲酯、5-L-谷酰基-L-丙氨酸、3,4-二羟苯基乙醛和 L-3-羟基犬尿酸的表达水平升高。已有报道称,小鼠产生肝损伤时,体内氨基酸水平升高,这些变化主要与肌肉蛋白质水解和肝坏死有关。此外,与空白对照组比较发现,SAS 组小鼠尿素含量明显降低,说明小鼠体内尿素循环平衡被破坏。尿素是大多数陆生脊椎动物体内排出氨的方式,尿素循环失衡表明肝脏受损,最终导致氨基浓度的增加。以上结果与组织病理学观察结果一致。在 SAS 组小鼠尿液中核黄素和古洛糖酸含量降低,表明核黄素代谢和磷酸戊糖途径受到抑制,可能导致还原型烟酰胺腺嘌呤二核苷酸磷酸(NADPH)转化减少。磷酸呼吸链中重要的中间体,在 SAS 组小鼠中磷酸含量减少,可能是氧化磷酸化下调的结果。因此,呼吸链的下调意味着能量代谢和线粒体功能的紊乱,这与先前关于 SAS 对线粒体具有抑制作用的报道结论一致。最后,羟苯基乙酰甘氨酸表达水平降低,表明酪氨酸代谢途径受到抑制。

第三节 狼毒大戟血中毒性生物标记物研究

狼毒为大戟(euphorbiaceae)的根,具有多种药理活性,如抗肿瘤、抗菌和抗炎等。狼毒具有较强的毒性,然而其毒性成分尚不明确。因此 Wang 等采用基于 LC-MS 技术的血液代谢组学研究方法,确定狼毒的潜在毒性生物标记物,从代谢组学角度揭示狼毒的毒性机制[19]。

一、样品采集与处理

(一)给药样品的制备

取狼毒干燥细粉 5kg,加入 70% 乙醇 15L,室温浸泡 24 小时,用 70% 乙醇回流提取 3 次,每次 2 小时,合并 3 次提取液,减压浓缩,获得狼毒乙醇提取物。取狼毒乙醇提取物 20g,加 1000mL 生理盐水(含 3% 吐温 80)溶解的,超声 30min,过 0.22μm 微孔滤膜,再含 3% 吐温 80 的生理盐水稀释,配置浓度分别为 0.01g/mL 和 0.005g/mL 的狼毒注射液,4℃储存备用。

(二)实验动物及分组

将 44 只 SD 大鼠,随机分为 4 组,分别为空白组、高剂量组、中剂量组和低剂量组。高剂量组给药剂量为 0.1g/kg,中剂量组给药剂量为 0.05g/kg,低剂量组给药剂量为 0.025g/kg,空白组大鼠每日注射相同体积含 3% 吐温 80 的生理盐水,连续腹腔注射给药 15 天。

(三)样品采集与制备

给药第 15 天后,每组大鼠随机平均分为两组,其中一组大鼠重新标记为 H1 组、M1 组、L1 组和 C1 组,用于收集血液样品;另一组大鼠标记为 H2 组、M2 组、L2 组和 C2 组,此部分大鼠停止注射并恢复 15 天。

各组大鼠腹主动脉取血 5mL,置于含肝素钠的离心管中,在 4℃ 条件下 4000r/min 离心 10min,取 200μL 血浆样品,加入乙腈 600μL,涡旋 2min 后,于 13 000r/min 离心 10min,取上清液,N_2 吹干,残渣加 200μL 乙腈-水(2∶8)混合溶液复溶,涡旋 2min,13 000r/min 离心 10min,取上清液,供血液代谢组学分析。

各组大鼠另于腹主动脉取血 0.5mL,置离心管中,在 4℃ 条件下 13 000r/min 离心 3min,取血清样品,用于生理生化指标检测。取血后,迅速摘取肝脏,用 PBS 溶液将表面冲洗干净,放入 10% 福尔马林溶液中固定 24 小时,HE 染色。

二、传统毒理学研究

(一)组织病理学观察

给药 15 天后,L1 组肝脏组织出现肝细胞水肿,伴有轻微的炎性细胞浸润;M1 组肝脏组织肝细胞排列紊乱,且有轻度坏死,炎性肝细胞浸润;H1 组肝脏组织出现大量肝细胞坏死,且有较多的炎性细胞浸润。在 15 天恢复期结束后,大鼠肝脏组织损伤可重新缓慢恢复至接近于健康状态(图 7-5)。

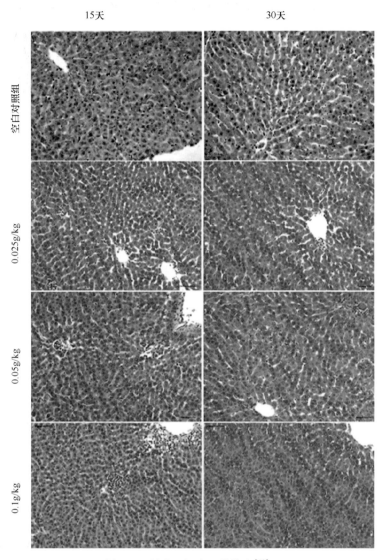

图 7-5　肝脏组织病理学检查[19]

（二）生理生化指标研究结果

对各组大鼠给药后血中 ALT、ALB、TP、DBIL、BUN、CRE、UA、HDL、LDL 和 CHO 等生化指标进行测定。结果显示，与模型组比较，高、中剂量给药组大鼠血清中 ALB 含量显著降低、BMG 和 HDL 含量显著增加（表 7-3）。给药组血中 BUN、BMG、UA 和 LDL 活性显著变化，且呈剂量依赖性（表 7-4）。ALB 水平在 H1 组、H2 组、M2 组和 L2 组增加，这说明狼毒的毒性是呈时间依赖性的。在 H1 组、M1 组、L1 组和 H2 组中 ALB 水平降低，这表明狼毒对肝脏代谢功能有影响。同样，狼毒注射引起肝损伤可以通过 DBIL 水平的增加来证实。此外，血中 CRE 和 UA 水平升高，BUN 水平降低，表明狼毒可能影响肾脏的排泄功能。TP、HDL、LDL 和 CHO 的水平在表 7-2 中显著变化，这也证实了狼毒的肝毒性。此外，H2 组中 DBIL 水平升高，意味着肾脏的功能受损，导致 DBIL 保留。大鼠注射狼毒后出现的肝脏、肾脏损伤在高剂量组最为严重。值得注意的是,在高剂量注射 15 天然后恢复 15 天的 H2 组中,生物化学指标并没有恢复到正常水平。

表 7-3　狼毒注射 15 天临床化学指标[19]

项目	H1	M1	L1	C1
大鼠数量/只	6	5	6	5
给药剂量/[g/(kg·d)]	0.1	0.05	0.025	0
ALB/(g/L)	27.98±2.44^a	27.72±1.72^b	28.35±0.62^b	31.36±1.30
TP/(g/L)	53.90±3.02	54.56±2.26	53.67±2.95^a	56.9±1.05
ALT/(U/L)	49.20±7.67^b	30.10±9.87	32.07±2.33	31.20±2.56
DBIL/(μmol/L)	0.45±0.33	0.30±0.22	0.68±0.45	0.32±0.24
CRE/(μmol/L)	34.18±5.33^a	28.20±3.06	30.93±4.37	27.60±2.36
BUN/(mmol/L)	6.53±1.22	7.48±1.98	7.37±1.43^a	5.6±0.96
BMG/(mg/L)	0.22±0.08^a	0.18±0.11^a	0.12±0.07	0.12±0.04
UA/(μmol/L)	90.22±16.64	91.9±11.60	94.38±23.36	84.66±7.36
HDL/(mmol/L)	1.18±0.17^b	1.20±0.37^a	1.245±0.27	1.52±0.09
LDL/(mmol/L)	0.29±0.70	0.32±0.17	0.28±0.07	0.32±0.07
CHO/(mmol/L)	1.59±0.28	1.53±0.29	1.59±0.39	1.89±0.19

注:a. $p<0.05$,与空白组比较;b. $p<0.01$,与空白组比较。

表 7-4　狼毒注射 15 天、恢复 15 天临床化学指标[19]

项目	H1	M1	L1	C1
大鼠数量/只	6	5	6	5
给药剂量/[g/(kg·d)]	0.1	0.05	0.025	0
ALB/(g/L)	31.25±0.97^b	31.54±1.52	31.08±2.51	33.04±0.32
TP/(g/L)	56.95±1.81^b	59.42±1.86	59.9±2.42	61.26±1.17
ALT/(U/L)	46.76±5.55^a	46.92±5.79^a	43.95±5.39^a	39.73±3.95
DBIL/(μmol/L)	0.57±0.23^b	0.18±0.11	0.23±0.27	0.12±0.11
CRE/(μmol/L)	33.52±2.43^a	33.28±4.36	30.65±2.63	28.86±1.25
BUN/(mmol/L)	6.92±1.36	5.28±0.83^b	5.68±0.80^b	7.38±0.66
BMG/(mg/L)	0.18±0.08^a	0.1±0.1	0.1±0.07	0.1±0.01
UA/(μmol/L)	114.54±31.27^a	105.55±12.85^a	83.63±8.75	75.5±10.46
HDL/(mmol/L)	1.06±0.30^a	1.39±0.29	1.59±0.38	1.33±0.11
LDL/(mmol/L)	0.34±0.03^a	0.28±0.09	0.32±0.08	0.264±0.04
CHO/(mmol/L)	1.90±0.26^a	1.54±0.42	1.80±0.45	1.534±0.17

注:a. $p<0.05$ 与空白组比较;b. $p<0.01$ 与空白组比较。

三、代谢组学研究

(一)代谢组学数据分析

通过对各组大鼠血液代谢轮廓进行 PCA 和 PLS-DA 分析,结果显示各组大鼠血液代谢轮廓能够明显区分,且 H2 给药组明显远离 C2 组,提示给予狼毒后,大鼠体内的代谢物发生了明显的扰动(图 7-6)。为了找到对代谢轮廓变化起关键作用的内源性代谢物,进一步对大鼠血液代谢轮廓数据进行偏最小二乘判别分析(orthonal partial least square-discriminate analysis, OPLS-DA)(图 7-7)。根据化合物和碎片的高分辨质荷比及保留时间,通过二级质谱解析及 METLIN、HMDB、KEGG 数据库查询,共鉴定出 H1 与 C1 组间差异代谢物 8 个(表 7-5),H2 与 C2 组间差异代谢物 18 个(表 7-6)。

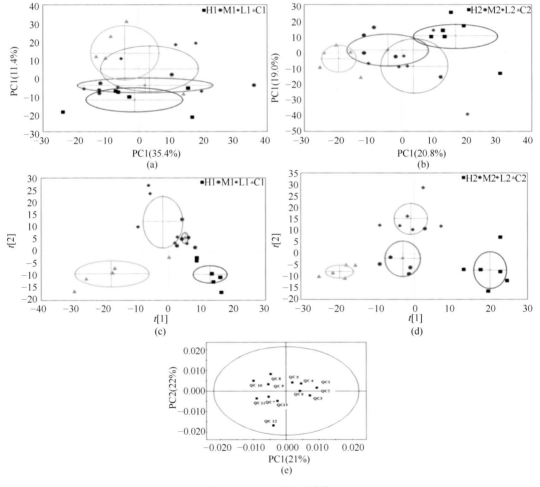

图 7-6　PCA 得分图[19]

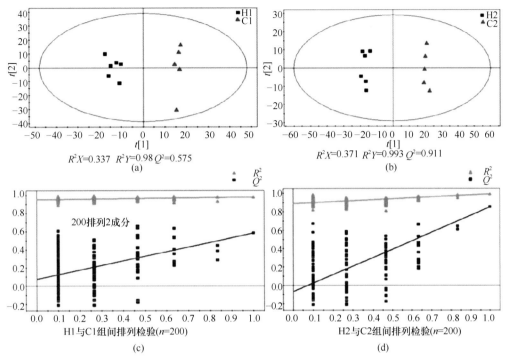

$R^2X=0.337$　$R^2Y=0.98$　$Q^2=0.575$
(a)

$R^2X=0.371$　$R^2Y=0.993$　$Q^2=0.911$
(b)

200排列2成分

H1与C1组间排列检验(n=200)
(c)

H2与C2组间排列检验(n=200)
(d)

图7-7　OPLS-DA分析结果[19]

表7-5　H1、M1、L1、C1组生物标记物信息及通路[19]

序号	保留时间/min	质荷比	分子式	生物标记物	相关通路
1	8.28	498.2897	$C_{26}H_{45}NO_6S$	牛磺鹅去氧胆酸	BAs代谢
2	6.94	514.2836	$C_{26}H_{45}NO_7S$	牛磺胆酸	BAs代谢
3	9.88	464.3017	$C_{26}H_{43}NO_6$	甘氨胆酸	BAs代谢
4	17.14	319.2268	$C_{20}H_{32}O_3$	12-HETE	AA代谢
5	2.02	190.0504	$C_{10}H_9NO_3$	5-HIAA	色氨酸代谢
6	0.98	206.0819	$C_{11}H_{13}NO_3$	N-乙酰基-L-苯丙氨酸	苯丙氨酸代谢
7	16.26	480.3087	$C_{23}H_{48}NO_7P$	LPE(18:0)	溶血磷脂代谢
8	19.15	508.3405	$C_{25}H_{52}NO_7P$	LPE(20:0)	溶血磷脂代谢

注:BAs-胆汁酸;AA-花生四烯酸;LPE-溶血磷脂酰乙醇胺。

表7-6　H2、M2、L2、C2组生物标记物信息及通路[19]

序号	保留时间/min	质荷比	分子式	生物标记物	相关通路
1	8.28	498.2897	$C_{26}H_{45}NO_6S$	牛磺鹅去氧胆酸	BAs代谢
2	6.94	514.2836	$C_{26}H_{45}NO_7S$	牛磺胆酸	BAs代谢
3	9.88	464.3017	$C_{26}H_{43}NO_6$	甘氨胆酸	BAs代谢
4	14.34	391.2268	$C_{24}H_{40}O_4$	脱氧胆酸	BAs代谢
5	11.38	407.2798	$C_{24}H_{40}O_5$	胆酸	胆酸生物合成

续表

序号	保留时间/min	质荷比	分子式	生物标记物	相关通路
6	17.14	319.2268	$C_{20}H_{32}O_3$	12-HETE	AA 代谢
7	0.98	206.0819	$C_{11}H_{13}NO_3$	N-乙酰基-L-苯丙氨酸	苯丙氨酸代谢
8	16.61	452.278	$C_{20}H_{32}O_3$	LPE(16:0)	溶血磷脂代谢
9	16.26	480.3087	$C_{23}H_{48}NO_7P$	LPE(18:0)	溶血磷脂代谢
10	15.24	478.2939	$C_{23}H_{46}NO_7P$	LPE(18:1)	溶血磷脂代谢
11	19.15	508.3405	$C_{25}H_{52}NO_7P$	LPE(20:0)	溶血磷脂代谢
12	15.76	500.278	$C_{25}H_{44}NO_7P$	LPE(20:4)	溶血磷脂代谢
13	18.15	494.326	$C_{21}H_{44}NO_7P$	LPC(16:0)	甘油磷脂代谢
14	9.90	185.1544	$C_{11}H_{22}O_2$	十一烷酸	甘油酯代谢
15	1.62	178.0507	$C_9H_9NO_3$	马尿酸	苯丙氨酸代谢
16	1.56	129.0558	$C_6H_{10}O_3$	酮亮氨酸	TCA 代谢
17	1.96	107.0504	C_7H_8O	对甲酚	色氨酸代谢
18	1.93	187.0067	$C_7H_8O_4S$	对甲酚硫酸盐	色氨酸代谢

(二)生物标记物功能阐释

实验第 15 天,血液代谢组学结果显示牛磺胆酸、甘氨胆酸和牛磺鹅去氧胆酸在 H1 组中含量明显下降。结果表明在狼毒产生毒性的初始阶段,原发性胆汁酸(BA)的合成发生紊乱。然而,在实验第 30 天后,H2 组中,大多数生物标记物与在 15 天观察到的不同,但原发性胆汁酸仍然处于紊乱状态。牛磺胆酸、甘氨胆酸和牛磺链段脱氧胆酸与实验第 15 天的 H1 组表达不同的趋势。BA 的含量明显增加。8 个生物标记物被鉴定为溶血磷脂,与磷脂代谢相关。因此,我们可以推断,在注射狼毒的后期,原发性 BA 的长期存在会破坏 BA 合成并导致肝脏中的脂质代谢紊乱。此外,已有报道证实肝病患者体内的 BA 浓度明显增加,在阻塞性肝病患者中,胆汁盐会积累进而损害肾细胞。综上所述,研究表明 BA 浓度的增加与肝损伤密切相关。

同时,在实验第 15 天,血液代谢组学结果显示,H1 组中 LPE(18:0)和 LPE(20:0)的水平显著升高,在实验第 30 天,H2 组中 LPE(16:(18:0),LPE(18:1),LPE(20:0),LPE(20:4)和 LPC(16:0)显示与 H1 组相同的趋势。游离脂肪酸的改变与抗氧化系统、活性氧簇和炎性密切相关,因此游离脂肪酸紊乱被认为是各种疾病的重要病理指标。有研究表明,自由基可以激活磷脂酶 A2,我们推测注入狼毒后自由基可能激活磷脂酶 A2。LPCs 和 LPEs 与多种疾病的产生密切相关,如癌症、糖尿病和脑血管等。研究显示,LPCs 和 LPEs 正向调节糖尿病、脑血管疾病与肝病。此外内源性 LPC 是低密度脂蛋白(LDL)的主要氧化产物。本研究结果表明,LD 可以增加大鼠血清中的 LDL 含量(表 7-3,表 7-4),因此可以得出结论,LD 诱导的自由基可以氧化 LDL,导致大鼠血浆中 LPCs 增加。肝脏的组织病理学结果显示,肝细胞出现凋亡,进而细胞膜损伤引起 LPE(16:0)含量升高。在我们的研究中,经 LD 处理后 LPE(16:0)增加,表明由 LD 诱导的细胞膜出现大范围损伤。综上所述,LD 可导致脂质代谢紊乱,进而可能导致肝功能异常。

色氨酸作为蛋白质代谢和能量代谢的中间体是人体必需的脂肪酸之一。5-羟色胺(5-HT)是色氨酸经过羟基化和脱羧反应的产物,与炎症和疼痛密切相关,其衍生产物 5-HIAA 参与炎症反应过程。研究结果显示,在 H1 组中,大鼠体内 5-HIAA 的含量下降,进而大鼠出现抑郁症状。然而,在 H2 组中,5-HIAA 未被鉴定为潜在的生物标记物,而且 H2 组中大鼠在 15 天后恢复,没有显示抑郁症的症状。

花生四烯酸(AA)通过磷脂酶 A2(PLA2)从细胞膜的磷脂分子中自由释放,在脂氧合酶(LOX)的作用下产生 HETE。其中,12-HETE 是一个关键的炎症因子。与 C1 组和 C2 组比较,H1 组和 H2 组中的 12-HETE 的浓度增加。因此推测狼毒可引起 LOX 含量的增加进而导致 12-HETE 含量上升。

马尿酸能够反映肾小管病变,所以用它作为所有近端小管(S3)损伤的有力指标。在 H2 组大鼠血浆中马尿酸含量降低,说明狼毒可能造成肾小管病变。酮亮氨酸是 TCA 循环的中间产物,本研究中 H2 组的酮亮氨酸含量显著增加,表明狼毒可引起三羧酸循环紊乱。

对甲酚硫酸盐和马尿酸是已知的蛋白结合性尿毒症毒素。对甲酚和对甲酚硫酸盐对蛋白质具有较强的亲和力,并且在体内具有许多细胞毒性效应。对甲酚硫酸盐对白细胞有促进炎性产生的作用,白细胞会累积并导致尿毒症综合征,进而导致肾小球滤过率下降。此外,已经证明对甲酚硫酸盐与透析患者中的不良临床反应密切相关。在本研究中,与对照组相比,低剂量组相关代谢物无显著变化,但 H2 组对甲酚和对甲酚硫酸盐在血浆中含量显著增加,且呈现剂量依赖性。

第四节　雄黄诱导亚慢性肝脏毒性的代谢组学研究

雄黄为硫化物类矿物雄黄族雄黄,主要含二硫化二砷(As_2S_2)。中医使用雄黄已有数千年历史,常用于治疗痈肿、疔、虫蛇咬伤、肠道寄生虫病和惊厥性癫痫及银屑病等。近年来,临床出现了许多由于长期或过量使用雄黄或含雄黄的药物而中毒的报告,然而雄黄的毒性作用机制尚不清楚。因此,Huo 等在 2016 年利用 ^{1}H NMR 技术对雄黄诱导亚慢性肝毒性小鼠的代谢物组进行研究,并找到了与之相关的代谢途径[20]。

一、样品采集与处理

(一)实验动物及分组

ICR 雄性小鼠 28 只,随机分为 4 组。第一组为空白对照组,灌胃给予 0.5% 羧甲基纤维素钠(CMC-Na);第二组、第三组和第四组分别为低剂量组(0.15g/kg)、中剂量组(0.45g/kg)和高剂量组(1.35g/kg),灌胃给予雄黄的羧甲基纤维素钠混悬液,连续给药 8 周。

（二）样品采集与制备

在第 56 天，收集各组小鼠给药后 24 小时的尿液样品，-70℃储藏备用。在第 57 天取血，4℃下 11 200r/min 离心 10min，取上清液。将所得上清液分成两等份，一份用于生理生化指标测定，另一份-70℃保存，用于 NMR 分析。取血后，立即摘取肝脏，称重，用 2.5% 戊二醛固定。将固定好的肝脏制成 1mm 切片，再用含 1.25% 亚铁氰化钾的 1% 锇酸溶液处理。然后，在丙酮中脱水，并进行树脂包埋。最后，用乙酸双氧铀和柠檬酸铅对切片组织染色，为电镜观察做准备。

二、传统毒理学研究

（一）一般状态观察

实验期间，各组动物自由饮食饮水。对小鼠皮毛、鼻子、眼睛和四肢进行观察，并记录小鼠的身体状况，如活动频率、反应灵敏度等。结果发现，给药组小鼠和空白对照组并未出现明显差异。而且在小鼠给药前后，各组间小鼠体重和肝重系数无显著性差异[肝重系数=肝重量/体重克数]（图 7-8，图 7-9）。

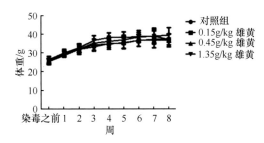

图 7-8　小鼠给予雄黄前后的体重变化[20]

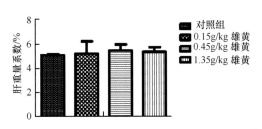

图 7-9　空白对照组和雄黄给药组肝重量系数[20]

（二）组织病理学观察

通过肝脏组织的电镜检查发现，各雄黄给药组均出现了不同程度的结构改变（图 7-10）。空白对照组小鼠肝细胞结构规则、清楚，呈现圆核状，核膜完整，染色质均匀[图 7-10（a）]；低剂量雄黄给药组中，肝细胞呈现轻微损伤，线粒体脊突消失，内质网轻微肿胀[图 7-10（b）]；中剂量雄黄给药组中，肝细胞损伤有所加重，呈现不规则形状，线粒体基质和内质网脊突出现轻微肿胀[图 7-10（c）]；高剂量给药组中肝细胞损伤最严重，如核膜不完整，线粒体肿胀，肝细胞破裂和气球样变性，内质网出现膨胀[图 7-10（d）]。

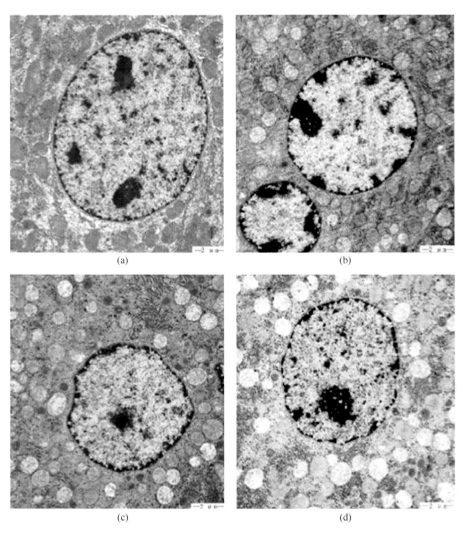

图 7-10 各组小鼠肝组织超微结构[20]

(a)空白对照组;(b)低剂量雄黄给药组;(c)中剂量雄黄给药组;(d)高剂量雄黄给药组

(三)临床生化指标检测

通过与空白对照组比较发现,中、高剂量雄黄给药组小鼠血浆中 ALT、AST、ALP、TP、TC 和 CHE 的表达水平明显升高,而低剂量雄黄给药组与空白对照组之间未见明显差异(表 7-7)。

表 7-7 血浆临床生指标结果[20]

临床生物化学参数	空白对照组	0.15g/kg 雄黄	0.45g/kg 雄黄	1.35g/kg 雄黄
ALT/(U/L)	7.68±1.34	9.37±2.46	16.47±2.11*	32.38±3.72*
AST/(U/L)	11.09±1.28	15.17±6.58	22.27±5.78*	43.22±12.07*
ALP/(U/L)	48.04±11.06	57.25±10.79	58.95±10.12	70.79±17.23*

续表

临床生物化学参数	空白对照组	0.15g/kg 雄黄	0.45g/kg 雄黄	1.35g/kg 雄黄
TP/(g/L)	68.05±9.65	67.92±11.28	83.64±6.69*	90.17±6.81*
ALB/(mg/mL)	30.35±8.87	32.29±9.26	37.66±10.43	39.46±7.22
TC/(mmol/L)	3.49±0.31	3.51±0.21	3.60±0.24	3.98±0.25*
CHE/(ng/mL)	35.89±6.82	41.33±8.93	44.86±4.81	48.47±3.06*

注：数据表示为 $\bar{X}$ ±SD($n = 7$)。 *.$p<0.05$，与空白对照组比较。

三、代谢组学研究

(一)代谢组学数据分析

将获得的血液和尿液代谢数据导入 SIMCA-P 11.0 软件系统进行分析,并采用 PSS 17.0 的双尾 t 检验进行分析,通过 MetaboAnalyst 3.0(http://www.metaboanalyst.ca)寻找相关代谢通路。

结合以往对雄黄的相关研究,本研究确定了血中的极低密度脂蛋白(VLDL)、低密度脂蛋白(LDL)、亮氨酸、异亮氨酸、缬氨酸、3-羟基丁酸盐(3-HB)、乳酸盐、丙氨酸、乙酸盐、N-乙酰基糖蛋白(NAc)、甲硫氨酸、乙酰乙酸盐、谷氨酸盐、柠檬酸盐、肌酸、胆碱、三甲胺-N-氧化物(TMAO)、葡萄糖、不饱和脂质;尿中的亮氨酸、异亮氨酸、3-HB、乳酸盐、乙酸盐、乙酰乙酸盐、丙酮酸盐、2-氧代葡萄糖酸盐、柠檬酸盐、琥珀酸盐、甲胺(MA)、二甲胺(DMA)、三甲胺(TMA)、肌酐、胆碱、牛磺酸、TMAO、肌酸、甘氨酸、甜菜碱、尿囊素、苯丙氨酸、马尿酸盐和甲酸盐。

为了明确空白对照组和雄黄给药组小鼠之间的代谢差异,对所得数据进行 PCA 分析,由得分图(图 7-11)可以看出,雄黄给药组和空白对照组之间的距离随雄黄剂量的增加而增大,高剂量给药组小鼠代谢轮廓与空白对照组有显著性差异[图 7-12(a)和(c)],利用载荷图找到主要差异代谢组,并进行结构鉴定[图 7-12(b)和(d)]。将这些差异代谢物的表达水平绘制成箱线图(图 7-13),结果发现,与空白对照组相比,尿液中 VLDL/LDL、3-HB、乳酸盐、乙酸盐、乙酰乙酸盐、肌酸、谷氨酸盐和甲硫氨酸,以及血浆中 NAC 和丙酮酸、琥珀酸盐、2-氧戊二酸盐、DMA、柠檬酸盐、马尿酸盐、甘氨酸表达水平显著升高($p<0.05$);尿液中 TMAO 水平和血浆中牛磺酸、丙氨酸、苯丙氨酸、乳酸尿则明显下降($p<0.05$);而肌酸、亮氨酸和异亮氨酸的水平并未出现明显变化。通过 FDR 进行多重校正完善统计结果后发现,血浆中谷氨酸、肌酸、乳酸盐、乙酸盐和乙酰乙酸盐,以及尿中的琥珀酸盐、乳酸盐的表达水平变化显著,即 $q <0.05$,其他代谢物则显示 $q<0.1$(表 7-8)。

通过使用 MetaboAnalyst 3.0 进行分析,确定了与这 21 种代谢物相关的 5 条代谢通路(图 7-14,表 7-9),分别是酮体的合成和降解途径,丙酮酸代谢,牛磺酸和亚牛磺酸代谢,D-谷氨酰胺、D-谷氨酸代谢和 TCA 循环。

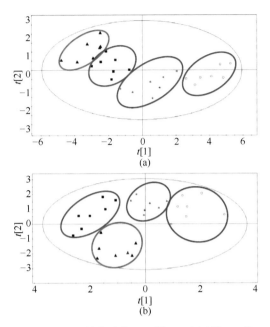

图 7-11 空白对照组和雄黄给药组血样(a)和尿样(b)的 PCA 图[20]

▲. 对照组；■. 低剂量组；*. 中剂量组；○. 高剂量组

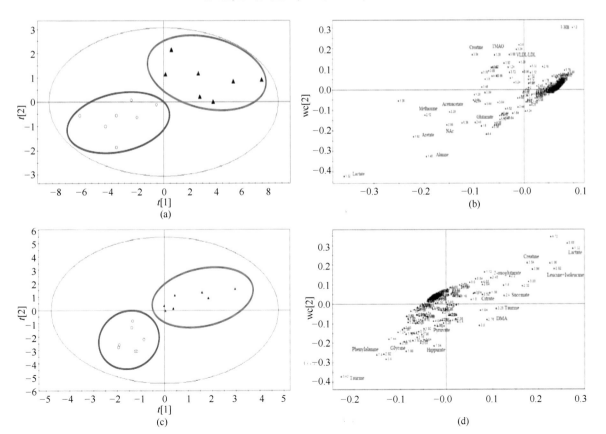

图 7-12 对照组和高剂量雄黄给药组血样[(a),(b)]和尿样[(c),(d)]PCA 图和 S-plot 图[20]

▲. 对照组；○. 高剂量组

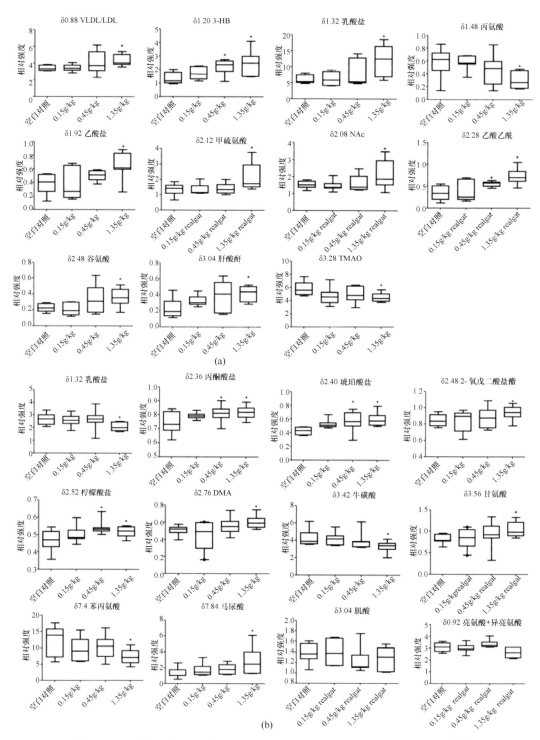

图 7-13　生物标记物在空白对照组和高剂量雄黄给药组中表达水平箱形图[20]

(a)血样;(b)尿样

*．$p<0.05$，与空白对照组比较

表 7-8　血样和尿样中代谢物表达水平的 FDR 多重校正结果[20]

血中代谢物	q 值	尿中代谢物	q 值
LDL/VLDL	0.074	丙酮酸盐	0.066
3-HB	0.064	琥珀酸盐	0.049
NAc	0.085	2-氧戊二酸	0.076
TMAO	0.065	柠檬酸盐	0.096
甲硫氨酸	0.051	DMA	0.056
谷氨酸	0.047	牛磺酸	0.058
肌酸酐	0.049	马尿酸	0.067
乳酸盐	0.045	苯丙氨酸	0.064
乙酸盐	0.040	乳酸盐	0.048
乙酰乙酸	0.011	甘氨酸	0.100
丙氨酸	0.057		

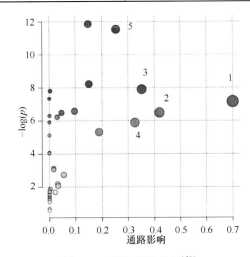

图 7-14　代谢通路分析[20]

1. 酮体的合成和降解；2. 丙酮酸代谢；3. 牛磺酸和亚牛磺酸代谢；4. D-谷氨酰胺和 D-谷氨酸代谢；5. TCA 循环

表 7-9　生物标记物代谢路径分析结果[20]

路径名称	Total	Hits	p	$-\log(p)$	Holm P	FDR	I mpact
丁二酸代谢	40	5	7.17E-06	11.845	5.74E-04	3.94E-04	0.148
柠檬酸循环（TCA 循环）	20	4	9.86E-06	11.527	7.79E-04	3.94E-04	0.25374
苯丙氨酸代谢	45	4	2.70E-04	8.218	0.021035	0.0065146	0.15056
牛磺酸和亚牛磺酸代谢	20	3	3.70E-04	7.902	0.028491	0.0065146	0.35252
乙醛酸和二羧酸代谢	50	4	4.07E-04	7.8063	0.030944	0.0065146	0.00326
丙氨酸、天冬氨酸和谷氨酸代谢	24	3	6.45E-04	7.3467	0.048355	0.0085964	0
酮体的合成和降解	6	2	7.79E-04	7.158	0.057617	0.0088984	0.7

续表

路径名称	Total	Hits	p	$-\log(p)$	Holm P	FDR	Impact
糖酵解或糖原异生	31	3	0.0013856	6.5816	0.10115	0.012174	0.09576
维生素 B_6 代谢	32	2	0.0015218	6.4879	0.10957	0.012174	0.04626
丙酮酸代谢	32	3	0.0015218	6.4879	0.10957	0.012174	0.41957
甲烷代谢	34	3	0.0018188	6.3096	0.12732	0.0132	5.50E-04
丙酸酯代谢	35	3	0.00198	6.2247	0.13662	0.0132	0.02982
氮代谢	39	2	0.0027133	5.9096	0.18451	0.015956	0
D-谷氨酰胺和 D-谷氨酸代谢	11	2	0.0027923	5.8809	0.18708	0.015956	0.3262
甘氨酸,丝氨酸和苏氨酸代谢	48	3	0.0049228	5.3139	0.3249	0.026255	0.18845
氰基氨基酸代谢	16	2	0.0059587	5.1229	0.38731	0.029793	0
氨酰 tRNA 生物合成	75	3	0.016933	4.0785	1	0.077982	0
酪氨酸代谢	76	3	0.017546	4.0429	1	0.077982	0
抗坏血酸和 aldarate 代谢	45	2	0.043254	3.1407	1	0.18212	0.01617
原代胆汁酸生物合成	47	2	0.046817	3.0615	1	0.18727	0.01644
半胱氨酸和甲硫氨酸代谢	56	2	0.064115	2.7471	1	0.24425	0.05455
精氨酸和脯氨酸代谢	77	2	0.11115	2.1969	1	0.40418	0.03163
硫代谢	18	1	0.1268	2.0651	1	0.44106	0.03307
硒氨基酸代谢	22	1	0.15284	1.8784	1	0.50947	0.00321
硫胺代谢	24	1	0.16558	1.7983	1	0.52673	0
泛酸和 CoA 生物合成	27	1	0.18436	1.6909	1	0.52673	0
苯丙氨酸,酪氨酸和色氨酸生物合成	27	1	0.18436	1.6909	1	0.52673	6.20E-04
缬氨酸,亮氨酸和异亮氨酸生物合成	27	1	0.18436	1.6909	1	0.52673	0.02173
磷酸戊糖途径	32	1	0.21476	1.5382	1	0.56958	0
赖氨酸生物合成	32	1	0.21476	1.5382	1	0.56958	0
Terpenold 骨架生物合成	33	1	0.22071	1.5109	1	0.56958	0
谷胱甘肽代谢	38	1	0.24984	1.387	1	0.62459	0
缬氨酸,亮氨酸和异亮氨酸降解	40	1	0.26119	1.3425	1	0.6332	0
组氨酸代谢	44	1	0.28343	1.2608	1	0.64783	0
烟碱和烟酰胺代谢	44	1	0.28343	1.2608	1	0.64783	0
赖氨酸降解	47	1	0.29968	1.205	1	0.66596	0
戊糖和葡糖醛酸互变	53	1	0.33116	1.1052	1	0.71602	0
嘌呤代谢	92	1	0.50541	0.6823	1	1	0

（二）生物标记物功能及机制阐释

利用代谢组学方法确定了与雄黄肝毒性相关的血液中 11 个内源性代谢物和尿液中 10 个内源性代谢物。通过对相关代谢通路的分析,发现雄黄的肝毒性可能是由于雄黄对小鼠的能量代谢、氨基酸代谢和肠细菌代谢产生扰动所致。

1. 能量代谢

柠檬酸盐、2-氧戊二酸盐、琥珀酸盐、乳酸盐、乙酸盐都是能量代谢的产物。丙酮酸盐是糖酵解的中间体。小鼠给予雄黄后,尿液中丙酮酸盐含量增加,血中乳酸盐含量升高,表明小鼠体内无氧糖酵解作用增强,葡萄糖代谢发生紊乱。给药组小鼠尿液中柠檬酸盐、琥珀酸盐和 2-氧戊二酸盐表达水平增加,说明雄黄对能量代谢造成影响。当糖酵解生成过量的乙酰辅酶 A 时,就会有酮体产生,并使 3-羟基丁酸和乙酰乙酸的含量升高。此外,有报道称过量的乙酰辅酶 A 也可以通过乙酰辅酶 A 水解酶水解成乙酸盐,造成乙酸盐水平的升高。因此,小鼠血中酮体和乙酸盐含量的升高,进一步证明雄黄可引起能量代谢紊乱。由于肝脏是产生酮体的主要脏器,肝功能不全可能会导致酮体代谢紊乱。

2. 氨基酸代谢

在组织和肝脏的葡萄糖-丙氨酸循环中,丙氨酸起到重要作用。氨基酸由葡萄糖衍生丙酮酸转氨后形成,被运送到肝脏,通过结构重组,生成葡萄糖。小鼠给予雄黄后,血中丙氨酸含量降低,说明雄黄可减慢葡萄糖-丙氨酸循环。甲硫氨酸在甲硫氨酸腺苷基转移酶作用下生成 S-腺苷甲硫氨酸,使砷甲基化。谷氨酸和甘氨酸是生成谷胱甘肽（GSH）的底物,谷胱甘肽是天然的抗氧剂。雄黄给药后,小鼠肝脏中 GSH 含量的降低,可能会引起氧化应激反应,同时增加谷氨酸和甘氨酸的含量。已有报道证实,牛磺酸可通过抗氧化作用缓解药物引起的肝毒性。因此,牛磺酸的表达水平降低与药物引起的肝毒性有关。

3. 胆碱降解和肠细菌代谢

胆碱可通过胆碱与三甲胺（TMA）的转化进行降解,而 TMA 在肠道菌群作用下可生成三氧化甲胺（TMAO）。此外,胆碱可形成 VLDL。小鼠给予雄黄后,血中 TMAO 含量减少,而 VLDL 和 LDL 的含量增加,表明胆碱降解受阻,胆碱转化成 VLDL 和 LDL。此外,雄黄给药组小鼠尿液中 DMA 含量增加,这可能与雄黄破坏肠道细菌有关。马尿酸盐的表达水平与肠细菌密切相关。雄黄染毒的小鼠尿中马尿酸盐含量升高,而其前体物质苯丙氨酸含量降低,也证明肠道微生物平衡被雄黄破坏。

第五节　马兜铃酸诱导急性肾毒性的细胞代谢组学研究

马兜铃属中药可用于治疗关节炎、痛风、风湿和溃疡等。然而,广防己引起肾毒性事件让马兜铃酸的毒性进入了人们视野。马兜铃酸可导致肾间质纤维化、高蛋白血症、严重贫血、尿毒症和癌症。然而其影响机制尚不明确,肾毒性的早期诊断也相对困难。Liu 等利用 UPLC-QTOF-MS 技术,以人肾近端肾小管（HK-2）细胞系为体外肾毒性模型,以马兜铃酸为毒性诱导物,寻找与马兜铃酸毒性相关的毒性生物标记物[21]。

一、样品的采集与处理

(一)细胞培养

人肾近端肾小管(HK-2)细胞是从人肾脏中分离得到的肾小管上皮细胞。将 HK-2 细胞置于角质形成细胞无血清培养基中培养,在 5% CO_2、37℃条件下培养。

(二)细胞活性检测

采用噻唑蓝(MTT)比色法进行细胞活力测定。在 96 孔板(每个浓度复制 3 次)接种同等数量的细胞(10^6/mL,100μL),过夜后更换培养基,加入不同浓度的马兜铃酸工作液 200μL,孵育 24 小时后,用 MMT 比色法进行细胞活性测定,计算抑制率。不加马兜铃酸的培养基作为对照组,无细胞接种的培养基作为空白组。

(三)样品制备

在 6 孔盘上(各组复制 6 次)接种等量细胞(10^6/mL,2mL),过夜后弃去培养基,除对照组外,其余各组均加入规定浓度 AA 的新鲜培养基。在 0 小时、6 小时、12 小时和 24 小时分别收集细胞样品。细胞样品用 50mM 磷酸盐缓冲液(PBS,pH7.4)冲洗 3 次,用细胞刮刀刮除,以 1000 r/min 离心 5min,收集细胞沉淀。将细胞沉淀与 1mL 冷的甲醇-水(4∶1)溶液混合,在冰上用超声细胞粉碎机进行细胞破碎。为了校正细胞数量的差异,取 20mL 细胞溶解液进行蛋白质测定。在 4℃,15 000 r/min 离心 10min,使残留物脱蛋白。取上清液真空干燥,然后加入 5% 乙腈 100mL 复溶,在-80℃储存,为代谢组学研究做准备。

二、马兜铃酸诱导的肾细胞毒代动力学研究

HK-2 细胞对马兜铃酸十分敏感,随着马兜铃酸浓度的增加,可以观察到生长抑制的剂量依赖性增加(图7-15)。在 40mg/mL 的马兜铃酸作用于 HK-2 细胞 24 小时后发现,细胞生长抑制率显著增加($p<0.05$)。因此,40mg/mL 的给药量对 HK-2 细胞具有明显细胞毒性,可用于后续的细胞代谢组学研究。

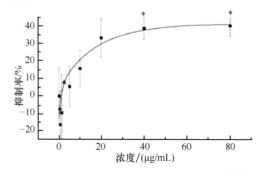

图 7-15 AA 对 HK-2 细胞的抑制率曲线[21]

三、代谢组学研究

(一)代谢组学数据分析

为了研究在 HK-2 细胞中由马兜铃酸引起的代谢物表达水平变化,利用 PCA 和 PLS-DA 分析,寻找差异代谢物。给药后各组细胞的代谢物表达水平发生明显改变[图 7-16(a)];将 VIP 值较大的生物标记物作为 AA 诱导的肾毒性的潜在生物标记物[图 7-16(b)];利用 MeV 软件模块绘制热图[图 7-16(c)]。进一步结合 HCA 分析(图 7-17)确定了 14 个离子为同位素标识,12 个离子为加和离子,8 个离子是碎片离子或干扰离子。以三个代谢物为例,如图 7-18(a)、图 7-18(b)所示,代谢物的峰面积随 AA 毒性时间的延长而发生显著的增加或减少,更准确地反映了毒性程度;而图 7-18(c)中的代谢物则显示无序的变化趋势,因此不将其认定为潜在生物标记物。根据这种标准,确定了 16 个潜在生物标记物。通过 HMDB、METKIN 和 KEGG 等数据库的筛选,结合 MS/MS 数据,最终鉴定 11 个潜在生物标记物(表 7-10)。

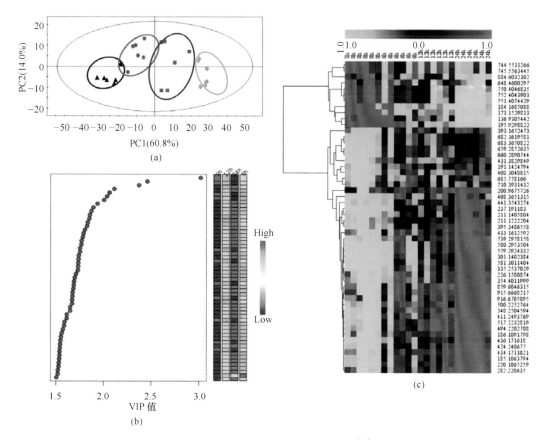

图 7-16　PLS-DA、VIP 值及热图分析[21]

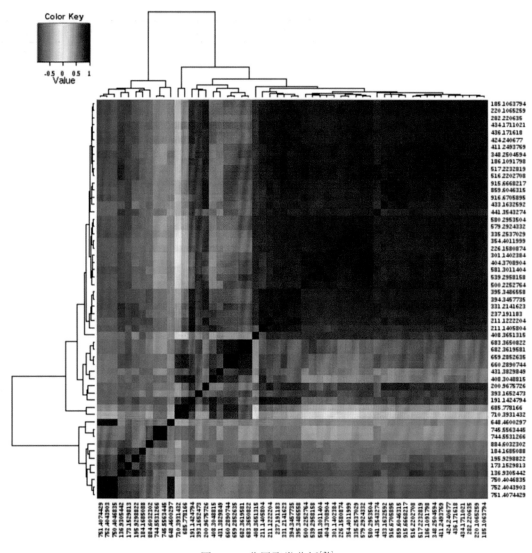

图 7-17　分层聚类分析[21]

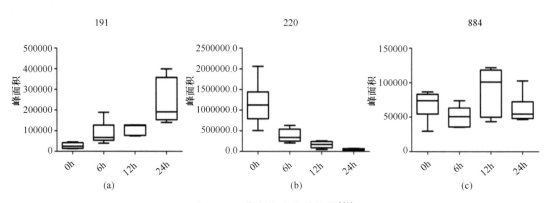

图 7-18　代谢物变化趋势图[21]

表 7-10　潜在生物标记物鉴定表[21]

质荷比	VIP	RSD/%[a]	ppm Tero. m/z z	生物标记物	代谢通路	变化趋势
682.3619	1.94	25.97	−3.88	VLSSAADKTNLKD-酰胺化片段[d]	蛋白质降解	↑
494.2414	1.50	9.93	−3.57	CPFK[d]	蛋白质降解	↑
710.3920	1.52	11.17	6.77	LGFFNL[d]	蛋白质降解	↑
441.2958	1.53	18.32	−3.92	羧基-α-色原烷醇[c,d]	维生素代谢	↑
220.1172	1.67	26.04	−3.4	泛酸[c,d]	维生素代谢	↓
431.3845	1.83	21.31	−8.94	羟甲基胆固醇[c,d]	胆固醇合成	↑
282.2805	1.51	5.36	4.81	油酰胺[b]	脂肪酸酰化	↑
434.1711	1.68	24.23	1.45	二羟基-胆酸[c,d]	胆汁酸代谢	↑
191.1217	1.77	16.9	17.3	N-甲基血清素[d]	色氨酸代谢	↑
424.2430	1.55	13.36	−6.75	N-棕榈酰基-L-丝氨酸磷酸[c,d]	其他	↑
408.3480	1.73	12.13	−5.19	α-亚麻基肉碱[c,d]	肉碱酰化	↑

注：a. QC 样品峰面积的 RSD 值；b. 用标准品确定的代谢物；c. 通过数据库搜索和识别质量鉴定出的代谢物；d. 通过 MS 碎片鉴定出的代谢物。

　　为了验证这些生物标记物与马兜铃酸所诱导的肾毒性的关联性，再次开展了对 HK-2 细胞的马兜铃酸毒性试验。简而言之，HK-2 细胞用 40mg/mL 马兜铃酸处理，24 小时后提取细胞内代谢物进行 UPLC-MS 分析。为了确定潜在生物标记物的预测能力，利用代谢物峰面积绘

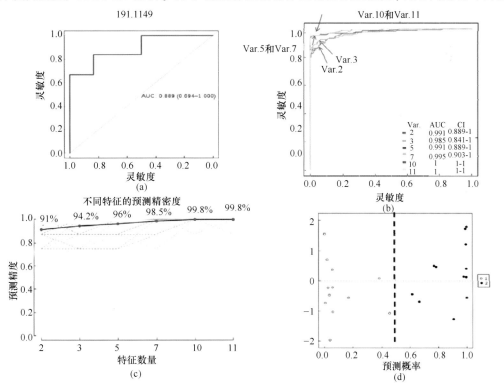

图 7-19　预测能力模型[21]

制 ROC 特征曲线[图 7-19(a)]。ROC 曲线下的面积(AUC)与代谢物的预测能力直接相关。当 AUC 值不小于 0.6 时,生物标记物具有临床潜在诊断意义。潜在生物标记物的 AUC 值如表 7-11 所示,8 个潜在生物标记物 AUC 值大于 0.8,另外 3 个 AUC 值有高于 0.6,都具有较好的预测能力。根据报道,多个生物标记物组合比单一生物标记物更利于疾病进程的诊断。因此,采用 ROCCET 软件进行多元 ROC 分析,比较生物标记物组的预测能力[图 7-19(b)]。如图 7-19(d)所示,多元生物标记物显示出较好的预测能力。根据 AUC 值对 24 个样本进行分类[图 7-19(c)]。结果表明,11 个潜在生物标记物对马兜铃酸诱导的肾毒性具有良好的重复性和预测性。

表 7-11　潜在生物标记物 ROC 曲线下的 AUC 值[21]

质荷比	424	710	191	408	441	220	431	682	282	434	494
AUC	1	0.986	0.889	0.958	0.944	1	0.924	0.91	0.91	0.799	0.792

(二)生物标记物功能及机制阐释

马兜铃酸被认为是马兜铃酸肾毒性的主要诱因。到目前为止,马兜铃酸肾毒性的临床诊断仍然是靠组织学评价和 AA-DNA 检测等方法,尚无法做到肾毒性临床早期预测。因此需要新的生物标记物对肾损伤进行预测,并以此监测肾损伤的过程。在本研究中,利用代谢组学的方法对马兜铃酸诱导的人肾细胞损伤进行研究,并找到了潜在生物标记物。研究表明,细胞内的多种代谢物如多肽类、维生素、脂类、胆汁酸代谢物和胆固醇衍生物的表达水平随着马兜铃酸作用时间的延长而发生明显改变。通过代谢通路分析发现马兜铃酸对维生素代谢、脂质酰化、色氨酸代谢和蛋白质降解都有不同程度影响,这些代谢途经和肾细胞毒性关系见图 7-20。

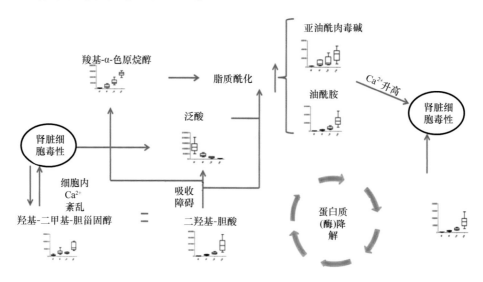

图 7-20　代谢途经和肾细胞毒性关系图[21]

1. 维生素代谢

马兜铃酸作用于 HK-2 细胞后,维生素代谢受到干扰,使部分代谢物表达水平发生改变。

羧基-α-色原烷醇是维生素 E 的代谢产物,主要分布在细胞膜表面,其主要生物功能之一,具有保护脂质免受自由基的过氧化反应。据报道,羧基-α-色原烷醇可以通过抑制脂质过氧化,对药物诱发的肾毒性起到保护作用。在马兜铃酸给药过程中,肾脏细胞中羧基-α-色原烷醇的表达水平升高,可能是外部损伤的应激反应导致的。泛酸又名维生素 B_5,是在碳水化合物、蛋白质和脂质代谢及合成过程中的关键物质。已有研究指出,肾脏疾病会影响泛酸的排泄和代谢。此外,尿液中泛酸的含量已经是评价肾毒性的重要标志,这与本研究结论一致。羟甲基胆固醇是维生素 D_3 的衍生物,对细胞的内稳态具有一定影响。除了对细胞内的 Ca^{2+} 有影响外,维生素 D_3 还可使损伤的 HK-2 细胞进一步恶化。马兜铃酸诱导 HK-2 细胞产生毒性后,羟甲基胆固醇表达水平明显升高。此外,二羟基胆酸是甾族两性分子,由胆固醇分解代谢产生,其含量升高时羟甲基胆固醇含量也升高。

2. 脂质酰化

在本研究中,马兜铃酸可使油酰胺和 α-亚麻基肉碱表达水平升高,表明在马兜铃酸作用于 HK-2 细胞后,加速了酰化过程。α-亚麻基肉碱是一种酰基肉碱,与组织能量代谢紊乱相关。此外,酰基肉碱含量升高说明马兜铃酸导致脂肪酸代谢紊乱。油酰胺是脂质信号分子,被认为是主要的脂肪酸酰胺。已有研究表明,油酰胺能影响肾小管细胞中的 Ca^{2+} 信号表达,从而导致细胞损伤和细胞凋亡。

3. 其他代谢

N-甲基血清素是血清素降解的产物。已有研究发现,*N*-甲基血清素是肾小球膜细胞增殖的原因之一。有证据显示 *N*-甲基血清素与肾小球肾炎有关。*N*-甲基血清素的含量增加表明血清素被过度消耗。血清素是有效的细胞分裂因子,血清素的消耗与肾脏细胞凋亡密切相关。根据这一结论可以看出,*N*-甲基血清素是通过降低血清素活性来影响肾细胞代谢。此外,血清素的降解过程是在单胺氧化酶(MAO)和儿茶酚-*O*-甲基转移酶(COMT)的调节下完成的。血清素降解速率加快可能与 AA 导致部分酶活性升高有关。*N*-棕榈酰丝氨酸磷酸是溶血磷脂酸受体的激动剂,可以影响细胞内钙的含量,干扰细胞信号转导。总之,在 AAN 中 *N*-棕榈酰丝氨酸磷酸、羟基二甲基胆甾烯醇和油酰胺的表达水平升高,都会影响细胞钙稳态,最终可导致肾毒性。

4. 蛋白质降解

在 AA 处理后发现 3 个小分子肽含量发生明显改变,它们可能是一些重要的肽信号分子或关键酶的分子碎片,其生物学功能还需进行蛋白质组学的研究。

第六节　京大戟中 pekinenal 诱导人体 LO2 肝细胞毒性的生物标记物研究

在亚洲,使用草药治疗疾病已有上百年的历史。由于草药取自天然,一度被认为是安全无毒的。然而,随着对草药的深入研究发现,长期不合理使用草药可能会导致不良反应。大戟科植物京大戟常被用来治疗水肿、臌胀、痈肿疮毒、瘰疬痰核等,长期使用会引起肝毒性。京大戟中的二萜酯类被认为是毒性成分,已有研究证明京大戟提取物会导致大鼠肝损伤。目前对京大戟中毒机制和预测药物诱导性肝损伤的研究还不深入。Shi 等利用代谢组学方法,对京大戟中二萜类化合物 pekinenal 诱导的肝 L02 细胞损伤作用机制进行了系统研究,并找到了与其毒性相关的生物标记物,为京大戟的毒性预测提供了依据[22]。

一、样品采集与处理

(一)细胞培养

将人肝细胞系 L02 细胞培养于加入 10% 胎牛血清和抗生素(100U/mL 的青霉素和 0.1mg/mL 的链霉素)的 DMEM 培养基中。在温度为 37℃、通入 5% CO_2 的环境下孵育,每 2~3 天进行传代培养,使细胞密度达到 $1×10^6/mL$。

(二)给药剂量筛选

将细胞接种在 96 孔板上,密度为每孔 $5×10^4$,并用不同浓度的 pekinenal(1.25μmol/L、2.5μmol/L、5μmol/L、10μmol/L、20μmol/L)进行处理。将细胞在 37℃、5% CO_2 的环境下培养 48 小时,并在最后 4 小时时,加入 10μmol/L 的 MTT。在 490nm 处测定溶液吸光度($n=4$)。如图 7-21(a)所示,1.25~5μmol/L 的 pekinenal 在 48 小时后不会影响细胞活性,而 10μmol/L 和 25μmol/L 的 pekinenal 明显抑制细胞活性(分别为 $p<0.01$ 和 $p<0.001$)。因此,分别选择 5μmol/L、10μmol/L 和 20μmol/L 的 pekinenal 作为低中高浓度组。

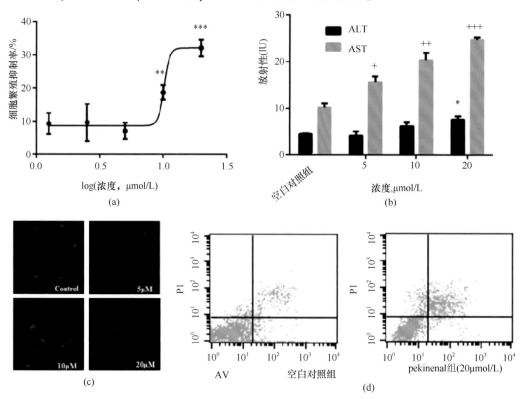

图 7-21 pekinenal 对 L02 细胞的影响[22]

（三）样品制备

用不同浓度的 pekinenal 作用于细胞,48 小时后除去上清液,用 PBS 溶液清洗培养基 3 次。然后将细胞冷冻再解冻,加入冰冷的甲醇-水(3∶1)溶液,涡旋,离心,取上清液,干燥,再加 200μL 甲醇溶液复溶,为代谢组学分析做准备。

二、传统毒理学研究

（一）细胞形态学观察

Pekinenal 给予细胞后,用 PBS(pH7.4)冲洗,在 37℃ 条件下,加入 4% 多聚甲醛的 PBS 溶液固定 1 小时。然后以 Hoechst-33342 对细胞进行染色,并通过细胞成像系统观察细胞的形态学变化。在培养细胞的 6 孔板中,利用胰蛋白酶消化作用获取细胞,再用冷的 PBS 溶液清洗两次。然后离心,向所得沉淀加入缓冲液。将 100μL 的样品溶液移至 5mL 管中,在室温下与 5uL 的 FITC 缀合膜联蛋白 V 和 5μL 的 PI 共同孵育 15min,整个过程避光操作。再向每个样品管中加入 400μL 缓冲液,并利用流式细胞仪对样品进行分析。结果如图 7-21 所示,与对照组比较,pekinenal 组出现的凋亡小体较多,并呈现剂量依赖性。此外,还出现了细胞核皱缩、染色质凝聚、边界不清等。在对照组中,细胞形态正常,细胞膜光滑,细胞核和染色体清晰。为了证实 Pekinenal 能够诱导 L02 肝细胞凋亡,采用流式细胞术进行膜联蛋白 V-FITC-PI 复染色法[图 7-21(d)]。经 Pekinenal(20μM)处理后,活细胞百分比由 74.06% 降至 65.37%,晚期或继发性坏死凋亡细胞百分比从 11.86% 增加至 22.84%,原发性坏死细胞百分比从 5.10% 增加至 8.65%。这些结果表明 pekinenal 能够诱导 L02 细胞凋亡。

（二）生理生化指标测定

将细胞以 $1×10^6$ 个/孔的密度接种在 6 孔板上,过夜,再用不同浓度的 pekinenal 孵育 48 小时。然后对细胞上清液中丙氨酸转氨酶(ALT)和天冬氨酸转氨酶(AST)在活性进行测定[图 7-21(b)],结果显示,给药组中二者含量明显高于对照组($p<0.01$),说明 pekinenal 导致 ALT 和 AST 的大量释放,并呈现剂量依赖性,这也证实了该化合物具有肝毒性。

三、代谢组学研究

（一）代谢组学数据分析

将 UPLC-QTOF-MS 分析获得的数据导入 MarkerLynx XS 软件系统进行处理,通过 PLS-DA 分析发现,对照组和 pekinenal 组之间分组明显,说明给予 pekinenal 后,细胞代谢物组发生了明显改变。再利用 OPLS-DA 分析进一步观察二者的差异[图 7-22(a)],根据 S-plot 图[图 7-22(b)],选择有显著差异的代谢物为潜在标记物。最终鉴定得到负离子模式下的 10 个生物标记物,正离子模式下的 12 个生物标记物(表 7-12,图 7-23),并找到了与这 12 个生物标记物相关的代谢通路,包括甘油磷脂、花生四烯酸、神经鞘脂、氨基酸代谢和脂肪酸代谢等(表 7-13)。

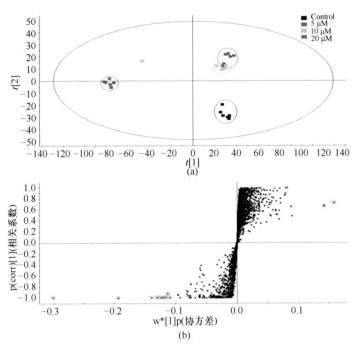

图 7-22 正离子模式下 pekinenal 组 L02 细胞代谢物组数据 OPLS-DA 分析[22]

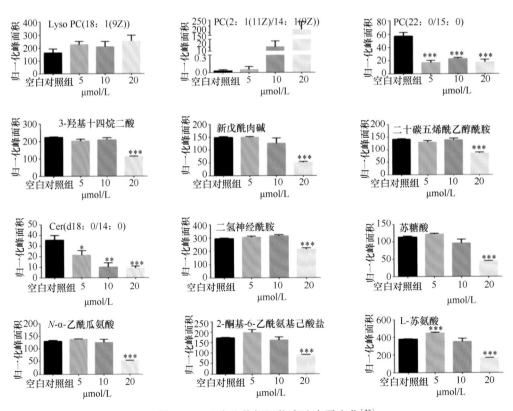

图 7-23 12 个生物标记物表达水平变化[22]

表 7-12　通过 MS 在正离子和负离子模式下鉴定潜在的生物标记物[22]

序号	相关系数	ESI	t_R/min	分子式	相对分子质量	MS/MS	碎片离子	生物标记物
1	−0.965	+	12.22	$C_{32}H_{65}NO_3$	512.5041	287	—$C_{14}H_{27}NO$	Cer(d18:0/14:0)
						271	—$C_{14}H_{27}NO_2$	
						255	—$C_{14}H_{27}NO_3$	
						247	—$C_{19}H_{37}$	
2	−0.918	−	11.38	$C_{45}H_{90}NO_8P$	802.581	744	—C_3H_8N	PC(22:0/15:0)
						480	—$C_{22}H_{42}O$	
						166	—$C_{40}H_{76}O_5$	
3	−0.756	+	6.34	$C_{14}H_{26}O_5$	275.2785	257	—H_2O	3-羟基十四烷二酸
						231	—CO_2	
						215	—CO_3	
						91	—$C_{11}H_{20}O_2$	
4	−0.740	+	5.40	$C_{12}H_{23}NO_4$	246.24	228	—H_2O	新戊酰肉碱
						212	—H_2O_2	
						188	—C_3H_8N	
						104	—$C_8H_{16}NO$	
						87	—$C_7H_{13}NO_3$	
5	−0.713	+	7.29	$C_{22}H_{35}NO_2$	346.3289	328	—H_2O	EPEA
						303	—C_2H_5N	
						104	—$C_{18}H_{26}$	
						90	—$C_{19}H_{28}$	
6	−0.701	+	1.22	$C_4H_8O_5$	137.0443	119	—H_2O	苏糖酸
						93	—CO_2	
7	−0.650	+	4.30	$C_8H_{15}N_3O_4$	218.2084	200	—H_2O	N-α-乙酰瓜氨酸
						174	—CO_2	
						107	—C_4HNO_3	
						89	—$C_4H_3NO_4$	
8	−0.603	+	2.56	$C_8H_{13}NO_4$	188.0688	170	—H_2O	2-酮基-6-乙酰氨基己酸盐
						144	—CO_2	
						104	—C_3O_3	
9	−0.594	+	2.03	$C_4H_9NO_3$	120.0811	102	—H_2O	L-苏氨酸
						86	—H_2O_2	
						76	—CO_2	
10	−0.510	+	8.14	$C_{19}H_{39}NO_3$	330.3366	312	—H_2O	二氢神经酰胺
						287	—$CHNO$	
						106	—$C_{15}H_{28}O$	

续表

序号	相关系数	ESI	t_R/min	分子式	相对分子质量	MS/MS	碎片离子	生物标记物
11	0.943	+	11.52	$C_{26}H_{52}NO_7P$	522.3575	504	$-H_2O$	LysoPC(18:1(9Z)/(11Z))
						340	$-C_5H_{12}N_4OP$	
						185	$-C_{21}H_{39}NO_2$	
						167	$-C_{21}H_{38}O_4$	
						125	$-C_{22}H_{46}NO_3$	
						105	$-C_{22}H_{44}NO_4P$	
12	0.673	+	12.35	$C_{42}H_{80}NO_8$	758.5759	448	$-C_{20}H_{38}O_2$	PC(20:1(11Z)/14:1(9Z))
						184	$-C_{37}H_{66}O_4$	
						168	$-C_{37}H_{66}O_5$	
						124	$-C_{39}H_{72}NO_5$	

表 7-13　与 pekinenal 相关的代谢途径诱导 L02 细胞损伤[22]

来源	通路名称	p 值
信号通路	甘油磷脂代谢	6.40E-28
信号通路	醚脂代谢	2.50E-29
信号通路	糖基磷脂酰肌醇(GPI)-锚生物合成	1.10E-29
信号通路	鞘脂代谢	1.20E-20
信号通路	GnRH 信号通路	7.00E-12
信号通路	VEGF 信号通路	1.50E-12
信号通路	α-亚麻酸代谢	3.00E-22
信号通路	亚油酸代谢	3.40E-18
信号通路	花生四烯酸代谢	3.30E-13
信号通路	长期抑郁	7.40E-12
信号通路	FcεRI 信号通路	4.30E-11
信号通路	血管平滑肌收缩	6.20E-09
信号通路	MAPK 信号通路	2.10E-04
信号通路	FcγR-介导的吞噬作用	2.40E-04
信号通路	溶酶体	5.50E-02
信号通路	造血细胞谱系	6.50E-02
凋亡途径	anandamide,一种内源性大麻素的代谢	9.40E-04
凋亡途径	磷脂作为信号中介	1.50E-02

注:p 值,改良 Fisher 以精确 p 值,EASE 分数越小,越富集。

(二)生物标记物功能阐释

1. 甘油磷脂、花生四烯酸代谢

药物引起的肝损伤(DILI)能够加重炎性反应。已有研究发现,在多个 DILI 动物模型中甘油磷脂代谢均发生改变。本研究中,L02 细胞给予 pekinenal 后,LysoPC[18:1(9Z)/(11Z)]和 PC[20:1(11Z)/14:1(9Z)]的表达水平明显升高。LysoPC(18:1)能够诱导人单核细胞中白介素-1 和乳酸脱氢酶的生成。LysoPC 在人体的组织和血液中含量非常高,而且 phospholipase A2 (PLA2)催化 PCs 发生水解可合成 LysoPC。LysoPC 在炎性疾病中发挥着重要作用。此外,LysoPC 还参与花生四烯酸的合成。花生四烯酸在环氧酶作用下生成类花生酸,如 PGE2 和 PGF2α。本研究中发现,随着 pekinenal 浓度增加,这些类花生酸的含量也升高。因此,pekinenal 引起 L02 细胞损伤后,这些标记物的代谢障碍引起了炎症反应。

2. 脂肪酸代谢

过度的氧化应激和脂质过氧化会导致肝损伤。本研究中,有三个脂肪酸氧化途径的生物标记物表达水平下调,即 3-羟基十四烷二酸、新戊酰肉碱和二十碳五烯酰乙醇酰胺(EPEA)。有报道证实 3-羟基十四烷二酸尿酸症患者的尿液中 3-羟基十四烷二酸含量升高,而 3-羟基十四烷二酸和它的类似物十四烷二元酸都与脂肪酸氧化有关。本研究发现,细胞内 3-羟基十四烷二酸浓度降低,这说明在 pekinenal 48 小时后,这些物质从 L02 细胞中被释放出去。新戊酰肉碱是另一个与脂肪酸氧化相关的生物标记物。游离的三甲基乙酸盐在酰基辅酶 A 合酶作用下,与辅酶 A 共轭生成三甲基乙酰-辅酶 A,然后,三甲基乙酰-辅酶 A 在哺乳动物细胞中被转换成新戊酰肉碱。在动物模型中,肉毒碱及其衍生物与脂肪酸氧化密切相关。据推测,新戊酰肉碱可能与肉毒碱及其衍生物一样,都是抗氧化的生物标记物。此外,EPEA 是内源性的脂肪酸酰胺,具有抗炎活性,在 pekinenal 干预后,其表达水平降低。EPEA 通过它的受体 PPARα 降低细胞内的氧化应激作用。由于脂肪酸氧化和花生四烯酸代谢使细胞内活性氧(ROS)表达水平升高,并且其升高的程度与 pekinenal 浓度成正比。

3. 鞘脂类代谢

二氢神经酰胺在内质网合成。首先在丝氨酸十六烷酰转移酶的作用下 L-丝氨酸和十六烷酰-辅酶 A 发生聚合,生成 3-酮基鞘氨醇,然后降解为鞘氨醇,鞘氨醇再经神经酰胺合成酶酰化转化成二氢神经酰胺。二氢神经酰胺是体内的重要活性物质,能够抑制线粒体中神经酰胺通道形成,降低细胞膜通透性和细胞凋亡。有报道称肝癌患者体内二氢神经酰胺含量降低。同样的,本研究发现二氢神经酰胺具有抗细胞凋亡作用,当细胞损伤增强时,二氢神经酰胺含量明显降低。因此,二氢神经酰胺可以作为评价 DILI 的关键生物标记物。研究中 pekinenal 低剂量组 L02 细胞中神经酰胺浓度显著下降,说明神经酰胺可能被水解成鞘氨醇。

4. 脂类代谢、氨基酸代谢

N-α-乙酰瓜氨酸可清除羟基自由基,精氨酸含量升高可提供更多一氧化氮,这些反应都可以预防老化、增强免疫力。在 pekinenal 高剂量组中,N-α-乙酰瓜氨酸含量显著降低,说明高剂

量 pekinenal 对细胞造成了氧化应激损伤。L-苏氨酸是人体必需的氨基酸,具有提高细胞防御功能的作用。2-酮基-6-乙酰氨基己酸盐是赖氨酸降解的中间体,具有抗炎作用。此外,苏氨酸还是抗坏血酸的代谢物,在 pekinenal 处理后,其含量明显降低。已有研究证明苏氨酸含量降低与氧化应激有关。在类风湿性关节炎患者血中苏氨酸含量下降。因此,氨基酸代谢失衡、有机酸代谢紊乱可能是 pekinenal 诱发 L02 细胞损伤的原因。

第七节　生何首乌诱导大鼠肝毒性及炮制减毒的代谢组学研究

生何首乌是蓼科植物何首乌 *Polygonum multiflorum* Thunb. 的干燥根。制何首乌是生何首乌的炮制加工品。生何首乌(RP)具有解毒、消痈、截疟、润肠通便之功效,而制何首乌(PP)则具有补肝肾、益精血、乌须发、强筋骨、化浊降脂的作用。因此,生何首乌和制何首乌在中医临床都被广泛使用。然而,近年来由于使用何首乌而引起轻度肝损伤、肝衰竭,甚至导致死亡的病例逐年增加,导致生何首乌和制何首乌的毒性问题成为临床用药的隐患。因此,Zhang 等对生何首乌诱导的肝毒性大鼠代谢物变化以及炮制对生何首乌毒性的影响进行了系统研究[23]。

一、样品采集与处理

（一）给药样品制备

将干燥的生何首乌(RP)和制何首乌(PP)粉碎,取粉末与 6 倍量 75% 乙醇混合,在室温下冷浸提取 5 次,每次 48 小时。合并提取液后过滤,滤液在 45℃下减压干燥,即得。

（二）实验动物及分组

将 26 只雄性 SD 大鼠随机分为三组,在室温(20±2)℃、湿度 60%～70%、12 小时昼夜交替的环境中适应 7 天,期间自由饮食、饮水。实验开始后,I 组每天给予 20.00g/kg RP 样品;II 组每天给予 20.00g/kg PP 样品;III 组每天给予等体积的蒸馏水,给药周期为 4 周。

（三）样品采集与制备

连续给药 4 周后,将大鼠放入代谢笼,收集 24 小时尿液,在-80℃冰箱储存备用。测定前 10 min 解冻,取尿液 250μL 置 1.5 mL 试管中,加甲醇 750μL 混匀。在 4℃下,以 12 000 r/min 离心 10min,取上清液。给药周期结束后取血,以 3000r/min 离心 10min,取上清液。取血后,立即摘取大鼠肝脏,甲醛固定,将固定好的组织剪切成 1mm 切片,并以石蜡包埋,HE 染色。

二、传统毒理学研究

（一）一般状态观察

在给药周期结束时,空白对照组(Con)大鼠状态良好,皮毛有光泽;而 RP 组大鼠毛皮暗淡、杂乱。此外，Con 组大鼠肝/体重明显小于 RP 给药组（$p<0.01$），而且 PP 组肝/体重值也低于 RP 组［图 7-24（b）］。

（二）组织病理学观察

通过观察肝脏组织切片发现，Con 组大鼠肝细胞结构清晰、完整；RP 组则出现细胞液化、坏死、肝窦充血等现象；而 PP 组大鼠肝脏大多呈现正常形态，少数大鼠肝细胞出现轻微结构改变［图 7-24（a）］。此结果说明，RP 和 PP 连续给药 4 周都出现了肝毒性，但 RP 的肝毒性大于 PP。

（三）生理生化指标检测

由生理生化指标检测结果［图 7-24（c～j）］可以看到，RP 组大鼠血清中碱性磷酸酶（ALP）、总胆红素（TBIL）和结合胆红素（DBIL）含量明显升高（$p<0.01$），而 PP 组各项检测指标均未出现明显变化。血清中的 ALT 和 AST 通常被认为是肝损伤的标记物。但 RP 组和 PP 组大鼠血清中 ALT 和 AST 的表达水平没有显著变化，说明 ALT 和 AST 不是 RP 引起药物性肝损伤（DILI）的敏感标记物。另外，血清中 ALP 被认为是早期肝功能障碍和胆汁郁积的最敏感指标，而 TBIL 和 DBIL 能够代表肝细胞的运输功能和解毒能力。因此，大鼠血清中 ALP、TBIL 和 DBIL 的表达水平升高，可能是 RP 影响胆汁代谢和肝脏的运输功能造成的。

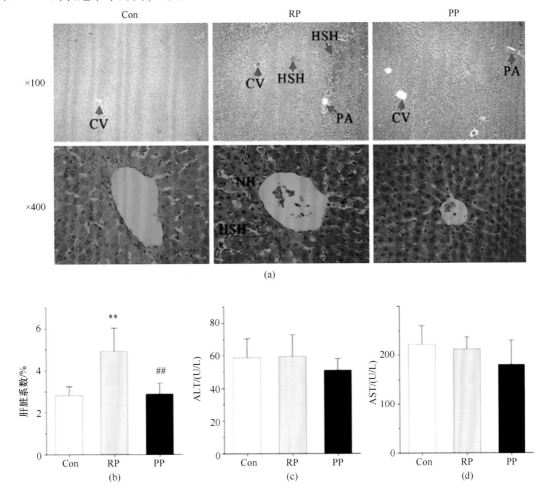

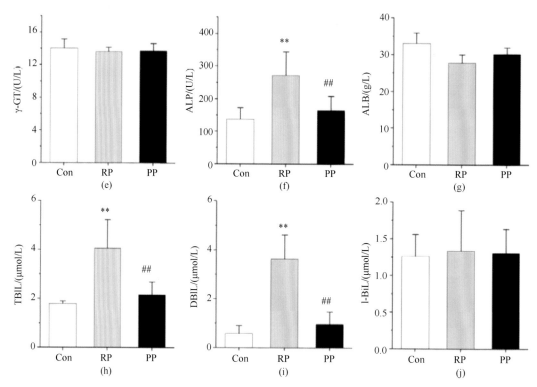

图 7-24 (a)大鼠肝脏组织病理切片;(b)肝/体重比;(c~j)各给药组生理生化指标测定结果[23]

三、代谢组学研究

(一)代谢组学数据分析

利用 HPLC-MS 系统对各给药组大鼠尿液进行分析,将分析得到的原始数据导入 SIMCA-P 11.0 软件进行数据处理,并应用多变量统计方法进行分析。例如,主成分分析 PCA 得分图 (图 7-25)所示,各给药组代谢数据分组良好,PP 组在 RP 组与 Con 组之间,稍有叠加。这表明 RP 组与 Con 组相比,代谢物组发生了明显改变,而 PP 组更接近正常状态。在此基础上,对所得数据再进行 PLS-DA 分析,从图 7-26 中可以看到,各组聚类更加明显,并根据 S-plot 图和载荷图找到组间差异较大的化合物,结合 METLIN 数据库(http://www. metlin. scipps. edu)和 HMDB 数据库(http://www. hmdb. ca)进行结构解析,最终确定了大鼠尿液中的 16 个潜在生物标记物(表 7-14),包括核糖基咪唑乙酸、异柠檬酸、L-高瓜氨酸、4-吡哆酸、吲哚丙烯酸、克霉唑、4,6-二羟基喹啉、L-3-羟基犬尿氨酸、烟酰胺核苷、蝶啶、吡哆胺、天竺葵素、18-羟基皮质酮、花青素、氯苯吡胺和玉米黄质。再利用 MetaboAnalyst 3.0(http://www. metaboanalyst. ca)对 16 个潜在生物标记为进行代谢途径分析发现,大鼠给予 RP 和 PP 后,有 6 条代谢通路受到影响 (表 7-15,图 7-27),包括维生素 B_6 代谢、色氨酸代谢、柠檬酸循环(TCA 循环)、烟酸和烟酰胺代谢、乙醛酸和二羧酸代谢、类固醇激素生物合成。

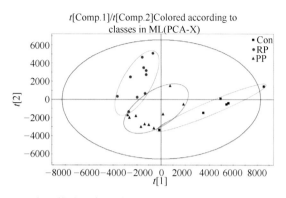

图 7-25　正离子模式下各给药组大鼠尿液代谢数据 PCA 得分图[23]

Con. 空白对照组；RP. 生何首乌给药组；PP. 制何首乌给药组

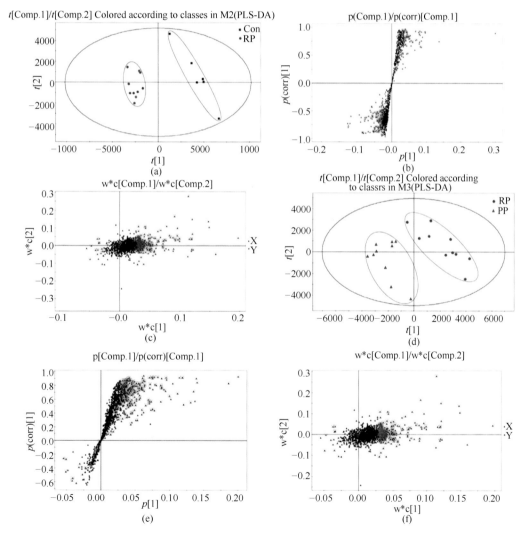

图 7-26　各给药组大鼠尿液代谢数据 PLS-DA 分析[23]

（a）、（d）：PLS-DA 得分数图；（b）、（e）：S-plot 图；（c）、（f）：载荷图

表 7-14　各给药组中差异代谢物及变化趋势[23]

序列	t_R/min	相对分子质量	代谢物	分子式	RP 组[a] 变化趋势	PP 组[b] 变化趋势
1	1.67	259.0912	核糖基咪唑乙酸	$C_{10}H_{14}N_2O_6$	↑**	↓##
2	2.91	215.0153	柠檬酸盐	$C_6H_8O_7$	↓**	↑#
3	3.00	212.0978	L-高瓜氨酸	$C_7H_{15}N_3O_3$	↓**	↑##
4	5.76	206.0444	4-吡哆酸	$C_8H_9NO_4$	↓**	↑#
5	6.05	188.0683	吲哚丙酮酸	$C_{11}H_9NO_2$	↓*	↑#
6	6.78	367.1023	克霉唑	$C_{22}H_{17}ClN_2$	↓*	↑##
7	7.73	162.0514	4,6-二羟基喹啉	$C_9H_7NO_2$	↑*	↓##
8	8.21	225.0852	L-3-羟基犬尿酸	$C_{10}H_{12}N_2O_4$	↑**	↓##
9	9.08	255.0989	烟酰阿糖胞苷	$C_{11}H_{14}N_2O_5$	↑**	↓#
10	11.07	317.0643	蝶啶	$C_{16}H_{12}O_7$	↑**	↓##
11	11.38	191.0809	吡哆胺	$C_8H_{12}N_2O_2$	↑**	↓##
12	11.69	271.0593	天竺葵素	$C_{15}H_{10}O_5$	↓**	↑##
13	13.22	363.2123	18-羟基皮质酮	$C_{21}H_{30}O_5$	↓**	↑##
14	13.97	275.1274	氯苯吡胺	$C_{16}H_{19}ClN_2$	↑**	↓#
15	14.10	287.0543	花青素	$C_{15}H_{10}O_6$	↑**	↓##
16	19.66	591.4244	玉米黄质	$C_{40}H_{56}O_2$	↑**	↓##

注：↓.含量降低；↑.含量增加；* 和#.$p<0.05$；** 和##.$p<0.01$；a.与空白对照组相比的变化趋势；b.与 RP 治疗组相比改变趋势。

表 7-15　代谢途径分析[23]

路径名称	Total	Expected	Hits	Raw p	$-\log(p)$	Impact
维生素 B_6 代谢	9	0.1027	2	0.0042	5.4732	0.0784
色氨酸代谢	41	0.4679	3	0.0010	4.6071	0.0661
柠檬酸循环（TCAcycle）	20	0.2282	1	0.2064	1.5781	0.0413
烟碱酸酯和烟酰胺代谢	13	0.1484	1	0.1392	1.9721	0.0000
乙醛酸和二羧酸代谢	16	0.1826	1	0.1686	1.7802	0.0000
类固醇激素生物合成	70	0.7989	1	0.5613	0.5774	0.0000

（二）生物标记物功能阐释

从生物标记物的路径分析可以看出，RP 和 PP 对维生素 B_6 代谢、色氨酸代谢和 TCA 循环影响较大。

1. 维生素 B_6 代谢

磷酸吡哆醛（PLP）和活化型维生素 B_6 参与了氨基酸和脂质代谢的多个酶反应。PLP 降解后以 4-吡哆酸的形式由尿液排出。在 RP 组大鼠尿样中，吡哆胺含量升高，同时 4-吡哆酸的含量降低，表明维生素 B_6 代谢出现障碍。有研究指出，维生素 B_6 缺乏能够影响大鼠肝脏的抗

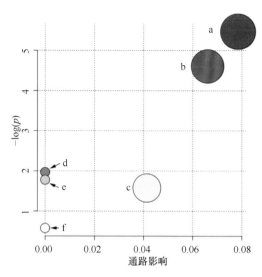

图 7-27　Metabo Analyst 3.0 代谢路径分析[23]

a. 维生素 B₆ 代谢；b. 色氨酸代谢；c. 柠檬酸循环(TCA 循环)；d. 烟酸和烟酰胺代谢；e. 乙醛酸和二羧酸代谢；

f. 类固醇激素生物合成

氧化作用,而肝炎患者或患有胆管阻塞的患者也会出现 PLP 水平降低的情况。据推测,维生素 B_6 的代谢障碍是由肝细胞坏死造成的。值得注意的是,到维生素 B_6 的代谢异常与 ALP 表达水平密切相关。本研究显示,维生素 B_6 表达紊乱可能与 ALP 活性改变有关,ALP 不仅能引起叶酸生物合成紊乱,还能影响吡哆胺和 4-吡哆酸的表达。

2. 色氨酸代谢

L-3-羟基犬尿酸、4,6-二羟基喹啉和吲哚丙酮酸是色氨酸代谢的主要代谢物。RP 组大鼠血清中吲哚丙酮酸含量明显降低,而 L-3-羟基犬尿酸和 4,6-二羟基喹啉含量显著升高,都说明色氨酸代谢发生紊乱。L-色氨酸是必需氨基酸,它在很多代谢途径中都起到了至关重要的作用。很多早期开展的研究已经发现,肝功能不全、肝损伤都会引起色氨酸代谢异常。

3. TCA 循环

柠檬酸盐是三羧酸循环(TCA)的主要产物。RP 组大鼠尿液中柠檬酸水平显著降低,表明 TCA 循环失衡。通过进一步分析,发现许多代谢途径的扰动都是由 TCA 循环引起的。

第八节　茯苓对制何首乌诱导大鼠特异性肝损伤减毒作用的代谢组学研究

制何首乌为中药何首乌的炮制加工品。由制何首乌(PM)诱发的肝毒性已引起全世界的高度关注。因此,运用中医药理论进行中药配伍解毒研究势在必行。Gao 等对制何首乌/脂多糖(PM/LPS)诱发的肝损伤大鼠分别给予茯苓、甘草、三七后进行代谢组学研究,希望能够找到有效的降低制何首乌诱发肝毒性的中药[22]。

一、样品采集与处理

(一)给药样品制备

制何首乌加 8 倍量 50% 乙醇,冷浸提取 2 次,每次 24 小时,合并提取液,过滤,减压浓缩,冷冻干燥。茯苓加 12 倍量水回流提取 100min,提取 2 次,合并提取液,水浴蒸发浓缩,冷冻干燥。甘草加 10 倍量水,回流提取 2 次,合并提取液,减压浓缩,然后冷冻干燥。三七加 10 倍量水,回流提取 2 次,合并提取液,减压浓缩,冷冻干燥。

(二)实验动物及分组

1. 毒性及解毒实验动物分组

取雄性 SD 大鼠 104 只,随机分为 13 组,分别为空白对照组(Ctr)、脂多糖模型组(LPS)、制何首乌给药组(PM)、茯苓给药组(Por)、甘草给药组(Lic)、三七给药组(Pan)、脂多糖+制何首乌给药组(LPM)、脂多糖+茯苓给药组(LPor)、脂多糖+甘草组(LLic)、脂多糖+三七给药组(LPan)、脂多糖+何首乌+茯苓给药组(LPP)、脂多糖+制何首乌+甘草给药组(LPL)、脂多糖+制何首乌+三七给药组(LPN)。

2. 配伍解毒剂量筛选试验动物分组

取 SD 大鼠 72 组,随机分为 9 组,分别为空白对照组(Ctr),脂多糖模型组(LPS)、脂多糖+制何首乌给药组(LPM)、脂多糖+高剂量茯苓给药组(LHP)、脂多糖+中剂量茯苓给药组(LMP)、脂多糖+低剂量茯苓给药组(LLP)、脂多糖+制何首乌+高剂量茯苓给药组(LPHP)、脂多糖+制何首乌+中剂量茯苓给药组(LPMP)、脂多糖+制何首乌+低剂量茯苓给药组(LPLP)。

所有动物在温度(22±2)℃、相对湿度 60%±80%、12 小时昼夜交替环境下饲养,实验前适应 1 周,期间自由饮食、饮水。

(三)样品采集与制备

动物麻醉后,腹腔静脉取血,-80℃ 储存备用。取血后,立即摘取肝脏。一部分肝组织加 RNA 存储剂,在 4℃ 下保存一晚,然后 -80℃ 保存,为 PCR 分析做准备;另一部分肝脏用 4% 甲醛在室温下固定 4~6 小时,在 15% 蔗糖溶液浸泡过夜。

二、传统毒理学研究

(一)生理生化指标检测

1. 茯苓对 LPM 组大鼠肝损伤的保护作用

首先,为了比较不同配伍药物的解毒效果,对血浆中能反映肝损伤的标记物如 ALT、AST

和 TBA 进行测定。如图 7-28 所示,与 Ctr 组比较,LPS 组中的 ALT、AST 和 TBA 含量没有明显增加,这说明脂多糖的剂量未引起明显肝损伤。同样,单独给予茯苓等四种中药的大鼠血浆中 ALT、AST 和 TBA 的表达与 Ctr 组相似。然而,与 Ctr 和 LPS 组相比,LPM 组的这些指标明显升高,表明注射脂多糖同时给予制何首乌的大鼠出现了严重的肝损伤和胆汁淤积。与 LPM 组相比,配伍三七后(LPN 组),血中 AST 和 TBA 表达略有降低,但与空白对照组比较,ALT、AST 和 TBA 表达水平仍然明显偏高;配伍甘草后(LPL 组),血中这三个指标表达水平均低于 LPM 组,但略高于空白对照组;给予茯苓后,大鼠血中 ALT、AST 和 TBA 的含量明显降低,与空白对照组表达相似。以上结果说明,与三七、甘草相比,茯苓能够更有效的降低制何首乌的毒性。

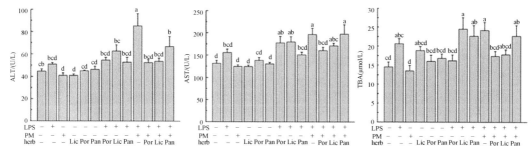

图 7-28　各给药组大鼠血浆生化指标测定[24]

Ctr. 空白对照组;LPS. 脂多糖模型组;PM. 制何首乌给药组;Por. 茯苓给药组;Lic. 甘草给药组;Pan. 三七给药组

2. 何首乌与茯苓最佳配伍比例的筛选

通过对茯苓与制何首乌不同比例给药大鼠血中 ALT、AST 和 TBA 表达水平的测定发现,当茯苓的给药量为 0.54 g/kg(制何首乌:茯苓为 1:2)时,可以将这些生化指标回调到正常水平(图 7-29)。

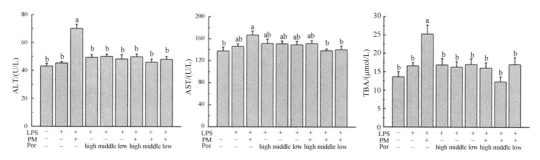

图 7-29　茯苓不同配伍比例给药组大鼠血浆生化指标测定[24]

Ctr. 空白对照组;LPS. 脂多糖模型组;Por. 茯苓给药组

3. 不同配伍比例何首乌与茯苓对 PM/LPS 诱导的系统性炎症的抑制作用研究

制何首乌可诱发肝损伤,脂多糖可引起系统性炎症和多器官功能障碍。PM/LPS 组大鼠给予不同比例茯苓后,血中细胞因子表达发生明显改变(图 7-30)。如图所示,脂多糖可使炎性细胞因子如 IL-1β、IL-6、IL-12β、IL-27、TNF-α 和 IFN-γ 表达水平升高,其中 IL-1β 和 IFN-γ 的变化最为明显。与 LPS 组比较,LPM 组中 TNF-α 和 IFN-γ 的表达明显增强,而 IL-1β 和 IL-

27 略有增加。对 PLS 组大鼠给予不同比例茯苓后,其炎性细胞因子的表达无明显变化,而 LPM 组给予中剂量或低剂量茯苓后,血中 TNF-α 和 IFN-γ 含量明显降低,说明系统性炎症得以缓解。因此,推测 PM/LPS 能促进炎症因子产生,而茯苓能够降低这种影响。

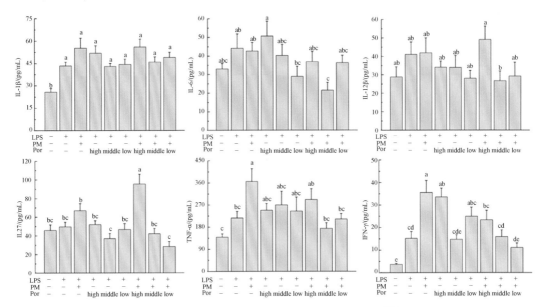

图 7-30　ELISA 测定血浆中炎症细胞因子水平[24]

Ctr. 空白对照组;LPS. 脂多糖模型组;Por. 茯苓给药组

4. 茯苓降低 PM/LPS 诱导的肝脏炎性因子 mRNA 的表达

由于血中炎性因子水平不足以评价肝脏的炎性过程,因此采用 RT-qPCR 技术来评价茯苓对 PM/LPS 模型大鼠肝脏炎性细胞因子的抑制作用。研究发现,尽管茯苓没有明显改变 PM/LPS 诱导的系统性炎性因子的释放,但是茯苓却控制了 IL-1β、IL-6、IL-12p40、IL-27、TNF-α 和 IFN-γ 这些炎性因子在肝脏的表达。如图 7-31 所示,与 LPS 组比较,LPM 组细胞因子 mRNA 的表达水平显著增强。LPM 组给予茯苓后,除了茯苓高剂量配伍给药组中 TNF-α 外,大部分细胞因子 mRNA 表达水平显著降低。当制何首乌与茯苓配伍比例为 2∶1 时,IL-12p40、IL-27、TNF-α 和 IFN-γ 的表达水平均回调至正常水平,比 4∶1 效果更好。

(二)组织病理学观察

由组织病理学观察结果可以看出,空白对照组大鼠肝小叶结构完整,肝细胞结构正常 [图 7-32(a)]。LPS 组大鼠肝组织出现轻微病理学改变,如轻度炎细胞浸润,Kupffer 细胞轻度增殖和扩增,表明炎症信号通路被激活[图 7-32(b)];脂多糖+茯苓组大鼠出现肝窦肿胀,轻度炎细胞浸润,血管周围细胞有不规则空泡样变性[图 7-32(d~f)];而 PM/LPS 组出现明显病理改变,如肝窦向中央静脉明显扩张,部分肝细胞明显增生,部分肝细胞细胞核消失、坏死,汇管区严重的炎性细胞浸润等[图 7-32(c)]。值得注意的是,在 LPM 组给予中、低剂量茯苓后,明显缓解了大鼠肝脏组织的病理改变,但与 PM/LPS 组比较,茯苓高剂量配伍给药组大鼠的肝脏的病理改变并未减轻(5G-I)。

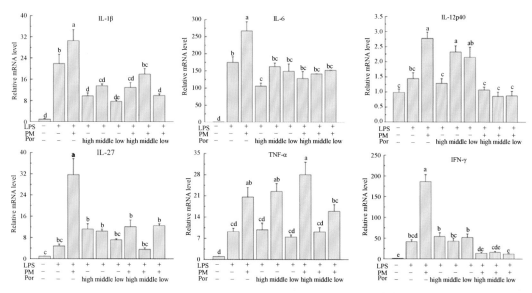

图 7-31　RT-qPCR 测定血浆炎性细胞因子水平[24]

Ctr. 空白对照组；LPS. 脂多糖模型组；Por. 茯苓给药组

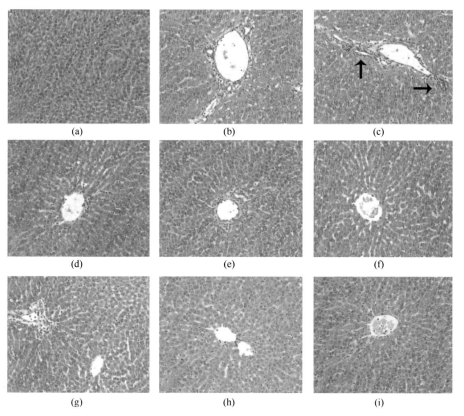

图 7-32　大鼠肝组织病理学结果[24]

（a）空白对照组；（b）LPS 组；（c）LPM 组；（d）LHP 组；（e）LMP 组；（f）LLP 组；

（g）LPHP 组；（h）LPMP 组；（i）LPLP 组

为了确认茯苓对肝损伤的保护作用,利用末端标记法对肝组织切片进行测定(图 7-33)。结果发现,空白对照组中未观察到阳性染色,而 LPS 组部分肝细胞出现阳性结果,LPM 组中大量肝细胞呈现阳性反应,并伴有明显空泡样变性。LHP 组的 TUNEL 阳性反应更加明显,说明高剂量茯苓会加重注射脂多糖大鼠的肝细胞坏死程度。在不同比例 LPP 组的比较中发现,茯苓中剂量和低剂量配伍给药时能显著减少肝细胞凋亡,而且中剂量效果最好;高剂量给药组则与 PLS 组结果相似。这些结果表明,制何首乌和茯苓配伍比例为 2:1 时,对肝细胞凋亡的抑制效果最好。

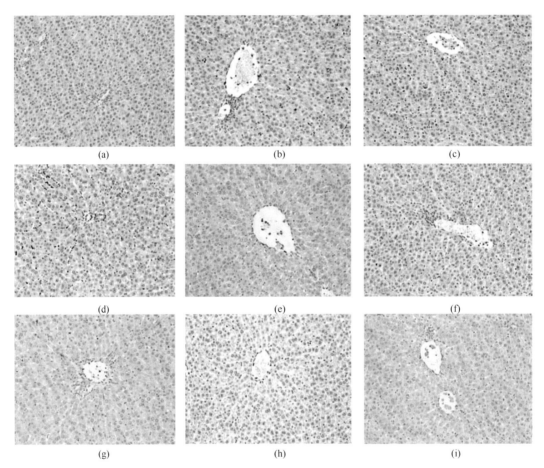

图 7-33 肝组织 TUNEL 凋亡染色[24]

(a)空白对照组;(b)LPS 组;(c)LPM 组;(d)LHP 组;(e)LMP 组;(f)LLP 组;

(g)LPHP 组;(h)LPMP 组;(i)LPLP 组

三、代谢组学研究

(一)代谢组学数据分析

各给药组大鼠血样利用 UPLCQTOF-MS 进行分析,将获得的代谢组学数据导入

MassLynx TM 软件进行 PCA 和 OPLS-DA 分析。PCA 得分图（图 7-34）显示，LPM 组与其他给药组明显分开，表明大鼠在 PM+LPS 作用下血中代谢组发生了改变；而茯苓中剂量配伍给药组的代谢轮廓与空白对照组接近，表明配伍中剂量茯苓可以使大鼠代谢轮廓回调。

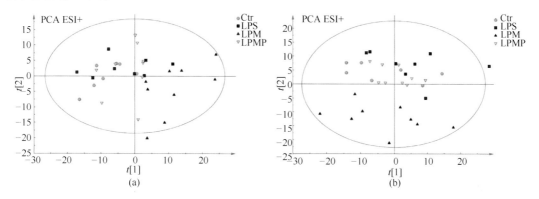

图 7-34　大鼠血液代谢组学数据 PCA 得分图[24]
（a）正离子模式；（b）负离子模式

　　为了明确 LPS 组与其他给药组代谢物组的区别，通过 OPLS-DA 分析获得了 S-plot 图，从图中可以看到，LPS 组与 LPM 组、LPM 组与 LPMP 组分组明显，说明 LPM 组大鼠血中代谢发生了扰动[图 7-35（a）,（b）]。S-plot 图中离原点最远的变量被认为对分组贡献最大，因此，这些变量被认为是潜在的生物标记物[图 7-35（c）,（d）]。通过对潜在生物标记物进行筛选和鉴定，最终确定了与制何首乌诱导肝损伤相关的生物标记物 14 个（表 7-16）。值得注意的是，当制何首乌配伍中剂量茯苓时，对这 14 个生物标记物中的 13 个有明显的回调作用。通过与空白对照组比较发现，肌酸、精氨酸、鞘氨醇、二氢鞘氨醇-1-磷酸盐、肾上腺酰乙醇胺、鸟氨酸、4-氨基丁醛、尿苷、牛磺胆酸盐和甘氨胆酸盐表达水平均发生了明显改变。此结果与生化指标和组织病理学的结果一致，说明这些代谢物可以被认定为改善肝损伤的潜在生物标记物。

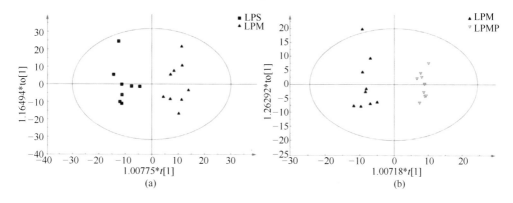

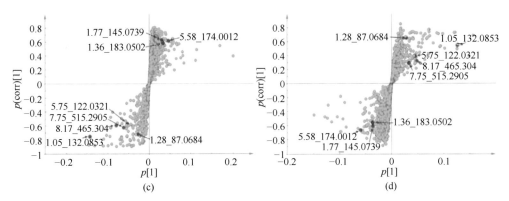

图 7-35   LPS、LPM 和 LPMP 组血液代谢组学数据 OPLS-DA 和 S-plot 图[24]
(a)LPS 与 LPM 比较的 OPLS-DA 图;(b)LPM 与 LPMP 比较的 OPLS-DA 图;(c)LPS 与 LPM 比较的 S-plot 图;
(d)LPM 与 LPMP 比较的 S-plot 图

表 7-16   LPS 组/LPM 组和 LPM 组/LPMP 组的差别代谢物[24]

序列	代谢物	相对分子质量	t_R/min	分子式	LPM/LPS			LPMP/LPM		
					VIP	Fold	p	VIP	Fold	p
ESI+										
1	肌酸	131.0692	0.82	$C_4H_9N_3O_2$	1.67	0.63	0.0084	1.53	1.70	0.0254
2	精氨酸	174.1124	0.93	$C_6H_{14}N_4O_2$	5.55	0.52	0.0052	5.76	1.92	0.0004
3	鞘氨醇	299.2812	13.44	$C_{18}H_{37}NO_2$	1.12	2.58	0.0086	1.11	0.45	0.0142
4	二氢鞘氨醇-1-磷酸盐	381.2663	19.72	$C_{18}H_{40}NO_5P$	1.29	0.43	0.0194	1.21	2.08	0.0009
5	吡啶酰胺	339.2319	19.92	$C_{21}H_{29}N_3O$	1.08	0.22	0.0140	0.93	3.63	0.0030
6	肾上腺乙醇酰胺	375.3123	21.08	$C_{24}H_{41}NO_2$	1.61	0.47	0.0080	1.62	2.10	0.0009
ESI-										
7	鸟氨酸	132.0853	1.05	$C_5H_{12}N_2O_2$	5.83	0.48	0.0005	5.56	1.77	0.0106
8	4-氨基-丁醛	87.0684	1.28	C_4H_9NO	1.01	0.37	0.0022	1.14	2.52	0.0049
9	4-吡啶酸	183.0502	1.36	$C_8H_9NO_4$	2.22	0.58	0.0168	1.92	1.55	0.0941
10	4-乙酰胺基-丁酸酯	145.0739	1.77	$C_6H_{11}NO_3$	2.44	0.52	0.0114	1.27	1.42	0.2873
11	苯基硫酸盐	174.0012	5.58	$C_6H_6O_4S$	3.25	0.17	0.0400	1.72	3.36	0.7962
12	尿苷	122.0321	5.75	$C_9H_{12}N_2O_6$	1.47	2.06	0.0315	2.24	0.37	0.0141
13	牛磺胆酸盐	515.2905	7.75	$C_{26}H_{45}NO_7S$	1.04	2.66	0.0460	1.32	0.32	0.0317
14	甘氨胆酸盐	465.3040	8.17	$C_{26}H_{43}NO_6$	1.17	1.95	0.0491	1.33	0.52	0.0361

在配伍给予茯苓的 PM/LPS 组大鼠血浆中精氨酸、鞘氨醇 1-磷酸盐、肾上腺酰乙醇胺、鸟氨酸、肌酸和 4-氨基丁酸的含量升高,而鞘氨醇、尿苷、牛磺胆酸盐和甘氨胆酸盐的含量降低。为了进一步了解生物标记物间的关系,通过代谢路径分析,找到了 9 条与这些生物标记物相关的代谢通路,其中精氨酸和脯氨酸代谢、原始胆汁酸生物合成和鞘脂类代谢(图 7-36)相关性

最强,将这些代谢通路进行归纳,代谢网络见图 7-37。

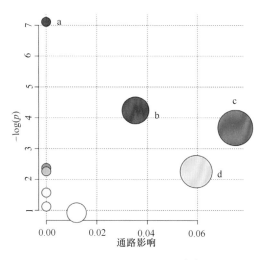

图 7-36　代谢路径分析[24]

a. 精氨酸和/或鸟氨酸代谢;b. 精氨酸和脯氨酸代谢;c. 鞘脂代谢;d. 原胆酸生物合成

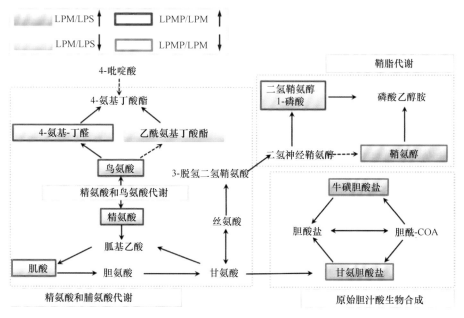

图 7-37　差异代谢物相关代谢网络示意图[24]

(二)生物标记物功能阐释

肝脏负责胆汁形成和胆汁分泌,因此,胆汁酸在体内表达水平的变化与各类型肝损伤相关。在本研究中,血浆生化指标反映肝功能出现障碍,表明 PM/LPS 引起的肝损伤影响了胆汁酸代谢。据报道,肝脏疾病会对胆汁酸的合成、代谢、清除和肠道吸收造成影响。通过对 LPS 组和 LPM 组进行比较发现,牛磺胆酸盐和甘氨胆酸盐的含量明显上升,而在 LPP 组中却显著降低,表明茯苓能够有效改善总胆汁酸代谢。此外,有学者发现胆汁酸可诱导胆管结扎后的肝细胞炎症因子表达上调,这可能是阻塞性胆汁淤积造成的肝脏炎症。

精氨酸是鸟氨酸、尿素、一氧化氮和肌酸的前体物质。其中,精氨酸已经被当作肝损伤的生物标记物。有研究发现,在肝脏毒物如硫代乙酰胺和四氯化碳给药组中精氨酸表达水平降低。本研究中,LPM组大鼠血浆中肌酸、精氨酸、鸟氨酸和4-氨基丁醛的含量显著减少,表明精氨酸和鸟氨酸代谢失衡。另有研究证实,精氨酸与鸟氨酸代谢改变与急性肝损伤相关,因此,血中的精氨酸和鸟氨酸是可能成为肝损伤的特异性生物标记物。此外,肌酸是精氨酸和鸟氨酸在精氨酸-甘氨酸脒基转移酶(AGA)的作用下生成的,由于AGA在肝脏中,当出现肝脏损伤后,血中肌酸水平降低,血液精氨酸和鸟氨酸的表达也发生改变。在许多类型的细胞中,炎症刺激能够极大地刺激精氨酸酶Ⅰ、精氨酸酶Ⅱ和鸟氨酸脱羧酶的表达,进而上调精氨酸代谢,以合成尿素、鸟氨酸和脯氨酸。

鞘脂类是肝内稳态的关键调节剂。鞘脂类种类繁多,包括游离鞘氨醇碱、鞘氨醇和二氢鞘氨醇-1-磷酸盐。已有报道证实,二氢鞘氨醇-1-磷酸盐是损伤后肝再生的中介物。在本研究中,LPM组中二氢鞘氨醇-1-磷酸盐浓度降低,同时鞘氨醇浓度升高,表明LPM组大鼠体内代谢发生紊乱。相反,在LPP组中二氢鞘氨醇-1-磷酸盐和鞘氨醇的浓度都恢复到正常水平,并且大鼠肝脏组织也未见明显改变。此外,TNF-α和IL-1β是肝炎和肝损伤的重要指标。有研究表明,鞘脂中的酰基链长度和结构在调节肝细胞中TNF-α受体-1和肝细胞凋亡信号通路中起关键作用。肝细胞中的IL-1β可以刺激神经酰胺的产生,而神经酰胺被认为是肝损伤和肝细胞凋亡的重要影响因素之一。总之,肝损伤的发生和发展是多因素影响的结果,鞘脂类代谢路径可能是开启治疗肝脏疾病的新途径。

第九节　半夏诱导心脏毒性及炮制减毒作用的代谢组学研究

半夏为天南星科植物半夏 *Pinellia ternata*(Thunb.)Breit 的干燥块茎。半夏在中医临床常用于治疗痰多咳嗽、呕吐和癌症等,但半夏也有毒。已有研究证明过量或长期服用半夏可引起脏器损伤、致畸、致癌、致突变和生殖毒性。针状草酸钙晶体,凝集素和原儿茶醛被认为是半夏中的有毒物质。按照中医药理论,炮制可以降低药材的毒性。然而,半夏毒性作用机制尚不明确,其炮制解毒研究也未能深入。Su等利用代谢组学方法探讨了半夏的毒性作用机制和其炮制品的减毒作用[23]。

一、样品采集与处理

(一)给药样品制备

将100kg生半夏(PR)浸泡在水中直至断面没有干芯,加入12.5kg明矾和25L新鲜姜汁后煮6小时,取出并干燥,即得姜半夏(PRZA)。取PR和PRZA各200g,分别加入600mL 0.5%羧甲基纤维素钠(CMC-Na)溶液,混匀,即得PR和PRZA的混悬液。

（二）实验动物及分组

取 18 只 SD 大鼠在室温 22~24℃、相对湿度 50%~60%、12 小时昼夜交替环境下饲养,期间自由饮食饮水。适应 1 周后,将大鼠随机分为 3 组,PR 组每天灌胃 PR 悬浮液,PRZA 组每天灌胃 PRZA,空白对照组则给予等体积 CMC-Na 溶液,给药周期为 14 天。

（三）样品采集与制备

在给药周期结束后,眼眶后静脉丛取血,在 4℃下静置 2 小时,以 3500r/min 离心 10min,取上清液,-80℃冰箱中保存备用。采血后立即摘取大鼠心脏、肝脏和肾脏组织,并在 4℃下,用 10% 中性甲醛固定。将固定好的组织切片,用石蜡包埋、H&E 染色,为组织病理学观察做准备。

二、传统毒理学研究

（一）一般状态观察

与空白对照组相比,PR 组从给药第 2 天起体重显著减轻($p<0.01$),而 PRZA 组从第 4 天出现体重减轻($p<0.05$),其体重降低的程度明显低于原 PR 组($p<0.01$)(图 7-38);此外,PR 组大鼠出现腹泻、倦怠少动等症状,而其他给药组则无此现象。此结果说明 PR 组大鼠出现了毒性反应。

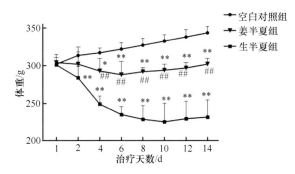

图 7-38　各给药组大鼠的体重变化趋势图[25]

* . $p<0.05$, ** . $p<0.01$ 相对于空白对照组;## . $p<0.01$ 相对于原 PR 组

（二）组织病理学观察

通过对各给药组大鼠心脏组织病理学观察发现,PR 组大鼠心脏组织中出现心肌细胞破裂、坏死,炎性细胞浸润;而 PRZA 组大鼠心脏组织的损伤相对较轻[图 7-39(c)]。此外,PR 组和 PRZA 组的肝和肾切片显示无异常[图 7-39(d)~(i)]。这些结果进一步表明,PR 能引起心脏毒性,而炮制后的 PRZA 毒性降低。

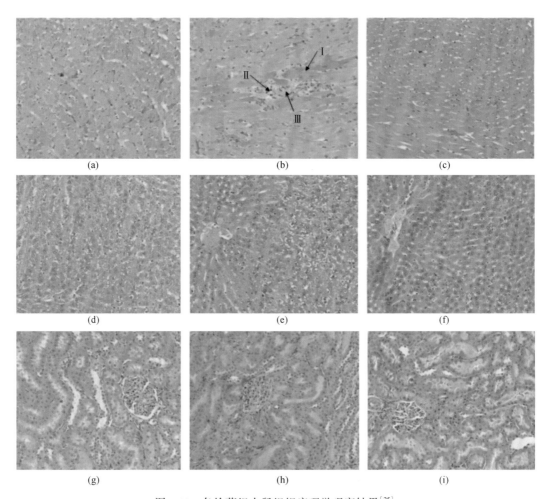

图 7-39　各给药组大鼠组织病理学观察结果[25]

(a)空白对照组心脏;(b)PR 组心脏;(c)PRZA 组心脏;(d)空白对照组肝脏;(e)PR 组肝脏;(f)PRZA 组肝脏;
(g)空白对照组肾脏;(h)PR 组肾脏;(i)PRZA 组肾脏

(三)生理生化指标检测

在 PR 组血清中 CK、CK-MB 和 LDH 的表达水平均明显高于空白对照组($p<0.01$)(图 7-40);而 PRZA 组 CK 含量明显升高($p<0.05$),CK-MB 和 LDH 水平没有明显改变。PR 组和 PRZA 组血清中 ALT、AST、BUN 和 SCR 的水平与空白对照组相当。已有研究证明 CK 含量与心肌损伤有关,ALT 和 AST 是肝损伤的标志物,BUN 和 SCR 是肾损伤的标志物。由此可知,PR 和 PRZA 都对大鼠产生了心脏毒性,但 PRZA 的毒性低于 PR,未观察到明显的肝、肾毒性。

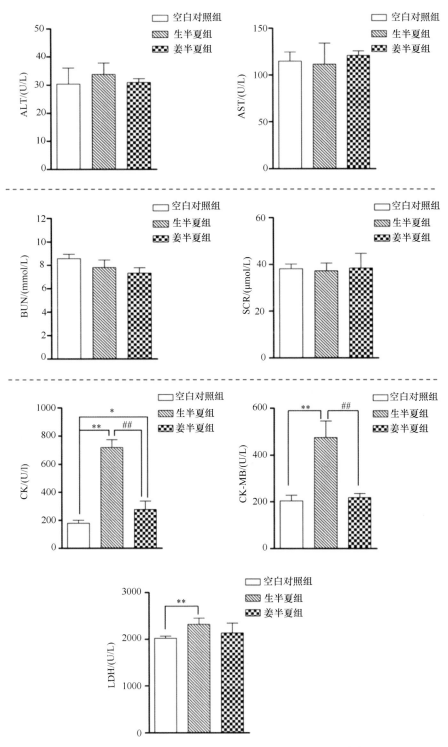

图 7-40　各给药组大鼠血清生理生化指标测定柱状图[25]

. $p<0.05$， *. $p<0.01$ 相对于空白对照组；#. $p<0.05$，# #. $p<0.01$ 相对于 PR 组

三、代谢组学研究

(一)代谢组学数据分析

利用 PCA 方法对各组代谢组学数据进行分析,从 PCA 得分图(图 7-41)中可以看出,各给药组组内聚类明显、组间彼此分开。此结果表明,大鼠给予 PR 和 PRZA 后,其血清代谢轮廓与正常大鼠比较,有明显改变。对所得数据进行 PLS-DA 分析后,如 S-plot 图所示,各给药组分组趋势更加明显。在此基础上,筛选出 10 个对分组贡献最大的代谢物并进行结构鉴定(表 7-17)。结果显示,PR 组和 PRZA 组中脯氨酸、二氢尿嘧啶、二氢神经鞘氨醇、1-磷酸盐(dhS1P)和 2-酮-4-甲硫基丁酸(KMTB)含量均升高,而酵母氨酸含量都降低;但 PR 组的亮氨酸、5-羟色胺在表达水平上调,PRZA 组的犬尿酸、对氨基苯甲酸(PABA)和酪氨酸表达水平上调。为了进一步了解这些代谢物与生物学网络的相关性,采用 IPA 软件进行生物信息学分析。首先以 PR 给药组的 7 个差异代谢物构建代谢网络,典型通路包括脯氨酸、尿嘧啶和赖氨酸降解,转化生长因子-β(TGF-β)和雷帕霉素靶蛋白(mTOR)信号通路,以及血清素的生物合成[图 7-42(a)]。再以 8 个 PRZA 组的差异代谢物构建代谢网络[图 7-42(b)],典型通路包括酪氨酸生物合成,脯氨酸、尿嘧啶、色氨酸与赖氨酸降解。

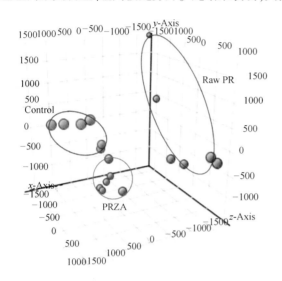

图 7-41   PCA 得分图[25]

●. 空白对照组;●. PR 组;●. PRZA 组

表 7-17   各给药组大鼠血清样品中代谢物信息及表达水平变化趋势[25]

序列	t_R/min	相对分子质量	分子式	化合物	变化倍数	
					生半夏组 vs. 空白对照组	姜半夏组 vs. 空白对照组
1	0.6906	115.0633	$C_5H_9NO_2$	脯氨酸	↑ /1.87	↑ /1.83
2	1.3981	131.0946	$C_6H_{13}NO_2$	亮氨酸	↑ /1.59	—
3	5.2621	208.0848	$C_{10}H_{12}N_2O_3$	犬尿酸	—	↑ /1.57
4	1.7704	176.0950	$C_{10}H_{12}N_2O$	5-羟色胺(5-HT)	↑ /1.94	—
5	9.1083	114.0429	$C_4H_6N_2O_2$	二氢尿嘧啶	↑ /1.92	↑ /1.94
6	9.5202	381.2644	$C_{18}H_{40}NO_5P$	二氢鞘氨醇-1-磷酸(dhS1P)	↑ /1.62	↑ /1.66
7	10.8046	148.0190	$C_5H_8O_3S$	2-酮-4-甲基硫代丁酸(KMTB)	↑ /1.44	↑ /1.60
8	11.7082	276.1321	$C_{11}H_{20}N_2O_6$	酵母氨酸	↓ /-1.76	↓ /-1.98
9	0.6774	137.0477	$C_7H_7NO_2$	对氨基苯甲酸(PABA)	—	↑ /1.98
10	1.1796	181.0739	$C_9H_{11}NO_3$	酪氨酸	—	↑ /1.81

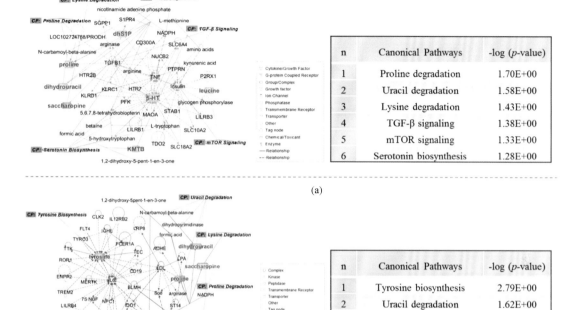

图 7-42　PR 和 PRZA 给药组大鼠血清代谢网络和途径分析[25]

(a)PR 给药组;(b)PRZA 给药组

(二)生物标记物功能阐释

亮氨酸是一种重要的支链氨基酸,通常在心肌组织发生分解代谢,并且能够有效激活 mTOR 信号转导。已有研究表明,mTOR 信号转导受到抑制是造成心肌肥大的发病机制,最终可能导致心力衰竭,甚至死亡;也有报道称 mTOR 信号的抑制可诱发急性心脏病。蛋白质印迹实验显示,PR 能够明显降低心脏组织中 mTOR 的磷酸化,这表明 mTOR 信号转导受到抑制,进而引发心脏毒性。然而在研究中发现,PR 组亮氨酸水平上调(表 7-17),而 mTOR 磷酸化水平降低(图 7-43),换言之,亮氨酸表达水平上调并没有激活心脏组织中 mTOR 信号转导,这是有别于以往研究的一个发现。有实验观察到 PR 中的一些成分能够引起亮氨酸水平上调,进而通过某些通路激活 mTOR 信号。然而,亮氨酸在这些途径中的作用效果出现了相反的结果,这可能是受到 RP 中其他成分的影响,而使 mTOR 磷酸化降低。或者,PR 中的第三类化合物可通过与亮氨酸无关的作用机制来抑制 mTOR 信号转导。本研究中,大鼠给予 PR 后,心脏中的 mTOR 磷酸化作用机制仍是个需要解决的问题。尽管抑制 mTOR 信号转导可能诱导心脏毒性,但这一结果与亮氨酸水平的变化并无必然联系。

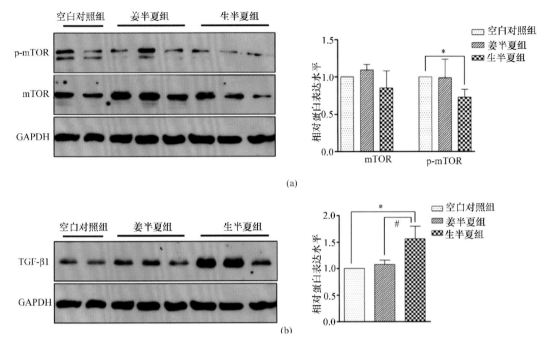

图 7-43 各给药组大鼠心脏组织蛋白质印迹分析及表达水平[25]
(a)mTOR 和磷酸 mTOR 蛋白表达水平;(b)TGF-β1 蛋白表达水平

血清素,也称为 5-羟色胺,能够促进心肌细胞生长。在病理状态下,5-HT 的异常表达与心脏的发展有关。有报道称,5-HT 水平上调与心肌细胞凋亡有关,可导致心脏肥大、纤维化、瓣膜和心内膜损伤,甚至心脏衰竭。此外,5-HT 水平升高会使 TGF-β1 的表达和活性提高,同样会引起心脏疾病。如表 7-17 所示,PR 组中 5-HT 表达水平升高,并且蛋白质印迹分析显示,PR 可显著增加心脏组织中 TGF-β1 的含量,说明激活 TGF-β 信号转导途径可诱发心脏毒性。已有研究证明,PR 的毒性与炎症有关。抑制 mTOR 信号转导可以引发心肌细胞的炎症反应。还有研究人员发现,TGF-βs 癌症或炎症患者体内出现长期过度表达。因此,可以推测抑制 mTOR 信号转导、激活 TGF-β 途径都能诱发心脏组织炎症,这与 PR 组心脏组织出现炎症细胞浸润的结论一致。

在三个给药组中,只有 PRZA 组中出现尿氨酸、PABA 和酪氨酸含量升高的情况。这三种代谢物都具有清除自由基的功能。犬尿酸是色氨酸的代谢物,也被称为自由基清除剂。PABA 是合成叶酸的中间体,无毒,并且常用来做营养补充剂,可以抗疲劳、抗过敏、抗抑郁、治疗渗出性湿疹和硬皮病等。已有研究表明,PABA 可以抑制一氧化氮生成,从而抑制自由基产生。此外,鲜姜的 6-姜烯酚、姜油酮和脱氢姜酮也具有清除自由基和抑制酪氨酸酶活性的作用。酪氨酸酶是酪氨酸降解的重要酶之一。因此,酪氨酸上调可以反映自由基清除能力增强。本研究发现,PR 显著增加了 MDA(自由基水平的指标)的含量,而 PRZA 组 MDA 含量比 PR 组低(图 7-44),表明 PR 炮制后其清除自由基的能力增强。因此,清除自由基可能是 PR 炮制后毒性降低的原因。

KMTB、酵母氨酸、二氢尿嘧啶、dhS1P 和脯氨酸在 PR 组和 PRZA 组中表达水平均有改变。KMTB 是含硫氨基酸甲硫氨酸的酮结构。早期研究表明，血清中 KMTB 水平越高，产生的自由基就越多。本研究中，PR 组和 PRZA 组的 KMTB 值上调，说明 PR 和 PRZA 引发了氧化损伤。酵母氨酸是赖氨酸降解的中间物，酵母氨酸下调可能是由于赖氨酸含量降低引起的。赖氨酸在钙吸收、肌肉蛋白构建，以及激素、酶和抗体的生成过程中发挥重要作用。有研究表明，赖氨酸的缺乏可导致免疫缺陷。酵母氨酸在 PR 组和 PRZA 组中都出现下调，这说明 PR

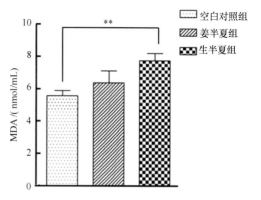

图 7-44　个给药组大鼠血清中的 MDA 含量[25]
**. $p < 0.01$，与空白对照组比较

和 PRZA 影响了赖氨酸代谢平衡。二氢尿嘧啶是尿嘧啶（核苷）分解代谢的中间体，而核苷是 PR 的重要组分。二氢尿嘧啶上调归因于 PR 和 PRZA 对机体代谢网络的扰动。dhS1P 是一种生物活性脂质介质，类似于鞘氨醇-1 磷酸（S1P）。dhS1P 和 S1P 都能被鞘氨醇激酶催化。S1P 可调节心脏和血管稳态，它表达异常与许多心血管疾病相关，如冠状动脉疾病、动脉粥样硬化、心肌梗死和心力衰竭等。脯氨酸被认为是调节线粒体功能和触发特定基因表达的信号分子，它对细胞自动调节起到了重要作用，包括氧化还原平衡和稳态能量等。

综上所述，所有结果表明 mTOR 信号的抑制和 TGF-β 途径的活化都会导致 PR 诱发心脏毒性。此外，自由基的清除是炮制解毒的作用机制之一。特征代谢物以及生 PR 和 PRZA 的代谢调控网络在图 7-45 中进行了总结。

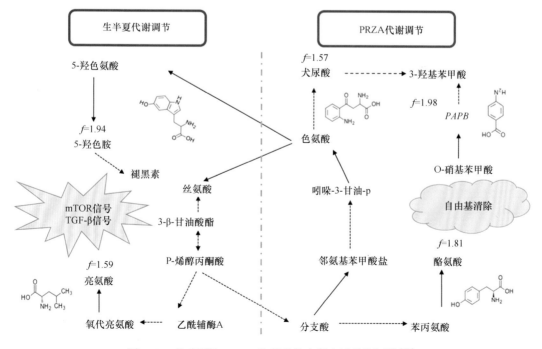

图 7-45　生半夏和 PRZA 给药组的大鼠血液代谢网络[25]

第十节 三七对雷公藤诱导大鼠肝毒性减毒作用的代谢组学研究

雷公藤为卫矛科雷公藤属植物雷公藤 *Tripterygium wilfordii* Hook. f. 的根。中医使用雷公藤治疗疾病已有数千年的历史。然而,近年来,雷公藤对肝肾的毒性以及对免疫系统的损伤,已引起了广泛关注。因此,找到可以有效降低毒性的配伍药物是解决这一问题的关键。Zhang 等利用 UPLC-Q-TOF-MS 技术开展了三七对雷公藤诱导大鼠肝毒性的减毒作用研究[26]。

一、样品采集与处理

(一)给药样品制备

取雷公藤药材粉末 3kg,加 11 倍量水煎煮 1.5 小时,纱布过滤;滤渣加 7 倍量水再煎煮 1.5 小时,过滤后,合并两次滤液,旋转蒸发,浓缩至约 150mL。另取雷公藤 3kg,三七 1.2kg,同法进行提取、浓缩。再将两种浓缩液冷冻干燥,将两种冻干粉加水溶解,4℃下储存备用。

(二)实验动物及分组

将 252 只雄性 SD 大鼠随机分为 3 组,分别为空白对照组、雷公藤给药组(TW 组)和雷公藤+三七给药组(TW+PN 组)。空白对照组大鼠给予生理盐水(10mL/kg),TW 组大鼠口服给予雷公藤样品(14.5mL/kg),TW+PN 组大鼠给予雷公藤+三七样品(16.6mL/kg)。在给药后 0.083 小时、0.167 小时、0.333 小时、0.5 小时、0.75 小时、1 小时、2 小时、4 小时、6 小时、8 小时、12 小时、24 小时、36 小时和 48 小时在眼眶静脉丛取血。采血后,立即在 4℃ 下,以 12 000r/min 离心 10min,取 200μL 上清液,−80℃ 下储存备用,并在 1 周内测定雷公藤甲素(TP)浓度,进行药代动力学研究。此外,收集给药后 1 小时的血液样品用于生理生化指标测定。

另取 48 只大鼠随机分为两组(TW 组和 TW+PN 组)。TW 组中大鼠给予 TW 样品(14.5mL/kg)。TW+PN 组大鼠给予 TW+PN 样品(16.6mL/kg)。在给药后 0.25 小时、0.75 小时、1.0 小时和 1.5 小时将大鼠处死,收集心脏、肝脏、脾脏、肺脏和肾脏组织,用磷酸盐缓冲盐水(PBS,pH 7.4)冲洗,滤纸吸干水分,在−85℃ 下储存备用。

再取 18 只大鼠随机分为三组,即空白对照组、YW 组和 TW+PN 组。实验前将所有动物放入代谢笼中适应 2 天。空白对照组大鼠口服给予生理盐水。TW 组大鼠给予雷公藤样品(14.5mL/kg)。TW+PN 组大鼠给予雷公藤+三七样品(16.6mL/kg),连续 7 天。在给药第 3 天、第 7 天收集大鼠尿样,并在试验周期结束时将大鼠处死,立即摘取肝脏组织,生理盐水洗净,在 10% 甲醛溶液中固定,HE 染色,为组织病理学观察做准备。

(三)样品制备

取血样置 5.0mL 离心管,加泼尼松龙 10μL(20μg/mL),再加 3mL 乙酸乙酯,涡旋 1min,以 10 000r/min 离心 5min,取上清液。然后,向残渣中再加入 3mL 乙酸乙酯,涡旋 1min,以

12 000r/min离心 min,取上清液。合并两部分上清液,氮气流吹干,加100μL 流动相溶解,涡旋 1min,以 12 000r/min 离心 5min,取上清液。

组织样品,如心脏、肝脏、脾脏、肺脏和肾脏,加去离子水匀浆处理。取 0.3mL 组织匀浆液 置5mL 离心管中,加1.8mL 乙酸乙酯,涡旋 3min,以 8000r/min 离心 5min,取上清液。然后,再 向残渣中加入 1.8mL 乙酸乙酯,涡旋 3min,以 10 000r/min 离心 5min。合并两次上清液,蒸 干,加 100μL 流动相溶解,涡旋 1min,以 12 000r/min 离心 5min,取上清液。

尿样以 10 000r/min 离心 5min,取上清液 1mL,加入 1mL 甲醇,以 10 000r/min 离心 10min,除去蛋白,收集上清液,在-80℃下储存备用。

二、传统毒理学研究

(一)组织病理学观察

从肝脏组织病理观察结果中可以看到(图 7-46),TW 组大鼠肝脏出现肝细胞轻度水样变 性,但未形成纤维组织增生或假小叶,没有细胞增生和胆汁淤积症现象,汇管区也未出现纤维 组织增生和炎性细胞浸润。TW-PN 组大鼠肝脏细胞出现轻度水变样变性,汇管区有轻度炎性 细胞浸润。此结果表明,三七配伍后,雷公藤诱发的严重肝损伤得到了缓解。

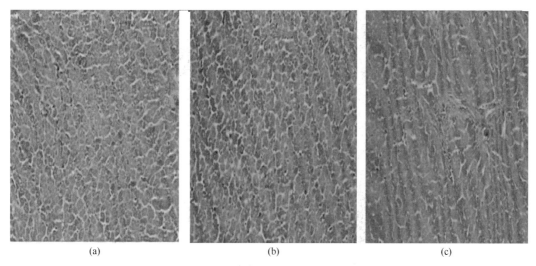

(a)　　　　　　　　　　(b)　　　　　　　　　　(c)

图 7-46　大鼠肝组织病理学观察结果[26]
(a)空白对照组;(b)TW 组;(c)TW+PN 组

(二)生化分析结果

给药后取大鼠血液样本,测定与肝功能相关指标,包括 ALT、AST、ALB 和 LDH(表 7-18)。 结果发现,TW 和 TW+PN 组中 ALT、AST 和 LDH 的含量均高于空白对照组;但与 TW 组比较, TW+PN 组中 ALT、AST 和 LDH 的含量与空白对照组更接近。此结果表明,配伍三七后,雷公 藤的肝脏毒性有所降低。

表 7-18 TW 和 TW-PN 给药后 ALT、AST、ALB 和 LDH 测定结果[26]

组	ALT/（U/L）	AST/（U/L）	ALB/（g/L）	LDH/（U/L）
对照	36.51±10.31	98.63±14.63	33.29±4.45	523.2±21.62
TW	51.02±3.24**	129.86+14.46**	31.34±5.71	665.67±26.17**
TW+PN	43.13±8.22*	116.52±19.128*	32.68±2.63	642.83±15.32*

注：TW. 雷公藤；TW-PN. 雷公藤与三七配伍。

*. $p<0.05$ 与对照组相比，具有显著性差异；**. $p<0.05$ 与对照组和 TW-PN 组相比，具有极显著性差异。

三、药代动力学研究

大鼠口服雷公藤样品和雷公藤+三七样品后，利用 DAS 2.1 软件系统中的两室模型对血中雷公藤甲素（TP）进行分析，获得分布相半衰期和消除相半衰期（$t_{1/2\alpha}$，$t_{1/2\beta}$）、最大浓度（C_{max}）、达峰时间（t_{max}）、表观分布容积（V_d/F）、清除率（C_l/F）、血药浓度-时间曲线下面积（AUC 0-t）等药代动力学参数，所得数据导入 SPSS18.0，进行 t 检验和单向方差分析。结果显示，两组大鼠的药动学参数有明显差异，TW+PN 组中的 TP 浓度与 TW 组相比明显降低（图 7-47），导致 AUC 和 C_{max} 也随之变小（表 7-19）。此外，在 TW+PN 组中，T_{max} 和 $t_{1/2\beta}$ 延长，$t_{1/2\alpha}$ 缩短，V_d/F 增加。在 TW+PN 组中，TP 的 T_{max} 和 $t_{1/2\beta}$ 较长，说明其吸收较慢，而 $t_{1/2\alpha}$ 缩短则说明 TP 在组织中分布速度较快。此外，较高的 C_l/F 和 V_d/F 也可能是造成 TW+PN 组中 TP 降低的原因。

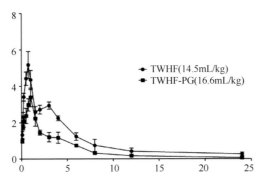

图 7-47 口服 TW 样品和 TW+PN 样品后大鼠血中 TP 的血药浓度-时间曲线[26]

表 7-19 大鼠血中 TP 的药代动力学参数[26]

参数	TW 组	TW+PN 组
$t_{1/2\alpha}$/h	2.82±0.78	2.05±1.02
$t_{1/2\beta}$/h	34.78±6.21	45.4±6.37
(V_d/F)/（L/kg）	4.11±1.02	6.06±2.31
(C_L/F)/[L/（h·kg）]	0.98±0.23	1.51±0.42
AUC(0-1)/[mg/（L×h）]	20.52±1.86	13.22±2.83
$t_{1/2z}$/h	2.53±0.81	2.73±0.91
T_{max}/h	0.75±0.20	1.01±0.27
C_{max}/（mg/L）	5.18±1.17	3.39±0.88

四、代谢组学研究

(一)代谢组学数据分析

采用 UPLC-MS 技术对给药后大鼠尿液进行分析,将获得的原始数据导入 Mass Lynx (V4.1)软件中进行处理。发现空白对照组、TW 组和 TW+PN 组之间有明显差异。为了更加明确各组之间的差别,又进行了 PLS+DA 分析,结果见图 7-48。图中各组呈现出较好的分组趋势,而且随着给药时间的延长,TW 组和 TW+PN 组的代谢轮廓开始偏离正常代谢水平,但 TW-PN 组的偏离程度较小。此结果表明,大鼠给予 TW 和 TW-PN 样品后,体内代谢水平都发生了明显变化,而雷公藤与三七配伍后,其代谢水平的扰动较单独给予雷公藤变化更小,说明三七具有降低雷公藤毒性的作用。通过 PLS-DA 载荷图的筛选,锁定潜在生物标记物,并利用数据库如 HMDB、KEGG 进行搜索。最终确认了 9 个与肝毒性相关的潜在生物标记物,包括牛磺酸、富马酸、柠檬酸盐、磷酸、甲基巴豆酰甘氨酸、苏糖醇、顺-4-辛烯二酸、L-甲硫氨酸和 L-半胱氨酸。此外,还利用 SPSS16.0 对这些生物标记物代谢表达的差异进行统计学分析(表 7-20)。

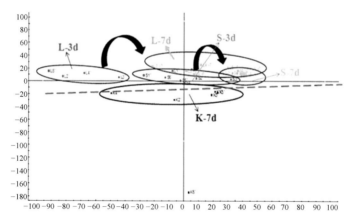

图 7-48　空白对照组、TW 组和 TW+PN 组大鼠尿样 S-plot 图[26]

表 7-20　尿液中潜在生物标记物以及在 TW 组和 TW-PN 组的变化趋势[26]

编号	保留时间/min	m/z	VIP	标记物	变化趋势	
					TW	TW-PN
1	7.34	201.0153	6.22852	牛磺酸	↑	↑*
2	13.39	265.1411	4.16966	氨基异丁酸	↑	↑**
3	14.05	194.9456	3.92702	磷酸	↑	↑*
4	5.48	107.0486	3.81292	异戊醛	↑	↑**
5	6.22	113.0229	3.36415	琥珀酸	↓	↓*
6	0.96	252.0514	3.34631	5,6-二羟基-2-羧酸	↑	↑**
7	7.55	297.0957	3.15954	L-甲硫氨酸	↓	↓*
8	0.74	115.0034	2.73864	乙酰柠檬酸	↓	↓*

续表

编号	保留时间/min	*m/z*	VIP	标记物	变化趋势	
					TW	TW-PN
9	13.92	115.9227	1.14076	富马酸	↑	↑*
10	4.48	193.0487	2.73405	顺式-4-辛烯二酸	↑	↑*
11	13.91	168.9901	2.45216	二羟丙酮磷酸	↑	↑**
12	7.96	199.0944	2.41381	3-羟基葵二酸	↑	↑**
13	4.28	178.0492	2.22066	甲基巴豆酰甘氨酸	↑	↑*
14	6.22	175.0234	2.07673	D-葡萄糖醛酸	↑	↑*
15	0.7	166.0176	1.81816	L-半胱氨酸	↑	↑*
16	7.51	289.1131	1.69458	D-苏糖醇	↑	↑*

注：↑.与空白对照组比较正向调节；↓.与空白对照组比较反向调节；*. $p<0.05$ 与 TW 组比较有显著性差异；**. $p<0.05$ 与 TW 组比较无显著性差异。

(二)生物标记物功能阐释

牛磺酸是半胱氨酸的代谢物,是蛋白质合成的编码氨基酸。牛磺酸含量的升高是肝损伤的重要标志之一。此外,富马酸是三羧酸循环的中间体,也是尿素循环的产物,已有研究证实,富马酸是能量代谢的标记物。柠檬酸盐与苹果酸参与了三羧酸循环,参与 ATP 产生和能量代谢。此外,磷酸作为三羧酸循环的中间体,在能量代谢中也发挥着重要作用。甲基巴豆酰甘氨酸是异亮氨酸代谢的中间体,被认为是体葡萄糖代谢的生物标记物。木糖的主要终产物苏糖醇被认为是肝脏中葡萄糖代谢的生物标记物。已证实顺式-4-辛烯二酸作是尿中脂肪酸代谢标记物。L-甲硫氨酸是生物体内最重要的甲基供体,在体内生物合成和代谢过程中发挥着重要作用。已有研究证明,L-半胱氨酸中亚磺酰基移位,然后结合甲基,就生成 L-甲硫氨酸,这是 L-甲硫氨酸在肝脏代谢中的重要步骤。因此,L-甲硫氨酸含量将降低,说明肝脏的解毒功能降低。

第十一节　附子配伍甘草减毒作用的代谢组学研究

附子为毛茛科植物乌头 *Aconitum carmichaelii* Debx. 的子根的加工品。附子具有镇痛、解热、治疗类风湿性关节炎及抗炎作用等作用。然而,附子中的二萜生物碱如乌头碱、中乌头碱、次乌头碱,毒性极强,安全剂量范围狭窄,使用不当就会产生毒性反应。附子的主要毒性靶器官是心脏,对中枢神经系统也有毒性作用。乌拉尔甘草是豆科植物甘草 *Glycyrrhiza uralensis* Fisch. 的干燥根和根茎。许多中医经典方剂中都用甘草与附子配伍使用,如附子的四逆汤、附子理中丸等。Sun 等利用 NMR 技术开展了甘草对附子的减毒作用研究[27]。

一、样品采集与处理

(一)给药样品制备

取附子 300g,加 900mL 蒸馏水浸泡 30min,煎煮 45min,过滤,收集滤液。药渣同法处理 2

次,合并滤液。将所得滤液浓缩至约每毫升 0.75g 生药。然后加入无水乙醇,4℃下沉淀过夜,抽滤,旋转蒸发,浓缩至每毫升 3.5g 生药,4℃冰箱中储藏备用。甘草给药样品制备方法与附子相同,其浓度为每毫升 3.3g 生药,4℃冰箱中储藏备用。

（二）实验动物及分组

取雄性 Wistar 大鼠 50 只,代谢笼适应环境 1 周。然后将大鼠随机分为五组。A 组为空白对照组,每天灌胃蒸馏水;B 组灌胃附子(35.6g/kg),C 组灌胃甘草(35.6g/kg),D 组同时灌胃附子(35.6g/kg)和甘草(35.6g/kg),E 组先灌胃甘草(35.6g/kg),5 个小时后再灌胃附子(35.6g/kg)。

（三）样品采集与制备

用加有 0.1% 叠氮化钠试管收集给药前后 12 小时尿样,在 -20℃ 条件下存储备用。尿样分析时,先在室温下解冻,将一定量的尿液与磷酸盐缓冲液混合,14 000r/min,离心 10min,取上清液(500μL),注入核磁管中即可。

二、传统毒理学研究

（一）一般状态观察

给药后,B 组(附子给药组)大鼠出现倦怠、嗜睡、食欲不振等症状。12 小时后,排尿量减少,并有两只大鼠死亡;D 组(附子和甘草同时给药)和 E 组(甘草给药后 5 小时再灌胃附子)表现出轻微中毒症状,0.5 小时后症状缓解。C 组(甘草给药组)和 A 组(空白对照组)大鼠行为正常。

（二）生理生化指标检测

给药后大鼠血液生化分析结果表明,附子对 ALT(丙氨酸转氨酶)、AST(天冬氨酸转氨酶)、LDH(乳酸脱氢酶)、BUN(血尿素氮)、CK(肌酸激酶)和 CREA(肌酐)的表达水平均有影响;给予甘草后,大多数生化指标都有回调趋势(图 7-49)。

三、代谢组学研究

（一）代谢组学数据分析

利用 NMR 技术对各组大鼠给药后 12 小时尿液样本进行分析,获得 ^{1}H NMR 谱图(图 7-50),并鉴定了 29 个生物标记物,包括乳酸盐、缬氨酸、3-羟基丁酸、丙氨酸、乙酸盐、N-乙酰基糖蛋白(NAc)、乙酰乙酸盐、丙酮酸、琥珀酸盐、2-酮戊二酸、柠檬酸盐、甲胺、二甲胺(DMA)、三甲胺(TMA)、N,N-二甲基甘氨酸(DMG)、肌酐、丙二酸盐、胆碱、氧化三甲胺(TMAO)、甜菜碱、牛磺酸、甘氨酸、延胡索酸盐、酪氨酸、苯丙氨酸、马尿酸盐、甲酸盐、胡芦巴碱和 1-甲基烟酰胺。从箱线图(图 7-51)中可以看到,给予附子后,大鼠尿液中 TMAO、甜菜碱、DMG 和乙酰乙酸盐的表达水平升高;柠檬酸盐、延胡索酸盐、2-酮戊二酸和马尿酸盐则呈现降低趋势;而乙酸盐、乳酸

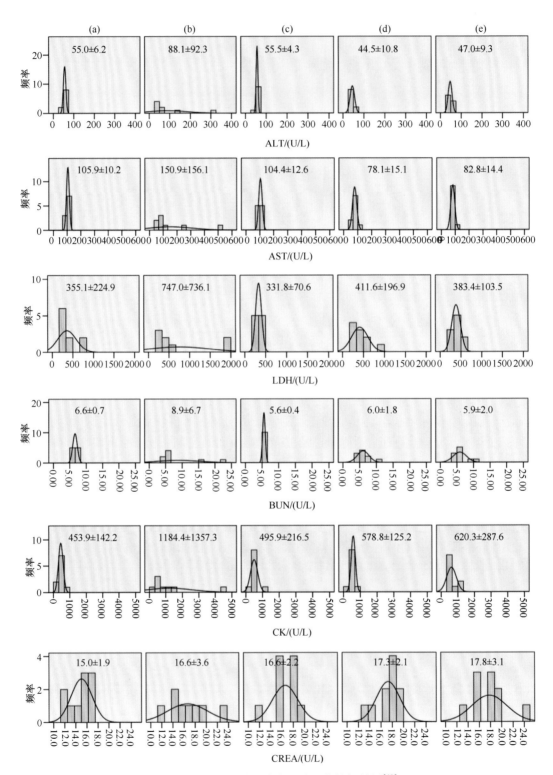

图 7-49　不同给药组大鼠血液生化指标结果[27]

x 轴为生化指标浓度, 曲线是正态分布曲线, 柱形图表示大鼠数量

ALT. 丙氨酸转氨酶; AST. 天冬氨酸转氨酶; LDH. 乳酸脱氢酶; BUN. 血尿素氮; CK. 肌酸激酶; CREA. 肌酐

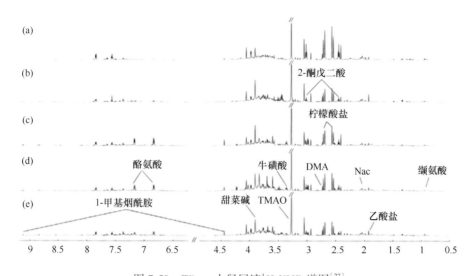

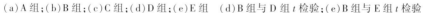

图 7-50 Wistar 大鼠尿液 ^{1}H NMR 谱图[27]

(a)A 组;(b)B 组;(c)C 组;(d)D 组;(e)E 组 (d)B 组与 D 组 t 检验;(e)B 组与 E 组 t 检验

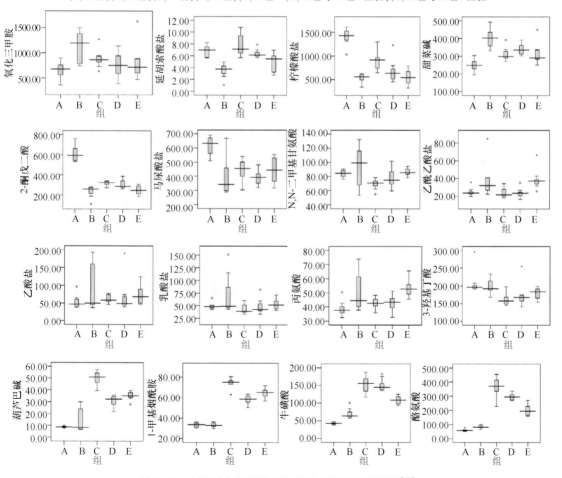

图 7-51 大鼠尿中生物标志物表达水平差异箱线图[27]

A 组.空白对照组;B 组.附子给药组;C 组.甘草给药组;D 组.附子+甘草同时给药组;E 组.甘草给药后 5 小时灌胃附子组

盐和丙氨酸的表达范围与空白对照组相比则明显增加。然而,当附子与甘草同时给药时(D组/E组),这11种代谢产物的变化幅度比B组(附子给药组)要小,这表明甘草降低了附子的毒性。为了进一步锁定与甘草减毒作用相关的生物标记物,利用主成分分析(PCA)方法对数据进行深入分析(图7-52)。如图所示,单独给予附子后,B组大鼠的尿液代谢轮廓与空白对照组相比发生明显改变。其中,尿液中柠檬酸盐、马尿酸盐、2-酮戊二酸的浓度明显降低;然而,当甘草与附子配伍给药时,这些生物标记物的浓度变化均较小,说明甘草对附子有解毒作用。另外,从聚类分析[图7-53(a)]结果可知,D组、E组和C组先聚为一类,然后与A组聚类,最后是B组。此结果表明,D组、E组与C组、A组的代谢轮廓接近,而与B组有差别,也证明甘草能降低附子的毒性。

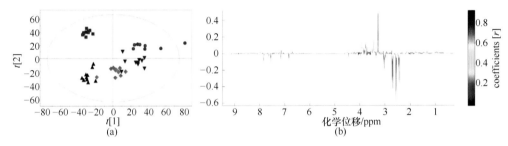

图 7-52　Wistar 大鼠尿液样本 ^{1}H NMR 分析结果[27]

(a)所有组的 PCA 得分图;(b)PCA 相关系数图

■.A 组;●.B 组;▲.C 组;◆.D 组;▼.E 组

　　另外,甘草单独给药也会对大鼠的代谢环境产生影响,正如 A 组与 C 组比较,代谢谱之间也出现了差异。当附子和甘草配伍给药时,其代谢谱与空白对照组和甘草给药组都很相似。这些结果与箱线图一样,甘草给药组中的牛磺酸、酪氨酸、葫芦巴碱和1-甲基烟酰胺的表达水平与空白对照组和附子给药组比较,其表达水平明显升高;而3-羟基丁酸的水平则呈下降趋势。而且这些生物标记物在 D 组和 E 组的水平与甘草给药组接近,说明给予甘草后,并没有使大鼠代谢谱完全恢复到正常水平。此外,从 PCA 得分图中可以清楚看到,D 组与 E 组比较,其代谢轮廓与空白对照组和甘草给药组更接近。从 t 检验结果也可以看出,B 组与 D 组之间代谢物浓度变化幅度比与 E 组更加明显。D 组中延胡索酸盐、柠檬酸盐、2-酮戊二酸、乙酰乙酸盐、乙酸盐和丙氨酸的表达水平比 E 组更接近空白对照组,说明甘草与附子同时给药的解毒效果更好。

　　在对代谢物进行聚类分析时发现[图7-53(b)],牛磺酸盐、酪氨酸;葫芦巴碱、1-甲基烟酰胺;延胡索酸盐、甲酸盐;甜菜碱、TMAO、甘氨酸;苯丙氨酸、乙酰乙酸盐、丙酮酸;缬氨酸、丙氨酸、乙酸盐、乳酸盐;马尿酸盐、柠檬酸盐、2-酮戊二酸盐、琥珀酸盐;3-羟基丁酸酯、DMG、丙二酸酯;TMA、DMA、胆碱、肌酐、甲胺分别聚类。这表明这些聚成一类的代谢物,其生化反应相关,而且代谢参数相关性较高。此外,通路分析的结果(图7-54,表7-21)表明,在附子和甘草的共同影响下,苯丙氨酸、酪氨酸和色氨酸生物合成,酮体的合成与降解,牛磺酸和亚牛磺酸的代谢,苯丙氨酸的代谢,乙醛酸盐和二羧酸的代谢,缬氨酸、亮氨酸和异亮氨酸的生物合成,甘氨酸、丝氨酸和苏氨酸的代谢和柠檬酸循环都发生了明显改变。

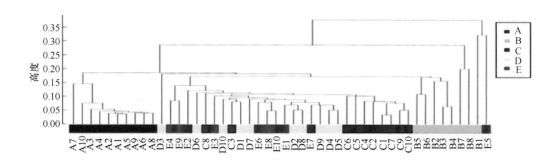

(a)

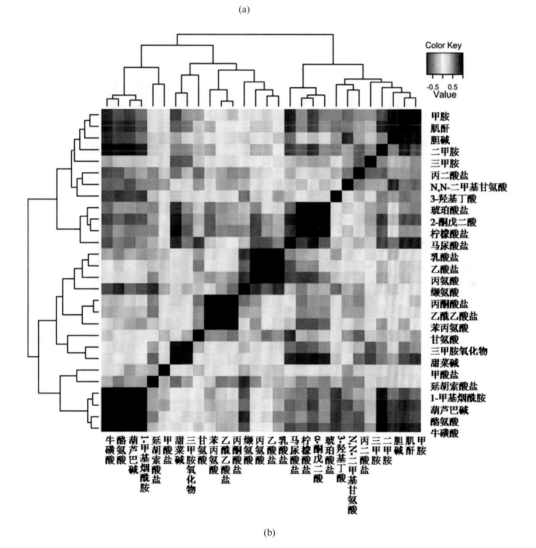

(b)

图 7-53　聚类分析[27]

（a）样品聚类分析；（b）代谢物聚类分析

A 组．空白对照组；B 组．附子给药组；C 组．甘草给药组；D 组．附子+甘草同时给药组；

E 组．甘草给药后 5 小时灌胃附子组

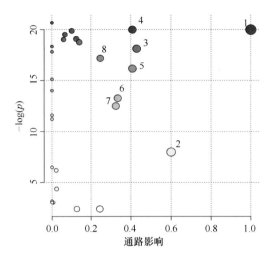

图 7-54   代谢通路分析[27]

1. 苯丙氨酸、酪氨酸和色氨酸的生物合成;2. 酮体的合成与降解;3. 牛磺酸和亚牛磺酸代谢;4. 苯丙氨酸代谢;5. 乙醛酸和
二羧酸的代谢;6. 缬氨酸、亮氨酸和异亮氨酸的生物合成;7. 甘氨酸、丝氨酸和苏氨酸代谢;8. 三羧酸循环

表 7-21   代谢通路分析[27]

序号	代谢路径	Total Cmpd	Hits	Raw p	−log(P)	Holm adjust	FDR	Impact
1	苯丙氨酸、酪氨酸和色氨酸生物合成	4	2	2.10E-09	19.982	6.08E-08	1.77E-08	1
2	酮体的合成和降解	5	2	0.000346	7.9698	0.003803	0.000519	0.6
3	牛磺酸和亚牛磺酸代谢	8	1	1.35E-08	18.119	2.84E-07	4.06E-08	0.42857
4	苯丙氨酸代谢	9	2	2.10E-09	19.982	6.08E-08	1.77E-08	0.40741
5	乙醛酸和二羧酸代谢	16	2	9.66E-08	16.153	1.74E-06	2.23E-07	0.40741
6	缬氨酸、亮氨酸和异亮氨酸生物合成	11	2	1.75E-06	13.255	2.63E-05	3.29E-06	0.33333
7	甘氨酸、丝氨酸和苏氨酸代谢	32	5	3.77E-06	12.489	5.27E-05	6.65E-06	0.3236
8	三羧酸循环	20	5	3.45E-08	17.183	6.55E-07	8.62E-08	0.24593

(二)生物标记物功能阐释

附子给药组大鼠尿液中 22 个生物标记物表达水平发生明显改变(图 7-55),如丙氨酸、乳酸盐、乙酸盐、丙酮酸盐、TMAO、胆碱、甜菜碱、DMG、丙二酸盐、琥珀酸盐、缬氨酸、乙酰乙酸盐、柠檬酸盐、延胡索酸盐、2-酮戊二酸盐、马尿酸盐、甲胺、DMA、TMA、甘氨酸、肌酸酐和苯丙氨酸。

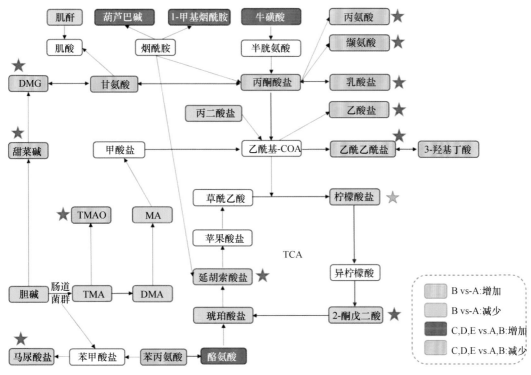

图 7-55 附子给药后代谢通路示意图[27]
★. 附子+甘草配伍给药后,生物标记物表达水平回调接近正常水平

乳酸盐水平升高、2-酮戊二酸盐、柠檬酸盐、琥珀酸盐和延胡索酸盐(TCA 循环的中间体)水平降低,说明能量代谢由有氧呼吸向厌氧呼吸转变;而乙酰乙酸和乙酸盐水平升高则意味着食物摄取不足或糖原下降,说明能量代谢由糖酵解向脂肪酸 β-氧化转变。三磷酸腺苷(ATP)是合成马尿酸的原料,上述能量代谢的影响导致 ATP 表达水平下降,进而使马尿酸的含量降低。马尿酸盐和乙酸盐含量与肠道细菌密切相关,附子给药后,大鼠体内马尿酸盐减少,而乙酸盐含量明显升高,表明了肠道菌群的平衡被打破。胆碱是细胞膜的主要组成部分,对细胞膜的完整和脂质代谢非常重要。TMAO、TMA 和甜菜碱与胆碱代谢有关。有研究证明,胆碱在肠道菌群作用下可转化成 TMA。这些代谢物水平的改变表明,附子既影响细胞膜功能,又影响肠道菌群的平衡。此外,丙氨酸、缬氨酸、甘氨酸和苯丙氨酸浓度变化,与氨基酸代谢紊乱有关。

在甘草与附子同时给药时,附子对能量代谢、肠道微生物及酮体含量的影响均得到缓解。除了能够回调附子影响的代谢物的表达水平外,甘草还通过对一些没有被附子干扰的代谢物进行调节,从而达到降低附子毒性的作用。例如,在甘草给药后,在 C 组、D 组和 E 组中牛磺酸含量增加,3-羟基丁酸含量下降,而这些变化在 B 组大鼠中没有观察到。牛磺酸是组织和细胞中含量丰富的游离氨基酸。它具有重要的生物功能,如细胞膜稳定、清除氧自由基、维持细胞内 Ca²⁺浓度、调节细胞渗透压、信号转导、离子转运、细胞增殖和 DNA 修复。牛磺酸还能够预防和治疗心肌缺血、缺血性再灌注损伤、高血压、心脏肥大和充血性心力衰竭。在本研究中,给予甘草后,牛磺酸水平明显升高,说明甘草可以保护和调节附子对代谢物组的毒性作用。尤其是附子主要毒性作用集中在心脏,甘草可以明显提升牛磺酸含量,从而达到保护心脏,降低附子毒性的作用。此外,减少 3-羟基丁酸盐的含量,抑制乙酰乙酸酯的表达,说明甘草还能减少酮体产生,增加有氧呼吸,从而改善能量代谢。

参 考 文 献

[1] 沈荣基,沈翠娥. 口服五加皮中毒死亡 1 例报告. 福建中医药,2001,32(4):20.

[2] Vanherweghem J L,Depierreux M,Tielemans C,et al. Rapidly progressive interstitial renal fibrosis in young women:association with slimming regimen including Chinese herbs. Lancet,1993,341(8842):387-391.

[3] Izumotani T,Ishimura E,Tsumura K,et al. An adult case offanconi syndrome due to mixture of Chinese crude drugs. Nephron,1993,65(1):137-140.

[4] Wu M S,Hong J J,Lin J L,et al. Multiple tubular dysfunction induced by mixed Chinese herbal me dicing containing cadmium. Nephrol Dial Transplant,1996,11(5):867-870.

[5] 张海霞. 172 例中药注射剂不良反应分析与原因探讨. 中华中医药杂志,2013,(2):367-370.

[6] 姚苑梅,徐玉红,吴斌,等. 1768 例中药制剂不良反应报告分析. 中国药物警戒,2011,(9):566-569.

[7] 李娆娆,张志杰,王祝举,等. 近 60 年中药毒不良反应及不良反应文献分析. 中国实验方剂学杂志,2010,(15):213-216,221.

[8] 雷蕾,茹芮婕,汪巍,等. 清胰复方制剂对大鼠的长期毒性研究. 现代医药卫生,2016,32(1):11-13.

[9] 雷蕾,王新洲,张黎,等. 中药化学成分对大鼠急性毒性的定量构效关系研究. 中国中医药信息杂志,2016,(1):43-46.

[10] 代如意,殷中琼,贾仁勇,等. 中药组方"虎诃紫"的急性毒性试验及对鸡白痢的临床疗效. 华南农业大学学报,2015,(1):14-17.

[11] 张智,闪增郁,向丽华,等. 15 味有毒中药小鼠半数致死量的实验研究. 中国中医基础医学杂志,2005,11(6):435-436.

[12] 郭胜亚,朱晓宇,廖文瀚,等. 斑马鱼模型评价 5 种中药肝脏毒性. 实验动物科学,2016,33(5):21-27.

[13] 陈颖,汪晶,陈书芹,等. 基于斑马鱼模型的 26 种常见骨伤科中药材的毒性筛选. 南京中医药大学学报,2016,32(5):465-469.

[14] 张智,闪增郁,向丽华,等. 24 味有毒中药长期给药对大鼠血液生化学指标的影响. 中国中医基础医学杂志,2005,11(12):918-919.

[15] 肖凯,李宏霞,王亚其,等. 乌头类中药的胚胎毒性及致畸性. 中国药科大学学报,2005,36(6):567-571.

[16] Nicholson J K,Lindon J C,Holmes E. Metabonomics:understanding the metabolic responses of living systems to pathophysiological stimuli via multivariate statistical analysis of biological NMR spectroscopic data. Xenobiotica,1999,29(11):1181-1189.

[17] 许国旺. 代谢组学——方法与应用. 北京:科学出版社,2008.

[18] Miao Y J,Shi Y Y,Li F Q,et al. Metabolomics study on the toxicity of Annona squamosa by ultra performance liquid-chromatography high-definition mass spectrometry coupled with pattern recognition approach and metabolic pathways analysis. J Ethnopharmacol,2016,184:187-195.

[19] Wang Y,Man H,Gao J,et al. Plasma metabonomics study on toxicity biomarker in rats treated with Euphorbia fischeriana based on LC-MS. Biomed Chromatogr,2016,30(9):1386-1396.

[20] Huo T,Fang Y,Zhao L,et al. Jiang H4. ^{1}HNMR-based metabonomic study of sub-chronic hepatotoxicity induced by realgar. J Ethnopharmacol,2016,4,192:1-9.

[21] Zhang C E,Niu M,Li Q,et al. Xiao XH10. Urine metabolomics study on the liver injury in rats induced by raw

and processed Polygonum multiflorum integrated with pattern recognition and pathways analysis. J Ethnopharmacol,2016,194:299-306.

[22] Gao D,Pang J Y,Zhang C E,et al. Poria attenuates idiosyncratic liver injury induced by polygoni multiflori radix praeparata. Front Pharmacol,2016,7:386.

[23] Su T,Tan Y,Tsui M S,et al. Metabolomics reveals themechanisms for the cardiotoxicity of Pinelliae Rhizoma and thetoxicity-reducing effect of processing. Sci Rep,2016,6:34692.

[24] Zhang B,Zhang Q,Liu M,et al. Increased involvement of panax notoginseng in the mechanism of decreased hepatotoxicity induced by tripterygium wilfordii in rats. J Ethnopharmacol,2016,185:243-254.

[25] Sun B,Wang X,Cao R,et al. NMR-based metabonomics study on the effect of gancao in the attenuation of toxicity in rats induced by fuzi. J Ethnopharmacol,2016,193:617-626.

[26] Liu X,Liu Y,Cheng M,et al. Acute nephrotoxicity of aristolochic acid in vitro:metabolomics study for intracellular metabolic time-course changes. Biomarkers,2016,21(3):233-242.

[27] Shi J,Zhou J,Ma H,et al. An in vitro metabolomics approach to identify hepatotoxicity biomarkers in human L02 liver cells treated with pekinenal,a natural compound. Anal Bioanal Chem,2016,408(5):1413-1424.

（董　辉　孙　晖　肖小河　牛　明　章从恩　庞晶瑶　郜　丹　柏兆方　王伽伯）

第八章
基于代谢组学的中药质量评价研究

第一节　研　究　概　述

　　方剂是中医临床辨证施治的主要药物形式,中药是组成方剂的药物原料,中药质量的优劣直接决定了方剂的临床疗效。当前中药质量控制的思路是控制一种或几种有效成分或特征性成分的量,以此作为该中药材或中成药的质量标准,以确保这些成分在样品检验时的质量可控性和稳定性。刘昌孝院士根据中药化学成分与植物次生代谢物生物合成的关联性,为反映中药材、饮片、提取物、单方或复方制剂中的与功效有关物质与质量的关系,提出了中药质量标记物的概念及其基本条件,并着眼于全过程的物质基础的特有、差异、动态变化和质量的传递性、溯源性,建立质量标记物中药产业链全过程控制体系及质量溯源体系[1,2]。在 2016 年 8 月召开的中国首届中药资源大会上,黄璐琦院士在题为"分子生药学 20 年"的报告中指出,药材质量因产地、植物年龄、采集时间、加工炮制而异,导致指纹成分相似度低、有效成分差异大[3]。因此,从药材基源、生长环境、采收期、药用部位、加工炮制等环节分析次生代谢物与特有化学组成及保证临床有效物质的相关性,将为质量标记物研究及质量标准的建立提供依据。

　　植物次生代谢产物种类繁多、结构迥异,传统的分析手段难以满足高通量分析要求。代谢组学技术的出现为这一问题的解决提供了新的方法。代谢组学技术能够从整体上对中药所含的化学成分进行全面分析,获得药材的代谢物指纹,通过多元统计分析明确不同样本的分组聚类情况,进而确定不同组间的差异代谢产物,发现与药材基源、生长环境、采收期、药用部位、加工炮制等因素相关的特征标记物。例如,采用基于直接电离质谱(DI-MS)的代谢组学方法,成功区分草麻黄、木贼麻黄、中麻黄三种药用麻黄的基原物种[4];采用基于氢核磁共振光谱的代谢组学方法研究源于传统产区(江苏裕廊)与栽培地(福建柘荣)的五个种质裕廊、柘荣 1、柘荣 2、施秉、宣城的太子参根的代谢产物差异,鉴定出 34 个代谢产物,确定其中 14 种代谢产物为两个产地太子参的差异代谢物[5];采用基于 GC-MS 的代谢组学方法分析来源于不同地区的姜科植物姜黄(*Curcuma. Longa* L.)的块根(中药郁金)和根茎(中药姜黄)的次生代谢产物,利用主成分得分图(Score plot)成功区分姜黄的块根和根茎样品,并揭示其次生代谢产物的差异表达[6];利用基于 UHPLC-Q-TOF-MS 的代谢组学方法,结合主成分分析法等多变量统计分析方法,对新鲜和干燥的蟾酥进行检测和数据挖掘,结果表明在干燥处理过程中蟾酥代谢物组发生较大变化,提示适当的干燥方法是维持蟾酥质量的关键[7]。

　　临床疗效是评价中药质量的金指标,利用代谢组学技术对不同来源中药的整体生物效应进行评价,是确定中药质量优劣的最直接和有效的方法。例如,利用代谢组学方法对当归和欧当归两个物种的补血功效进行评价,表明两者都有补血功效,并且当归对生物体整体代谢轮廓及相关生物标记物具有更强的回调作用,其补血功效指数比欧当归要高,当归比欧当归具有更优的质量[8]。山西大学秦雪梅教授研究团队采用从药材资源到方剂药理的中药质量代谢组学研究模式,以山西大宗中药材柴胡为研究对象,针对柴胡药材具有多源性(北柴胡与红柴胡)、多地性(我国南北方广泛分布)、多产性(野生与栽培)、多年限性(2年生、3年生及3年以上)等资源供应状况,以药材质量是否具有显著差异性、具有显著差异性的不同柴胡药材又是否在方剂中显现出生物效应的差异性为研究方向,为地产中药质量控制和开发利用提供了一条可行的研究策略。首先,比较分析同一产区不同的种质来源和同一种质在不同产区栽培所采收药材的代谢指纹,从整体化学层面全面探讨遗传和产地环境等因素对柴胡药材代谢产物的影响规律;然后,选用《中国药典》收载的红柴胡与北柴胡为原料,组方成中药经典方剂(柴葛解肌汤、小柴胡汤和逍遥散),采用代谢组学方法,体外研究各方剂的化学物质组差异性,在动物体内从柴胡的解表退热、疏肝解郁两方面进行生物效应研究,以探明不同基源柴胡构成中药复方后的化学本质及干预动物后的药效异同和机体代谢组综合变化等生物学基础。此研究解答了北柴胡和红柴胡的功效差异性,而且为药材中普遍存在的"一药多源"现象的合理性评价探索研究思路,对提高中药临床用药准确性具有现实意义。

第二节　柴胡药材质量评价研究
——从药材资源到方剂药理

　　山西大学秦雪梅教授研究团队立足当地中药材资源优势,围绕药材质量评价和中医方剂药理学研究中的关键科学问题,充分应用代谢组学的整体性、客观性、连续动态性开展差异比较研究,形成了从药材质量评价出发,以科学问题为导向,代谢组学技术贯穿始终的"药材资源质量评价—生物功效评价—新药创制"的研究模式,为地产中药的研究与利用提供了一条可行的研究策略。

一、柴胡药材资源的代谢组学评价

　　柴胡为伞形科植物柴胡(*Bupleurpm chinense* DC.)或狭叶柴胡(*B. scorzonerifolipm* Willd.)的干燥根,具有疏散退热、疏肝解郁、升举阳气的功效。柴胡即北柴胡,狭叶柴胡即红柴胡。在实际应用中,柴胡属的多种植物均作为柴胡入药,加之从20世纪70年代以来,由于柴胡用量急剧增加,野生资源枯竭,栽培柴胡替代野生柴胡,且因为北柴胡的产量明显大于红柴胡,其有效成分皂苷含量高于红柴胡等因素,北柴胡已成为我国柴胡的主流商品药材。产地和种源的多样性为柴胡药材的质量带来很多问题:一是柴胡药材质量的有效性和均一性如何保证;二是与野生品相比,培栽柴胡药材的性状及质量是否发生改变。为此,系统全面地阐明红柴胡与北柴胡化学组成上的差异,对提高柴胡的临床用药准确性,保证柴胡的临床疗效有着十分重要的意义。

(一)研究方法

　　建立基于NMR技术的柴胡药材代谢指纹分析方法,优化了HPLC-UV柴胡皂苷a、d含量测定方法及指纹图谱分析方法,比较分析柴胡药材不同的物种(北柴胡与红柴胡)、不同药材主产区(甘肃、山西、陕西、黑龙江等地)、不同的生长类型(野生型与栽培型)间的区别,以及比较分析同一产区不同的种质来源和同一种质在不同产区栽培所采收药材的代谢指纹,从整体化学层面全面探讨遗传和产地环境等因素对柴胡药材代谢产物的影响规律。

(二)研究成果

建立了基于 NMR 技术的柴胡药材代谢组学分析方法,即样品采用氯仿-甲醇-水体系提取,全面提取柴胡中的代谢产物,从整体评价柴胡药材不同物种、产区、生长类型之间的化学差异性。主要成果如下:

1)北柴胡与红柴胡药材在化学成分上有明显差异,北柴胡种内不同产地或野生品与栽培品间药材的化学成分一致性较高,药材质量均一性较好(图 8-1),这与遗传分析结果一致[9]。

2)10 个脂溶性成分和 6 个水溶性成分可作为区分两种基源柴胡药材的主要差异成分,进一步研究这些成分的表征将有助于认识北柴胡与红柴胡的特异性代谢物成分组(表 8-1)[10]。

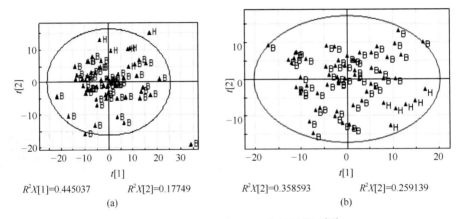

$R^2X[1]=0.445037$　　　　$R^2X[2]=0.17749$　　　　$R^2X[2]=0.358593$　　　　$R^2X[2]=0.259139$

(a)　　　　　　　　　　　　　　　　(b)

图 8-1　不同基源柴胡 PCA 分析得分图[10]

(a)H. 红柴胡,B. 北柴胡;(b)H. 水相;B. 有机相

表 8-1　对两种柴胡药材分类贡献较大的成分[10]

项目	北柴胡(σ)	红柴胡(σ)
有机相	2.00,3.96,4.00	6.44,5.88,5.40,5.44,6.12,6.16,5.48
水　相		3.20,1.64,3.56,1.68,3.24,1.76

3)柴胡皂苷 a、d 含量的测定和 HPLC 指纹图谱分析结果均证实北柴胡和红柴胡两种基源药材在化学成分上的差异性。同时,同种不同产地的柴胡之间的化学成分种类的相似度也很高,HPLC 含量测定及 NMR 实验结果一致[11]。

二、基于方剂配伍环境功效代谢组学研究的柴胡种质资源评价

前期研究表明北柴胡与红柴胡药材在化学成分上存在明显差异,北柴胡种内不同产地或野生品与栽培品间药材的质量均一性较好。那么,这两种柴胡在药效上是否存在差异性?柴

胡的功效主要为解表退热和疏肝解郁,临床配伍灵活多样,主治感冒发热、寒热往来、胸胁腹痛、月经不调、子宫脱垂等多种症状和疾病,如此广泛的用途在不同柴胡药配伍的同一方剂中会带来何种化学和功效上的差异?若有差异,呈现的规律是什么?本研究结果不仅能回答北柴胡和红柴胡的功效差异性,而且将为药材中普遍存在的"一药多源"现象的合理性评价探索研究思路,进而对提高中药临床用药准确性具有现实意义。

(一)各方剂化学物质组比较研究

采用 NMR 方法分析两种正品柴胡组成的复方化学物质组,结果均显示出了较明显的差异,寻找到氨基酸及有机酸类、糖类等一系列差异代谢物(图 8-2)。

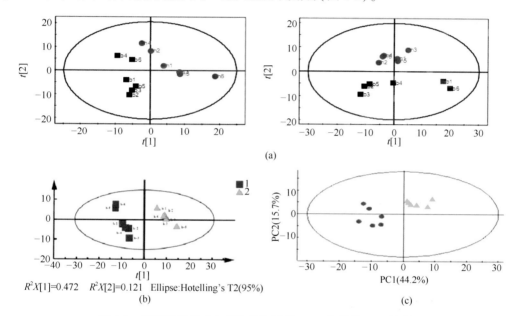

图 8-2　不同柴胡组成方剂化学物质组 NMR 数据的 PCA 得分图

(a)不同柴胡组成的小柴胡汤二氯甲烷层和水层 PCA 得分图(●. 含红柴胡复方;■. 含北柴胡复方);

(b)不同柴胡组成的柴葛解肌汤 PCA 得分图(■. 含红柴胡复方;▲. 含北柴胡复方);

(c)不同柴胡组成的逍遥散的 PCA 得分图(●. 含红柴胡复方;▲. 含北柴胡复方)

(二)不同来源柴胡组成的柴葛解肌汤药效与代谢组学比较研究

将干酵母致发热大鼠模型用于不同来源柴胡药材构成的柴葛解肌汤,观察其解热效果(图 8-3)。结果表明,柴葛解肌汤对大鼠体温的下降有显著作用,且不同来源柴胡组成的复方有一定差异,柴葛解肌汤(红)解热的幅度和持久性上均优于柴葛解肌汤(北),具有统计学意义。

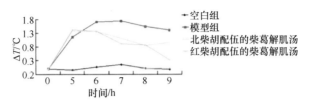

图 8-3　红柴胡、北柴胡配伍的柴葛解肌汤对干酵母致发热大鼠的影响[12]

血浆代谢组学结果分析(图 8-4),柴葛解肌汤对发热大鼠血浆小分子代谢物均具有调节作用,柴葛解肌汤(红)距离空白组更近,表明其调节作用强于柴葛解肌汤(北)。对潜在生物标记物的调节,柴葛解肌汤(红)比柴葛解肌汤(北)的调节幅度更大,但无统计学意义。从这两方面结果综合提示,临床上在治疗发热相关疾病时应该首选红柴胡。

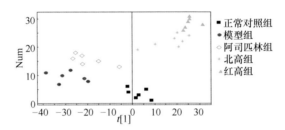

图 8-4　红柴胡、北柴胡配伍的柴葛解肌汤、正常组与模型组的 PLS-DA 得分图[12]

(三)不同来源柴胡组成的小柴胡汤药效与代谢组学比较研究

将成功复制的 CCl_4 致大鼠急性肝损伤模型应用于不同柴胡构成的小柴胡汤药效及代谢组学的研究。生化指标及组织切片结果表明,两种小柴胡汤均可降低血清中 ALT、AST 的含量,改善肝组织的损伤程度,表现出了良好的保肝作用;且小柴胡汤(北)保肝作用优于小柴胡汤(红),调节趋势更加明显,但二者无显著性差异(表 8-2,图 8-5)。

表 8-2　各组血清中 ALT、AST 活力测定结果[12]

分组	ALT 活力/(IU/L)	AST 活力/(IU/L)
空白	13.11±2.20	17.77±2.63
模型	75.59±17.09*	126.40±22.90*
小柴胡汤(红)	7.01±4.55##	27.53±18.87##
小柴胡汤(北)	5.88±2.96##	24.26±13.31##
阳性	30.03±28.58##	103.73±17.15#

注:与空白组比较,*.$p<0.01$ 有极显著性差异;与模型组比较,#.$p<0.05$ 有显著性差异,##.$p<0.01$ 有极显著性差异。

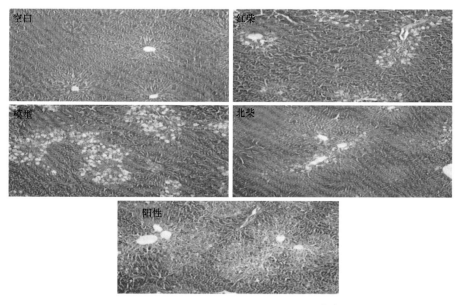

图 8-5　实验各组肝组织切片图(×100)[12]

血清和肝脏代谢组学结果显示,小柴胡汤方剂组有沿 $t(1)$ 轴回调空白组的趋势,表明小柴胡汤对肝损伤大鼠体内代谢物的紊乱有改善作用。两类复方对血清代谢物的紊乱均有一定的干预作用,二者无明显差异。然而,两类复方对肝组织代谢物有明显差别,小柴胡汤(北)组更靠近空白组,说明小柴胡汤(北)保肝作用略优于小柴胡汤(红)(图 8-6,图 8-7)。

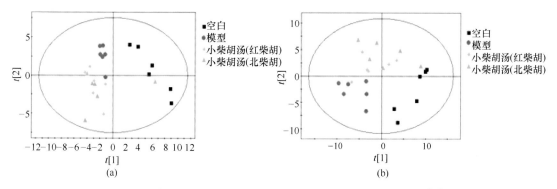

图 8-6　各组血液 CPMG(a)和 LED(b)图谱的 PLS-DA 得分图[12]

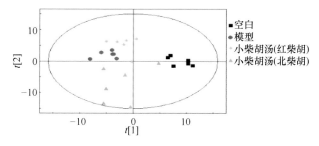

图 8-7　各组肝脏 ¹H NMR 图谱的 PLS-DA 得分图[12]

对于血清小分子代谢物的调节,小柴胡汤(北)对脂类、乙酰乙酸盐、丙酮酸和谷氨酰胺 4 个代谢物的回调程度更大;对于血清大分子代谢物的调节,小柴胡汤(北)仅对胆碱/磷酸胆碱具有较大回调作用。各给药组对肝组织中差异代谢物的调节作用表明,在产生回调作用的 4 种代谢物中,小柴胡汤(北)对胆碱/磷酸胆碱、丙酮酸、肌苷这 3 种代谢物的回调程度更大,而小柴胡汤(红)仅对乳酸具有较大回调程度。因此,无论从数量还是程度上,小柴胡汤(北)显示出强于小柴胡汤(红)的调节能力。故临床如选用含柴胡复方进行肝脏疾病的治疗,应当首选北柴胡配伍。

(四) 不同来源柴胡组成的逍遥散药效与代谢组学比较研究

采用慢性不可预知轻度应激大鼠(CUMS)模型观察逍遥散的抗抑郁药效。行为学结果表明,与对照组比较,模型组大鼠体重、糖水偏爱率、穿越格数和直立次数等指标均显著改变,表明抑郁症模型复制成功。与模型组比较,在连续给药 2 周后,文拉法辛组、逍遥散(红)与逍遥散(北)大鼠体重、糖水消耗量显著增加,旷场行为显著增强。同时,两个逍遥散干预组在行为学指标方面未显示统计学差异,但逍遥散(红)较逍遥散(北)显示出更好地改善作用(图 8-8,图 8-9)。

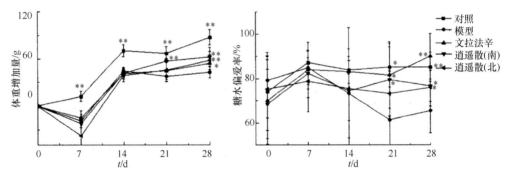

图 8-8　逍遥散对抑郁症模型大鼠体重与糖水偏爱的影响[13]

与模型组比较:*.$p<0.05$;**.$p<0.01$

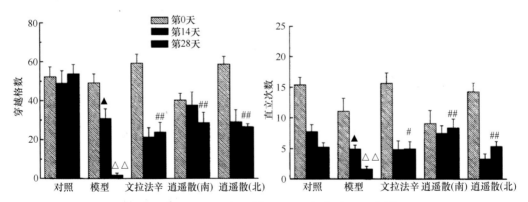

图 8-9　逍遥散对抑郁症模型大鼠旷场行为的影响[13]

与对照组 14 天比较:▲.$p<0.05$;与对照组 28 天比较:△△.$p<0.01$;

与对模型 14 天比较:*.$p<0.05$;与模型组 28 天比较:#$p<0.05$;##.$p<0.01$;

采用 PLS-DA 方法对血清样本 ^{1}H NMR 代谢轮廓进行分析,结果见图 8-10。对照组与模型组明显分开,表明抑郁症模型复制成功。逍遥散(红)、逍遥散(北)及文拉法辛组均能显著改善模型所致的代谢紊乱,且逍遥散(红)与对照组更为接近,表明逍遥散(红)对抑郁症模型大鼠的代谢回调作用更加明显,其抗抑郁功效更好。研究进一步发现异亮氨酸、苏氨酸、乳酸、N-乙酰糖蛋白、肌酸、氧化三甲胺、胆碱、β-葡萄糖等8种代谢物与抑郁症发病关系密切相关,可能是抑郁症潜在的生物标记物。在药物干预后,文拉法辛、逍遥散(红)、逍遥散(北)对这8种代谢产物均具有显著调节作用。两种逍遥散复方对这些代谢物异常的调节无明显差异,表明两种复方对生物标记物的调节作用基本一致。综合上述结果,当含柴胡复方应用于解郁作用时,首选南柴胡(红柴胡)配伍。

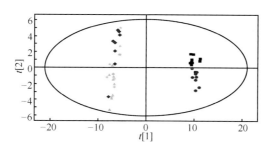

图 8-10　大鼠血清^{1}H NMR 谱 PLS-DA 分析得分图[13]

■. 空白组;●. 模型组;◆. 文拉法辛组;*. 逍遥散(南)组;▲. 逍遥散(北)组

三、逍遥散抗抑郁作用机制研究

基于"疏肝解郁"功效,柴胡被广泛用于中医临床解郁复方中。前期研究证实以柴胡为君药的逍遥散抗抑郁作用确切,然而,其发挥抗抑郁作用机制尚不明确。已有的研究多聚焦于与神经生化相关的作用靶点,不能反映逍遥散作用的特异性,也不能体现逍遥散抗抑郁作用的趋势及动态规律。为此,引入代谢组学新的研究思路和技术,将拓展对逍遥散作用机制的研究,为认识逍遥散作用的系统性和特异性提供依据,同时促进柴胡药材的临床应用。

采用大鼠强迫游泳实验及体外活性筛选实验,从逍遥散类方(如逍遥散、丹栀逍遥散、柴胡疏肝散、四逆散)中筛选抗抑郁方剂。最后,以逍遥散干预治疗 CUMS 大鼠和临床抑郁症患者为研究对象,采用 GC-MS、NMR 和 LC-MS 对各组尿液、血浆和脑组织样品进行代谢物指纹分析,从而获得各组代谢轮廓;结合多元统计分析寻找与应激相关的生物标记物,阐释逍遥散抗抑郁的代谢调控机制。

(一)基于大鼠强迫游泳实验和体外活性测试的抗抑郁中药复方的筛选

在所筛选的四个复方中,逍遥散方对大鼠强迫游泳不动时间减少最为明显,对大鼠脑突触体摄取神经递质的抑制作用也最强,是类方中抗抑郁作用最佳的复方,可用于后续的研究(图 8-11,表 8-3)。

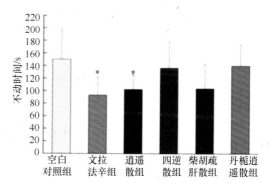

图 8-11　基于大鼠强迫游泳实验的抗抑郁中药复方的筛选[14]

与空白对照组比较:*. $p < 0.05$

表 8-3 逍遥散类方对大鼠脑突触体摄取 5-HT、NA 和 DA 的抑制作用[14]

样品号	终反应浓度/(μg/mL)	抑制百分率(与阳性对照药相比)/%		
		5-HT(氟西汀)	NA(地西帕明)	DA(6-羟多巴)
逍遥散	10	41	46	49
柴胡疏肝散	10	9	19	0
丹栀逍遥散	10	20	0	27

(二)抑郁症评价模型的筛选

成功复制了 CUMS 大鼠模型和大鼠慢性束缚(CRS)模型。行为学及代谢组学均显示 CUMS 组复制比较成功,因此确定后续的研究均采用 CUMS 模型进行(图 8-12,表 8-4,图 8-13)。

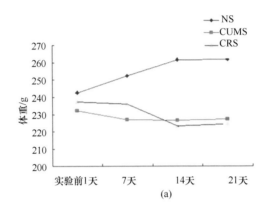

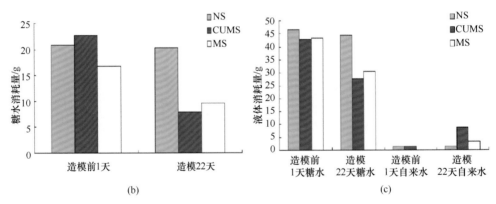

图 8-12 两种实验模式实验期间观察指标的变化[15]
(a)体重变化;(b)24 小时糖水消耗量;(c)24 小时液体消耗量

表 8-4 大鼠行为学变化[15]

组别	水平/cm	垂直/cm	中央格停留时间/min	理毛次数/次	粪便数/粒
NS	35±12.96	10.16±4.79	10.0±15.61*	2.67±2.34	0.33±0.82
CUMS	1.83±0.75	0.5±1.22*	251.83±30.02**	0.83±1.17*	8±1.10**
CRS	33.67±21.9	10.5±6.97	81.83±47.18	2.33±2.26	0.0±0.0

注:*p< 0.05;**p< 0.01。

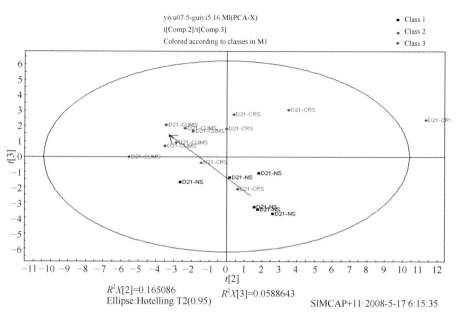

图 8-13 第 21 天三组主成分得分图[15]

(三)逍遥散干预慢性温和性不可预知应激大鼠药效学评价

行为学实验与神经递质含量测定结果均显示模型复制成功,且阳性药与中高剂量逍遥散组抗抑郁效果明显。两种评价方法结果一致(图 8-14,表 8-5)。

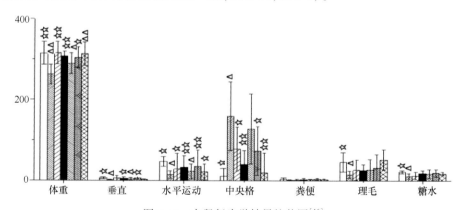

图 8-14 大鼠行为学结果柱状图[16]

□. NS;▨. MS;▧. VHX;■. HX;▨. MX;▨. YW;▨. YB
与模型组比较: * . $p<0.05$, * * . $p<0.01$;与空白组比较;△ . $p<0.05$,△△ . $p<0.01$

表 8-5 逍遥散对 CUMS 大鼠血浆中神经递质含量的影响[16]

组别	剂量/(g/kg)	NE/(μg/mL)	5-HT/(μg/mL)
NS	—	1.39±0.20**	0.35±0.08
MS	—	0.43±0.33	0.30±0.10

续表

组别	剂量/(g/kg)	NE/(μg/mL)	5-HT/(μg/mL)
YW	0.025	1.12±0.28**	0.34±0.05
YB	0.006	0.53±0.10	0.35±0.08
HX	92.5	1.23±0.25**	0.33±0.11
MX	46.3	1.16±0.22**	0.36±0.09
LX	23.1	1.03±0.25**	0.27±0.07

注：$**p < 0.01$。

(四)逍遥散治疗抑郁症患者临床疗效评价

通过 HAMD、CGI 和中医证候量表，从中西医两个角度对逍遥散治疗效果进行评价，结果表明逍遥散对于轻中度抑郁症患者 8 周的治疗效果是确切的(图 8-15)。在治疗的第二周就发现症状有所缓解，且相比西药不良反应更小。同时本研究还为临床上制定统一规范的抑郁症诊断与治疗标准、逍遥散治疗抑郁症剂量和疗程选择提供了参考。

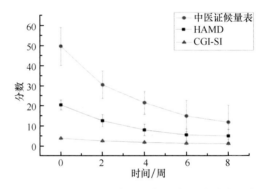

图 8-15　HAMD、CGI-SI 和中医证候量表评分随疗程变化[17]

(五)逍遥散抗抑郁作用代谢组学研究

1. 分析平台与判别分类模式

建立了基于 GC-MS、NMR 和 LC-MS 技术的代谢组学分析平台，包括实验动物模型的建立、样本的采集、保存及预处理、样本的分析检测、数据的多元统计分析、代谢物的鉴定和生物学意义阐释等环节，保证了整个研究结果的可靠性和重现性。

在临床尿液样本分析中，为了消除尿液中的代谢物因尿液量、尿液浓度等的不一致而导致实验结果的差异，根据尿液中肌酐含量平均情况确定分析所需的尿液量，并在定量分析的结果中以肌酐为单位对尿液中代谢物进行浓度校正，既能够保证各组之间实验结果的可比性和准确性，又能满足实验方法的科学性。

基于不同分析技术对抑郁大鼠(患者)的血清(浆)、尿液和海马组织样本进行了代谢轮廓分析，进行 PCA 或 PLS-DA 模式判别分析。研究发现正常大鼠和模型大鼠的代谢轮廓存在明显差异，表明抑郁模大鼠(患者)代谢轮廓发生了显著改变。这与血浆神经递质分析和行为学评级结果一致。鉴于临床样本整体特征的模糊性,采用了要有监督的模式识别对所建模型进行验证,即采用能正确分辨出类别的数据建立测试集和训练集评价模型的预测能力。本研究中建立了抑郁症和健康人 PLS 预测模型,用于判别抑郁症与健康人。

2. 抑郁大鼠模型生物标记物的发现

基于不同分析技术对模型大鼠的尿液、血清和海马组织分别进行了代谢组学研究,并识别了 59 种与抑郁症密切相关的潜在的生物标记物(表 8-6)。其中,应用 GC-MS 代谢组学鉴定了 30 种与抑郁症相关的潜在生物标记物(血清 17 种、尿液 14 种和海马 10 种,其中丙氨酸、甘氨酸、琥珀酸盐、谷氨酸、核糖、乌头酸盐、异柠檬酸盐、吲哚乙酸、棕榈酸盐和谷氨酰胺在两种生物样本中共同检测到,苯丙氨酸在三种生物样本中均检测到)。应用 NMR 技术的代谢组学方法,从抑郁症大鼠模型中鉴定了 26 种与抑郁症相关的潜在生物标记物(血清 11 种、尿液 9 种和海马 8 种,其中缬氨酸、谷氨酸、亮氨酸/异亮氨酸在两种生物样本中共同检测到)。应用 LC-MS 代谢组学鉴定了尿液中 16 种与抑郁症相关的潜在生物标记物。

表 8-6　抑郁症模型大鼠和抑郁症患者不同样本中的潜在生物标记物[18~21]

序号	代谢物	尿液标记物					血液标记物				海马标记物	
		抑郁症模型大鼠		抑郁症患者			抑郁症模型大鼠		抑郁症患者		抑郁症模型大鼠	
		GC-MS	NMR	LC-MS	NMR	GC-MS	GC-MS	NMR	NMR	LC-MS	GC-MS	NMR
1	丙氨酸	#※			#※	#※	#※	#				
2	缬氨酸	#					#※	#				#※
3	甘氨酸	#※	#※				#※	#※				
4	琥珀酸盐	#※	#※	#		#	#※	#				
5	丝氨酸	#										
6	天冬氨酸	#										
7	α-酮戊二酸	#※										
8	谷氨酸	#※	#				#※	#※				#※
9	苯丙氨酸	#		#※	#※		#※	#※				
10	核糖	#					#※	#				
11	乌头酸盐	#					#※					
12	异柠檬酸盐	#※					#※					
13	吲哚乙酸	#					#※					
14	棕榈酸盐	#※					#※					
15	2,3-二羟丙酸						#※					
16	谷氨酰胺						#				#※	#※
17	果糖						#※					
18	葡萄糖						#※	#				
19	酪氨酸			#		#※	#※					
20	棕榈酸						#※					
21	色氨酸			#			#※					

续表

序号	代谢物	尿液标记物					血液标记物				海马标记物	
		抑郁症模型大鼠		抑郁症患者			抑郁症模型大鼠		抑郁症患者		抑郁症模型大鼠	
		GC-MS	NMR	LC-MS	NMR	GC-MS	GC-MS	NMR	NMR	LC-MS	GC-MS	NMR
22	亚麻子油酸盐						#					
23	硬脂酸						#					
24	乳酸				#※				#※		#※	
25	甘油										#※	
26	γ-氨基丁酸										#	#※
27	丝氨酸										#※	
28	9-羟基嘌呤										#※	
29	肌醇										#※	
30	亚油酸										#	
31	胆固醇										#※	
32	2-OG		#※		#※							
33	DMG		#									
34	柠檬酸		#※	#	#※	#※			#			
35	乙酸		#※									
36	丙酮酸		#※									
37	天冬酰胺		#※									
38	氧化三甲胺							#※	#※			
39	胆碱							#※	#※			
40	N-乙酰糖蛋白							#※				
41	β-羟基丁酸							#※				
42	亮氨酸/异亮氨酸							#※	#※			#※
43	磷脂酰胆碱							#※				
44	极低/低密度脂蛋白							#※				
45	高密度脂蛋白							#※				
46	赖氨酸											#※
47	牛磺酸				#※							#※
48	肌酸/磷酸肌酸											#
49	苯乙酰甘氨酸			#								
50	黄尿酸			#※	#※							
51	肌氨酸酐			#								
52	7-甲基黄嘌呤			#								
53	黄嘌呤核苷			#								
54	犬尿酸			#※								

续表

序号	代谢物	尿液标记物				血液标记物				海马标记物	
		抑郁症模型大鼠		抑郁症患者		抑郁症模型大鼠		抑郁症患者		抑郁症模型大鼠	
		GC-MS	NMR	LC-MS	NMR	GC-MS	GC-MS	NMR	NMR	LC-MS	GC-MS	NMR
55	马尿酸			#		#※						
56	N_2-琥珀酰-L-鸟氨酸			#								
57	吲哚-3 乙酸			#※								
58	α-酮戊二酸			#								
59	硫酸-3-羟基苯丙酸			#								
60	肌酐酸				#※							
61	DMA				#※							
62	硬脂酰胺									#※		
63	棕榈酰胺									#※		
64	肉碱(C10:4)									#※		
65	肉碱(C14:2)									#※		
66	LPC(C10:3)									#※		
67	LPC(C16:1)									#※		
68	LPC(21:4)									#※		
69	LPC(C19:0)									#※		
70	LPC(C18:0)									#※		
71	LPC(C23:5)									#※		
72	PC O(38:0)sn-1									#※		
73	PC O(38:0)sn-2									#※		
74	植物鞘氨醇									#※		
75	环己烷十一酸									#※		
76	肌酐									#※		
77	硫胱醚									#※		
78	乙酰磷酸									#※		
79	4-乙酰氨基丁酸									#※		
80	十七碳二烯酸									#※		

注:#. 抑郁症模型大鼠和抑郁症患者中不同样本里的潜在生物标记物;※. 逍遥散有显著调节作用的潜在生物标记物。

不同检测技术的互补性:虽然这三种技术鉴定的标记物不尽相同,但多归属于同一通路,且为上下游关系;且三者还发现了与其他技术不同的代谢物,如嘌呤类代谢物仅被 LC-MS 技术检测,NMR 可检测极低/低密度脂蛋白和高密度脂蛋白等大分子代谢物,乳酸、甘油、γ-氨基丁酸、肌醇和亚油酸等挥发性成分易被 GC-MS 鉴定。这些研究结果表明这三种分析技术对抑郁症的代谢轮廓的研究具有互补性,且在一定程度上可以相互验证,从而获得最广泛、全面的疾病代谢调控网络。

抑郁症大鼠代谢通路和代谢网络的构建：这些代谢物涉及丙氨酸代谢、脂肪酸代谢、糖酵解、甘氨酸、丝氨酸和苏氨酸代谢、三羧酸循环、牛磺酸和亚牛磺酸代谢、色氨酸代谢、嘌呤代谢、精氨酸和脯氨酸代谢、酪氨酸代谢、甘油磷酸酯代谢、亮氨酸代谢等代谢通路的紊乱，与抑郁症发病过程中能量代谢、氧化应激、免疫和肠道菌群失调等机制密切相关。除传统的神经生化假论外，能量代谢、脂质代谢、糖代谢和肠道菌群代谢等紊乱是代谢组学与传统机制不同的新发现。

3. 药物干预抑郁大鼠的代谢调控作用

基于各种方法和样本的代谢组学研究结果表明，抑郁症所致的代谢紊乱经逍遥散干预后，其代谢紊乱得以纠正，表明逍遥散对抑郁症所致的代谢紊乱有显著的改善作用，可使异常的代谢物向正常水平回调。在 GC-MS 代谢组学研究中，逍遥散组通过调节尿液中丙氨酸、谷氨酸、甘氨酸、异柠檬酸盐、棕榈酸盐、α-酮戊二酸和琥珀酸盐，调节血清中甘氨酸、丁二酸、琥珀酸、谷氨酰胺、谷氨酸、果糖、葡萄糖、棕榈酸、酪氨酸、色氨酸、亚油酸和硬脂酸，以及海马中谷氨酸和肌醇、9-羟基嘌呤、丝氨酸、胆固醇、乳酸、甘油和谷氨酰胺等代谢物的紊乱，使之趋向于正常水平，从而起到治疗抑郁症的效果。在 NMR 代谢组学研究中，逍遥散通过调节尿液中 2-OG、乙酸、丙酮酸、天冬酰胺、甘氨酸和柠檬酸，血清中 TMAO、胆碱、丙氨酸、NAc、β-HB、LDL/VLDL、脂类、HLDL、缬氨酸、PtdCho、Leu/Ile，及海马中谷氨酸、亮氨酸、赖氨酸、缬氨酸、牛磺酸、胆固醇、谷氨酰胺和 γ-氨基丁酸等代谢物来维持机体代谢平衡。在 LC-MS 代谢组学研究中，逍遥散通过调节尿液中肌酸酐、色氨酸、吲哚-3-乙酸和苯丙氨酸四个代谢物的紊乱，发挥抗抑郁的疗效。

研究结果表明，除显著抑制神经递质 5-HT、NE 再摄取外，逍遥散能多途径多靶点地调控机体代谢紊乱，维持能量代谢、糖代谢、脂代谢、免疫和肠道菌群等代谢通路的平衡，达到治疗抑郁症的目的。

4. 抑郁症临床生物标记物的发现

在临床研究中，应用 GC-MS 和 NMR 技术对抑郁症患者尿液进行了代谢组学研究，共鉴定了 12 种与抑郁症相关的潜在生物标记物（GC-MS 8 种和 NMR 6 种，丙氨酸和柠檬酸为两种技术共同检查到）。同时，应用 NMR 和 LC-MS 技术对抑郁症患者血浆进行了代谢组学研究，共鉴定了 31 种与抑郁症相关的潜在生物标记物（NMR 12 种和 LC-MS 19 种）。值得注意的是，在基于不同技术检查的两种样本中，丙氨酸、琥珀酸盐、乳酸和柠檬酸 4 种代谢物均可被检测到，这也进一步表明代谢物紊乱在机体不同组织空间的相关性。

抑郁症患者服用逍遥散后，尿液和血浆中代谢物的变化得到了有效的调节，即向健康人的代谢物水平发生显著的回调。研究进一步证实在治疗抑郁症时，逍遥散具有确切的疗效，并且起效快。

5. 药物干预抑郁模型大鼠和抑郁症患者的代谢调控比较

本研究分别从抑郁症模型大鼠实验和临床研究两个不同的角度，采用 GC-MS 和 NMR 两种分析方法对逍遥散治疗抑郁症进行了尿液代谢组学研究。在抑郁症模型大鼠尿液中，通过

GC-MS 代谢组学技术发现与逍遥散抗抑郁相关的代谢物有 7 个,分别为丙氨酸、谷氨酸、甘氨酸、异柠檬酸盐、棕榈酸盐、α-酮戊二酸和琥珀酸盐,通过 NMR 代谢组学技术发现与逍遥散抗抑郁相关的代谢物有 6 个:2-OG、乙酸、丙酮酸、天冬酰胺、甘氨酸和柠檬酸,两种技术相结合在大鼠尿液中共发现 13 个与逍遥散抗抑郁相关的代谢物。在临床上,采用 GC-MS 代谢组学技术在尿液中发现 5 个与逍遥散抗抑郁相关的代谢物,这 5 个代谢物分别为丙氨酸、酪氨酸、柠檬酸、马尿酸和苯丙氨酸,通过 NMR 代谢组学发现了 8 个与逍遥散抗抑郁相关的代谢物:丙氨酸、2-OG、柠檬酸、肌酐酸、牛磺酸、乳酸、二甲胺和黄尿酸。其中,丙氨酸、2-OG 和柠檬酸为动物实验和临床研究均发现的与逍遥散抗抑郁疗效相关的尿液代谢物。

采用 GC-MS 和 NMR 两种分析方法对抑郁症及其逍遥散防治进行了血清(浆)代谢组学研究。在抑郁模型大鼠血清(浆)中,逍遥散通过调节丙氨酸、缬氨酸、氧化三甲胺、胆碱、N-乙酰糖蛋白、β-羟基丁酸、亮氨酸/异亮氨酸、磷脂酰胆碱、极低/低密度脂蛋白、高密度脂蛋白 10个代谢物;在抑郁患者血浆中,逍遥散通过调节琥珀酸盐、谷氨酸、乳酸、氧化三甲胺、胆碱和亮氨酸/异亮氨酸 6 个代谢物的异常来治疗抑郁症。其中,氧化三甲胺、胆碱和亮氨酸/异亮氨酸可在大鼠和患者血液中发现。

6. 逍遥散治疗抑郁症疗效标记物的确定

从实验动物和临床患者两个方面出发,着眼于抑郁症的临床诊断和逍遥散疗效评价,得到丙氨酸、2-OG、柠檬酸、氧化三甲胺、胆碱和亮氨酸/异亮氨酸共 6 个重要的代谢物可作为逍遥散疗效的关联标记物,主要分为氨基酸(氨基酸衍生物)、有机酸和胺类,并对这些代谢进行了代谢通路和生物学功能分析,这些代谢物参与机体的能量代谢、牛磺酸代谢、脂类代谢及神经递质合成,逍遥散对抑郁症尿液中这几种代谢物的显著回调,表明逍遥散可调节抑郁症患者异常的能量代谢和神经递质水平,调节牛磺酸和脂质代谢,维持肠道菌群平衡,逍遥散抗抑郁作用的发挥是多途径多方面共同作用的结果。

第三节　不同栽培地及种质太子参根的差异化学成分研究

太子参为石竹科植物孩儿参 *Pseudostellaria heterophylla*(Miq.)Pax ex Pax et Hoffm. 的干燥块根,具有益气健脾、生津润肺的功效。已有报道称太子参可用于食欲不振、口渴、乏力、糖尿病和病后体虚,并且,它也是治疗儿童因脾虚导致食欲不振的重要药材。其野生资源逐渐衰退,国内如福建柘荣市、贵州施秉市、安徽宣州市及道地产区江苏裕廊市已建立大面积种植基地以满足不断增大的用药需求。因生态环境和栽培地区不同,不同产区所产太子参的活性成分累积及药材质量表现出明显差异。例如,不同产区太子参的活性成分太子参环肽 A(HA)及太子参环肽 B(HB)表现出显著差异,这导致饮片质量参差不齐,临床应用的有效性难以得到保证。

据报道,对太子参的质量评估主要集中在核苷、多糖、皂苷、太子参环肽等主要成分的定量测定方面,2015 年版《中国药典》以太子参环肽 B 的含量来评价太子参根的质量。太子参根的成分复杂,单一或某几个成分不足以评价此药材的质量。本研究采用基于 ^{1}H NMR 的代谢组学技术研究源于道地产区(江苏裕廊,简称 JSJR)的五个种质(jr、zsl、zs2、sb、xc)与源于栽培地(福建柘荣,简称 FJZR)的太子参根的代谢产物差异,已鉴定出 34 种代谢产物,已确定其中 14

种代谢产物为两个产地太子参的差异代谢物,并为探究生态环境和种质基因变异对太子参根代谢产物生物合成的影响规律提供基本信息[5]。

一、样品处理与数据采集

(一)样品收集与处理

所有的样品研磨成细粉,过筛(80目),置于−80℃条件下密闭保存。所有用于^{1}H NMR分析的样品经提取、振摇、超声处理后离心,上浮物经旋蒸干燥后按一定比例溶于混合溶剂中,离心后移至核磁管,备用。

(二)样品测量条件

25℃恒温环境中,每次重复扫描128次,采集时间为10min,参数设置如下:0.16Hz/点、脉冲宽度为30°(11.3 μs)、弛豫延迟(RD)为2s。伴随着在循环延迟时的低功耗选择性照射,饱和序列用于抑制残留水信号。将所得的光谱进行手动分阶段和基线校正,TSP的校准浓度为0 ppm。代谢产物数据存储于由MTBLS 399鉴定的MetaboLights中。

(三)数据处理

采用MestReNova软件处理^{1}H NMR谱图,FID信号是由傅里叶变换提高信噪比,根据0.50~10.00的区域,光谱强度是按比例缩小的TSP和降低综合区域平均宽度。由于水和甲醇的残存信号存在,在分析中排除化学位移3.355~3.363和4.67~4.98这两个区域。根据峰面积,数据($\delta = 0.50 - \delta = 10.00$,除了$\delta = 3.355~3.363$和4.67~4.98)被标准化,并输入Excel中用以下述分析。将获得的完整数据输入SIMCA-P 11.5(Umetrics,Umea,Sweden)中以进行多元统计分析,包括主成分分析(PCA),偏最小二乘法显著性分析(PLS-DA)和矩阵偏最小二乘法分析,且VIP>1。

二、指标成分的含量测定

HA和HB是太子参的特征成分。2015年版《中国药典》中,HB是评价太子参质量的指标成分。采用高效液相色谱法检测太子参中HA和HB的含量。不同栽培产地太子参的HA和HB含量列于表8-7中。结果显示产自FJZR的太子参所含HA和HB的含量要高于JSJR的。来源于种质zs1和zs2的太子参所含HA和HB的含量较源于种质jr、sb、xc的明显偏低。zs1和zs2所含HA和HB含量高于种质jr、sb、xc;zs1和zs2中HB含量要高于HA,jr、sb、xc中HA含量高于HB。这揭示出种质的基因因素对太子参环肽含量起着重要作用。

表8-7 不同栽培产地PR的太子参环肽A及太子参环肽B的含量(n= 3)[5]

序号	太子参环肽 A/(mg/g)	太子参环肽 B/(mg/g)
JSJR-jr	9. 32	138. 42
JSJR-zs1	36. 32	2. 54
JSJR-zs	16. 22	3. 16

续表

序号	太子参环肽 A/(mg/g)	太子参环肽 B/(mg/g)
JSJR-sb	6.88	65.47
JSJR-xc	6.20	130.69
FJZR-jr	14.99	175.58
FJZR-zs1	43.73	2.75
FJZR-zs2	28.09	5.02
FJZR-sb	12.18	96.01
FJZR-xc	11.55	149.27

三、代谢组学研究

（一）^{1}H NMR 谱图定位

^{1}H NMR 谱信号的指定是基于与可靠的标准、生物磁性共振数据库的代谢产物及文献中 NMR 数据进行比对。源于不同栽培产地的太子参典型 ^{1}H NMR 谱列于图 8-16 和图 8-17 中，根据化学位移、耦合常数、峰值模式表征代谢产物，一共鉴定得到 34 种代谢产物，列于表 8-8 中。图谱可分成三个区域：高频区域(3.10~0.00)包含氨基酸、有机酸，如亮氨酸、赖氨酸、丙氨酸、2-酮异戊酸等；中频区(6.00~3.10)仅包含碳水化合物，如 α-葡萄糖、蔗糖、棉子糖、木糖等；低频区(10.00~6.00)包含反丁烯二酸、甲酸、槲皮素、金丝桃苷、木犀草素等。

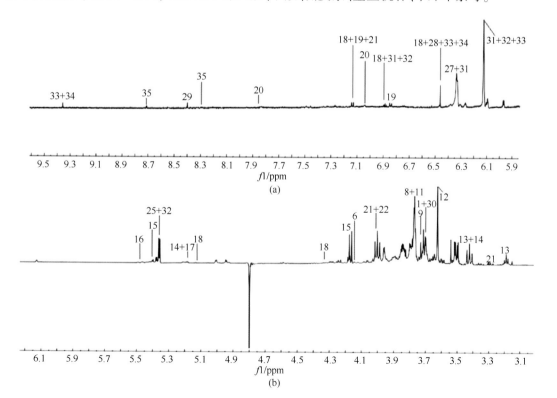

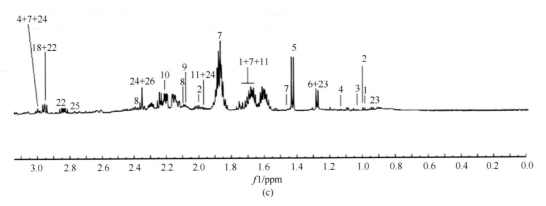

图 8-16　JSJR 所产 PR 含水甲醇部分的 ¹H NMR 图谱(600 MHz)低场区(a)、中场区(b)
和高场区(c)NMR 溶剂:CD₃OD:KH₂PO₄缓冲液(体积分数,1:1)[5]

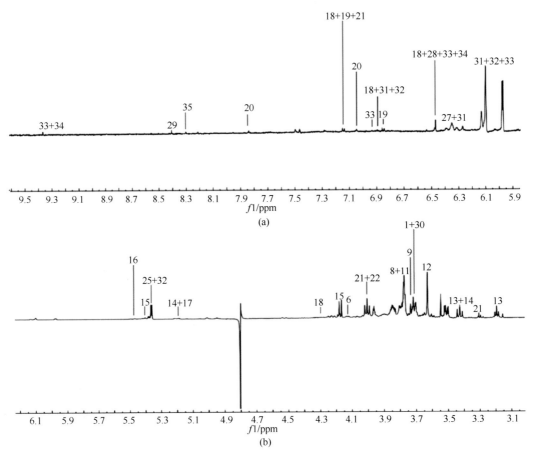

图 8-17　FJZR 所产 PR 含水甲醇部分的 ¹H NMR 图谱(600 MHz)低场区(a)、中场区(b)
和高场区(c)NMR 溶剂:CD₃OD:KH₂PO₄缓冲液(体积分数,1:1)[5]

表 8-8　通过 ^{1}H NMR 检测得到不同栽培产区 PR 的代谢产物[5]

序号	代谢产物	化学位移/ppm,耦合常数/Hz	化学位移/ppm,耦合常数/Hz	VIP
1	亮氨酸	0.95(t,5.9),1.72(m)	0.97(d,7.1),1.72(m),3.71(s)	0.32
2	异亮氨酸	0.926(t,7.414),0.997(d,7.001),1.248(m),1.457(m),1.968(m),3.66(d,3.969)	1.02(t,7.6),1.97(m)	1.09
3	缬氨酸	0.976(d,7.01),1.029(d,7.05),2.261(m),3.601(d,4.33)	1.05(d,6.8)	1.17
4	2-酮异戊酸	1.15(m),3.02(m)	1.13(d,7.2),3.03(m)	1.02
5	丙氨酸	1.47(d,7.2),3.8(m)	1.43(d,7.3)	1.38
6	乳酸盐	4.1(s),1.3(s)	1.26(s),4.10(s)	1.01
7	赖氨酸	1.46(m),1.7(m),1.89(m),3.02(t,6.09)	1.44(m),1.72(m),1.87(m),3.04(t,6.6)	1.31
8	谷氨酰胺	2.12(m),2.45(m),3.76(t,6.18)	2.12(m),2.37(m),3.76(m)	1.61
9	谷氨酸盐	2.04(m),3.75(dd,7.186,4.72),2.34(m)	2.07(m),2.34(m),3.74(m)	0.11
10	乙酰乙酸乙酯	2.27(s)3.43(s)	2.22(m)	1.51
11	精氨酸	1.68(m),1.90(m),3.22(t,6.93),3.76(t,6.11)	1.72(m),1.92(m),3.75(t,6.1)	1.39
12	甘氨酸	3.54(s)	3.61(s)	1.47
13	牛磺酸	3.25(t,6.57),3.42(t,6.62)	3.40(t,12.0),3.27(t,10.2)	1.06
14	α-葡萄糖	5.2(d,3.7)	3.40(m),5.19(d,3.7)	0.36
15	蔗糖	5.42(d,3.6),4.19(d,8.4)	5.40(d,3.9),4.18(d,3.9)	1.53
16	棉子糖	4.97(d,3.6),5.43(d,4.2)	5.49(d,3.8)	1.33
17	木糖	4.55(d,9)	5.19(m)	0.36
18	丹参缩酚酸	7.15(d,8.8),6.80(d,7.2),6.50(d,2.8),2.95(m)	7.14(d,8.2),6.85(d,8.6),6.47(d,1.8) 5.13(m),4.29(d,4.8),2.94(m)	1.05
19	酪氨酸	6.83(d,8.0),7.15(m),6.87(m),7.17(m)	7.12(t,8.4),6.83(t,6.6)	1.35
20	组氨酸	7.09(d,0.58),7.9(d,1.13)	7.10(d,8.4),7.90(m)	0.89
21	苯丙氨酸	3.19(m),3.98(dd,7.88,5.31),7.32(d,6.96),7.36(m),7.42(m)	3.28(m),3.99(m),7.14(d,8.2)	1.53
22	天冬酰胺	2.94(m),2.84(m),4.00(dd,7.69,4.2)	2.88(dd,16.1,7.6),2.96(dd,16.1,7.6),4.00(m)	0.52

续表

序号	代谢产物	化学位移/ppm, 耦合常数/Hz	化学位移/ppm, 耦合常数/Hz	VIP
23	亚麻酸	0.98(t,9.8)	0.96(t,6.0),1.30(brs)	1.07
24	氨基丁酸	1.94(m),2.48(t,7.36),3.03(t,7.58)	1.92(m),2.32(t,9.6),3.04(t,6.6)	1.35
25	不饱和脂肪酸	2.85(m),5.30(m)	2.75(m),5.34(m)	1.06
26	琥珀酸	2.39(s)	2.32(s)	0.81
27	阿魏酸	7.15(d,8.4),6.32(m)	7.14(d,8.2),6.34(m)	1.53
28	富马酸	6.55(s)	6.47(s)	1.69
29	甲酸	8.32(s)	8.40(s)	1.43
30	二甲基甘氨酸	2.95(s),3.75(s)	2.94(s),3.71(s)	1.12
31	槲皮素	6.18(d,2),6.39(d,2),6.88(d,8.5),7.52(dd,2.2,8.5),7.66(d,2.2),12.4(s)	6.85(d,8.6),6.34(d,4.9),6.13(d,1.8)	1.14
32	金丝桃苷	6.90(d,7.2),5.40(d,4.2)	6.85(d,8.6),6.13(d,1.6),5.36(d,3.9)	1.14
33	木犀草素	6.4(d,2),6.68(d,2),6.89(d,9),7.39(d,2) 7.41(dd,2.2,9.0)	6.89(d,8.6)	1.32
34	山柰酚	8.05(m),6.5(d,2.0),6.98(m),6.25(d,2.0)	6.90(d,9.0),6.47(d,1.2)	1.69

(二)多元数据分析

基于 ^{1}H NMR 谱的分配,采用多元数据分析法对所有样品进行化学分类,以突出源于不同栽培产地太子参的差异。非监督的过程包括主成分分析,一种非参数分类方法,用于减少多变量问题的维数。PCA 得分图(PC1—68.9%;PC2—17.8%)占数据矩阵总变量的 86.7%,在不同栽培地区的太子参中显示清晰的分离[图 8-18(a)]。这揭示出产自 JSJR 和 FJZR 的太子参的代谢产物有显著性差异,可能是由于不同栽培地区生态学环境引起的。然而,太子参样品也可以显示出不同种质引起的组间差异,可揭示基因因素对化学成分的影响。

偏最小二乘判别分析(PLS-DA)扩展了 PCA 的回归范围,使用类信息最大限度地观察组间的分离。通常的分类方法是范畴(范畴用虚拟变量描述),并表示统计单位的类成员资格。在本研究中,PLS-DA 模型也通过 200 置换的变换测试被验证[图 8-18(b)]。PLS-DA 得分图表明。源于 JSJR 和 FJZR 的太子参被明显地集簇分成两组[$R^2X = 46.4\%$,$R^2Y = 0.947$,$Q^2 = 0.930$,图 8-18(c)]。组间差异比 PCA 分析中小,更有效地证实两组的差异。

为了更深入地鉴别具有显著性差异的代谢产物以区别两个不同栽培产地的太子参,^{1}H NMR 数据更进一步进行 PLS-DA 分析[图 8-18(d)],相关系数能直接表明不同栽培地太子参中的显著性差异代谢产物,正号和负号代表代谢物的正向及负向关联。在 JSJR 及 FJZR 所产太子参中已鉴定出 14 种显著性差异代谢产物(表 8-9)。相关系数载荷图[图 8-18(e)]表明,产自 JSJR 的太子参所含丙氨酸、乳酸盐、赖氨酸、牛磺酸、蔗糖、酪氨酸、α-亚麻酸、γ-氨基丁酸、金丝桃苷含量相对较高。而产自 FJZR 的太子参所含谷氨酰胺、棉子糖、木糖、不饱和脂肪酸及甲酸的相对含量更高。这表明生态学因素可能是影响太子参代谢产物整体化学构成的重要因素。为进一步论证生态因素是主要因素,采用 PCA 模型分析源于 JR 和 ZSPR 的种质(江苏裕荣市,福建柘荣市,贵州施秉市,安徽宣城市),结果表明,种质对 PR 代谢产物的整个化学成分影响不大。

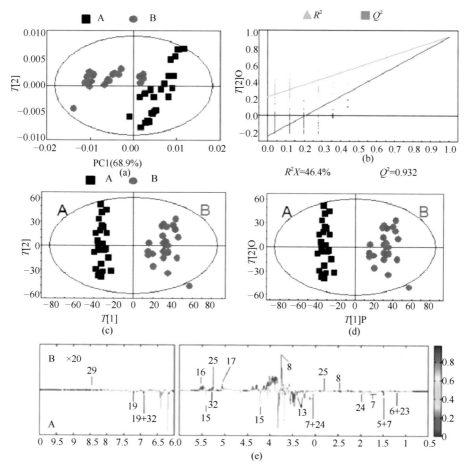

图 8-18　PCA 得分图(a);带有 200 置换的 PLS-DA 模型置换试验(b);PLS-DA 得分图(c);OPLS-DA 得分图(d);由不同栽培产区的 PR 含水甲醇部分 ¹H NMR 代谢轮廓获得的相关系数载荷图(e)[5]

A. JSJR;B. FJZR

表 8-9　代谢产物和相关系数的显著性差异[5]

序号	代谢产物	相关系数
5	丙氨酸	−0.893
6	乳酸盐	−0.865

续表

序号	代谢产物	相关系数
7	赖氨酸	−0.648
8	谷氨酰胺	+0.924
13	牛磺酸	−0.805
15	蔗糖	−0.645
16	棉子糖	+0.950
17	木糖	+0.858
19	酪氨酸	−0.690
23	亚麻酸	−0.589
24	氨基丁酸	−0.631
25	非饱和脂肪酸	+0.707
29	甲酸	+0.674
32	金丝桃苷	−0.677

在 14 种显著性差异的代谢产物中,丙氨酸、蔗糖和α-亚麻酸是已知的应激反应性代谢产物。植物体内丙氨酸累积是一个普遍现象,是对多样化压力条件的反应表现。研究表明丙氨酸是由细胞表达的通用第一压力信号。在光合作用期间产生的蔗糖是碳同化的主要形式,通过植物的筛管从源中传递到库组织。此外,通过激活植物对病原菌的免疫应答,丙氨酸参与植物防御,而α-亚麻酸与低温压力有关联。

第四节　郁金物种鉴别化学标记物研究

郁金为姜科植物温郁金 *Curcuma wenyujin* Y. H. Chen et C. Ling、姜黄 *Curcuma longa* L.、广西莪术 *Curcuma kwangsiensis* S. G. Lee et C. F. Liang 或蓬莪术 *Curcuma phaeocaulis* Val. 的干燥块根,具有活血止痛、行气解郁、清心凉血、利胆退黄的功效,用于多种疾病的治疗,如肝炎、胆囊炎、高脂血症及癌症。郁金药材来自以上四个不同种属,由于相似的生态学特征,很难区分临床饮片的来源。挥发油和姜黄素类化合物被认为是郁金主要的生物活性成分,能够从四种来源物种的根茎中提取获得,并且这两类化合物能够影响它们的治疗效应。当前,以主要成分尤其是倍半萜类化合物的化学多样性为基础,几种分析方法,包括 LC-MS、HPLC、GC-MS、TLC 及 CE,已用作区别不同姜黄属品种。代谢组学可用于定性和定量监测来源于不同物种,及源于不同的制备方法、不同耕种时节、不同地理位置的中草药化学成分轮廓的变化。近来,根据莪术药材整体化学差异成功地建立起基于 GC-MS 技术的代谢组学方法以鉴别三个姜黄属物种。然而,几种从姜黄属植物中得到的倍半萜烯化合物具有热敏感性,如在热处理过程中,呋喃二烯通过[3,3]-迁移反应(竞争性重排)退化成莪术烯,而(4S,5S)-牻牛儿酮-4,5-环氧化物主要通过跨环反应发生环化。为表征郁金化学轮廓,借助 UHPLC-Q-TOFMS 联合多元统计分析,开发一种快速鉴别物种间差异的方法[6]。

一、样品处理与数据采集

(一)样品制备

将郁金于60℃干燥2小时,经粉碎得到均匀的粉末(60目)。取干燥粉末(约0.5g)与硅藻土(0.5g)混合,并将所得混合物转移到一个11 mL不锈钢萃取池。在下述条件下提取样品:溶剂甲醇,压力6.89×10³(1000psi),温度100℃,固定的提取时间5 min,提取次数1次,冲水量40%。提取后,将提取液转移至25 mL容量瓶中,加甲醇至刻度。11 200r/min离心5min,上清液用0.22μm聚四氟乙烯过滤器过滤,注入UHPLC-Q-TOFMS系统进行分析。

(二)样品测量条件

UHPLC柱ACQUITY HSS T3 C_{18} column(100×2.1 mm i. d. ,1.8 μm;Waters)用由乙腈(溶剂A)和0.1%甲酸水溶液(含1%乙腈,溶剂B)组成的二元梯度洗脱系统洗脱。洗脱条件:等度1%溶剂A(0~0.5min),线性梯度从1%至99%溶剂A(0.5~5min),等度99%溶剂A(5.0~6.0min),线性梯度从99%至1%溶剂A(6.0~8.0min),流速0.45mL/min,柱温45℃。吸取5μL试样溶液注入柱中。

Q-TOF-MS分析条件:ACQUITY UHPLC系统(Waters,Milford,MA,USA)连接Xevo G2四级杆时间飞行质谱仪(Waters),电喷雾电离(ESI)源,正电离模式,源温度120℃,毛细管电压3000V,采样锥电压30 V,提取锥电压4 V,锥形气流20L/h,去溶剂化气体流量800L/h,去溶剂化温度450℃。采集离子 m/z 范围为50~1200Da。锁定质量校准物亮氨酸脑啡肽浓度为200ng /mL,喷雾界面以50μL/min的流速进行。

(三)数据处理

将原始UHPLC-Q-TOFMS数据导入Progenesis QI软件(Waters)用于峰检测和排列。使用以下参数:质量偏差在5ppm以内、保留时间偏差0.3min内、理论碎裂的相对质量误差在5ppm内。采用归一化法将数据进行总结,导出总离子强度/色谱图和三维矩阵,每个数据以ID数字(t_R-m/z值),示例代码和归一化峰区域表示。将这些矩阵输入SIMCA-P 13.0软件,进行含PCA在内的多元统计分析,以得分图中 R^2X 及 Q^2 值为依据,评估及解释所产生的PCA模型。R^2X 值表示说明变量的容量,而 Q^2 提供指示模型的预测能力。R^2X 和 Q^2 值都接近1.0,表明这种方法具有良好适应性。从OPLS-DA的S图中提取高VIP值的变量作为潜在的化学生物标记物,随后进行进一步的结构鉴定。单向方差分析也用来观察测试四种不同种类的郁金中这些标记物之间差异的显著性。$p \leqslant 0.05$ 被认为具有统计学差异。

二、代谢组学研究

(一)多变量统计分析

莪术、温郁金、广西莪术、蓬莪术的典型UPLC-Q-TOFMS色谱图见图8-19,直观比较可见四个不同的郁金物种具有明显的差异。但不能仅凭目视检查来区分这四组化学品,因此,我们应用多变量统计分析直观地提炼出组间的化学成分差异,并识别潜在化学品生物标记物以区分郁金的不同组分种类。包含样品代码,t_R-m/z 对和离子强度的各组样品数据集经 PCA 处理,获得的得分图(图 8-20)表明,33 个郁金样品可以清楚地分为四种不同集群。虽然集群中温郁金和蓬莪术彼此接近,使用七重交叉验证评估模型的有效性,可以由 PC2 清楚地区分。

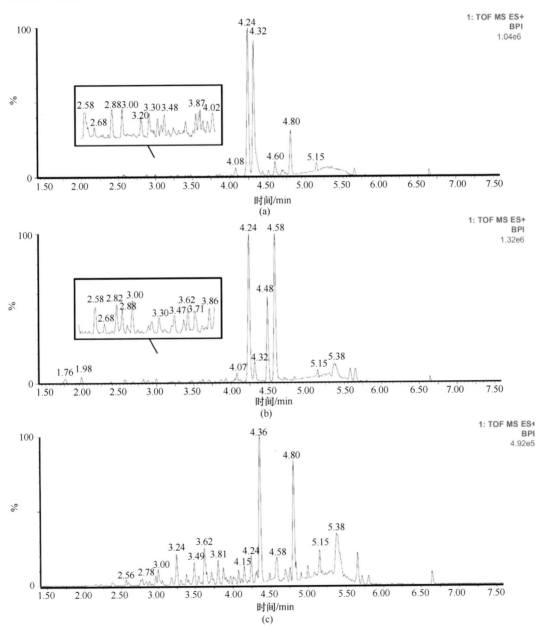

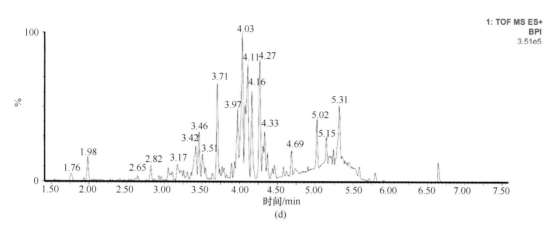

图 8-19　莪术(a)、温郁金(b)、广西莪术(c)、蓬莪术(d)的典型 UPLC-Q-TOFMS 色谱图[6]

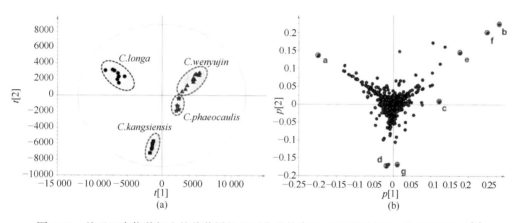

图 8-20　基于四个物种衍生的姜黄属根通用化学轮廓的 PCA 得分图(a)和载荷图(b)[6]

(二)化学标记物的表征

构建 PCA 的载荷图,以识别导致四种郁金差异性的特征化学成分,如图 8-20(b)所示,PCA 的载荷图显示 7 个离子,包括 a(t_R 4.11min,m/z 369.1331)、b(t_R 4.24min,m/z 235.1696)、c(t_R 4.31min,m/z 235.1697)、d(t_R 4.35min,m/z 247.1333)、e(t_R 4.48min,m/z 237.1851)、f(t_R 4.58min,m/z 237.1853)和 g(t_R 4.80min,m/z 231.1383)对集群有显著贡献。因此,这些离子被认为是区分四种郁金潜在的化学标记物。

以用一个物种的结果与其余三个物种的结果比较为基础来构建 OPLS-DA 的 S 图,通过从载荷图中确认化学标记物,作为识别每个物种特征化学物质。以温郁金为例。12 份来源于温郁金的样品定为第一组,而剩余的来源于其他三种郁金的 21 个样品被标记为第二组,数据进行 OPLS-DA 处理,得到的 S 图如图 8-21 所示。在载荷图中,每个点表示 t_R-m/z 离子对,x 和 y 轴分别表示的是贡献值和置信度变量。在 x 轴或 y 轴上从零开始,数据点越大其对两组分离的贡献值或置信水平越高。在 S 形曲线两端的点代表潜在的化学标记具有最高置信度。结果在 S 形曲线图表角落的左下角发现的三种离子(b、e 和 f),被认为是识别温郁金同其他三个物种做出最大贡献的特征组分。另外发现两种离子(d,g)是能够鉴别广西莪术和其他种属莪术根茎的特征标记物。发现离子 a 和离子 c 是由姜黄和广西莪术的根茎的特异性标记物。

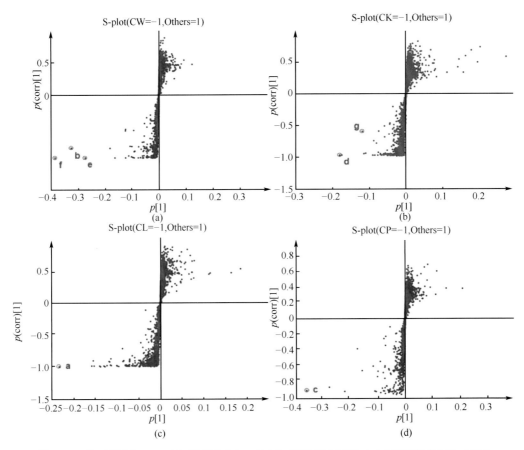

图 8-21　基于莪术[CP,(a)]、温郁金[CW,(b)]、广西莪术[CK,(c)]和蓬莪术[CL,(d)]
代谢轮廓 OPLS-DA 分析生成的 S-plot[6]

a. t_R 4. 11 min,m/z 369. 1331;b. t_R 4. 24 min,m/z 235. 1696;c. t_R 4. 31 min,m/z 235. 1697;d. t_R 4. 35 min,m/z247. 1333;
e. t_R4. 48 min,m/z 237. 1851;f. t_R 4. 58 min,m/z 237. 1853;g. t_R 4. 80 min,m/z 231. 1383

(三)基于特定化学标记物的 PCA 分析

基于图 8-20 中的 7 个化学标记物进行 PCA 分析,以评估它们对不同种属来源的郁金的区分能力。在归一化融合数据之后,33(对象)×7(变量)数据集构造,进行主成分分析。得到的 PCA Bi-plot 如图 8-22(b)所示,其中观测对象和变量的多元数据在同一图中表示。这些数据显示具有相似载荷的变量似乎是强相关的对象。基于这 7 个化学标记物的差异,所有的郁金样本按照来源物种的不同而被成功地区分开。

基于从 OPLS-DA 模型 S 图获得的 VIP 值(图 8-20),选择姜黄素(a)、姜黄酮(b)、姜黄烯醇(c)和莪术醇(d)分别作为姜黄、温郁金、蓬莪术、广西莪术的独特的化学标记物。基于这 4 个独特的化学标记物的 33(对象)×4(变量)数据矩阵进行 PCA 分析,PCA 双曲线结果显示,基于这 4 个化学标记物评估的所有郁金样品被成功分离。值得注意的是,对于广西莪术和姜黄之间的分离,使用 4 个化学标记物的 PCA 模型[图 8-22(b)]比使用 7 个化学标记物的 PCA 模型[图 8-22(a)]更加清晰。数据表明,姜黄素(a)、姜黄酮(b)、姜黄烯醇(c)和莪术醇(d)分别是姜黄、温郁金、蓬莪术和广西莪术的独特化学标记物,可应用于区分不同的郁金物种来源。

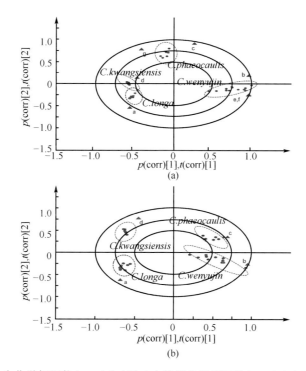

图 8-22　7 个化学标记物(a~g)(a)及 4 个特征化学标记物(a~d)(b)组成的 34 个莪术根样品的 PCA 分析 Bi-plot[6]

a. 蓬莪术环氧酮;b. curcumenone;c. 莪术醇;d. 莪术脱酮;e. 新姜黄二酮;f. 莪术二酮;g. 莪术倍半萜烯酮

综上所述,开发 UHPLC-Q-TOF MS 技术结合多变量统计分析方法鉴定源于 4 个不同物种的郁金样品,即姜黄、温郁金、蓬莪术和广西莪术,鉴定出姜黄素(a)、姜黄酮(b)、姜黄烯醇(c)和莪术醇(d)分别为 4 种郁金唯一的化学标记物。

第五节　三种人参属植物挥发性化学标记物研究

人参(*Panax ginseng*, Asian ginseng)、西洋参(*Panax quinquefolium*, American ginseng)、三七(*Panax notoginseng*, notoginseng)的根和茎是非常有价值的重要滋补中药,用于预防和治疗疾病已有数千年历史。随着日益增长的市场需求及利润诱惑,以至于出现常被其他廉价物种替代或掺杂的现象,导致价格相差悬殊,临床疗效难以保证。因此,鉴定这些人参属品种对确保药材质量、安全性和有效性是至关重要的。顶空萃取法是一种快速、高效、方便和环保的采样方法,用于 GC 分析挥发性有机化合物,具有用样小、非溶剂萃取的优点。样品顶空中的挥发性组分通过静态顶空进样自动带入 GC 当中。在过去的几年中,静态顶空 GC-MS 已被广泛用于分析草药中的挥发性化合物。由于 GC-MS 的高灵敏度,顶空 GC-MS 的"嗅觉"可能有助于区分不同的物种。本研究建立静态顶空 GC-MS 方法,结合多变量统计分析,以区分人参、西洋参、三七,并确定三种药材的化学标记物,有助于确保它们的质量和安全[22]。

一、样品制备与数据采集

(一)样品收集与处理

商品样品购于国内不同医院或药店,共计 41 批,标记为人参(PG1-PG10)、西洋参(PQ1-PQ21)、三七(PN1-PN10)。另有八批三七样品(PN11-PN18)采自于云南文山地区。

(二)样品测量条件

采用 Thermo Scientific ISQ 系列单四极杆质谱系统进行样品分析。色谱柱 Agilent J&W DB-5MS 毛细管气相色谱柱(30m×0.25mm,0.25μm 膜厚度),程序升温设置如下:初始温度设定在 50℃,逐渐以 5℃/min 升至 150℃,随后以 10℃/min 升至 200℃,并以 50℃/min 升至 280℃后保持 3min。载气高纯度 He,流速 1.5mL/min,使用不分流进样,注射器温度:200℃。

质谱仪在电子轰击(EI)模式下操作:扫描范围为 50~500 原子质量单位(amu),扫描速率为 0.2s/次,电离源温度 275℃,MS 传输线温度 280℃。将 1.0g 待测样品粉末(粒径 0.3~0.45mm)置于 20mL 顶空瓶中。2.5mL 气密注射器用于顶空取样,注射器温度 130℃。注射体积 1mL。

(三)数据处理

采用 SIMCA-P 13.0 软件(Umetrics AB,Sweden)进行多变量统计分析,包括 PCA 和 PLS-DA。通过 PLS-DA 与 VIP 的组合发现潜在标记物,选择 VIP 大于 3.5 的变量,随后通过单因素 ANOVA 检验进行过滤以确定每种代谢物的显著性。仅选取 VIP>3.5 且 $p<0.05$ 的变量作为潜在的化学标记物。

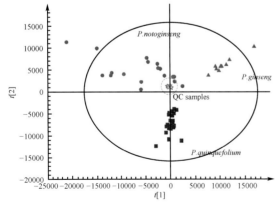

图 8-23 三种药材和质量控制(QC)样品的挥发性有机化合物(VOC)PCA 得分图[22]

二、代谢组学研究

(一)多变量统计分析

方法学验证如图 8-23 所示,QC 样品紧紧聚集在 PCA 得分图的中心,表明所建立的静态顶空 GC-MS 法具有良好的重复性和稳定性。

通过顶空 GC-MS 方法来分析三种药材的挥发性有机化合物轮廓从而表征三种药材,三种药材的典型总离子色谱图如图 8-24 所示,可以直观地观察到三种物种中挥发性成分相对含量的显著差异。为进一步探索潜在的化学标记物,进行多变量统计分析。利用

XCMS 处理数据,获得包含样本代码、t_R-m/z 和离子强度的数据集,总共提取 958 个变量或 t_R-m/z 数据对。数据在 *Pareto* 缩放和平均中位化之后,进行 *PCA* 处理,如图 8-25 所示,得分图显示可区分三种药材样品的趋势,R^2X(cum) 和 Q^2(cum) 分别为 0.644 和 0.481,表明构建的 PCA 模型的良好的适应性和预测能力。为进一步表征三种样品之间挥发性成分的差异,又采用 PLS-DA 分析用以锐化 PCA 中的组间分离。在 PLS-DA 得分图[图 8-26(a)]中,49 个批次的药材样品被按照它们的种类被清楚地分为三个群簇。除了一个人参和一个三七样品外,所有观察结果都在 Hotelling T2(0.95)椭圆内,其中模型拟合参数为 R^2X 的 0.625、R^2Y 的 0.889 和 Q^2 的 0.836(cum),表明在本研究中建立的 PLS-DA 模型具有良好的适应性和预测性。

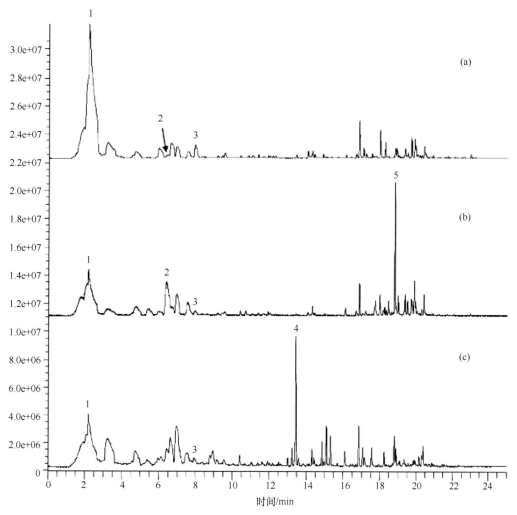

图 8-24　采用静态顶空 GC-MS 分析(a)人参、(b)三七和
(c)西洋参的药材样品的典型总离子色谱图(TIC)[22]

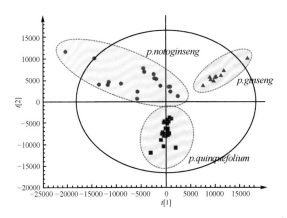

图 8-25　基于三种药材挥发性有机化合物的 PCA 得分图[22]

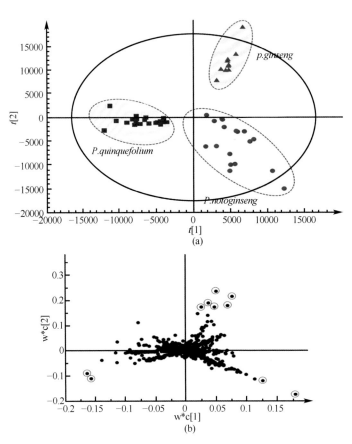

图 8-26　人参挥发性有机化合物（VOC）的 PLS-DA/得分图（a）和相应载荷图（b）[22]

红色圆圈标记变量为对组间差异贡献最大的离子

（二）潜在化学标记物的发现

根据 PLS-DA 的载荷图中变量的 VIP，选择对三种人参属样品之间的差异贡献最大的特征挥发性成分。从提取得到的 958 个变量里选择 10 个 VIP 大于 3.5 的变量，可认为它们是样品组当中具有显著性差异的变量。如图 8-26(b) 所示，PLS-DA 的载荷图显示 VIP>3.5 的 10 个离子对簇有强烈的贡献，因此被认为是用于区分三种物种的特征离子。图中特征离子的方向对应于得分图中组的位置。载荷图右上角的变量被认为是表征人参区别其他两个物种的特征离子，类似地，在右下角和左手侧的变量分别对应于三七和西洋参的特征离子。表 8-10 总结了 10 个特征离子的详细信息，表中具有相同保留时间的特征离子可能是源自同一个化合物，因此，10 个特征离子被归属为 5 个化学标记物。

表 8-10　从来自三种药材的样品中选定的特征离子(VIP> 3.5)[22]

编号	t_R/min	特征离子(m/z)	定量离子(m/z)
1	2.18	53,55,57,58,71	57
2	6.35	93	93
3	7.92	91	91
4	13.4	57,175	175
5	18.8	105	105

如图 8-27 所示，化学标记物在各组样品中的相对强度显著不同。与其他两组样品相比，化学标记物 1 和化学标记物 3 在人参组样品中显示出更高的强度[图 8-27(a) 和 8-27(c)]，表明这两个成分可以用作人参与其他两个物种分化的标记成分。与其他两组样品相比时，化学标记物 2 和化学标记物 5 在三七组中表现出显著的高强度[图 8-27(b) 和 8-27(e)]，表明这两个成分可以被认为是三七与其他两个物种分化的标记成分。化学标记物 4 在西洋参组样品中具有特别高的含量[图 8-27(d)]，表明该成分可以作为西洋参区别于其他两个物种的标记成分。5 个化学标记物的 MS 光谱也显示在图 8-27 中，然而，这些化学标记物仍然需要借助真实标准来鉴定。

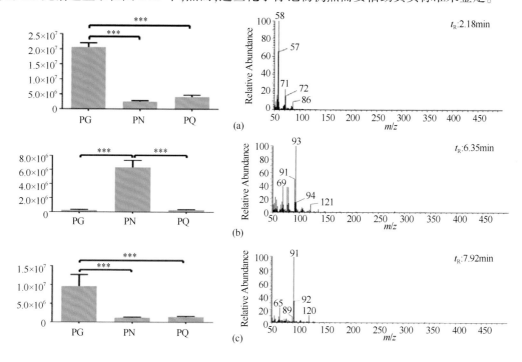

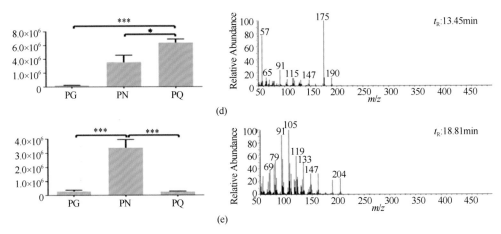

图 8-27　在三种样品中选择的化学标记物的相对强度(左)及其对应的质谱图(右)[22]

(a)化学标记物 1,t_R2.18min;(b)化学标记物 2,t_R6.35min;(c)化学标记物 3,t_R7.92min;

(d)化学标记物 4,t_R13.45min;(e)化学标记物 5,t_R18.81min

数据表示为 SEM

$*.p<0.05$;$**.p<0.01$

第六节　人参五个不同部位化学标记物及验证研究

人参为五加科人参 *Panaxginseng* C. A. Mey. 的干燥根和根茎,具有大补元气、复脉固脱、补脾益肺、生津养血、安神益智的功效[8]。另外,人参叶已载入 2015 年版《中国药典》,而花蕾在民间则作为茶饮以强壮身体。药理研究已表明,人参调节中枢神经系统、保护心血管系统及抗肿瘤等作用的有效成分为达玛烷型三萜皂苷类成分(人参皂苷)。然而,人参皂苷类成分,如原人参萜二醇(PPD)及原人参萜三醇(PPT)为结构母核的成分存在于高丽参、西洋参、三七等人参属不同植物中。到目前为止,仅发现为数不多的能区分人参属种质及不同部位的标记物,如人参皂苷 Rf 及伪人参皂苷 F11 用于区别高丽参和西洋参。值得注意的是,通过监测一些标记物的传统鉴别方法在浸出物及制剂掺假辨别的监测中正面临日益增长的挑战。

本研究设计非靶向代谢组学筛选和标记物验证的整体策略,研究区别人参的五个不同部位(根、茎、叶、花蕾、浆果和种子)的鉴定模式。第一,采用 UPLC-Q-TOF-MS 技术对代谢产物进行全面分析;第二,应用 UNIFI 工作站和数据库匹配进行人参五个部位代谢产物的自动鉴定;第三,对商品样品和同株样品的代谢产物数据进行化学计量学分析,挖掘化学标记物;第四,交叉比较由商品样品和同株样品单独推测出的潜在化学标记物,以推断出准确有效的化学标记物;第五,建立以生物标记物为基础的人工神经网络识别模式(ANN),以验证辨别人参样品,也能鉴别掺杂叶的根[23]。

一、样品处理及数据采集

(一)样品制备

样品收集:精密称取 0.2g 细粉(小于 40 目),浸制于加有 3mL 70% 甲醇的离心管中,超声波辅助提取 1 小时,水温 30℃,功率 1130W,频率:37kHz;5000r/min 离心 10min,上清液转移至 5mL 容量瓶中。残渣用 2mL 70% 甲醇重复提取 1 次,上清液转移至同一个容量瓶(5mL),混匀后,过 0.2 μm 聚四氟乙烯膜。4℃ 冷藏,备用。根与叶混合样品分别含 30%、50%、70% 和 90% 的根(W/W),用相同方法提取。

（二）样品测量条件

选用 ACQUITY UPLC I-Class/Xevo G2-S QTOF 系统,二元流动相:包含 3mmol/L 乙酸胺的 CH_3CN(A) 及包含 3mmol/L 乙酸胺的水(B),流速 3μL/min,进样量 2μL,柱温 25℃。按照以下程序进行洗脱:0~4 min 17%~23%(A),4~6.5 min 23%~27%(A),6.5~9.5 min 27%~34%(A),9.5~12.5 min 34%(A),12.5~15.5 min 34%~40%(A),15.5~19.5 min 40%~70%(A),19.5~20 min 70%~95%(A),20~25 min 95%(A)。PDA 检测器记录 190~400nm 的紫外信号,在 203nm 处进行人参皂苷的检测。

电喷雾离子源参数设置如下:毛细管电压 2.5kV,样品圆锥体电压 90V,源偏移距 80V,源温度 100℃,去溶剂化温度 400℃,圆锥体气体流速 30L/h,去溶剂化气体流速 800L/h。在 6V 低能量条件下在 100~150Da 质量范围内进行质谱分析扫描,设置 50~100V 的高能量坡道获得 MS 数据。

（三）数据处理

自动代谢产物的研究通过 UNIFI 1.8 获得,与 UNIFI 融于一体的人参中医药图书馆已记录 29 种人参皂苷、两种甾醇类和一种有机酸。关键参数设置:峰检测时间 1~20min,强度阈值低能量和高能量分别以 3000 及 300 计数。质谱准确度 ±10 ppm,保留时间窗 ±0.2 min,利用 Progenesis QI 软件进行数据预处理和多组分统计学分析,光谱反卷积和归一化总离子产生量包括 TR 数据矩阵、m/z 和峰面积归一化。数据矩阵输出到 SIMCA-P 13 软件(Umetrics,Umea,Sweden)的化学计量学分析,VIP>4 的组件被认为是潜在的生物标记物。采用 SPSS 22.0 软件建立两个 ANN 判别式模式来鉴定人参的四个部位(根、叶、花蕾和浆果)和区别掺杂叶的根,通过限制隐藏层(S)在 1~50 之间变化的单位数,自动最佳化多层感知(MLP)的建筑学模型。随机选择训练(80%)及测试(20%)的数据设置。用不同提取量的药物材料验证 ANN 模型用来预测和鉴定不同部位、不同比例根掺杂率的未知样品。

二、代谢组学研究

（一）用 UNIFI 进行的人参五部分自动代谢产物研究

在连续 MS 数据记录过程中,UNIFI 能够自动的注释代谢产物特征,一方面,表征共洗脱成分,另一方面,又可能引起加合物或某个碎片离子错误的鉴别。如图 8-28(a)所示,两个人参皂苷(Rg1 和 Rh13/Rh19)被标注在相同峰即保留时间 6.13min。除此之外,通过高能量碎片得到的无偏见产物离子与理论的离子相符合(与手掌标记相符)。因为保留时间匹配较好、高准确度前体和产物离子,可明确鉴定为 Rg1。图 8-28(b)揭示两个典型案例碎片例子 m/z 769.4764(t_R 10.60 min)和甲酸加合物 m/z 783.4908(t_R 11.15 min)处分别不实地注释为 20

(R)-Rh1 and F5。

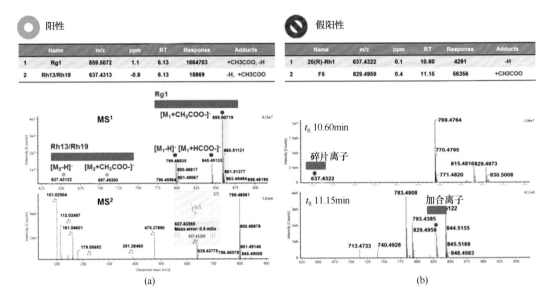

图 8-28   利用 UNIFI 进行自动代谢物注释,展示典型的正确和假阳性结果[23]
(a)两个共洗脱皂苷的表征;(b)通过鉴定碎片离子或加合离子为不同的化合物来表征两种类型的假阳性

加合离子过滤(AIF)用于减少不实结果,出乎意料地发现未知酰基人参皂苷同分异构体。在色谱条件下,因为人参皂苷的不同子类而产生的分化型加合物格式程序,从参考标准得到证明:①$[M—H]^-$、$[M+HCOO]^-$、$[M+CH_3COO]^-$,可在所有无酰基人参皂苷检测到(如 Rb_1);②OA-型(如 Ro)只有$[M—H]^-$离子被观察到;③$[M—H]^-$和$[M—CO_2—H]^-$见于丙二酰人参皂苷(图 8-29)。因此,设定下列 AIF 标准:①$[M—H]^-$和$[M+CH_3COO]^-$两者的检测为无酰基人参皂苷的更准确表征;②$[M—H]^-$和$[M—CO_2—H]^-$两者的检测为丙二酰人参皂苷;③仅有$[M—H]^-$的检测为 OA-类型。结果,以根样品为例假阳性率减少 66.4%(从 321 至 108)。采用排除重复鉴定的方式,从中表征共计 57 种人参皂苷。此外,已给出的几种酰化作用模式(丙二酰基、乙酰基、丁烯醇)存在于已报道的人参皂苷中。加合离子格式的设置包含 C_2H_2O(乙醇)、$C_3H_2O_3$(丙二酰)和 C_4H_4O(丁烯醇),以实现有针对性的筛选。相反,在 9.39min 处的一个弱峰被鉴定为人参皂苷 Rb_3(图 8-30)并注释为丙二酰基及乙酰基加成化合物离子。事实上,它的真实先导离子与 m/z 1163.5819 相符,而 m/z 1119.5920 和 1077.5805 分别为自身产物离子$[M—CO_2—H]^-$和$[M—丙二酰基—H]^-$。同样的,从根发现其余 11 种丙二酰基和 3-丁烯醇-人参皂苷,揭示了 UNIFI 在发现子离子峰、未知分子方面的超强能力。需要指出的是,UNIFI 将在不同时间段上被洗脱的同分异构体鉴定为同一个化合物。作为一个连续的研究,研究者尝试采用量化的结构-保留关系(QSRR)模型来预测保留时间,以区别人参皂苷异构体。

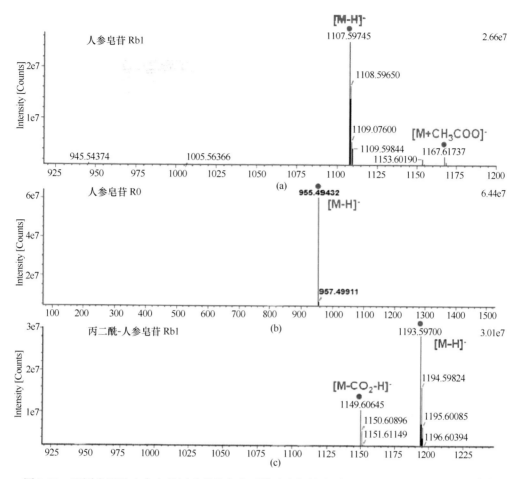

图 8-29 不同类型的人参皂苷标准品的负离子模式全扫描光谱,显示其分化的加合物离子[23]

☐ 丙二酰-人参皂苷 Rb3

名称	m/z	ppm	RT	响应值	加合物
人参皂苷-Rb3	1163.5846	-0.9	9.39	76079	+乙酰基,+丙二酰基

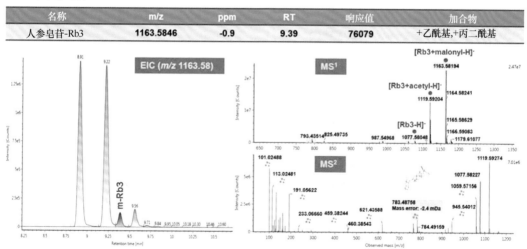

图 8-30 未知化合物的表征,采用 UNIFI 通过加成化合物离子 C_3HO_3 的自我编辑方式来发现未知丙二酰-人参皂苷同分异构体丙二酰-人参皂苷 Rb3(97#)[23]

最后,鉴定或表征了 164 种人参皂苷,包括从根部表征的 57 种人参皂苷,叶片部位表征的 111 种人参皂苷,花蕾部位表征的 61 种人参皂苷,种子部位表征的 18 种人参皂苷(表 8-11)。比较可见,种子包含极少的人参皂苷成分[图 8-31(c)]。

表 8-11　采用 UNIFI 从人参五部分检测所得 164 个特征人参皂苷的信息[23]

序号	成分	实测 m/z	mDa	RT/min	加合物	R	L	F	B	S
1	花的人参皂苷 La	1047.5415	3.4	1.19	丙二酰基,乙酰基		√	√		
2	花的人参皂苷 Lb	1003.549	0.7	1.27	乙酰基,丙二酰基			√		
3	花的人参皂苷 I/J	1063.5349	1.9	1.5	丙二酰基,乙酰基			√		
4	人参皂苷 Rh21*	875.5014	0.5	1.77	+CH₃COO,—H	√	√	√		
5	珠子参苷 F6*	961.5379	0.1	1.9	—H,+CH₃COO	√	√	√	√	
6	花的人参皂苷 La*	961.5373	-0.4	2.02	—H,+CH₃COO		√	√	√	
7	花的人参皂苷 Lb	961.5373	-0.5	2.15	—H,+CH₃COO		√	√		
8	花的人参皂苷 A/B	891.4964	0.6	2.28	+CH₃COO,—H		√			
9	花的人参皂苷 I/J	977.533	0.3	2.48	—H,+CH₃COO		√	√		
10	花的人参皂苷 I/J	977.5327	0	2.6	—H,+CH₃COO		√	√		
11	人参皂苷 Re4	973.536	-1.8	3.29	乙酰基,丙二酰基				√	
12	人参皂苷 Re4	973.5363	-1.4	3.43	乙酰基,丙二酰基				√	
13	人参皂苷 Rg1	841.4966	1.1	3.6	乙酰基,—H,丙二酰基	√				
14	人参皂苷 Re	1031.5412	-2	3.72	丙二酰基,乙酰基	√	√	√	√	
15	人参皂苷 Rg1	841.4946	-0.9	3.88	乙酰基,丙二酰基	√	√			
16	人参皂苷 Re	1031.5418	-1.4	3.93	丙二酰基,—H,乙酰基	√	√		√	√
17	人参皂苷 Rg1	841.4979	2.4	4	乙酰基,—H,丙二酰基	√			√	
18	三七皂苷 R3	961.5379	0.1	4.17	—H,+CH₃COO	√	√			
19	人参皂苷 Re5/ vinaginsenoside R15	815.4809	1.1	4.22	—H,+CH₃COO	√				
20	人参皂苷 Re	987.5517	-1.7	4.32	乙酰基,—H,丙二酰基	√	√		√	
21	三七皂苷 M*	1021.5571	-1.7	4.63	+CH₃COO,—H		√	√		
22	珠子参苷 F2/F4	859.5036	-2.4	4.91	+CH₃COO,—H			√		
23	人参皂苷 Rg1	841.494	-1.5	4.84	乙酰基,丙二酰基		√			
24	人参皂苷 Re	1031.5409	-2.3	4.92	丙二酰基,乙酰基	√				
25	人参皂苷 Re4	931.5256	-1.5	4.95	—H,+CH₃COO				√	
26	花的人参皂苷 M/N	1077.5822	-2.9	5.07	—H,+CH₃COO		√	√		
27	花的人参皂苷 O/P	1093.5778	-2.2	5.07	—H,+CH₃COO			√	√	
28	20-葡萄糖-人参皂苷-Rf*	961.5356	-2.1	5.08	—H,+CH₃COO	√	√	√	√	
29	花的人参皂苷 Rh18	943.5259	-1.3	5.14	—H,+CH₃COO		√			
30	花的人参皂苷 M/N	1077.5835	-1.6	5.15	—H,+CH₃COO		√	√		
31	人参皂苷 Re4	931.5257	-1.4	5.24	—H,+CH₃COO	√	√		√	
32	花的人参皂苷 M/N	1077.5837	-1.4	5.42	—H,+CH₃COO		√	√	√	

序号	成分	实测 m/z	mDa	RT/min	加合物	R	L	F	B	S
33	花的人参皂苷 O/P	1179.5792	−1.2	5.44	丙二酰基,乙酰基	√	√	√		
34	三七皂苷 R1*	931.5263	−0.9	5.44	—H,+CH₃COO	√	√	√	√	
35	人参皂苷 Rh20	859.5051	−0.9	5.56	+CH₃COO,—H		√	√	√	
36	花的人参皂苷 O/P	1135.589	−1.6	5.64	乙酰基,丙二酰基		√	√		
37	花的人参皂苷 O/P	1135.5906	0	5.81	乙酰基,丙二酰			√		
38	20S-sanchirhinoside A5*	931.5267	−0.5	5.84	—H,+CH₃COO	√	√	√		
39	花的人参皂苷 O/P	1179.581	0.6	6.04	丙二酰,乙酰基			√		
40	花的人参皂苷 Tc/Td	1195.5815	6.2	6.1	丙二酰,乙酰基			√		
41	人参皂苷 Re1/Re2/三七皂苷 N	1047.5395	1.3	6.1	丙二酰,乙酰基		√	√		
42	人参皂苷 Rg1*	859.5069	0.8	6.14	+CH₃COO,—H	√	√	√	√	√
43	人参皂苷 Re*	945.5437	0.9	6.24	—H,+CH₃COO	√	√	√	√	√
44	花的人参皂苷 Tc/Td	1195.5792	3.9	6.32	丙二酰,乙酰基			√		
45	人参皂苷 Re1/Re2/三七皂苷 N	1047.5402	2.1	6.38	丙二酰,乙酰基		√	√		
46	花的人参皂苷 O/P	1179.5818	1.4	6.39	丙二酰,乙酰基			√		
47	花的人参皂苷 Tc/Td	1195.5779	2.6	6.47	丙二酰,乙酰基			√		
48	人参皂苷 Re1/Re2/三七皂苷 N	1047.5388	0.7	6.53	丙二酰,乙酰基		√	√		
49	人参皂苷 Rg1	841.4954	−0.1	6.65	乙酰基,丙二酰	√				
50	人参皂苷 Re1/Re2/三七皂苷 N	1047.5395	1.4	6.75	丙二酰,乙酰基		√	√		
51	花的人参皂苷 G/H	1019.5438	0.6	6.81	—H,+CH₃COO			√		
52	人参皂苷 I/II	1063.5347	1.7	6.81	丙二酰,乙酰基		√	√		
53	人参皂苷 Re1/Re2/三七皂苷 N	1003.5479	−0.4	6.9	乙酰基,丙二酰			√		
54	人参皂苷 Ki/Km/M7cd/ST2	713.4521	4	6.94	+CH₃COO,—H		√	√		
55	花的人参皂苷 s C/D	861.4857	0.4	6.97	+CH₃COO,—H			√		
56	人参皂苷 Ki/Km/M7cd/ST2	713.453	4.9	7.09	+CH₃COO,—H			√		
57	人参皂苷 Re1/Re2/三七皂苷 N	1047.5381	−0.1	7.24	丙二酰,乙酰基			√		
58	人参皂苷 I/II	1063.5337	0.6	7.33	丙二酰,乙酰基			√		
59	花的人参皂苷 O/P	1093.5794	−0.6	7.58	—H,+CH₃COO		√	√	√	
60	楤木皂苷 L8/人参皂苷 F3/F5	829.4934	−2.1	7.66	+CH₃COO,—H		√			
61	人参皂苷 Ki/Km/M7cd/ST2	713.4546	6.4	7.67	+CH₃COO,—H		√	√		
62	PPT-Glc-Rha-Xyl	915.5314	−0.9	7.68	—H,+CH₃COO			√	√	

序号	成分	实测 m/z	mDa	RT/min	加合物	R	L	F	B	S
63	yesanchinoside D	841.4935	−2	7.7	—H,+CH₃COO		√	√		
64	花的人参皂苷 O/P	1093.5784	−1.6	7.75	—H,+CH₃COO			√		
65	人参皂苷-Rd	1029.5625	−1.5	7.85	乙酰基,丙二酰	√		√	√	
66	人参皂苷 Ro*	955.4906	−0.2	7.93	—H	√	√	√	√	√
67	丙二酰人参皂苷 Ra3/三七皂苷 R4	1325.6426	4.3	7.93	—H	√				
68	花的人参皂苷 O/P	1093.5785	−1.5	8	—H,+CH₃COO			√	√	
69	人参皂苷 Re1/Re2/三七皂苷 N	961.5365	−1.3	8.02	—H,+CH₃COO		√	√		
70	楤木皂苷 L8/人参皂苷 F3/F5	829.4935	−2	8.07	+CH₃COO,—H		√			
71	花的人参皂苷 O/P	1093.578	−2	8.1	—H,+CH₃COO		√	√	√	
72	PPT-Glc-Rha-Xyl	975.5503	−3.1	8.12	+CH₃COO,—H		√	√		
73	人参皂苷-Rd	1029.5604	−3.5	8.23	乙酰基,丙二酰	√		√		
74	花的人参皂苷 O/P	1093.5771	−2.9	8.24	—H,+CH₃COO			√		
75	丙二酰人参皂苷 Ra3/三七皂苷 R4	1325.6393	1	8.25	—H	√				
76	PPT-Glc-Rha-Xyl	975.5514	−2	8.32	+CH₃COO,—H			√	√	
77	20S-sanchirhinoside A3*	829.4939	−1.6	8.34	+CH₃COO,—H	√	√	√	√	
78	人参皂苷-Rd	1029.5588	−5.1	8.38	乙酰基,丙二酰			√		
79	丙二酰人参皂苷 Ra3/三七皂苷 R4	1325.6398	1.5	8.44	—H	√				
80	花的人参皂苷 O/P	1093.5766	−3.4	8.46	—H,+CH₃COO			√		
81	人参皂苷 Ra5	1251.638	0	8.52	—H,+CH₃COO	√				
82	丙二酰人参皂苷 Rb1*	1193.5918	−4.3	8.56	—H	√	√	√	√	√
83	丙二酰人参皂苷 Ra3/三七皂苷 R4	1325.64	1.7	8.6	—H	√				
84	人参皂苷 Re1/Re2/三七皂苷 N	961.5345	−3.3	8.61	—H,+CH₃COO			√		
85	人参皂苷 Rh18	943.5236	−3.6	8.62	—H,+CH₃COO		√	√		
86	丙二酰人参皂苷 Rc*	1163.5819	−3.5	8.87	—H	√	√	√	√	√
87	丙二酰人参皂苷 Ra3/三七皂苷 R4	1325.6391	0.8	8.93	—H	√				
88	vinaginsenoside R4*	961.5359	−1.9	8.95	—H,+CH₃COO	√		√	√	
89	人参皂苷 Re4	991.5468	−1.6	9.01	+CH₃COO,—H		√	√		
90	花的人参皂苷 T	711.4305	−2	9.01	+CH₃COO,—H		√			
91	人参皂苷 Ra5	1251.638	0.1	9.04	—H,+CH₃COO	√				
92	人参皂苷 Rh13/Rh19	679.4414	−1.2	9.11	乙酰基,—H		√	√		
93	丙二酰人参皂苷 Rb2*	1163.5821	−3.3	9.17	—H	√	√	√	√	√

序号	成分	实测 m/z	mDa	RT/min	加合物	R	L	F	B	S
94	伪人参皂苷 Rc1	987.551	−2.4	9.23	—H,+CH₃COO			√		
95	人参皂苷 Re1/Re2/三七皂苷 N	961.5349	−2.8	9.26	—H,+CH₃COO		√	√		
96	人参皂苷 I/II	977.5313	−1.3	9.28	—H,+CH₃COO		√	√		
97	人参皂苷 Rb3	1163.583	−2.5	9.35	丙二酰,乙酰基	√	√	√	√	
98	人参皂苷 Re4	991.5476	−0.8	9.38	+CH₃COO,—H		√	√		
99	人参皂苷 I/II	977.5317	−1	9.41	—H,+CH₃COO			√		
100	人参皂苷 Rh18	1029.5267	−0.8	9.47	乙酰基		√	√	√	
101	12,23-环氧人参皂苷-Rg1	857.4891	−1.3	9.5	+CH₃COO,—H		√	√		
102	人参皂苷 Rc	1163.5853	−0.1	9.51	丙二酰,乙酰基	√	√	√	√	
103	人参皂苷 Rc	1163.5853	−0.1	9.67	丙二酰,乙酰基	√		√	√	
104	人参皂苷 Rd*	1031.5417	−1.6	9.71	—H	√	√	√	√	√
105	人参皂苷 Rh13/Rh19	679.4415	−1.2	9.77	乙酰基,—H	√				
106	人参皂苷 I/II	977.5311	−1.5	9.79	—H,+CH₃COO			√		
107	人参皂苷 Rh18	1029.5271	−0.5	9.85	乙酰基	√	√			
108	伪人参皂苷 Rc1	987.5548	1.4	10.01	—H,+CH₃COO			√		
109	人参皂苷 Rd	987.5533	−0.1	10.05	乙酰基,丙二酰				√	
110	人参皂苷 Rf*	799.4859	1	10.06	—H,+CH₃COO	√	√	√	√	√
111	人参皂苷 Rd	1031.5444	1.2	10.11	丙二酰,—H,乙酰基	√		√	√	√
112	人参皂苷 Rd	1031.5443	1.1	10.28	丙二酰,乙酰基		√	√	√	
113	人参皂苷 Rh13/Rh19	679.4417	−1	10.31	乙酰基,—H	√				
114	人参皂苷 I	859.5072	1.2	10.35	+CH₃COO,—H	√	√			
115	伪人参皂苷 Rc1	987.5541	0.7	10.49	—H,+CH₃COO			√		
116	人参皂苷 Re4	931.5282	1	10.52	—H,+CH₃COO			√		
117	三七皂苷 R2*	769.4752	0.9	10.6	—H,+CH₃COO	√	√	√	√	√
118	人参皂苷 Ra2*	1209.6297	2.3	10.69	—H,+CH₃COO	√				
119	20(R)-三七皂苷-R2*	829.4958	0.3	10.72	+CH₃COO,—H	√	√	√	√	√
120	人参皂苷 Rb1*	1107.5959	0.2	10.88	—H,+CH₃COO	√	√	√	√	√
121	七叶胆苷 IX/三七皂苷 Fe/ vinaginsenoside R16	1001.5321	−0.6	10.99	丙二酰,乙酰基	√		√	√	
122	楤木皂苷 L8/人参皂苷 F3/F5	829.4945	−1	11.03	+CH₃COO,—H		√	√	√	
123	人参皂苷 Rg2*	783.489	−1	11.15	—H,+CH₃COO	√	√	√	√	√
124	人参皂苷 Rh1*	697.4525	−0.7	11.25	+CH₃COO,—H	√		√		
125	楤木皂苷 L8/人参皂苷 F3/F5	829.4947	−0.8	11.25	+CH₃COO,—H		√	√	√	

续表

序号	成分	实测 m/z	mDa	RT/min	加合物	R	L	F	B	S
126	20(R)人参皂苷 Rg2	783.4882	-1.9	11.42	—H,+CH₃COO	√	√	√		
127	人参皂苷 Ra1*	1209.6282	0.9	11.42	—H,+CH₃COO	√				
128	人参皂苷 Rc*	1077.5822	-2.9	11.43	—H,+CH₃COO	√	√	√	√	√
129	人参皂苷 Rh5/Rh7/Rh8/Rh9	695.4363	-1.3	11.48	+CH₃COO,—H		√	√		
130	人参皂苷 Rb2*	1077.5836	-1.5	12.19	—H,+CH₃COO	√		√	√	√
131	人参皂苷 Rh5/Rh7/Rh8/Rh9	695.4379	0.3	12.19	+CH₃COO,—H		√			
132	人参皂苷 Rb3*	1077.5841	-1	12.43	—H,+CH₃COO	√	√	√		
133	人参皂苷 Rh18	943.5272	0	13.01	—H,+CH₃COO		√	√		
134	人参皂苷 F1*	697.4531	-0.2	13.05	+CH₃COO,—H		√	√		
135	20(R)人参皂苷 Rh1	697.4511	-2.1	13.07	+CH₃COO,—H		√			
136	20(R)人参皂苷 Rg2	843.5078	-3.3	13.31	+CH₃COO,—H		√			
137	人参皂苷 Rd*	945.5414	-1.4	14.39	—H,+CH₃COO	√		√	√	√
138	人参皂苷 Rc	1145.6086	-2.7	14.58	butenoyl		√			
139	七叶胆苷 IX/三七皂苷 Fe/ vinaginsenoside R16	915.5333	1	15.24	—H,+CH₃COO		√			
140	三七皂苷 K*	945.5427	-0.2	15.6	—H,+CH₃COO		√	√	√	
141	人参皂苷 Rh5/Rh7/Rh8/Rh9	695.4395	1.9	15.65	+CH CH₃COO,—H		√			
142	七叶胆苷 IX/三七皂苷 Fe/ vinaginsenoside R16	915.533	0.8	16.07	—H,+CH₃COO		√	√		
143	人参皂苷 Rc	1145.6133	2	16.34	butenoyl	√		√		
144	人参皂苷 Rh18	943.5271	-0.1	16.4	—H,+CH₃COO		√			
145	七叶胆苷 IX/三七皂苷 Fe/vina 人参皂苷 R16	975.5539	0.5	16.46	+CH₃COO,—H		√	√		
146	七叶胆苷 IX/三七皂苷 Fe/vina 人参皂苷 R16	915.5324	0.1	16.69	—H,+CH₃COO	√		√	√	
147	伪人参皂苷 Rc1	987.554	0.6	16.69	—H,+CH₃COO			√		
148	人参皂苷 Rh18	943.5261	-1	16.71	—H,+CH₃COO		√			
149	七叶胆苷 IX/三七皂苷 Fe/ vinaginsenoside R16	915.5332	0.9	16.8	—H,+CH CH₃COO	√	√	√	√	
150	人参皂苷 Rc	1145.6111	-0.2	16.85	butenoyl	√		√		
151	七叶胆苷 IX/三七皂苷 Fe/vina 人参皂苷 R16	915.5325	0.2	16.92	—H,+CH₃COO		√	√		
152	人参皂苷 I/II	1045.5509	-8	16.94	butenoyl			√		

续表

序号	成分	实测 m/z	mDa	RT/min	加合物	R	L	F	B	S
153	七叶胆苷 IX/三七皂苷 Fe/ vinaginsenoside R16	975.553	-0.4	17.07	+CH₃COO,—H	√	√			
154	20（E）人参皂苷 F4/Rg4/Rg6	765.4767	-2.8	17.35	—H,+CH₃COO	√		√		
155	人参皂苷 Rh15	781.4723	-2.1	17.39	—H,+CH₃COO	√				
156	20（E）人参皂苷 F4/Rg4/Rg6	765.477	-2.5	17.59	—H,+CH₃COO	√		√		
157	七叶胆苷 Rd	1013.5702	1.2	17.61	butenoyl	√		√		
158	人参皂苷 F2*	843.5126	1.5	17.79	+CH₃COO,—H	√	√	√	√	
159	人参皂苷 Rh14/Rh15/Rh17	781.4741	-0.3	17.88	—H,+CH₃COO		√			
160	七叶胆苷 Rd	1013.5684	-0.7	18.08	butenoyl		√			
161	人参皂苷 Rg3*	783.4887	-1.3	18.49	—H,+CH₃COO	√	√	√		
162	人参皂苷 Rk1*	765.4813	1.9	19.96	—H,+CH₃COO		√			
163	姜糖 B	677.3749	-0.5	19.51	—H,+CH₃COO	√				
164	姜糖 B	677.3739	-1.5	19.78	—H,+CH₃COO	√				

注：＊. 与参照标准比较确定的成分。R. 根；L. 茎/叶；F. 花蕾；B. 浆果；S. 种子。

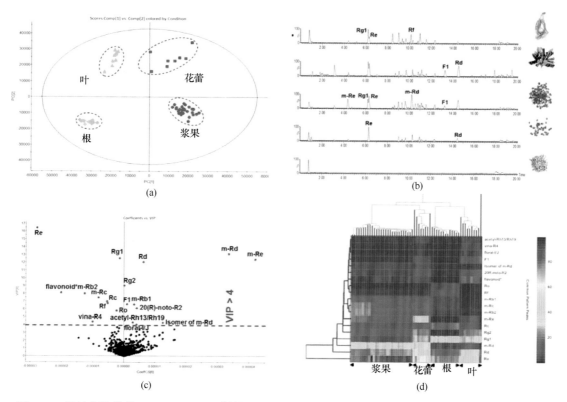

图 8-31 通过商品样品 UPLC- QTOF-MSᴱ数据的分析所得人参五部分的 OPLS-DA 得分图（a）、VIP 图（b）、基峰色谱峰（c）及双向层次聚类分析热图（d）[23]

(二)鉴别人参四个部位的生物标记物研究

采用 PCA、PLS-DA 商品样品的 MS 数据(涉及 13 批根、10 批叶、8 批花蕾和 28 批浆果)进行统计学分析。Progenesis QI 完成非常合适的数据预处理,生成一个包含变量及观察值的数据集。将产生的假阳性离子电位减到最少,严格设置了 5 个参数:①最大倍数变化;②强度阈值(>3000);③t_R 范围($1 \sim 20$ min);④自身编辑加合离子($[M—H+CH_3COOH]^-$、$[2M—H]^-$、$[2M—H+HCOOH]^-$、$[2M—H+CH_3COOH]^-$、$[M—H+丙二酰基]^-$、$[2M—H]^{2-}$、$[3M—2H]^{3-}$;⑤$z=1$(电荷数)。结果表明,代谢产物特征峰从 12 980 减少到 2829(减少率 78.2%),从而发现自动编译使离子融合(一个峰一个特征)的潜在生物标记物。

使用有监督的 PLS-DA 及 VIP 统计分析方法,针对人参四个部位的最佳歧视及发现最重要贡献的变量。如图 8-33(a)所示,从根、叶、花蕾、浆果得到的人参样品,集合在不同象限的 95% Hotelling T^2 椭圆中,离散成 4 个不同组散射。PC1 和 PC2 分别贡献变量的 42.01% 和 24.89%。$R^2(0.67)$ 及 $Q^2(0.66)$ 值提示可接受的适应性及预测性。四部分之间的代谢产物差异可追溯到指纹图谱[图 8-31(c)],可观测到极性大(在 Rg1 之前洗脱下来的:t_R 0~6min)和极性小(在 Rg1 之后洗脱下来的:t_R 15~20min)人参皂苷之间的显著性差异。根据 VIP 值,排列出 2829 个变量的对分组等级的差异贡献(图 8-31)。变量显示 VIP>4 可作为潜在生物标记物,结果,发现并鉴定了 19 个潜在生物标记物(Re、m-Rd、Rg1、m-Re、Rd、Rg2、黄酮、m-Rb2、m-Rc、Rc、Rf、F1、m-Rb2、20(R)-noto-R2、Ro、vina-R3、二乙-Rh13/Rh19、m-Rd 的异构体和花-I/J)(表 8-12)。通过与参照标准比较,确认 14 个人参皂苷生物标记物(73.7%)。初步表征唯一的黄酮类生物标记物为山奈酚-3-O-(2-O-d-吡喃葡萄糖基)-d-半乳糖,是从人参茎/叶分离得到的黄酮-O-糖苷。双向聚类分析得到的热图展示了 59 批人参样品中 19 个潜在生物标记物的强度差异及样品-生物标记物相关性(图 8-31)。

表 8-12 商品样本中区别人参四个不同部位(根、茎/叶、花蕾、浆果)的潜在标记物(VIP>4)[23]

序号	$[M—H]^-$	t_R/min	VIP	鉴别
1	945.5451	6.31	16.4	Re
2	1031.544	10.29	13.1	m-Rd
3	859.5083	6.22	12.5	Rg1
4	1031.546	4.38	12.4	m-Re
5	945.5451	14.53	12.0	Rd
6	829.4961	11.15	9.03	Rg2
7	609.1463	3.13	8.1	黄酮类化合物
8	1163.586	9.66	8.0	m-Rb2
9	1163.588	9.34	7.5	m-Rc
10	1077.586	11.57	7.0	Rc
11	799.4857	10.14	6.8	Rf
12	683.439	13.23	6.6	F1
13	1193.599	8.99	6.6	m-Rb1
14	829.4956	10.82	6.1	20(R)-noto-R2

续表

序号	[M—H]⁻	t_R/min	VIP	鉴别
15	955.4891	8.46	5.8	Ro
16	961.5381	9.06	4.4	vina-R4
17	679.4432	9.70	4.3	乙酰基-Rh13/Rh19
18	987.5552	10.61	4.3	m-Rd 异构体
19	977.5336	2.52	4.0	花的-I/J

(三)使用根和叶样品验证"商品-同株"比较选择的生物标记物

中药各部位在制备过程或长期储存中经受腐败和变化,仅通过商品样本的分析推导生物标志物实际上没有体现不同部分间固有的代谢产物差异,因此,基于以下两点标准对"商品-同株"比较选择生物标记物进行验证以获得稳定可靠的生物标记物:①来自同株样品的潜在生物标记物如果与商品样品比较存在显著差异,则认为化学结构不稳定,而来自商品样品的潜在生物标记物如果与同株样品比较存在显著差异,则认为是与处理过程有关的标记物;②只有结构稳定、与处理过程无关的商品样品和同株样品共同的生物标记物,才能做完全稳定可靠的生物标记物。

OPLS-DA 模型是从同株和商品样品的叶中区分根的有力模型(图 8-32,图 8-33)。对于商品叶样品,在得分图中观察到较为离散的聚集,揭示批间较差的一致性。在极性和弱极性人参皂苷中,10 批商品叶样品的 BPC 即可显示出显著变化的变量(图 8-33)。比较而言,两个产区的不同批次同株叶样品均显示较好的化学一致性。基于 VIP 分级,结果显示来源于通化和延吉的同株样品中,可分别推测得到 28 个(表 8-13)和 25 个(表 8-14)潜在生物标记物,值得注意的是,在商品根和叶样品中 Rg1 具有较大差异。

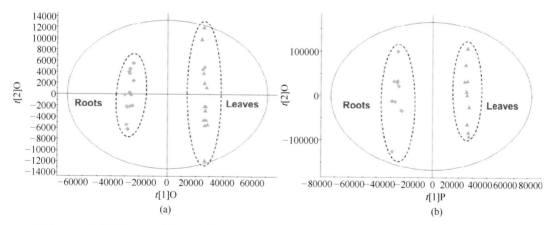

图 8-32 采于通化(a)、延吉(b)同株根和茎/叶的 OPLS-DA 得分图和相应样品的基峰色谱图[23]

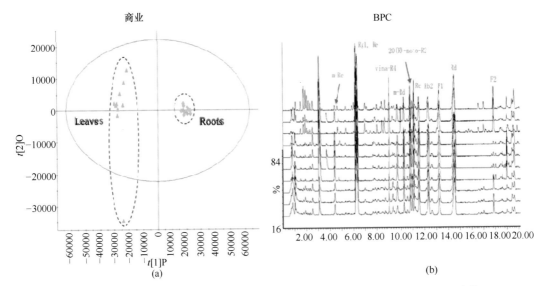

图 8-33　商品根和茎/叶的 OPLS-DA 得分图及 10 批茎/叶样品的基峰色谱图[23]

表 8-13　通化同株样品中区分人参两部位(根及茎/叶)的潜在标记物(VIP>4)[23]

序号	[M—H]⁻	t_R/min	VIP	鉴别
1	859. 5083	6. 22	17. 8	Rg1
2	1193. 599	8. 99	15. 8	m-Rb1
3	799. 4857	10. 14	12. 3	Rf
4	1163. 588	9. 34	12. 0	m-Rc
5	1077. 586	11. 57	11. 4	Rc
6	1163. 586	9. 66	10. 9	m-Rb2
7	945. 5451	6. 31	9. 1	Re
8	841. 4965	4. 41	8. 7	m-Rg1
9	609. 1463	3. 13	7. 8	黄酮类化合物 *
10	945. 5451	14. 53	7. 5	Rd
11	829. 4961	11. 15	7. 4	20(S)-Rg2
12	955. 4891	8. 46	7. 0	Ro
13	1193. 598	9. 31	6. 9	m-Rb1 异构体
14	843. 5096	11. 26	6. 8	20(R)-Rg2
15	683. 439	13. 23	6. 4	F1
16	1031. 544	10. 29	6. 2	m-Rd
17	1295. 628	9. 45	6. 0	m-Ra1
18	1153. 603	10. 99	5. 9	Rb1
19	679. 4432	9. 70	5. 7	乙酰基-Rh13/Rh19
20	829. 4968	17. 88	5. 4	F2

续表

序号	[M—H]⁻	t_R/min	VIP	鉴别
21	977.5336	2.52	5.4	花的-I/J
22	1209.629	11.6	5.3	Ra1
23	961.5393	2.05	4.9	花的-La
24	961.5385	17.03	4.8	noto-Fe/七叶胆-IX/vina-R16
25	961.5381	9.06	4.8	vina-R4
26	1031.546	4.38	4.6	m-Re
27	961.5357	8.70	4.2	Re1/Re2/noto-N
28	1163.585	9.83	4.1	m-Rb3

表 8-14 延吉同株样品中区分人参两部位(根及茎/叶)的潜在标记物(VIP>4)[23]

序号	[M—H]⁻	t_R/min	VIP	鉴别
1	859.5083	6.22	16.4	Rg1
2	1193.599	8.99	14.6	m-Rb1
3	1163.588	9.34	11.7	m-Rc
4	799.4857	10.14	11.5	Rf
5	1077.586	11.57	11.1	Rc
6	1163.586	9.66	10.4	m-Rb2
7	945.5451	6.31	8.0	Re
8	609.1463	3.13	7.5	黄酮类化合物
9	841.4965	4.41	7.4	m-Rg1
10	1031.544	10.29	6.9	m-Rd
11	829.4961	11.15	6.6	20(S)-Rg2
12	683.439	13.23	6.2	F1
13	955.4891	8.46	6.2	Ro
14	1193.598	9.31	6.0	m-Rb1 异构体
15	843.5096	11.26	5.8	20(R)-Rg2
16	1295.628	9.45	5.8	m-Ra1
17	977.5336	2.52	5.7	花的-I/J
18	1031.546	4.38	5.5	m-Re
19	961.5393	2.05	5.4	花的-La
20	679.4432	9.70	5.4	乙酰基-Rh13/Rh19
21	1153.603	10.99	5.4	Rb1
22	1209.629	11.6	5.3	Ra1
23	829.4968	17.88	5.2	F2
24	961.5385	17.03	4.9	noto-Fe/七叶胆-IX/vina-R16
25	961.5381	9.06	4.3	vina-R4

其后,采用从同株及商品样品中推论得到的标记物区段比较法处理生物标记物变量(区段 I,VIP>10;区段 II,10>VIP>4)(图 8-34)。在自然和分级次序中,发现两产区的同株生物标记物具有极高相似度,除了存在于区段 II 中的 3 个标记物(Rd、Re1/Re2/noto-N、m-Rb3),另外 25 种被认定是区分同株根及叶样品的生物标记物。另外,对商品样品而言,仅相对丰富的五种成分(m-Re、m-Rb1、m-Rc、m-Rd)是潜在生物标记物。在人参的不同部位之间,不稳定的人参皂苷不能作为稳健的生物标记物进行区分。不同于同株样品,两个新的标记物 20(R)-noto-R2 和 20(S)-noto-R2 在商品样品中获得。由于不清楚这两个成分在处理或储藏期间如何转换,所以本研究中认为它们不是区分根和叶的天然生物标记物。总的来说,除去丙二酰人参皂苷标记物和仅有商品样品的生物标记物,仍然有 13 个标记物(Re、Rc、20(S)-Rg2、黄酮、Rf、F1、Ro、vina-R4、花-I/J、乙酰基 Rh13/Rh19、Ra1、Rb1、Rg1)可作为为稳健的生物标记物,用于区分人参商品根和叶样品。

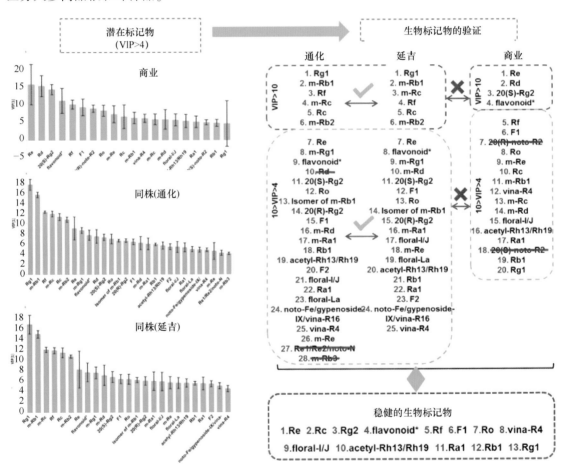

图 8-34 通过比较潜在的生物标记物(VIP > 4)确认的与商品和同株根及叶样品的差异相关
生物标记物(两个地区:通化和延吉)[23]

(四)采用 ANN 用于人参不同部位及根掺杂后的鉴别

为实现对人参 4 个不同部位的便捷和可靠鉴别(根、叶、花蕾及浆果),ANN 法用于构建稳健生物标记物为输入层的判别模型。通过迁移潜在生物标记物目录中的 6 种丙二酰人参皂苷、Rd、20(R)-noto-R2、20(S)-noto-R2(表 8-12),获得了 11 种稳健的可用于同时区分根、叶、花蕾及浆果的生物标记物,即:Re、Rg1、Rg2、黄酮、Rc、Rf、F1、Ro、vina-R4、乙酰基-Rh13/Rh19、花-I/J。图 8-35 显示了这 11 种稳健生物标记物的 VIP 分级。每部位的商品样品被随机分为两组:80%的样本量用于建立 MIP 模型,其余的 20%作为模型验证的未知样品。

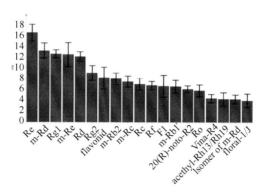

图 8-35 用于鉴别人参四个部分的 11 种生物标记物的 VIP 排序图[23]

使用稳健的生物标记物标准化的离子强度作为数据模型的变量,它能提高预测的置信区间。建立的带有一个优化的 MLP 结构的人工神经网络模型对培训和测试样品显示出 100% 预测正确率。这个 ANN 模型能准确地鉴别 13 个未知样品的性质(2 份根、2 份叶、2 份花蕾、7 份浆果),置信区间在 1 附近,所建立的 ANN 模型显示出良好的预测能力。

人参五个不同部位,种子中包含极少的人参皂苷,易于从其他四部分区分出来;已知的人参皂苷,如 Re、Rg1、Rf、Rd 和 F1,能用于根、叶、花蕾及浆果间的快速区分[图 8-31(c)];根包含丰富的 Re、Rg1 和 Rf,但是少量的 F1;浆果中涉及大量的 Re,但是少量的 Rg1、Rf、F1;叶和花蕾显示相同的化学组成,含有大量的 Re、Rg1、F1 和 Rd,但是少量的 Rf。花蕾和叶因"凉"性,可作为茶饮强健身体,这可能与 PPD 型叶中高含量的人参皂苷、大量的丙二酰人参皂苷(如 m-Re 及 m-Rd)及花蕾中的 Rd 有关。后续将深入研究不同部位间对免疫系统、CNS 系统和抗氧化活性的药理学差异及结构活性关系。

与之前的研究比较,当前积分策略的优越性具体表现在四个方面:①通过首次使用新信息手段建立中草药鉴别的工作流程,包括代谢产物研究、数据预处理和化学计量学分析、判别式模型;②同株样品首次用于发现稳健的生物标记物;③多元标记物的同时检测能获得更多准确地验证结果;④首次报道人参所有部位系统的化学区别。

第七节　药用麻黄物种鉴别研究

麻黄为麻黄科植物草麻黄 *Ephedra sinica* Stapf.、中麻黄 *Ephedra intermedia* Schrenk et C. A. Mey. 或木贼麻黄 *Ephedra equisetina* Bge. 的干燥草质茎,具有发汗散寒、宣肺平喘、利水消肿之功效,已被广泛用于缓解哮喘、排汗和利尿。现已发现共计 35 种麻黄属植物分布于欧亚大陆和美国,但仅有少数物种含麻黄碱这一药理活性成分以用于药用。2015 年版《中国药典》明确规定的三种麻黄类植物是植物药和草药的官方来源,然而,这些物种含有不同的化学成分及药用价值。采用基于直接电离质谱法(DI-MS)的代谢组学方法,快速高效的鉴定药用麻黄全草,成功区分出三种药用麻黄,即草麻黄、木贼麻黄和中麻黄,此外,该方法也被应用于鉴别经蜜制后的麻黄化学成分的变化[4]。

一、样品采集与处理

(一)样品制备

麻黄的形状和弹性使其尖端可稳定固定在毛细管并安装典型纳米 ESI 源导电。如果必要的话麻黄的茎可以缩短或者削尖。样品加载前,麻黄先切成 2cm,再用刀进一步削尖尖端,将端部放置在距离质谱仪入口的 0.8cm 处。

(二)样品测量条件

四极杆飞行时间质谱(QTOF)质谱仪,电离源是利用相应的纳米 ESI 的配置设置。ESI 源参数设置如下:毛细管电压为 3.5 kV,锥孔电压为 30 V,关闭所有溶剂气体,离子源温度设定为 80°C。在正离子模式下采集 MS 数据。所有得到的质谱在一个平均至少 20s 时间窗口中获得,以减少在统计中的误差(每秒钟获得一个质谱)。

(三)数据处理

使用 DI-MS 采集数据后,MS 的特征检测和定位处理如本课题组之前的文献所述。此外,SIMCAP 11.0 进行多因素分析(Umetrics AB,Umeå,Sweden)。数据输出并用 PCA 和 PLS-DA 进行分析。PLS-DA 作为基于不同药用麻黄物种之间的代谢物的歧视模型的分类方法。

二、代谢组学研究

(一)DI-MS 的特征分析与检测

不相关的 DI-MS 麻黄样品分析如图 8-36 所示的方案进行,图 8-37 显示了代表性的麻黄样品的 DI-MS 谱图。图谱展示了每个种类的特征性模式(指纹图谱)和化合物。由于背景噪声和假的同位素峰群,直接的草药质谱图谱常常是高度复杂的。在实验中,将背景减法、滤波和中心程序组合以过滤大部分无意义的峰,从而得到一个平滑且有意义的质谱。提取所有在阈值(100 计量)以上的离子作为有意义的特征峰,并导入 Excel 文件,在 Matlab 进行数据对齐。最后得到的 X 矩阵中 496 个变量作为行,57 个变量作为列,进行 PCA 和 PLS-DA 分析。

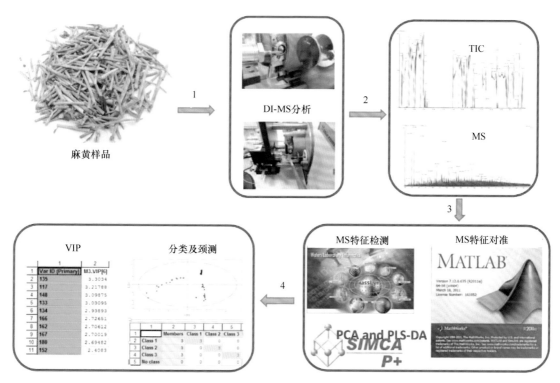

图 8-36 基于 DI-MS 技术和多元统计工具的集成技术流程图的方法[4]

1. 准备直接电离麻黄样品;2. 原始质谱数据采集;3. MS 特征检测、校准、数据分析与多元统计方法;4. 数据的解释和可视化

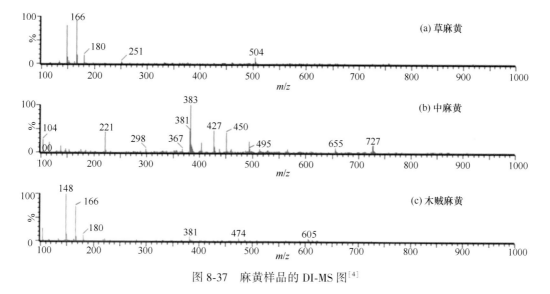

图 8-37 麻黄样品的 DI-MS 图[4]

(二)多变量分析

近年来,基于微软的指纹识别与多因素分析相结合已成功地用于区分不同来源的草药。采用多元统计方法对 DI-MS 特征峰分析的目的是识别并对三种药用麻黄进行分类。首先,使

用主成分分析对矩阵的每个样本进行分析以找到离群值并剔除它们。在此之后,使用 SIMCA-P 软件对新的矩阵进行 PLS-DA 分析。得出结论:该模型描述了 70% X 的变化($R^2X = 70\%$),在响应 Y 的变化 96.7%(种类)($R^2Y = 96.7\%$),并预测在响应 Y 的变化 92.7%($Q^2Y = 92.7\%$)。高 R^2Y 和 Q^2Y 表明该模型对于三种麻黄具有很好的分类和预测能力。图 8-38 所示即为 PLS-DA 得分图,可看出三个麻黄组被清晰地区分。换言之,原材料的 DI-MS 数据结合多变量分析可用于药用麻黄品种的快速鉴别。VIP 值被用于有歧视的可变质谱特征筛选。VIP>2 的变量被筛选出来作为有价值的潜在目标。几个不同的 m/z 值的特征峰,也许是来自一个相同的化合物,作为示范,研究中仅初步鉴定有兴趣的物质信号,见图 8-39。例如,质荷比为 152 可能是去甲麻黄碱或者伪麻黄碱分子离子,会分别产生质荷比为 134($[M+H-H_2O]^+$)和 117($[M+H-H_2O-NH_3]^+$)的离子碎片。最终,确定 8 个有显著贡献的离子为种内变化的重要质谱特征,它们隶属于 5 种潜在的目标代谢产物(表 8-15)。

图 8-38 三种麻黄分类后的 PLS-DA 得分图模型,分别用不同颜色标示三种麻黄样品(共 41 例)[4]

· 中麻黄 ◆ 草麻黄 ■ 木贼麻黄

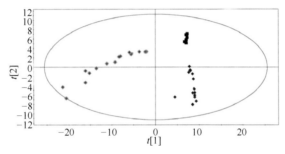

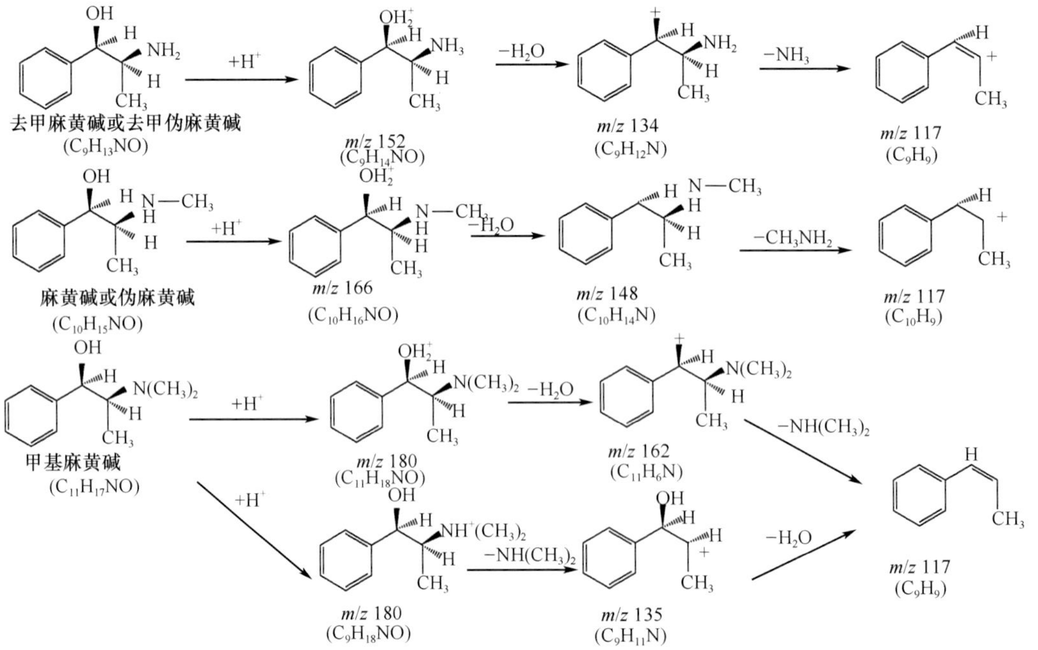

图 8-39 具有高 VIP 的有价值离子特征鉴定[4]

表 8-15　区分三种麻黄的潜在目标代谢物和相关离子[4]

VIP	m/z	标记化合物	分子式	结构式
2.40	152			
2.93	134	去甲麻黄碱或 去甲伪麻黄碱	$C_9H_{13}NO$	
3.72	117			取代基名称　R_1　R_2 去甲麻黄碱　HO　H
2.72	166			
3.01	148	麻黄碱 或 伪麻黄碱	$C_{10}H_{15}NO$	
3.22	117			取代基名称　R_1　R_2 麻黄碱　HO　H
2.69	180			
2.70	162	甲基麻黄碱	$C_{11}H_{17}NO$	
3.30	135			
3.22	117			

为了确定分类模型的预测能力,随机选择 30 批样品作为"训练集"构建 PLS-DA 模型,以预测剩余样本("测试集")类别的组成。记录的最终值为麻黄属的预测评分。对"训练集"和"测试集"进行三次随机验证。分类结果如表 8-15 所示,所有样品成功地分为三组,代表相应的物种(100%的识别率)。研究结果表明,分类器模型具有 100% 良好的预测精度,展示了多变量模式识别模型的适用性。

基于代谢物,PLS-DA 也被用作区别麻黄属和蜜制麻黄的不同植物化学物质和分类的方法。从得分图(图 8-40)中可以观测到,麻黄组可明显与蜜制麻黄组分离开来。根据 VIP 值发现有价值的质谱特征峰,如质荷比为 180、162、148、134、166、381、399 等。

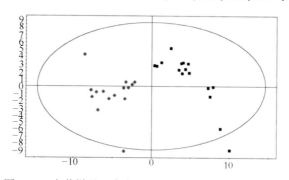

图 8-40　麻黄样品和蜜炙麻黄样品的 PLS-DA 得分图[4]

数据表明 DI-MS 是一种高通量代谢组学研究工具,可提供高效率、高信息含量的分析。结果表明,生麻黄样品可直接电离,而且在室温条件下可得到特征图谱。基于 DI-MS 与 MS 多元统计分析相结合,可轻松鉴定麻黄样品的种类。此外,也已确定蜜制麻黄的代谢组成变化。相对化合物鉴定来说,对质谱的特征差异检测是我们的重点。有价值的质谱特征功能有助于分组鉴定,从而表明 DI-MS 轮廓特征。这使得该方法具有可以快速识别草药种类的能力,在跟踪药品供应链方面具有广阔的应用前景。

第八节　麻黄茎及根挥发油成分的分析与比较研究

中药麻黄(MH,麻黄的茎)和麻黄根(MHG,麻黄的根)的功效不同,临床疗效差异很大,应对麻黄茎和麻黄根之间的化学差异进行调查。研究基于植物代谢组学,采用 GC-MS 法比较麻黄茎和麻黄根中挥发油的分布轮廓。根据 OPLS-DA 的 VIP 值和 Mann-Whitney 检验的 p 值识别出 32 个差异化学标记物。其中,四甲基吡嗪(TMP)和 α-萜品醇的化学标记量化,与麻黄根(MHG)样品相比,其在大多数 MH 样品中有更高的含量。结果表明,虽然麻黄茎和麻黄根源自同一药用植物,二者所含挥发油的分布轮廓却存在很大差异[24]。

一、样品制备及采集

(一)样品制备

用水浸提药材成分,过滤后加水稀释至 100mL,使用内部优化的挥发油提取装置通过加氢蒸馏获得挥发油。以正己烷作为萃取剂,获得挥发油后用正己烷稀释至 2mL,用无水硫酸钠脱水干燥,密封于离心管中保存在 4℃,用于质量控制(QC)验证。QC 检验样本通过混合等体积的每种在研究中分析的挥发油样品组成。测试混合物含有 α-萜品醇和四甲基吡嗪的样品。

(二)样品测量条件

GC-MS 分析:5Rtx-5MS 交联 5% 二苯基-95% 二甲基聚硅氧烷毛细管柱(30m×0.25mm i.d.,厚度 0.25μm,Thames Restek,UK)。程序升温设置:在 60℃引发,以 10℃/min 升温至 320℃,并在 320℃下保持 10min。注入口设定为 250℃(注射体积 1μL,1∶50 的分流比)。离子源和界面分别保持在 200℃和 250℃,载气(He)流速 1.0 mL/min。挥发油分析和 QC 验证:操作四极光谱仪电子碰撞电离(70eV)模式,扫描范围为 45~600(m/z)。对于常规验证使用的参考标准,质谱仪处于选定的离子监控(SIM)模式下,选择的离子如下:α-萜品醇,59;四甲基吡嗪,136。

(三)数据处理

使用 SIMCA-P 13.0(Umetrics,Sweden)对数据进行预处理。所有变量在化学计量分析之前进行 Pareto 计算。在 OPLS-DA 模型中计算相应的可变重要性的投影(VIP)值。变量与 VIP 大于 1 进一步经受非参数检验(秩和检验)。通过进行化学标记物的鉴定,将 VIP>1.0 和 $p<0.05$ 的变量选作潜在的化学标记物。

二、代谢组学研究

(一)分类变量的筛选

PCA 通常是作为第一步来最优分析可视化分组趋势和异常值。主成分 1 和主成分 2 得分图样本如图 8-41 所示。QC 样品聚集非常紧密,表明 GC-MS 平台的稳定性,水煎剂麻黄茎和麻黄根在 PCA 评分图中明显分离[图 8-41(a)]。PLS-DA 分析找出相关化学标记物的预测中发现相关变量,以及观察到与分类无关的变异正交分量[图 8-41(b)]。模型质量由拟合优度参数 R^2 描述表示 X 矩阵的总解释变量,Q^2 表示预测能力参数,分离预测和正交分量有利于模型解释。在正交偏最小二乘分析模型中,用于计算的 VIP 值有助于分类变量的筛选。

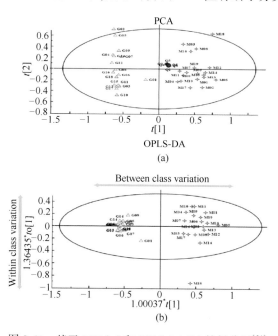

图 8-41 基于 PCA(a)和 OPLS-DA(b)的得分图[24]

数据预处理后统计参数:(a) $R^2 X = 0.775$, $Q^2 = 0.673$;(b) $R^2 X = 0.59$, $R^2 Y = 0.963$, $Q^2 = 0.936$

PC1(t [1])和 PC2(t [2])分别解释了 50.1% 和 14.2% 最初的变化

红色圆圈. QC 样品;黄色三角形. 麻黄根(MHG)样品;蓝色 4 点星. 麻黄茎(MH)样品

(二)潜在化学标记的比较分析

选择 VIP> 1.0 和 P <0.05 的变量作为潜在化学标记物,共识别 32 个化学标记物,其相应的保留时间、分子式、相对分子质量和 VIP 值总结于表 8-16 中。使用热图表明所有试验中样品潜在化学标记物的浓度趋势(图 8-42),其中颜色的阴影意味着不同浓度的化学标记物。红色或绿色越高,浓度水平相对值为越高或越低。

表 8-16 麻黄茎和麻黄根煎煮液之间的潜在化学标记物[24]

化合物	t_R/min	分子式	相对分子质量	VIP
β-甲基异丙基苯	5.23	$C_{10}H_{14}$	134	1.92
D-柠檬烯	5.31	$C_{10}H_{16}$	136	3.05
四甲基吡嗪	6.18	$C_8H_{12}N_2$	136	9.70
4-蒈烯	6.24	$C_{10}H_{16}$	136	2.72
α-苯基丙酮	6.78	$C_9H_{10}O$	134	2.08

续表

化合物	t_R/min	分子式	相对分子质量	VIP
松油烯-1-醇	6.96	$C_{10}H_{18}O$	154	1.29
β-萜品醇	7.12	$C_{10}H_{18}O$	154	2.39
4-甲氧基苯乙烯	7.26	$C_9H_{10}O$	134	3.82
丙基甲苯	7.32	$C_9H_8O_2$	148	4.33
乙酰苯甲酰	7.49	$C_{10}H_{18}O$	154	6.76
松油烯-4-醇	7.66	$C_{10}H_{18}O$	154	1.46
α-萜品醇	7.85	$C_{10}H_{18}O$	154	7.34
γ-萜品醇	7.95	$C_{10}H_{18}O$	154	1.28
环丙烯酮	8.86	$C_{10}H_{12}O$	148	1.49
2,6,10-三甲基-十二烷	9.04	$C_{15}H_{26}O$	222	3.30
4-丙基苯甲醛	9.10	$C_{10}H_{12}O$	148	1.79
2,6,11-三甲基-十二烷	9.25	$C_{15}H_{32}$	212	1.56
4-甲基十二烷	9.36	$C_{13}H_{28}$	184	1.54
2-己基-1-癸醇	9.44	$C_{16}H_{34}O$	242	1.48
十六烷	9.70	$C_{16}H_{34}$	226	2.40
十七烷	9.84	$C_{17}H_{36}$	240	1.22
芍药醇	11.57	$C_9H_{10}O_3$	166	2.02
8-甲基十七(碳)烷	12.03	$C_{19}H_{40}$	268	3.29
5-甲基十八(碳)烷	12.16	$C_{19}H_{40}$	268	1.57
2,4-二(1,1-二甲基乙基)苯酚	12.30	$C_{14}H_{22}O$	206	3.04
二十碳烷	12.74	$C_{20}H_{42}$	282	1.26
二十一(碳)烷	12.86	$C_{21}H_{44}$	296	1.17
雪松醇	13.75	$C_{14}H_{22}O$	206	1.05
5,5-二乙基十五烷	15.19	$C_{19}H_{40}$	268	2.44
三十五烷	15.40	$C_{35}H_{72}$	492	1.16
三十六烷	23.96	$C_{36}H_{74}$	506	3.88
五十四烷	25.43	$C_{54}H_{110}$	758	5.36

(三)异常值检测

图 8-41 中 G01、G02 和 G05 可能是基于以下原因不可避免的混合有比其他麻黄根样品更多的残留茎:没有精确的分离药用植物的茎和根;样品 G1 铺得很远,远离 MHG 组中的其余样品,并趋于在 PCA 评分图中 MH 组的近似样本[图 8-41(a)];绝对定量结果表明,样品 G01 中 α-萜品醇和四甲基吡嗪的含量分别比平均值高约 13 倍和 7 倍(图 8-43),其他潜在的化学标记物:如萜品烯-4-醇、γ-萜品醇、β-萜品醇在 MHG 组中相对较低,但高于 MH 组,并且在样品 G1 中比其余样本在 MHG 组高得多。另外,如 PCA 得分图[图 8-41(a)]所示,样品 G02 和 G05 略微不同于麻黄根组中的其余样品。热图(图 8-42)清楚地显示所有化学品的含量,MGH

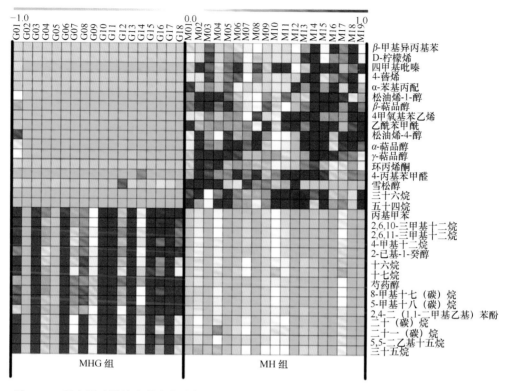

图 8-42　所有测试样品中潜在化学标记物的相对浓度趋势色彩阴影表示化学品的浓度水平[24]

颜色越红或越绿,对应浓度水平越高或越低

样品中水平相对较高的标记物在样品 G02 和 G05 中非常低。所有这些样品从全国不同地区收集,因此,麻黄根的质量因用药部位不同导致化学成分不同也值得受到关注。这两个 ES 来源的草药有完全不同的治疗效果是特别重要的,很难用收获时间将二者完全区分。

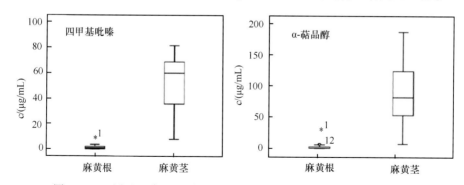

图 8-43　四甲基吡嗪和 α-萜品醇使用从绝对定量获得数据的箱形图[24]

在本研究中,基于 GC-MS 技术的植物代谢组学,首先从挥发性化合物方面比较麻黄茎和麻黄根之间的化学差异。图 8-41 基于 PCA(a)和 OPLS-DA(b)的得分图数据预处理后统计参数如下:(a)$R^2X = 0.775$,$Q^2 = 0.673$;(b)$R^2X = 0.59$,$R^2Y = 0.963$,$Q^2 = 0.936$。PC1(t[1])和 PC2(t[2])分别解释了 50.1% 和 14.2% 最初的变化。红色圆圈表示 QC 样品;黄色三角形表示麻黄根(MHG)样品;蓝色4点星表示麻黄茎(MH)样品。结果表明,在麻黄的茎和根中组成挥发油的成分差异很大。大多数麻黄茎样品中,两种药理学重要的化学品标记物 α-萜品醇和四甲基吡嗪的含量,要显著高于麻黄根样品。

第九节　蔷薇红景天样品的真实性和质量研究

红景天为景天科 Rhodiola rosea L. 的根茎,是一种遍布北半球特别是欧洲和亚洲的环形和高海拔地区的多年生开花植物,北美洲已经记录了超过200种红景天属植物,并且其中许多在亚洲用作药物。红景天是一种高价值的草药样品,在英国注册用于治疗因压力而致的疲劳、乏力和焦虑,并在整个欧洲基于传统方法使用这种草药样品治疗类似适应证。中国传统中药如大花红景天是红景天价值链中的一种常见品种。立足于消费品方面的掺假程度,研究包含红景天(或者大花红景天)的使用情况,通过调查不同物种的植物化学,评估蔷薇科其他植物掺于红景天终端样品的潜力。结果表明样品的一致性差异很明显:所谓红景天的商品样品中,大约有1/5的样品不含有肉桂醇苷(用于区分蔷薇红景天与相关物种的关键参考标记物)。此外,一些样品似乎不含有沙利度苷,它是另一种在其他红景天属中发现的标记化合物。约80%的剩余商品样品所含肉桂醇苷含量低于注册样品,并且,很可能掺杂了其他红景天属植物。按照之前为姜黄样品分析开发的方法,使用高性能薄层色谱(HPTLC)、质谱(MS)和氢核磁光谱,以及多变量分析软件分析来自不同供应商的大约40种商品样品(颗粒粉和提取物),通过调查不同物种的植物化学,评估蔷薇科植物在红景天价值链末端掺杂物的潜力,并在其他红景天属植物中发现另一种标记化合物[25]。

一、样品制备及采集

(一)样品制备

NMR 光谱标准溶液及样品的制备:精确称量约50mg 固体样品,转移至1.5mL Eppendorf 反应管中,加入1mL 0.05%四甲基硅烷的氘化二甲基亚砜,于旋转混合器上旋转60s;在室温下超声处理10min,14 000 r/min 离心10min。在氘化的二甲基亚砜中制备沙利多苷和肉桂醇苷的参考标准溶液,浓度为1.0mg/mL,转移700μL上清液至 NMR 管,并且在同一天进行氢核磁分析。将样品39提取两次(S40)以用作统计分析的对照。

HPLC-MS 标准溶液和样品的制备　将1mg 物质悬浮于1mL 溶剂 A[2.5%(体积分数)乙腈,0.5%(体积分数)甲酸的水溶液]中,超声处理10min,并在室温下以 5000r/min 离心10min。

(二)样品测量

NMR 测量:在装有 z 梯度的 QNP 多核探针头的 Bruker Avance 500MHz 分光光度计(1H,500MHz)上采集 NMR 光谱。

HPLC-MS 测定:使用 Agilent 1100HPLC 与 Bruker Daltonics Esquire HCT 离子阱质量检测器偶联获得 LC-MS/MS 数据。进样量10μL,流速0.2mL/min,洗脱溶剂 A95% MeCN 水溶液

（体积分数），溶剂 B0.5% HCOOH 水溶液（体积分数），线性洗脱 45min，色谱柱 Waters Atlantis T3 C_{18} 柱（2.1×150mm，二氧化硅 3μm），柱温 50℃。

（三）数据处理

Topspin 1.3 用于特征峰采集和处理。使用 AMIX Bruker Biospin 3.0 将光谱转换为 ASCII 文件。选择扫描数目为 64，用于峰的最佳分辨率，并且在 TMS 峰上锁定为零。使用 SIMCA 13.0 进行 PCA 分析。

二、代谢组学研究

由于糖苷的浓度较高，包括多糖和许多 Rho-二醇产物中赋形剂的存在，因此难以鉴定碳水化合物范围（3~5ppm）中的峰。在较低的化学位移（0.2~3.0ppm）观察到的共振最可能归因于萜类化合物的甲基[图 8-44（a）]。在光谱的芳香区域（6.2~8.5ppm）可以观察到对应于红景天苷和洛赛因的峰[图 8-44（b）]。使用这种方法，我们能够确认在样品中存在红景天苷和洛赛因，尽管样品中的三重峰的分辨率不如参考标准中那样好。

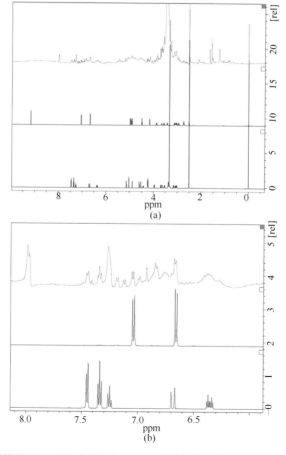

图 8-44　（a）红景天粗糙干燥植物（顶部）典型的 ^{1}H NMR 光谱以及红景天苷（中间）和洛赛因（底部）的参考标准光谱；（b）红景天提取物（顶部）典型的 ^{1}H NMR 谱以及红景天苷（中间）和洛赛因（底部）的参考标准光谱[25]

　　红景天物种样品的 PCA 分析表明(图 8-45),尽管样品之间存在很大变化,但是这种变化并不能有效区分不同物种。

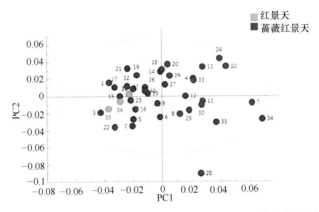

图 8-45　红景天样品的 NMR 全光谱区域(0~10ppm)SIMCA 多变量分析得分图[25]

　　图 8-45 中的 PCA 分组可能归因于主要代谢物的相似性,例如,糖苷成分或添加到商品提取物中的成分(主要是赋形剂)的代谢物的相似性。这种 PCA 模型很难区分含有蔷薇红景天提取物的样品和包含红景天或其他红景天物种的提取物,这可能是由于不正确物种的样品掺假,即标有蔷薇红景天的样品实际上含有红景天或其他物种的混合物引起的。在选用 HPTLC 法发现 7 个样品掺杂有其他红景天物种或未知物种之后,可以在 NMR-PCA 中重新标记指定的样品。经重新标记后,PCA 显示改善了蔷薇红景天和红景天样品之间的区分(图 8-46)。

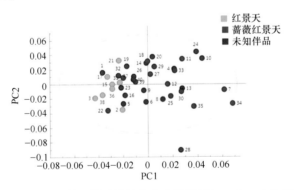

图 8-46　HPTLC 鉴定重复标定之后的红景天样品的全光谱区域(0~10ppm)的 SIMCA 多变量得分图[25]

　　对芳香族区中的原始 NMR 光谱数据分析,可用于识别色氨酸衍生物的特征信号。10.6ppm 处的低场偏移信号是吲哚环-NH 的特征。对 6.5~7.1ppm 之间共振耦合模式的更精细分析表明在原位部分的位置 5 处缺乏碳键合质子,从而推断这一物质是 5-羟色氨酸(5-HTP)。通过比较 5-HTP 与 S8 的商品样品的 NMR 谱图(图 8-47)和 LC-MS/MS 数据证实了 S8 中 5-HTP 的存在,分别具有相同的共振、洗脱时间和分子质量。因此,该样品不含有红景天,仅含有氨基酸。

　　在商品样品的代谢组学分析中的问题之一是赋形剂的存在,倾向于在碳水化合物区域内显示,为了使赋形剂的效应最小化,我们仅对芳香区(7~10ppm)进行 PCA 分析。

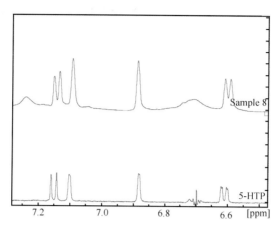

图 8-47 样品 8 的 6.5~7.2ppm 化学位移区域的^{1}H NMR 谱图(商品化的样品)
及商品购买的 5-羟色氨酸(5-HTP)的^{1}H NMR 谱图[25]

为了仅比较水性和水-乙醇提取物样品,从数据集中除去未加工的原料药(样品 1、样品 34 和样品 35),以及未知产物(样品 8 和样品 13)和软凝胶提取物(样品 28),PCA 分析表明蔷薇红景天和非蔷薇红景天种之间有较好的区分。进一步的研究将确定这些是红景天或其他掺杂的红景天物种(图 8-48)。

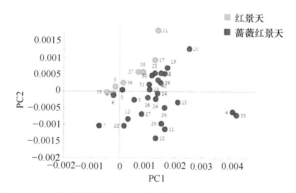

图 8-48 红景天产品的 PCA 得分图(化学位移 7~10ppm)[25]

氢核磁光谱与多变量分析软件结合使用,使得我们可以根据样品之间的相似性对红景天样品进行分组。虽然化学计量数据分析可以用软件进行自动校正,但是它需要对给定光谱中的每组信号在植物化学上的深入理解,使得样品中关键成分的鉴定符合逻辑。在这组样品(主要是提取物)中存在许多重叠峰,特别是在碳水化合物区域,这可能是由固有糖苷材料和赋形剂的组合产生。

第十节 蟾酥干燥过程中蟾酥毒素的变化分析

蟾酥是中华大蟾蜍 *Bufo bufo gargarizans*Cantor 或黑眶蟾蜍 *Bufo melanostictus* Schneider 耳腺的白色干燥分泌物,具有抗肿瘤和抗炎作用。蟾蜍二烯羟酸内酯为蟾酥的主要活性成分有抗炎和抗肿瘤的功效[3],同时,具有类似地高辛的甾体结构可以引发心脏毒性,故对于蟾酥的使用安全方面,限制控制蟾蜍二烯羟酸内酯是很重要的。商品蟾酥的蟾蜍二烯羟酸内酯含量和类型变化显著,尤其当考虑到其质量和安全性时这就变成了很重要的问题。关于蟾酥的化学质量发生变化,一种解释是可能是使用了不同的干燥方法。在以往的研究中,蟾酥样品采用不同的干燥方法干燥时,蟾蜍二烯羟酸内酯的水平有显著的变化。因此,有必要对鲜蟾酥进行干燥时的化学质量进行广泛的研究和解释。基于 UHPLC-Q-TOF-MS 技术的代谢组学广泛地应用于分析和识别中药成分,由于其较高的峰值容量,更高的分辨率、灵敏度和分析速度,最近有很多混合的中药采用这种分析方法进行分析。在研究中,多元统计分析结合 LC-MS/MS 全扫描,由 PCA 和 PLS-DA 分析可视化地检测在新鲜和干燥的蟾酥可能发生的微妙变化[7]。

一、样品制备及采集

(一)样品制备

使用两种干燥方法将蟾酥脱水,直到其达到恒重。干燥方法包括 60℃ 真空干燥 12 小时和在室温下空气干燥 24 小时。在低温条件下,所有干燥和新鲜的蟾酥用超声法甲醇作为溶剂萃取 30 min。

(二)样品测量条件

1. 超高效液相色谱条件

Synergi 2.5μm Fusion C_{18}柱(2.0×50mm;Phenomenex),柱温 35℃。溶剂 A(水含有 0.1% 甲酸)和溶剂 B(乙腈)洗脱方式:0~10 min　15%~30% B,10~25 min　30%~40% B,25~30 min　40%~60% B,30~35 min　60%~60% B,35~36 min　60%~15% B,36~40 min　15%~15% B。流速 0.25mL/min,进样量 5μL。

2. MS 条件

毛细管电压为 3000 V,采样锥电压为 35 V,源温度为 120℃,溶剂温度 300℃,碰撞能量为 50 eV,脱溶剂气流量为 600L/h。通过 Lock-Spray 溶液实时校正质量,以确保 MS 分析期间的准确性。

(三)数据处理

采集的数据导入 Masslynx 软件(4.1 版)用于峰值检测和校准。采用 UHPLC-Q-TOF-MS 方法从不同干蟾酥的大量数据中鉴定出潜在标记物,运行 PCA 或对潜在结构 OPLS-DA 模式,以确定对不同干燥方法影响最大的特征组分。此外,VIP 值用于筛选生物标记物。

二、代谢组学研究

(一)多变量统计分析

在 PCA 得分图中,每个点代表一个单独的样本,经 PCA 分析后产生簇。如图 8-49 所示,根据不同的加工处理方法,所有样品明显聚集成三组,并标记成不同颜色,表明因干燥处理蟾酥的组成发生显著变化。此外,从 PCA 得分图可以看出,在室温下干燥的样品远离在 60℃下干燥的新鲜蟾酥样品,暗示温度因素能引起蟾酥代谢产物的显著变化。

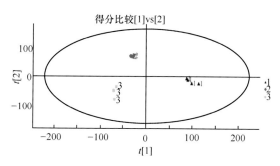

图 8-49　PCA 得分图显示了对应于组 1(在室温下空气干燥)、组 2(在 60℃下真空干燥)、组 3(新鲜)的蟾蜍二烯羟酸内酯含量分布的分散聚集[7]

(二)使用不同方法干燥的蟾酥的化学标记物

虽然 PCA 模型提供了概述所有观察结果的意见,但是每一个集群差异的细节仍不清晰。采用监督方法 OPLS-DA 来隔离不同样本之间的差异变量。新鲜样品与室温空气干燥/在 60℃真空干燥的样品的 OPLS-DA 得分图分别示于图 8-50 中。该模型显示新鲜和干燥蟾酥之间代谢物的显著差异。

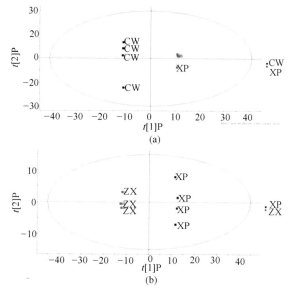

图 8-50　不同干燥蟾酥毒化合物含量的多因素分析
(a)新鲜组(XP)与室温空气干燥组(CW)比较的 OPLS-DA 图;(b)新鲜组(XP)与 60 ℃
真空干燥组(ZK)比较的 OPLS-DA 图[7]

VIP 值反映了每种组成离子对分类的影响。用 VIP > 1 变量对 Y 矩阵解释高于平均水平的影响。研究选择 V 组（60℃下真空干燥）中的 17 个离子和 R 组中 30 个离子（室温下空气干燥），VIP＞1 和内容物的 1.5 倍以上的变化 作为用于更好地区分干燥和新鲜蟾酥的化学标记物分别示于表 8-17 和表 8-18 中。

表 8-17　22 个蟾蜍二烯羟酸内酯作为标记物判定蟾酥在新鲜和 60℃蜍二烯真空干燥中化学质量的改变[7]

保留时间/min	[M+H]⁺质荷比	鉴别	变量投影重要性	倍数变化	调整
20.42	385.2296	脂蟾毒配基	0.98	2.8	↓
16.21	387.2443	蟾蜍灵	1.00	2.7	↓
5.88	403.2465	和蟾蜍他灵	0.94	1.8	↓
20.41	407.2208	未知	1.03	2.4	↑
7.89	417.2317	异沙蟾蜍精	0.82	1.9	↓
31.53	425.2365	未知	1.03	4.1	↓
20.94	441.1625	3-氧代华蟾蜍精	0.75	＞50	↓
20.85	443.221	华蟾蜍精	1.06	5.6	↓
12.69	445.2535	蟾蜍他灵	0.99	2.2	↓
3.25	453.3527	未知	1.27	6.0	↓
13.76	457.222	19-氧代华蟾蜍精	1.29	3.8	↓
14.20	459.2384	华蟾蜍他灵	1.04	1.5	↓
12.07	459.2418	12b-羟基华蟾蜍精	1.09	4.0	↓
11.65	655.3478	脂蟾毒配基-3-戊二酸-精氨酸酯	1.23	4.3	↑
8.43	657.3153	惹斯蟾蜍精醇-3-琥珀酸-精氨酸酯	1.33	＞50	↑
10.29	657.3899	蟾蜍灵-3-戊二酸-精氨酸酯	1.20	2.7	↑
11.25	699.3145	华蟾蜍精-3-琥珀酸-精氨酸酯	1.08	2.2	↑
8.61	715.3906	和蟾蜍他灵-3-辛二酸-精氨酸酯	1.18	2.6	↑
10.40	715.3934	远华蟾蜍精-3-辛二酸-精氨酸酯	1.05	2.2	↑
8.57	729.3726	嚏根草苷元-3-辛二酸-精氨酸酯	1.09	3.3	↑
12.67	757.3802	蟾蜍他灵-3-辛二酸-精氨酸酯	1.34	＞50	↑
10.03	757.4072	华蟾蜍精醇-3-庚二酸-精氨酸酯	1.06	2.1	↑

表 8-18　30 个蟾蜍二烯羟酸内酯作为各种标记负责蟾酥在新鲜和室温空气干燥相比化学质量的改变[7]

保留时间/min	[M+H]⁺质荷比	鉴别	变量投影重要性	倍数变化	调整
21.03	383.2199	未知	1.41	9.7	↓
20.81	383.2224	3-dehydroscillarenin	1.50	26.5	↓
20.42	385.2296	脂蟾毒配基	1.46	5.5	↓
12.65	385.2372	3-epi-resibufogenin	1.61	6.1	↓
16.21	387.2443	蟾蜍灵	1.44	3.6	↓
16.61	387.2534	未知	1.03	38.9	↓
13.11	399.2190	惹斯蟾蜍精	1.41	4.7	↓
12.46	401.2242	去乙酰华蟾蜍精	1.02	3.0	↓

续表

保留时间/min	[M+H]$^+$质荷比	鉴别	变量投影重要性	倍数变化	调整
5.88	403.2465	日本蟾蜍他灵	1.51	3.2	↓
7.89	417.2317	异沙蟾蜍精	1.65	21.6	↓
17.99	427.2848	未知	1.01	>50	↑
20.94	441.1625	3-氧代华蟾蜍精	1.03	22.2	↑
20.85	443.2210	华蟾蜍精	1.33	>50	↓
13.20	443.2788	未知	1.27	>50	↑
12.69	445.2535	蟾蜍他灵	1.63	14.1	↓
14.20	459.2384	华蟾蜍他灵	1.53	>50	↓
3.23	475.3246	未知	1.09	11.9	↓
10.84	614.3607	未知	1.23	>50	↑
10.74	661.4384	未知	1.30	>50	↑
12.61	685.3894	蟾蜍他灵-3-庚二酸-精氨酸酯	1.37	17.4	↓
16.66	697.3947	脂蟾毒配基-3-辛二酸-精氨酸酯	1.25	11.7	↓
16.70	697.4845	脂蟾毒配基-3-辛二酸-精氨酸酯异构体	1.20	>50	↓
11.25	699.3145	华蟾蜍精-3-琥珀酸-精氨酸酯	1.23	>50	↓
10.40	715.3934	远华蟾蜍精-3-辛二酸-精氨酸酯	1.14	27.0	↓
13.40	727.3909	华蟾蜍精-3-己二酸-精氨酸酯	1.13	34.9	↓
15.13	741.4003	华蟾蜍精-3-庚二酸-精氨酸酯	1.20	>50	↓
10.03	757.4072	华蟾蜍精醇-3-庚二酸-精氨酸酯	1.29	41.0	↓
12.74	757.5048	未知	1.17	>50	↑
11.17	771.3872	华蟾蜍精醇-3-辛二酸-精氨酸酯	1.49	>50	↓
9.41	785.3958	19氧代华蟾蜍他灵-3-辛二酸-精氨酸酯	1.38	>50	↓

(三)潜在化学标记物的鉴定

通过与真实标准比较,或根据它们的分子离子信息及相应产物离子的片段,在新鲜和干燥的蟾酥中,已鉴定出有助于组间分离的31种内源性代谢物为蟾蜍二烯羟酸内酯。使用Q-TOF-MS在合理的测量误差(小于5ppm)内测定精确的分子质量。举例说明化学标记物的鉴定,在m/z 445(t_R=12.69min)处的分子离子峰作为实例,鉴定程序如下:通过在MassLynx软件数据库中搜索,分子式可能是$C_{26}H_{37}O_6$。根据报道的蟾蜍二烯羟酸内酯的串联质谱的特征碎裂模式,445.2535,包括[M+H—60]$^+$ 385、[M+H—60—H$_2$O]$^+$ 367、[M+H—60—2H$_2$O]$^+$ 349、[M+H—60—2H$_2$O—CO]$^+$ 321和[M+H—60—3H$_2$O—CO]$^+$ 303衍生的MS^{2}离子可以归属于蟾毒他灵。其质谱图和提出的裂解途径显示在图8-51中。使用上述方案,许多潜在标记物暂时鉴定为蟾蜍配基。

与新鲜蟾酥相比,在60℃下真空干燥的样品中有9种代谢物上调,包括华蟾蜍精醇-3-庚二酸精氨酸酯、蟾蜍他灵-3-辛二酸精氨酸酯、嚏根配基-3-辛二酸精氨酸酯、远华蟾蜍精-3-辛二

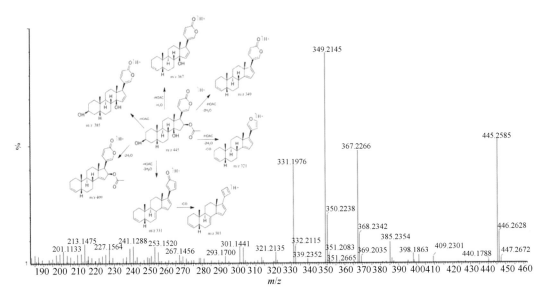

图 8-51　蟾蜍他灵 MS/MS 谱及其裂解途径[7]

酸精氨酸酯、日本蟾蜍他灵-3-辛二酸精氨酸酯、华蟾蜍精-3-琥珀酸精氨酸酯、蟾蜍灵-3-戊二酸精氨酸酯、resibufaginol-3-琥珀酸精氨酸酯和脂蟾毒配基-3-戊二酸精氨酸酯。在室温空气干燥的样品中，阳离子模式中检测的显著变量总结在表 8-18 中，通过上述方法暂时鉴定 22 种代谢物。观察到游离型蟾蜍二烯羟酸内酯(脂蟾毒配基，蟾蜍灵，华蟾蜍精，蟾毒他灵，去乙酰华蟾蜍精，惹斯蟾蜍精，异沙蟾蜍精和和蟾蜍他灵)显著下调，并且共轭型蟾蜍二烯羟酸内酯(华蟾蜍精醇-3-辛二酸精氨酸酯、华蟾蜍精-3-戊二酸精氨酸酯、远华蟾蜍精-3-s 辛二酸精氨酸酯和19-氧代-华蟾素-3-辛二酸精氨酸酯)也明显下调。在 60℃ 下真空干燥的样品和在室温空气干燥的样品中的这些差异可用于区分干燥处理和新鲜毒液状态的潜在靶向化学标记物。

第十一节　当归和欧当归补血药效差异的比较研究

当归(DG)为伞形科植物当归 *Angelica sinensis*(Oliv.)Diels 的干燥根，是常用的中草药，具有补血活血、调经止痛、润肠通便的功效，广泛应用于妇科疾病的治疗以及滋养和补养血液，除了医用特性，DG 也被推荐作为一种食用植物，在调味和化妆品中具有多种应用。随着 DG 需求的不断增加，市场上常见掺假现象，因与 DG 形状相似，产于甘肃省的栽培品种欧当归(EDG)为常见掺假品种。在以往的研究中，通过[1]H NMR 指纹图谱的方法比较 DG 和 EDG 的化学成分，结果表明二者之间存在很大的化学差异。然而，在血虚动物模型中，两个药物治疗组之间的血象指标没有显著差异，可能是传统的血象指标不够敏感，难以区分 DG 和 EDG 之间的血液富集效应，因此需要更灵敏的方法解决这一问题。针对以上问题，应用基于核磁共振的代谢组学策略结合相对距离、功效指数和相似性分析，进一步应用于搜索微妙的生物差异，并定量比较 DG 和 EDG 之间的药理作用[8]。

一、样品制备及采集

(一)样品制备

血清待测样品制备:收集大鼠股动脉血至 1.5mL 肝素化的 Eppendorf 离心管中,以 3000r/min 离心 10min 得血清样品,分离上清液并储存在-80℃ 直至分析。测试前将血清样品解冻,将 450μL 血清与 350L D_2O 混合,4℃将混合物以 13 000r/min 离心 20min。将 600μL 上清液转移到 NMR 管中用于 ^1H NMR 分析。

尿液待测样品制备:于第 13 天时使用置于冰上的代谢笼收集 12 小时尿液样品,以 3000r/min 离心 10min,取上清液并储存在-80℃ 直到分析。测试前将尿液样品解冻,吸取 500μL 用 200μL 含有 D_2O(用于场锁定)和 0.01% 3-三甲基甲硅烷基[2,2,3,3-d 4]-1-丙酸钠(用于化学位移参照)的磷酸盐缓冲液(0.1M Na_2HPO_4/NaH_2PO_4,pH7.4)稀释。将混合物在 4℃ 和 13 000r/min 下离心 20min,将 600μL 等分的上清液转移到 5mm NMR 管中进行 NMR 分析。

(二)样品测量条件

血清的每 ^1H NMR 光谱由需要 5min 采集时间的 64 次扫描组成,参数设置:光谱宽度 = 12 019.2Hz,光谱尺寸 = 65536 点,脉冲宽度(PW) = 12.6μs(90°),RD = 1.0s。尿的每个 ^1H NMR 光谱由具有以下参数的 64 次扫描组成:SW = 12 345.7Hz,SZ = 65 536,PW = 14μs(90°),RD = 1.0s。使用 cosygpprqf 脉冲序列获得 ^1H ^1H 相关光谱(COZY),其由在两个维度上具有 1.5s RD 和 6602.1Hz,6601.5Hz 谱宽的 25 次扫描组成。使用具有 110 次扫描的 hmqcgpqf 序列获得异核单量子相干(HSQC)光谱。所有 HSQC 光谱使用 1.5 s RD 在 ^1H 维度中的 6602.1Hz 的光谱宽度的和在 ^{13}C 维度中的 36 219.4Hz 获得。

使用 MestReNova 软件(版本 8.0.1,Mestrelab Research,Santiago de Compostella,Spain)处理 1D 和 2D 维谱。所有光谱都是手动定相和基线校正。将内部参照肌酸的化学位移 δ3.04ppm 处的血清谱,分割并且以 δ0.01ppm 的间隔在 δ0.60~9.00ppm 的区域内计算信号积分。除去 δ4.68 ~ 5.20ppm 的区域以消除不完全水饱和的影响。尿液的光谱参考在 δ0.00ppmTSP 的化学位移。将光谱分开,并且以 δ0.01ppm 的间隔在 δ0.60~9.60ppm 的区域内计算信号积分。除去 δ4.60~4.96ppm 和 δ5.52~6.12ppm 的区域以消除水和尿素的影响。

(三)数据处理

使用软件包 SIMCA-P 13.0(Umetrics,Umeå,Sweden)进行多变量数据分析,包括 PCA、PLS-DA、OPLS-DA 分析。基于来自代谢物的最小重叠 NMR 信号的综合区域评价代谢物的相对量对 DG 和 EDG 的内源性代谢物的变化进行定量分析。这些半定量数据以平均值±平均值的标准误差(SEM)的形式表示,并且使用 SPSS16.0 软件进行经典的单向 ANOVA 分析以研究相同剂量下 DG 和 EDG 之间的差异。$p<0.05$ 时,认为组检查仪具有统计学意义。3D PLS-DA 评分图的其他组和对照组之间的相对距离用作定量方法,计算对照组所有样品的平均值(x 轴,y 轴和 z 轴)作为参考点。用 Excel 2003 软件计算治疗组(模型、DG 和 EDG 组)和对照组之间的相似性值(SV)。此外,应用 PLS 加载两次投药来探测代谢变化和血象指数之间的关

系。然后在代谢生物体 3.0 中进行生物流体间相互关系的分析。相关系数(r)和| r |的显著性阈值 | r |≥0.6 和 p <0.05,然后使用 Gephi 0.8.2 软件计算相关性网络。

二、传统药效研究

当归水煎液对 N-乙酰基-苯肼(APH)诱导的血虚模型的干预作用。实验分成 4 组,每组 10 只大鼠,分别为空白对照组、模型组、当归干预组、欧当归干预组。模型组、当归干预组、欧当归干预组构建血虚模型。空白对照组、模型组每天给予蒸馏水,当归干预组、欧当归干预组随着造模的开始给予与生药量(4g/kg)相当的提取液。模型组、当归干预组、欧当归干预组在第 1 天、第 4 天、第 7 天皮下注射 2% 的 N-乙酰基-苯肼(APH),给药剂量在第 1 天、第 4 天、第 7 天分别为 100mg/kg、50mg/kg、50mg/kg。在开始造模后的第 14 天,收集大鼠股动脉血液样品,进行红细胞(RBC)、白细胞(HGB)、血红蛋白(HCT)、红细胞比容(WBC)水平测定(RBC、HGB、HCT、WBC 为血虚主要诊断指标)。其实验结果为:与空白对照组大鼠相比血虚模型大鼠 RBC、HGB、HCT 降低,WBC 显著性升高($p<0.05$),表明血虚大鼠造模成功。与模型组相比,DG 组 RBC、HGB、HCT 显著升高($p<0.05$),WBC 显著性升高($p<0.05$)。与模型组对比,EDG 组中 RBC、HCT 显著性提高,而 WBC、HCT 没有显著性改变。实验结果表明与欧当归相比当归有不一样的生物功效,大鼠口服当归提取液后有更好补血效果。

三、代谢组学研究

(一)血清和尿液样品的代谢组学分析

采用 NMR 技术获取 DG 组及 DEG 组大鼠血液及尿液代谢轮廓数据并进行代谢组学研究,其典型¹H NMR 光谱图如图 8-52 所示。通过光谱信号识别,在大鼠血清中共发现 32 个代谢物,尿液中发现 27 个代谢物。这些代谢物通过氢谱比较其化学位移、标准品耦合常数、HMDB 数据库、BMRB 数据库及相应文献被鉴定。另外,2D 核磁共振技术为化合物的识别提供了另外的数据支持。血清谱中峰所代表的化合物主要是脂蛋白、糖蛋白、葡萄糖、氨基酸、羧酸(如乳酸盐)、和胆碱、酮体的代谢物。尿液光谱由各种各样有机酸包括柠檬酸盐、琥珀酸盐、延胡索酸盐和乳酸盐和一系类胺类,如尿囊素、三甲胺、二甲胺组成(表 8-19,图 8-53,图 8-54)。

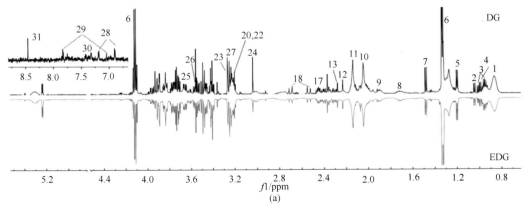

(a)

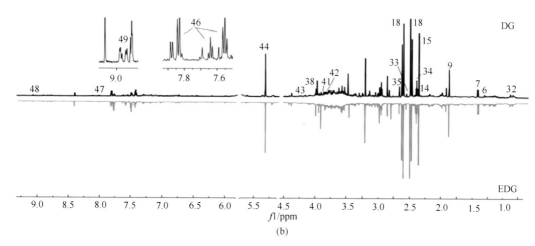

图 8-52　当归组与欧当归组血液尿液核磁共振图谱

(a)血液;(b)尿液[8]

表 8-19　大鼠血清和尿液中主要代谢物的 NMR 分配[8]

序号	代谢产物	成分	化学位移[a]	$\delta^{13}C/ppm$	样品[b]	检测方式
1	脂类	CH_3	0.86(m)	14.7	S	HSQC
		$(CH_2)_n$	1.28(m)	31.2		
		$C=CCH_2C=C$	2.78(m)	38.6		
2	缬氨酸	$\gamma\text{-}CH_3$	0.99(d)	19.4	S,U	COSY,HSQC
		$\gamma\text{-}'CH_3$	1.05(d)	20.7		
3	异亮氨酸	$\delta\text{-}CH_3$	0.94(t)	14.7	S,U	COSY,HSQC
		$\gamma\text{-}CH_3$	1.01(d)	17.4		
		$\gamma\text{-}'CH_2$	1.27(m)	27.6		
4	亮氨酸	$\delta\text{-}CH_3$	0.96(d)	23.5	S	COSY,HSQC
		$\delta\text{-}'CH_3$	0.97(d)	24.1		
5	$\beta\text{-}OH$—丁酸	$\gamma\text{-}CH_3$	1.20(d)	23.9	S	COSY,HSQC
		半 $\alpha\text{-}CH_2$	2.31(m)	#		
		半 $\alpha\text{-}CH_2$	2.39(m)	#		
6	乳酸	$\alpha\text{-}CH$	1.33(d)	22.9	S,U	COSY,HSQC
		$\beta\text{-}CH_3$	4.12(q)	69.1		
7	丙氨酸	$\beta\text{-}CH_3$	1.48(d)	19.0	S,U	COSY,HSQC
			3.77(m)	53.3		
8	赖氨酸	CH_2	3.02(m)	42.1	S	COSY,HSQC
		CH_2	1.73(m)	#		
9	乙酸	CH_3	1.92(s)	26.1	S,U	HSQC
10	NAG^c	CH_3	2.04(s)	23.1	S	HSQC

续表

序号	代谢产物	成分	化学位移[a]	$\delta^{13}C$/ppm	样品[b]	检测方式
11	OAG[c]	CH_3	2.14(s)	23.6	S	HSQC
12	丙酮	CH_3	2.23(s)	#	S	1D
13	乙酸乙酯	CH_3	2.27(s)	33.4	S	HSQC
14	丙酮酸	CH_3	2.37(s)	31.2	S,U	HSQC
15	琥珀酸酯	CH_2	2.41(s)	36.8	S,U	HSQC
16	谷氨酸	β-CH_2	2.06(m)	30.8	S	COSY,HSQC
		γ-CH_2	2.35(m)	36.8		
17	谷氨酰胺	β-CH_2	2.16(m)	29.1	S	COSY,HSQC
		γ-CH_2	2.46(m)	31.2		
18	柠檬酸	半 CH_2	2.69(d)	#	S,U	COSY
		半 CH_2	2.81(d)	#		
19	二甲基甘氨酸	N-CH_3	2.92(s)	#	S,U	COSY,HSQC
		CH_2	3.72(s)	61.4		
20	胆碱	$N(CH_3)_3$	3.20(s)	56.7	S	COSY,HSQC
		OCH_2	4.05(m)	#		
21	半胱氨酸	CH	3.97(dd)	55.3	S	COSY,HSQC
		CH_2	3.06(m)	#		
22	GPC[c]	$N(CH_3)_3$	3.2(s)	54.4	S	HSQC
23	TMAO[c]	CH_3	3.26(s)	69.2	S	HSQC
24	肌酸	CH_3	3.04(s)	39.3	S	COSY,HSQC
		CH_2	3.94(s)	59.5		
25	甘油	CH_2OH,	3.66(dd)	65.4	S	COSY,HSQC
		CH_2OH	3.56(dd)	65.4		
			3.70(m)	75.8		
26	甘氨酸	CH_2	3.56(s)	44.3	S	HSQC
27	β-葡萄糖	1-CH	4.63(d)	98.7	S	COSY,HSQC
	α-葡萄糖	1-CH	5.23(d)	94.9	S	COSY,HSQC
28	酪氨酸	3 或 5-CH	6.90(d)	119.0	S	COSY,HSQC
		2 或 6-CH	7.19(d)	134.1		
29	组氨酸	2-CH	7.76(s)	#	S	COSY
		4-CH	7.06(s)	#		
30	苯丙氨酸	2 或 6-CH	7.32(m)	132.6	S	COSY,HSQC
		3 或 5-CH	7.42(m)	131.7		
		4-CH	7.38(m)	130.1		
31	甲酸	CH	8.45(s)	#	S,U	1D
32	泛酸	CH_3	0.94(s)	21.2	U	COSY,HSQC
		CH_3	0.90(s)	21.4		
		CHOH	4.02(s)	#		
33	甲胺	CH_3	2.61(s)	29.8	U	HSQC

续表

序号	代谢产物	成分	化学位移ᵃ	$\delta\,^{13}C/ppm$	样品ᵇ	检测方式
34	2-酮戊二酸	α-CH₂	2.44(t)	33.4	U	COSY, HSQC
		β-CH₂	3.01(t)	33.8		
35	二甲胺	CH₃	2.73(s)	34.7	S,U	HSQC
36	甲基胍	CH₃	2.85(s)	#	U	1D
37	三甲胺	CH₃	2.88(s)	50.1	U	HSQC
38	肌酸酐	CH₃	3.04(s)	33.1	U	COSY, HSQC
		CH₂	4.06(s)	59.6		
39	丙二酸	CH	5.38(s)	#	U	1D
40	牛磺酸	S-CH₂	3.27(t)	50.4	U	COSY, HSQC
		N-CH₂	3.42(t)	38.3		
41	甜菜碱	N(CH₃)₃	3.27(s)	55.8	U	COSY, HSQC
		CH₂	3.90(s)	68.6		
42	胍基乙酸	CH₂	3.80(s)	47.1	U	HSQC
43	苹果酸	CH₂	2.38(dd)	42.3	U	COSY, HSQC
		1/2 CH₂	2.68(dd)	44.5		
		CH	4.31(m)	#		
44	尿囊素	CH	5.38(s)	65.9	U	HSQC
45	延胡索酸	CH=CH	6.52(s)	#	U	1D
46	马尿酸	−CH₂-	3.98(d)	44.4		COSY, HSQC
		-CH=	7.56(t)	132.8		
		-CH=	7.49(t)	128.7		
		-CH=	7.87(d)	127.3		
47	葫芦巴碱	1-CH	9.13(s)	148.4	U	COSY, HSQC
		2 或 4-CH	8.84(dd)	148.3		
		3-CH	8.08(d)	130.9		
48	N-甲基烟酰胺	2-CH	9.27(s)	148.1	U	COSY, HSQC
		4-CH	8.97(d)	143.1		
		6-CH	8.91(dt)	#		
		5-CH	8.19(m)	#		
		CH₃	4.48(s)	#		
49	烟酰胺	2-CH	7.60(dd)	#	U	COSY, HSQC
		6-CH	8.26(d)	139.3		
		4-CH	8.72(d)	154.7		
		5-CH	8.94(dd)	150.5		

注:a:s. 单峰;d. 双峰;t. 三重峰;m. 多重峰;dd. 双二重峰。

b:S. 血清;U. 尿液。

c:NAG. N-乙酰糖蛋白类;OAG. O-乙酰基糖蛋白类;GPC. 甘油磷脂酰胆碱;TMAO. 氧化三甲胺。

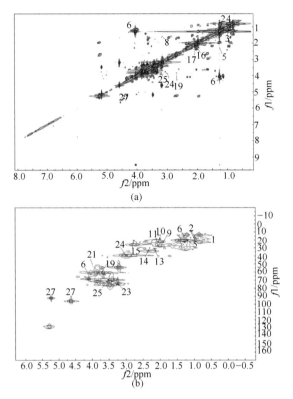

图 8-53 正常鼠血清的^{1}H-^{1}H COSY 图谱(a)和 HSQC 谱图(b)[8]

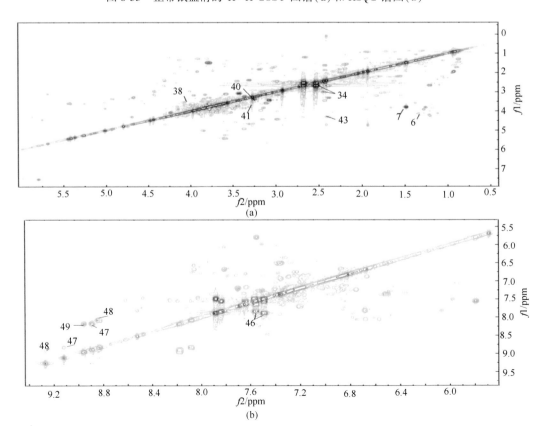

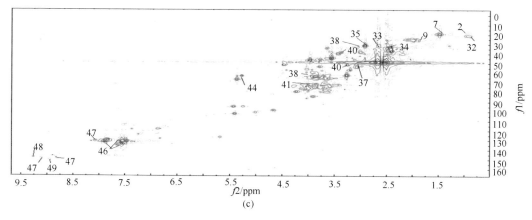

图 8-54　正常鼠尿液的 ^{1}H-^{1}H COSY 图谱[(a),(b)]和 HSQC 谱图[8](c)

(二)血清和尿液数据的多变量分析

利用 OPLS-DA 分析,在 S-plot、VIP-Score plot 中发现模型组和空白组可以明显分开,说明空白对照组和模型组血清和尿液中具有显著不同的内源性代谢产物,间接说明造模成功。血清的 OPLS-DA 评分图($R^2X = 0.967$,$R^2Y = 1$,$Q^2 = 0.919$)[图 8-55(a)]表明对照组和模型组之间具有不同的代谢轮廓。从由 OPLS-DA 构建的 S 和 VIP 评分图中[图 8-55(b)]可以发现在对照组和模型组之间具有显著差异的内源性代谢物。模型组大鼠血液中显现出更高水平的脂质、乳酸盐、烟酰胺、甘油、甲酸盐;更低水平的亮氨酸、缬氨酸、异亮氨酸、β -氢-丁酸盐、赖氨酸、乙酰乙酸盐、二甲基甘氨酸、胆碱、肌酸、胺氨酸、葡萄糖、组氨酸;模型组大鼠尿液中葫芦巴碱、甜菜碱、苹果酸水平升高,泛酸盐、肌酐、丙二酸盐、牛磺酸、胍乙酸盐水平降低。

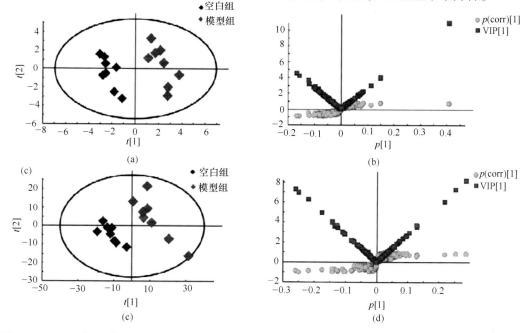

图 8-55　(a)正常组、模型组血液的 OPLS-DA 图;(b)正常组、模型组血清 S、VIP 得分结合图;(c)正常组、模型组尿液的 OPLS-DA 图;(d)正常组、模型组尿液 S、VIP 得分结合图[26]

为验证 DG、EDG 能否改善由于 N-乙酰基-苯肼(APH)引起的代谢异常,对照组和模型组之间的 OPLS-DA($R^2X = 0.988$,$R^2Y = 1$,$Q^2 = 0.926$)显示明显的分离[图 8-55(c)],表明 APH 治疗改变了尿代谢分布。来自 OPLS-DA 的 S 和 VIP-图[图 8-55(d)]表明,与对照组相比,模型组大鼠的葫芦巴碱、甜菜碱、苹果酸较高,泛酸盐、肌酐、丙二酸盐、牛磺酸、胍基乙酸盐较低。正常组(NC)、模型组(MG)、DG 组和 EDG 组的尿液 3D PLS-DA 轨迹[图 8-55(b)]显示 DG 和 EDG 的尿样品也位于对照组和模型组之间。

本研究为了验证 DG、EDG 能否改善由于 APH 引起的代谢异常,采用 3D PLS-DA 技术对比 NC、MG、DG、EDG 的血清、尿液数据,发现 DG、EDG 干预组的空间投影落在 NC 组和 MG 组之间,进一步表明 DG 和 EDG 具有补血效果,并以 NC 组为起始点,通过各组间相对距离的计算发现给药后的血清、尿液样品更接近 NC 组,相比于 EDG 组,DG 组更接近空白组,说明当归具有更好的补血效果。

(三)相似性药效评价

为了定量比较当归、欧当归的补血效果,把各组生物标记物相对积分水平列入表 8-20 中,通过对比发现,经过 DG 和 EDG 干预后,可以恢复一些关键标记物的含量。当归组中 12 个血清关键代谢产物(脂质、亮氨酸、缬氨酸、α-OH-丁酸盐、OAG、二甲基甘氨酸、胆碱、肌酸、烟酰胺、甘氨酸、组氨酸、甲酸盐)、4 个尿液代谢产物(肌酸酐、牛磺酸、甜菜碱、葫芦巴碱)的含量被恢复;欧当归组中 7 个血清关键代谢产物(脂质、缬氨酸、二甲基甘氨酸、胆碱、烟酰胺、组氨酸、甲酸)、4 个尿液代谢产物(肌酸酐、牛磺酸、胍基乙酸盐、葫芦巴碱)的含量被恢复。结果表明,当归、欧当归都有补血功效,并且当归的功效指数比欧当归的功效指数要高。

表 8-20　内源性代谢物的相对强度与血清样品的疗效指标[26]

δ^1H	代谢产物	相关峰面积				回收率/%	
		对照组	模型组	当归组	欧当归组	当归组	欧当归组
0.86	脂质	0.579 ± 0.080	0.702 ± 0.099**	0.658 ± 0.123** ##	0.660 ± 0.206** ##	35.8	34.1
0.97	亮氨酸	0.543 ± 0.046	0.465 ± 0.024*	0.484 ± 0.024** #	0.471 ± 0.052°	24.4	—
1.05	缬氨酸	0.161 ± 0.030	0.161 ± 0.030	0.155 ± 0.025##	0.140 ± 0.026#°	83.8	43.2
1.20	β-OH-丁酸	0.559 ± 0.113	0.237 ± 0.10¹*	0.562 ± 0.198##	0.382 ± 0.133* °	100.9	—
2.13	OAG	0.544 ± 0.035	0.447 ± 0.050**	0.515 ± 0.048##	0.491 ± 0.063°	70.1	—
3.71	二甲基甘氨酸	0.369 ± 0.031	0.324 ± 0.037**	0.352 ± 0.054* #	0.358 ± 0.069#	62.2	75.6
3.20	胆碱	0.278 ± 0.037	0.221 ± 0.043**	0.316 ± 0.086##	0.272 ± 0.048#°	166.7	89.4
3.04	肌酸	0.464 ± 0.086	0.354 ± 0.071**	0.479 ± 0.130#	0.343 ± 0.106°	113.6	—
7.60	烟酰胺	0.045 ± 0.036	0.076 ± 0.015**	0.035 ± 0.073##	0.046 ± 0.022#°	132.3	96.8
3.56	甘氨酸	0.592 ± 0.128	0.480 ± 0.106*	0.714 ± 0.181##	0.652 ± 0.118	208.9	—
7.05	组氨酸	0.018 ± 0.009	0.004 ± 0.001**	0.010 ± 0.009##	0.011 ± 0.005* ##	42.9	50.0
8.46	甲酸	0.014 ± 0.004	0.050 ± 0.022**	0.026 ± 0.009** ##	0.021 ± 0.006* ##	66.7	80.6
3.54	甘油	0.216 ± 0.025	0.252 ± 0.024**	0.228 ± 0.060	0.238 ± 0.050		
疗效指标(EI)						1108.1	469.7

注:*. 模型组及药物治疗组与对照组比较存在显著差异;#. 药物治疗组与模型组比较存在显著差异;

　*＊. 模型组及药物治疗组与对照组比较存在极显著差异;

　##. 药物治疗组与模型组比较存在极显著差异。

通过皮尔逊公式进行数据相关性分析,结果表明当归和欧当归在代谢物的相关性上有所不同,反映了它们补血效应相应通路是不同的。通过对传统血虚主要诊断指标(RBC、HGB、HCT、WBC)进行测定,得出当归和欧当归具有不一样的生物功效,大鼠口服当归提取液后补血效果更好。基于NMR的代谢组学方法比较DG和EDG的补血效应,通过相对距离,功效指数和相似性分析发现,DG比EDG更有效,并发现了18个内源性代谢标记物主要涉及7个代谢途径。当归更优秀的补血作用,可能源于对缬氨酸、亮氨酸、异亮氨酸的生物合成,酮体、甘氨酸、丝氨酸、苏氨酸代谢;以及烟酸盐、烟酰胺代谢的合成和降解具有更强的调节作用。而在对于甘油代谢、牛磺酸、亚牛磺酸、组氨酸代谢调节过程中,DG和EDG之间没有差异。

为了研究APH所影响的相关通路,将差异内源性代谢物导入MetaboAnalyst软件中。基于已经识别的潜在生物标记物,7条影响值大于0.1的代谢通路被筛选作为最重要的代谢通路,并且映射到KEGG上。这7条通路可能参与缬氨酸、亮氨酸和异亮氨酸生物合成的改变,酮体的合成和降解,牛磺酸和亚牛磺酸代谢,甘氨酸、丝氨酸和苏氨酸代谢,甘油脂代谢,组氨酸代谢和烟酸和烟酰胺代谢。结果表明DG可以更好的调节盐酸盐、烟酰胺代谢。

参 考 文 献

[1] 刘昌孝,陈士林,肖小河,等. 中药质量标志物(Q-Marker):中药样品质量控制的新概念. 中草药,2016, 47(9):1443-1457.
[2] 刘昌孝. 从中药资源-质量-质量标志物认识中药产业的健康发展. 中草药,2016,47(18):3149-3154.
[3] 黄璐琦,王升,袁庆军,等. 分子生药学20年. 首届中国中药资源大会论文集. 西安: 陕西中医药大学,2016.
[4] Xin G Z,Hu B,Shi Z Q,et al. A direct ionization mass spectrometry-based approach for differentiation of medicinal Ephedra species. Journal of Pharmaceutical and Biomedical Analysis,2016,117:492-498.
[5] Hua Y,Hou Y,Wang S,et al. Comparison of chemical compositions in pseudostellariae radix from different cultivated fields and germplasms by NMR-based metabolomics. Molecules,2016,21(11):1538.
[6] Liu F,Bai X,Yang F Q,et al. Discriminating from species of curcumae radix(Yujin)by a UHPLC/Q-TOFMS-basedmetabolomics approach. Chin Med,2016,11:21.
[7] Ma H,Niu H,Cao Q,et al. Metabolomics method based on ultra high performance liquid chromatography with time - of - flight mass spectrometry to analyze toxins in fresh and dried toad venom. Journal of Separation Science,2016.
[8] Zhang Z Z,Fan M L,Hao X,et al. Integrative drug efficacy assessment of danggui and european danggui using NMR-basedmetabolomics. J Pharm Biomed Anal,2016,120:1-9.
[9] 李媛媛,秦雪梅,王玉庆,等. 柱前衍生化法评价不同品种和产地柴胡药材和饮片的质量. 中国中药杂志,2008,33(3):237-340.
[10] Qin X,Dai Y,Liu N Q,et al. Metabolic fingerprinting by 1HNMR for discrimination of the two species used as radix bupleuri. Planta Med,2012,78(9):926-933.
[11] 赵良贵,南晓洁,郝媛媛,等. 柴胡栽培种的RAPD和AFLP遗传关系研究. 中草药,2010,41(1):113-117.
[12] 王东琴. 基于代谢组学的不同基源柴胡功效比较研究. 太原:山西大学,2013.
[13] 郭晓擎,田俊生,史碧云,等. 南柴胡和北柴胡组成的逍遥散抗抑郁作用的¹H-NMR代谢组学研究. 中草药,2012,43(11):2209-2215.
[14] 贾广成,田俊生,周玉枝,等. 逍遥散类方及其分离组分抗抑郁作用的筛选研究. 辽宁中医杂志,2012,

39(1):11-14.

[15] 薛黎明. 基于 NMR 技术逍遥散抗抑郁作用代谢组学研究. 太原:山西大学,2008.

[16] 贾广成,郑兴宇,周玉枝,等. 逍遥散对 CUMS 模型大鼠行为学及血浆内单胺类神经递质的影响. 中国实验方剂学杂志,2011,17(6):136-140.

[17] 冯光明,田俊生,武嫣斐,等. 逍遥散治疗抑郁症临床研究. 辽宁中医杂志,2014, 41(3):512-515.

[18] Gao X X,Cui J,Zheng X Y,et al. An investigation of the anti-depressant action of Xiaoyaosan in rats using ultra performance liquid chromatography-mass spectrometry combined with metabonomics. Phytother Res,2013,7:1074-1085.

[19] Liu X Y,Zhou Y Z,Li Z F,et al. Anti-depressant effects of xiaoyaosan on rat model of chronic unpredictable mild stress:a plasma metabonomics study based on NMR spectroscopy. J Pharm Pharmacol,2012,64:578-588.

[20] Tian J S,Peng G J,Gao X X,et al. Dynamic analysis of the endogenous metabolites in depressed patients treated with TCM formula xiaoyaosan using urinary 1H NMR-based metabolomics. J Ethnopharmacol,2014,158:1-10.

[21] Liu C C,Wu Y F,Feng G M,et al. Plasma-metabolite-biomarkers for the therapeutic response in depressed patients by the traditional Chinese medicine formula xiaoyaosan:A ^{1}H NMR-based metabolomics approach. J Affect Disord,2015,185:156-163.

[22] Chen X J,Qiu J F,Wang Y T,et al. Discrimination of three panax species based on differences in volatile organic compounds using a static headspace GC-MS-based Metabolomics Approach. American Journal of Chinese Medicine,2016,44(03):1.

[23] Qiu S,Yang W,Yao C,et al. Nontargeted metabolomic analysis and "commercial-homophyletic" comparison-induced biomarkers verification for the systematic chemical differentiation of five different parts of Panax ginseng. Journal of Chromatography A,2016,1453:78-87.

[24] Liu M Y,Sun J B,Min W,et al. Comparative analysis of volatile oils in the stems and roots of Ephedra sinica via GC-MS-based plant metabolomics. Chinese Journal of Natural Medicines,2016,14(2):133-140.

[25] Booker A,Jalil B,Frommenwiler D,et al. The authenticity and quality of rhodiola rosea products. Phytomedicine,2016,23(7):754-762.

(张宏莲　孙　晖　秦雪梅　刘月涛　邢　婕
田俊生　高　耀　刘彩春　夏小涛　沈小丽)